Ulrich Renz (Hrsg.)
Fünferband der kleinen operativen Fächer

Ulrich Renz (Hrsg.)

Fünferband Kleine operative Fächer

Kurzlehrbuch zum Gegenstandskatalog 3 mit Einarbeitung der wichtigen Prüfungsfakten

unter Mitarbeit von:
Bernd Guzek (Augenheilkunde)
Petra Mülker (ZMK)
Thomas Kreutzig (Urologie)
Hans Joachim Rentzsch (HNO)
Lisbeth Straub (Orthopädie)

mediscript-Verlag
Bad Wörishofen

Zuschriften und Kritiken bitte an Mediscript-Verlag, Bernaustr. 19, 86825 Bad Wörishofen

Wie allgemein üblich, wurden Warenzeichen bzw. geschützte Namen (z.B. bei Pharmapräparaten) nicht besonders gekennzeichnet.

Die (pharmakologische) Erkenntnisse in der Medizin unterliegen laufendem Wandel durch Forschung und klinische Erfahrungen. Autoren und Herausgeber dieses Werkes haben große Sorgfalt darauf verwendet, daß die gemachten (therapeutischen) Angaben – insbesondere hinsichtlich Indikation, Dosierung und unerwünschten Wirkungen – dem derzeitigen Wissensstand entsprechen. Das entbindet den Benutzer aber nicht von der Verpflichtung, anhand der Beipackzettel zu verschreibender Präparate zu überprüfen, ob die dort gemachten Angaben von denen in diesem Buch abweichen, und seine Verordnung in eigener Verantwortung zu bestimmen.

CIP-Titelaufnahme der Deutschen Bibliothek

Fünferband der kleinen operativen Fächer: Kurzlehrbuch zum Gegenstandskatalog 3
mit Einarbeitung der wichtigen Prüfungsfakten
hrsg. von Ulrich Renz.
Unter Mitarbeit von B. Guzek ...
– 2. Aufl. – Neckarsulm, Lübeck, Ulm: Jungjohann 1995
  ISBN 3-8243-1389-8
  NE: Renz, Ulrich [Hrsg.]; Guzek, Bernd

Gedruckt auf elementar chlorfrei gebleichtem Papier

Alle Rechte vorbehalten.
2. Auflage April 1995

© 1995 Mediscript-Verlag, Bad Wörishofen

Das Werk einschließlich aller seiner Teile ist urheberrechtlich geschützt. Jede Verwertung außerhalb der engen Grenzen des Urheberrechtsgesetzes ist ohne Zustimmung des Verlages unzulässig und strafbar. Dies gilt insbesondere für Vervielfältigungen, Übersetzungen, Mikroverfilmungen und die Einspeicherung und Verarbeitung in elektronischen Systemen.

Satz: Satzbüro Schäffler, Renz & Partner, Geschäftsstelle Lübeck
Grafik: Susanne Adler, Lübeck; Gerda Raichle, Ulm; G.W. Manuschewsky, Leverkusen
Umschlag: Andreas Waage, Ulm
Druck: Druckhaus Schwaben, Heilbronn

Printed in Germany

Vorwort

Die fünf kleinen operativen Fächer fristen bei der Vorbereitung auf das zweite Staatsexamen ein Schattendasein, das sie nicht verdient haben. Dies hat seinen Grund darin, daß die Examensvorbereitung so sehr auf die großen „punktebringenden" Fächer ausgerichtet ist, daß bei den „kleinen" Fächern meist für das Durcharbeiten großer Lehrbücher keine Zeit bleibt.

Der vorliegende Band greift deshalb den Wunsch vieler Studenten auf, sich in die „kleinen" Fächer schnell und gezielt einzuarbeiten. Dabei ist das Hauptaugenmerk des Buches auf die **effiziente Prüfungsvorbereitung** gerichtet. Der größte Teil der bisherigen IMPP-Fragen wurde in den Text integriert und mit einem Pfeil (➤) markiert.

Die Gliederung des Bandes lehnt sich an den seit 1993 gültigen Gegenstandskatalog an, ohne ihm sklavisch zu folgen. Wir haben versucht, uns kurz zu fassen (wie es sich für ein **Kurzlehrbuch** gehört), um das für den Studenten relevante Basiswissen in kompakter Form anzubieten.

Ich wünsche Ihnen eine erfolgreiche Prüfungsvorbereitung und – hoffentlich – ein bißchen Spaß beim Lesen.

Lübeck, März 1995   Ulrich Renz

Verwendete Zeichen und Abkürzungen

➤	vom IMPP schon einmal abgefragt	**L**H	luteinisierendes Hormon
		LISL	laserinduzierte Stoßwellenlithotripsie
AFP	Alpha-Fetoprotein	LK	Lymphknoten
AGS	Adrenogenitales Syndrom	Ly	Lymphabflußweg(e)
AHV	akuter Harnverhalt		
ANV	akutes Nierenversagen	**M**CU/MZU	Miktions-Zysto-Urethrogramm
ÄT	Ätiologie	MdE	Minderung der Erwerbsfähigkeit
ATN	akute Tubulusnekrose	MDP	Magen-Darm-Passage
AUG	Ausscheidungsurogramm	Meta	Metastase
		MS	Multiple Sklerose
BB	Blutbild		
BCR	Bulbocavernosum-Reflex	**N**BKS	Nierenbeckenkelchsystem
BDM	Blasendruckmessung	NMR	Nuclear magnetic resonance
Be	Besonderheiten	NNH	Nasennebenhöhle(n)
Bf	Befund	NS	Nephrostomie
BPH	benigne Prostatahyperplasie		
BSG	Blutsenkungsgeschwindigkeit	**P**CA	Prostatakarzinom
		PE	Probeentnahme
CNV	chronisches Nierenversagen	Pg	Prognose
		PN	Pyelonephritis
DG	Diagnose	Pr	Prophylaxe
DHT	Dihydrotestosteron	PSA	prostataspezifisches Antigen
DJU	Uretherkatheter mit distal und proximal gebogenem Ende	**R**P	retrogrades Pyelogramm
DK	Dauerkatheter	RTA	Renal-tubuläre Azidose
DSA	digitale Subtraktionsangiographie		
DSD	Detruser-Sphinkter-Dyssynergie	**S**ES	Schallempfindungs-Schwerhörigkeit
		SKAT	Schwellkörperautoinjektionstherapie
ED	erektile Dysfunktion	SLS	Schallleitungsschwerhörigkeit
EPL	extrakorporale pizoelektrische Lithotripsie	SUT	Sichturethrotomie
ESWL	extrakorporale Stoßwellenlithotripsie	Sy	Symptom(e)
Fo	Folge	**T**h	Therapie
		TNM	Tumorklassifikationsschema
GN	Glomerulonephritis	TRUS	transrektaler Ultraschall
GnRH	Gonadotropin-Releasing-Hormon	TUR-B	transurethrale Blasen(tumor)resektion
GO	Gonorrhoe	TUR-P	transurethrale Prostata(adenom/karzinom)resektion
HCG	humanes Chorion-Gonadotropin	TUUC	Trans-Urethro-Uretero-Kutaneostomie
HPT	Hyperparathyreaidismus		
HWI	Harnwegsinfekt	**U**G	retrogrades Urethrogramm
		UK	Ureterkatheter, Unterkiefer
ING	Isotopennephrogramm	Ur	Ursache
IVP	intravenöses Pyelogramm	URS	Ureterorenoskopie
KM	Kontrastmittel	**V**UR	vesikoureteraler Reflux
Ko	Komplikationen		

Gesamtinhalt

Orthopädie	1
Urologie	101
Augenheilkunde	199
Hals-, Nasen-, Ohrenheilkunde	293
Zahn-, Mund-, Kieferheilkunde	409
Index	461

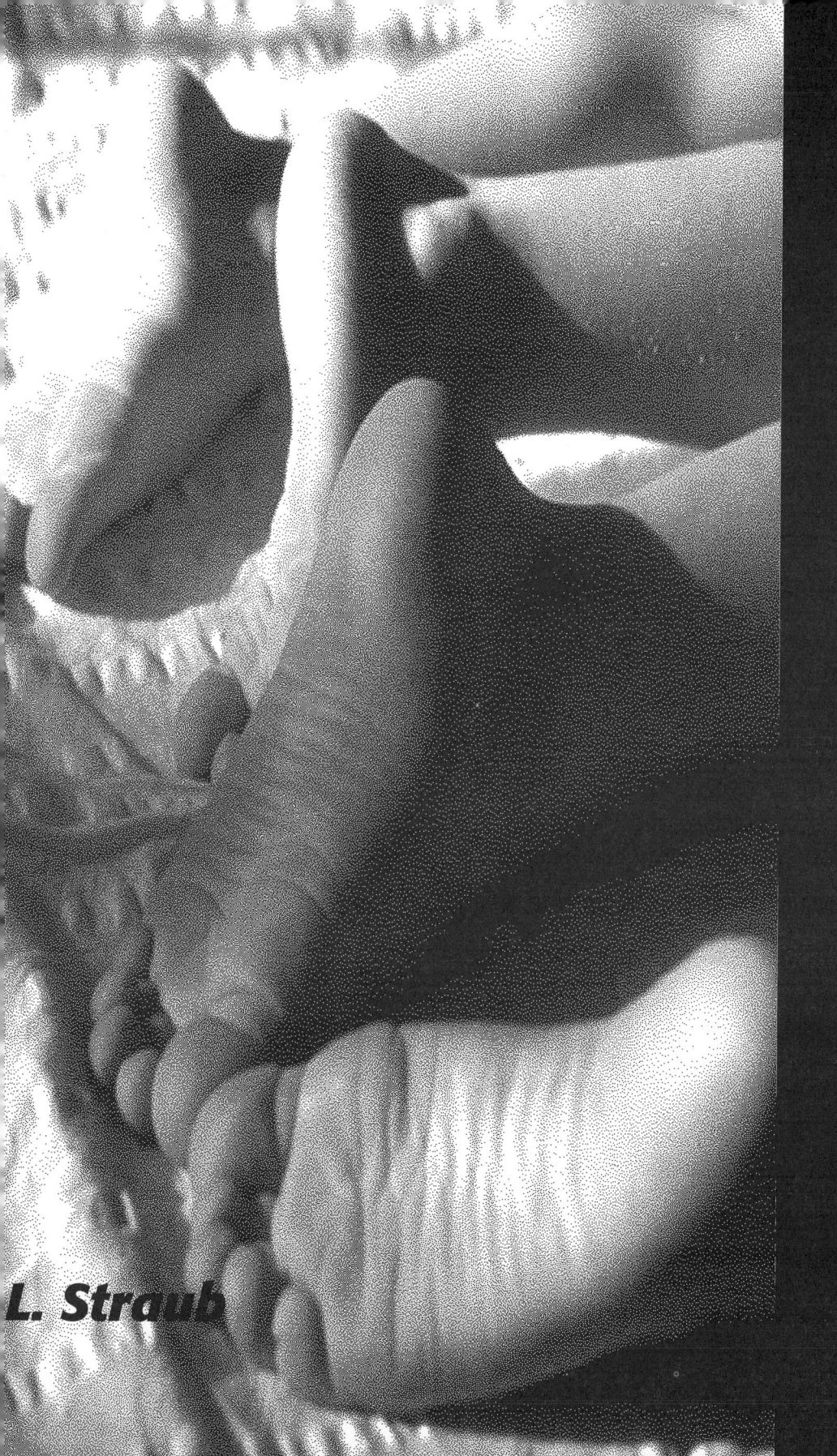

Orthopädie

L. Straub

Inhaltsverzeichnis Orthopädie

1	**Pathomechanismen und Symptomatologie**	**6**
1.1	Ontogenetische Störungen	6
1.2	Schädigungen durch biomechanische Faktoren	7
1.3	Degeneration	7
1.4	Präexistente Schädigungen und Störungen	7
1.5	Tumoren und tumorähnliche Veränderungen ☞ Kap. 2.3	
1.6	Form- und Haltungsstörungen	7
1.7	Funktionsstörungen	8
	1.7.1 Gehfähigkeits- und Gangbildstörungen	8
	1.7.2 Obere Extremität und Rumpf	8
	1.7.3 Bewegungsstörungen der Gelenke	8
1.8	Radiologische Zeichen	8
	1.8.1 Befunderhebung	8
	1.8.2 Degeneration, Entzündung und Zirkulation	9
	1.8.3 Osteoporose und Osteomalazie ☞ Kap. 2.1.3	
	1.8.4 Störungen der intraossären Struktur	10
	1.8.5 Radiometrie und Funktionsaufnahmen	10
2	**Erkrankungen des Knochens**	**12**
2.1	Generalisierte Knochenerkrankungen	12
	2.1.1 Angeborene Skelettsystemerkrankungen	13
	2.1.2 Erworbene Skelettsystemerkrankungen	13
	2.1.3 Osteopenien	13
2.2	Regionale und monostotische Knochenerkrankungen	15
2.3	Knochentumoren	16
	2.3.1 Primäre Knochentumoren	16
	2.3.2 Knochentumoren in der Hämatologie	21
	2.3.3 Metastasen	22
2.4	Physikalisch bedingte Knochenschäden	23
2.5	Entzündliche Knochenerkrankungen	23
	2.5.1 Akute hämatogene Osteomyelitis	24
	2.5.2 Exogene Knocheninfektion	26
3	**Erkrankungen der Gelenke**	**27**
3.1	Bakterielle Arthritis	27
3.2	Chronische Polyarthritis	27

3.3	Abakterielle Gelenkentzündung und Arthropathien	29
3.4	Arthrosen	30
3.5	Polyarthrose	32
3.6	Zirkulationsbedingte Gelenkkrankheiten	33
3.7	Gelenkschäden durch Immobilisation und Inaktivität	36
4	**Erkrankungen der Muskeln, Sehnen, Sehnenscheiden und Bänder**	**37**
4.1	Erkrankungen der Muskeln	37
4.2	Erkrankungen der Sehnen und Sehnenscheiden	39
4.3	Erkrankungen der Bänder	41
5	**Neurogene Erkrankungen und Weichteilerkrankungen**	**42**
5.1	Neurogene Erkrankungen	42
5.2	Weichteilschädigungen	43
6	**Orthopädische Gesichtspunkte in der Traumatologie des Haltungs- und Bewegungsapparates**	**44**
6.1	Komplikationen und Spätfolgen von Knochenbrüchen	44
6.2	Spätfolgen von Gelenkkapsel-, Bänder- und Sehnenverletzungen	46
7	**Allgemeine orthopädische Therapie**	**47**
7.1	Konservative Therapie	47
	7.1.1 Physikalische Therapiemaßnahmen	47
	7.1.2 Orthopädietechnische Versorgung	49
	7.1.3 Manuelle Therapie und physikalische Medizin	51
	7.1.4 Medikamentöse Therapie	53
7.2	Operative Therapie	53
7.3	Prävention und Rehabilitation	55
	7.3.1 Vorsorge- und Eignungsuntersuchung	55
	7.3.2 Rehabilitationsmaßnahmen	56
8	**Begutachtungsprobleme**	**57**
9	**Wirbelsäule**	**59**
9.1	Angeborene und erworbene Störungen	59
	9.1.1 Haltung	59
	9.1.2 Kyphosen	59
	9.1.3 Skoliose	60
	9.1.4 Sonstige Fehlbildungen	62
9.2	Abakterielle entzündliche Erkrankungen, Spondylitis ankylosans (☞ 9.1.2)	
9.3	Bakterielle entzündliche Erkrankungen	63

9.4	Degenerative Veränderungen	63
9.5	Osteoporose (☞ Kap. 2.1.3)	
9.6	Tumoren	66
9.7	Verletzungen	66
9.8	Orthopädische Begutachtung	67

10	**Brustkorb**	**68**

11	**Hals und Schulterregion**	**69**
11.1	Schiefhals	69
11.2	Erworbene Störungen im Schulterbereich	69
	11.2.1 Anatomie des Schultergelenkes	69
	11.2.2 Omarthritis und Omarthrose	69
	11.2.3 Periarthropathia humeroscapularis	70
11.3	Typische Verletzungen und deren Folgen im Schulterbereich	70
	11.3.1 Plexusverletzungen	70
	11.3.2 Luxationen	71
11.4	Orthopädische Begutachtung	72

12	**Arm und Hand**	**73**
12.1	Entwicklungsstörungen und Anomalien von Arm und Hand	73
12.2	Erworbene Störungen von Ellbogengelenk und Unterarm	74
	12.2.1 Arthritis, Arthrose	74
	12.2.2 Osteochondrosis dissecans ☞ Kap. 3.6	
	12.2.3 Weichteilschäden	74
12.3	Verletzungen am Ellbogengelenk und deren Folgen	75
12.4	Erworbene Störungen von Handgelenk und Hand	75
	12.4.1 Störungen an Knochen und Gelenken	75
	12.4.2 Neurogene Störungen	76
	12.4.3 Störungen an den Weichteilen	77
12.5	Verletzungsfolgen an Handgelenk und Hand	77
12.6	Orthopädische Begutachtung	79

13	**Hüft und Oberschenkelregion**	**80**
13.1	Angeborene und konstitutionell bedingte Störungen	80
	13.1.1 Hüftdysplasien	80
	13.1.2 Pathologischer Schenkelhalswinkel	81
	13.1.3 Jugendliche Femurkopfstörungen	82
13.2	Erworbene Störungen	83
	13.2.1 Bakterielle Koxitiden	83
	13.2.2 Neurogene Störungen	83
	13.2.3 Koxarthrose	84

	13.2.4 Femurkopfnekrose	85
	13.2.5 Verletzungen und Verletzungsfolgen	85
13.3	Orthopädische Begutachtung	86

14	**Kniegelenk**	**87**
14.1	Spezielle Anatomie	87
14.2	Angeborene und funktionell bedingte Störungen	87
	14.2.1 Patellaluxationen	87
	14.2.2 Konstitutionelle Störungen	87
	14.2.3 Bluterknie	88
14.3	Entzündungen	89
14.4	Neurogene Arthropathie	89
14.5	Degenerative Veränderungen	89
	14.5.1 Arthrose	89
	14.5.2 Meniskopathie	89
	14.5.3 Chondropathia patellae	90
	14.5.4 Osteochondrosis dissecans ☞ Kap. 3.6	
14.6	Tumoren des Kniegelenks und geschwulstmäßige Affektionen	91
14.7	Verletzungen und Verletzungsfolgen	91
14.8	Orthopädische Begutachtung	92

15	**Unterschenkel und oberes Sprunggelenk**	**93**
15.1	Entzündliche und degenerative Störungen (☞ Kap. 2.5)	
15.2	Verletzungen/Verletzungsfolgen	93
15.3	Orthopädische Begutachtung	94

16 Fuß und Zehen		**95**
16.1	Angeborene Fußdeformitäten	95
16.2	Erworbene Fußdeformitäten	97
16.3	Entzündliche und degenerative Veränderungen im Fußbereich	98
16.4	Aseptische Nekrosen (☞ Kap. 3.6)	
16.5	Kalkaneussporn	98
16.6	Neurogene Störungen	99
16.7	Verletzungen und Verletzungsfolgen	99
16.8	Zehendeformitäten	99
16.9	Orthopädische Begutachtung	100

1 Pathomechanismen und Symptomatologie

■ 1.1 Ontogenetische Störungen

Angeborene Defekte können genetisch verursacht sein oder durch eine schädigende Einwirkung während der Schwangerschaft ausgelöst werden. Allgemein gilt: je früher in der Embryonal- bzw. Fetalzeit eine Noxe einwirkt, desto ausgeprägter ist die Mißbildung. Die Ätiologie angeborener Erkrankungen reicht von genetischen Faktoren (z.B. Achondroplasie) über Erkrankungen der Mutter (z.B. Röteln-Embryopathie), Medikamenteneinnahme (z.B. Thalidomid-Embryopathie) und Bestrahlung (z.B. Röntgenaufnahmen) der Mutter während der Schwangerschaft bis zu intrauterinen mechanischen Schädigungen (Hüftgelenksluxation bei Steißlage). Dabei können unterschiedliche Ursachen zur gleichen Deformität führen (Phänokopie). Ebenso können gleiche Ursachen eine verschiedene Ausprägung der Deformität bewirken (Expressivität).

Einteilung der Skelettentwicklungsstörungen
- Hypo- und Hyperplasien (Größenveränderungen des Knochens bei erhaltener Form), Dysplasien (Gewebedefekte, Entwicklungsstörung von Knorpel-Knochengewebe, kein Organdefekt)
- Dysostosen (Organdefekte, keine systemhaften Defekte)
- Dystrophien (metabolische Störungen des Knorpel-Knochengewebes). Die myotonische Dystrophie ist eine dominant erbliche Erkrankung der Muskulatur; meist männl. Pat. um die 30. Der Muskeltonus der Fingerbeuger u. der kleinen Handmuskeln, der Kau- u. Zungenmusk. sowie der Nackenmusk. ist gestört. Eine Kausaltherapie ist nicht bekannt.
- Störungen der Formdifferenzierung.

Nach der Klinik unterscheidet man Fehler in der Bildung der Gliedmaßen, d.h. transversale und longitudinale Gliedmaßendefekte. (☞ auch Kap. 12.1). Zu den Fehlbildungen, bei denen in der Transversalebene Extremitäten nicht angelegt oder abgeschnürt sind, zählen die Amelie und die Peromelie.

- *Amelie:* Vollständiges Fehlen einer oder mehrerer Extremitäten. Hier ist eine sehr aufwendige prothetische Versorgung nötig.
- *Peromelie:* Die Extremitäten sind nur zu einem Stumpf ausgebildet. Hierbei hängt die prothetische Versorgung von der Länge der Extremitätenstümpfe ab.

Bei den longitudinalen Gliedmaßendefekten fehlen einzelne Skelettabschnitte, die den proximalen und/oder distalen Extremitätenabschnitt betreffen können. Zu den Hypoplasien und Aplasien zählen Phokomelie, Polydaktylie, Syndaktylie, Klumphand, Spalthand und -fuß, angeborener Femurdefekt, Tibia- und Fibulaaplasie.

- *Phokomelie:* Hand oder Fuß setzen unmittelbar am Rumpf an, da die langen Röhrenknochen fehlen (Robbengliedmaße). Die meist gute Hand- und Fingerfunktion wird bei der Prothesenversorgung ausgenutzt.
- *Polydaktylie:* Zusätzliche Ausbildung von Fingern oder Zehen. Meist erfolgt die operative Entfernung der Überschußfehlbildung.
- *Syndaktylie:* Finger- oder Zehenglieder sind durch die Haut oder auch knöchern verbunden. Bei der Verwachsung sämtlicher Finger ergibt sich das Bild der Löffelhand. Meist wird im ersten Lebensjahr eine Trennung und Kommissurvertiefung durchgeführt.
- *Klumphand:* Durch Defektbildung an der ulnaren oder radialen Seite weicht die Hand zur entsprechenden Seite ab. Bei funktionellen Störungen werden Achsenbegradigungen durchgeführt.
- *Spalthand und -fuß:* Durch Defektbildung der zentralen Hand- und Fußknochen wird ein medialer und ein lateraler Anteil abgespalten. Funktionelle Ausfälle werden orthopädietechnisch und operativ behandelt.
- *angeborener Femurdefekt, Tibia- und Fibulahypoplasie:* Je nach Ausprägung der Deformität ergeben sich Beinverkürzung, fehlende Stabilität

des Knie- und Sprunggelenkes sowie Achsenfehlstellungen des Beines. Die Therapie hängt vom Ausmaß der Deformität ab.

Zu den Aufbaustörungen der Gewebe gehören die Mukopolysaccharidosen (M. Pfaundler-Hurler), Chondrodystrophien, Mesenchymstörungen, Knochen- und Knorpeldysplasien.

▶ Unter *crus varum congenitum* versteht man eine meist einseitige angeborene Ossifikationsstörung. Klinisch findet sich eine Varusdeformität und Antekurvation des distalen Unterschenkels sowie Verkürzung und Atropie des Unterschenkels. Es kommt zu Spontanfrakturen mit der Gefahr der Pseudarthrosenbildung. Therapie: Gips u. Orthesenbehandlung, ostesynthet. Versorgung bei Fraktur.

1.2 Schädigungen durch biomechanische Faktoren

Als Beispiel für eine gestörte Muskelaktivität ist die Spastik mit der Folge der Spitzfußstellung zu nennen. Durch Achsenfehler z.B. genu varum und dadurch bedingte relative Überbeanspruchung kommt es zur Ausbildung einer Arthrose mit all ihren Folgen (☞ Kap. 14.2.2).

1.3 Degeneration

Knorpel, Sehnen und Bänder können in Folge von Stoffwechselveränderungen, Blutungen und Entzündungen degenerativ umgewandelt werden, so daß histologisch minderwertiger Ersatzknorpel und stark veränderte Sehnenfasern und -bänder vorliegen. Als Beispiel hierfür sind die Tendopathien mit den schmerzhaften Sehnenansätzen und -ursprüngen zu nennen (☞ Kap. 4.2).

1.4 Präexistente Schädigungen und Störungen

Durch Entzündung, Trauma oder Immobilisierung kommt es zu Schädigungen, die Voraussetzung für nachfolgende Erkrankungen sein können. Die präarthrotische Deformität ist so als Voraussetzung für sekundäre Arthrosen zu sehen, auch wenn sie an sich noch keine Arthrose darstellt. Ursachen für nachfolgende Arthrosen sind z.B. Varus- oder Valgusfehlstellung der Beine, nicht achsengerecht verheilte Frakturen, Epiphyseolysis und ähnliche Veränderungen, welche eine Inkongruenz der Gelenkkörper bedingen.

1.5 Tumoren und tumorähnliche Veränderungen ☞ Kap. 2.3

1.6 Form- und Haltungsstörungen

Durch Fehlbildungen und Fehlwuchs (z.B. Skoliose), durch angeborene und erworbene Kontrakturen (z.B. Klumpfuß, Schiefhals) und durch Narbenzüge treten Abweichungen von der physiologischen Körperhaltung und -form auf. Formstörungen sind auch bedingt durch Normabweichungen der Gliedmaßen (z.B. Mangel- oder Überschußbildung), Körperasymmetrien, partiellen Riesenwuchs, Achsenfehler in den Körperebenen (z.B. Varusfehlstellung), Torsionsfehler (z.B. Rippenbuckel bei struktureller Skoliose) oder Längendifferenzen (z.B. Beinverkürzung).

Durch Abweichungen von der physiologischen Körperhaltung und der Neutralstellung (das Lot des Körperschwerpunktes liegt zwischen beiden Füßen in der Mitte der Standfläche) wird die Statik gestört. Die Verlagerung des Lotes aus der Mitte erfordert gegenregulatorische Mechanismen und zusätzliche Muskelaktivität. Durch die Überbeanspruchung der Muskulatur kann es zu Myogelosen und Muskelhartspann kommen. Durch die Insuffizienz der kleinen Glutealmuskulatur sinkt das Becken seitlich ab (Trendelenburg-Zeichen), durch die Insuffizienz des M. gluteus maximus ist es vermehrt nach vorne gekippt. Durch Schmerzen kann es zur Einnahme einer Schonhaltung kommen. Auch führen Spastik und Muskelhypertonus zur gestörten Haltung.

1.7 Funktionsstörungen

1.7.1 Gehfähigkeits- und Gangbildstörungen

Der Gangablauf entsteht durch die Zusammenarbeit von Stütz- und Zielmotorik. Bei neurogenen Erkrankungen (z.B. Zerebralparese) ist die Gleichgewichtsreaktion gestört und die Steh- und Gehfähigkeit erschwert. Diese kann auch durch eine Störung der muskulären Stabilisierung (z.B. Ausfall der Knie- und Hüftstrecker) beeinträchtigt sein. Auch eine schmerzbedingte Belastungsunfähigkeit kommt als Ursache für Störungen der Geh- und Stehfähigkeit in Betracht.

Hinken kann Folge eines schmerzhaften Prozesses, einer muskulären Leistungsschwäche, einer Bewegungseinschränkung oder einer Kontraktur an den unteren Extremitätengelenken sein. Beim Insuffizienzhinken besteht eine Schwäche der Hüftabduktoren, so daß das Becken beim Einbeinstand nicht mehr stabilisiert werden kann. Das Absinken des Beckens auf der Gegenseite wird beim Einbeinstand als Trendelenburg-Zeichen und beim Gehen als Duchenne-Hinken bezeichnet. Bei beidseitiger Muskelinsuffizienz ergibt sich das Bild des Watschelganges. Bei größeren reellen Beinverkürzungen, sowie bei funktionellen Beinlängendifferenzen (z.B. Adduktionskontraktur der Hüfte) ensteht das Verkürzungshinken.

Der spastische Gang ist typischerweise gekennzeichnet durch Hüft- und Kniebeugestellung, Adduktion und Innenrotation der Beine, Spitzfußstellung und den Scherengang. Bei der spastischen Tetraplegie ist es meistens nicht möglich zu gehen und das Stehen erfolgt auf Zehen mit innenrotierten, adduzierten und gebeugten Beinen (☞ auch Kap. 5.1).

Der ataktische Gang ist durch die Koordinations- und Gleichgewichtsstörungen geprägt und wirkt schwankend und unsicher durch die begleitenden ausfahrenden Bewegungen.

Bei folgenden Nervenausfällen treten folgende Störungen auf:

- N. tibialis – Zehengang unmöglich
- N. femoralis – Treppensteigen unmöglich
- N. peroneus – Hakengang unmöglich

1.7.2 Obere Extremität und Rumpf

Bewegungsunfähigkeit infolge Plexuslähmung (☞ Kap. 11.3.1).

Zentral bedingte Koordinationsstörungen (z.B. Ataxie, Spastik, Athetose) bedingen komplexe Bewegungsstörungen der oberen Extremität. Bewegungsstörungen des Rumpfes haben zahlreiche Ursachen wie z.B. Skoliose, Spondylolisthese.

1.7.3 Bewegungsstörungen der Gelenke

Die Ankylose beschreibt die Versteifung eines Gelenkes mit Aufhebung jeglicher Beweglichkeit. Dabei wird die fibröse Ankylose, die bedingt ist durch die ausgeprägte Schrumpfung aller das Gelenk umgebenden Weichteilstrukturen, unterschieden von der knöchernen Ankylose, die durch eine entzündliche Destruktion des Gelenkes bedingt ist. Kontrakturen infolge von Kapselschrumpfungen oder Muskelverkürzungen verursachen eine strukturelle Bewegungseinschränkung.

Eine pathologische Gelenkbeweglichkeit liegt bei der Luxierbarkeit (z.B. habituellen Luxation) vor (☞ Kap. 11.3.2).

Durch Kapselüberdehnungen und Verletzungen des Bandapparates kommt es zur Instabilität des Gelenkes (sog. Schlottergelenk) mit der Neigung zu rezidivierenden Luxationen.

1.8 Radiologische Zeichen

1.8.1 Befunderhebung

Wachsender Knochen im Röntgenbild
Es findet sich ein breiter Gelenkspalt, bedingt durch die knorpeligen Epiphysen mit dem Epiphysenkern. In Gelenknähe sind morphologische Veränderungen durch Übereinanderprojektion mit Epi- und Apophysen teils schwierig zu beurteilen. Hilfreich sind hier oft Vergleichsaufnahmen zur Gegenseite. Die Epiphysenkerne treten in einer bestimmten zeitlichen Reihenfolge auf, wodurch sich das Knochenalter und das Knochenwachstum beurteilen lassen.

1 Pathomechanismen und Symptomatologie

Röntgenanatomie des Wirbels
☞ Abb. 1.1.

Osteologische Terminologie
- Epiphyse: Gelenkende des Knochens
- Diaphyse: Schaft eines Knochens
- Apophyse: Knochenvorsprünge als Ursprung oder Ansatz für Bänder und Muskeln
- Wachstumsfuge: Metaphyse = Epiphysenfuge des Knochens.

Projektionsphänomene
Verzerrungen und Fehlerquellen bei Röntgenaufnahmen können durch nicht exakt parallele Lage zur Filmebene entstehen. Angestrebt werden soll eine möglichst senkrechte Einstellung von Objekt und Bildebene zum Zentralstrahl. Zusätzlich ermöglichen große Film–Fokusabstände eine maßstabsgetreue Wiedergabe. Bei der Ausmessung des Schenkelhalswinkels beispielsweise entstehen durch unterschiedliche Beckenkippung leicht verfälschte Meßwerte. Daher werden Aufnahmen unter standardisierten Bedingungen gefordert. Trotz dieser standardisierten Technik sind in Abhängigkeit von der Größe und der Lokalisation der dargestellten Strukturen stets Projektionsfehler zu berücksichtigen.

Zur dreidimensionalen Beurteilung von Veränderungen sind in der Regel Aufnahmen in mindestens 2 senkrecht zueinander stehenden Ebenen erforderlich. Die Abbildung der Gegenseite zum Vergleich bringt oft wertvolle Hinweise.

1.8.2 Degeneration, Entzündung und Zirkulation

Degeneration
Der Gelenkspalt gilt als Kriterium der Knorpelschichtdicke und verschmälert sich mit zunehmender Degeneration. Geröllzysten, Osteophyten, Sklerosierung der gelenknahen Knochenabschnitte und Kalkablagerungen im periartikulären Gewebe sind weitere Zeichen der degenerativen Veränderung (☞ auch Kap. 3.4).

Entzündung
Bei der Entzündung des Gelenkes sind im Röntgenbild Arrosion, Usuren, Osteolyse und parartikuläre Athrophie erkennbar. Bei entzündlichen Knochenveränderungen finden sich Periostreaktion, Höhlenbildung, Sequester und Sklerosierung (☞ auch Kap 2.5).

Zirkulationsstörungen
Die Zeichen der Dystrophie sind eine verwaschene grobsträhnige Struktur. Nach dem Absterben des nicht mehr versorgten Knochenstückes demarkiert sich ein Knochensequester, der von Granulations-

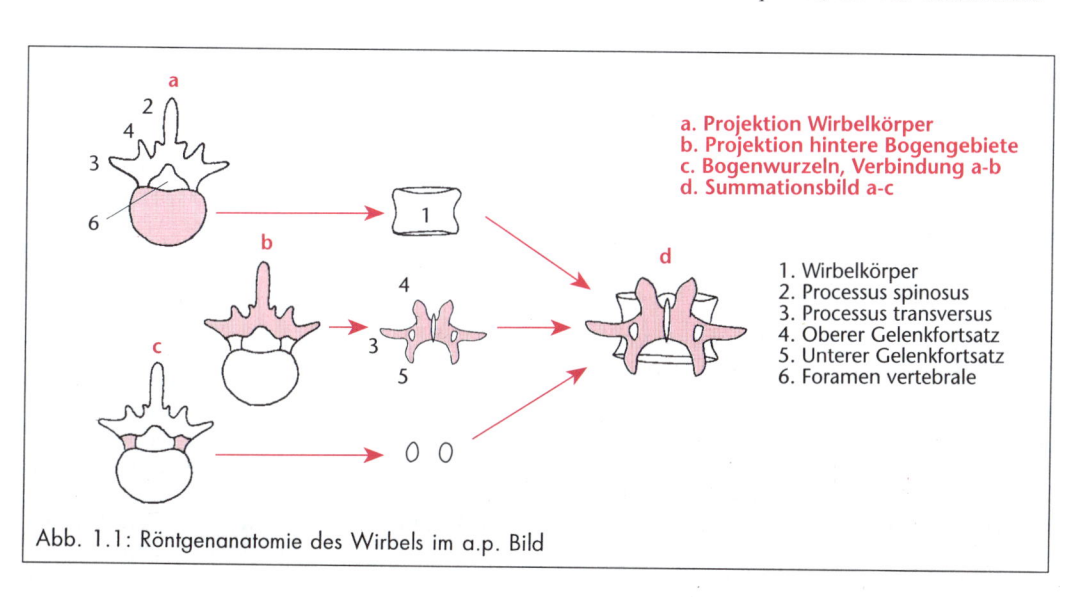

Abb. 1.1: Röntgenanatomie des Wirbels im a.p. Bild

a. Projektion Wirbelkörper
b. Projektion hintere Bogengebiete
c. Bogenwurzeln, Verbindung a-b
d. Summationsbild a-c

1. Wirbelkörper
2. Processus spinosus
3. Processus transversus
4. Oberer Gelenkfortsatz
5. Unterer Gelenkfortsatz
6. Foramen vertebrale

gewebe umgrenzt ist. Eine Sonderform der Durchblutungsstörung ist die Osteochondrosis dissecans. Ebenso zählen die avaskulären, aseptischen Nekrosen (z.B. M. Perthes) dazu (☞ Kap. 3.6).

1.8.3 Osteoporose und Osteomalazie ☞ 2.1.3

1.8.4 Störungen der intraossären Struktur

Differentialdiagnose
Eine *diffuse Transparenzvermehrung* des Knochens kann folgende Ursachen haben:

- Osteoporose (Altersosteoporose, sekundär) (☞ Kap. 2.1.3)
- Osteomalazie (Hyperparathyreoidismus) (☞ Kap. 2.1.3)
- Rachitis (Vitamin D-Mangel) (☞ Kap. 2.1.3)
- diffuse Knochenmetastasierungen (☞ Kap. 2.3.3)
- Plasmozytom (☞ Kap. 2.3.2).

Umschriebene Transparenzerhöhungen des Knochens finden sich bei:

- Arthritiden (chronische Polyarthritis) (☞ Kap. 3.2)
- frischen Frakturen (Kallus)
- Sudeck-Dystrophie (☞ Kap. 3.6)
- zystischen Knochendefekten (Knochenzysten, Enchondrom) (☞ Kap. 2.3)
- Abszeß (Brodie Abszeß) (☞ Kap. 2.5)
- akuter Osteomyelitis (☞ Kap. 2.5)
- osteolytischen Metastasen oder Osteolysen beim Plasmozytom
- malignen Knochentumoren (☞ Kap. 2.3).

Umschriebene Strukturverdichtungen im Röntgenbild des Knochens können folgende Ursachen haben:

- Knocheninfarkte
- Osteome (☞ Kap. 2.3)
- osteoblastische Metastasen (☞ Kap. 2.1.3)
- Knochennekrosen (Hüftkopfnekrose) (☞ Kap. 13.2.4)
- chronische Osteomyelitis (☞ Kap. 2.5)
- Knochentumoren (☞ Kap. 2.3).

1.8.5 Radiometrie und Funktionsaufnahmen

Die Radiometrie hilft bei der Beschreibung von Formvarianten des Skelettsystems. Durch die Angabe definierter Längen- und Winkelmaße kann die Entwicklung der Gelenk-, Gliedmaßen- und Wirbelsäulenstellung verfolgt werden. Anwendung findet die Radiometrie beispielsweise für die Beschreibung der Achsenentwicklung beim O- oder X-Bein, der Hüftgelenksdeformität bei coxa valga und antetorta, der Skolioseentwicklung und des Kyphose-Verlaufes. Die Meßgrößen werden mit einem Normalkollektiv verglichen.

Unentbehrlich für die Operationsplanung ist die Radiometrie.

(Zu speziellen Winkeln an Wirbelsäule und Hüftbereich ☞ die jeweiligen Kapitel).

Funktionsaufnahmen dienen der Überprüfung der Mobilität im Bewegungssegment und objektivieren einen gestörten Bewegungsumfang oder eine pathologische Beweglichkeit (z.B. Wirbelsäulenbeweglichkeit). Gehaltene Aufnahmen dienen der Beurteilung von Instabilitäten (z.B. Bandruptur am Sprunggelenk).

Weitere radiologische Verfahren
- Schichtaufnahmen: Das Strahlenbündel wird auf bestimmte Gewebsschichten konzentriert (z.B. bei Erkrankungen an der Wirbelsäule und im spongiösen Bereich).
- Computertomographie: Die darzustellende Körperregion wird von der Röntgenröhre kreisförmig umfahren. Das entstehende Bild läßt Weichteile und knöcherne Strukturen gleich gut erkennen (z.B. bei Erkrankungen der Wirbelsäule mit neurologischer Beteiligung, Hüftkopfnekrose, habitueller Schultergelenksluxation, Tumoren zur Bestimmung der Ausdehnung und Lagebeziehung).
- Kernspintomographie (NMR): Über die Aufzeichnung eines magnetischen Feldes entstehen exakte morphologische Bilder und können chemische Vorgänge registriert werden. Bisher ist das Verfahren allerdings sehr kostenintensiv, hat jedoch gegenüber der Computertomographie den Vorteil, frei von jeglicher Strahlenbelastung zu sein.
- Arthrographie: Darstellung des Gelenkraumes zur Erfassung von Kapsel- und Knorpelläsionen oder Weichteilinterponaten durch Kontrastmitteluntersuchung.

- Szintigraphie: Aufzeichnung radioaktiver Impulse zur Registrierung eines erhöhten Knochenstoffwechsels. Die Ganzkörperszintigraphie zeigt Speicherregionen am gesamten Skelettsystem und wird bei der Suche nach Skelettmetastasen eingesetzt. Die hohe Sensitivität läßt Veränderungen erkennen bevor sie röntgenologisch sichtbar sind. Eine Artdiagnostik ist hingegen mit der Szintigraphie meist nicht möglich (geringe Spezifität). Die lokale Szintigraphie kann für die Differenzierung zwischen degenerativen und entzündlichen Veränderungen eingesetzt werden (z.B. Knochennekrosen, Infektionen, Frakturausschluß).
- Ultraschall: Abbildung der Gewebeschichten meist mittels Linearschallköpfen (5 MHz). Am häufigsten ist die Untersuchung der Säuglingshüfte. Weitere Einsatzmöglichkeiten sind die Schultersonografie zur Erkennung von degenerativen Veränderungen im Bereich der Rotatorenmanschette, der Nachweis von Flüssigkeitsansammlungen in den Gelenken, Achillessehnenrupturen, Weichteilläsionen u.a.

2 Erkrankungen des Knochens

2.1 Generalisierte Knochenerkrankungen

2.1.1 Angeborene Skelettsystemerkrankungen

Bei den angeborenen Skelettsystemerkrankungen liegt eine fehlerhafte Anlage der Knorpelknochenzelle vor. Die wichtigsten der insgesamt seltenen Erkrankungen sind die Chondrodystrophie und die Osteogenesis imperfecta.

Chondrodystrophie

Ätiologie und Pathogenese
➤ Die Chondrodystrophie wird auch Achondroplasie genannt und ist die häufigste Skelettdysplasie. Das epiphysäre Längenwachstum der langen Röhrenknochen ist gestört, so daß ein dysproportionierter Zwergwuchs mit einer durchschnittlichen Erwachsenengröße von 120 cm resultiert. Ursache der autosomal dominant vererbten Achondroplasie ist die Hemmung der Knorpelproliferation und eine Störung der enchondralen Ossifikation. Die perichondrale Ossifikation verläuft normal. Es finden sich kurze plumpe Knochen insbesondere an Stellen starken Wachstums wie kniegelenksnahen Metaphysen von Femur und Tibia und proximaler Humerus.

Symptome
➤ Klinisch auffällig sind kurze Extremitäten bei normaler Rumpflänge, plumpe Hände und Füße, Varusfehlstellung und eingeschränkte Gelenksbeweglichkeit, verstärkte LWS-Lordose und BWS-Kyphose, watschelndes Gangbild, großer Schädel, einfallende Nasenwurzel, Dreizackhand, normale Intelligenz, Neigung zu lumbalen Nervenwurzelkompressionen infolge anlagebedingter Wirbelkanalstenose.

Röntgenologischer Befund
➤ Verbreiterte Röhrenknochen, verkürzte Phalangen, verspätetes Auftreten von Epiphysenkernen, Deformierungen der Epiphyse, hypoplastisch, frontal gestellte Darmbeine bei horizontal gestelltem Pfannendach.

Therapie
Symptomatische Korrekturen der Extremitätenachsen sowie der Extremitätenlängen.

Osteogenesis imperfecta

Ätiologie und Pathogenese
➤ Die Osteogenesis imperfecta, auch Glasknochenkrankheit genannt, ist auf eine genetische Störung der periostalen Knochenbildung zurückzuführen. Durch die Unterfunktion der Osteoblasten entsteht eine dünne Kompakta, eine gering ausgebildete Spongiosa und keine Knochenmatrix, was Knochenverbiegungen und Frakturen zur Folge hat. Man unterscheidet eine Frühform (kongenital, Typ Vrolik), bei der bereits intrauterin multiple Frakturen vorliegen und eine Spätform (tarda, Typ Lobstein), bei der erst mit der Aufrichtung starke Verbiegungen des Skeletts sowie Frakturen auftreten. Neugeborene mit kongenitaler Osteogenesis imperfecta Typ Vrolik haben kaum Überlebenschancen. Bei der Tarda-Form sind unterschiedliche Schweregrade möglich.

Symptome
➤ Typisch sind Coxa vara, Femur varum und Crus valgum (Hirtenstabförmige Deformierung). Typischerweise tritt folgende Trias auf: erhöhte Knochenbrüchigkeit, blaue Skleren und otosklerotische Innenohrschwerhörigkeit. Weitere Symptome sind eine erhöhte Blutungsneigung mit Tendenz zur Hämatombildung, schwaches Bindegewebe und somit überstreckbare Gelenke und eine Skoliosehaltung.

Röntgenologischer Befund
Glasartige Knochenstruktur, ausgeprägte Osteoporose mit dünner Korticalis, wenig Spongiosa, weiter Markraum, Fischwirbelbildungen und entsprechende Verbiegungen an den Röhrenknochen sowie alte und frische Frakturen.

Therapie
Bei stärkeren Deformitäten Korrekturosteotomien und Stabilisierung durch Teleskopnägel. Außerdem wird durch orthopädische Gehapparate eine Schienung und Entlastung der stark gefährdeten Röhrenknochen der unteren Extremität angestrebt.

2.1.2 Erworbene Skelettsystemerkrankungen

Enchondrale Dysostosen

Ätiologie und Pathogenese
▶ Bei dem autosomal dominanten Erbleiden liegen Störungen der enchondralen Ossifikation der Röhrenknochen, der Knorpelentwicklung und der periostalen Knochenbildung vor. Dadurch kommt es zu Gelenkfehlstellungen und einer Störung des Längenwachstums. Wenn die Störung überwiegend epiphysär gelegen ist, findet sich ein dysproportionierter Wuchs, bei dem vor allem das Achsenskelett mitbetroffen ist (z.B. Wirbelsäulenzwerg bei Mukopolysaccharidose Typ IV).

Symptome
Dysostosen, Brachyphalangie, Minderwuchs, freie Gelenkkörper, Wirbelsäulenverkrümmungen und Beinfehlstellungen mit der Folge der Arthrose.

Röntgenologischer Befund
Das Röntgenbild zeigt verspätet auftretende Epiphysenkerne und eine abgeflachte, verbreiterte Epiphyse; außerdem stellt es z.T. die klinisch auffälligen Symptome dar.

Therapie
Symptomatisch.

Multiple kartilaginäre Exostosen

Ätiologie und Pathogenese
Bei der auch Osteochondrom genannten Erkrankung liegt durch überschießendes Wachstum ein von den Epiphysen ausgehender pilzförmiger Knochenauswuchs mit Knorpelkappe vor.

Diese Exostosen entstehen durch einen gestörten periostalen osteoklastischen Abbau in der Metaphyse und sitzen in Gelenknähe.

Symptome
▶ Befallen sind vor allem bei Jugendlichen im Wachstumalter das Kniegelenk sowie die Gelenke der oberen Extremität. Das Wachstum der Exostosen endet mit dem Schluß der Epihysenfugen.

Beschwerden ergeben sich durch Druck auf die benachbarten Strukturen wie Nerven, Gefäße, Sehnen, Muskeln und Gelenke.

Röntgenologischer Befund
Typisch pilzförmig wachsende Exostose im Bereich der Metaphyse.

Therapie
Bei funktioneller Beeinträchtigung oder Fehlwachstum wird die operative Entfernung durchgeführt. Bei plötzlicher Größenzunahme ist an eine maligne Entartung zu denken.

2.1.3 Osteopenien

Rachitis

Ätiologie und Pathogenese
▶ Bedingt durch Vitamin D-Mangel im Wachstumsalter kommt es zur Störung der Mineralisation des Knochengewebes und der enchondralen Ossifikation. Durch einen Mangel an Vitamin D, das durch UV-Strahlen aktiviert wird, wird weniger Kalzium aus dem Darm resorbiert. Dadurch wird zu wenig Kalk in die Knochengrundsubstanz eingelagert und der Knochen bleibt somit weich und verbiegsam, was Deformierungen zur Folge hat.

Symptome
Im Kleinkindesalter treten unspezifische Zeichen einer Allgemeinerkrankung wie Appetitlosigkeit, Reizbarkeit und Schlafstörungen auf. Typische Zeichen sind die aufgetriebenen Knorpel-Knochen-Grenzen am Thorax (rachitischer Rosenkranz), Glockenthorax, der eindrückbare Hinterhauptknochen (Kraniotabes), verzögerter Fontanellenschluß, Caput quadratum, die eingezogene Zwerchfelllinie (Harrison-Furche) und eine gestörte Zahnentwicklung. Im späteren Kindesalter fallen insbesondere die Knochenverbiegungen ins Auge:

Kiel- und Hühnerbrust, Kartenherzbecken (abgeflacht), Skoliosen, lumbale Sitzkyphose, Stirnhöcker, Varusfehlstellung der Beine, Knick-Senkfüße, und säbelförmige Extremitätenverbiegungen, vorgewölbtes Abdomen durch Muskelhypotonie aufgrund des Kalziummangels.

Im Labor finden sich eine erhöhte alkalische Phosphatase, ein erniedrigtes Phosphat, und ein erniedrigtes oder normales Kalzium (wegen der erhöhten Osteoklastenaktivität).

➤ Außer bei der Vitamin D-Mangel-Rachitis findet sich auch bei der Osteomalazie, beim M. Paget und bei osteoblastischen Knochenmetastasen eine ossär bedingte Erhöhung der alkalische Phosphatase im Serum.

Röntgenologischer Befund
Becherartige Auftreibung der Metaphysen (oft am Handgelenk – distales Radiusende), Verbreiterung der Epiphysenfuge (oft am koxalen Femurende), unscharfe Rinde, erweiterter Markraum.

Therapie
Vitamin D (500–1000 IE/Tag). Nur sehr ausgeprägte Verbiegungen werden operativ behandelt. Wegen der eingeführten Prophylaxe mit 500–1000IE/ Tag ist das Erkrankungsbild hierzulande sehr selten geworden.

Osteoporose

Ätiologie und Pathogenese
➤ Unter Osteoporose versteht man Knochenschwund durch verminderten Knochenaufbau. Hierbei sind organischer Anteil und Mineralanteil des Knochens in gleichem Maße betroffen (☞ Tab.). Kennzeichnend ist die quantitative Verminderung des Knochengewebes bei erhaltener Knochenstruktur. Es kommt zum Abbau der Trabekelstrukturen der Spongiosa. Die Krankheit beginnt nach dem 4. Lebensjahrzehnt und betrifft vor allem Frauen nach der Menopause (Östrogenmangel). Der Substanzverlust betrifft vor allem die Spongiosa, wodurch die Tragfestigkeit des Knochens abnimmt und es zu pathologischen Frakturen kommt. Die vermehrte Knochenbrüchigkeit führt zur Keil- und Fischwirbelbildung in der Wirbelsäule. Abzugrenzen ist die Osteoporose von der altersentsprechenden Osteopenie. Besonders gefährdet sind schlanke weißhäutige Frauen, die rauchen, sich kalziumarm und Vitamin D arm ernähren und Stillperioden durchgemacht haben. Der menopausale Östrogenmangel, eine geringe körperliche Betätigung und wenig Kontakt mit Sonnenlicht sind weitere Risikofaktoren.

Differentialdiagnose Osteoporose – Osteomalazie

	Osteoporose	Osteomalazie
Grundsubstanz	vermindert	normal
Mineralgehalt	vermindert	vermindert
Kalzium	normal	vermindert
Phosphat	normal	vermindert
alkal. Phosphatase	normal	erhöht

Man unterscheidet eine primäre Osteoporose mit unbekannter Ursache (präsenile idiopathische Osteoporose) von der sekundären Osteoporose. Diese kann endokrin (im Rahmen einer Steroid-Therapie, eines Diabetes mellitus, einer Hyperthyreose oder eines Hyperparathyreoidismus) oder durch eine Malabsorption und Mangelernährung oder durch Immobilisation bedingt sein.

Symptome
➤ Chronische Rückenschmerzen, spontan auftretende Verformungen an der Wirbelsäule mit verstärkter thorakaler Kyphose, kompensatorischer Lordosierung der Lendenwirbelsäule und Abnahme der Körperhöhe. Durch die ausgeprägte Thorakalkyphose entsteht eine Vorwölbung der Bauchdecken (quere Bauchfalte). Bei Überlastung kommt es zu diffusen Schmerzen im Bereich der Brust- und Lendenwirbelsäule. Über den Dornfortsätzen findet sich ein Druckschmerz.

Röntgenologischer Befund
➤ Vermehrte Strahlendurchlässigkeit des Skeletts, typische Wirbelkörperdeformierungen, Kompressionsfrakturen der thorakalen Wirbel, thorakale Keilwirbelbildungen, lumbale Fischwirbelbildungen, veränderte Grund- und Deckplattenstrukturen der Wirbelkörper (☞ Abb. 2.1).

Therapie
➤ Symptomatische Schmerztherapie. Bei starken Schmerzen und Spontanfrakturen wird evtl. eine Kreuzstützmiederversorgung durchgeführt. Ansonsten sollte aber eine Immobilisierung vermieden werden wegen der Gefahr der Inaktivitätsosteoporose. Daher wird eine krankengymnastische Be-

handlung und physikalische Therapie verordnet. Wichtig ist, daß die Patienten selber zuhause regelmäßig üben. Durch die Stärkung der Muskulatur wird die Belastungsfähigkeit der Wirbelsäule erhöht. Um den gestörten Mineralstoffwechsel zu therapieren, werden Vitamin D und Kalzium eingesetzt. In der Postmenopause sind niedrig dosierte Östrogen-/Gestagenpräparate indiziert. Natriumfluorid wird teilweise rezeptiert, um durch Osteoblastenstimulation den Knochenanbau anzuregen.

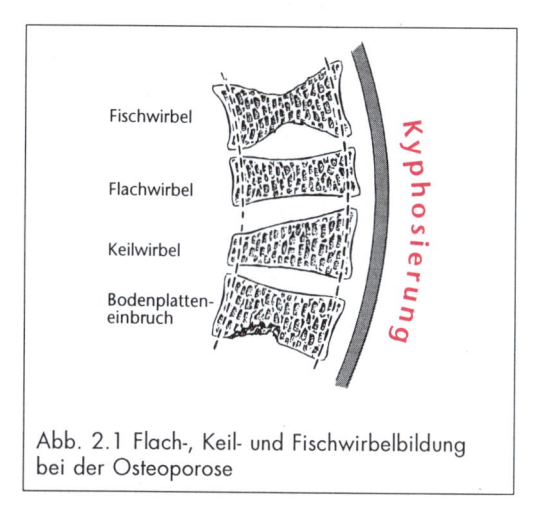

Abb. 2.1 Flach-, Keil- und Fischwirbelbildung bei der Osteoporose

Osteomalazie

Ätiologie und Pathogenese
Durch Vitamin D-Mangel kommt es zu einer Ossifikationsstörung mit mangelnder Kalzifizierung der Knochenmatrix. Der verminderte Mineralanteil und die ungenügende Einlagerung von Kalziumapatit in das Osteoid bewirken eine verringerte Knochendichte und machen den Knochen weich und verbiegbar. Insbesondere an Stellen vermehrter mechanischer Beanspruchung treten Umbauzonen mit Pseudofrakturen auf. Diese sogenannten Looserschen Umbauzonen sind häufig am proximalen Unterschenkel und am proximalen Femurende sowie im Sitzbeinbereich zu finden. Sie führen zu den typischen Varusdeformierungen und dem Kartenherzbecken. An der Wirbelsäule finden sich Keil- und Fischwirbel und eine Kyphosendeformierung. Als Ursachen der D-Avitaminosen kommen Mangel an UV-Strahlen, Niereninsuffizienz, Mangelernährung und Malabsorption in Frage. Die Osteomalazie betrifft vor allem Frauen in höherem Lebensalter und verläuft schleichend.

Symptome
Klinisch finden sich unspezifische Beschwerden wie diffuse Gelenk- und Knochenschmerzen und Muskelschwäche. Oft fällt die Kyphosenbildung und Abnahme der Körpergröße auf. Bei der Laboruntersuchung sind die erhöhte alkalische Phosphatase und erniedrigte Kalzium- und Phosphatwerte auffällig.

Röntgenologischer Befund
Vermehrte Strahlentransparenz, Loosersche Umbauzonen an Stellen vermehrter mechanischer Beanspruchung; an der Wirbelsäule Keil- und Fischwirbelbildungen.

Therapie
Perorale oder parenterale Vitamin D-Gabe, Beseitigung zugrundeliegender Störungen (z.B. Malabsorptionssyndrom). Eventuell muß eine korrigierende Osteotomie erfolgen um die Belastungsfähigkeit von Wirbelsäule und Extremitäten wieder herzustellen.

2.2 Regionale und monostotische Knochenerkrankungen

Morbus Paget

Ätiologie und Pathogenese
Der M. Paget ist eine schleichend verlaufende Osteopathie ungeklärter Ätiologie mit überstürztem Knochenumbau, die bei über 40jährigen auftritt. Anfangs überwiegt der Knochenabbau durch Osteoklasten, im weiteren Verlauf kommt es durch eine überschießende Aktivität der Osteoblasten zusätzlich zu einem ausgeprägten Knochenanbau von mechanisch minderwertigem Faserknochen. Weil die laminäre Struktur verloren geht, findet sich eine erhöhte Fraktur- und Deformitätsgefährdung. Histologisch sind Befunde des Knochenabbaues und gleichzeitig des Knochenanbaues festzustellen.

Symptome
➤ Hauptbefallsorte sind Schädel, Becken, Femur, Tibia und Lendenwirbelsäule. Bei etwa einem Viertel der Patienten verläuft die Erkrankung ohne klinische Symtome, bei den übrigen finden sich folgende typische Erscheinungen: Rückenschmerzen, Skelettdeformierungen, die „Säbelscheidentibia" oder eine Vergrößerung des Schädels (der Hut wird zu klein). Außerdem können beim Wirbelsäu-

lenbefall Kompressionssyndrome auftreten oder durch Schädelbefall Hirnnervenstörungen. Da der lokale Knochenumsatz stark erhöht ist, findet sich eine deutlich erhöhte alkalische Phosphatase und eine vermehrte Ausscheidung von Hydroxyprolin im Urin. Der M. Paget prädisponiert zum osteogenen Sarkom.

Röntgenologischer Befund
Grobsträhniger Umbau der Spongiosastruktur vorwiegend an Wirbelsäule, Schädel und Becken sowie Femur und Tibia.

Durch eine Knochenszintigraphie erhält man einen Überblick über die befallenen Regionen.

Therapie
Es kommen Analgetika, Antiphlogistika und Kalzitonin (zur Herabsetzung der Osteoklastenaktivität) zum Einsatz. In schweren Fällen können Umstellungsosteotomien und Gelenkersatzoperationen erforderlich werden.

Fibröse Dysplasie

Ätiologie und Pathogenese
Bei der auch als Osteofibrosis deformans juvenilis oder Jaffe-Lichtenstein-Syndrom bekannten Erkrankung entwickeln sich fibröse Herde in den Markräumen von Röhrenknochen. Dadurch kommt es zur Verbreiterung, Verlängerung und Verbiegung des Röhrenknochens und zur Verdrängung des blutbildenden Knochenmarkes und des Fettmarkes. Die Spongiosa verschwindet, die Kortikalis dünnt aus und das Knochengewebe wird durch Bindegewebe ersetzt. Dadurch kommt es zur Deformierung (Coxa vara, Hirtenstabdeformität) und Gefahr der Spontanfraktur. Hauptsächlich betroffen sind das obere Femurdrittel, Tibia, Schädel und Rippen. Der Erkrankungsbeginn liegt meist im Kindesalter. Nach der Pubertät kommt die Erkrankung oft spontan zum Stillstand.

Symptome
Gliederschmerzen und beginnende Extremitätendeformierungen bei Kindern ab dem 5. Lebensjahr, Spontanfrakturen.

Röntgenologischer Befund
Aufhellungen und Verdichtungen liegen nebeneinander vor. Wabig zystische Auftreibungen, zentrale Osteolysen, Ausdünnung der Kortikalis mit Looserschen Umbauzonen.

Differentialdiagnostisch müssen Tumoren abgegrenzt werden. Bei unsicherer Diagnose wird eine Biopsie zur Abklärung durchgeführt.

Therapie
Bei drohender Spontanfraktur Ausräumung der Herde und Auffüllung mit Spongiosa. Da häufig ein Spontanstillstand der Erkrankung in der Pubertät eintritt, genügt ansonsten die regelmäßige Kontrolle.

Morbus Recklinghausen

Ätiologie und Pathogenese
▶ Die Ursache der Erkrankung liegt in einem Adenom oder einer Hyperplasie der Nebenschilddrüse. Durch den Hyperparathyreoidismus wird der Knochenabbau stark gesteigert und das Knochenmark fibrös umgewandelt (Fibroosteoklasie). Es finden sich Zystenbildungen und als Folge von Blutungen sogenannte „braune Tumoren"

Symptome
Deformierungen und Druckschmerzhaftigkeit der osteoporotisch veränderten Knochen, Auftreten von Spontanfrakturen. Zusätzlich finden sich eine Nephrolithiasis und Nephrokalzinose.

Labor
Erhöhte Werte für alkalische Phosphatase und Serumkalzium, Hypophosphatämie.

Röntgenologischer Befund
Verdünnte Kortikalis, zystische Aufhellungen, Deformierungen und Spontanfrakturen.

Therapie
Entfernung des Nebenschilddrüsenadenoms.

2.3 Knochentumoren

2.3.1 Primäre Knochentumoren

Ätiologie und Pathogenese
Die primären Knochentumoren machen nur etwa 1 % aller Tumoren aus. Sie treten überwiegend während der präpubertären Wachstumsperiode in Zusammenhang mit der Gewebedifferenzierung auf. Man unterscheidet gutartige und bösartige primäre Knochentumoren, die aus ortsständigem Gewebe entstehen (☞ Tab. 2).

Symptome

Die Symptome sind meist wenig richtungsweisend, jedoch geben Alter des Patienten, Lokalisation und Verlauf der Beschwerden Verdachtsmomente.

Röntgenologischer Befund

Knochendefekte durch Osteolyse, z.T. mit eingelagerten Knocheninseln – Mottenfraß, Knochenneubildung durch osteoplastisches Tumorwachstum, reaktive Randsklerose, periostale Auflagerungen z.T. in Zwiebelschalenform oder auch als typischer Periostsporn (Codman-Sporn) (☞ Abb. 2.2).

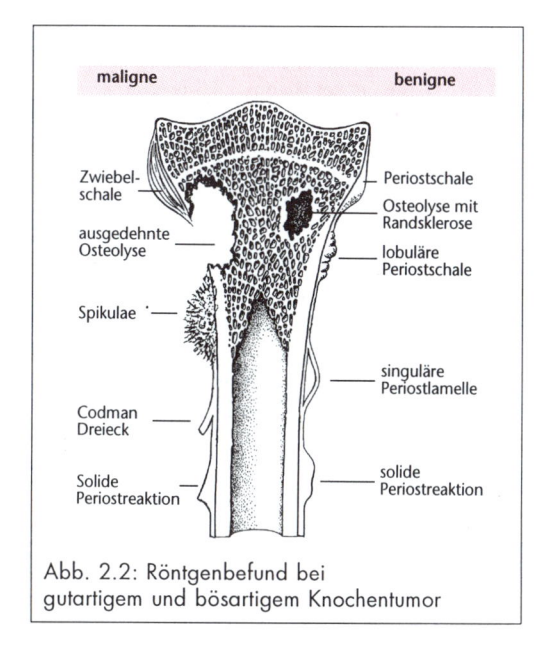

Abb. 2.2: Röntgenbefund bei gutartigem und bösartigem Knochentumor

Aus der Lokalisation des Tumors können diagnostische Hinweise gewonnen werden. Primäre Knochentumore finden sich an den Orten des intensivsten Längenwachstums. Im Bereich der Epiphysenfuge finden sich bevorzugt Osteosarkome, bei der metaphysennahen Diaphyse oft das Fibrosarkom und das Ewing-Sarkom aus dem Knochenmark der Diaphyse.

Weitere diagnostische Hilfsmittel neben dem Röntgenbild sind Schichtaufnahmen, Computertomographie, Szintigraphie, Angiographie und Biopsie.

Therapie

Bei benignen Tumoren ist oft keine Behandlung erforderlich, außer bei Spontanfrakturen oder Funktionseinschränkungen von benachbarten Gelenken, Nerven und anderen Gewebestrukturen. Bei malignen Tumoren wird je nach Art und Staging chirurgisch, strahlentherapeutisch oder chemotherapeutisch oder in einem kombinierten Behandlungsschema vorgegangen. Dabei gilt bei der chirurgischen Behandlung der Grundsatz: so radikal wie nötig, so sparsam wie möglich.

Tab.2: Altersverteilung und Lokalisation von Tumoren

Tumor	Alter	Lokalisation
gutartig		
Osteom	jedes	Schädel, Wirbelsäule, Becken, Hand, Fuß
Osteoidosteom	Jugend	Femur- und Tibiakortikalis
Osteoblastom	Jugend	Spongiosa der Wirbelbögen
Osteochondrom	Jugend	Kniegelenk, Gelenke der oberen Extremitäten
Enchondrom	jedes	Fingerphalangen, lange Röhrenknochen, Becken
Chondroblastom	Kind/Jugend	Epiphyse von Kniegelenk und prox. Humerus
Knochenfibrom	Kind/Jugend	dist. Femurmetaphyse, Tibiametaphysen
Osteoklastom	über 30 Jahre	Epiphysen der langen Röhrenknochen in Kniegelenksnähe
Knochenzyste	Kind/Jugend	prox. Humerus und Femur
Knochenhämangiom	jedes	Wirbelsäule, Schädel, Röhrenknochen
bösartig		
Osteosarkom	männl. Jugend	kniegelenksnahe Metaphysen der langen Röhrenknochen, prox. Humerusmetaphyse, Beckengürtel
Chondrosarkom	ca. 60 Jahre	Becken, koxales Femurende, Schulterbereich, prox. Humerus
Ewing-Sarkom	Kind/Jugend	Diaphysen langer Röhrenknochen von Tibia und Femur, Becken, Wirbelkörper
Plasmozytom	ca. 60 Jahre	Wirbelkörper, Becken

Benigne Tumoren, vom Knochen ausgehend

Osteom

Ätiologie und Pathogenese
Das Osteom kann jedes Lebensalter betreffen und ist meist ein Zufallsbefund, da die langsame Knochenproliferation an Schädel, Wirbel, Becken, Hand und Fuß asymptomatisch verläuft.

Symptome
In der Regel ist die Erkrankung asymptomatisch.

Röntgenologischer Befund
Umschriebene sklerotische Verknöcherungsherde, die scharf zur Umgebung abgegrenzt sind.

Therapie
Eine Therapie ist nur bei einer eventuell auftretenden Verdrängung der Nachbarstrukturen erforderlich.

Osteoidosteom und Osteoblastom

Ätiologie und Pathogenese
Das Osteoidosteom ist ebenso wie das Osteoblastom im Jugendalter zu finden. Das Osteoidosteom liegt insbesondere in der Korticalis von Femur und Tibia und wird bis zu 2 cm groß. Hingegen findet sich das Osteoblastom in der Spongiosa der Wirbelbögen und erreicht eine Größe von bis zu 10 cm.

Symptome
Das Osteoidosteom macht sich durch starke insbesondere nachts auftretende Schmerzen bemerkbar, die sich typischerweise unter Acetylsalicylsäure zurückbilden.

Röntgenologischer Befund
Beim Osteoidosteom kleine rundliche Sklerose mit zentralem Nidus (Aufhellungszone in umgebender reaktiver Sklerosezone), die charakteristischerweise intracortical, intramedullär oder subperiostal auftritt. Beim Osteoblastom ist die charakteristische Sklerosezone geringer ausgeprägt und ähnelt mehr einer Knochenzyste. Die Szintigraphie ergibt bei beiden Tumoren eine vermehrte Speicherung.

Therapie
Schmerztherapie mit Acetylsalicylsäure, chirurgische Entfernung des Nidus. Hierbei ist insbesondere darauf zu achten, daß die Läsion nach genauer computertomographischer Lokalisation vollständig entfernt wird, um ein Wiederauftreten zu verhindern, da bei ungenügender Ausräumung Rezidive auftreten.

Tab. 3: Klassifikation der primären Knochentumoren

Ursprungsgewebe	benigne Tumoren	maligne Tumoren
Knochen	Osteom Osteoidosteom Osteoblastom	Osteosarkom (bei M. Paget nach Bestrahlung)
Knorpel	Chondroblastom Osteochondrom Enchondrom	Chondrosarkom (mesenchymal, periostal, entdifferenziert u.a.)
Knochenmark		medulläres Plasmozytom, Ewing-Sarkom Lymphom
Gefäße	Knochenhämangiom Lymphangiom	Hämangiosarkom Lymphangiosarkom
Bindegewebe	Knochenfibrom	Fibrosarkom
Fettgewebe	Lipom	Liposarkom
Nervengewebe	Neurinom Neurofibrom	
Muskelgewebe	Leiomyom	Leiomyosarkom

Benigne Tumoren, vom Knorpel ausgehend

➤ Vom Knorpel ausgehende gutartige Knochentumore sind das Osteochondrom, das Enchondrom und das Chondroblastom.

Osteochondrom *(kartilaginäre Exostose)* ☞ 2.1.2

Enchondrom

Ätiologie und Pathogenese
➤ Das Enchondrom entsteht aus hyalinem Knorpelgewebe der Markhöhle. Es kann in jedem Alter auftreten und liegt meist in den Röhrenknochen der Hände (Fingerphalangen) oder auch der Füße. Auch in den langen Röhrenknochen oder am Becken können Enchondrome auftreten. Bei dieser Lokalisation besteht das Risiko der Entartung.

Symptome
➤ Druckschmerz und Auftreibung der Finger. Häufig wird das Enchondrom aber erst durch eine auftretende Spontanfraktur entdeckt.

Röntgenologischer Befund
Zentral in den kurzen Röhrenknochen blasig gekammerte Auftreibung des Knochens mit scharfer Abgrenzung.

Therapie
Eine chirurgische Therapie wird nur bei Verdacht auf maligne Entartung durchgeführt.

Chondroblastom

Ätiologie und Pathogenese
Das Chondroblastom ist meist in der Epiphyse, oft in der Nähe des Kniegelenkes und am proximalen Humerus lokalisiert. Es tritt vorwiegend bei Kindern und Jugendlichen auf.

Symptome
Die klinische Symptomatik ist von anhaltenden Schmerzen gekennzeichnet. Der langsam wachsende Tumor kann durch seine gelenkflächennahe Lage in diese einbrechen und zum Stabilitätsverlust führen.

Röntgenologischer Befund
Epiphysennahe zystische Struktur, zentral sind in der Osteolysezone, die von einer Randsklerose umgeben ist, teilweise trabekuläre Verdichtungen zu sehen.

Therapie
➤ Kürettage des Tumors und Spongiosaauffüllung.

Maligne Tumoren des Knochens oder Knorpels

Die häufigsten vom Knochen oder Knorpel ausgehenden bösartigen Knochentumore sind das Osteosarkom und das Chondrosarkom.

Osteosarkom

Ätiologie und Pathogenese
➤ Das sehr bösartige Osteosarkom ist der häufigste maligne primäre Knochentumor. Er tritt überwiegend bei männlichen Jugendlichen auf. Er ist vorwiegend in den kniegelenksnahen Metaphysen der langen Röhrenknochen lokalisiert. Häufig betroffen sind auch die proximale Humerusmetaphyse und der Beckengürtel. Das Osteosarkom ist ein osteoblastischer Tumor, der in der Spongiosa entsteht, den Knochen von innen her zerstört und neuen Knochen produziert. So kommt es zur Periostabhebung und Bildung des Codman Sporns, außerdem finden sich Spiculae und Zwiebelschalenbildung. Als Zeichen des aggressiven Wachstums sind die Durchbrechung der Kortikalis und die Infiltration in die umgebenden Weichteile zu sehen. Der Tumor wächst rasch und metastasiert sehr frühzeitig in die Lunge.

Symptome
➤ Klinisch imponieren lokaler Schmerz, Weichteilschwellung, Druckempfindlichkeit des Knochens sowie Allgemeinsymptome der Tumorkrankheit. Bei den Laboruntersuchungen findet sich eine Erhöhung der alkalischen Phosphatase.

Röntgenologischer Befund
➤ Destruktionen im Metaphysenbereich und deutliche reaktive Veränderungen, wie die typische Periostabhebung und Bildung von Periostspornen – Codmannsches Dreieck –, außerdem Zwiebelschalenbildung und Spiculae durch senkrecht zum Knochenschaft verlaufende Lamellen. Oft sind sowohl osteolytische als auch osteosklerotische Herde sichtbar. Häufig findet sich auch eine Weichteilreaktion.

Das Osteosarkom stellt sich im Knochenszintigramm wegen der Steigerung des Knochenstoffwechsels positiv dar.

Therapie

▶ Dem radikal chirurgisch durchzuführenden Eingriff wird in der Regel eine Chemotherapie vor- und nachgeschaltet um die gefürchtete Mikrometastasierung zu verhindern. Durch die Anwendung von Zytostatika hat sich die Prognose verbessert.

Chondrosarkom

Ätiologie und Pathogenese

▶ Das Chondrosarkom ist ein vom Knorpel ausgehender bösartiger Tumor. Es tritt vorwiegend um das 6. Lebensjahrzehnt herum auf. Es ist insbesondere im Stammskelett und in den großen stammnahen Knochen lokalisiert (im Beckenbereich, koxalem Femurende sowie im Schulterbereich und proximalem Humerus). Das primäre Chondrosarkom entwickelt sich aus ortsständigem Knorpelgewebe, während das sekundäre Chondrosarkom durch Entartung gutartiger Knorpeltumore entsteht. Das Chondrosarkom kann sekundär verkalken und Knochen bilden.

Symptome

Klinisch ist der langsam wachsende Tumor lange Zeit asymptomatisch und macht sich erst spät durch die Schwellung bemerkbar.

Röntgenologischer Befund

Mottenfraßähnliche Osteolysedefekte, wobei die zentralen Tumornekrosen unregelmäßige Verkalkungen zeigen (Kalkspritzer), traubenförmiges Tumorwachstum, die Kortikalis ist durchbrochen, der Tumor dehnt sich in die angrenzenden Weichteile aus.

Therapie

▶ Radikale chirurgische Entfernung des Tumors; Strahlentherapie oder Chemotherapie sind ohne Wirkung.

Gutartige Tumore, vom Bindegewebe ausgehend

Nichtossifizierendes Knochenfibrom

Ätiologie und Pathogenese

▶ Bei dem aus fibrösem Gewebe bestehenden Knochentumor handelt es sich um eine gutartige Defektbildung als Ausdruck einer lokalen Wachstumsstörung. Das nichtossifizierende Knochenfibrom tritt bei Kindern und Jugendlichen auf und ist meist in der distalen Femurmetaphyse sowie den Tibiametaphysen lokalisiert.

Symptome

Meist ist das Knochenfibrom asymptomatisch, kann aber auch Belastungsschmerzen oder Spontanfrakturen verursachen.

Röntgenologischer Befund

▶ Rundliche, oft blasige Aufhellungen und Osteolysen mit Randsklerosierung; die Kortikalis ist eingebuchtet, bleibt aber immer bestehen, die Kompakta ist verdünnt, die zentrale Spongiosa ist nicht befallen. Charakteristisch sind die metaphysäre und die exzentrische Lage des Tumors. Osteofibrome können solitär oder als typische Traubenkonfiguration vorkommen.

Therapie

Bei kleineren Herden ist keine Therapie notwendig; jedoch muß bei größeren Tumoren oder bei Wachstumstendenz eine Ausräumung und Spongiosaauffüllung erfolgen.

Semimaligne Tumoren

Osteoklastom

Ätiologie und Pathogenese

Der Riesenzelltumor tritt ab dem 3. Lebensjahrzehnt auf. Er hat wechselnde Dignität – primär ist er ein gutartiger Tumor, hat jedoch eine hohe Rezidivneigung und Tendenz zur Entartung. Er ist in den Epiphysen der langen Röhrenknochen und zwar bevorzugt in Kniegelenksnähe lokalisiert. Dieser Knochentumor ist mit zahlreichen Riesenzellen durchsetzt und ist durch Blutaustritte oft braun gefärbt, weswegen er auch als „brauner Tumor" bezeichnet wird.

Symptome

Wegen des langsamen Wachstums kommt es häufig zu Spontanfrakturen. Ansonsten finden sich Schmerzen und Bewegungseinschränkung des benachbarten Gelenkes.

Röntgenologischer Befund

Zentrale, in der Epiphyse gelegene Osteolyse ohne auffällige Randsklerose, aufgetriebene Kortikalis.

Therapie
Riesenzelltumoren reagieren kaum auf Chemo- und Strahlentherapie. Der Tumor muß daher vollständig chirurgisch entfernt werden. Es besteht eine starke Rezidivneigung.

Tumorähnliche Knochenläsionen

Solitäre juvenile Knochenzyste

Ätiologie und Pathogenese
Die solitäre jugendliche Knochenzyste tritt meist um das zehnte Lebensjahr auf und ist hauptsächlich im proximalen Humerus und Femur lokalisiert. Es handelt sich um eine mit seröser Flüssigkeit gefüllte, wachsende Zyste.

Symptome
Meist ist der Verlauf asymptomatisch, ehe es zur Spontanfraktur kommt, die dann Beschwerden verursacht.

Röntgenologischer Befund
➤ Auftreibung der Metaphyse, scharf begrenzte Zyste mit verdünnter Kortikalis und minimaler Randsklerose.

Therapie
Wegen der hohen Frakturgefahr muß die Knochenzyste kürettiert und mit Spongiosa aufgefüllt werden. Es besteht eine hohe Rezidivrate.

Aneurysmatische Knochenzyste

Ätiologie und Pathogenese
Betroffen sind vorwiegend Jugendliche. Die Erkrankung ist insbesondere in den Metaphysen der langen Röhrenknochen und an der Wirbelsäule lokalisiert.

Symptome: Schmerzen, eventuell Schwellung und Spontanfrakturen.

Röntgenologischer Befund: Charakteristisch ist die blasige Auftreibung der befallenen Knochenstrukturen.

Therapie
Die Knochenzyste wird ausgeräumt und mit Spongiosa aufgefüllt. Wie bei der solitär juvenilen Knochenzyste besteht eine hohe Rezidivrate.

2.3.2 Knochentumoren in der Hämatologie

Medulläres Plasmozytom

Ätiologie und Pathogenese
➤ Das Plasmozytom beruht auf einer malignen Entartung der Plasmazellen des Knochenmarks und führt zu einer Verdrängung der normalen Zellbildung des Knochenmarks und multipler Knochendestruktion. Das Plasmozytom tritt überwiegend bei den über 50jährigen auf und ist vorwiegend in den Wirbelkörpern und am Becken, ebenso am Schädel, Femur und Humerus lokalisiert. Eine extraossäre bzw. extramedulläre Lokalisation ist insgesamt eher selten, wenn dann aber am häufigsten im Nasopharynx.

Symptome
Knochenschmerzen, pathologische Frakturen.

Labor
Erhöhte Blutsenkungsgeschwindigkeit, Paraproteine im Urin (Bence-Jones-Proteine), Hyperkalzämie, Antikörpermangelsyndrom.

Röntgenologischer Befund
➤ An den langen Röhrenknochen und im Schädel scharf begrenzte Osteolysen ohne auffällige Randsklerose. Diese typischen Stanzdefekte im Schädel ergeben das Bild des „Schrotschußschädels". Bei diffuser Durchsetzung der Spongiosa an den Wirbelkörpern sieht das röntgenologische Bild osteoporotisch aus. Wirbelkörperdestruktionen sind weitere röntgenologisch nachweisbare Plasmozytomveränderungen.

Therapie
Therapeutisch muß man sich meist mit palliativen Maßnahmen wie der kombinierten Strahlen- und Chemotherapie begnügen. An frakturgefährdeten Stellen erfolgt eine Orthesenversorgung und osteosynthetische Stabilisierung.

Prognose
Die mittlere Überlebenszeit beträgt 2–3 Jahre.

Ewing-Sarkom

Ätiologie und Pathogenese
➤ Das Ewing-Sarkom ist ein hochmaligner Tumor, der hauptsächlich Kinder und Jugendliche betrifft und vom Knochenmark ausgeht. Er ist vor allem in den Diaphysen der langen Röhrenknochen von Ti-

bia und Femur sowie in Becken und Wirbelkörpern lokalisiert. Charakteristisch ist der Aufbau aus kleinen undifferenzierten Mesenchymzellen des Knochenmarks mit chromatindichten Kernen. Es kommt zu einer frühzeitigen Metastasierung in andere Knochen und in die Lunge. Der Tumor durchbricht die Kortikalis und wächst in die Weichteile ein. Im Vordergrund steht beim Ewing-Sarkom das rasche Tumorwachstum mit völliger Zerstörung der Knochenstruktur.

Symptome
➤ Als klinische Symptome finden sich neben dem Schmerz Entzündungszeichen wie Fieber, lokale Schwellung, eine Erhöhung der Blutsenkungsgeschwindigkeit und eine Leukozytose; Differentialdiagnose: Osteomyelitis.

Röntgenologischer Befund:
➤ Mottenfraßähnliche Strukturauflösungen (teils osteolytisch, teils osteosklerotisch), Durchbrechung der Korticalis, Periostsporne, Spiculae und Zwiebelschalenbildungen. Da das Erkrankungsbild oft Ähnlichkeiten mit der Osteomyelitis aufweist, wird zur Differentialdiagnostik gerne eine Biopsie durchgeführt.

Therapie
Die Therapie ist dementsprechend aggressiv und umfaßt eine Kombination aus chemotherapeutischer Vorbehandlung, radikaler chirurgischer Tumorentfernung und postoperativer Nachbestrahlung sowie erneuter Chemotherapie.

Prognose
Durch die kombinierte Therapie wurde die früher infauste Prognose wesentlich verbessert, so daß Fünfjahresüberlebensraten von 50 % und mehr erreichbar sind.

Knochenhämangiom

Ätiologie und Pathogenese
➤ Beim Knochenhämangiom handelt es sich um eine gutartige Neubildung der Blutgefäße im Knochen. Dieser gutartige Tumor kann in jedem Lebensalter auftreten und betrifft hauptsächlich die Wirbelsäule, kann aber auch im Schädel oder in den Röhrenknochen gefunden werden.

Symptome
➤ Oft fehlt eine klinische Symptomatik zunächst und macht sich später durch Schmerzen und Rückenmarkssymptomatik beim Zusammenbruch eines Wirbelkörpers bemerkbar.

Röntgenologischer Befund
Gitterartige Struktur der Spongiosa.

Therapie
Eine Therapie ist nur beim Zusammenbruch eines Wirbelkörpers erforderlich.

Leukämien

Die Leukämien zeigen sich röntgenologisch durch Aufhellungen und Arosionen der Knochenstruktur sowie durch periostale Auflagerungen und pathologische Frakturen. Eine orthopädische Therapie mit entlastender Apparateversorgung (Korsett, Gipsliegeschalen) und osteosynthetischen Methoden wird bei drohenden und eingetretenen Spontanfrakturen durchgeführt.

2.3.3 Metastasen

Ätiologie und Pathogenese
Knochenmetastasen sind wesentlich häufiger als die primären Knochentumoren. Sie zeigen sich als osteoblastische oder osteoklastische (osteolytische) Tumoren oder als Mischform. Bevorzugt in den Knochen metastasierende Organtumoren sind Tumoren von Bronchien, Nieren, Prostata, Schilddrüse und Mamma, aber auch Tumore von Magen, Uterus und Haut. Die Hauptlokalisation der Knochenmetastasen ist die Wirbelsäule (☞ Abb. 2.3).

➤ Bei Vorliegen von osteoblastischen Metastasen werden in erster Linie Prostata, Mamma und Blase als Primärtumore gesucht. Dagegen muß man beim Vorliegen von osteolytischen Metastasen vor allem an Niere, Bronchien und Schilddrüse als Primärtumore denken.

Symptome
Die Symptomatologie wird bestimmt von den Allgemeinerscheinungen der Tumorerkrankung und von der Metastasenlokalisation. Wirbelmetastasen können neben Schmerzen insbesondere radikuläre Symptome und eine Querschnittssymptomatik bedingen. Laborchemisch ist die alkalische Phosphatase erhöht, das Serumkalzium liegt meist im Normbereich.

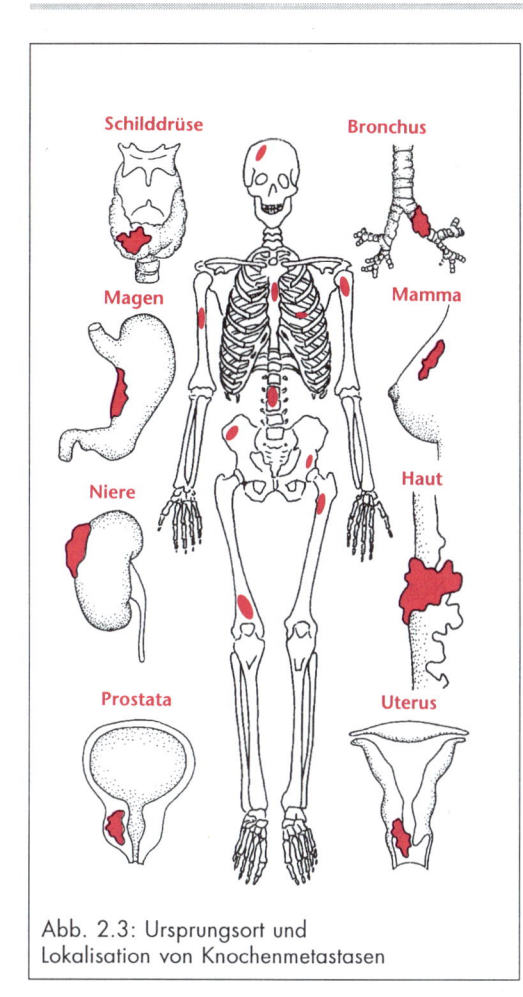

Abb. 2.3: Ursprungsort und Lokalisation von Knochenmetastasen

Röntgenologischer Befund
Bei osteolytischen Metastasen unscharf begrenzte Aufhellung ohne Randsklerose; häufig treten Spontanfrakturen und zusammengesinterte Wirbelkörper auf. Bei osteoblastischen Metastasen verwaschene Verdichtungszonen; hier finden sich kaum Spontanfrakturen. Bei der Mischform ist das Röntgenbild entsprechend vielfältig.

Therapie
Durch Bestrahlung kann eine Rückbildung erzielt werden und so eine drohende Spontanfraktur mit möglichen neurologischen Komplikationen verhindert werden. Hierzu dienen auch Stützmieder oder Gipsliegeschalen. Eingetretene Spontanfrakturen können teilweise osteosynthetisch stabilisiert werden.

2.4 Physikalisch bedingte Knochenschäden

Osteoradionekrose

Durch intensive Röntgenbestrahlung können schwerwiegende Schäden am Skelettsystem verursacht werden. Sehr empfindlich reagieren vor allem die Epiphysenwachstumszonen, die leicht zerstörbar sind. Als Folge treten Wachstumsstörungen und Deformitäten auf. Hohe Röntgendosen, wie sie zur Tumorbestrahlung eingesetzt werden, können Knochennekrosen und nicht mehr heilende Ermüdungsfrakturen verursachen.

Vibrationsschaden/Lunatummalazie

➤ Die auch M. Kienböck genannte Erkrankung tritt gehäuft bei Arbeitern an Preßlufthämmern auf. Durch die chronische Mikrotraumatisierung und die verminderte Blutzufuhr bei dorsal extendiertem Handgelenk kommt es zur Schädigung des os lunatum. Klinisch finden sich uncharakteristische Schmerzen auf der Streckseite des Handgelenkes, eine Verminderung der Kraft und der Beweglichkeit und diffuse Schwellneigung. Der röntgenologische Befund zeigt je nach Stadium anfangs eine Verdichtung, dann Aufhellungszonen, später den Zusammenbruch des Handwurzelknochens und im Endstadium die Arthrose der Handwurzel. Therapeutisch muß in erster Linie eine weitere Mikrotraumatisierung vermieden werden. An operativen Maßnahmen werden in den späteren Stadien Resektionsarthroplastiken sowie die Handgelenksarthrodese durchgeführt.

Tauchunfälle

Bei zu schneller Dekompression kann es zu Knocheninfarkten mit anschließender Osteosklerose und in der Folge zur deformierenden Arthrose kommen. Bevorzugt treten diese Veränderungen am Hüftkopf und am Humeruskopf auf.

2.5 Entzündliche Knochenerkrankungen

➤ Die hämatogenen Osteomyelitiden sind Allgemeinerkrankungen, die schwierig zu therapieren sind und häufig zu Rezidiven führen. Die wichtigste Prophylaxe ist die Einhaltung einer strengen

Asepsis. Die Infektion ist primär im Markraum lokalisiert und wird durch pathogene Keime, meist Staphylococcus aureus verursacht.

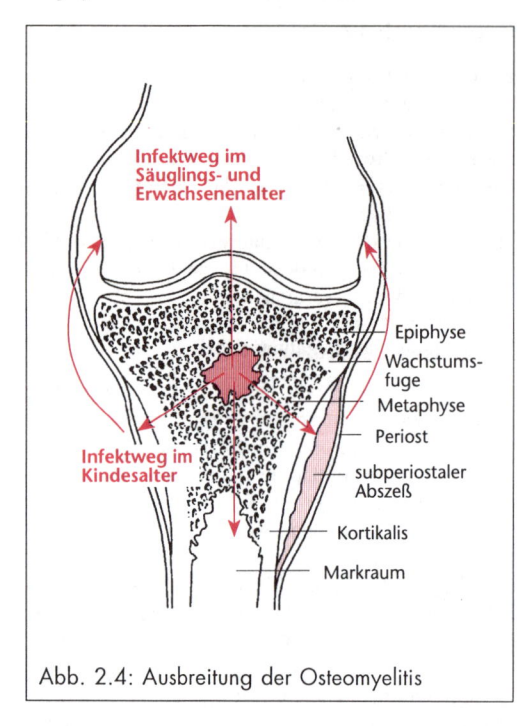

Abb. 2.4: Ausbreitung der Osteomyelitis

Je nach der Eintrittspforte des Erregers und dem Ausbreitungsweg unterscheidet man die endogene (hämatogene) Osteomyelitis von der exogenen (posttraumatischen) Osteomyelitis. Neben diesen unspezifischen Osteomyelitiden gibt es noch die spezifischen Osteomyelitiden wie Tuberkulose, Lues, Typhus und Pilzinfektionen.

Bei der hämatogenen Osteomyelitis kommt es durch die Bakterienaussaat mit dem Blut zur Entzündung im Markraum und zur Bildung von Abszessen, deren Ausbreitung sich nach der Abwehrsituation des Patienten richtet. Außerdem ist der Verlauf der Osteomyelitis vom Lebensalter abhängig da die gefäßlose Epiphysenfuge bei Kindern die Infektausdehnung ins Gelenk verhindert (☞ Abb. 2.4).

2.5.1 Akute hämatogene Osteomyelitis

Für die Krankheitsentwicklung ist die Skelettentwicklung sowie die mögliche Infektabwehr wichtig.

Akute hämatogene Säuglingsosteomyelitis

Ätiologie und Pathogenese

➤ Im Säuglingsalter ist die Abwehr gegen eitrige Infektionen noch schwach. Durch die Gefäßdurchdringung der Epiphysenfuge kann eine eitrige Infektion des Knochenmarkes aus der Metaphyse auch in die Epiphyse und in das Gelenk einbrechen. Am häufigsten ist die Femurmetaphyse betroffen. Die häufigsten Erreger sind Staphylococcus aureus, Streptokokken und Pneumokokken. Osteoid-Osteome und Sarkome sind wichtige Differentialdiagnosen.

Symptome

In der Regel finden sich nach vorangegangenen Allgemeininfektionen oder Nabelschnurinfektionen plötzlich auftretendes hohes Fieber und typische Entzündungszeichen wie hohe BSG, Leukozytose, Hautrötung und Schwellung.

Röntgenologischer Befund

Der röntgenologische Befund bietet erst 3 Wochen nach der Infektion als radiologische Veränderungen eine aufgetriebene Metaphyse und die Periostitis ossificans (Abhebung des Periostes mit Verkalkung).

Therapie

Therapiert wird bei Säuglingen durch parenteral verabreichtes Penicillin und Ruhigstellung der betroffenen Region. Wenn bereits die Ausdehnung in das Gelenk erfolgt ist, wird eine Spülung des Gelenkes durch Punktion oder durch eine Spül-Saug-Drainage durchgeführt. Die frühe Diagnosestellung und gezielte Therapie sind entscheidend, um die Zerstörung der Wachstumsfuge mit ihren Folgen zu verhindern.

Akute hämatogene Osteomyelitis im Kindesalter

Ätiologie und Pathogenese

Nach dem 2. Lebensjahr stellt die Epiphysenfuge eine Schranke für die Ausbreitung der Knochenmarksentzündung in das Gelenk dar, so daß diese begrenzt bleibt auf die Meta- und Diaphyse. Eine Ausbreitung in das Gelenk und eine Störung der Epiphysenfuge treten in der Regel nicht auf. Der häufigste Erreger in dieser Altersgruppe ist der Staphylococcus aureus.

Symptome
Auch bei den Kindern tritt die akute hämatogene Osteomyelitis mit den Symptomen einer schweren Allgemeinerkrankung mit Fieber und Entzündungszeichen auf. Am Hauptlokalisationsort Tibia und Femur finden sich Rötung, Schwellung, Überwärmung und Druckschmerzen. Die Symptome bei der Osteomyelitis sind ebenso wie das Erkrankungsalter und die röntgenologischen Befunde dem Ewing-Sarkom ähnlich (☞ Kap 2.3.2).

Röntgenologischer Befund
Die Destruktionen können den gesamten Röhrenknochen betreffen und reichen bis zu den Epiphysenfugen heran. Es zeigen sich periostale Ossifikationen und Abhebungen sowie Nekrosen und Sequesterbildungen, osteolytische und osteosklerotische Erscheinungen.

Therapie
Im Frühstadium kann die gezielte Antibiotikatherapie und Ruhigstellung der betroffenen Extremität ausreichend sein. Wenn bereits subperiostale Abszesse und Markphlegmonen aufgetreten sind, ist chirurgisches Vorgehen notwendig.

Akute hämatogene Osteomyelitis des Erwachsenen

Ätiologie und Pathogenese
Da nach Epiphysenfugenschluß die Gefäße wieder in die Epiphyse führen, kann sich die akute eitrige Knochenmarksentzündung in die Gelenke ausbreiten. Neben den langen Röhrenknochen sind insbesondere die Wirbelkörper befallen.

Symptome
Die klinische Symptomatik ist im Erwachsenenalter nicht von den Allgemeinsymptomen gekennzeichnet, sondern imponiert durch Schmerzen und Funktionseinschränkung der betroffenen Abschnitte.

Röntgenologischer Befund
Zunächst fleckige Aufhellungen, später periostale Reaktionen, Knochensequester, „Totenlade" (Randsklerose um eine Knochennekrose). Typisch ist auch die Fistelbildung mit Abfluß nach außen.

Therapie
Gezielte Antibiotikabehandlung, Ruhigstellung des betreffenden Abschnittes, Herdausräumung und Spül-Saug-Drainage. Auch im Erwachsenenalter ist die hohe Rezidivrate und der Übergang in eine chronische Osteomyelitis gefürchtet.

Chronische Osteomyelitis

▶ Die Ursache einer chronischen Osteomyelitis kann endogen (Brodie-Abszeß, plasmazelluläre Osteomyelitis, sklerosierende Osteomyelitis Garré) oder exogen (Osteitis, posttraumatisch, postoperativ) sein (☞ 2.5.2).

Brodie-Abszeß

Ätiologie und Pathogenese
▶ Diese Form der Osteomyelitis verläuft abgekürzt und kann entstehen, wenn eine hämatogene Aussaat von Keimen bei guter Abwehrlage erfolgt. Es bildet sich eine Abszeßhöhle mit ausgeprägter Sklerosierung, die meist in der proximalen Tibiametaphyse lokalisiert ist.

Symptome
▶ Die Erkrankung beginnt schleichend mit Schmerzen bei Belastung, Klopfschmerzhaftigkeit des betroffenen Knochens und Auftreibung des befallenen Abschnittes. Ein typisches Symptom sind nächtliche Knochenschmerzen im Bereich eines Kniegelenkes. Oftmals bilden sich bei Lokalisation in Gelenknähe begleitende Kniegelenksergüsse aus.

Röntgenologischer Befund
In der Regel scharf begrenzte Knochenhöhle mit sklerotischem Randsaum.

Therapie
Ausräumung des Herdes mit eventueller Spongiosa-Auffüllung.

Plasmazelluläre und sklerosierende Osteomyelitis

Ätiologie und Pathogenese
Hierbei handelt es sich wie beim Brodie-Abszeß um eine sklerosierende Knochenentzündung mit zentraler Osteolyse. Allerdings können hier keine Erreger nachgewiesen werden.

Symptome: Schmerzen und Verdickung des Knochenabschnittes.

Röntgenologischer Befund: Sklerosierung mit zentraler Osteolyse.

Therapie: Ausräumung der sklerosierten Knochenanteile.

Spina ventosa

Die Ursache ist eine hämatogene Streuung der Tuberkulose in die kleinen Hand- und Fußknochen, wobei es zur spindelförmigen Auftreibung der Phalangen kommt.

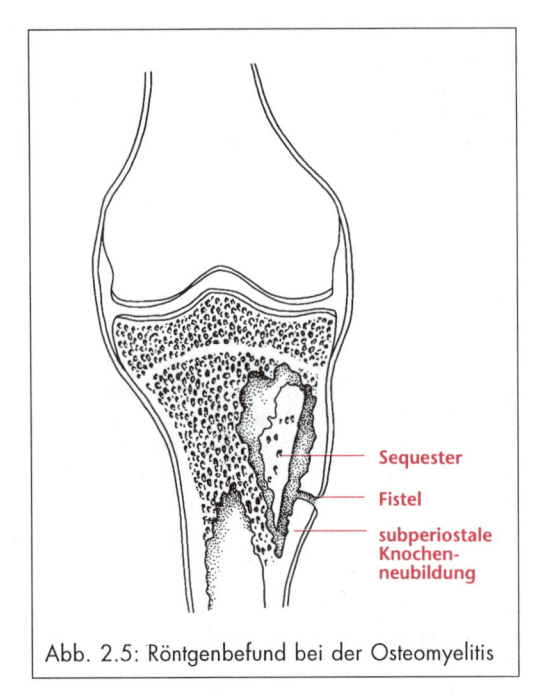

Abb. 2.5: Röntgenbefund bei der Osteomyelitis

2.5.2 Exogene Knocheninfektion

Ätiologie und Pathogenese

Bei der posttraumatischen oder postoperativen Knocheninfektion gelangen Erreger von außen in die Wunde. Zunächst kommt es zu einer lokalen Entzündung des Knochens (Osteitis). Die Ausbreitung des Prozesses hängt ab von:

- Ausmaß des Weichteilschadens – Vaskularisationsstörung des Knochens
- Abwehrzustand des Patienten
- Stoffwechselstörungen
- Eingebrachten Fremdmaterialien zur Osteosynthese
- Störung der Knochenbruchheilung durch schlechte Ruhigstellung
- Begleitender Steroidtherapie.

Symptome

Der klinische Verlauf bei exogenen Knocheninfektionen kann sehr unterschiedlich sein; vom akuten Prozeß bis zur völligen Remission sind alle Nuancen möglich. Symptomatisch sind bei akuten Schüben starke Entzündungszeichen, Schmerz und Schwellung, bei chronischem Verlauf insbesondere immer wieder sezernierende Fisteln.

Röntgenologischer Befund: Sklerosierung mit zentraler Osteolyse z.T. mit Sequesterbildung.

Therapie

Entscheidend ist die radikale chirurgische Ausräumung des infizierten und nekrotischen Gewebes, eine intensive Reinigung der Wundhöhlen mit Spül-Saug-Drainage und Auffüllung mit Antibiotikaträgern. Diese lokale Applikation ist wichtig, da wegen der schlechten Vaskularisation des sklerotischen Knochens keine ausreichende Antibiotikakonzentration am Wirkort erreicht wird. Die Ruhigstellung von instabilen Knochenabschnitten ist wichtig, da infizierte Frakturen und Pseudarthrosen durch die Instabilität den Infekt fördern. Die Osteosynthese wird bei infiziertem Gewebe mit dem Fixateur externe durchgeführt, weil Infektionen durch Fremdmaterial begünstigt werden können und sich entlang einer Osteosyntheseplatte weiter ausbreiten und ins Knochenmark und Weichteile fortsetzen. Der Fixateur externe wird außerhalb der infizierten Areale angebracht und hat nur wenig Kontaktfläche durch die Steinmann-Nägel. Als Folgezustände verbleiben oft Gelenkversteifungen, Achsenfehler, Verkürzungen oder trophische Störungen, wodurch die Beweglichkeit und Belastbarkeit der Extremität stark eingeschränkt sein kann. Insbesondere den postoperativen Knocheninfektionen ist durch perioperative Antibiotikaprophylaxe und operationstechnische Verbesserungen vorzubeugen.

3 Erkrankungen der Gelenke

■ 3.1 Bakterielle Arthritis

Ätiologie und Pathogenese
▶ Die bakterielle Gelenkentzündung hat meist eine exogene Ursache, z.B. eine traumatisch bedingte offene Gelenkverletzung, eine intraartikuläre Injektion oder Punktion, oder die operative Eröffnung des Gelenkes. Endogene Ursachen wie eine hämatogen fortgeleitete Infektion bei der Osteomyelitis oder ein Übergreifen von Phlegmonen sind dagegen eher selten. Die häufigsten Erreger sind Staphylokokken, bei Kindern auch Streptokokken. Häufig befallen sind das Knie- und das Hüftgelenk.

Symptome
Zunächst befällt die Entzündung die Synovia, wodurch sich ein eitriger Gelenkserguß (Gelenkempyem) ausbildet. Das betroffene Gelenk ist rot, geschwollen, überwärmt und sehr schmerzhaft. In diesem Stadium ist eine Restitutio ad integrum möglich. Bei der weiteren Ausdehnung der Entzündung in die benachbarten Gewebestrukturen kommt es zur Panarthritis, bei der sich eine Kapselphlegmone findet. Dies hat eine tiefgreifende Zerstörung der Gelenkflächen und des Gelenkknorpels sowie die Schrumpfung des Kapsel-Band-Apparates zur Folge. In diesem Stadium kann die Gelenkfunktion nicht wiederhergestellt werden. Durch die Knorpelzerstörung und durch die begleitende Gewebeschrumpfung kommt es zur knöchernen Ankylose oder zur fibrösen Ankylose. Auch ein Übergang in eine chronische Infektion mit Fistelbildung und ein Übergreifen auf den subchondralen Knochen ist möglich.

Therapie
Entscheidend ist die frühzeitige und konsequente chirurgische Therapie mit Synovektomie und Spül-Saug-Drainage. Um eine Ausheilung mit guter Beweglichkeit zu erzielen, wird die frühfunktionelle Nachbehandlung mit einer Motorschiene durchgeführt. Wenn durch die Panarthritis bereits ausgeprägte destruktive Veränderungen am Gelenk vorliegen, bleibt oft die Arthrodese oder der Gelenkersatz als einzige Möglichkeit der Behandlung.

■ 3.2 Chronische Polyarthritis

Ätiologie und Pathogenese
Die chronische Polyarthritis wird auch rheumatoide Arthritis genannt und ist eine systemische Erkrankung, die mehrere Gelenke gleichzeitig befällt. Bei der Entzündung handelt es sich um eine ätiologisch unklare exsudative Proliferation der Synovia im Sinne einer Autoaggression. Die Erkrankung verläuft in Schüben und betrifft mehr Frauen als Männer.

Symptome
▶ Der Beginn der Erkrankung ist meist schleichend mit subfebrilen Temperaturen, Abgeschlagenheit und Gelenkschmerzen. Dann kommt es zur Schwellung, Überwärmung und schmerzhaften Bewegungseinschränkung an den kleinen Gelenken, wobei insbesondere die Metakarpophalangealgelenke und die proximalen Interphalangealgelenke betroffen sind. Typisch ist der symmetrische Befall und die Morgensteifigkeit. Bei Druck auf die geschwollenen Fingergrundgelenke (z.B. infolge Händedruck) entsteht starker Schmerz (Gänsslen-Zeichen). Im weiteren Verlauf werden schubweise immer neue Gelenke, z.B. Zehen-, Hand-, Knie-, Ellenbogen-, Sprung-, und Schultergelenke betroffen. Auch die Wirbelsäule, vor allem die Intervertebralgelenke der Halswirbelsäule können betroffen sein. Durch die entzündlich destruktiven Veränderungen kommt es zu Instabilitäten vor allem an der gelenkigen Verbindung zwischen Atlas und Axis. Es kommt häufig zur Destruktion der Gelenke, weil proliferierendes Pannusgewebe wie ein Tumor in Gelenkknorpel und Knochen einwachsen kann.

► Die chronische Polyarthritis führt oft zu Schlottergelenken, weil aggressive Granulationen die Kapsel überdehnen und die Gelenkenden destruieren.

Bei der chronischen Polyarthritis befallene Gelenke (nach Häufigkeit):

- Fingergrundgelenke und Fingermittelgelenke,
- Kniegelenke und Handgelenke,
- Schultergelenk und Sprunggelenk,
- Zehengelenke und Ellbogengelenk,
- Halswirbelsäule und Hüftgelenk.

► Typische Deformitäten bei der chronischen Polyarthritis sind (☞ Abb. 3.1 und 3.2):

- die Ulnardeviation der Finger (in den Grundgelenken weichen bei Beugung die Finger zur Ulnarseite ab)

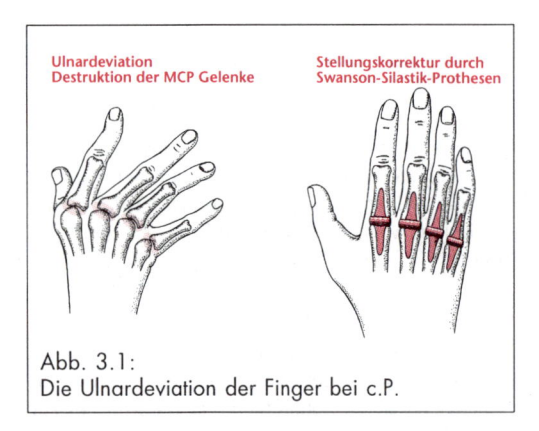

Abb. 3.1:
Die Ulnardeviation der Finger bei c.P.

- das Schwanenhalsphänomen (Beugung des Fingerendgelenkes und Hyperextension des Mittelgelenkes durch Schädigung der Beugesehnen)
- die Knopflochdeformität (Überstreckung des distalen und Beugestellung des proximalen Interphalangealgelenkes durch Zerstörung der Streckaponeurose)
- Spindelförmiges Aussehen der Finger (Schwellung der Metakarpophalangealgelenke und der proximalen Interphalangealgelenke)
- die spontane Sehnenruptur insbesondere der Fingerstrecksehnen (bedingt durch die Tendovaginitis mit den destruktiven Veränderungen)
- das Caputulnae-Syndrom (streckseitige Prominenz des distalen Ellenendes).

Als extraartikuläre Manifestationen treten verschiebliche subcutane Rheumaknoten, vor allem an der Extensionsseite der Extremitäten auf, außerdem Tendovaginitiden im Bereich des Handgelenkes und Bursitiden. Möglicherweise sind innere Organe an der Allgemeinerkrankung beteiligt, was sich in einer Perikarditis, Splenomegalie (Felty-Syndrom), Lymphknotenschwellung oder rheumatoiden Vaskulitis äußern kann.

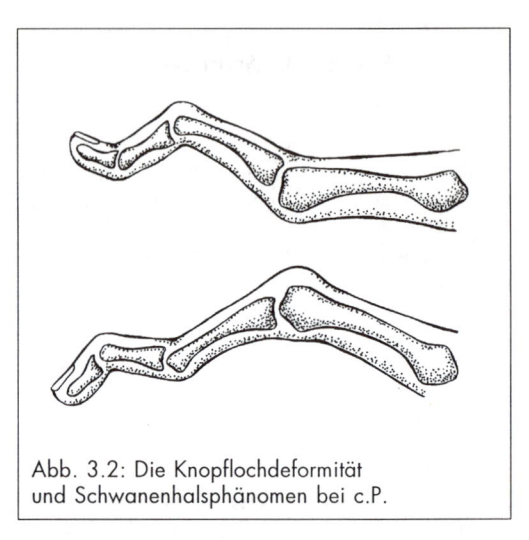

Abb. 3.2: Die Knopflochdeformität und Schwanenhalsphänomen bei c.P.

Bei jungen Menschen beginnt die chronische Polyarthritis manchmal akut und ist dann oft als Monarthritis an den großen Gelenken, insbesondere Knie, Ellbogen und Schulter zu finden.

► Hier ist bei einer spontanen mehrere Wochen anhaltenden einseitigen Kniegelenksschwellung mit einer hohen Synoviazellzahl ohne Bakterien im Punktat der Beginn einer chronischen Polyarthritis möglich.

Typische Laborbefunde
BSG-Erhöhung, positives CRP, Alpha$_2$ und Gamma-Globuline in der Elektrophorese erhöht, Anämie, positive Rheumafaktoren (80 % IgM im Waaler-Rose-Test nachgewiesen). Ergänzend werden die antinukleären Faktoren, der Antistreptolysintiter und das HLA-B27 im Rahmen der Rheumateste bestimmt. Durch Gelenkpunktion ist die Synoviaanalyse möglich: Die Gelenkflüssigkeit ist gelb-braun verfärbt, flockig trüb und von niedriger Viskosität. Es finden sich 4000–50 000 Leukozyten/µl, ein verminderter Muzingehalt, erhöhte Gammaglobuline, verminderte C3 und C4 sowie Rhagozyten.

Klinische Stadieneinteilung
- Stadium I: Gelenkschwellung, keine Deformität, keine Bewegungseinschränkung
- Stadium II: eingeschränkte Gelenkbeweglichkeit, keine Deformität, beginnende Muskelatrophie
- Stadium III: stark verminderte Gelenkbeweglichkeit, Deformationen, ausgeprägte Muskelatrophie, Rheumaknoten, Tendovaginitis
- Stadium IV: Versteifung der Gelenke.

Diagnosekriterien der American Rheumatism Association (ARA):

> Morgensteifigkeit,
> Bewegungs- oder Druckschmerz in mindestens einem Gelenk,
> Schwellung von mindestens einem Gelenk,
> Schwellung eines weiteren Gelenkes in den folgenden Wochen,
> symmetrische Gelenkschwellung,
> subcutane Knötchen,
> typische Röntgenveränderungen,
> positiver Rheumafaktor,
> verminderter Muzingehalt in der Synovia,
> histologische Veränderungen der Synovialis,
> histologische Veränderungen der synovialen Knoten.

Für die Stellung der klassischen Diagnose müssen 7 dieser Kriterien mindestens 6 Wochen lang bestehen. Beim Vorhandensein von 5 Symptomen kann die definitive Diagnose gestellt werden.

➤ **Röntgenologischer Befund**
- Stadium I: leichte gelenknahe Osteoporose ohne Gelenkdestruktion
- Stadium II: gelenknahe Osteoporose, Usuren, subchondrale Osteolysen, Gelenkspaltverschmälerung
- Stadium III: Osteoporose, ausgeprägte Knorpel- und Knochendestruktionen mit Randzackenbildungen, Gelenkdeformationen, Achsendeviation, Subluxation, Zerstörung der Gelenkkörper
- Stadium IV: fibröse oder knöcherne Ankylose der Gelenke.

Therapie
➤ Je nach Stadium der Erkrankung wird konservativ, medikamentös und chirurgisch behandelt. (Nur im akuten entzündlichen Schub wird Bettruhe bei korrekter Lagerung mit orthopädietechnischen Hilfsmitteln verordnet). Die aktive und passive Bewegungstherapie hat absoluten Vorrang, um die Gelenkversteifungen und die Muskelatrophie aufzuhalten und die Funktionsstörungen an den Gelenken möglichst gering zu halten (Krankengymnastik und Beschäftigungstherapie zur Erhaltung der weitgehenden Selbständigkeit des Patienten im alltäglichen Leben). Als weitere Maßnahme steht die medikamentöse Therapie zur Verfügung, die einerseits symptomatisch angewandt wird, andererseits in Form von sog. „Basistherapeutika". Zur symptomatischen Therapie stehen nichtsteroidale Antiphlogistika wie Acetylsalicylsäure oder Indometacin zur Verfügung. Bei Ausbleiben der therapeutischen Wirkung werden auch Glukokortikoide wie Prednisolon eingesetzt. Als Basistherapeutika werden Antimalariamittel wie Chloroquin, Goldsalze, D-Penicillamin und Immunsuppressiva wie Cyclophosphamid angewandt. Die Indikation für diese Medikamente ist wegen der teilweise schweren Nebenwirkungen eng zu stellen. So verursacht Chloroquin Retinaveränderungen, Goldsalze und D-Penicillamin wirken auf das Knochenmark depressiv und schädigen die Niere und die Immunsuppressiva schädigen unter anderem das Knochenmark. Um den entzündlichen Schub der Erkrankung zu unterbrechen kann die chemische Synovektomie durch intraartikuläre Injektion von Zytostatika oder radioaktiven Substanzen durchgeführt werden.
➤ Hierdurch wird die Synovialis als örtliche Reaktionsbasis für den immunpathologischen Prozeß eliminiert. (Sie reduziert die Gefahr der synostischen Destruktion von Knorpel, Knochen und Bändern und ist häufig am Kniegelenk indiziert). An chirurgischen Maßnahmen stehen präventive Eingriffe wie die Frühsynovektomie und rekonstruktive Maßnahmen wie Umstellungsosteotomien zur funktionellen Wiederherstellung, sowie bei ausgeprägten Deformierungen Arthrodesen oder Arthroplastiken zur Verfügung.

3.3 Abakterielle Gelenkentzündung und Arthropathien

Synovialitis

Die Synovialitis wird durch die enzymatische Destruktion des Knorpelgewebes bei der Arthrose, durch chronisch unspezifische Entzündungen der

Synovia mit Reizgußbildung und durch wiederholte Gelenkblutungen verursacht.

Pigmentierte villonoduläre Synovialitis

Diese im mittleren Lebensalter auftretende Erkrankung bedingt eine gutartige Wucherung der Synovia mit Osteolysen der Gelenkkörper und befällt insbesondere Knie- und Hüftgelenk. Die klinische Symptomatik besteht in Schmerzen, Schwellung und Bewegungseinschränkung des Gelenkes. Röntgenologisch zeigt sich eine Verschmälerung des Gelenkspaltes und Osteolysen im gelenknahen Bereich. In der Arthrographie sind die braungefärbten Zotten der Synovia zu sehen. Therapeutisch wird die Synovia vollständig entfernt.

Blutergelenk

Ätiologie und Pathogenese
Durch rezidivierende Einblutungen in die Gelenke werden degenerative Veränderungen der Gelenke verursacht. Es handelt sich um eine X-chromosomal rezessiv vererbbare Erkrankung mit zwei Erscheinungsformen. Bei der Hämophilie A fehlt der Gerinnungsfaktor VIII und bei der Hämophilie B der Gerinnungsfaktor IX.

Durch den rezidivierend auftretenden Hämarthros werden Knorpelgewebe und Synovialis so gestört, daß es zur bindegewebigen Überwachsung des Knorpels und zur Zerstörung der subchondralen Gelenkfläche mit Zystenbildungen kommt. Die progrediente Deformierung der hauptsächlich betroffenen Gelenke wie Knie-, Sprung-, Ellenbogen-, Hand-, und Hüftgelenk beginnt bereits im frühen Kindesalter.

Symptome
Hauptsymptom bei der Hämophilieerkrankung ist zunächst die erhöhte Blutungsbereitschaft mit Einblutungen in das Gelenk und die Weichteilgewebe. Die Haut über den betroffenen Gelenken ist gespannt und überwärmt, oft auch gerötet und die Beweglichkeit ist stark schmerzhaft eingeschränkt. Im Laufe der Zeit stehen dann die Symptome der chronischen deformierenden Gelenkerkrankung mit Abnahme der Beweglichkeit und Kontrakturstellungen der Gelenke im Vordergrund.

Röntgenologischer Befund
▶ Im Anfangsstadium Weichteilverdickung, schattengebende Gelenkkapsel durch Hämosiderineinlagerung, Gelenkspaltverschmälerung und Destruktion der subchondralen Gelenkfläche. Später kommen die radiologischen Zeichen der Arthrose in sämtlichen Ausprägungsgraden hinzu.

Therapie
Bei frischer Einblutung in das Gelenk werden sofort Faktor VIII- bzw. Faktor IX-Konzentrate verabreicht und das Gelenk wird ruhiggestellt. Anschließend wird zur Erhaltung der Beweglichkeit eine intensive physikalische und krankengymnastische Beübung durchgeführt. In späteren Stadien werden stärkere Gelenkdestruktionen mit Umstellungsosteotomien, Arthrodesen oder Arthroplastiken behandelt.

■ 3.4 Arthrosen

Ätiologie und Pathogenese
▶ Bei den Arthrosen handelt es sich um degenerative Gelenkerkrankungen, die mit zunehmendem Alter beim Großteil der Bevölkerung auftreten. Es wird eine primäre Arthrose mit unbekannter Ursache von einer öfters auftretenden sekundären Arthrose unterschieden. Die Voraussetzungen für eine sekundäre Arthrose sind präarthrotische Deformitäten, die zu einer Inkongruenz der artikulierenden Gelenkflächen führen. Diese präarthrotischen Veränderungen werden verursacht durch Fehlbelastung (z.B. Achsenfehler, M. Perthes, Epiphyseolysis capitis femoris), Traumen (z.B. Luxation, Frakturen, die die Gelenkfläche einbeziehen), Entzündungen (z.B. chronische Polyarthritis, bakterielle Arthritis), metabolische (z.B. Gicht) oder neurologische (z.b. Tabes dorsalis) Erkrankungen. Weitere die Arthrose begünstigende Faktoren sind Übergewichtigkeit, Immobilisation und chronische Synovitis. In jedem Fall entwickelt sich eine Arthrose aus dem Mißverhältnis zwischen Beanspruchung und Belastungsfähigkeit des Gelenkes. Das degenerierte Knorpelgewebe, die Knochenläsion und die geschrumpfte Gelenkkapsel können mehr oder weniger starke Beschwerden an den betroffenen Gelenken auslösen. Am häufigsten sind entsprechend der Belastung Knie-, Schulter- und Hüftgelenk befallen.

Das Befallmuster kann einen Hinweis auf die Art der Arthrose geben (☞ Abb. 3.3).

3 Erkrankungen der Gelenke

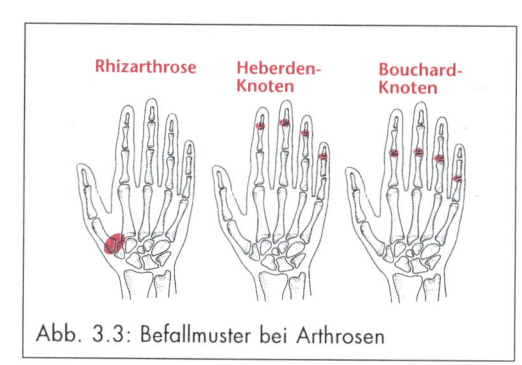

Abb. 3.3: Befallmuster bei Arthrosen

So treten primäre Arthrosen meist symmetrisch auf, wie z.B. die Heberden Arthrose oder die Bouchard Arthrose (☞ Kap 3.5). Am Beginn der Arthrose stehen durch Alterung und Ernährungsstörungen bedingte Gelenkknorpelveränderungen: Elastizitätsverlust, Einrisse in der Knorpeloberfläche, Höhenminderung des Knorpelgewebes, Bildung von Knorpelzellnestern, subchondrale Sklerosierung der Gelenkfläche, Knorpelabreibung mit reaktiver Bildung von Knochenvorsprüngen wie Exophyten oder Osteophyten und Zystenbildung. Durch die anfallenden Knorpelabriebprodukte kommt es zur entzündlichen Reizung der Synovialis mit Ergußbildung, was dem Zustand der aktivierten Arthrose entspricht.

Symptome

➤ Anfangs bestehen Belastungs- und Bewegungsschmerzen sowie Muskelverspannung und Schwellung. Der auftretende Schmerz und die Bewegungseinschränkung haben drei Ursachen:

- Kapselentzündung
- Tendopathie
- Muskelhypertonie.

Die häufig vorhandene Schwellung ist teils durch seröse Ergußbildung aufgrund des entzündlichen Reizzustandes, teils auf die Kapselschwellung zurückzuführen. In fortgeschrittenen Stadien dominieren der Ruheschmerz, die Bewegungseinschränkung und zunehmende Deformierung wie Achsenfehlstellung und Instabilität des Gelenkes sowie Kontrakturen durch Weichteilverkürzung und die Gelenkversteifung. Typisch für den Arthrosepatienten ist der Anlaufschmerz nach dem Liegen oder längeren Sitzen, der sich dann beim Gehen bessert.

Röntgenologischer Befund (☞ Abb. 3.4)

➤ Gelenkspaltverschmälerung, subchondrale Sklerose und Osteophytenbildung an den Gelenkenden, lokale Knochendestruktionen und Geröllzysten (subchondrale Zysten im Bereich stärkster Beanspruchung und Knochenabschliffe durch Scherkräfte), freie Gelenkkörper, Konglomerate von frakturierten Trabekeln.

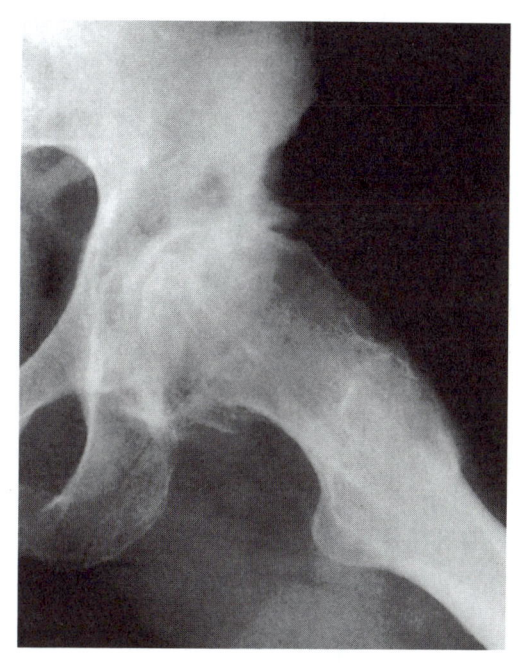

Abb. 3.4: Röntgenbefund bei der Coxarthrose
Gelenkspaltverschmälerung, subchondrale Sklerosierung, Geröllzysten, Osteophyläre Anbauten.

Es ist zu beachten, daß der radiologische Befund und die klinische Symptomatik keine direkte Korrelation aufweisen.

Therapie

Entscheidend ist die Prävention und die operative Beseitigung von präarthrotischen Deformitäten (z.B. Achsenfehlstellungen und Gelenkinkongruenzen). Die Therapie einer aufgetretenen Arthrose ist überwiegend symptomatisch bezogen auf die Leitsymptome Schmerz, Schwellung und Bewegungseinschränkung. Im frühen und im chronischen Stadium werden passive und aktive physikalisch therapeutische Maßnahmen eingesetzt. Im späteren Stadium und im akuten Zustand werden Medikamente (z.B. nichtsteroidale Antiphlogistika und Kortikosteroide) zur analgetischen und antiphlogistischen Behandlung zum Teil intraartikulär verwendet. Der Einsatz von Chondroprotektiva wird kontrovers diskutiert. Zusätzlich können orthetische Versorgungen, wie z.B. Schuhzurichtungen oder stabilisierende Schienen hilfreich sein.

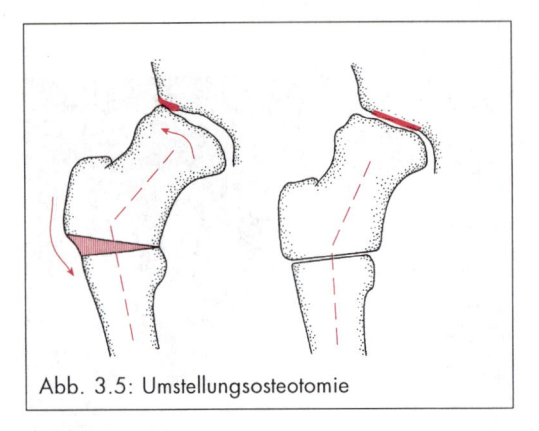

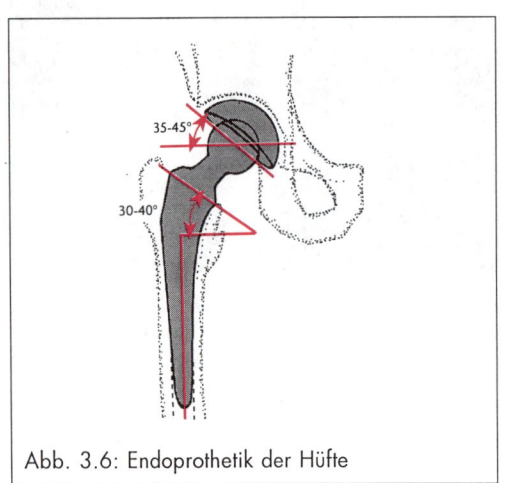

Abb. 3.5: Umstellungsosteotomie

Abb. 3.6: Endoprothetik der Hüfte

Die operativen Maßnahmen haben die Verbesserung der Gelenkmechanik durch Umstellungsosteotomien (☞ Abb. 3.5), sowie eine Reduzierung der Schmerzhaftigkeit durch Denervierung oder eine bessere Gelenktrophik durch Synovialektomie oder auch Pridiebohrungen zur Bildung eines fasrigen Ersatzknorpels zum Ziel. Bei destruierten Gelenkflächen werden manchmal Gelenkplastiken wie z.B. die Becken-Osteotomie nach Chiari durchgeführt. Hauptsächliche operative Maßnahme insbesondere am Hüft- und Kniegelenk ist jedoch der Gelenkersatz mittels Endoprothetik (☞ Abb. 3.6).

Die Gelenkversteifung wird bei schmerzhaften Arthrosen im Bereich von Fuß, Sprunggelenk, Hand- oder Ellbogengelenk sowie an der Wirbelsäule durchgeführt.

■ 3.5 Polyarthrose

Die häufigsten zu den primären Arthrosen gehörenden Polyarthrosen sind die Rhizarthrose, die Heberden-Arthrose und die Bouchard-Arthrose.

Rhizarthrose

Ätiologie und Pathogenese
Die relativ häufige Arthrose des Daumensattelgelenkes betrifft überwiegend Frauen nach der Menopause und tritt häufig doppelseitig auf.

Symptome
Die Klinik ist gekennzeichnet durch starke Schmerzen im Bereich des Daumensattelgelenkes, die nachts oder bei Bewegung verstärkt auftreten und durch eine zunehmende Bewegungseinschränkung.

Röntgenologischer Befund
Gelenkspaltverschmälerung, subchondrale Sklerosierung und gelenknahe Zystenbildung des Knochens.

Therapie
Zunächst wird das betroffene Gelenk mittels einer Rhizarthrosenorthese ruhiggestellt und intraartikulär infiltriert, um die Beschwerden zu lindern. Falls konservative Maßnahmen versagen wird die Synovialektomie und Denervierung des Gelenkes durchgeführt. Als weitere Maßnahme steht die Resektionsinterpositionsarthroplastik zur Verfügung.

Heberden-Arthrose und Bouchard-Arthrose

Ätiologie und Pathogenese
Die Arthrose der Fingerendgelenke (Heberden) und der Fingermittelgelenke (Bouchard) ist genetisch disponiert und betrifft häufig Frauen nach der Menopause. Meist sind mehrere Finger gleichzeitig betroffen.

Symptome

➤ Zunächst treten Rötung, Schwellung, selten Überwärmung und meist keine oder nur geringe Schmerzen an den jeweils betroffenen Fingergelenken auf. Später kommt es zur Verdickung und Deformierung des Gelenkes und bei der Heberden-Arthrose zu einer schmerzhaften Beugekontraktur in den Fingerendgelenken mit Abweichung nach ulnar.

Röntgenologischer Befund

Wulstige Verdickung und Deformierung der Gelenkränder.

Therapie

Neben den konservativen symptomatischen Therapieversuchen kann bei der Bouchard-Arthrose eine operative Synovektomie und Denervation zur Schmerzlinderung durchgeführt werden. Bei beiden Erkrankungen steht bei Beschwerdepersistenz die Arthrodese als weitere Maßnahme zur Verfügung.

3.6 Zirkulationsbedingte Gelenkkrankheiten

Osteochondrose

Durchblutungsstörungen im Epiphysenbereich können bei Kindern zu lokalisierten Verknöcherungsstörungen oder zu Knochennekrosen führen.

Am häufigsten betroffen sind:

- die Femurkopfepiphyse (M. Perthes)
- die Wirbelsäule (M. Scheuermann)
- die Femurkondyle (Osteochondrosis dissecans des Kniegelenkes)
- die tuberositas tibiae (M. Osgood-Schlatter)
- das os naviculare pedis (M. Köhler I)
- die Mittelfußköpfchen (M. Köhler II)

M. Perthes

Ätiologie und Pathogenese

Die aseptische Osteochondrose der Femurkopfepiphyse, deren Ursache nicht bekannt ist, tritt häufig um das 5. Lebensjahr und häufiger bei Jungen auf. Es versagt die ohnehin wegen des intraartikulären Verlaufes der zuführenden Blutgefäße kritische Blutversorgung des Femurkopfes.

Mit Eintreten der Vaskularisationsstörung verlangsamt sich das Wachstum des Knochenkernes. Anschließend kommt es im Kondensationsstadium reaktiv zur Knochenverdichtung durch Mikrofrakturen des nekrotischen Femurkopfkernes und Umbau der Knochenbälkchen. Nach dem Abbau der nekrotischen Knochenbälkchen und Auflösung des Hüftkopfkernes im Fragmentationsstadium kommt es dann im Reparationsstadium zum Wiederaufbau des Hüftkopfes durch die Bildung neuer Knochenbälkchen. Die Ausheilung kann dann in physiologischer oder in pathologischer Kongruenz oder in der Inkongruenz enden. Da der Hüftkopf während der Erkrankungsphasen durch Belastung starke Deformierungstendenzen zeigt, sind typische Verformungen wie die Pilzform und die Coxa plana und magna möglich. Die Ausheilung in der Inkongruenz ist als präarthrotische Deformität prognostisch ungünstig. Je nach Ausdehnung des Hüftkopfbefalls dauert der M. Perthes Monate bis Jahre.

Symptome

➤ Am Anfang treten Hinken oder auch Knieschmerzen, sehr selten belastungsabhängige Hüftschmerzen auf. Auch die Zufallsdiagnose bei asymptomatischem Verlauf ist nicht selten. Später findet sich eine auffällige Einschränkung der Hüftgelenksbeweglichkeit insbesondere in der Rotation und Abduktion.

Typisch ist das positive Viererzeichen bei Beugung und Abduktion des Hüftgelenkes bei gebeugtem Kniegelenk (bei Beugung und Abduktion des Hüftgelenkes und bei gebeugtem Kniegelenk ergibt sich beim gesunden Menschen das Bild einer liegenden 4, beim M. Perthes dagegen ist die Abspreiz- und Drehbeweglichkeit im Hüftgelenk eingeschränkt).

Röntgenologischer Befund

➤ Die Ausdehnung der Hüftkopfnekrose wird nach Catterall von ventral nach dorsal in vier Sektoren eingeteilt. Im Anfangstadium findet sich eine scheinbare Gelenkspaltverbreiterung, anschließend eine Verdichtung der Femurepiphyse und eine Fragmentation des Hüftkopfkernes. Zum späteren Zeitpunkt stellt sich dann ein mehr oder weniger deformierter Femurkopf dar, der typischerweise eine Pilzform aufweist (☞ Abb. 3.7).

Abb. 3.7:
Pilzform des Femurkopfes bei M. Perthes

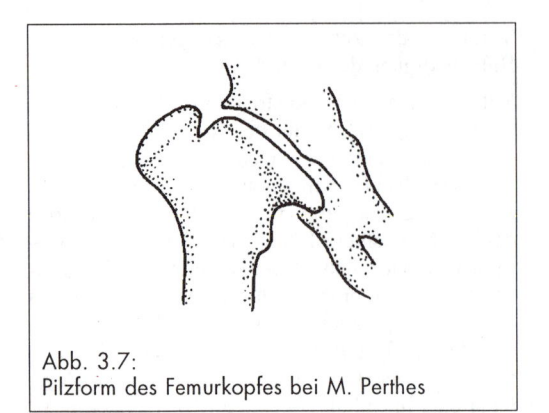

Im Röntgenbild können auch prognostisch ungünstige Risikozeichen, wie die Lateralisation des Hüftkopfes, die laterale Verkalkung der Epiphyse und eine Beteiligung der Metaphyse beobachtet werden.

Therapie
Entscheidend ist es mit Rücksicht auf das Alter, die klinische Symptomatik und das Röntgenbild durch die Behandlung die Deformierung des Hüftkopfes zu verhindern bzw. die Gelenkkongruenz wiederherzustellen. Um den schlecht belastbaren Hüftkopf nicht zu deformieren, werden entlastende Orthesen wie die Thomas-Schiene (☞ Abb. 3.8) angewandt und die Bewegungseinschränkungen krankengymnastisch behandelt.

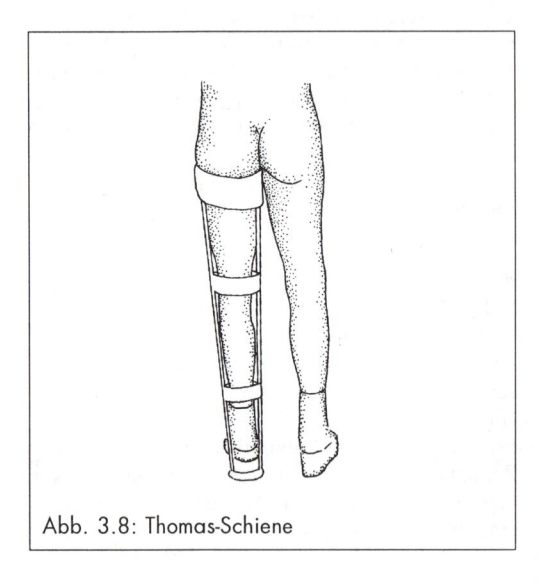

Abb. 3.8: Thomas-Schiene

Bei eingetretener Lateralisation des Hüftkopfes wird zur Zentrierung des Hüftkopfes die Beckenosteotomie nach Salter (☞ Abb. 3.9) oder die intertrochantere Varisationsosteotomie durchgeführt (☞ Abb. 3.10).

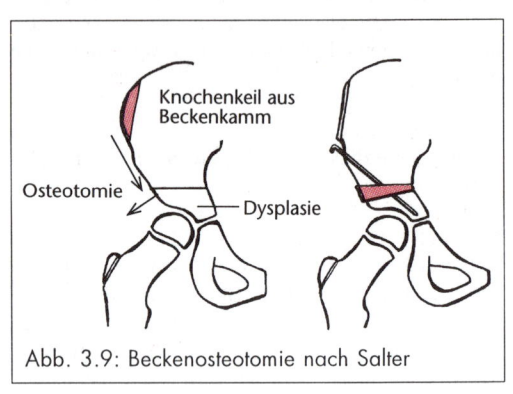

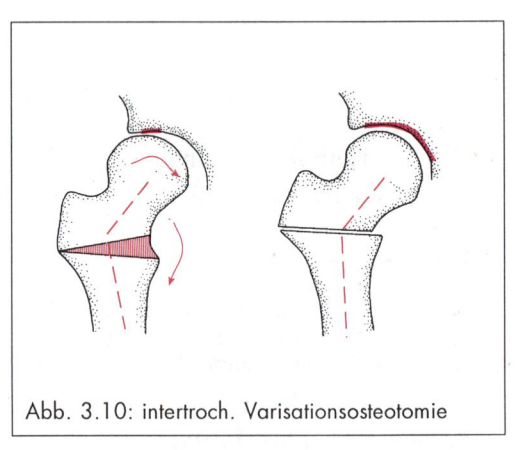

Abb. 3.9: Beckenosteotomie nach Salter

Abb. 3.10: intertroch. Varisationsosteotomie

Osteochondrosis dissecans

Ätiologie und Pathogenese
Bei unbekannter Ätiologie kommt es durch eine Vaskularisationsstörung zur sklerosierenden Osteolyse im Knorpel-Knochen-Bereich mit anschließender Ablösung des Dissekates aus der Gelenkfläche. Dieser freie Gelenkkörper hinterläßt einen Defekt in der Gelenkfläche. Häufig betroffen ist die mediale Femurkondyle bei Männern nach Abschluß des Wachstums (☞ Abb. 3.11).

Symptome
Uncharakteristische Gelenkschmerzen vor allem bei Belastung und Bewegungen und eine Tendenz zur Ergußbildung sind die ersten klinischen Symptome. Nach Ablösung des Dissekates treten Einklemmungserscheinungen und Gelenkblockierungen auf.

Röntgenologischer Befund
Demarkierter Knochendefekt mit Sklerosezone oder ein freies Dissekat im Gelenk („Gelenkmaus").

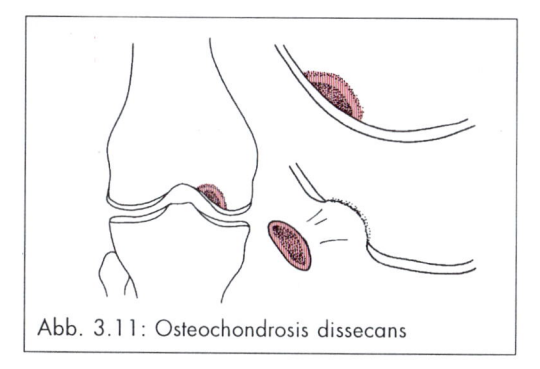

Abb. 3.11: Osteochondrosis dissecans

Therapie
Im Anfangstadium kann oft durch konservative Maßnahmen wie Entlastung und Ruhigstellung eine Besserung erzielt werden. An operativen Maßnahmen stehen die Umkehrplastik, Reinsertion oder Entfernung des Dissekates zur Auswahl.

M. Osgood-Schlatter

Ätiologie und Pathogenese
Bei Überlastung der Apophyse tritt eine Osteochondrose der Tuberositas tibiae auf, die zur Ossifikationsverzögerung und Ablösung von Dissekaten unter dem Ligamentum patellae führen kann. Meist tritt die Erkrankung während der Wachstumsphase vor der Pubertät oder bei Überlastung der Kniegelenke im Kindesalter auf.

Symptome
Klinisch imponieren belastungsabhängige Schmerzen und lokaler Druckschmerz über der tuberositas tibiae sowie später möglicherweise auch eine Prominenz in diesem Bereich.

Röntgenologischer Befund
Strukturauflockerungen, Fragmentation und Abhebung der tuberositas tibiae.

Therapie
Die Erkrankung wird durch Entlastung des Kniegelenkes behandelt, um Schmerzfreiheit zu erreichen. Operative Maßnahmen mit Entfernung der freien Dissekate sind äußerst selten erforderlich.

M. Köhler I und II

Ätiologie und Pathogenese
▶ Die aseptische Osteochondrose des os naviculare (M. Köhler I) tritt bevorzugt zwischen dem 4. und dem 7. Lebensjahr auf. Die aseptische Osteochondrose der Mittelfußköpfchen (M. Köhler II) tritt vor allem bei Mädchen während der Pubertät auf. Es liegen Vaskularisationsstörungen unbekannter Ätiologie zugrunde. Die Erkrankung verläuft wie der M. Perthes in 4 Stadien (☞ Kap. 3.6). Oft erfolgt eine vollständige Ausheilung, aber auch eine Deformierung des Metatarsalköpfchens ist nicht selten. Selten dagegen bleibt eine Verformung des os naviculare mit sekundärer Arthrose der Nachbargelenke bei abgeflachtem Fußlängsgewölbe.

Symptome
Die klinische Symptomatik besteht beim M. Köhler I in Schmerzen am Fußinnenrand, ist teilweise auch mit einer Schwellung vergesellschaftet und fehlt oft ganz. Der M. Köhler II geht mit einem Spreizfuß einher.

Röntgenologischer Befund
▶ Im Anfangstadium scheinbare Gelenkspaltverbreiterung, anschließend Verdichtung des os naviculare bzw. des Mittelfußköpfchens und teilweise eine Fragmentation. Zum späteren Zeitpunkt stellt sich nur selten eine Deformierung dar.

Therapie
▶ Die symptomatische Therapie wird mit Einlagenversorgung zur Abstützung des Fußlängsgewölbes durchgeführt.

Morbus Sudeck

Ätiologie und Pathogenese
Beim M. Sudeck liegt eine schmerzhafte Dystrophie und Atrophie von Knochen und Weichteilen vor. Störungen der vegetativen Innervation am betroffenen Skelettabschnitt, endokrine Fehlsteuerun-

gen und psychosomatische Einflüsse sind für die Ausbildung des Erkrankungsbildes entscheidend. Meist gehen gelenknahe Frakturen, Infektionen, Nervenschädigungen, Operationen und Traumen unterschiedlichster Schweregrade voraus. Dabei ist jedoch keinerlei Zusammenhang zwischen der Schwere der Verletzung und dem Ausprägungsgrad der Dystrophie zu erkennen. In etwa einem Viertel der Fälle lassen sich keine ersichtlichen Ursachen feststellen.

Symptome

➤ *Charakteristisch ist der sehr langwierige chronische Verlauf in 3 Stadien:*

- Stadium der Entzündung (die ersten Wochen): livid verfärbte Glanzhautbildung, teigige Schwellung, Überwärmung, Hyperhidrose, schmerzhaft eingeschränkte Gelenkfunktion.
- Stadium der Dystrophie (nach einigen Wochen, bis Monate dauernd): Atrophie des Muskels und der Gewebe, Entkalkung des Knochens, fibröse Verklebung der Gelenke mit zunehmender Versteifung, trophische Hautstörungen.
- Stadium der Atrophie (nach einigen Monaten, bis 1 Jahr dauernd): ausgeprägte Atrophie sämtlicher Gewebe, Weichteile und Knochen des betroffenen Abschnittes oder Normalisierung der trophischen Veränderungen, starke Gelenksteife, Abnahme der Schmerzhaftigkeit.

Röntgenologischer Befund

- ➤ Im Stadium I unauffälliges Röntgenbild
- Im Stadium II fleckige Knochenatrophie
- im Stadium III diffuse Knochenatrophie mit bleistiftartiger Umrandung.

Therapie

Im Stadium I wird durch Ruhigstellung, Analgetika, Antiphlogistika und durchblutungsfördernde Mittel behandelt. Bei Befall der oberen Extremität kann eine Stellatumblockade durchgeführt werden. Im Stadium II und III stehen die physikalischen Maßnahmen und die intensive krankengymnastische Beübung im Vordergrund.

Prophylaxe

Die beste Prophylaxe besteht in einer schonenden Primärversorgung, d.h. brüske und wiederholte Repositionsmanöver meiden, exakte Ruhigstellung der Fraktur ohne Strangulation durch den Gips, gewebeschonendes Vorgehen bei Operationen. Bei gelenknahen Frakturen nicht zu früh mit der Nachbehandlung beginnen und eine psychosomatische Betreuung des Patienten durchführen.

3.7 Gelenkschäden durch Immobilisation und Inaktivität

Durch Immobilisation werden die Gleitgewebe und Verschiebeschichten sowie die Gelenktrophik in Abhängigkeit von der Muskelatrophie geändert. Infolgedessen kommt es zu Gelenkversteifungen und Kontrakturen. Wichtig ist daher zum einen die Ruhigstellung in einer guten Stellung für das betroffene Gelenk und zum anderen die frühzeitige passive und aktive physikalische Beübung des Gelenkes.

4 Erkrankungen der Muskeln, Sehnen, Sehnenscheiden und Bänder

4.1 Erkrankungen der Muskeln

Myogelosen

Ätiologie und Pathogenese
➤ Durch erhöhte aktive Beanspruchungen der Muskulatur kommt es zur lokalen Ischämie mit reflektorisch ausgelöstem erhöhten Muskeltonus. Dieser führt zum Muskelhartspann, den tastbaren Verhärtungen und druckschmerzhaften Knoten in der Muskulatur. Häufig betroffen sind Ursprungsbereiche des Muskels sowie Sehnenübergänge und Muskelränder vor allem im Bereich der Rückenmuskulatur. Myogelosen sind umschriebene Verhärtungen der Muskulatur, die histologisch als wachsartig degenerierte Muskelfibrillen mit Fetteinlagerung imponieren und bei Überanstrengung der Muskulatur entstehen.

Symptome
➤ Bewegungsschmerzen und Druckschmerz im Bereich der Muskelverhärtungen.

Therapie
Lokale Wärmeanwendungen und gezielte Massagen reichen oft aus, um die Muskelhärten aufzulösen. Als weitere Maßnahmen stehen Muskelrelaxantien und die Injektion von Lokalanästhetika zur Verfügung.

Muskelkontrakturen

➤ Durch muskuläre oder neurogene Erkrankungen sowie bei Gelenkschädigungen kommt es zur dauerhaften Verkürzung der Muskulatur mit den Folgen der Bewegungseinschränkung.
➤ Nach stumpfen Traumen und Frakturen kann durch Schädigung der Weichteile und Einblutung in die Muskellogen ein Kompartment-Syndrom entstehen. Ein Beispiel hierfür ist das Tibialis-anterior-Syndrom, eine posttraumatische Ischämie der Muskulatur und Nervenschädigung in der Loge des M. tibialis anterior. Ein Frakturhämatom, ein zu enger Gipsverband oder ein Muskelödem bewirken eine akute ischämische Nekrose der Extensoren mit irreversiblen Schädigungen, wenn nicht in den ersten 20 Stunden die Muskelfaszie breit eröffnet wird. Die Symptome sind Prätibialschmerzen, Schwellung, Rötung und Überwärmung sowie Sensibilitätsverlust an den beiden ersten Zehen und eine Fußheberschwäche. Unbehandelt kommt es zur ischämischen Nekrose und Kontraktur der Muskulatur mit kontraktem Spitzfuß und Krallenzehen.

Volkmann-Kontraktur

Ätiologie und Pathogenese
Bei der supracondylären Humerusfraktur des Kindes kann es durch Fragmentdislokation und posttraumatische Schwellung zur Kompression der Blutgefäße und Nerven kommen. In der Folge wird das nekrotische Muskelgewebe durch Bindegewebe ersetzt, die Hand- und Fingerbeuger verlieren ihre Funktion und es resultiert eine ausgeprägte Beugekontraktur.

Symptome
Die klinische Symptomatik besteht in Schwellung, Verfärbung, Schmerzen, gestörter Motorik und Sensibilität des Unterarmes und der Hand. Nach dem Akutstadium bleibt eine reduzierte Unterarmmuskulatur und Beugefehlstellung der Hand- und Fingergelenke bestehen (☞ Abb. 4.1).

Therapie
Entscheidend ist es, die Entstehung der Volkmannschen Kontraktur durch baldige Reposition der Fraktur, Vermeidung von strangulierenden Verbänden und Hochlagerung zu verhindern. Ansonsten bleibt nur der Versuch einer Funktionsverbesserung mit Krankengymnastik, Quengelung oder operativen Maßnahmen wie Sehnenverlagerung oder Arthrodesen.

Abb. 4.1 Volkmann-Kontraktur

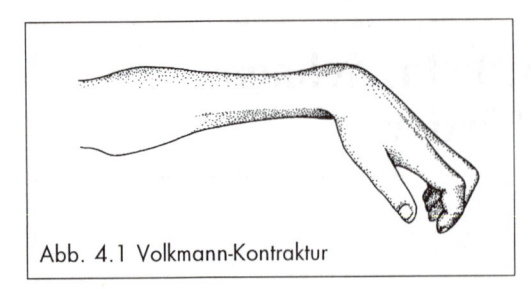

Myositis

Ätiologie und Pathogenese
Muskelentzündungen können durch Bakterien, Viren oder andere Parasiten verursacht sein, aber auch als Begleiterkrankungen bei entzündlich rheumatischen Erkrankungen auftreten.

Symptome
Im Akutstadium treten neben den Muskelschmerzen schwere Allgemeinsymptome auf. Im chronischen Stadium imponieren mehr oder weniger starke Muskelschmerzen. Bei der Polymyalgia rheumatica sind insbesondere die Muskeln des Schultergürtels und des Beckenbereichs betroffen. Zusätzlich finden sich eine sehr hohe BSG und ein positives CRP sowie eine Gamma-Globulin-Vermehrung in der Elektrophorese. In 50 % ist die Polymyalgie mit einer Arteriitis temporalis assoziiert.

Therapie
Die Therapie erfolgt nach der jeweiligen Ursache, so wird z.B. bei bakteriellen Muskelentzündungen nach Injektionsbehandlungen der Spritzenabszeß gespalten. Bei der Polymyalgia rheumatica werden frühzeitig Steroide gegeben.

Myositis ossificans

Ätiologie und Pathogenese
➤ Bei der Myositis ossificans circumscripta liegt eine lokalisierte Verknöcherung in einem Muskel vor, der meist traumatische oder neuropathische Ursachen zugrundeliegen, z.B. traumatische Einblutung und Quetschung, chronische Überbeanspruchung, wiederholte Massage eines verletzten Muskels oder Querschnittsläsion des Rückenmarks.

Symptome
Druckschmerzhafte, verhärtete Muskulatur mit funktionellen Störungen durch gelenküberbauende Ossifikationen. Die alkalische Phosphatase ist erhöht, das Szintigramm positiv.

Therapie
Im aktiven Stadium der Umbauvorgänge werden Versuche mit Ruhigstellung oder auch Röntgenentzündungsbestrahlungen unternommen, wobei jedoch kein wesentlicher Einfluß auf die Weiterentwicklung der Erkrankung genommen werden kann. Im Inaktivitätsstadium (nach etwa 6 Monaten zu einem Zeitpunkt, wo die Ossifikation abgeschlossen ist) kann durch die operative Entfernung der Verknöcherungen die Gelenkfunktion wiederhergestellt werden.

Muskelatrophie

Eine Verringerung der Muskelmasse entsteht durch myogene (Inaktivitätsatrophie durch Ruhigstellung, ischämische Muskelnekrosen) oder neurogene (periphere Nervenschädigung) Erkrankungen.

Progressive Muskeldystrophie

Ätiologie und Pathogenese
➤ Bei der genetischen Erkrankung unterscheidet man:
- Typ I (autosomal dominant) fazio-skapulo-humerale Form, (Erb)
- Typ II (autosomal rezessiv) Rumpfgürtelform
- Typ III (X chromosomal rezessiv) Duchenne Form.

Ätiologisch wird ein Ausfall der parasympath. Innervation, sowie eine Insuffizienz des Kohlenhydratstoffwechsels diskutiert. Es kommt durch Atrophie zur Fragmentierung der Muskelfibrillen mit leeren Sarkolemmschläuchen.

Symptome
➤ Vom Befallsmuster und Manifestationsalter abhängige zunehmende Schwäche der betroffenen Muskulatur. Vom Typ Duchenne sind nur Jungen betroffen. Sie erkranken bereits im Vorschulalter, haben typischerweise ein starkes Hohlkreuz, Gnomenwaden (Pseudohypertrophie der Waden durch Zunahme des Binde- und Fettgewebes), zunehmende Schwierigkeiten beim Aufstehen und Gehen und eine kurze Lebenszeit von etwa 2 Jahrzehnten. Die Erkrankung beginnt meist im Beckengürtel und breitet sich symmetrisch an den Extremitäten von proximal nach distal aus.

Therapie
Eine kausale Therapie ist nicht möglich, es wird versucht, die Symptome der Muskelschwäche anzugehen.

4.2 Erkrankungen der Sehnen und Sehnenscheiden

Degenerative Veränderungen

Ätiologie und Pathogenese
▶ Durch mechanische Überbeanspruchung, lokale mechanische Spitzenbelastungen am Muskel-Sehnen- oder Sehnen-Knochen-Übergang oder durch chronische Entzündungen und schlechte Vaskularisation entstehen Verschleißerscheinungen des Sehnengewebes insbesondere am Ansatzbereich (Insertionstendopathie).

Symptome
▶ Spontan- und Ruheschmerzen sowie bewegungs- und belastungsabhängige Beschwerden und lokale Druckschmerzen insbesondere am Sehnenansatzgebiet in der Umgebung der Gelenke der oberen bzw. unteren Extremität. Prädilektionsstellen sind der Epicondylus lateralis humeri („Tennisellbogen"), der Ansatz des M. gracilis und die Patellaspitze.

Therapie
Die ursächliche Behandlung besteht in der Ausschaltung des schmerzauslösenden Bewegungsablaufes. Im übrigen erfolgt eine physikalische Behandlung mit Ultraschall und Jontophorese, sowie Elektrotherapie, Massage und intensiver Krankengymnastik. Zusätzlich werden Lokalanästhetika und Kortikosteroide injiziert und falls nötig Analgetika verabreicht.

Als Folge von degenerativen Veränderungen kann es zur spontanen Ruptur der betroffenen Sehne kommen. Ein typisches Beispiel hierfür ist die Achillessehnenruptur. Bei bestehender Vorschädigung der Achillessehne kann beispielsweise beim Fußballspielen plötzlich ein von einem peitschenhiebartigen Knall begleiteter Schmerz auftreten. Danach ist eine Delle kurz oberhalb des Achillessehnenansatzes zu tasten, die aktive Plantarflexion ist stark eingeschränkt oder unmöglich und der Thompsen-Test ist positiv (bei manueller Kompression der Wade in Bauchlage fehlt die Plantarflexion des Fußes).

Therapie
Zur Rekonstruktion wird die operative Achillessehnennaht, teilweise mit Plantarissehnenplastik durchgeführt und eine Gipsnachbehandlung angeschlossen. Diese erfolgt zunächst in Spitzfußstellung mit einem Oberschenkel- und Unterschenkelliegegips und später mit einem Unterschenkelgehgips, der dann schrittweise in die plantigrade Stellung gewechselt wird.

Sehnenscheidenerkrankungen

Tendovaginitis stenosans de Quervain

Ätiologie und Pathogenese
In der gemeinsamen Sehnenscheide des M. abductor pollicis longus und des M. extensor pollicis brevis kommt es durch chronische Mikrotraumen zur fibrösen Verdickung und Einengung der Sehnenscheide.

Symptome
Zunehmende Schmerzen und tastbares Reiben im Bereich des Proc. styloideus radii bei Bewegungen des Daumens. Bei Abduktion des Daumens gegen Widerstand und bei Greifbewegungen insbesondere bei solchen, die mit Kraft und Haltearbeit verbunden sind, sind die Beschwerden intensiver.

Therapie
Durch Gipsschienenruhigstellung und/oder Injektion von Lokalanästhetika kann der chronische Reizzustand und der Schmerz angegangen werden. Sollten diese Maßnahmen nicht ausreichen, ist die operative Spaltung des ersten Sehnenfaches durchzuführen.

Tendovaginitis stenosans

Ätiologie und Pathogenese
Diese auch als „schnellender Finger" bezeichnete Erkrankung entsteht wahrscheinlich durch chronische Mikrotraumen und führt zur spindeligen Verdickung und Einengung der Sehnenscheide der Fingerbeuger über dem Grundgelenk.

Symptome
Durch die Einschnürung des Ringbandes kommt es zu einer schmerzhaften Streckbehinderung, weil

die Beugesehne in ihrer Beweglichkeit eingeschränkt ist. Bei Palpation ist eine Schwellung der Sehnenscheide und eine knotige Verdickung der Sehne zu tasten, die beim Strecken des Fingers ein typisches schnellendes Phänomen bewirkt. Der gebeugte Finger kann nur schwer gestreckt werden und schnellt nach Überwindung eines bestimmten Punktes plötzlich in die Extensionsstellung.

Therapie
➤ Das ungehinderte Gleiten der betroffenen Fingerbeugesehne in seiner Sehnenscheide wird durch Spaltung des Ringbandes wieder ermöglicht.

Paratendonitis crepitans

Ätiologie und Pathogenese
Durch einseitige mechanische Überbeanspruchung (z.B. Stenotypistin) kommt es zur ödematösen Schwellung des peritendinösen Gewebes und zur chronischen Entzündung der Sehnenscheiden an der Hand oder am Unterarm.

Symptome
Schmerzen, die durch die funktionelle Belastung intensiviert werden. Es findet sich neben der typischen Anamnese ein Druck- und Reibeschmerz sowie ein Dehnungsschmerz der betroffenen Sehne. Charakteristisch ist die tastbare Krepitation im Gleitgewebe bei Bewegungen.

Therapie
Durch Gipsschienenruhigstellung und Schonung kann der akute Reizzustand und der Schmerz therapiert werden. Diese Maßnahmen werden nach der Beseitigung des akuten Schmerzzustandes durch passive physikalische Therapien abgelöst.

Karpaltunnelsyndrom

Ätiologie und Pathogenese
Die Handwurzelknochen und das Retinaculum flexorum bilden den Karpaltunnel, durch den die Fingerbeuger und der N. medianus verlaufen. Durch eine Schwellung der Synovialis aufgrund von rheumatischen Erkrankungen oder Verletzungen im Handgelenksbereich sowie durch zahlreiche andere, teils unbekannte, verursachende Faktoren kommt es zur Kompression des N. medianus.

Symptome
Kribbelparästhesien im Bereich des Versorgungsgebietes des N. medianus, die insbesondere nachts auftreten. Die Patienten berichten über häufigeres Einschlafen der Hand und Beschwerdebesserung durch Schütteln und Beugung des Handgelenkes. Bei der Untersuchung ist der Karpaltunnel klopfschmerzhaft (positives Tinelzeichen), die Nervenleitgeschwindigkeit im EMG ist vermindert und der Daumenballen atrophiert.

Therapie
Durch lokale Kortikoidinjektionen kann ein Therapieerfolg erzielt werden. In der Regel ist jedoch die operative Spaltung des Retinaculum flexorum die Behandlung der Wahl.

Insertionstendopathien

Im Bereich des Sehnenansatzes findet sich nach chronischer Überlastung ein degenerativ verändertes Bindegewebe mit sekundärer Kalkeinlagerung, was bei funktioneller Belastung, passiver Dehnung, Druck oder auch spontan zu Schmerzen führt. Die häufigsten Beschwerdebilder dieser Art sind die Epicondylitiden, die Periarthritis humeroscapularis und das Bizeps-Sehnen-Syndrom.

Epicondylitiden

Ätiologie und Pathogenese
Die auch unter dem Begriff „Tennisellenbogen" bekannte Erkrankung ist die am häufigsten vorkommende Insertionstendopathie mit Schmerzen im Bereich der Humerusepicondylen. Durch chronische Überlastung kommt es zur Degeneration des Ansatzbereiches der Hand- und Fingermuskulatur, insbesondere der Extensionsmuskeln.

Symptome
Lokaler Druckschmerz über dem Epicondylus lat. mit einer Schmerzverstärkung bei Widerstandstests.

Therapie
Durch Gipsruhigstellung und Injektionen mit Lokalanästhetika und Kortikosteroiden, sowie mit Ultraschall, Iontophorese, Eis und Deep friction sind die Symptome oft zu bessern. An operativen Maßnahmen steht die Einkerbung der Extensorenmuskulatur am Epikondylus nach Homann bzw. die gleichzeitige Denervierung nach Wilhelm zur Verfügung.

Periarthritis humeroscapularis

Ätiologie und Pathogenese

Die Periarthritis humeroscapularis wird auch frozen shoulder genannt und bezeichnet die schmerzhaft eingeschränkte Beweglichkeit des Schultergelenkes aufgrund degenerativer Veränderungen der Rotatorenmanschette, sowie Verklebungen der Gelenkkapsel im subakromialen Raum. Häufig findet sich eine Insertionstendopathie der M. supraspinatus-Sehne (Impingement-Syndrom) und Kalkablagerungen im Bereich des Tuberculum majus (Ansatz der Rotatorenmanschette). Meist ist keine auslösende Ursache eruierbar, manchmal gehen Ruhigstellungen, Traumen oder Entzündungen voraus.

Symptome

Schulterschmerzen unterschiedlicher Intensität bei Bewegungen, insbesondere bei Abduktion und Außenrotation sowie nachts oder bei Belastung. Bei der Bewegungsprüfung der Schulter findet sich beim Impingement-Syndrom typischerweise ein ,,schmerzhafter Bogen" (Schmerzen bei Abduktion zwischen 70 und 120 Grad wegen der Enge des subakromialen Raumes, bei Abduktion über 120 Grad wird der subakromiale Raum wieder weiter) und ein starker Druckschmerz zwischen Tuberculum majus und Akromionrand.

Therapie

Je nach Akutheit des Zustandes werden Ruhigstellung, Injektionsbehandlungen mit Lokalanästhetika und Kortikosteroiden sowie Krankengymnastik und Traktionsbehandlungen durchgeführt. Bei Therapieresistenz kann die Narkosemobilisation oder die operative Entfernung der Kalkablagerungen oder eine Akromioplastik durchgeführt werden.

Bizeps-Sehnen-Syndrom

Ätiologie und Pathogenese

Die schmerzhaft degenerativen Erkrankungen der langen Bizepssehne sind durch ihren Verlauf im Sulcus intertubercularis bedingt. Durch die starke mechanische Beanspruchung und durch entzündliche und degenerative Veränderungen kommt es zu Reizzuständen und teilweise zu Spontanrupturen der langen Bizepssehne.

Symptome

Die klinische Symptomatik besteht in Schmerzen im Bereich des Sulcus intertubercularis bei Anspannung des M. bizeps und bei Druck. Nach eingetretener Ruptur wölbt sich der Muskelbauch am distalen Oberarm vor.

Therapie

Die Behandlung wird mit Injektionstherapie und physikalischen Maßnahmen durchgeführt. Auch eine Bizepsehnenruptur macht nur sehr selten ein operatives Vorgehen erforderlich.

4.3 Erkrankungen der Bänder

Die artikuläre Bandinsuffizienz ist meist traumatisch bedingt oder Folge von Überdehnung bei chronischem Gelenkerguß und führt zu einer gelockerten Bandführung und instabilen Schlottergelenken, die vermehrt Arthrosegefährdet sind. Bei artikulärer Bandinsuffizienz ist daher eine gut trainierte Muskulatur zur Gelenkstabilisierung wichtig. In einigen Fällen ist eine operative Bandstraffung angezeigt.

Ligamentosen entwickeln sich durch degenerative Veränderungen an Stellen von überbeanspruchten Bandinsertionen und haben klinisch eine ähnliche Symptomatik wie Tendopathien. Bevorzugt betroffene Regionen sind die Bänder im Bereich der Wirbelsäule und des Beckens.

5 Neurogene Erkrankungen und Weichteilerkrankungen

5.1 Neurogene Erkrankungen

Lähmungen wirken sich auf den Bewegungsapparat aus. So verursacht eine schlaffe periphere Lähmung durch Ungleichgewicht der Muskelkräfte eine paralytische Deformität.

Infantile Zerebralparese

Ätiologie und Pathogenese

Etwa 3 von 1000 Neugeborenen leiden an einer spastischen Lähmung aufgrund eines Schadens an dem sich entwickelnden Kind. Die Ursachen können pränatal (z.B. Sauerstoffmangel, Rötelnembryopathie, Rhesusunverträglichkeit), perinatal (Frühgeburten, Anoxie unter der Geburt) oder postnatal (Meningitis, Schädel-Hirn-Trauma) bedingt sein. Man unterscheidet folgende Lähmungsmuster:

- Hemiplegie (Halbseitenlähmung)
- Diplegie (hauptsächlich die Beine sind betroffen)
- Paraplegie (beide Beine sind betroffen)
- Tetraplegie (generalisierte Lähmung).

Symptome

▶ Bei der infantilen Zerebralparese liegt eine spastische Lähmung mit gestörtem Bewegungsablauf und Kontrakturen vor. Zusätzlich findet sich eine Ataxie mit Koordinations- und Gleichgewichtsstörungen aufgrund der Kleinhirnschädigung. Beim Säugling können durch Prüfung der Lagereflexe (nach Vojta), Traktionsversuche und andere neurokinesiologische Untersuchungen Abweichungen von der normalen motorischen Entwicklung und zerebrale Bewegungsstörungen frühzeitig erkannt werden. Auffällig sind Koordinationsstörungen, unkontrollierte Körperbewegungen und die Tonussteigerung bestimmter Muskelgruppen.

Die spastische Adduktorenlähmung ist für viele Zerebralparesen kennzeichnend, wodurch im Laufe des Wachstums die Ausbildung von Coxa valga und antetorta bei Beugeadduktionskontrakturen an der Hüfte und eine Hüftluxation begünstigt werden. An der oberen Extremität findet sich eine Ellenbogenbeuge- und Pronationskontraktur des Unterarmes bei eingeschlagenem Daumen und flektiertem Finger. Durch die spastische Hemmung der Willkürmotorik überwiegen die Beuger und so findet sich an der unteren Extremität der typische spastische Spitzfuß und eine Kniebeugekontraktur bei Patellahochstand sowie adduzierte und innenrotierte Hüften bei gebeugtem Hüftgelenk. Bei spastischer Tetraplegie ist auch oft eine zunächst funktionelle, später strukturelle Skoliose typisch. Das auffällige Gangbild ist gekennzeichnet durch den „Scherengang" mit gebeugtem Hüft- und Kniegelenk und Spitzfußstellung. Die Gelenke sind durch den hohen Muskeltonus in der Beweglichkeit stark eingeschränkt.

Therapie

▶ Vom frühestem Säuglingsalter an wird die spezielle Krankengymnastik auf neurophysiologischer Basis nach Vojta oder Bobath eingesetzt. Inhalt der Krankengymnastik sind Übungen aus speziell vorgegebenen Ausgangsstellungen zum Einüben bisher nicht bekannter Bewegungsabläufe und die äußere Stimulation und Bahnung koordinierter Bewegungsabläufe zum Abbau des pathologischen Tonus und abnormer Bewegungen. Ziel der Behandlung ist es, während der ersten Lebensjahre, in denen das kindliche Hirn noch ausreifen kann, eine gute Ersatzmotorik zu erlernen, normale Bewegungsmuster zu bahnen und die Gleichgewichtsreaktionen zu trainieren. Zur Verbesserung der Kommunikationsfähigkeit und der Selbsthilfe kommen zusätzlich Beschäftigungstherapie und Logopädie zum Einsatz. Kontrakturen werden durch orthopädische Hilfsmittel wie Lagerungsschienen und Gehhilfen oder eine geeignete Schuhversorgung behandelt. Durch Sehnenverlängerungen und Myotomien, sowie durch Osteotomien oder Arthrodesen werden Kontrakturen und Deformitäten beseitigt, um die Gehfähigkeit oder in schlimmeren Fällen die Pflegefähigkeit zu verbessern. Bei ausgeprägtem Befund wird teilweise durch eine Nervendurchtrennung die spastische Lähmung in eine schlaffe Lähmung umgewandelt.

Poliomyelitis

Ätiologie und Pathogenese
Durch eine virale Infektion bei Kindern und Jugendlichen wird die Vorderhornzelle des Rückenmarks zerstört. Durch die Muskeldenervation kommt es zu schlaffen Lähmungen.

Symptome
➤ Der Verlauf ist durch vier Stadien gekennzeichnet: Nach dem Prodromalstadium, treten im Paralysestadium unregelmäßig verteilte motorische Lähmungen auf, die sich im Reparationsstadium wieder zurückbilden können. Das Spätstadium zeigt dann die bleibenden Deformationen. Die schlaffe Lähmung einer Extremität bei Poliomyelitis hat ein vermindertes Wachstum der Extremität zur Folge. Eine paralytische Skoliose entsteht, wenn die Rumpf- oder Beckenmuskulatur nur teilweise betroffen ist. Typisch für die schlaffe Lähmung ist Muskelhypotonie, schlecht oder nicht auslösbare Muskeleigenreflexe und eine Muskelatrophie.

Komplikationen:
Typische orthopädische Komplikationen der Poliomyelitis sind Verkürzungen der Extremitäten, Gelenkfehlstellungen, Kontrakturen, Fußdeformitäten, Skoliose, genu recurvatum und eine Hüftsubluxation.

Therapie
Die Krankheit kann durch Impfung verhindert werden. Im Paralysestadium gilt es, durch gute Lagerung und passive Beübung Kontrakturen zu vermeiden. Im Spätstadium werden krankengymnastische, orthopädietechnische und operative Maßnahmen zur Verbesserung der funktionellen Leistungsfähigkeit eingesetzt.

5.2 Weichteilschädigungen

Therapie bei Narbenkontrakturen
➤ Eine korrigierende Maßnahme bei narbigen Kontrakturen ist die Z-Plastik, (eine Form der Nahlappenplastik). Hiermit kann je nach Inzisionswinkel eine unterschiedliche benötigte Verlängerung erreicht werden. So wird beispielsweise bei narbigen Kontrakturen in der Ellenbeuge eine Z-Plastik durchgeführt und so der verkürzte Hautmantel beseitigt, damit die Ellenbogenstreckung wieder ermöglicht wird. Das Vorgehen bei der Z-Plastik ist aus der Abb. 5.1 zu entnehmen.

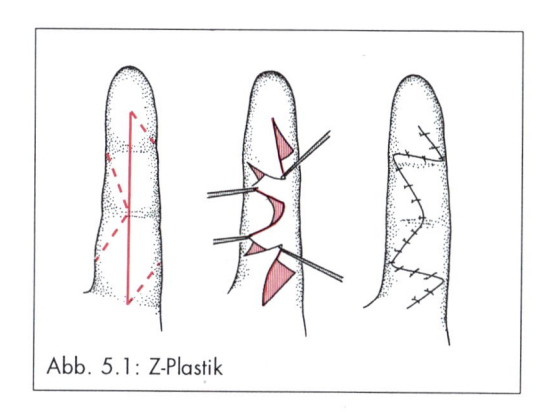

Abb. 5.1: Z-Plastik

Druckschädigung der Haut
➤ Wenn bei liegendem Gipsverband lokale Schmerzen auftreten, muß zur Verhinderung eines Dekubitus sofort eine Fensterung des Gipsverbandes erfolgen und die Haut lokal behandelt werden. Nach Abpolsterung der Druckstelle und Aufbiegen der Ränder wird der Gipsdeckel wieder aufgelegt um eine Ödembildung an dieser Stelle zu vermeiden. Durch regelmäßige Kontrolle der Haut unter dem Gipsfenster kann die Druckschädigung der Haut und deren langwierige Folgen vermieden werden.

6 Orthopädische Gesichtspunkte in der Traumatologie des Haltungs- und Bewegungsapparates

6.1 Komplikationen und Spätfolgen von Knochenbrüchen

Voraussetzungen einer ungestörten Frakturheilung sind:
- enger Kontakt der Frakturflächen
- absolute Ruhigstellung des Bruches
- gute Durchblutung der Fragmente.

Man unterscheidet *die primäre Frakturheilung,* bei der der Bruchspalt direkt durch in Längsrichtung wachsende Osteone überbrückt wird, also keine Kallusbildung erfolgt (bei der Osteosynthesenversorgung), von der *sekundären Frakturheilung,* bei der über die Stufen des Frakturhämatoms, der Bindegewebskallusbildung und der Faserknochenbildung der lamelläre Knochen entsteht (bei konservativer Therapie).

Die Knochenbruchheilung kann gestört werden durch insuffiziente Ruhigstellung, ausgedehnte Knochendefekte, große Fragmentdiastasen, unzureichende Durchblutung und Infekte. Solche Komplikationen von Frakturen sind die Pseudarthrose, der Immobilisationsschaden wie die Gelenkversteifung, die posttraumatische Fehlstellung und die sekundäre Arthrose.

Pseudarthrose

Ätiologie und Pathogenese
PseudarthrosAchillessehneen treten häufiger an den unteren distalen Knochenabschnitten auf. Sie treten auf, wenn die Voraussetzungen für die Knochenheilung nicht erfüllt sind (siehe oben).

▶ Wenn im Röntgenbild die sklerotische Abdeckung der Fragmentenden nachweisbar ist, die knöcherne Durchbauung des Frakturspaltes fehlt und nach einem halben Jahr noch immer keine Frakturheilung erfolgt ist, spricht man von einer Pseudarthrose.

Man unterscheidet zwei Formen:

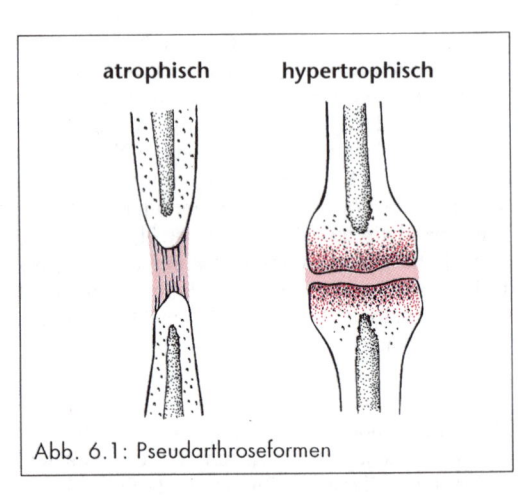

Abb. 6.1: Pseudarthroseformen

- Die hypertrophische Pseudarthrose mit Verbreiterung der Fragmentenden und überschießender Kallusreaktion entsteht bei instabiler Versorgung und guter Vaskularisation
- Die atrophische Pseudarthrose mit Substanzdefekten und atrophischen Fragmentenden dagegen entsteht bei Instabilität und schlechter Vaskularisation.
Günstiger ist die hypertrophische Form der Pseudarthrose, da der osteogenetisch aktive Knochen nach Beseitigung der Instabilität schnell heilt.

Symptome
Schmerzen, Schwellung und Belastungsunfähigkeit der betroffenen Extremität.

Röntgenologischer Befund

Bei der hypertrophischen Pseudarthrose zeigt sich eine üppige Kallusbildung an den verbreiterten Frakturenden. Der Frakturspalt ist sichtbar. Bei der atrophischen Pseudarthrose fehlt die Kallusbildung, die Framentenden sind zugespitzt und der Frakturspalt ist nach Monaten noch vorhanden.

Therapie

Bei der hypertrophen Pseudarthrose müssen die Defekte und Fragmentdiastasen beseitigt werden und eine Stabilität der Fraktur durch Osteosyntheseverfahren bewirkt werden. Bei der atrophen Pseudarthrose muß auch die schlechte Vaskularisation angegangen werden. Nach Anfrischung der Fragmentenden wird eine stabile Osteosynthese durchgeführt und bei Bedarf eine Spongiosaplastik und autologe Knochentransplantation gemacht. Bei infizierten Pseudarthrosen wird der Sequester entfernt, mit Fixateur externe eine Stabilisierung der Fraktur und zusätzlich eine Spongiosaplastik durchgeführt.

Immobilisationsschaden

Längere Immobilisation bei konservativer Frakturbehandlung hat meist unvermeidbare Folgen in Form von:

- Inaktivitätsatrophie der Muskulatur und des Knochens
- Gelenkeinsteifung durch Schrumpfung des Kapselbandapparates und Knorpelatrophie
- Bewegungseinschränkung durch Verklebungen im Sehnengleitgewebe.

Es ist daher wichtig stets, in funktioneller Gelenkstellung ruhigzustellen, soweit möglich entsprechende passive physikalische Maßnahmen durchzuführen, die Immobilisation möglichst kurz zu gestalten und besonderes Augenmerk auf die intensive krankengymnastische Nachbehandlung zu richten. Bei bleibenden Versteifungen oder Kontrakturen können Arthrolysen oder andere operative Korrektureingriffe durchgeführt werden.

Posttraumatische Fehlstellung und sekundäre Arthrose

Durch in Fehlstelllung verheilte Frakturen mit folgender Fehlbelastung, Gelenkflächenfrakturen und Knorpelschaden bei Gelenkmitverletzung können sekundäre Arthrosen entstehen (☞ Kap. 3.4).

▶ Wenn bei Erwachsenen eine Oberschenkelschaftfraktur in stärkerer Varusfehlstellung verheilt, wird eine Korrektur durch Osteotomie und Osteosynthese durchgeführt, um die Folgen der Fehlbelastung und die Arthrose zu vermeiden. Dagegen können bei Kindern Varus- oder Valgusfehlstellungen ebenso wie Ante- und Rekurvation spontan ausgeglichen werden. Wenn jedoch im Kindesalter die Epiphysenfuge mitverletzt ist, resultieren daraus häufig bleibende Schäden.

▶ So können epiphysäre Frakturen bei Kindern Schiefwuchs durch partielle Verknöcherung der Epiphysenfuge nach sich ziehen, da das ungestörte Längenwachstum des kindlichen Knochens von einer intakten Epiphysenfuge und das Dickenwachstum von einem intakten Periost abhängt. Bei den kindlichen gelenknahen Frakturen (☞ Abb.6.3) unterscheidet man:

- die Epiphysenlösung, bei der ebenso wie bei der Epiphysenlösung mit metaphysärem Fragment die Wachstumszone nicht verletzt wird
- die Epiphysenfraktur mit epiphysärem Fragment, bei der die Wachstumszone verletzt wird.

▶ Diaphysenfrakturen bei Kindern führen häufig zu gesteigertem Längenwachstum des betroffenen Knochens, weil die benachbarte Epiphysenfuge im Rahmen der Frakturheilung aktiviert wird.

▶ Eine in Fehlstellung konsolidierte metaepiphysäre Fraktur der distalen Tibia auf der Medialseite bei Kindern beispielsweise hat durch Schädigung der Wachstumsfuge meist eine zunehmende Varusfehlstellung mit Verkürzung des betroffenen Beines zur Folge, da dann die Tibia lateralseitig schneller wächst.

	Epiphysenlösung		Epiphysenfraktur	
Salter	I	II	III	IV
Aitken		I	II	III

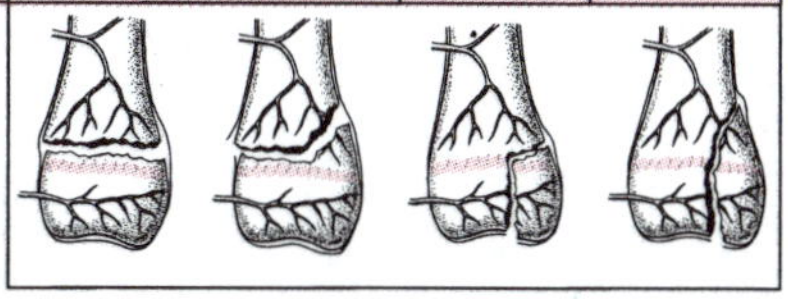

Abb. 6.2: Einteilung der Epiphysenfugenverletzungen nach Aitken

6.2 Spätfolgen von Gelenkkapsel-, Bänder- und Sehnenverletzungen

Die Spätfolgen der Gelenksverletzungen bestehen meist in einer Instabilität des Gelenkes mit wiederholt auftretenden Luxationen und chronischen Beschwerden. Hier sei das Beispiel der posttraumatisch rezidivierenden habituellen Schultergelenksluxation genannt. Wenn bei einem Trauma das labrum glenoidale abgerissen ist, eine Humeruskopfimpressionsfraktur stattgefunden hat, der N. axillaris geschädigt wurde oder eine unzweckmäßige Ruhigstellung und ungenügende Nachbehandlung durchgeführt wurde, kann es durch die entstehende Instabilität des Gelenkes zu wiederholten Luxationen bei geringsten Bewegungen kommen. Im Röntgenbild lassen sich in diesen Fällen die typische Hill-Sachs-Delle (Impression am Humeruskopf) und die Bankart-Läsion (Impression am unteren Pfannenrand) erkennen, die als Ursache für die rezidivierende Luxation angesehen werden.

Therapeutisch werden verschiedene operative Eingriffe durchgeführt, um die Instabilität des Gelenkes zu beseitigen. Häufig wird ein Knochenspan im vorderen Pfannenrand zur Korrektur der Bankart-Läsion eingebracht (OP nach Max-Lange), manchmal wird bei großer Hill-Sachs-Läsion eine Rotationsumstellungsosteotomie am Humeruskopf durchgeführt und oft werden isolierte Weichteileingriffe mit Doppelung der vorderen Gelenkkapsel und Versetzung von Muskelansätzen vorgenommen.

7 Allgemeine orthopädische Therapie

7.1 Konservative Therapie

7.1.1 Physikalische Therapiemaßnahmen

Lagerung und Immobilisation
Die Immobilisation wird durchgeführt, um über die Ruhigstellung den Schmerz zu beseitigen und die Heilung der betroffenen Gewebe zu unterstützen. Hierzu stehen verschiedenste Verbände zur Verfügung, z.B.:

- Der *Gilchrist-* und der *Desault*-Verband (☞ Abb. 7.1 und 7.2) zur Ruhigstellung von Schulter und Ellbogengelenk.

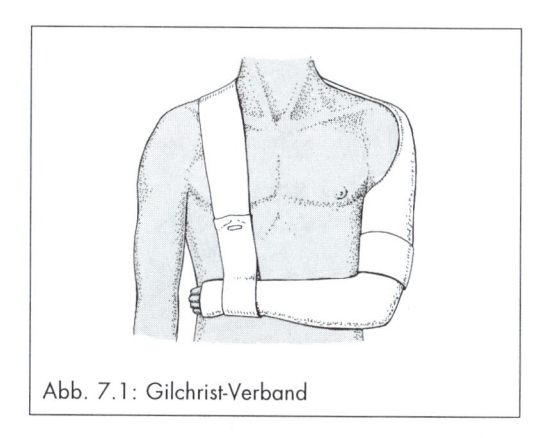

Abb. 7.1: Gilchrist-Verband

- Der *Tape*-Verband (☞ Abb. 7.3) mit dachziegelartig angelegten Klebestreifen zur relativen Fixation von Gelenken mit bleibender funktioneller Beweglichkeit in geringerem Umfang. Tape-Verbände werden oft bei Bandzerrungen oder geringergradigen Rupturen angewandt und müssen regelmäßig erneuert werden.

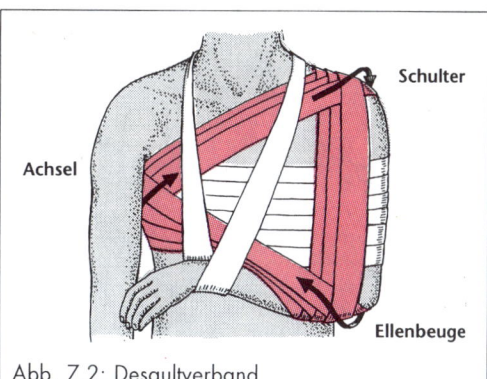

Abb. 7.2: Desaultverband

- *Gipsverbände* werden eingesetzt zur Retention und Ruhigstellung von Frakturen, bei entzündlichen Reizzuständen und zur Korrektur von Deformitäten.
- ➤ So sind Gipsverbände indiziert zur Ruhigstellung der Gliedmaßen bei septischen Gelenkprozessen, zur Etappenredression von Kontrakturen, zur Fixierung einer eingerichteten Fraktur und zur Korrektur von angeborenen Klumpfüßen.

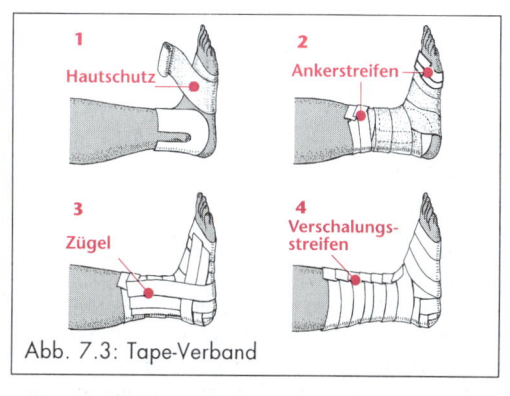

Abb. 7.3: Tape-Verband

Gipsverbände zur Ruhigstellung erfordern in der Regel die Immobilisation der benachbarten Gelenke. Wichtig ist die Anlegung des Gipses in Funktionsstellung der Gelenke (z.B. Ellbogen gebeugt, Unterarm in leichter Supinationsstellung, Handgelenk in Dorsalextension und Fingergelenke gebeugt).

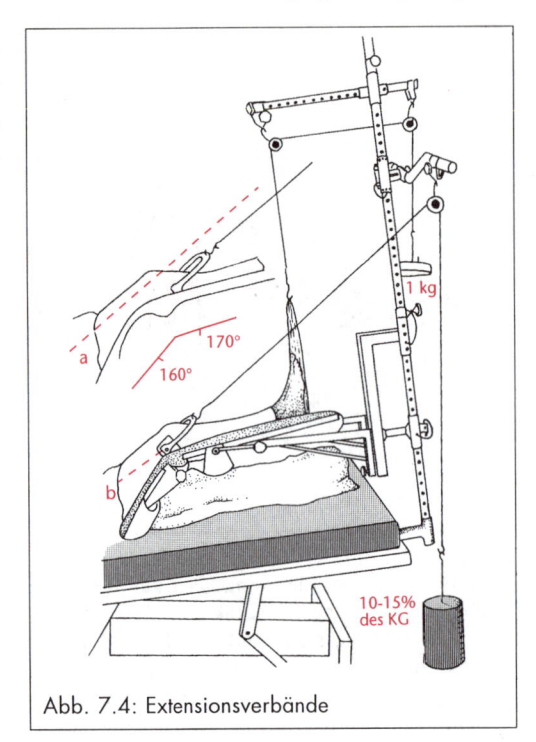

Abb. 7.4: Extensionsverbände

Bei frischen Verletzungen ist stets der angelegte Gips in Längsachse aufzuschneiden, oder erst nur eine Gipsschiene anzulegen, um bei Weichteilschwellung die Gefahr von Zirkulationsstörungen zu reduzieren. Auch muß jeder frische Gipsverband am folgenden Tag durch den Arzt kontrolliert werden. Weil im geschlossenen Gipsverband die Gefahr von Druckstellen mit der Folge von Hautnekrosen und Nervenschädigungen groß ist, müssen druckgefährdete Regionen gut abgepolstert werden. Grundsätzlich gilt, daß jeder Klage eines Patienten im Gips sofort nachgegangen werden muß, weil nur das frühzeitige Erkennen und Behandeln von Druckstellen vor größeren Schäden schützen kann. Zunächst wird an der angegebenen Stelle ein Gipsfenster angelegt und die daruntergelegene Region inspiziert. Findet sich hier eine Druckstelle so wird diese lokal behandelt, gut abgepolstert, der Gips am Rand aufgebogen und das Fenster wieder aufgelegt. Jede Gipsruhigstellung bedeutet ein Thromboserisiko. Weitere Nachteile sind die Inaktivitätsatrophie der Muskulatur und des Knochens, die Gelenkeinsteifung durch Schrumpfung des Kapselbandapparates und die Knorpelatrophie sowie die Bewegungseinschränkung durch Verklebungen im Sehnengleitgewebe. Wichtig ist daher das Eingipsen in funktioneller Gelenkstellung und die intensive krankengymnastische Nachbehandlung nach der Gipsabnahme. In bestimmten Fällen wird die Beübung bereits aus der Gipsschiene begonnen.

▶ Bei der Anlage eines Beingipses ist stets an die Gefahr einer Peroneuslähmung (Fußheberschwäche, Steppergang) zu denken. Sie entsteht durch Druck des Gipses auf das Wadenbeinköpfchen oder durch Kantendruck beim Unterschenkelgips, durch Dehnungsschaden bei Korrektur eines Genu valgum nach Tibiakopfumstellungsosteotomie oder durch fehlende Spaltung des Gipses bei auftretender Schwellung.

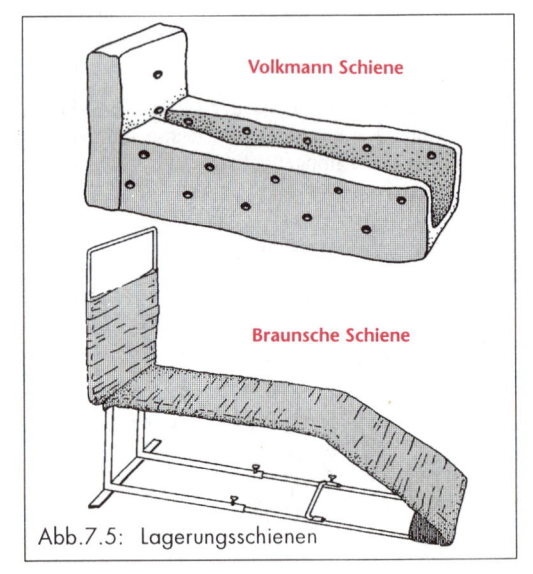

Abb.7.5: Lagerungsschienen

- *Extensionsverbände* (☞ Abb. 7.4): Bei den Streckverbänden wird die Fraktur durch die Zugwirkung von Gewichten über einen transossär fixierten Kirschnerdraht ruhiggestellt.
- *Lagerungsschienen* (☞ Abb. 7.5): Indiziert sind Lagerungsschienen, um durch die Immobilisation den Schmerz zu beseitigen und die Heilung der betroffenen Gewebe zu unterstützen.

- Volkmann Schiene: Ruhigstellung in Streckstellung
- Braunsche Schiene: Ruhigstellung in Funktionsstellung.

Übungsbehandlung

Die Ziele der Bewegungstherapie *sind:*
- die Kräftigung der Muskulatur
- die Verbesserung der Gelenkbeweglichkeit, der Koordinationsfähigkeit sowie der Muskelkraft
- die Erhaltung des allgemeinen körperlichen Wohlbefindens.

Je nach Belastungsfähigkeit werden aktive, geführte, freie Bewegungen oder Bewegungen gegen Widerstand durchgeführt.

Bei *passiven Bewegungstechniken*, wie sie bei Vernarbungen und geschrumpften Kapsel-Band-Strukturen durchgeführt werden, ist die Dehnung der verkürzten Strukturen das Ziel. Ebenso werden bei der Traktionsbehandlung durch intermittierend angebrachten Zug die periartikulären Weichteilverkürzungen langsam aufgedehnt. Eine weitere passive Beübungsmöglichkeit ist die Motorschiene um eine Einsteifung zu verhindern.

In hartnäckigen Fällen kann eine Narkosemobilisation durchgeführt werden, um die geschrumpften und verklebten Kapsel-Band-Strukturen aufzudehnen. Hier besteht die Gefahr der zu starken Kraftanwendung und dadurch bedingter Frakturen oder Nervenverletzungen.

Die *aktive Übungsbehandlung* zielt neben der Verbesserung der Gelenkbeweglichkeit auf eine gute Muskelfunktion. Die Beanspruchung der Muskulatur auf Dynamik oder Kraft, in Ausdauer oder Schnelligkeit soll mit isometrischen oder isokinetischen Methoden beübt werden. Einige dieser Verfahren werden in Kap 7.1.3 genannt.

7.1.2 Orthopädietechnische Versorgung

Orthesen

Orthesen werden in unterschiedlicher Stabilität für die jeweiligen Skelettabschnitte angefertigt, um dort als äußere Kraftträger eine Entlastung oder Ruhigstellung oder auch Stellungskorrektur zu bewirken. Im folgenden sind einige Beispiele aus den vielfältigen Möglichkeiten dargestellt.

- Schienenhülsenapparat: Bei Instabilitäten im Bereich des Unterschenkels und des Kniegelenkes, beim Schlottergelenk oder auch beim M. Perthes (Thomas-Schiene) sind Schienenhülsenapparate indiziert. Dies sind Schienenkonstruktionen mit festgestelltem Sprunggelenk und feststellbarem Kniegelenk, die das Bein als Hülse umfassen und ihm die gewünschte Stabilität verleihen (☞ Abb. 7.6).
Beim M. Perthes ist die Thomas-Schiene mit Tuberaufsitz zur Entlastung des Hüftgelenkes indiziert. Wegen der zur Belastungsvermeidung nötigen Länge des Apparates muß der Schuh des anderen Beines erhöht werden.
➤ Auch zur Versorgung einer Quadrizepsparese kann ein Oberschenkelschienenapparat mit feststellbarem Kniegelenk angewandt werden.

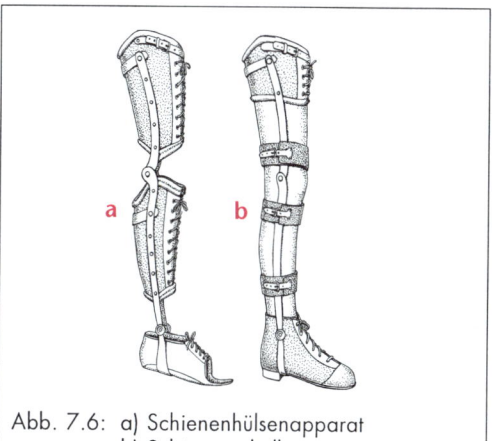

Abb. 7.6: a) Schienenhülsenapparat
b) Schienenschellenapparat

- Rumpforthesen (☞ Abb. 7.7): Je nach benötigtem Stabilisierungsgrad unterscheidet man Leibbinden aus Stoffmaterialien und stabilere Mieder mit eingearbeiteten Gurten und Stäben zur Stützung bei schlaffen Bauchdecken von starren, oft aus Kunststoff bestehenden Korsetts zur Ruhigstellung der Wirbelsäule oder zur Korrektur von Skoliosen.
➤ Langfristig wird jedoch durch Stützmieder jeder Art die Inaktivitätsatrophie der Wirbelsäule und der Rumpfmuskulatur gefördert, weshalb eine strenge Indikationsstellung wünschenswert ist.

Abb. 7.7: Rumpfstützorthese: Boston-Korsett

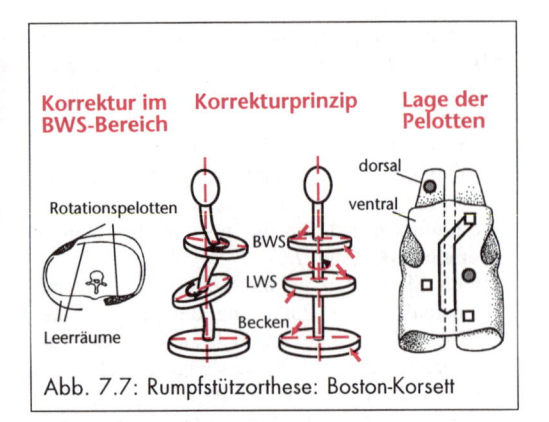

Orthopädische Schuhtechnik

- Einlagenversorgung: Einlagen sind indiziert zur Entlastung (z.B. Fersensporn), Stützung (z.B. Spreizfuß) und Korrektur (z.B. Sichelfuß) des Fußes. Der Abdruck für die lose oder fest in den Schuh eingesetzte Einlage kann mit Gips oder als Trittspur in speziellem Material angefertigt werden. Beim Fersensporn wird eine Locheinlage mit abgepolsterter Vertiefung unter dem Fersensporn angefertigt. Beim Spreizfuß werden durch die Einlage die Mittelfußköpfchen entlastet und das Quergewölbe aufgebaut. Beim Sichelfuß werden zur Korrektur der Verkürzung des Fußinnenrandes sogenannte Dreibackeneinlagen angefertigt.
- Schuhzurichtungen: Sohlenrollen entlasten beim Abrollen eine bestimmte Fußregion und verbessern den Abrollvorgang. So kommt es beispielsweise durch die Mittelfußrolle zur Entlastung des Mittel- und Rückfußes und durch die Ballenrolle zur Entlastung des Vorfußes.
Zur Stoßdämpfung kann ein aufgebrachter Pufferabsatz beitragen und Verbreiterungen des Absatzes können die Auftrittsfläche vergrößern. Geringere Beinlängendifferenzen werden durch Absatz- und Sohlenerhöhungen ausgeglichen.
Bei mehr als 5 cm Beinlängendifferenz werden orthopädische Schuhe oder Orthoprothesen nötig.
- Orthopädische Schuhe: Bei zahlreichen Fußdeformierungen und speziellen Fragestellungen sind orthopädische Schuhe indiziert.
  ➤ Orthopädische Schuhe können erkrankte Gelenke am Fuß entlasten, Defekte am Fuß ausgleichen, die Fußabrollung verbessern und Beinlängendifferenzen ausgleichen. Beispielsweise wird zur Ruhigstellung des Sprunggelenkes ein Arthrodesenstiefel angefertigt oder bei Kindern wird zur Korrektur von Deformitäten ein geeigneter orthopädischer Schuh angefertigt. Auch beim Klumpfuß des Erwachsenen oder bei rheumatisch und amputationsbedingten Füßen werden orthopädische Schuhe verordnet.

Ein gesunder Kinderfuß sollte viel barfuß unterwegs sein und im übrigen mit einem guten Kinderschuh ausgerüstet sein, an den folgende Anforderungen zu stellen sind:
➤ Er muß physiologische Fußstellungen und -bewegungen zulassen, so z.B. eine leichte Torsion zwischen Absatz und Sohle, und er muß genügend Platz für ein freies Zehenspiel bieten.

Prothesen (☞ Abb. 7.8 und 7.9)

Nach Amputationen wird die Sofortversorgung angestrebt. Man unterscheidet den *statischen* vom *dynamischen* Gliedmaßenersatz.

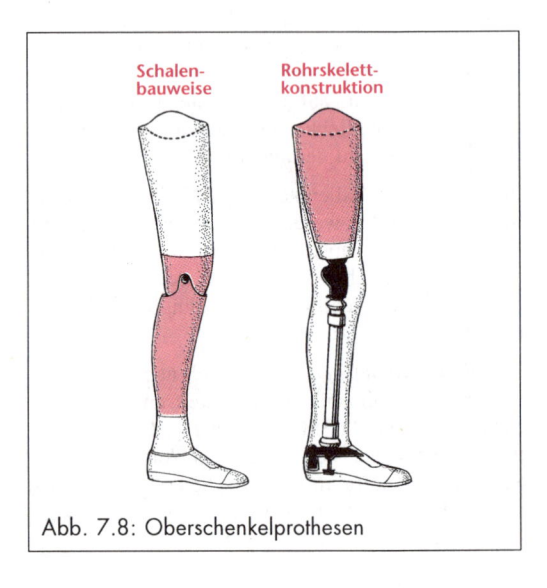

Abb. 7.8: Oberschenkelprothesen

So können beispielsweise im Bereich der oberen Extremität je nach Indikation Schmuckprothesen (nur optische Gründe, keine Funktion), passive Greifarme (stabile Prothese mit bestimmten Handformen und guter Kraftübertragung), aktive Greifarme (körpereigene Bewegungen steuern die Prothese) oder Fremdkraftprothesen (myoelektrische oder pneumatische Steuerung) Anwendung finden. Myoelektrische Prothesen setzen Muskelaktionsströme in Funktionen des Kunstgliedes um, so daß eine stufenlose Greifbewegung möglich ist.

Abb. 7.9: Unterarmprothesen

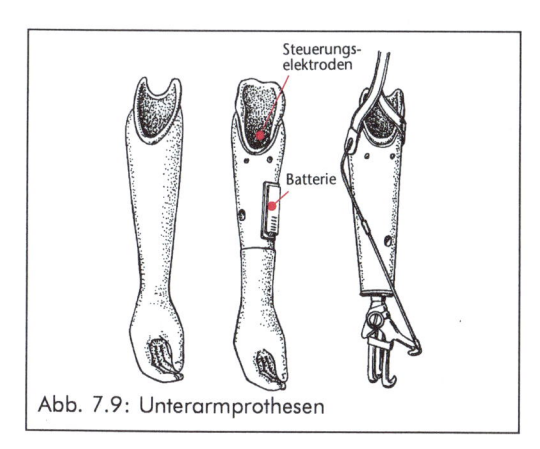

7.1.3 Manuelle Therapie und physikalische Medizin

Die manuelle Therapie umfaßt alle diagnostischen und therapeutischen Techniken an der Wirbelsäule und an den Extremitätengelenken, die der Auffindung und Behebung von reversiblen Funktionsstörungen mit Bewegungseinschränkung, d.h. Blockierungen am Haltungs- und Bewegungsapparat dient. Die Blockierung ist somit die einzige Indikation zur manuellen Therapie. Bei der manuellen Untersuchung wird die Oberflächenorientierung, die schichtweise Palpation und die Prüfung der Gelenkbeweglichkeit in den einzelnen Bewegungssegmenten durchgeführt. Die manuelle Therapie bedient sich Weichteiltechniken, passiver und aktiver Mobilisationstechniken und Manipulationstechniken. Dabei ist zu beachten, daß bei einer Blockierung die Behandlung immer in die schmerzfreie Bewegungsrichtung erfolgen soll. Entzündliche oder destruierende Prozesse, eine ausgeprägte Osteoporose, traumatisch verletzte Strukturen, schwere degenerative Veränderungen und Störungen der A. vertebralis sind Kontraindikationen für die Anwendung der Manipulationstechnik. Vor zu häufiger Anwendung in sehr kurzen zeitlichen Abständen wird wegen der Gefahr der Ausbildung einer Hypermobilität ebenfalls gewarnt.

▶ Manualtherapeutische Manipulationen an der Wirbelsäule setzen eine vorherige Röntgendiagnostik voraus, weil sie im Falle von destruktiven Veränderungen Frakturen provozieren können.

Physikalische Therapie

Die physikalische Therapie setzt sich aus den Bereichen Hydrotherapie und Balneotherapie, Thermo- und Kryotherapie, Krankengymnastik und Bewegungstherapie, Ergotherapie, Massage, Elektrotherapie und Lichttherapie zusammen.

Hydrotherapie und Balneotherapie

Zu den *hydrotherapeutischen Maßnahmen* gehören Güsse, Packungen und Wickel (Wärmeentzug, Wärmestau, Schweißtreibung), Abreibungen, Unterwassermassagen (bei Lumboischialgien und degenerativen Gelenkerkrankungen) und Unterwassergymnastik (wegen des Auftriebseffektes des Wasser gut für Übungen ohne Eigengewicht bei Lähmungsbehandlungen und chronisch schmerzhaften Gelenkerkrankungen).

Bei der *Balneotherapie* kommen Bäder ohne und mit planzlichen, mineralischen oder gasförmigen Zusätzen als Teil- und Vollbäder zum Einsatz. Ihre Wirkung erklärt sich aus dem hydrostatischen Druck, der Temperatur, dem Auftrieb und den jeweiligen Zusätzen des Wassers. Bei chronisch konsumierenden oder fieberhaften Erkrankungen, bei Hypertonie und schwerer Herz-Kreislaufinsuffizienz sind Bäder kontraindiziert.

Thermo- und Kryotherapie

▶ Die *Wärmetherapie* wird bei chronisch degenerativen Erkrankungen und bei Myogelosen in Form von Packungen (Fango, Moor), Wickel und Infrarotstrahler angewandt. Kontraindiziert ist sie bei allen akuten entzündlichen Erkrankungen und bei Lymphödemen. Die Wirkungsweise der Wärmetherapie besteht hauptsächlich in einer Beeinflussung des Gewebestoffwechsels. Die *Kryotherapie* in Form von Kältepackungen, Eismassagen oder Eisteilbädern und Kühlsprays bewirkt eine lokale Temperatursenkung und ist als Begleitbehandlung zur Bewegungstherapie indiziert bei akuten rheumatischen Beschwerden, Periarthritis, Tendinosen und Tendopathien. Durchblutungsstörungen sind eine Kontraindikation für Kryotherapie. Die Wirkungsweise ist durch die Vasokonstriktion und reaktive Hyperämie (wirkt der Ödembildung entgegen), die Analgesie und die Veränderung des Muskeltonus begründet.

Krankengymnastik

- Atem- und Kreislaufgymnastik werden vor allem perioperativ eingesetzt.
- Bei Haltungsanomalien und Kontrakturen werden muskelkräftigende Übungen für die Rumpfmuskulatur, Haltungsschulung (z.B. Rückenschule), Dehnungs- und Entspannungstechniken (z.B. Kabat) durchgeführt.

- Bei chronischen Gelenkerkrankungen wie bei der chronischen Polyarthritis sind aktive Übungen ohne Kraftaufwand zur Verbesserung der Beweglichkeit unumgänglich.
- Bei peripheren und zerebralen Bewegungsstörungen werden insbesondere drei Methoden angewandt:
  - PNF (propiozeptive neuromuskuläre Fazilitation): bestimmte auf primitive Muster zurückzuführende Bewegungskomponenten werden angebahnt
  - Methode nach Bobath: eine durch Reflexhemmung erzielte Tonusregulierung geht mit der Bahnung von koordinierten Bewegungsmustern einher
  - Methode nach Vojta: vom Frühstadium an wird durch Druck auf charakteristische Zonen wiederholt ein Koordinationskomplex ausgelöst, damit sich keine pathologischen Muster fixieren können

▶ Für jedes Erkrankungsbild gibt es ein bestimmtes Trainingsziel, das je nach Zeitpunkt der Erkrankung mit verschiedenen Methoden angesteuert wird.

▶ So wird beispielsweise beim M. Bechterew Atemgymnastik eingesetzt, bei der Periarthritis humeroscapularis schultermobilisierende Maßnahmen, bei der Skoliose die Auftrainierung der Rumpfmuskulatur, beim Klumpfuß das Training der Pronatoren und bei Amputationen im Bereich der unteren Extremtiät die Gangschulung. Zur unmittelbaren postoperativen Nachbehandlung bei Knieoperationen werden isometrische Spannungsübungen der Streckmuskulatur eingesetzt, ebenso wird Muskelschwund nach Immobilisation am besten mit isometrischer Übungstherapie angegangen. Bei Koordinationsstörungen werden zusammengesetzte Bewegungsabläufe eintrainiert, bei kontrakten Gelenken aktive und passive Dehnungen durchgeführt und bei Lähmungen verbliebene Muskeln auftrainiert.

Ergotherapie

Hauptaufgabe ist die funktionelle Leistungserbringung der Patienten zu trainieren und die Selbständigkeit im Alltag und die berufliche Wiedereingliederung zu erreichen. Ebenso vermitteln die Ergotherapeuten zahlreiche Kompensationsmechanismen und wirken mit bei der Versorgung mit Hilfsmitteln (vom einfachsten Schuhlöffel mit langem Griff bis zur Wahl des geeigneten Rollstuhls).

Massage

Bei der Massage wird durch eine bestimmte Aufeinanderfolge von Griffen das Gewebe mechanisch gereizt und eine neurale Wirkung ausgelöst. Zusätzlich wird eine Hyperämisierung von Haut, Muskel und Bindegewebe sowie ein gesteigerter Lymphabtransport erreicht.

▶ Die Massage wird beispielsweise eingesetzt zur Beeinflussung einer schmerzhaften Tonusvermehrung der Rückenmuskulatur.

- Bei der *klassischen Massage* werden die Streichung, Knetung, Reibung, Klopfung und Erschütterung als Griffe angewandt.
- Bei der *Bindegewebsmassage* werden durch Strichtechniken in bestimmten Bindegewebszonen nervös-reflektorische Reaktionen ausgelöst.
- Die *Lymphdrainage* wird zur Entfernung von eiweißreichen Ödemen (z.B. am Arm nach Ablatio mammae) angewandt.
- Die *Fußreflexzonenmassage* wirkt über eine lokale Durchblutungsverbesserung an der jedem Organ zugeordnete Zone des Fußes bei funktionellen Organstörungen.
- Die *Akupunkt-Massage* geht von einem den Körperfunktionen übergeordneten Energiekreislauf aus, den es durch bestimmte Griffe zu beeinflussen gilt.

Elektrotherapie

Bei der Elektrotherapie unterscheidet man den Niederfrequenzbereich, den Mittelfrequenzbereich und den Hochfrequenzbereich.

Zum *Niederfrequenzbereich* (0–100 Hz) gehört die Gleichstromtherapie, bei der es über Ionenwanderung zur Hyperämie, Analgesie und Tonusregulierung kommt (z.B. Stangerbad, Galvanisation, Iontophorese). Ebenso gehört dazu die Reizstromtherapie, bei der über Ultrareizstrom, diadynamische Ströme oder Schwellstrom analgetische, durchblutungsfördernde, muskelkräftigende und entstauende Wirkungen bei Neuralgien, Radikulopathien, chronisch degenerativen Veränderungen der Wirbelsäule und Gelenke erzielt werden. Bei chronischen Schmerzprozessen wird häufig die niederfrequente Strombehandlung mit TENS (transkutane elektrische Nervenstimulation) angewandt.

Zum *Mittelfrequenzbereich* gehört der Interferenzstrom (Nemec), der bei Muskelinaktivitätsatrophie, Arthropathien und Neuralgien eingesetzt wird und zum Wiederaufbau der Muskulatur sowie zur Analgesie und Durchblutungssteigerung führt.

Zum *Hochfrequenzbereich*, bei der es zur Erwärmung des Gewebes kommt, gehören die Kurzwellentherapie, die Mikrowellentherapie und die Dezimeterwellentherapie. Die Wärmewirkung auf das Gewebe mit folgender Muskelrelaxierung, Hyperämie und Analgesie wird ausgenützt bei degenerativen Erkrankungen und bei Myalgien. Die Ultraschalltherapie führt zu einer inneren Gewebsmassage, zur Erwärmung und zur Analgesie und wird häufig bei Tendinosen und Verklebungen im Gelenksbereich angewandt. Zusätzlich kann sie zur Einbringung eines in der Koppelsubstanz gelösten Medikaments in das Gewebe eingesetzt werden.

7.1.4 Medikamentöse Therapie

Die medikamentöse Therapie wird in der Orthopädie überwiegend symptomatisch und möglichst sparsam eingesetzt. Hauptsächlich angewandte Präparate sind:

- Analgetika (akute Schmerzzustände)
- Myotonolytika (Muskelverspannungen)
- Antiphlogistika (abakterielle Entzündung)
- Antibiotika (bakterielle Entzündungen)
- Chondroprotektiva (Knorpeldegeneration).

Im Rahmen der Neuraltherapie werden gezielt Lokalanästhetika injiziert, um zum einen differentialdiagnostische Informationen bei unklaren Schmerzzuständen zu erhalten und zum anderen, um gezielt am Schmerzpunkt angreifen zu können ohne systemische Begleitwirkungen zu haben. Häufig eingesetzt werden in der Orthopädie intraartikuläre Injektionen bei aktivierten Arthrosen, wobei stets durch strenge Einhaltung der Asepsis eine Gelenkinfektion verhindert werden muß.

Speziellere seltene Methoden sind die Synoviorthese, bei der ein radioaktives oder chemisches Medikament intraartikulär injiziert wird, um bei entzündlich rheumatischen Erkrankungen die Gelenksynovia zu zerstören, und die Spül-Saugdrainage zur lokalen Verabreichung von Antibiotika (z.B. bei Osteomyelitis).

7.2 Operative Therapie

Operationen am Knochen

➤ Bei der *Osteotomie* wird der Knochen je nach Indikationsstellung in einer bestimmten Form durchtrennt. Durchgeführt werden:

- Umstellungsosteotomien (z.B. bei Genua vara – valgisierende Tibiakopfosteotomie) (☞ Abb. 7.10)
- Verlängerungsosteotomien (z.B. am Unterschenkel bei einseitiger Beinlängendifferenz von mehr als 5 cm – Methode nach Ilisarov)
- Drehosteotomien (z.B. bei Drehfehlstellungen).

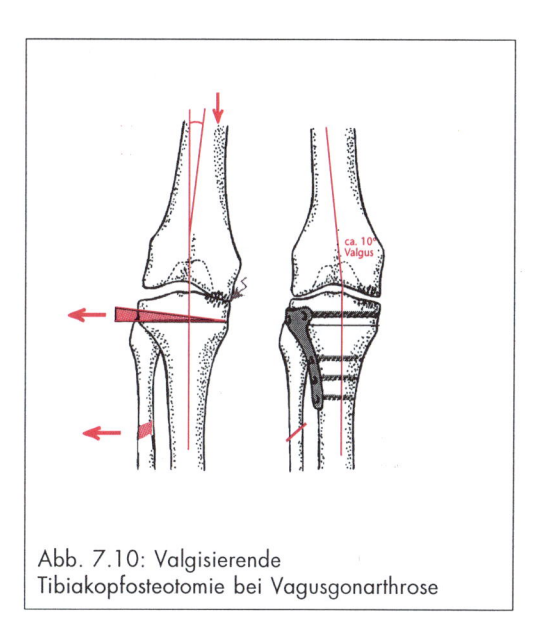

Abb. 7.10: Valgisierende Tibiakopfosteotomie bei Vagusgonarthrose

Unter *Osteosynthese* (☞ Abb. 7.11) versteht man die operative Fixierung von Knochenenden nach Frakturen oder Osteotomien mittels Platten (z.B. Winkelplatten), Schrauben (z.B. Kortikalis- oder Spongiosaschrauben), Nägeln (z.B. Marknagel) oder Drähten (z.B. Kirschnerdrahtspickung oder Drahtumschlingung bei Patellafrakturen).

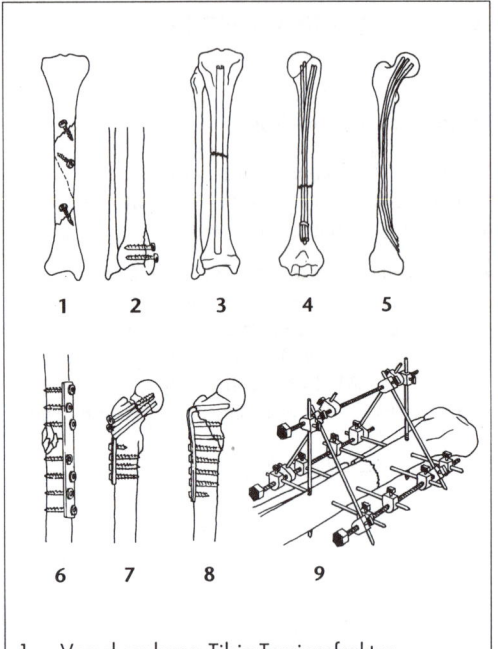

- Arthrodesen (Versteifung eines Gelenkes in günstiger Funktionsstellung) oder
- Arthroplastiken (Wiederaufbau eines zerstörten Gelenkes z.B. durch Gelenkersatz: Hüftgelenksendoprothese = Alloarthroplastik aus den verschiedensten Materialien).

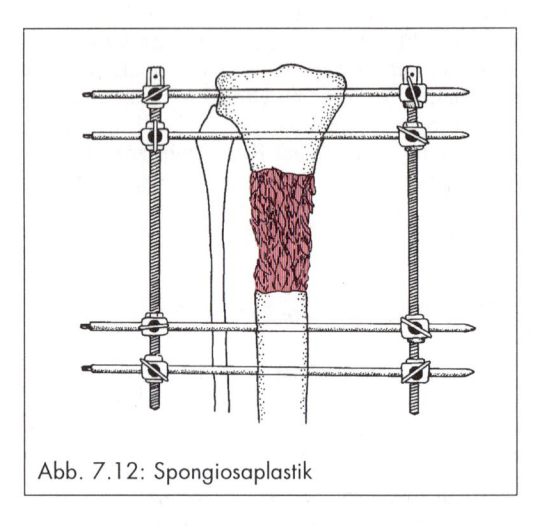

Abb. 7.12: Spongiosaplastik

1 = Verschraubung Tibia-Torsionsfraktur
2 = Verschraubung Innenknöchel
3 = Marknagelung nach Künscher
4 = Bündelnagelung nach Hackethal
5 = Ender-Feder-Nagelung
6 = Kompressionsplatte
7 = Pertrochantäre Winkelplatte mit Spongiosaschrauben
8 = Winkelplatte
9 = Fixateur externe

Abb. 7.11: Osteosynthese

Die *Spongiosaplastik* (☞ Abb. 7.12) wird durchgeführt zur Defektauffüllung oder zur Anregung von Knochenneubildung, zur Versteifung von Gelenken oder Wirbelsäulenabschnitten durch Anlagerung von autologer Spongiosa (meist aus dem Beckenkamm).

Operationen am Gelenk

Operative Eröffnungen eines Gelenkes sind im Zeitalter der arthroskopischen Chirurgie seltener geworden. Durchgeführt werden

Am häufigsten sind Alloarthroplastiken bei den schweren Formen der Coxarthrose und der Gonarthrose indiziert (☞ Abb. 7.13).

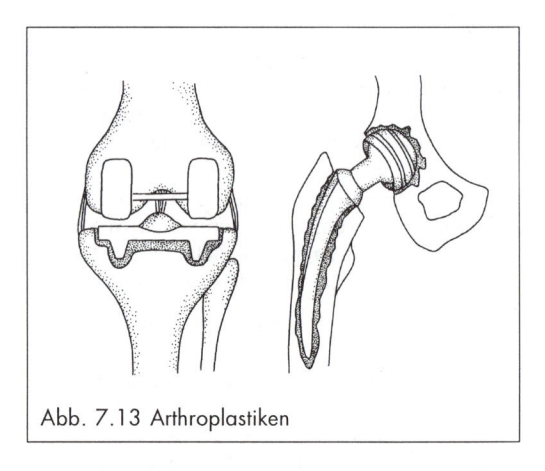

Abb. 7.13 Arthroplastiken

Die Synovektomie ist die Entfernung der Gelenkinnenhaut und wird bei entzündlich rheumatischen Erkrankungen durchgeführt.

Operationen an Sehnen, Bändern, Muskeln und Nerven

Bei gerissenen Sehnen und Bändern wird teilweise eine operative Adaptation der Enden durchgeführt. *Tenoplastiken* werden zu Defektüberbrückungen nach Rupturen und zur Wiederherstellung der Funktionstüchtigkeit ebenso wie Sehnentranspositionen angewandt. Bei spastischen Lähmungen werden Sehnen und Muskeln zur Detonisierung durchtrennt. Beim muskulären Schiefhals kann eine *Myotomie* durchgeführt werden. *Neurolysen* sind bei Verwachsungen zur Befreiung des Nerven indiziert und auch die Möglichkeit von *Neuroplastiken* ist gegeben.

Postoperative Komplikationen

Neben den generellen Operationsrisiken und den allgemeinen postoperativen Komplikationen wie akutes Nierenversagen, respiratorische Insuffizienz, Sepsis und Gerinnungsstörungen droht bei jeder orthopädischen Operation ein Infektionsrisiko mit der Gefahr der chronischen Osteomyelitis (☞ Kap. 2.5). Bei jeder Umstellungsosteotomie besteht die Gefahr der Über- oder Unterkorrektur mit den entsprechenden Folgen. Bei einer Osteosynthese kann das Material oder der Knochen brechen, bei Endoprothesen eine Lockerung oder Luxation eintreten. Auch das Auftreten von Allergien ist nicht unbekannt bei der Verwendung von Fremdmaterialien. Mitentscheidend für den Operationserfolg ist die Nachbehandlung: keine zu frühe Belastung, spezifische Übungstherapie, postoperative Gips- oder Schienenbehandlung. Nicht zu vernachlässigen sind auch die Komplikationen durch das Anlegen einer Blutleere oder die Lagerung (Nervenlähmung).

7.3 Prävention und Rehabilitation

7.3.1 Vorsorge- und Eignungsuntersuchung

Orthopädische Vorsorgeuntersuchungen finden bereits im Neugeborenenalter und beim Kleinkind statt. Die wichtigste Fragestellung stellt dabei die Hüftgelenksanomalie dar, die durch sonographische Untersuchungen bereits in den ersten Lebenstagen erkannt und nötigenfalls mit Spreizhosen- (☞ Abb. 7.14) oder Gipsbehandlung therapiert werden kann.

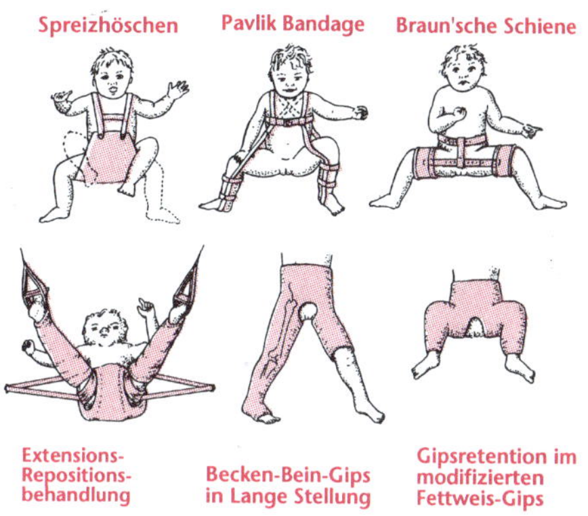

Abb. 7.14:
Therapieformen der Hüftdysplasie/Hüftluxation

Ein weiteres Augenmerk soll auf die Fußform des Neugeborenen gerichtet werden. Fußfehlformen können durch krankengymnastische Beübung oder redressierende Gipsbehandlungen (z.B. Klumpfußgipse ☞ Kap 7.1.1) von Anfang an gebessert werden. Besondere Beachtung bei Klein- und Schulkindern finden auch Fehlbildungen des Skelettsystems wie Skoliosen und Haltungsschwächen, die einer gezielten Krankengymnastik zugeführt werden müssen.

Die Prävention von Rückenschmerzen kann mit der Vorstellung in einer Rückenschule ansetzen. Hier wird bei Erwachsenen auf die Beachtung einer guten Rückendisziplin mit rückenschonendem Bück- und Trageverhalten hingewiesen. Bei der Berufswahl können orthopädische Gesichtspunkte eine Rolle spielen. Ein junger Mann mit M. Scheuermann sollte nach Möglichkeit einen rückenbelastenden Beruf vermeiden. In derselben Weise sind für die sportliche Betätigung entsprechende Empfehlungen zu geben und die für die jeweilige Konstitution günstigen bzw. ungünstigen Sportarten aufzuzeigen.

7.3.2 Rehabilitationsmaßnahmen

Bei Funktionsstörungen, die zur Körperbehinderung führen, setzt die *Rehabilitation* ein, was die schnellst- und bestmögliche Wiedereingliederung des Patienten in Familie, Beruf und Umwelt bedeutet. Diese setzt sich zusammen aus medizinischer, schulischer, beruflicher und sozialer Rehabilitation. Die Beseitigung der Unfallfolgen und Wiedereingliederung in den Arbeitsprozeß, nach Möglichkeit am alten Arbeitsplatz oder falls dies nicht durchführbar ist, die dauerhafte Wiedereingliederung in einen anderen Beruf durch entsprechende Umschulungsmaßnahmen sind wichtig.

➤ Die Behandlung eines Patienten mit traumatischer Plexuslähmung beispielsweise umfaßt daher sowohl die orthopädisch-technische Versorgung mit Schienen, um Kontrakturen zu verhindern, und die neurochirurgische Plexusrevision und Arthrodese mit Sehnenverpflanzungen, als auch die Umschulung und Förderung in einem Rehabilitationszentrum.

8 Begutachtungsprobleme

Eine Begutachtung kann im Rahmen eines Formulargutachtens, freien Gutachtens oder Kommissionsgutachtens erfolgen.

- Bei einem *Formulargutachten* werden mittels der in den Akten niedergelegten Befunde und einer eingehenden klinischen und radiologischen Untersuchung die im Formular aufgeführten Fragen beantwortet.
- Beim *freien Gutachten* wird der Gutachter von einem Versicherungsträger, dem Rechtsanwalt des Verletzten oder vom Gericht beauftragt, in freier Form zur speziellen Problematik Stellung zu nehmen. In einem freien Gutachten sollen folgende Fakten enthalten sein: Auftraggeber und -empfänger, der zu begutachtende Patient, die eingesehenen Akten, Röntgenbilder und Untersuchungen, eine Anamnese, der Befund, die Beurteilung und die Stellungnahme des Gutachters.
- Beim *Kommissionsgutachten* werden von einer privaten Unfallversicherung drei erfahrene Gutachter eingesetzt, von denen der Patient gemeinsam sorgfältig untersucht und begutachtet wird.

Bei den Gutachten muß zur Minderung der Erwerbsfähigkeit (MdE) Stellung genommem werden und ein Grad der Rentenanwartschaft vorgeschlagen werden. Die orthopädische Begutachtung soll möglichst objektiv sein und soll vorgetäuschte Beschwerden und Rentenbegehren von tatsächlich vorliegenden Folgezuständen einer Erkrankung unterscheiden. Für die Festlegung der Minderung der Erwerbsfähigkeit MdE und des Grades der Behinderung gibt es festgelegte Richtlinien nach denen Gliedmaßenverluste, Gelenkversteifungen usw. be-

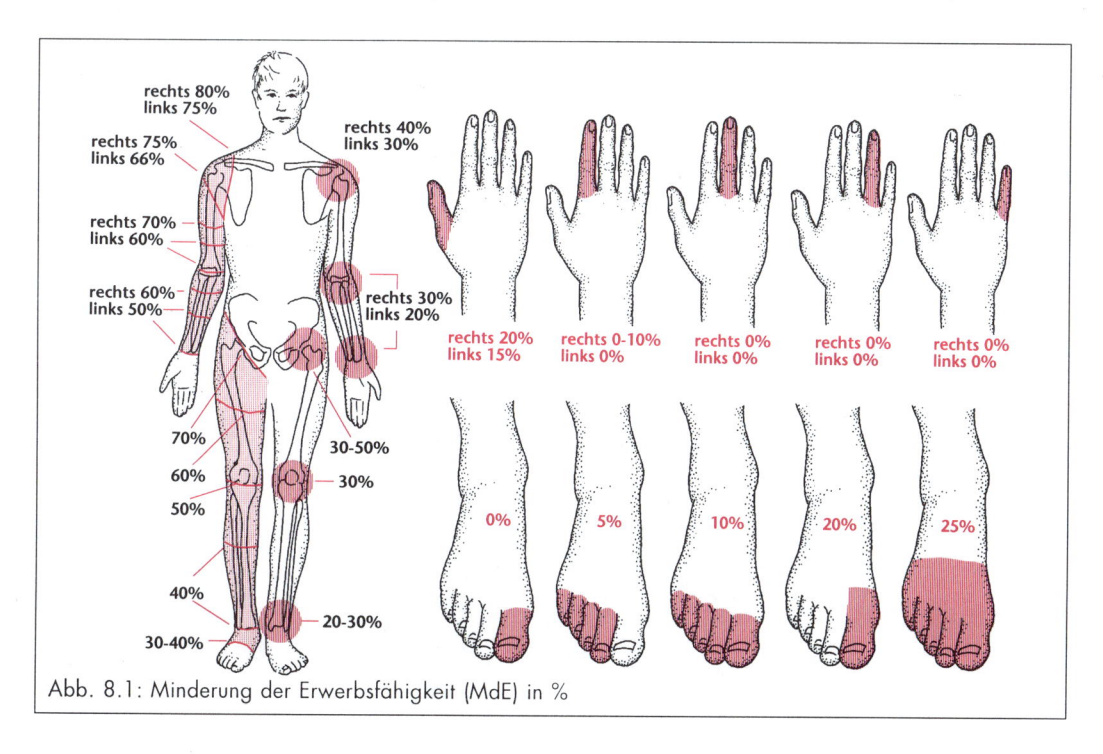

Abb. 8.1: Minderung der Erwerbsfähigkeit (MdE) in %

urteilt werden. Dabei werden die Ausfälle als Prozentsatz einer Normalfunktion angegeben und an der oberen Extremität nach linker und rechter Seite unterschieden (☞ Abb. 8.1).

➤ So wird beispielsweise der Verlust eines Beines im Hüftgelenk mit 70 % MdE bewertet. Die MdE ist auch für die Einstufung einer Person als Schwerbehinderter von Bedeutung: eine MdE von mehr als 50 % fällt unter das Schwerbehindertengesetz. Bei der gesetzlichen Unfallversicherung richtet sich die Einschätzung der Erwerbsminderung nach der Minderung auf dem allgemeinen Arbeitsmarkt, dagegen ist bei der privaten Unfallversicherung der jeweilige Beruf des Verletzten maßgebend. Die Höhe der Rente wird von einem Rentenausschuß der zuständigen Unfallversicherung unter Berücksichtigung eines ärztlichen Rentengutachtens ermittelt. Wenn die MdE mindestens 20 % beträgt, wird eine Rente gezahlt, die als Übergangs- oder Dauerrente gewährt werden kann.

Die gesetzliche Unfallversicherung leitet Berufsförderungsmaßnahmen ein, wenn der Verletzte seine vor dem Arbeitsunfall ausgeübte berufliche Tätigkeit nicht mehr aufnehmen kann.

Bei der privaten Unfallversicherung wird das Ausmaß des Dauerschadens nicht nach der Minderung der Erwerbsfähigkeit auf dem allgemeinen Arbeitsmarkt, sondern nach der Minderung der Gebrauchsfähigkeit des betroffenen Körperabschnittes mit der Gliedertaxe eingeschätzt. So ergeben sich je nach Beruf und Art der Versicherung unterschiedliche Versicherungssummen.

Berufsunfähigkeit ist gegeben, wenn die körperlichen oder geistigen Kräfte um mehr als 50 % im Vergleich zu einem gleichwertigen Gesunden gemindert sind und der Patient trotz der verminderten Arbeitskraft noch so weit erwerbsfähig ist, daß er zu seiner Teilrente noch eigene Einkünfte hinzuverdienen kann, jedoch weniger als die Hälfte der Vergleichspopulation.

Erwerbsunfähigkeit liegt vor, wenn der Patient nicht mehr in der Lage ist regelmäßig durch Arbeit Einkünfte von wirtschaftlichem Wert zu erzielen. Hier wird also nicht die berufsspezifische Verminderung der Arbeitsfähigkeit zugrundegelegt, sondern der allgemeine Arbeitsmarkt. Für die Gewährung von Renten wegen Berufs- und Erwerbsunfähigkeit ist die Rentenversicherung zuständig.

Orthopädische Gutachten werden auch für die Anerkennung von Berufskrankheiten, bei privaten Versicherungen zur Zahlung von Krankentagegeld oder bei Haftpflichtversicherungen zur Beurteilung von Verdienstausfall und Schmerzensgeld angefordert.

9 Wirbelsäule

9.1 Angeborene und erworbene Störungen

9.1.1 Haltung

Haltungstypen

Die aufrechte Haltung des Menschen erfordert einen Gleichgewichtszustand zwischen der Schwerkraft und den Haltemuskeln. Bei jeder Schwerpunktverlagerung erfolgt die muskuläre Gegenregulation zur Aufrichtung der Wirbelsäule.

Die unterschiedlichen Zustände der Muskulatur ergeben die unterschiedlichen Haltungstypen (☞ Abb. 9.1).

Eine *Haltungsschwäche* liegt vor, wenn von der Normalposition der Wirbelsäule abweichende Haltungsfehler zwar aktiv korrigiert, aber nur wenige Sekunden in dieser Normalstellung gehalten werden können.
Schmerz- und Schonhaltungen sind davon abzugrenzen.

Prognose und Therapie

Nur durch frühzeitiges aktives Beüben von Haltungsfehlern können langfristige fixierte Haltungsschäden vermieden werden. Dazu dient die konsequente Haltungsschulung mit krankengymnastischen Übungen (vor dem Spiegel) und Muskeltraining.

9.1.2 Kyphosen

Man unterscheidet die arkuäre Kyphose (langbogig), z.B. M. Scheuermann, M. Bechterew, Osteoporose, von der angulären Kyphose (kurzbogig, knickförmig, Gibbus), z.B. Tumoren, Fehlbildungen.

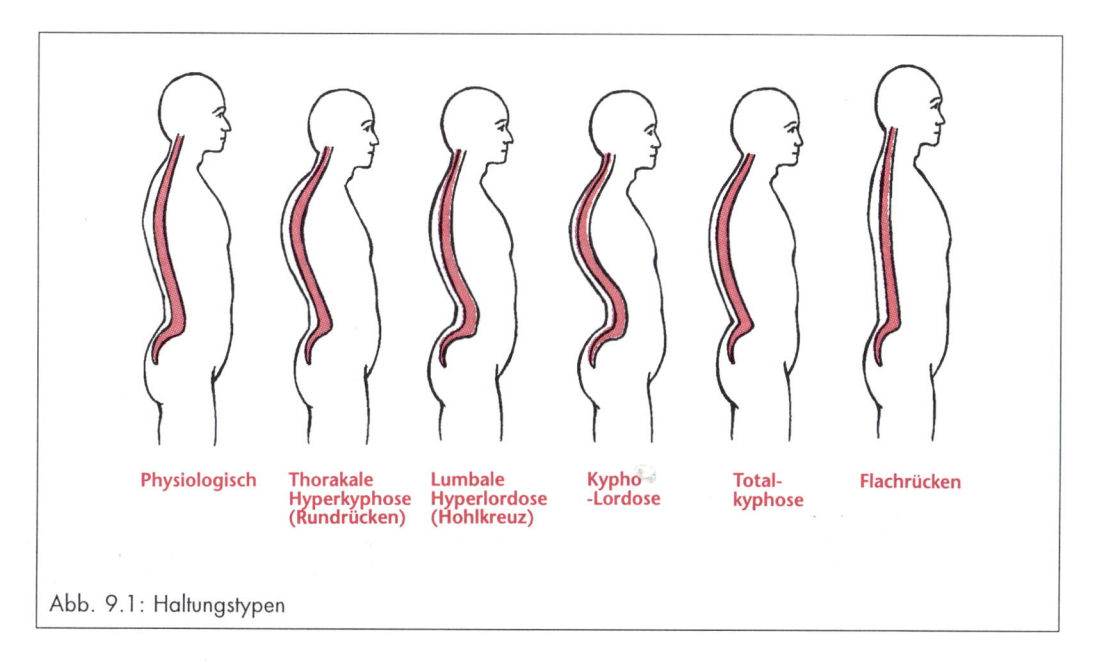

Abb. 9.1: Haltungstypen
(Physiologisch – Thorakale Hyperkyphose (Rundrücken) – Lumbale Hyperlordose (Hohlkreuz) – Kypho-Lordose – Totalkyphose – Flachrücken)

- *Sitzkyphose des Säuglings* (☞ 2.1.2 Rachitis)
- *Kyphose bei Osteoporose* (☞ 2.1.3 Osteoporose)
- *Spondylarthritis ankylosans.*

Ätiologie und Pathogenese
▶ Der M. Bechterew ist eine entzündlich rheumatische Erkrankung (HLA B27 assoziiert), die fast nur Männer betrifft. Sie betrifft die Wirbelbogengelenke und die Iliosakralfugen. Durch Verknöcherung des Gelenkknorpels und des Bandapparates entsteht die typische Bambusstabform der Wirbelsäule.

Symptome
▶ Die schubweise verlaufende Erkrankung beginnt mit nächtlichen Kreuzschmerzen und Beschwerden im Bereich der Kniegelenke und der Fersen. Zunehmend versteift die Wirbelsäule in Kyphosenstellung und die Iliosakralgelenke ankylosieren. Im Spätstadium kann die Atmung durch die Thoraxversteifung und Einsteifung der Kostotransversalgelenke beeinträchtigt sein. Begleitend sind oft rezidivierende Iritiden.

Röntgenologischer Befund
▶ Paravertebrale Verkalkungen, Bambusstabwirbelsäule, Ankylose der Iliosakralfugen.

Labor
HLA B27 meist positiv, negative Rheumaserologie, BKS teilweise erhöht.

Therapie
Ziel ist es, durch ständige krankengymnastische Übungen die Wirbelsäulenbeweglichkeit möglichst lange zu erhalten und eine Versteifung in möglichst günstiger Stellung zu erreichen. Symptomatische Schmerztherapie und physikalische Maßnahmen sind Begleittherapie. Bei stark ausgeprägtem Totalrundrücken kann eine Aufrichtungsosteotomie durchgeführt werden.

M. Scheuermann

Ätiologie und Pathogenese
▶ Die Adoleszentenkyphose ist die häufigste Wirbelsäulenaffektion bei Jugendlichen und betrifft häufiger Jungen. Ätiologisch sind eine schlaffe Haltung, kollagene Stoffwechselstörungen und eine vermehrte mechanische Beanspruchung der Wirbelsäule. Durch lokale Wachstumsstörungen an den Grund- und Deckplatten entstehen Keilwirbel und die typischen Schmorlschen Knötchen (Bandscheibeneinbruch in den Wirbelkörper). Bei Befall der Brustwirbelsäule kommt es durch die vermehrte arkuäre Kyphose zum Rundrücken, bei Befall der LWS zur Abflachung der Lendenlordose.

Symptome
▶ Beim Jugendlichen steht die schlechte Haltung im Vordergrund. Schmerzen treten meist erst nach Wachstumsabschluß durch die abnehmende Wirbelsäulenbeweglichkeit und die Myogelosen auf. Häufig sind daher die der Kyphose benachbarten Wirbelsäulenabschnitte von den Überlastungsbeschwerden betroffen. Der morphologische und röntgenologische Befund stehen oft im Mißverhältnis zum subjektiven Beschwerdebild. Dieses ist oft nur gering ausgeprägt trotz auffälliger objektiver Befunde.

Röntgenologischer Befund
▶ Kyphose, unregelmäßige Deck- und Grundplatten, Keilwirbel und tonnenförmige Wirbelkörperveränderungen, Schmorlsche Knötchen (Bandscheibeneinbruch in den Wirbelkörper), Verschmälerung der Zwischenwirbelräume.

Therapie
▶ Im Vordergrund steht die aktive Korrektur der Haltung durch intensive Muskelkräftigung, Krankengymnastik und Sport. Bei schweren Kyphosen werden Korsettversorgungen und operative Aufrichtungen durchgeführt.

9.1.3 Skoliose

Ätiologie und Pathogenese
Skoliosen sind fixierte Wirbelsäulenseitverbiegungen, die durch Torsion der Wirbel und Rotation der Wirbelsäule zur Veränderung des Rumpfreliefs führen. Davon zu differenzieren ist die skoliotische Fehlhaltung, eine aktiv korrigierbare Seitverbiegung. Kennzeichnend für die funktionelle Skoliose ist die Ausgleichbarkeit zur Gegenseite. Die Erkrankung betrifft häufiger Mädchen und hat mannigfache Ätiologie und Ausprägung.

▶ **Ätiologie**
- Idiopathisch: am häufigsten und prognostisch am ungünstigsten, Einteilung nach Erkrankungsbeginn: infantil (bis 4. LJ), juvenil (bis 10. LJ), adoleszent (ab 10. LJ)
- metabolisch: bei Osteoporose, Rachitis

- neuromuskulär: Zerebralparese, Poliomyelitis, Muskeldystrophie
- kongenital: Myelomeningozele, Block- und Schmetterlingswirbel
- Bindegewebserkrankung: Marfan-Syndrom
- Systemerkrankung: Achondroplasie
- posttraumatisch: Wirbelkörperfraktur
- neoplastisch: Tumoren, Metastasen
- strukturell: Beinlängendifferenz, Kontrakturen.

▶ Form

Thorakal, thorakolumbal, lumbal, thorakal mit lumbaler Gegenschwingung. Die häufigste Form der idiopathischen Skoliose in der Adoleszenz ist die rechtskonvexe Thorakalskoliose mit Asymmetrie der Taillendreiecke und des Schulterstandes.
Kennzeichnend für die Säuglingsskoliose ist die C-förmige Krümmung von Brust- und Lendenwirbelsäule.

▶ Symptome (☞ Abb. 9.2)

Unterschiedlicher Schulterstand, unterschiedliche Taillendreiecke, Rippenbuckel (der hintere Rippenbuckel liegt immer auf der Konvexseite der Skoliose), Lendenwulst, Beckenschiefstand, seitlich verbogener Verlauf der Dornfortsätze. Wirbeltorsionen bewirken eine Drehung der Dornfortsätze der Wirbelkörper zur Konvexseite der Krümmung und täuschen so eine geringere Krümmung vor als sie tatsächlich ist. Die Veränderungen treten während Wachstumsschüben verstärkt auf und sind meist schmerzfrei.

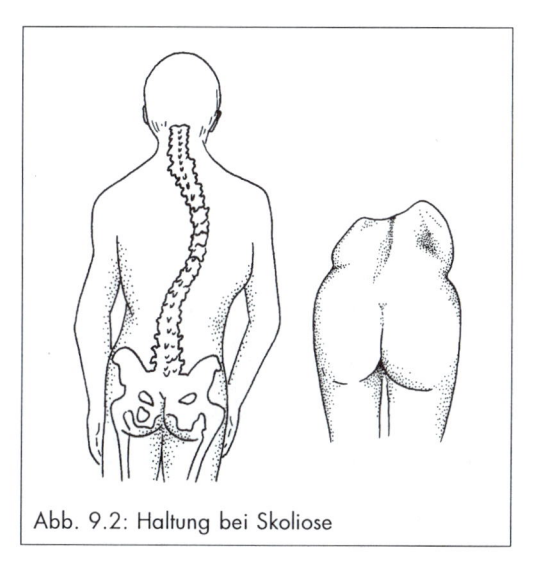

Abb. 9.2: Haltung bei Skoliose

Röntgenologischer Befund

▶ Anhand einer Wirbelsäulenaufnahme im Stehen werden die Scheitelwirbel, die im Krümmungszentrum liegen, und die Neutralwirbel, an denen sich die Krümmungsrichtung ändert, bestimmt. Der Krümmungswinkel wird nach der Methode nach Cobb anhand der jeweiligen Neutralwirbel bestimmt (☞ Abb. 9.3). So ergibt der Schnittpunkt der Geraden zu den Deck- und Grundplatten der Neutralwirbel den Winkel der Krümmung. Auch das Ausmaß der Torsion und Rotation sowie die Skelettreife müssen beurteilt werden.

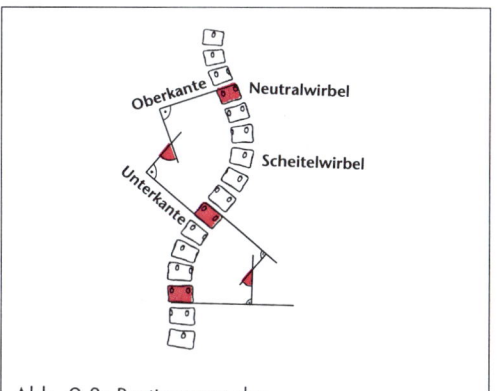

Abb. 9.3: Bestimmung des Krümmungswinkels mit der Methode nach Cobb

Therapie und Prognose

Die Behandlung richtet sich nach der Ätiologie, dem Alter, der Form und dem Schweregrad. An erster Stelle stehen in jedem Fall gezielte krankengymnastische Beübungen und regelmäßige häusliche Wirbelsäulengymnastik. Bei ausgeprägteren Verformungen sind Korsettbehandlungen aktiver oder passiver Art erforderlich. Operative Eingriffe werden bei starker Progredienz, einem Winkel über 50 Grad oder bei stärkeren funktionellen Beschwerden durchgeführt. Hierbei werden Wirbelsäulensegmente dorsal oder ventral versteift, um durch die Spondylodese die Korrekturstellung beizubehalten (OP nach Harrington). Präoperativ werden die Aufdehnung der Weichteile und ein gutes Korrekturergebnis über eine Traktion mit dem Halo-Ring (am Schädel fixierter Metallring, mit dem die WS unter Zug gesetzt wird) angestrebt.

▶ Die Prognose wird wesentlich von einer frühzeitigen Diagnosestellung, vom noch zu erwartenden Wirbelsäulenwachstum und von der Ätiologie der

Skoliose bestimmt. Schnelle Verschlechterungen sind im Alter des Schulbeginns und der Pubertät zu erwarten. Aber auch nach Wachstumsabschluß kann die Skoliose fortschreiten, weshalb weitere Kontrollen empfohlen werden.

9.1.4 Sonstige Fehlbildungen

Basiläre Impression

Ätiologie und Pathogenese
Durch eine okzipitale Fehlbildung, eine entzündliche oder neoplastische Zerstörung der Hinterhauptsgelenke wird die Halswirbelsäule nach kranial verschoben.

Symptome
Nackenkopfschmerzen, eingeschränkte Beweglichkeit der Halswirbelsäule, durch die Einengung der Medulla oblongata bedingte Schwindelanfälle.

Röntgenologischer Befund
Kranialisation der Halswirbelsäule, Densspitze in Höhe des Foramen magnum lokalisiert.

Therapie
Halsorthesen, Spondylodese vom Hinterhaupt zum 2. HWK und Abtragung der Densspitze.

Übergangswirbel und Halsrippe

▶ Am Übergangsbereich von HWS zu BWS, von BWS zu LWS und von LWS zum Sakrum kann atypisch ein zusätzlicher Wirbel ausgebildet sein. Häufiger sind die Lumbalisation von S1, Sakralisation von L5 oder die Ausbildung einer Halsrippe. Die Übergangswirbel sind für die Funktion und die Belastbarkeit der Wirbelsäule meist bedeutungslos. Übergangswirbel der kaudalen und kranialen Übergänge der Brustwirbelsäule sind gekennzeichnet durch überzählige oder fehlende Rippen. Eine zusätzliche Halsrippe am 7. HWK kann durch Druck auf die A. subclavia und Plexusanteile zur Pulsabschwächung und gelegentlichen trophischen und neurogenen Störungen führen. Beim echten Kompressionssyndrom ist die operative Entfernung der Rippe erforderlich.

Spina bifida

Ätiologie und Pathogenese
Die Ursache ist unbekannt. Bei der klinisch meist unauffälligen Spina bifida occulta bleibt der knöcherne Bogenschluß aus. Der Rückenmarkskanal ist vorzugsweise im Lumbosakralbereich nur knorpelig geschlossen. Dagegen ist bei der Spina bifida aperta mit Neuralrohr unzureichend verschlossen, die Wirbelbögen sind breit offen und eine Rückenmarksfehlbildung resultiert. Bei gleichzeitiger Ausstülpung des Durasackes spricht man von Meningozele, bei Ausstülpung von Durasack und Rückenmark von Myelomeningozele und bei zusätzlicher Ausstülpung von Rückenmark und Nervenwurzeln von Syringomyelozele.

Symptome
Sensible und schlaffe motorische Plegien der Beine, eventuelle Blasen-Mastdarmlähmungen und manchmal ein begleitender Hydrozephalus bestimmen das klinische Bild. Häufig sind Wirbelsäulenverkrümmungen, Hüftluxationen, Kniebeugekontrakturen, Fußdeformitäten und Druckstellen.

Therapie
Die neurochirurgische Versorgung der Zele sollte wegen der großen Infektionsgefahr bald erfolgen. Ein wichtiges Ziel der weiteren Versorgung ist die Vertikalisierung der Kinder mit dem Erreichen der Steh- und Gehfähigkeit. Hierzu sind oft operative Eingriffe zur Beseitigung der Fehlbildungen und eine Orthesenversorgung nötig.

Spondylolyse, Spondylolisthesis, Spondyloptose

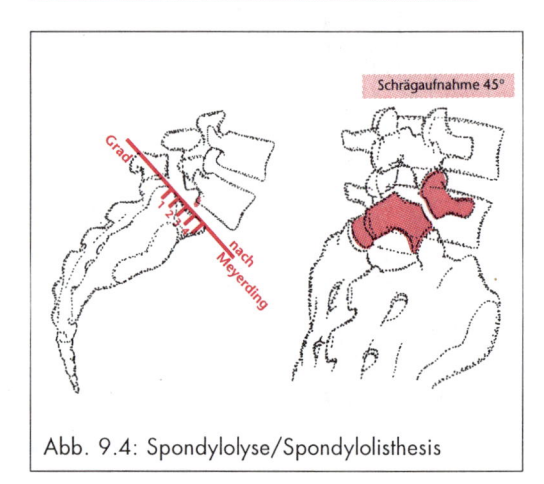

Abb. 9.4: Spondylolyse/Spondylolisthesis

Ätiologie und Pathogenese
➤ Durch eine Spaltbildung im Bereich der Bogenwurzel während der Wachstumsphase (Spondylolyse) kann der Wirbelkörper mit der darüber liegenden Wirbelsäule nach ventral gleiten (Spondylolisthesis) (☞ Abb. 9.4).

Angeborene Dysplasien oder mechanische Überbelastungen (z.B. durch Turnsport) werden als Ursachen angesehen. Meist tritt dies im Bereich der unteren LWS während des Wachstumsalters auf. Eine Spondyloptose (☞ Abb. 9.5) ist das totale Abgleiten eines Wirbelkörpers über die Vorderkante des kaudal folgenden.

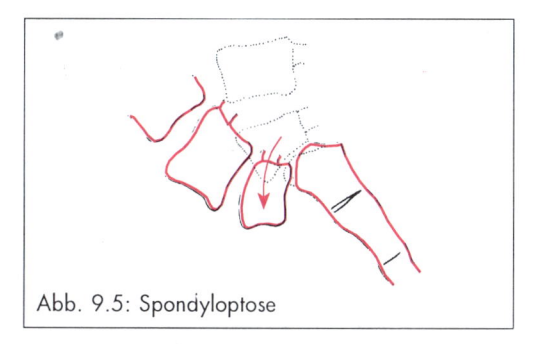

Abb. 9.5: Spondyloptose

Symptome
➤ Meist asymptomatisch oder uncharakteristische Kreuzschmerzen z.T. mit neurologischen Ausfällen; selten ist die Verschiebung des Rumpfes sichtbar (Sprungschanzenphänomen): beim ausgeprägten Befund zeigt sich klinisch ein Hohlkreuz; auffällig bei der Untersuchung ist die Hüftlendenstrecksteife.

➤ Röntgenologischer Befund
A.p.-Aufnahme: „umgekehrter Napoleonshut" (Projektion des 5. LWK auf das os sacrum), seitliche Aufnahme: Ventralverschiebung (Quantifizierung nach Meyerding: Einteilung 1–4 entsprechend der Stellung der Wirbelkörperhinterkante zum Sakrum), Schrägaufnahme (45 Grad): Spaltbildung in der Interartikularportion.

Therapie
Sportarten mit lordosierenden Übungen sind zu vermeiden, Krankengymnastik und Muskeltraining, bei frischen Spondylolysen eventuelle Ruhigstellung im Gipsverband oder Korsett, bei Spondylolisthesen operative Reposition und Stabilisierung des Wirbels.

9.2 Abakterielle entzündliche Erkrankungen, Spondylitis ankylosans (☞ 9.1.2)

9.3 Bakterielle entzündliche Erkrankungen

Spondylitis tuberculosa

Ätiologie und Pathogenese
Tuberkelbakterien breiten sich hämatogen in die Wirbelkörper aus und führen zu deren Entzündung mit einer oft mehrjährigen Latenzzeit.

Symptome
➤ Müdigkeit, Appetitlosigkeit, Nachtschweiß, Fieber, Wirbelsäulenbeschwerden und lokaler Druckschmerz über dem befallenen Bereich, Wirbelkörperzerstörung und Keilwirbel sowie Gibbusbildung, anguläre Kyphose, evtl. Senkungsabszeß im Oberschenkel.

Röntgenologischer Befund
➤ Bandscheibenverschmälerung, Osteolysen und Zerstörung des Wirbelkörpers, paravertebraler Abszeß.

Labor
Positive Entzündungsparameter, Blutkulturen, Urin- und Magensaftuntersuchung, Tuberkulintest, Wirbelpunktion.

Therapie
Ruhigstellung mit Gipsliegeschale und Tuberkulostatika, um den Rückgang der Entzündung und den Erhalt des Wirbelkörpers zu erreichen und so Deformierungen der Wirbelsäule zu verhindern. Operative Maßnahmen zur Herdausräumung und lokale Tuberkulostatikalokalisation, Drainage von Abszessen.

9.4 Degenerative Veränderungen

Ätiologie und Pathogenese
Bandscheiben, Wirbelgelenke, Wirbelkörper, Muskulatur und Bandapparat unterliegen einem Verschleißprozeß. Die Abnahme des Wassergehaltes im Nucleus pulposus führt zu Rissen im Anulus

fibrosus mit Abnahme des Zwischenwirbelraumes und vermehrter Beweglichkeit im Segment mit der Gefahr des Diskusprolapses. Durch reaktive Spondylophytenbildung und durch Osteophyten kommt es zur Einengung des Spinalkanals und der foramina intervertebralia und zur zunehmenden Bewegungseinschränkung der Wirbelsäule.

Symptome
Blockierungen durch die erhöhte Segmentbeweglichkeit, Irritation und Kompression der austretenden Nervenwurzel durch den Diskusprolaps, Schmerzen und Muskelverspannungen, chronische Beschwerden, die durch Belastung verstärkt werden, bei Wirbelgelenkserkrankungen reflektorisch ausstrahlende pseudoradikuläre Schmerzen.

Röntgenologischer Befund
Bei den degenerativen Wirbelsäulenerkrankungen ist die jeweilige Röntgenaufnahme stets im Vergleich zu Voraufnahmen zu sehen und in Abhängigkeit von der klinischen Symptomatik zu bewerten.

Therapie
Im Akutstadium Ruhe, Analgetika und Wärme, dann aufbauend passive und aktive physikalische Maßnahmen, Manualtherapie und Neuraltherapie, zur Stabilisierung Krankengymnastik und Rückenschule; ferner Kreuzstützmieder und operative Maßnahmen.

Wirbelsäulensyndrome

Ätiologie und Pathogenese
Am häufigsten ist in der zweiten Lebenshälfte das Lumbalsyndrom, am seltensten das Thorakalsyndrom entsprechend den zunehmenden belastungsabhängigen Verschleißerscheinungen im Bereich der Wirbelsäule.

Symptome
Chronische Beschwerden oder plötzlich einschießende Schmerzen („Hexenschuß") durch Belastung oder eine ruckartige Bewegung. Über dem betroffenen Segment ist die Muskulatur verspannt, die Wirbelsäulenbeweglichkeit ist schmerzreflektorisch vermindert. Schmerzausstrahlung und psychovegetative Begleiterscheinungen sind häufig.

Röntgenologischer Befund
Keine, leichte und bis hin zu ausgeprägten degenerativen Veränderungen.

Therapie
Im Akutstadium Stufenbettlagerung, Muskelrelaxantien, Schmerztherapie und Wärme.

Bei Blockierungen Manualtherapie; dann passive und intensivierend aktive physikalische Therapie bis zur Beschwerdefreiheit; Wahrung des Therapieerfolges durch Verhaltensschulung für Alltag und Beruf (Rückenschule), selten Kreuzstützmieder und operative Maßnahmen erforderlich.

Bandscheibenvorfall

Ätiologie und Pathogenese
Durch Protrusio oder Prolaps von Bandscheibengewebe in den Wirbelkanal kommt es vorwiegend im Lumbalbereich insbesondere in Höhe L4/5 und L5/S1 aber auch im Cervikalbereich zu lateralen, seltener zu medialen Diskushernien (☞ Abb. 9.6).

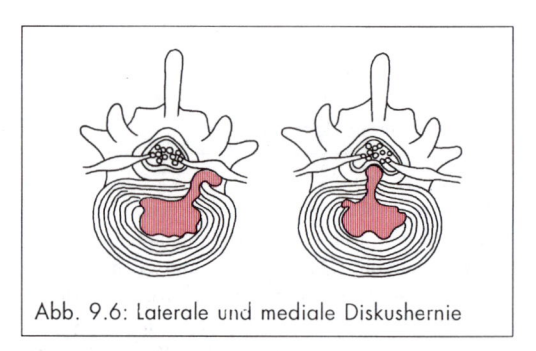

Abb. 9.6: Laterale und mediale Diskushernie

Symptome
▶ Durch Kompression der abgehenden Nervenwurzel bei lateralen bzw. mediolateralen Bandscheibenvorfällen entsteht die radikuläre Symptomatik mit Sensibilitätsstörungen im betroffenen Dermatom, motorischen Lähmungen der betroffenen Muskulatur und Reflexausfall (☞ Tab. 4).

Durch Husten oder Pressen wird der Schmerz verschlimmert, es wird eine fixierte Schonhaltung eingenommen. Beim medialen Bandscheibenvorfall kann es durch Kompression des Konus medullaris zur Kaudasymptomatik kommen mit unwillkürlichem Stuhl- und Harnabgang und zur Reithosenanästhesie. Bei der Untersuchung finden sich ein positives Lasegue-Zeichen bzw. Bragard-Zeichen (☞ Abb. 9.7) und die für die betroffene Nervenwurzel typischen Ausfälle.

Abb. 9.7: Zeichen nach Lasègue und Bragard

eines Bandscheibenvorfalls, Myelographien werden nur noch selten durchgeführt.

Therapie

Bei der Kaudakompression mit Blasen-Mastdarm-Lähmung ist die sofortige operative Entlastung notwendig. Weitere Indikationen für die Dissektomie (auch mikrochirurgisch oder perkutan) sind frisch eingetretene oder sich verschlimmernde Lähmungen und therapieresistente chronische Lumboischialgien. In den übrigen Fällen sollte zunächst immer ein konservativer Therapieversuch unternommen werden. Im Akutstadium kann ein Versuch mit Stufenbettlagerung, Kortikosteroidtherapie und passiven physikalischen Maßnahmen (z.B. Extension im Schlingentisch) unternommen werden. Im chronischen Stadium entspricht die Therapie der Behandlung des Lumbalsyndroms (siehe dort).

Prognose

Bei konservativer Therapie ist häufig ein chronischer Verlauf mit rezidivierenden akuten Schmerzzuständen und Zeiten völliger Beschwerdefreiheit zu erwarten. Bei operativem Vorgehen führen Narben und Instabilitätszunahme nicht selten teilweise zu Beschwerdepersistenz oder gar -progredienz (Postdiskektomiesyndrom). Derzeit wird deshalb die OP-Indikation wieder enger gestellt.

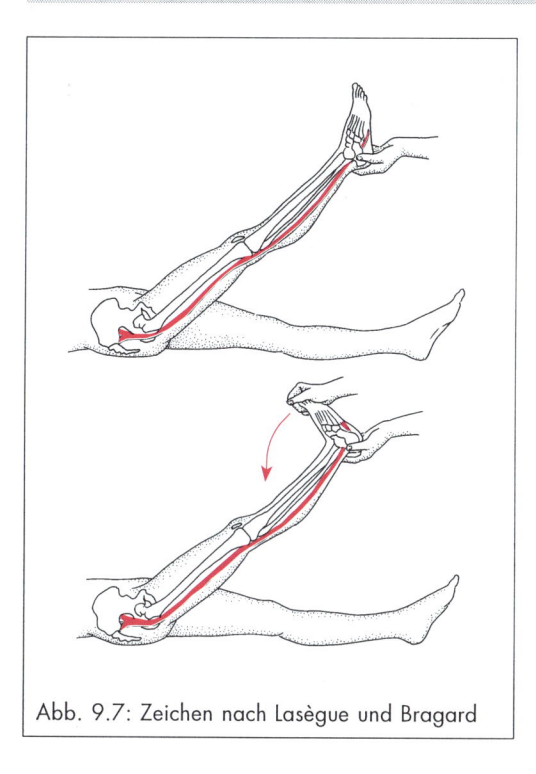

Röntgenologischer Befund

Computertomographie oder Kernspintomographie sind die heute gängigen Verfahren zur Diagnostik

Tab. 4: Nervenwurzelkompressionssyndrome im Lumbal- und Zervikalbereich

Nervenwurzel	Sensible Störung	Motorische Störung
L4	Tibiavorderkante, Innenknöchel	Parese des M. quadrizeps femoris, PSR abgeschwächt
L5	lat. Unterschenkel, Fußrücken, Großzehe	Parese des M. extensor hallucis longus, Fußhebermuskulatur, Hackengang erschwert
S1	Wade, Fußaußenrand, Kleinzehe	Parese der Fußbeugermuskulatur, Zehenstand erschwert, ASR aufgehoben
C5	Schulter, Oberarmaußenseite	Parese des M. deltoideus, BSR abgeschwächt
C6	radialer Unterarm, Daumen	Parese des M. bizeps brachii und des M. brachioradialis, BSR, RPR abgeschwächt
C7	dorsaler Unterarm, 2./3. Finger	Parese des M. trizeps brachii, M. pronator teres, M. pectoralis major, TSR abgeschwächt
C8	ulnarer Unterarm, 5. Finger	Parese der kleinen Handmuskulatur, Atrophie des Hypothenar, TSR abgeschwächt

Spinalkanalstenose

Ätiologie und Pathogenese
▶ Durch Spondylarthrose der Wirbelgelenke und durch Bandscheibendegeneration kommt es zur Verengung des Spinalkanals und der Foramina intervertebralia. Auch anlagebedingte Veränderungen z.B. bei der Chondrodystrophie oder eine Körperhaltung mit Hyperlordose der LWS sind pathogenetisch wirksam für das Syndrom des engen Spinalkanals.

Symptome
Plötzlich auftretende Kreuzschmerzen teils mit Austrahlung in beide Beine, die durch Beugehaltung oder Sitzen in flektierter Haltung gebessert werden. Typisch ist die Einschränkung der Gehstrecke durch auftretende Schmerzen und Sensibilitätsstörungen: Claudicatio spinalis.

Röntgenologischer Befund
Degenerative Veränderungen der Wirbelsäule. In der Myelographie zeigt sich die Stenose des Rückenmarkskanals.

Therapie
Im Akutstadium kyphotische Lagerung des Patienten zur Entlastung des Rückenmarkskanals und Analgetikatherapie, im chronischen Stadium Krankengymnastik, bei Therapieresistenz operative Teilentfernung der einengenden Wirbelbögen und -gelenke.

9.5 Osteoporose (☞ Kap. 2.1.3)

9.6 Tumoren

(Siehe auch Kap. 2.3)

Ätiologie und Pathogenese
Primäre Tumoren befallen selten die Wirbelsäule, meist finden sich osteoklastische oder osteoblastische Metastasen.

Symptome
Zerstörung der Wirbelkörper mit Zusammenbruch und Gibbusbildung bedingen Schmerzen und evtl. neurologische Störungen.

Röntgenologischer Befund
Osteolytische Destruktionen, osteoblastische Umformungen und Wirbelkörperdeformierungen.

Therapie
Bei benignen Tumoren und einzelnen Metastasen Resektion oder Strahlentherapie. Zur Stabilisierung einer frakturgefährdeten Wirbelsäule Korsettversorgung, evtl. stabilisierende Operation, um Lähmungen zu vermeiden.

9.7 Verletzungen

Schleudertrauma

Ätiologie und Pathogenese
Meist bei Auffahrunfällen auftretende, rasch folgende gegenläufige Bewegungen der HWS (Hyperflexion und Hyperextension).

Symptome
Nach freiem Intervall zunehmend schmerzhafte Bewegungseinschränkung der HWS, Kopfschmerz, Übelkeit und in die Schultern ausstrahlende Schmerzen.

Röntgenologischer Befund
Wenn auf den Standardaufnahmen keine Luxation oder Fraktur sichtbar ist, werden Funktionsaufnahmen der HWS angefertigt. Hier zeigt sich eine Steilstellung und segmental fehlende Beweglichkeit.

Therapie
Immobilisation der HWS durch eine Halskrawatte und Schmerztherapie, später Wärmeapplikation und Muskelkräftigung.

Wirbelfraktur

Ätiologie und Pathogenese
Verkehrsunfälle, Sport und Stürze aus größerer Höhe bedingen Wirbelfrakturen, meist im thorakolumbalen Übergang.

Symptome
Rückenschmerzen bis hin zu neurologischen Komplikationen.

Röntgenologischer Befund
Hinterkanten-, Vorderkanten- oder Wirbelkörperfraktur mit oder ohne Dislokation, Kompressions-

fraktur. Kriterium für eine stabile Fraktur ist die stehende Hinterkante bei fehlender Dislokation der Fraktur.

Therapie
➤ Stabile Frakturen und Kompressionsfrakturen werden konservativ behandelt, wobei nach kurzer Bettruhe von einigen Tagen eine frühfunktionelle krankengymnastische Therapie erfolgt. Bei instabilen Frakturen wird eine bis zu 12 wöchige Immobilisation (die Zeit bis zur vollständigen knöchernen Durchbauung) nötig, um ein Abrutschen der Fraktur zu vermeiden. Bei Luxationsverletzungen, zerstörter WS-Stabilität oder Rückenmarksverletzungen ist die operative Therapie zur Stabilisierung indiziert.

Querschnittslähmung

Ätiologie und Pathogenese
Traumen des Rückenmarks: Commotio, Contusio, Compressio.

Symptome
Bei totalem Verlust von motorischen, sensorischen und vegetativen Funktionen liegt eine komplette Lähmung vor. Alle Stadien der inkompletten Ausbildung sind möglich, auch abhängig von der Höhe der Verletzung:
- Tetraplegien – beide Arme und beide Beine
- Paraplegien – beide Beine
- Spinalis anterior Syndrom (Durchblutungsstörungen der A. spinalis ant.) – Motorik, Schmerz und Temperaturempfindung gestört
- Brown-Séquard-Syndrom – Tiefensensibilität und Berührungsempfinden homolateral gestört, Schmerz und Temperaturempfinden kontralateral gestört.

Zunächst findet sich ein spinaler Schock mit kompletter Querschnittslähmung und vegetativen Funktionsstörungen. Danach erfolgt der Übergang der schlaffen Lähmung in eine spastische.

Probleme
Urologische Infektionen infolge neurogener Blasenlähmung, rezidivierende Druckulzera durch Sensibilitätsstörungen und sekundäre Osteomyelitiden, paraartikuläre Ossifikationen.

Röntgenologischer Befund
Durch CT oder Kernspintomographie werden Fragmente im Spinalkanal sichtbar.

Therapie
Eine Dekompression des Rückenmarks ist bei Verschlechterung einer primär inkompletten Lähmung und zur Stabilisierung der Wirbelsäule indiziert. Die Behandlung ist auf die medizinische und soziale Rehabilitation ausgerichtet.

■ 9.8 Orthopädische Begutachtung

Der Bandscheibenschaden wird nur selten als unfallbedingt anerkannt, da nur eine durch Degeneration vorgeschädigte Bandscheibe von einem Trauma geschädigt werden kann (Gelegenheitsursache). Bei der Begutachtung von HWS-Schleudertraumen sind Funktionsaufnahmen vom Unfalltag für die Beurteilung der reflektorischen Bewegungseinschränkung wichtig (☞ auch Kap 8).

10 Brustkorb

Trichterbrust

Ätiologie und Pathogenese
▶ Bei der häufiger Knaben betreffenden endogenen Mißbildung entwickelt sich eine trichterförmige Einsenkung des Sternum und der angrenzenden Rippenanteile während der ersten Lebensjahre. Hauptsächlich betroffen ist die untere Hälfte des Brustbeines.

Symptome
▶ Die symmetrische oder asymmetrische trichterförmige Veränderung des Thorax ist meist frei von Beschwerden und beeinträchtigt die Herz-Lungenfunktion nicht. Oft liegt eine Kombination mit einer Kyphosierung der BWS vor.

Röntgenologischer Befund
Die Tiefe des Trichters und der Abstand zwischen Trichter und Wirbelsäule und somit der Platz für die Thoraxorgane werden ausgemessen.

Therapie
▶ Nach dem 12. LJ bei tiefen Trichtern OP insbesondere aus kosmetischer Indikation, selten zur Schmerzbeseitigung, ansonsten Atemgymnastik und Schwimmtraining.

Hühnerbrust

Ätiologie und Pathogenese
Bei der endogen bedingten auch Kielbrust genannten Erscheinung ist das Sternum nach ventral vorgewölbt. Die Rachitis kann Ursache für die Hühnerbrust sein.

Symptome
▶ Keine funktionellen Störungen, rein kosmetische Beeinträchtigung.

Röntgenologischer Befund
Spitzwinklig prominentes Sternum.

Therapie
Nur in schweren Fällen operative Korrektur.

11 Hals und Schulterregion

11.1 Schiefhals

Ätiologie und Pathogenese
▶ Ein Schiefhals kann in jeder Altersgruppe vorkommen und kann bedingt sein durch Augenerkrankungen, einseitige Schwerhörigkeit, eine psychische Störung oder eine angeborene Fehlbildung der HWS. Durch Bindegewebsumwandlung des M. sternocleidomastoideus entsteht eine fixierte Schiefhaltung des Halses mit Neigung des Kopfes zur erkrankten Seite und Rotation zur Gegenseite.

Symptome
▶ Verkürzter Muskel als derber Strang tastbar, Schiefhaltung des Halses mit Neigung des Kopfes zur erkrankten Seite und Rotation zur Gegenseite, verminderte Beweglichkeit der HWS, Entwicklung einer Gesichtsasymmetrie, Gesichtsskoliose, HWS-Skoliose (konvex zur gesunden Seite) und kompensatorische BWS-Skoliose, Schulterhochstand auf der Kontrakturseite.

Differentialdiagnose
Mißbildungen der HWS (Klippel-Feil-Syndrom), durch Schielen oder einseitige Schwerhörigkeit bedingter Schiefhals, rheumatische oder traumatische Affektionen, Blockierungen, entzündlich Prozesse, hysterische Veranlagung.

Therapie
▶ Krankengymnastik nach Vojta, bei Persistieren gegen Ende des 1. LJ Tenotomie des M. sternocleidomastoideus und Fixation in regelrechter Stellung im Thoraxdiademgips.

11.2 Erworbene Störungen im Schulterbereich

11.2.1 Anatomie des Schultergelenkes

▶ Die Schulter wird von Humerus, Skapula, Clavikula und knöchernem Thorax gebildet. Der Humeruskopf wird nur durch den Kapselbandapparat und die Rotatorenmanschette ohne knöcherne Sicherung auf der kleinen Pfanne geführt. Bestehend aus dem Glenohumeral-, dem Akromioklavikular- und dem Sternoklavikulargelenk ist das Schultergelenk das beweglichste und zugleich das anfälligste Gelenk für Erkrankungen und Verletzungen.

Die lange Bizepssehne verläuft intraartikulär. Der subakromiale Gleitraum ist relativ eng. Die rotatorisch wirkenden Muskeln (M. supra- und infraspinatus, M. subscapularis, M. teres minor) vereinigen sich am Humeruskopf zur Rotatorenmanschette (☞ Abb. 11.1).

11.2.2 Omarthritis und Omarthrose

Omarthritis

Ätiologie und Pathogenese
Iatrogen verursachte Infektionen oder rheumatisch bedingt.

Symptome
Schlechtes Allgemeinbefinden, lokale Entzündungszeichen bei Gelenkempyem.

Therapie
Bei der infektiösen Omarthrits ist die operative Gelenkeröffnung mit Drainage des Empyems bei gleichzeitiger Antibiotikatherapie indiziert; die Schulter muß passiv krankengymnastisch beübt werden, um eine Kapselschrumpfung mit Schultereinsteifung zu verhindern. Bei der rheumati-

schen Omarthritis wird die Rheumatherapie durch physikalische Maßnahmen unterstützt.

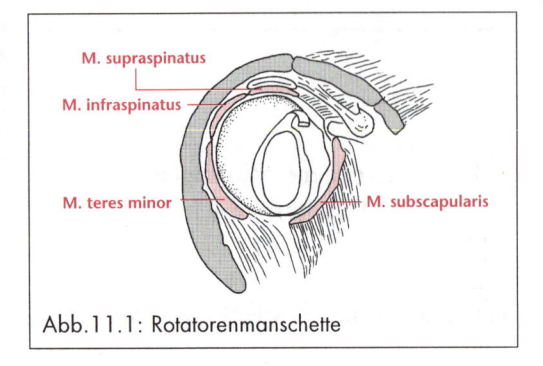

Abb. 11.1: Rotatorenmanschette
(M. supraspinatus, M. infraspinatus, M. teres minor, M. subscapularis)

Omarthrose

Ätiologie und Pathogenese
In der Folge von Entzündungen oder Luxationsfrakturen kommt es zu Verschleißerscheinungen des Schultergelenkes.

Symptome
Schmerzhafte Bewegungseinschränkung, Reiben.

Röntgenologischer Befund
Gelenkspaltverschmälerung, Osteophytenbildung, Humeruskopfhochstand.

Therapie
Konservative lokale symptomatische Therapiemaßnahmen aus dem physikalischen und medikamentösen Bereich, selten alloplastischer Gelenkersatz oder Arthrodese.

11.2.3 Periarthropathia humeroscapularis

Ätiologie und Pathogenese
➤ Die auch „frozen shoulder" genannte schmerzhafte aktive und passive Bewegungseinschränkung im Schultergelenk mit Schrumpfungen und Verklebungen im Bereich der Gelenkkapsel und des subakromialen Raumes ist eine sehr häufig vorkommende chronische Erkrankung. Die Ursache ist meist unbekannt, kann aber in einer längeren Ruhigstellung, einem Trauma oder einer Entzündung liegen (fibröse Verklebungen im subacromialen Raum). Oft ist eine Insertionstendopathie der Sehne des M. supraspinatus zu finden.

Symptome
Schmerzhafte aktive und passive Bewegungseinschränkung, Bursitis subacromialis.

Röntgenologischer Befund
Unauffällig, arthrographisch und sonographisch zeigen sich Kapselverklebungen.

Therapie
Mobilisierung des Schultergelenks durch Krankengymnastik und Traktionsbehandlungen, in schwierigen Fällen Narkosemobilisation und Lagerung auf einer Thoraxabduktionsschiene, anschließend intensive krankengymnastische Beübung.

Differentialdiagnose
- Periarthrosis calcarea: Kalkablagerungen in der Rotatorenmanschette nahe des Ansatzes am Humeruskopf verursachen Schmerzen und eine starke Berührungsempfindlichkeit mit Schonhaltung im Schulterbereich.
- Impingement-Syndrom: Die durch den Subakromialraum ziehende Sehne des M. supraspinatus wird eingeengt, so daß es zu Schmerzen bei der Abduktion gegen Widerstand im mittleren Bereich (60–20 Grad) kommt; bei Abduktion über 120 Grad wird der subakromiale Raum wieder erweitert (schmerzhafter Bogen).
- Bizepssehnensyndrom: Die im Sulcus intertubercularis verlaufende lange Bizepssehne wird mechanisch stark beansprucht und weist häufig degenerative Veränderungen auf, die zur Schmerzsymptomatik führen.

■ 11.3 Typische Verletzungen und deren Folgen im Schulterbereich

11.3.1 Plexusverletzungen

Obere Armplexuslähmung Erb-Duchenne

Ätiologie und Pathogenese
➤ Schädigung der oberen Wurzeln (C5/C6) des Plexus brachialis durch Trauma, bei der Entbindung, durch Tumoren.

Symptome
➤ Vorderarm und Hand stehen in Pronationsstellung, der Arm kann im Schultergelenk nicht abduziert werden und im Ellbogengelenk nicht gebeugt

werden. Durch Parese der Abduktoren und Außenrotatoren im Schultergelenk kommt es zu Adduktion und Einwärtsrotation. Selten sind Sensibilitätsstörungen über der Schulter und Oberarmaußenseite.

Therapie
Bei geburtstraumatischen Lähmungen wird der Arm in 90 Grad Abduktion und Außenrotation des Schultergelenkes bei rechtwinklig gebeugtem Ellbogengelenk gelagert. Elektrotherapie, krankengymnastische Beübung und Kontrakturprophylaxe unterstützen die meist gute Heilungstendenz.

Untere Armplexuslähmung

Ätiologie und Pathogenese
Schädigungen der unteren Wurzeln des Plexus brachialis (C8/Th1) durch Trauma, Kompression (Tumoren, Halsrippe) oder Infektion.

Symptome
Der Arm wird in Adduktionsstellung gehalten. Es bestehen Paresen und eine Atrophie der kleinen Handmuskeln, z.T auch der langen Fingerbeuger und der Handgelenksbeuger. Im ulnaren Handbereich und an der ulnaren Vorderarmseite liegen Sensibilitätsstörungen vor. Manchmal findet sich ein Horner-Syndrom (Miosis, Ptosis, Enophtalmus).

Therapie
Fixierte Schienenlagerung zur Entspannung der geschädigten Muskeln, Elektrotherapie und krankengymnastische Beübung, um eine Pfötchenstellung der Hand zu verhindern und die Funktion zu verbessern. Die Durchführung einer Nervennaht ist wenig erfolgversprechend. Relativ schlechte Prognose.

11.3.2 Luxationen

Traumatische Schultergelenksluxation

Ätiologie und Pathogenese
Die Schultergelenksluxation entsteht meist durch indirektes Trauma, seltener durch direkte Gewalteinwirkung. Die Luxation nach vorne ist viel häufiger als die Luxation nach unten oder nach hinten.

Symptome
Schmerzhafte Zwangshaltung des Armes in Adduktion, bei der Palpation federnde Fixation im Schultergelenk und leere Gelenkpfanne.

Röntgenologischer Befund
A.p. und transthorakal: Luxationsstellung der Schulter, evtl. knöcherne Begleitverletzung.

Therapie
Sofortige Reposition und erneute röntgenologische Stellungskontrolle.

- *Reposition nach Arlt* (☞ Abb. 11.2): Der analgetisierte Patient sitzt auf einem Stuhl. Bei rechtwinklig gebeugtem Ellbogengelenk wird durch Zug am Oberarm und Außenrotation des gebeugten Unterarmes über die Stuhllehne als Hypomochlion die Schulter reponiert.
- *Reposition nach Hippokrates:* Beim meist narkotisierten Patient wird in Rückenlage durch Zug am Oberarm bei gestrecktem Ellbogen über den in die Axilla gestemmten Fuß als Hypomochlion die Schulter reponiert.
  Anschließend Ruhigstellung mit einem Desault-Verband oder einem Thorax-Arm-Abduktionsgips für etwa drei Wochen. Danach erfolgt funktionelle Nachbehandlung.

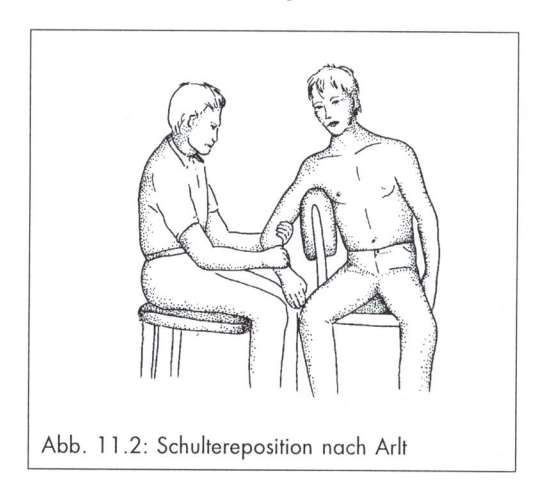

Abb. 11.2: Schulterreposition nach Arlt

Komplikationen
▶ Begleitverletzungen wie Frakturen (Abrißfraktur des tuberculum maius), Nervenschädigungen (Läsion des N. axillaris mit Lähmung des M. deltoideus), Plexusverletzung oder Gefäßverletzung; habituelle Schulterluxation, bleibende Bewegungs-

einschränkung durch zu lange oder unzweckmäßige Ruhigstellung (Adduktionskontraktur), Humeruskopfnekrose, Arthrose des Schultergelenkes.

Rezidivierende Schultergelenksluxation

Ätiologie und Pathogenese
▶ Als Ursachen für die wiederholt auftretenden Schulterluxationen liegen teils konstitutionelle Dysplasien des Schultergelenkes und teils posttraumatische Schäden wie ein Abriß des Labrum glenoidale, eine Impressionsfraktur des Humeruskopfes oder eine N. axillaris Schädigung vor. Neben dieser *habituellen Luxation* gibt es noch die *willkürliche* Schultergelenksluxation, bei der der Patient selbständig eine Luxation herbeiführt. Hauptsächlich erfolgt die Luxation in Richtung nach vorne und unten.

Symptome
Instabilität im Bereich des Schultergelenks mit chronischen Beschwerden. Bei den kleinsten Außenrotations- und Abduktionsbewegungen kommt es oft schon zur Luxation.

Röntgenologischer Befund
Bei der posttraumatisch rezidivierenden Schultergelenksluxation findet sich die Hill-Sachs-Delle (Impression im Bereich des Humeruskopfes) und die Bankart-Läsion (Impression im Bereich des unteren Pfannenrandes (☞ Abb.6.3).

Therapie
Operative Revision der vorgeschädigten Strukturen. Bei der Operation nach Max-Lange wird ein Knochenspan im vorderen Pfannenrand eingesetzt, bei der Operation nach Weber wird eine Rotationsosteotomie mit Innendrehung des Humeruskopfes von 30 Grad durchgeführt und bei den Weichteileingriffen wird die vordere Gelenkkapsel gedoppelt und der Ansatz des M. subscapularis nach lateral versetzt.

Luxation des Akromioklavikulargelenkes

Ätiologie und Pathogenese
Beim Sturz auf die Schulter kommt es zur Zerreißung der korakoklavikulären Bandverbindungen.

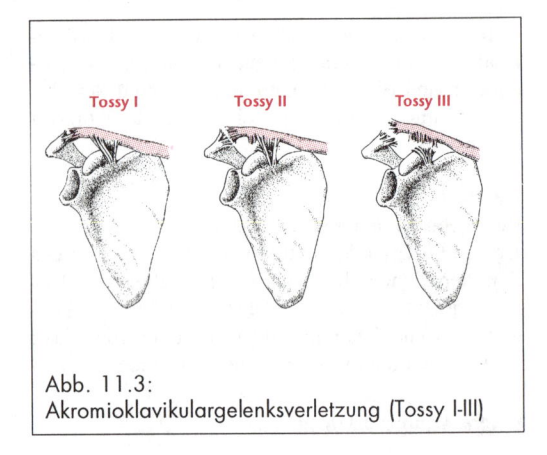

Abb. 11.3:
Akromioklavikulargelenksverletzung (Tossy I-III)

Durch die Ruptur des Ligamentum korakoklaviculare und der akromioklavikulären Bänder (Tossy III) kommt es zur Luxation im Schultergelenk. Die Einteilung erfolgt nach Tossy (☞ Abb. 11.3).

Symptome
Funktionsschmerz und Palpationsschmerz, sowie Hämatom im Schultereckgelenksbereich, bei Tossy III-Verletzungen Klaviertastenphänomen – laterales Klavikulaende steht hoch.

Röntgenologischer Befund
Ausschluß einer Fraktur, vergleichende Aufnahmen beider Schultereckgelenke unter Gewichtszug zeigen die Luxation des verletzten Schultereckgelenkes.

Therapie
Operative Bandnaht und Fixierung durch temporäre zuggurtungsosteosynthetische Arthrodese des Akromioklavikulargelenkes für 6 Wochen.

11.4 Orthopädische Begutachtung

Postraumatisch rezidivierende Schultergelenksluxationen sind meist durch das Unfallereignis der Erstluxation bedingt. Bei der Begutachtung muß die Funktionseinschränkung (Schürzengriff, Nackengriff usw.) der Schulter beurteilt werden.

12 Arm und Hand

12.1 Entwicklungsstörungen und Anomalien von Arm und Hand

Große Defektbildungen

Transversale Fehlbildungen

Teile der Extremitäten sind nicht angelegt oder abgeschnürt.

- Amelie: die ganze Gliedmaße fehlt
- Peromelie: die Extremitäten sind als Stümpfe angelegt, die distalen Gliedmaßenabschnitte fehlen.

Longitudinale Fehlbildungen

Bei der *Hypoplasie* sind einzelne Skelettabschnitte minderangelegt, bei der *partiellen Aplasie* fehlen sie teilweise und bei der *kompletten Aplasie* fehlen sie ganz.

- *Phokomelie:* die langen Röhrenknochen fehlen, Hand oder Fuß setzen unmittelbar am Rumpf an.
- *Klumphand:* bei der radialen, longitudinalen Defektbildung mit Hypoplasie des Radius kommt es zur radialen Klumphand (Abweichung nach radial).
- *Polydaktylie:* zusätzliche Finger oder Zehen sind ausgebildet oder rudimentär angelegt.
- *Spaltmißbildung:* Spaltung der Hand in einen medialen und ulnaren Anteil, krebsscherenartiges Aussehen.
- *angeborener Femurdefekt:* der Oberschenkel ist unterschiedlich stark verkürzt, wodurch sich Beinverkürzungen und evtl. Kniedysplasien ergeben.
- *Fibula- und Tibiadefekte:* Durch das Fehlen oder die Hypoplasie eines Unterschenkelknochens ist keine Stabilität des Fußes im oberen Sprunggelenk gegeben, so daß es zu Varus- bzw. Valgusdeformitäten und zur Klumpfußstellung kommt.

Therapie

Die Therapie richtet sich vorwiegend nach funktionellen, teils nach kosmetischen Gesichtspunkten und zielt stets auf die größtmögliche funktionelle Selbständigkeit des Patienten.

Sonstige Mißbildungen

Radioulnare Synostose

Ätiologie und Pathogenese

Die angeborene knöcherne Verbindung von Radius und Ulna kann familiär gehäuft auftreten.

Symptome

Die Unterarmdrehbewegung ist nicht möglich, jedoch bestehen häufig gute Kompensationsmöglichkeiten, so daß wenig Beschwerden bestehen.

Röntgenologischer Befund

Verknöcherung zwischen Radius und Ulna.

Therapie

Nur bei funktioneller Behinderung ist die operative Korrektur erforderlich.

Madelung-Deformität

Ätiologie und Pathogenese

Durch die genetisch bedingte Wachstumsstörung der distalen Radiusepiphyse entwickelt sich eine Bajonettstellung der Hand mit radialer Klumphand. Das distale Ulnaende ist subluxiert, da es länger als der Radius ist.

Symptome

Durch den verkürzten, fehlgestellten Radius kommt es zur zunehmenden radialseitigen Verschiebung der Hand und zur Ausbildung einer Klumphand. Die Handgelenksbeweglichkeit ist eingeschränkt, insbesondere die Dorsalflektion. Durch die Deformität ist die Ausbildung einer Arthrose vorprogrammiert.

Röntgenologischer Befund
Die distale Radiusgelenkfläche fällt von radial nach ulnar ab. Ellenvorschub, Subluxation der Ulna nach dorsal.

Therapie
Zur Korrektur der Deformität wird die Korrekturosteotomie des Radius durchgeführt oder auch die Resektion des distalen Ulnaköpfchens.

Syndaktylie

Ätiologie und Symptomatologie
Erblich bedingt sind ein oder mehrere Finger oder Zehen durch eine Haut oder knöchern verbunden. Bei der Löffelhand sind sämtliche Finger miteinander verwachsen.

Therapie
Operative Trennung im frühesten Kindesalter und funktionelles Training der getrennten Finger.

Schnürfurchen

Durch Fehlentwicklung des Amnion kann es zu Abschnürungen an Rumpf oder Extremitäten kommen. Bei Gefahr von Durchblutungsstörungen distal der Strikturen und bei Funktionsbehinderung werden operative Hautplastiken durchgeführt.

12.2 Erworbene Störungen von Ellbogengelenk und Unterarm

12.2.1 Arthritis, Arthrose

Ätiologie und Pathogenese
Bei in Achsenfehlstellung verheilten Frakturen oder nach Infektionen kommt es zu degenerativen Veränderungen des Ellbogens.

Symptome
Schmerzhafte Bewegungseinschränkung, häufig Kontrakturfehlstellungen in Beugung und Pronation.

Röntgenologischer Befund
Arthrotische Veränderungen (☞ Kap 3.4).

Therapie
Aktive und passive physikalische Maßnahmen zur Mobilisierung des Ellbogengelenkes, zusätzlich lokale Injektionstherapie, ggf. Arthrolyse oder Arthroplastik.

12.2.2 Osteochondrosis dissecans

☞ Kap. 3.6

12.2.3 Weichteilschäden

Epicondylitis

Ätiologie und Pathogenese
➤ Zu dem auch Tennisellbogen genannten Erkrankungsbild kommt es durch chronische mechanische Überbeanspruchung (z.B. Tennisspielen). Es ist die häufigste Myotendinose der Unterarmstreckmuskulatur.

Symptome
➤ An den Humerusepicondylitiden ist der Ansatzbereich der Hand- und Fingermuskulatur schmerzhaft. Insbesondere die Streckmuskulatur ist sehr druck- und berührungsempfindlich, Schmerzangabe bei Anspannung der Unterarmstrecker gegen Widerstand (Dorsalextension des Handgelenkes, freie Ellbogengelenksbeweglichkeit).

Röntgenologischer Befund
➤ Kein pathologischer Befund.

Therapie
Längerfristige Schonung und Gipsruhigstellung, Injektionstherapie, Elektrotherapie und deep friction, bei Therapieresistenz operative Einkerbung der Muskulatur z.T. mit Denervierung.

Bursitis olecrani

Ätiologie und Pathogenese
Nach mechanischen Überbeanspruchungen oder durch traumatische Bursaeröffnungen kommt es zur Entzündung des Schleimbeutels.

Symptome
Schmerzhafte Schwellung über dem Olekranon mit Entzündungszeichen im umgebenden Hautbezirk.

Therapie
Bursektomie.

12.3 Verletzungen am Ellbogengelenk und deren Folgen

Radiusköpfchenluxation beim Kind

Ätiologie und Pathogenese
Die auch M. Chassaignac oder Pronatio dolorosa genannte Subluxation des Radiusköpfchens ist typisch für das Kleinkindalter und entsteht durch plötzlichen Zug am gestreckten Ellbogengelenk bei proniertem Unterarm. Das Radiusköpfchen luxiert so aus dem oberen Anteil des Ringbandes und klemmt dieses am Capitulum humeri ein.

Symptome
Der Arm ist schmerzhaft in Pronationsstellung fixiert, es besteht eine Streck- und Beugehemmung im Ellbogengelenk.

Röntgenologischer Befund
Keine pathologischen Veränderungen.

Therapie
Durch passive Supination und gleichzeitige Streckung im Ellbogengelenk und Druck auf das Radiusköpfchen gelingt die Reposition. Der Therapieerfolg ist durch spontanen Wiedereinsatz des Armes durch das schmerzfreie Kind zu sehen.

Ellbogengelenksfrakturen

Ätiologie und Pathogenese
Durch direkte Gewalteinwirkung, wie Stürze auf den Ellbogen kann es zu Frakturen des medialen oder radialen Kondylus, zu suprakondylären Frakturen oder zur Radiusköpfchen- oder Olekranonfraktur kommen.

Symptome
Frakturzeichen wie Schwellung, schmerzhafte Bewegungseinschränkung und Fehlstellung weisen auf die Fraktur hin. Häufig sind Begleitverletzungen des N. ulnaris oder Durchblutungsstörungen mitvorhanden.

Röntgenologischer Befund
Auf Beeinflussung der Gelenkfläche durch dislozierte Frakturen ist zu achten.

Therapie
Dislozierte Frakturen mit Einbeziehung der Gelenkfläche werden stets operativ versorgt. Bei nicht dislozierten und gut reponierbaren Frakturen ist konservatives Vorgehen mit Gipsruhigstellung angezeigt.

Volkmannsche Kontraktur

☞ *Kap. 4.1*

12.4 Erworbene Störungen von Handgelenk und Hand

12.4.1 Störungen an Knochen und Gelenken

Handgelenksarthrose

Ätiologie und Pathogenese
Posttraumatisch nach in Fehlstellung verheilten Frakturen des Handgelenkes, nach Frakturen der Radiusgelenkfläche, nach Entzündungen, bei Navicularepseudarthrose oder bei Lunatummalazie.

Symptome
Schmerzhafte Bewegungseinschränkung des Handgelenks, Druckschmerz über dem Radiokarpalgelenk, Schwellung des Handrückens.

Röntgenologischer Befund
Osteophytäre Anbauten, arthrotische Veränderungen (☞ *Kap. 3.4*).

Therapie
Ruhigstellung des Handgelenks durch Schienen oder Ledermanschetten, in schweren Fällen Arthrodese des Handgelenks.

Lunatummalazie

Ätiologie und Pathogenese
▶ Die auch M. Kienböck genannte aseptische Nekrose des os lunatum tritt oft bei Preßluftarbeitern und bei vorliegender Verkürzung der distalen Ulna auf. Durch die starke Dorsalextension des Handgelenkes und die chronische Erschütterung ist die Blutversorgung des Mondbeins vermindert.

Symptome
Verminderte Kraft und Beweglichkeit, Schmerzen im Handgelenksbereich insbesondere bei Bewegungen.

Röntgenologischer Befund
▶ Stadium 1: Verdichtung des Mondbein

- Stadium 2: Mosaikstruktur durch Verdichtungen und Aufhellungszonen
- Stadium 3: Zusammenbruch des os lunatum
- Stadium 4: Arthrose der Handwurzel

Therapie
Vermeidung der chronischen Mikrotraumen, Ledermanschettenversorgung zur Ruhigstellung, bei vorliegender Ulnaverkürzung operative Ulnaverlängerung oder Radiusverkürzungsosteotomie, in schweren Fällen Resektionsarthroplastik oder Handgelenksarthrodese.

Rhizarthrose, Heberden- und Bouchard-Arthrose

☞ Kap. 3.5

12.4.2 Neurogene Störungen

N. ulnaris

Ätiologie und Pathogenese
Durch Druckschädigung des N. ulnaris im Sulcus ulnaris des Epicondylus ulnaris humeri oder bei Frakturen in diesem Bereich kommt es zu Lähmungen des N. ulnaris.

Symptome
Durch den Ausfall der Handbinnenmuskulatur kommt es zur Krallenhand mit Überstreckung der Fingergrundgelenke und zum Sensibilitätsausfall im D 4 und D 5 (☞ Abb. 12.1).

Therapie
Bei neurologischen Störungen operative Verlagerung des Nerven, ggf. mikrochirurgische Rekonstruktion des Nerven, falls erforderlich mit Interponat. Bei nicht wiederherstellbarer Nervenfunktion funktionsverbessernde Operationen durch Muskeltransfer oder Arthrodese zur Gelenkstabilisierung.

N. radialis

Ätiologie und Pathogenese
Eine Lähmung des N. radialis kann durch Verletzungen am Oberarm, meist Oberarmschaftfraktur, durch Hyperextensionstraumen oder durch die lange Benützung von Achselstützkrücken entstehen.

Symptome
Typisch ist die Fallhand, da die gesamte Streckmuskulatur der Hand ausfällt. Die Sensibilität ist auf der Radialseite über dem Handrücken gestört (☞ Abb. 12.1).

Therapie
➤ Nervenersatzplastiken, ggf. mikrochirurgische Rekonstruktion des Nerven, falls erforderlich mit Interponat. Bei nicht wiederherstellbarer Nervenfunktion funktionsverbessernde Operationen durch Muskeltransfer oder Arthrodesen zur Gelenkstabilisierung. Orthesenversorgung.

N. medianus

Ätiologie und Symptomatik
Durch Verletzungen in Höhe des Oberarmes kommt es zur Schwurhandbildung (kein Faustschluß der 3 radialseitigen Finger) und bei Verletzungen über dem Handgelenk ist der Verlust der Daumenopposition die Folge. Die Sensibilität ist bei den Fingern 1–3 und am Finger 4 radialseitig gestört (☞ Abb. 12.1).

Therapie
Arthrodese des Daumensattelgelenkes in Oppositionsstellung, ggf. mikrochirurgische Rekonstruktion des Nerven, falls erforderlich mit Interponat. Bei nicht wiederherstellbarer Nervenfunktion funktionsverbessernde Operationen durch Muskeltransfer.

Karpaltunnelsyndrom (☞ auch Kap. 4.2)

Ätiologie und Pathogenese
➤ Chronische Synovitiden bei rheumatischen Erkrankungen und in Fehlstellung verheilte Handwurzelfrakturen sind mögliche Ursachen für eine Kompression des N. medianus im Karpaltunnel. Dieser wird gebildet von den Handwurzelknochen und dem Retinaculum flexorum mit N. medianus und Fingerbeuger als Inhalt. Von diesem Engpaßsyndrom sind Frauen in der Postmenopause am häufigsten betroffen. Die Ursache ist großteils nicht bekannt.

Symptome
➤ Anfangs insbesondere nächtliche Schmerzen und Kribbelgefühl an den drei mittleren Fingern, Sensibilitätsstörungen und Einschlafen der Hand, was sich durch schüttelnde und beugende Bewegung der Hand bessern läßt. Neben den Parästhesien sind später auch motorische Störungen möglich, Atrophie des Daumenballens, positives Tinel-Zeichen (Klopfschmerz am Karpaltunnel), pathologi-

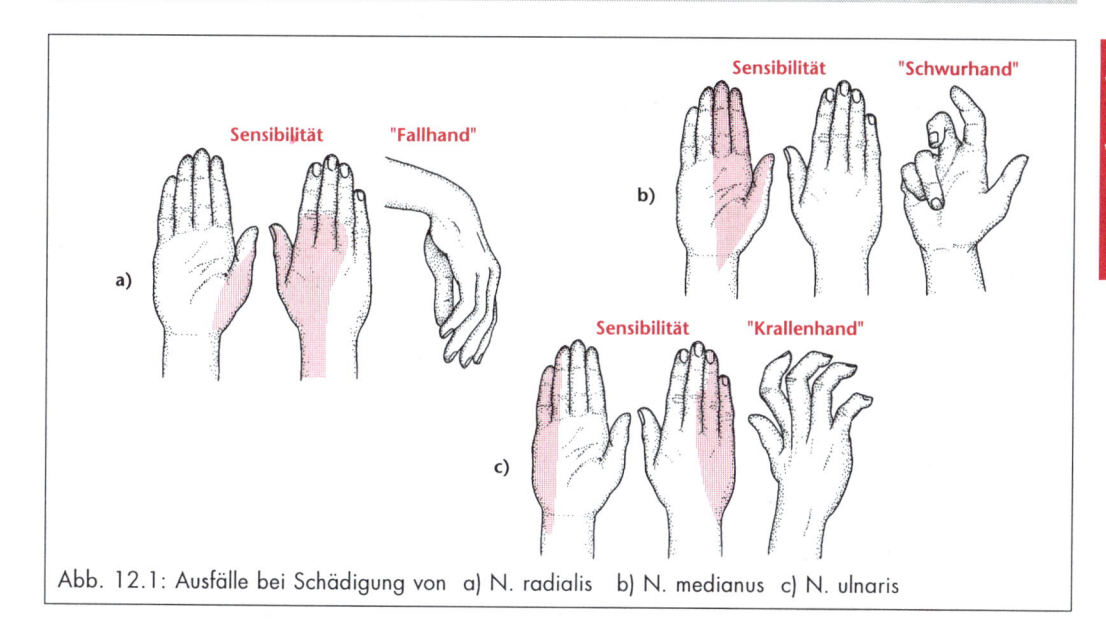

Abb. 12.1: Ausfälle bei Schädigung von a) N. radialis b) N. medianus c) N. ulnaris

sche Nervenleitgeschwindigkeitsmessungen mittels EMG.

Therapie
Operative Spaltung des Retinaculum flexorum.

12.4.3 Störungen an den Weichteilen

Styloitis radii

Ätiologie und Symptomatik
Durch ständige mechanische Überbelastung wird der Griffelfortsatz des Radius gereizt und es kommt zu chronischen Beschwerden vor allem bei radialen Abduktionsbewegungen der Hand und zum Druckschmerz im distalen Radiusbereich.

Therapie
Lokale Infiltrationstherapie, bei Therapieresistenz Denervierung.

Paratenonitis crepitans, Tendovaginitis stenosans ☞ Kap. 4.2.

Dupuytrensche Kontraktur

Ätiologie und Pathogenese
➤ Bei unklarer Ätiologie kommt es durch Schrumpfung der oberflächlichen Palmaraponeurose zu einer Beugekontraktur der Finger. Meist sind Männer ab dem 5. Lebensjahrzehnt befallen.

Symptome
Vor allem D4 und D5 sind von der Beugekontraktur betroffen, es finden sich knotige Verdickungen des Bindegewebes und gut palpable derbe Stränge an der betroffenen Palmaraponeurose. Die Funktion der Hand geht zunehmend verloren.

Therapie
Resektion der befallenen Palmaraponeurose.

12.5 Verletzungsfolgen an Handgelenk und Hand

Radiusfraktur

Ätiologie und Pathogenese
Die distale Radiusfraktur ist die häufigste Fraktur der Hand und entsteht durch Sturz auf die dorsal flektierte Hand (loco typico, Colles) oder durch Sturz auf den gebeugten Handrücken (Smith) (☞ Abb. 12.2).

Symptome

Meist bajonettförmige Fehlstellung des Handgelenkes und Weichteilschwellung sowie Druckschmerzhaftigkeit.

Röntgenologischer Befund

Unterarm mit Handgelenk und Handwurzelknochen in zwei Ebenen: extra-, intraartikuläre Frakturen, Trümmerfrakturen, auf Zusatzverletzungen, z.B. Navicularefraktur achten.

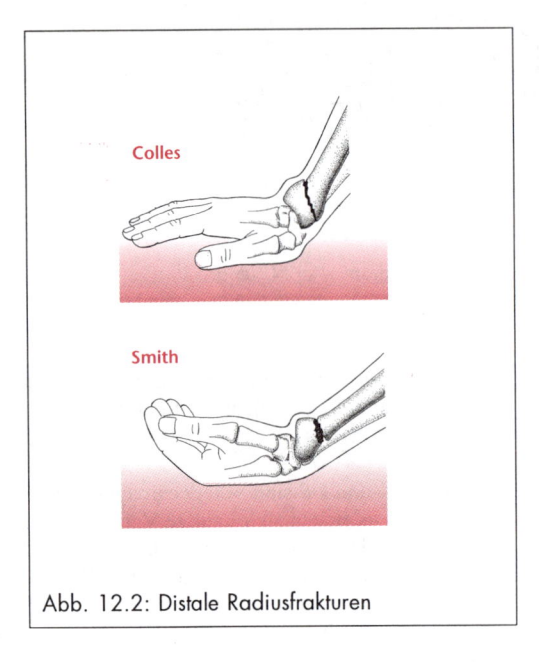

Abb. 12.2: Distale Radiusfrakturen

Therapie

Reposition der Fraktur durch Extension in volarer und ulnarer Zugrichtung, Ruhigstellung durch dorsale Unterarmgipsschiene mit Handsteg, engmaschige Röntgenkontrollen um eine erneute Dislokation zu erkennen, insgesamt 6 Wochen Gipsbehandlung. Bei offenen Frakturen und Trümmerfrakturen ist die operative Versorgung mit osteosynthetischer Stabilisierung indiziert.

Komplikationen

Sekundäre Fehlstellung der Fraktur, M. Sudeck, posttraumatisches Karpaltunnelsyndrom.

Kahnbeinfraktur/Kahnbeinpseudarthrose

Ätiologie und Pathogenese

➤ Durch Sturz auf die gestreckte Hand kommt es zu Quer- oder Schrägbrüchen.

Symptome

➤ Druckschmerz in der Tabatiere, Stauchungsschmerz am Daumen, Bewegungsschmerz im Handgelenk.

Röntgenologischer Befund

➤ Handgelenk in 4 Ebenen und Navikulareserie: die frische Fraktur ist oft schwer nachzuweisen, weswegen bei Verdacht Kontrollröntgen nach 1–2 Wochen indiziert ist.

Therapie

Ruhigstellung im Böhler-Gips (zirkulärer Unterarmgips mit Einschluß von Daumen und Zeigefingergrundgelenk) für 10–12 Wochen.

Komplikationen

Pseudarthrose wegen der schlechten Blutversorgung.

Therapeutisch wird bei eingetretener Pseudarthrose entweder eine Zugschraubenosteosynthese oder eine Spongiosaplastik nach Matti-Russe durchgeführt.

Mittelhandknochenbrüche

Ätiologie und Pathogenese

Direkte Gewalt, Sturz auf die Hand.

Symptome

Schwellung, Druckschmerz, Deformität.

Röntgenologischer Befund

➤ Bennett-Fraktur: Schrägfraktur an der Basis des 1. Mittelhandknochens mit Subluxation im Daumensattelgelenk (☞ Abb. 12.4).
• Rolando-Fraktur: y-förmige Gelenkfraktur des 1. Mittelhandknochens mit Subluxation im Daumensattelgelenk (☞ Abb. 12.3).

Therapie

Bei basisnahen Frakturen der Mittelhandknochen 2–5: Ruhigstellung mit dorsaler Gipsschiene in Funktionsstellung für 3–4 Wochen.

Bennett-Fraktur und Rolando-Fraktur: operative Versorgung mit Zugschraube oder Kirschnerdraht.

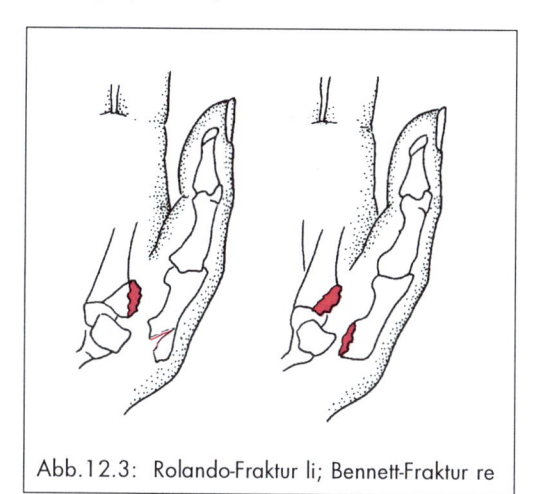

Abb. 12.3: Rolando-Fraktur li; Bennett-Fraktur re

Sehnenverletzungen

Beugesehnen

Bei Durchtrennung erfolgt die Naht (transossäre Ausziehnaht), Kirchmeyer-Kessler-Naht, Pulvertaft-Naht) oder bei Defekten die Z-Verlängerung. Dabei ist zu beachten, daß die Sehnenenden nicht mit Klemmen gefaßt werden dürfen. Anschließend Ruhigstellung mit der dynamischen Schiene nach Kleinert (passive Beugung der Finger durch am Nagel befestigte Gummizügel, gegen die aktiv die Streckung der Finger ohne Zugbelastung auf die Sehnennaht geübt wird). Wichtig ist auch die krankengymnastische Nachbehandlung. Die sekundäre Beugesehnenrekonstruktion durch Sehnentransplantation oder Sehentransposition ist bei ausgedehnteren oder stark verschmutzten Wunden später möglich.

Strecksehnen

Symptome

➤ Typischer Befund bei Strecksehnenabriß: freie Beweglichkeit im Mittel- und Grundgelenk des Fingers, permanente Beugestellung im Fingerendgelenk, Druckschmerz über dem Nagelglied, Erhaltung der passiven Streckfähigkeit des Endgelenkes.

Therapie

Strecksehnenverletzungen sind einfacher zu versorgen als Beugesehnenverletzungen, da keine Sehnengleitkanäle vorhanden sind, die Haut besser verschieblich ist und die Zugänge einfacher sind. Die primäre Sehnennaht erfolgt mittels der Kirchmeyer-Kessler-Naht oder der transossären Auszugsnaht bei Strecksehnenverletzungen über dem Mittelgelenk und dann die Ruhigstellung in der Gipsschiene für 3 Wochen. Bei der subcutanen Strecksehnenruptur am Endgelenk genügt die Ruhigstellung in der Starckschen Schiene mit Überstreckstellung des Endgelenkes für 6 Wochen. Bei knöchernem Ausriß erfolgt die Reposition und Fixation durch transossäre Drahtnaht.

12.6 Orthopädische Begutachtung

Die Funktionsfähigkeit der Hand ist entscheidend. Beurteilt werden Feinmotorik und Spitzgriff zwischen Daumen und Langfinger und Grobkraft sowie Grobgriff.

Der Verlust des Daumens und Zeigefingers muß höher begutachtet werden als der Verlust der übrigen Langfinger, und ebenso an der dominanten Hand höher.

➤ Die Lunatummalazie kann bei Preßluftarbeitern als Berufskrankheit anerkannt werden (☞ *auch Kap. 8*).

13 Hüft und Oberschenkelregion

■ 13.1 Angeborene und konstitutionell bedingte Störungen

13.1.1 Hüftdysplasien

Ätiologie und Pathogenese
▶ Durch eine angeborene Anlagestörung entsteht die Fehlentwicklung des Hüftgelenkes in Form der Hüftdysplasie, der Verknöcherungsstörung am Pfannenerker, der Hüftgelenksluxation und der Dezentrierung des Hüftkopfes aus der Pfanne. Es handelt sich um die häufigste angeborene Skelettkrankheit, die häufiger Mädchen als Jungen betrifft. Durch Verknöcherungsverzögerung am Pfannenerker und die dadurch bedingte mangelnde Formgebung des Pfannendaches kommt es meist erst im Laufe der ersten Lebensmonate zur Luxation. Neben einer schlaffen Gelenkkapsel oder Pfannendysplasie sind auch eine Säuglingskoxitis, Myelomeningozelen sowie teratologische Ursachen für eine Hüftgelenksluxation zu finden.

Symptome
▶ Bei der Instabilitätsuntersuchung des Hüftgelenkes zeigt sich die Subluxierbarkeit des Hüftgelenkes in einem Schnappen (positives Ortolani-Zeichen), die Adduktoren sind reflektorisch vermehrt angespannt und bewirken eine Abduktionshemmung, zusätzlich besteht durch die Verkürzung des Oberschenkels bei der Luxation eine Faltenasymmetrie des Gesäßes; mit dem erkrankten Bein wird manchmal weniger gestrampelt. Später fällt beim Laufen der watschelnde Gang bedingt durch die Insuffizienz der Glutäalmuskulatur (Abduktoren des Hüftgelenks, insbesondere M. gluteus medius) auf – positives Trendelenburg-Zeichen. Normalerweise wird beim Einbeinstand das Becken durch die Abduktoren des Hüftgelenks stabilisiert. Bei Kindern mit Hüftdysplasie fällt bei Laufbeginn das watschelnde Gangbild auf (☞ Abb.13.1).

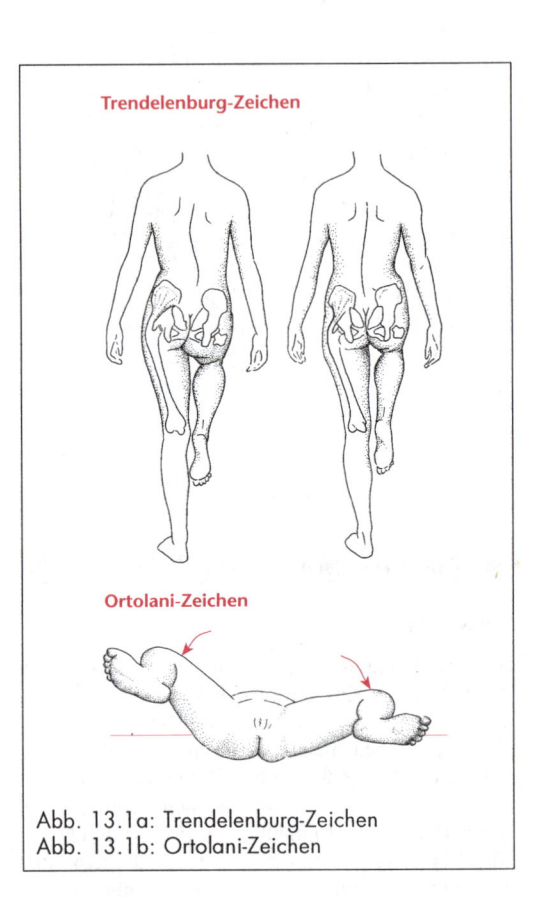

Abb. 13.1a: Trendelenburg-Zeichen
Abb. 13.1b: Ortolani-Zeichen

Röntgenologischer Befund
▶ Erst nach dem 3. Lebensmonat ist die Ossifikation ausreichend, so daß Ossifikationsstörungen der Hüftgelenkspfanne röntgenologisch beurteilt werden können. Mittels verschiedener festgelegter Linien und Winkel (z.B. Menard-Shenton-Linie, Acetabulum-Winkel, Zentrum-Eck-Winkel) wird die quantitative Beurteilung durchgeführt.

▶ Entscheidende Standardmethode bei den Neugeborenen ist die Ultraschalldiagnostik, die routinemäßig innerhalb der ersten Lebenswoche zum Screening durchgeführt wird. Beim Normalbefund zeigt sich ein eckiger knöcherner Erker, das knorpelige Pfannendach ist kurz übergreifend, der Hüftkopfkern nachweisbar, der Hüftkopf komplett überdacht.

Therapie
▶ Ein Beginn der Behandlung bereits im Neugeborenenalter verkürzt die Behandlungsdauer. Die Reposition bei bereits erfolgter Hüftluxation kann meist konservativ durch Beugung und Abspreizung oder durch Overhead-Extension erreicht werden. Um die Nachverknöcherung der Pfannendysplasie zu erreichen muß das Hüftgelenk zentriert stehen.

An konservativen Methoden stehen die Spreizhose, die Bandage oder der Gipsverband zur Verfügung. Mittels einer Spreizhose wird bereits ab den ersten Lebenstagen das Hüftgelenk in Beugung und Abduktion gehalten. Die Größe der Spreizhose muß stets mit dem Wachstum des Babys geändert werden.

Ab der 6. Woche besteht die Möglichkeit der Bandagen-Behandlung (z.B. Pavlik-Bandage) mittels derer die Beine in Beugung, Abduktion und Innenrotation gehalten werden. Bei sehr instabilen Hüftgelenken erfolgt die Gipsbehandlung in Abduktions-Beugestellung, um die Zentrierung des Hüftkopfes zu erzielen.

Die operative Behandlung wird nötig bei durch Grundkrankheiten verursachten Dysplasien (z.B. Zerebralparese, Säuglingskoxitis) oder Restdysplasien nach verspäteter konservativer Therapie. Die Beckenosteotomie nach Salter oder Chiari in den ersten Lebensjahren zielen ebenso wie die Pfannendachplastik auf eine bessere Überdachung des Hüftkopfes. Durch intertrochantäre Umstellungsosteotomien des Femur wird die Position des Hüftkopfes zur Pfanne verbessert.

Komplikationen
▶ Gefahr der Hüftkopfnekrose, sekundäre Arthrose durch die präarthrotische Deformität.

13.1.2 Pathologischer Schenkelhalswinkel

Die physiologische Stellung des Schenkelhalses ist durch einen Schenkelhalswinkel (Centrum-Collum-Diaphysenwinkel = CCD-Winkel, Schnittpunkt der Geraden durch Schenkelhals und Oberschenkelachse) von 126 Grad gekennzeichnet (☞ Abb. 13.2).

Coxa vara

Ätiologie und Pathogenese
Angeboren oder durch Rachitis, Osteomalazie, in Fehlstellung verheilte Schenkelhalsfrakturen, Epiphysenlösungen oder durch M. Perthes verursacht kommt es zur zunehmenden Deformierung des Schenkelhalses mit Fehlbeanspruchung.

Symptome
▶ Watschelgang durch insuffiziente Hüftabduktoren aufgrund des Trochanterhochstandes (positives Trendelenburg-Zeichen: Absinken der kontralateralen Beckenseite beim Stand auf der coxa vara).

Röntgenologischer Befund (☞ Abb.13.2)
Verkleinerung des Schenkelhalsschaftwinkels (unter 120 Grad). Der Trochanter steht in Relation zum Hüftkopfzentrum hoch.

Therapie
Valgisierende Osteotomie.

Coxa valga

Ätiologie und Pathogenese
▶ Bei Zerebralparese, nach Schädigung der lateralen proximalen Femurepiphyse, bei Hüftdysplasien und angeborener Hüftluxation oder als Folge einer Poliomyelitis finden sich vergrößerte CCD-Winkel (über 130 Grad).

Symptome
Anfangs wenig Beschwerden, dann zunehmend Belastungsschmerzen und später typische Arthrosebeschwerden.

Röntgenologischer Befund (☞ Abb. 13.2)
▶ CCD-Winkel vergößert, oft mit Antetorsion des Schenkelhalses kombiniert, später Koxarthrosezeichen.

Therapie
Da die Coxa valga eine präarthrotische Deformität darstellt, wird die varisierende intertrochantäre Korrekturosteotomie ggf. kombiniert mit der Derotationsosteotomie durchgeführt.

Abb. 13.2: Schenkelhalswinkel

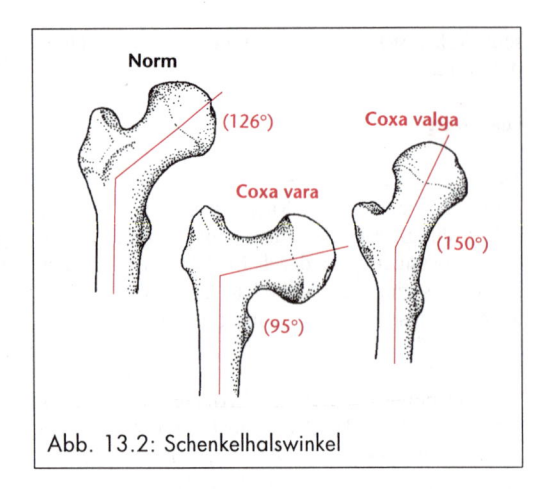

Coxa antetorta, retorta

Ätiologie und Pathogenese
Hüftgelenksluxationen oder Rotationskontrakturen des Hüftgelenkes bei neuromuskulären Erkrankungen führen zur vermehrten Ante- oder Retrotorsion.

Symptome
Innenrotiertes Gangbild bei coxa antetorta, keine klinischen Beschwerden.

Röntgenologischer Befund (☞ Abb. 13.3)

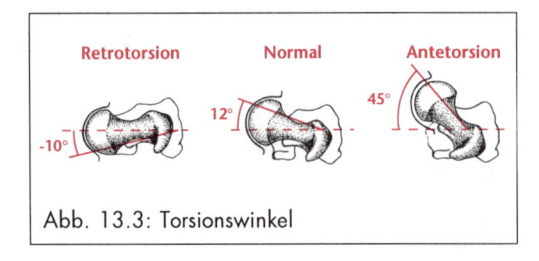

Abb. 13.3: Torsionswinkel

Abweichungen vom normalen Antetorsionswinkel (12 Grad), bei der Antetorsion 45 Grad, bei der Retrotorsion −10 Grad.

Therapie
Im Wachstumsalter tritt oft eine spontane Besserung ein, so daß nur in ausgeprägten Fällen von Gangstörungen oder bei Hüftdysplasie operative Maßnahmen ergriffen werden müssen.

13.1.3 Jugendliche Femurkopfstörungen

M. Perthes ☞ Kap. 3.5

Epiphyseolysis capitis femoris

Ätiologie und Pathogenese
➤ Häufiger bei Knaben mit starkem Übergewicht oder eunuchoidem Hochwuchs ab dem 10. Lebensjahr teilweise doppelseitig auftretende Dislokation der proximalen Femurepiphyse.
Man unterscheidet nach dem zeitlichen Ablauf eine Lenta- und eine Acuta-Form.

Symptome
➤ Charakteristisch sind Knieschmerzen und Schmerzen an der Oberschenkelvorderseite, insbesondere bei Belastung. Das betroffene Bein ist etwas verkürzt und außenrotiert bei Hüftbeugung, die Innenrotation ist stark eingeschränkt. Positives Trendelenburg-Zeichen (bedingt durch die Insuffizienz der Glutäalmuskulatur sinkt die kontralaterale Beckenseite ab, die Standbeinseite wird entlastet), positives Drehmann-Zeichen (die Innenrotation ist bei gebeugtem Hüftgelenk eingeschränkt, das Bein bleibt in Außenrotationsstellung).
Schonung des betroffenen Beines führt zur Muskelminderung am Oberschenkel.

Röntgenologischer Befund
➤ Aufnahme nach Lauenstein (in Rückenlage mit Hüftbeugung 70 Grad, Abduktion 50 Grad): im Anfangsstadium aufgelockerte, verbreiterte Epiphysenfuge, später Verkleinerung der Epiphyse und Aufhebung der subkapitalen Konvexität.

Therapie
Bei der akuten Form mit kompletter Lösung der Epiphysenfuge und dadurch gestörter Gefäßversorgung des Hüftkopfes muß wegen der Gefahr der Femurkopfnekrose die sofortige operative Reposition und Fixation der Epiphyse durchgeführt werden. Ansonsten wird etwa ab 30 Grad Dislokation die operative Stabilisierung vorgenommen. Dabei wird eine intertrochantäre valgisierende und flektierende Korrekturosteotomie nach Imhäuser durchgeführt.

Prognose
Entscheidend für einen guten Verlauf ist die frühe Diagnose und Therapie. Bei Eintreten einer Chondrolyse mit röntgenologischer Gelenkspaltverschmälerung ist die Prognose schlecht.

Protrusio acetabuli

Ätiologie und Pathogenese
Bei entzündlich rheumatischen Erkrankungen, nach einem Trauma oder endogen bedingt kann es zu einer Zunahme der Hüftgelenkspfannentiefe kommen.

Symptome
Bewegungseinschränkungen der Hüfte.

Röntgenologischer Befund
Vertiefte Gelenkpfanne mit Vorwölbung ins kleine Becken und dünnem Pfannenboden, Arthrosezeichen.

Therapie
Valgisierungsosteotomie.

13.2 Erworbene Störungen

13.2.1 Bakterielle Koxitiden

☞ auch Kap. 3.1

Ätiologie und Pathogenese
➤ Durch spezifische Erreger (Tuberkelbakterien) und unspezifische Erreger (z.B. bei Säuglingskoxitis) oft im Rahmen eines septischen Geschehens mit hämatogener Aussaat oder postoperativ kommt es zur Hüftgelenksentzündung mit Empyem.

Symptome
Klassische Entzündungszeichen wie Rötung, Schwellung, Überwärmung, Funktionseinschränkung.
Diagnose durch Erregerbestimmung aus dem Hüftgelenkspunktat.

Röntgenologischer Befund
Unauffällig, manchmal verbreiterter Gelenkspalt (durch Pyarthros).
Sonographischer Nachweis der Flüssigkeitsansammlung im Gelenk.

Therapie
Operative Entlastung der akut eitrigen Entzündung und Spülung mittels Spül-Saug-Drainage. Antibiotikatherapie, passive Bewegungstherapie des Gelenkes, um Verklebungen zu vermeiden.

Abakterielle Koxitiden

Ätiologie und Pathogenese
Bei entzündlich rheumatischen Erkrankungen.

Symptome
Schmerzsymptomatik ähnlich wie bei der aktivierten Koxarthrose.
Sonographischer Befund: Hüftgelenkserguß.

Therapie
Rheuma-Therapie, zusätzlich Gelenkpunktion zur Entlastung und Schmerzlinderung.

13.2.2 Neurogene Störungen

N. femoralis (L2–L4)
Durch Verletzungen im Leistenbereich sind Lähmungen des N. femoralis möglich; dadurch fällt die Oberschenkelstreckmuskulatur aus. Fehlen des PSR, Sensibilitätsstörungen an der Oberschenkelvorderseite.

N. cutaneus femoris lateralis
Bei Lähmung Parästhesien und brennende Schmerzen und Sensibilitätsausfälle an der Oberschenkelaußenseite.

N. ischiadicus (L4–S2)
Durch Verletzungen des Beckens oder i.m. Spritzen kommt es zur gestörten Muskelfunktion unterhalb des Knies und zu Sensibilitätsausfällen an der lateralen Unterschenkelaußenseite.

N. peroneus (L4–S2)
Durch Druckschädigungen im Bereich des Fibulaköpfchens (Gips, Lagerung), durch Fibulaosteotomien oder Unterschenkelfrakturen, sowie beim Tibialis anterior-Syndrom kann es zur Peroneuslähmung kommen. Dies führt typischerweise zum Steppergang, d.h. der Patient kann den Fuß nicht mehr heben, da alle Extensoren ausfallen, zusätzlich Sensibilitätsausfall über dem Fußrücken.

N. tibialis (S1–S3)
Durch Frakturen oder Entzündungen kann es zur Druckschädigung des Nerven im Tarsaltunnel kommen. Der Zehenspitzengang und die Fußinnenrotation fallen aus. Die Fußsohle ist nicht mehr sensibel versorgt.

13.2.3 Koxarthrose

☞ *auch Kap. 3.4*

Ätiologie und Pathogenese
▶ Es handelt sich um eine degenerative Gelenkerkrankung, die als primäre Form (Alterung des Gewebes) und als sekundäre Form (gestörte Biomechanik nach Hüftdysplasie, Epiphyseolysis capitis femoris, M. Perthes, idiopathische Hüftkopfnekrose, Gelenkfrakturen, gestörte Gelenkbiologie durch Infekt, rheumatische Erkrankungen) vorkommt. Die Arthrose begünstigende Faktoren sind die Inkongruenz der Gelenkflächen und das Mißverhältnis zwischen Beanspruchung und Belastungsfähigkeit des Gelenkes. Bei der sekundären Arthrose spielt die Gelenkmechanik eine entscheidende Rolle, ebenso wie Störungen durch Fehlbelastung, Traumen, Entzündungen, metabolische oder neurologische Erkrankungen. Am Beginn der Arthrose stehen durch Alterung und Ernährungsstörungen bedingte Gelenkknorpelveränderungen: Elastizitätsverlust, Einrisse in der Knorpeloberfläche, Höhenminderung des Knorpelgewebes, Bildung von Knorpelzellnestern, subchondrale Sklerosierung der Gelenkfläche, Knorpelabreibung mit reaktiver Bildung von Knochenvorsprüngen (Exophyten oder Osteophyten) und Zystenbildung. Durch die anfallenden Knorpelabriebprodukte kommt es zur entzündlichen Reizung der Synovialis mit Ergußbildung, was dem Zustand der aktivierten Arthrose entspricht.

Symptome
Die klinische Symptomatik der Koxarthrose ist anfangs geprägt von Einlauf- sowie Belastungs- und Bewegungsschmerzen. In fortgeschrittenen Stadien dominieren dann der Ruheschmerz, die Bewegungseinschränkung und zunehmende Kontrakturen durch Weichteilverkürzung und die Gelenkeinsteifung. Durch Beuge- und Adduktionskontraktur kommt es zur Beckenkippung nach vorn und zur starken Lordose der LWS mit entsprechenden Kreuzschmerzen, sowie zur funktionellen Beinverkürzung. Bei der klinischen Untersuchung findet sich eine Einschränkung, insbesondere der Rotationsbewegungen und Druckschmerz im Hüftbereich.

Röntgenologischer Befund
▶ Gelenkspaltverschmälerung, reaktive Osteosklerose, Geröllzysten, osteophytäre Anbauten im Pfannen- und Kopfbereich, lokale Knochendestruktionen, Verdickung des subchondralen Knochens, Bildung freier Gelenkkörper, Knochenabschliffe durch Scherkräfte.

Es ist zu beachten, daß der radiologische Befund und die klinische Symptomatik keine direkte Korrelation aufweisen, daß das Röntgenbild aber Auskunft über Art, Progredienz und Prognose des Gelenkschadens gibt.

Therapie
▶ Abhängig vom Alter und dem Allgemeinzustand, vom Stadium der Arthrose und von einer korrigierbaren Gelenkmechanik und -funktion stehen konservative, operative, gelenkerhaltende oder endoprothetische Maßnahmen zur Verfügung.

So können im frühen und im chronischen Stadium zahlreiche passive und aktive physikalisch-therapeutische Maßnahmen eingesetzt werden. Ein auf der kontralateralen Seite getragener Gehstock setzt die Gelenkbelastung herab, ebenso lindert ein Pufferabsatz den harten Belastungsaufprall. Krankengymnastik und Balneotherapie erzielen eine bessere Beweglichkeit und verringern die Schmerzen. Bei aktivierten Koxarthrosen werden intraartikuläre Injektionen unterstützend eingesetzt. (z.B. nichtsteroidale Antiphlogistika und Kortikosteroide). Die operativen Maßnahmen haben die Verbesserung der Gelenkmechanik wie die bessere Gelenkkongruenz und die geringere Belastung durch Umstellungsosteotomien zum Ziel. Der Vorteil dieser gelenkerhaltenden Maßnahmen ist die weiterhin noch bestehende Möglichkeit, später eine endoprothetische Therapie durchzuführen. Der Gelenkersatz mittels Endoprothetik ist die häufigste operative Maßnahme der Hüftgelenksarthrose. Abhängig vom Alter und dem morphologischen Befund werden entweder nur einer oder beide Gelenkpartner ersetzt und die Endoprothesen aus den unterschiedlichsten Materialien fest einzementiert oder anderweitig verankert. Die Gefahr der Lockerung von Alloarthroplastiken nach Jahren ist durch Fremdkörpergranulome, Zementversprödung und Fraktur der Prothesenstiele durch Schwingungsvorgänge gegeben.

13.2.4 Femurkopfnekrose

Ätiologie und Pathogenese
➤ Idiopathisch oder als Folge von Traumen, Infektionen oder intraartikulärer Ergußbildung wird die ohnehin kritische Blutversorgung des Hüftkopfes gestört mit dem Resultat einer aseptischen Nekrose. Auch eine Hyperlipoproteinämie, Alkoholabusus oder eine systemische Steroidtherapie sind als ätiologischer Faktor denkbar.

Symptome
Ziehende Schmerzen im Leisten- und Kniebereich, Bewegungseinschränkung und zunehmende Schmerzen mit Belastungsschwäche des Beines.

Röntgenologischer Befund
Sklerosierungszonen, Einbruch der Gelenkfläche, Deformierung mit Sekundärarthrose.

Therapie
Im frühen Stadium wird eine Markraumdekompression zur Entlastung der venösen intraossären Hypertonie durchgeführt. In späteren Stadien sind Umstellungsosteotomien zur Entlastung des Hüftkopfes angezeigt. Bei ausgeprägter Nekrose kommt der Gelenkersatz zur Anwendung. Eine kausale Therapie ist bisher nicht möglich.

Schnappende Hüfte
➤ Mit *Coxa saltans* wird das Phänomen bezeichnet, daß beim Gehen die Faszia lata über den Trochanter maior springt. Durch dieses Schnappen des Tractus iliotibialis wird das Bindegewebe gereizt, die Bursa trochanterica entzündet sich und Schmerzen entstehen. Die Therapie besteht in der Entzündungsbehandlung und nötigenfalls operativen Fixation der Faszie.

13.2.5 Verletzungen und Verletzungsfolgen

Schenkelhalsfraktur

Ätiologie und Pathogenese
➤ Vorwiegend bei älteren Menschen kommt es durch Sturz auf die Hüfte zur Schenkelhalsfraktur.

Symptome
Bei den Abduktionsfrakturen mit Valgusstellung und Einstauchung der Fragmente sind häufig außer Klopfschmerzen im Hüftgelenksbereich keine Symptome vorhanden. Bei den Adduktionsfrakturen mit Varusstellung dagegen finden sich eine Außenrotationsfehlstellung und Verkürzung des Beines, eine schmerzhaft eingeschränkte Hüftgelenksbeweglichkeit und verminderte oder aufgehobene Belastbarkeit des Beines.

Röntgenologischer Befund (☞ Abb. 13.4)
➤ Beckenübersicht und Hüfte axial: Die Einteilung der Schweregrade erfolgt nach Pauwels:

- I: Winkel zwischen der Horizontalen und der Bruchlinie unter 30 Grad
- II: Winkel unter 70 Grad
- III: Winkel über 70 Grad.

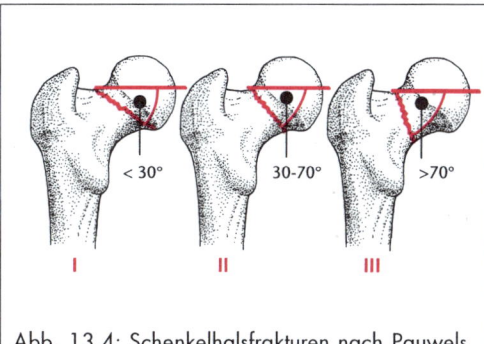

Abb. 13.4: Schenkelhalsfrakturen nach Pauwels

Therapie und Prognose
➤ Je steiler der Bruchlinienverlauf und je größer der Winkel umso schlechter ist die Prognose der Frakturheilung.

Bei den Abduktionsfrakturen ist wegen der Stabilität durch die eingestauchten Fragmente die konservative funktionelle Therapie ausreichend. Adduktionsfrakturen dagegen werden wegen der Gefahr der Hüftkopfnekrose sofort operativ versorgt. In der Regel werden gelenkerhaltende Eingriffe mit Schraubenosteosynthese, selten Endernägel oder Winkelplatte durchgeführt. Bei Kindern wird die Bohrdrahtosteosynthese angewandt. Bei alten Patienten und solchen in schlechtem Allgemeinzustand wird mit dem Ziel der raschen Mobilisierung und damit der Vermeidung von Sekundärerkrankungen (kardiopulmonale, thromboembolische Probleme, Dekubitus) der Ersatz des Hüftgelenkes durch die Totalendoprothese durchgeführt.

Komplikationen
Durch das intrakapsuläre Hämatom und die Durchblutungsstörung des Femurkopfes kommt es in etwa 30 % zur Hüftkopfnekrose. Insbesondere bei Schenkelhalsfrakturen vom Grad Pauwels III ist wegen der großen auf die Fraktur einwirkenden Scherkräfte mit einer Schenkelhalspseudarthrosenbildung bei etwa 15 % zu rechnen. Durch die entstehende Varisierung mit Beinverkürzung ist das Bein nicht belastbar, so daß Valgisationsosteotomien oder die Endoprothesenversorgung erforderlich werden.

13.3 Orthopädische Begutachtung

Hüftkopfnekrosen nach Schenkelhalsfrakturen und nach traumatischer Hüftgelenksluxation sind als Folgezustand zu beurteilen, auch wenn Jahre dazwischenliegen. Das Auftreten einer sekundären Arthrose ist nach gelenkbeteiligenden Frakturen wahrscheinlich. Die Beurteilung muß die Bewegungseinschränkung und Belastungsfähigkeit beurteilen (☞ auch Kap. 8).

14 Kniegelenk

14.1 Spezielle Anatomie

➤ Die geringe knöcherne Führung des Kniegelenkes macht die muskuläre und ligamentäre Stabilisierung erforderlich. Die Menisci sind Gleitfläche und Gewichtsverteiler bei Belastungen. Die in die Streckmuskulatur eingelagerte Patella verhindert ein Abgleiten der für die Standsicherheit des Beines sorgenden Streckmuskulatur. Der Kapselbandapparat, bestehend aus zwei Seitenbändern, dem vorderen und hinteren Kreuzband und der Gelenkkapsel, arretiert das Knie bei voller Streckung so, daß ein amuskuläres Stehen möglich ist.

14.2 Angeborene und funktionell bedingte Störungen

14.2.1 Patellaluxationen

Ätiologie und Pathogenese
➤ Bei der angeborenen Patellaluxation ist die Kniescheibe hypoplastisch ausgebildet und es besteht ein genu valgum. Bei der habituellen Form luxiert die in Streckstellung richtig sitzende Kniescheibe bei der Flexion und wird dadurch im Laufe der Zeit dysplastisch. Ein genu valgum sowie die Nachgiebigkeit der Retinacula patellae und ein abgeflachter lateraler Femurkondylus können ebenso eine habituelle Patellaluxation herbeiführen. Auch posttraumatisch rezidivierende Patellaluxationen sind durch unzureichende Therapie möglich.

Symptome
➤ Die Patella steht hoch und ist nach lateral verlagert, es besteht ein genu valgum und die Streckfähigkeit im Kniegelenk ist vermindert.

Röntgenologischer Befund
Aufnahmen in verschiedener Kniebeugung zeigen die Subluxation der Patella. Die Einteilung der Patelladysplasie erfolgt nach Wiberg Grad I–III.

Therapie
Frühzeitige Weichteiloperationen zur Zügelung der Patella und Korrekturosteotomien des genu valgum. Nach Wachstumsabschluß kann zusätzlich die tuberositas tibiae nach medial versetzt werden.

14.2.2 Konstitutionelle Störungen

Achsenfehlstellung – genu valgum/genu varum

Ätiologie und Pathogenese
Das Lot vom Hüftgelenksmittelpunkt durch die Kniescheibe und die Mitte des oberen Sprunggelenkes zeigt die während des Wachstums variablen Beinachsen. Als physiologische Achsenabweichungen finden sich im Neugeborenenalter genua vara, ab dem 2. Lebensjahr genua valga, die ab dem 6. Lebensjahr als gerade Beine imponieren. Später weisen Mädchen gegenüber Jungen eine vermehrte X-Beinstellung auf. Durch einseitige Störungen der kniegelenksnahen Wachstumsfugen kommt es zur entsprechenden Fehlstellung (☞ Abb. 14.1).

Diagnose
Im Stand wird die Abweichung der Beinachse beurteilt und der Abstand zwischen den Innenknöcheln und den medialen Femurkondylen gemessen. Bei belasteten Beinen (Einbeinstand) werden Ganzbeinaufnahmen angefertigt und die Achsenabweichung ausgemessen.

Therapie
➤ Physiologische Abweichungen im Vorschulalter bedürfen keiner Therapie. Konservative Therapieversuche mit Nachtlagerungsschalen bringen selten gute Achskorrekturen. Bei größeren Fehlstellungen wird im Hinblick auf die präarthrotische Deformität die Korrekturosteotomie durchgeführt.

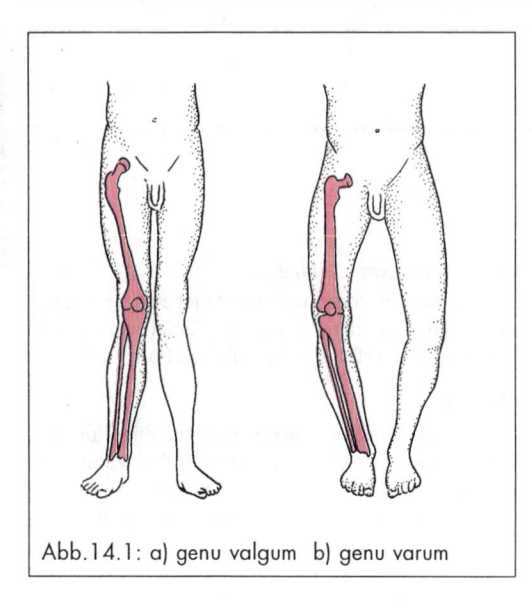

Abb. 14.1: a) genu valgum b) genu varum

Genu recurvatum

Ätiologie und Pathogenese
Durch Schädigung der Wachstumsfuge im ventralen Bereich oder durch Poliomyelitis bedingte Lähmungen der Oberschenkelstreckmuskulatur neigt sich das Tibiaplateau nach ventral und das Kniegelenk wird überstreckt (☞ Abb. 14.2).

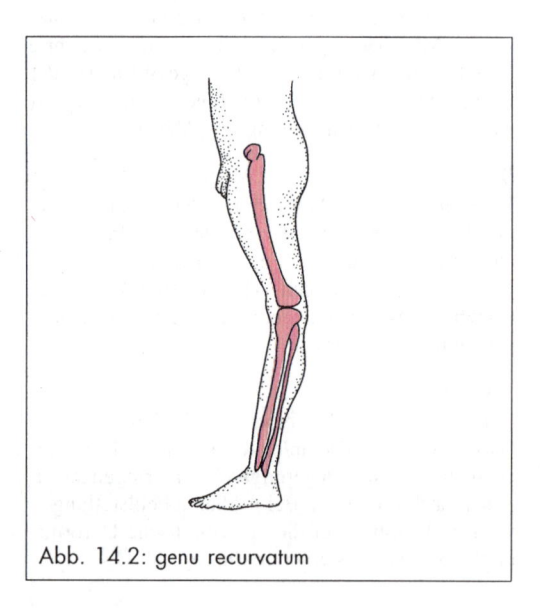

Abb. 14.2: genu recurvatum

Symptome
Überstreckung im Kniegelenk mit auffälligem Gangbild.

Therapie
Korrekturosteotomie; z.T. bei Lähmungen Versorgung mit Oberschenkelorthesen mit Strecksperre, jedoch nicht bei der Poliomyelitis, weil hier die Rekurvation zur Stabilisierung des Beines nötig ist.

14.2.3 Bluterknie

☞ auch Kap. 3.3

Ätiologie und Pathogenese
Durch rezidivierende Einblutungen in das Kniegelenk werden degenerative Veränderungen verursacht. Es handelt sich um eine X-chromosomal rezessiv vererbbare Erkrankung mit zwei Erscheinungsformen. Bei der Hämophilie A fehlt der Gerinnungsfaktor VIII und bei der Hämophilie B der Gerinnungsfaktor IX. Durch den rezidivierend auftretenden Hämarthros werden Knorpelgewebe und Synovialis so gestört, daß es zur bindegewebigen Überwachsung des Knorpels und zur Zerstörung der subchondralen Gelenkfläche mit Zystenbildungen kommt.

Symptome
Erhöhte Blutungsbereitschaft mit Einblutungen in das Gelenk und die Weichteilgewebe. Die darüberliegende Haut ist gespannt und überwärmt, oft auch gerötet und die Kniegelenksbeweglichkeit ist stark schmerzhaft eingeschränkt. Im Laufe der Zeit entsteht die chronisch deformierende Gelenkerkrankung mit Abnahme der Beweglichkeit und Kontrakturstellung.

Röntgenologischer Befund
➤ Die Anfangsstadien mit Weichteilverdickung, schattengebender Gelenkkapsel durch Hämosidereinlagerung, Gelenkspaltverschmälerung und Destruktion der subchondralen Gelenkfläche werden bald von allen typischen radiologischen Zeichen der Arthrose in sämtlichen Ausprägungsgraden ergänzt (☞ Kap 3.4).

Therapie
Bei frischer Einblutung in das Gelenk werden sofort Faktor VIII bzw. Faktor IX Konzentrate verabreicht und das Gelenk wird ruhiggestellt. Anschließend wird zur Erhaltung der Beweglichkeit

eine intensive physikalische und krankengymnastische Beübung durchgeführt. In späteren Stadien werden stärkere Gelenkdestruktionen mit Umstellungsosteotomien, Arthrodesen oder Endoprothesen behandelt.

14.3 Entzündungen

Ätiologie und Pathogenese
➤ Bakteriell (nach Kniegelenksinjektionen), entzündlich-rheumatisch, reaktiv bei der Arthrose oder bei systemischen Erkrankungen sowie begleitend bei Verletzungen oder Tumoren.

Symptome und Diagnose der bakteriellen Arthritis
➤ Klassische Entzündungszeichen wie Rötung, Schwellung, Überwärmung, Schmerz und eingeschränkte Funktion, verstrichene Gelenkkonturen (Vorwölbung des Recessus suprapatellaris) durch den Erguß: Fluktuation (tanzende Patella), Beuge- und Streckbehinderung. Leukozytose, CRP- und BKS-Erhöhung, trübes Gelenkpunktat mit erhöhter Zellzahl.

Therapie
➤ Die wichtigste Sofortmaßnahme ist die Punktion. Nach der Punktion zur Erregerbestimmung schneller Therapiebeginn mit Antibiotika wegen der Gefahr der Ankylose und Ruhigstellung im Gipstutor. Beim akuten Pyarthros ist zusätzlich die Gelenkeröffnung und Spülung sowie passive Bewegung auf der Motorschiene indiziert.

14.4 Neurogene Arthropathie

Bei der spastischen Zerebralparese kommt es zur Kniebeugekontraktur mit schmerzhaften Gelenkveränderungen und zum typischen Patellahochstand durch das muskuläre Ungleichgewicht. Die Therapie mit Teno- und Myotomien ist begrenzt.

14.5 Degenerative Veränderungen

14.5.1 Arthrose

☞ auch Kap. 3.4

Ätiologie und Pathogenese
➤ Unter Arthrose verursachenden Faktoren sind für die Gonarthrose insbesondere Beinachsenfehlstellungen mit einseitiger Überlastung des Gelenkes verantwortlich (häufig ist ein genu valgum mit der Folge der lateralen Kniegelenksarthrose). Auch die Hämophilie und rheumatisch entzündliche Erkrankungen führen über kurz oder lang stets zur Gonarthrose.

Symptome
Zunehmende Schmerzen und Beweglichkeitseinschränkung, oft bestehende Achsenfehlstellung. Die Schmerzintensität hängt von der Begleitsynovialitis ab.

Röntgenologischer Befund
Arthrosezeichen in unterschiedlichem Ausmaß: Gelenkspaltverschmälerung, Geröllzysten, subchondrale Sklerosierung, osteophytäre Anbauten.

Therapie
Schmerzlinderung, Entzündungshemmung und Verbesserung der Beweglichkeit durch passive und aktive physikalische Maßnahmen. Entlastung des Gelenkes durch Benutzung eines Gehstockes und Pufferabsatz, intraartikuläre Injektionstherapie und medikamentöse Begleitbehandlung. Umstellungsosteotomien und Endoprothesenversorgung erzielen gute Erfolge.

14.5.2 Meniskopathie

Chronischer Meniskusschaden.

Ätiologie und Pathogenese
Degenerative Schäden, besonders betroffen sind Sportler (z.B. Fußballer) und Arbeiter in überwiegend knieender Tätigkeit (z.B. Fliesenleger).

Symptome
Rezidivierende Gelenkergüsse, Atrophie des M. quadrizeps und typische Meniskuszeichen wie Steinmann I und II, Payr-Zeichen (☞ Abb. 14.3).

Röntgenologischer Befund
Bei älterem Meniskusschaden Verschmälerung des Gelenkspaltes und Arthrosezeichen. Die Arthroskopie ist das Diagnostikmittel der Wahl.

Therapie
Elektivoperation mit Teilmeniskektomie oder Reinsertion bzw. Naht je nach Befund (siehe weiter unten).

Meniskuszyste

Ätiologie und Pathogenese
Durch Läsionen des Meniskus bei Kniegelenksdistorsionen oder andere Verletzungen entsteht häufiger am Außenmeniskus eine Zyste.

Symptome
Die im Bereich des lateralen Gelenkspaltes palpable Zyste bereitet Schmerzen bei Meniskusbelastungen.

Therapie
Arthroskopische Abklärung und Entfernung der Zyste, manchmal auch mit Teilresektion des Meniskus.

14.5.3 Chondropathia patellae

Ätiologie und Pathogenese
➤ Durch mechanische Überlastung der an der Patella ansetzenden Quadrizeps- und Patellarsehne kommt es zu Schmerzen im Bereich der Kniescheibe. Gehäuft betroffen sind Sportler und Arbeiter mit viel Kniebeugung sowie Kinder im präpubertären Alter.

➤ Formvarianten der Patella und Lateralisationstendenz der Patella führen über einen erhöhten Anpreßdruck zu Knorpelabrieb und zu Schmerzen.

Symptome und Diagnostik
➤ Vermehrt Beschwerden im Bereich der Patella beim Bergabgehen und Treppensteigen oder nach langer Tätigkeit in Kniebeugung oder längerem Sitzen bei gebeugtem Kniegelenk, nächtlicher Ruheschmerz, durch Anspannen der Quadrizeps-Muskulatur kann die Schmerzsymptomatik ausgelöst werden. Patelladruck- und -verschiebeschmerz.

Therapie
Oft spontane Besserung, Lokalinfiltrationen, Entlastung, Muskelaufbautraining, insbesondere M. quadrizeps (vastus med.); operativ: Zentrierung und Anhebung der Patella, Pridie-Bohrung, Unterfütterung mit Knochenspan.

14.5.4 Osteochondrosis dissecans

☞ Kap. 3.6

Abb. 14.3: Meniskuszeichen — Böhler — Steinmann I — Steinmann II

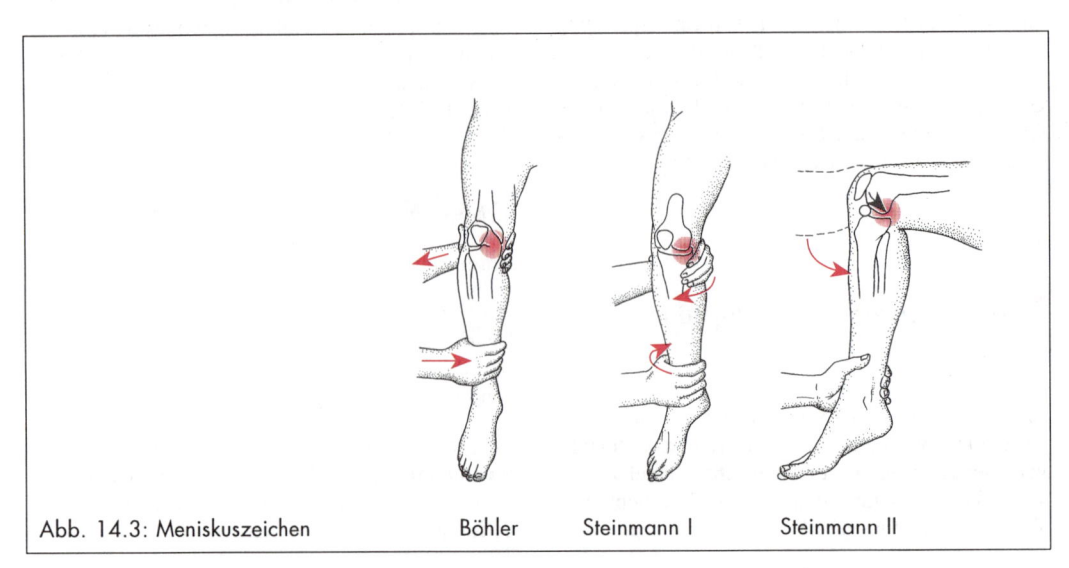

14.6 Tumoren des Kniegelenks und geschwulstmäßige Affektionen

☞ Kap. 2.3

Pigmentierte villonoduläre Synovialitis

Diese im mittleren Lebensalter auftretende Erkrankung bedingt eine gutartige Wucherung der Synovia mit Osteolysen der Gelenkkörper und befällt insbesondere Knie- und Hüftgelenk. Die klinische Symptomatik besteht in Schmerzen, Schwellung und Bewegungseinschränkung des Gelenkes. Röntgenologisch zeigt sich eine Verschmälerung des Gelenkspaltes und Osteolysen im gelenknahen Bereich. In der Arthrographie sind die braungefärbten Zotten der Synovia zu sehen. Therapeutisch wird die Synovia vollständig entfernt.

14.7 Verletzungen und Verletzungsfolgen

Meniskusverletzungen

Ätiologie und Pathogenese
Indirekte Gewalteinwirkung. Der typische Unfallmechanismus, der zum Meniskusriß führt besteht in einer Rotation und Streckung des zuvor gebeugten Kniegelenks bei fixiertem Unterschenkel. Bei degenerativen Schäden, die sehr weit verbreitet sind können aber auch Bagatelltraumen ausreichen. Der Innenmeniskus ist wegen seiner verminderten Verschiebbarkeit viel häufiger betroffen als der Außenmeniskus.

Symptome
➤ Akutes Schmerzereignis, Schonhaltung des Kniegelenkes in Beugestellung, Gelenksperre, Belastungsschmerz, Druckschmerz über dem Kniegelenkspalt, Schwellung mit verstrichenen Gelenkkonturen, Reizerguß – tanzende Patella (☞ Abb. 14.4).

Positive Meniskuszeichen
- Steinmann I (☞ Abb. 14.3): Rotationsschmerz bei gebeugtem Kniegelenk – bei Innenmeniskusläsion schmerzt der mediale Kniegelenksspalt bei der Außenrotation und umgekehrt
- Steinmann II (☞ Abb. 14.3): nach dorsal wandernder Druckschmerz bei Beugung des gestreckten Kniegelenkes
- Böhler-Zeichen (☞ Abb. 14.3): Varusstreß verursacht Schmerz im medialen Gelenkspalt
- Payr-Zeichen (☞ Abb.14.5): Schneidersitz schmerzbedingt nicht möglich

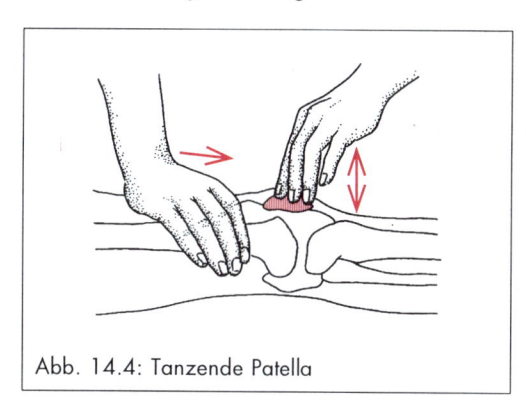

Abb. 14.4: Tanzende Patella

- Apley-Grinding-Zeichen (☞ Abb. 14.5): bei auf dem Bauch liegenden Patienten wird das Knie 90 Grad gebeugt und unter Druck auf die Fußsohle rotiert. Bei Meniskuseinklemmung akuter Schmerz mit federnder Streckhemmung.

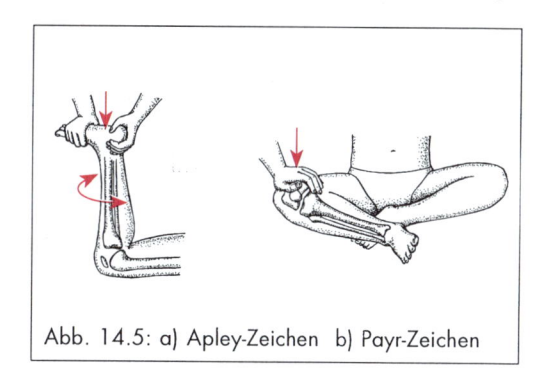

Abb. 14.5: a) Apley-Zeichen b) Payr-Zeichen

Therapie
Arthroskopische Untersuchung. Bei einem Korbhenkelriß oder Querriß am Hinterhorn Teilresektion des lädierten Meniskus, bei basisnahen Rissen in gut vaskularisiertem Gebiet Meniskusnaht.

Bandverletzungen

Ätiologie und Pathogenese
Durch Rotationsbewegungen bei feststehendem Unterschenkel entstehen Risse der Seiten- und/oder Kreuzbänder des Kniegelenkes. Oft kommt es zur *unhappy triad*, der Kombination aus Innenmenis-

kusriß, Innenbandruptur und vorderen Kreuzbandruptur.

Diagnostik
➤ Bandteste

- Valgusstreß – Innenband
- Varusstreß – Außenband
- Schublade (☞ Abb. 14.6): Prüfung der Kreuzbänder in 90 Grad Beugung
  vordere Schublade – vorderes Kreuzband
  hintere Schublade – hinteres Kreuzband

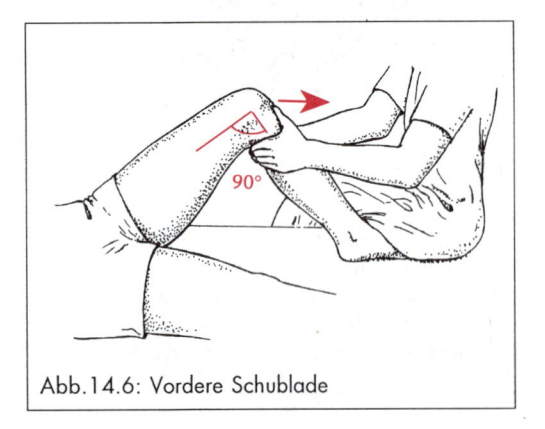

Abb. 14.6: Vordere Schublade

- Lachmann-Test: Prüfung der Kreuzbänder in 25 Grad Beugung
- Pivot-Shift – Prüfung des vorderen Kreuzbandes: Beim Beugen des innenrotierten, unter Valgusstreß stehenden Unterschenkels ist beim Übergang von der Streckung in die Beugung bei etwa 40 Grad ein Schnappen im Kniegelenk zu spüren.

Symptome
Schmerzhafte Bewegungseinschränkung oder Functio laesa, Hämarthros, Druck- und Dehnungsschmerz im betroffenen Bandabschnitt, Instabilität des Kniegelenkes je nach Lokalisation und Ausmaß der Verletzung.

- Röntgen: gehaltene Aufnahmen beider Kniegelenke im Vergleich, zur Beurteilung vermehrter Aufklappbarkeit
- Arthroskopie: Überprüfung der Bandstabilität mit Tasthäkchen
- Kniegelenkspunktion:

- seröser Erguß – Bandverletzung unwahrscheinlich,
- Hämarthros – Zerreißung von Kapsel-Band-Strukturen,
- Hämarthros mit Fettaugen – Hinweis für knöcherne Verletzung.

Therapie
Bei isolierten medialen oder lateralen Seitenbandverletzungen mit nur geringer klinischer Instabilität erfolgt die konservative Behandlung mit Gipstutorruhigstellung für 6 Wochen. Bei deutlicher Instabilität oder bei Kreuzbandruptur werden operative Maßnahmen zur Bandnaht, Bandplastik oder transossären Refixation durchgeführt. Wichtig ist eine gezielte krankengymnastische Nachbehandlung, um eine muskuläre Stabilisierung des Kniegelenkes zu erreichen.

Knöcherne Verletzungen

Ätiologie und Pathogenese
Durch direkte Traumen kommt es zur Frakturierung von Schienbeinkopf, Femurkondylen oder der Patella.

Symptome
Schmerz, Funktionseinschränkung, Hämarthros.

Röntgenologischer Befund
Je nach Art, Ausmaß und Gelenkbeteiligung der Fraktur.

Therapie
Osteosyntheseverfahren zur Rekonstruktion der Gelenkfläche.

■ 14.8 Orthopädische Begutachtung

Instabilität und Belastungsschmerzen sind höher einzustufen als die Arthrodese in günstiger Position. Bewegungseinschränkungen und Standfestigkeit sind wichtige Beurteilungskriterien. Bei der Begutachtung von Meniskusläsionen ist der genaue Unfallhergang wesentlich zur Unterscheidung von der degenerativ bedingten Schädigung.

☞ auch Kap. 8

15 Unterschenkel und oberes Sprunggelenk

15.1 Entzündliche und degenerative Störungen (☞ Kap. 2.5)

15.2 Verletzungen/Verletzungsfolgen

Sprunggelenksdistorsion mit Außenbandruptur

Ätiologie und Pathogenese
Supinationstrauma (typisches Fußumknicken).

Symptome
➤ Hämatomschwellung und Druckschmerz im Außenknöchelbereich, Bewegungseinschränkung, klinisch laterale Aufklappbarkeit des Gelenkes.

Röntgenologischer Befund (☞ Abb. 15.1)
➤ Gehaltene Aufnahmen nach Frakturausschluß: fibulärseitig vermehrte Aufklappbarkeit des Gelenkspaltes durch die Ruptur der lateralen Bandstrukturen, vermehrter Talusvorschub.

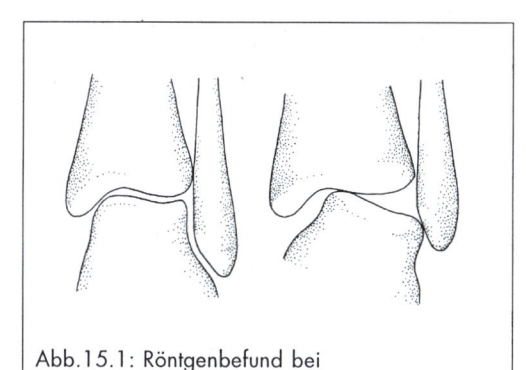

Abb.15.1: Röntgenbefund bei Außenbandruptur am Sprunggelenk

Therapie
Hochlagerung, Unterschenkelgipsschiene oder Tape-Verband und Eis zur Abschwellung, konservatives oder operatives Vorgehen sind gleichermaßen möglich. Bei der konservativen Behandlung wird mit Tape- oder Gipsverbänden das Sprunggelenk für insgesamt 6 Wochen ruhiggestellt. Die Alternative besteht in der operativen Bandnaht der gerissenen Strukturen entweder sofort oder nach Abschwellung. Auch hier wird mit Gips für 6 Wochen nachbehandelt.

Komplikationen
Chronische Außenbandinstabilität mit Gangunsicherheit; diese kann mit plastischen Verfahren verbessert werden.

Talusluxation

Ätiologie und Pathogenese
Die vordere oder hintere Luxation entsteht durch das typische Hängenbleiben des Fußes beim Laufen und die dadurch bedingte extreme Plantarflexion.

Symptome: Deformität, federnde Fixation.

Röntgenologischer Befund: Luxierter Talus.

Therapie
Sofortige Reposition in Analgesie und operative Versorgung der begleitenden Bandrupturen oder knöchernen Verletzungen. Entlastung des Sprunggelenkes für 4 Monate.

Komplikationen: Talusnekrose, Sprunggelenksarthrose.

Knöchelfrakturen

Ätiologie und Pathogenese: Direkte und indirekte Traumen, Pro- bzw. Supinationsverletzung.

Symptome
➤ Hämatom, Druckschmerz, Deformierung.

Diagnose: Einteilung der Frakturen nach Weber (☞ Abb. 15.2)
- A – Fibulafraktur in Höhe des Gelenkspaltes oder distal davon, Syndesmose intakt, evtl. Abscherfraktur des Innenknöchels
- B – Außenknöchelfraktur in Höhe der Syndesmose z.T. mit Zerreißung der Syndesmose und Anrißfraktur des Innenknöchels

- C – Außenknöchelfraktur oberhalb der Syndesmose, diese ist stets zerrissen, immer findet sich eine Abrißfraktur des Innenknöchels oder eine Zerreißung des Lig. deltoideum
- Maisonneuve-Fraktur – hohe Weber C-Fraktur mit begleitender Innenknöchelfraktur.

Bei den Knöchelfrakturen ist häufig der Abriß der dorsalen Tibiakante (Volkmannsches Dreieck) kombiniert.

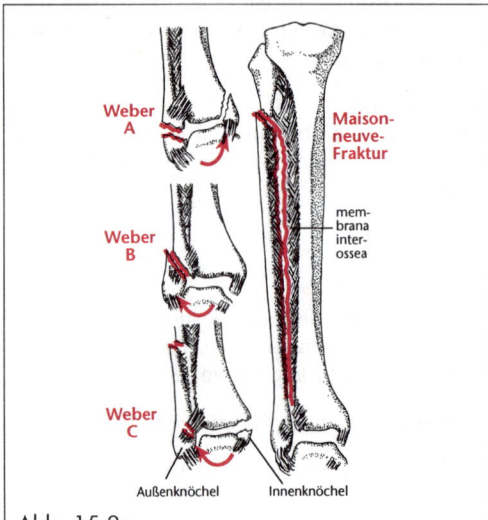

Abb. 15.2: Einteilung der Knöchelfrakturen nach Weber

Therapie
Operative Versorgung mit Reposition und Fixation mittels übungsstabiler Osteosynthese sowie Naht der zerissenen Bänder und der Syndesmose.

Komplikationen
➤ Bei ungenügender Wiederherstellung der Gelenkkongruenzen entsteht häufig eine Arthrose. Knöchelfrakturen heilen oft mit Verkürzung der Fibula, was einen pes valgus zur Folge hat.

Kalkaneusfraktur

Ätiologie und Pathogenese
Axiale Stauchungen z.B. bei Sturz aus großer Höhe bewirken eine Kompressionsfraktur des Kalkaneus mit Gelenkflächenbeteiligung. Indirekte Traumen können zur Abrißfraktur der Achillessehne führen.

Symptome: Bewegungs- und Kompressionsschmerz, Deformität, Hämatom.

Röntgenologischer Befund
Tubergelenkwinkelbestimmung als Gradmesser für die Schwere der Verletzung (physiologisch = 30 Grad, pathologisch = abgeflachter, aufgehobener oder negativer Tubergelenkwinkel).

Therapie
Bei der Abrißfraktur der Achillessehne erfolgt die knöcherne Refixation. Dagegen werden Kompressionsfrakturen des Kalkaneus konservativ therapiert mit Entlastung des Fersenbeins für 12 Wochen im Allgöwer-Gehapparat und späterer Versorgung mit orthopädischen Schuhen.

Komplikationen
Arthrose wegen der nicht wiederherstellbaren Gelenkfläche, posttraumatischer Plattfuß.

Achillessehnenruptur

Ätiologie und Pathogenese
➤ Bei vorbestehenden degenerativen Veränderungen bewirkt eine indirekte Gewalteinwirkung durch Kontraktion der Wadenmuskulatur eine Achillessehnenruptur bevorzugt am Sehnen-Muskel-Übergang oder am Fersenbeinansatz.

Symptome
➤ Peitschenschlagartiger Knall, reißender Schmerz, verminderte Plantarflexion, aufgehobener Zehenstand, tastbare Delle oberhalb des Achillessehnenansatzes.

Therapie
Stets operative Rekonstruktion mit Durchflechtungsnaht und Plantarissehnenplastik, postoperative Ruhigstellung zunächst mit Oberschenkelgips in Spitzfußstellung mit allmählichem Übergang zur Neutralstellung des Sprunggelenkes.

■ 15.3 Orthopädische Begutachtung

Die Abrollmöglichkeit des Fußes, die plantigrade Auftrittsmöglichkeit, Fehlstellungen des Unterschenkels und Instabilitäten des Sprunggelenkes werden bei der Begutachtung beurteilt. Ebenso sind die Belastungsfähigkeit, neurologische Ausfälle und Durchblutungsstörungen von Bedeutung (☞ auch Kap. 8).

16 Fuß und Zehen

16.1 Angeborene Fußdeformitäten

Klumpfuß

Ätiologie und Pathogenese
Idiopathisch oder vererbt, bei Spina bifida und bei Lähmung unterhalb L3/L4 sowie bei anderen neuromuskulären Erkrankungen kommt es häufiger bei Jungen als bei Mädchen zum Auftreten eines Klumpfußes. Der Klumpfuß ist neben der Hüftdysplasie die häufigste angeborene Entwicklungsstörung. Durch das Übergewicht der medialseitigen Fußmuskulatur, des M. tibialis posterior (sog. Klumpfußmuskel) wird der Fuß in die typische Fehlstellung gezogen.

Symptome
➤ Die Fußdeformität zeigt eine Hohl- und Sichelfußkomponente, eine Spitzfußstellung (durch die verkürzte Achillessehne) sowie die Supinationsstellung des Fersenbeines. Aus der Bezeichnung Pes equinovarus, excavatus et adductus läßt sich das Erscheinungsbild des Klumpfußes herleiten (Vorfußadduktion, Supination des Fußes, Hohlfuß). Wegen der Supinationsstellung wird der Fuß mit dem Fußaußenrand aufgesetzt, was zu Druckschädigungen der belasteten Haut führt. Die Wadenmuskulatur ist atrophisch, die Deformität läßt sich nicht völlig redressieren (☞ Abb. 16.1).

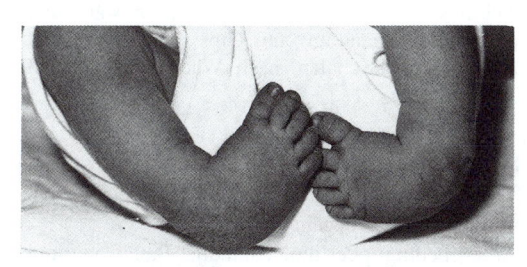

Abb. 16.1: Klumpfuß

Röntgenologischer Befund (☞ Abb.16.2)
➤ Seitliche Aufnahme: durch den Fersenhochstand stehen Talus und Kalkaneus parallel. Der normalerweise zwischen Talus und Kalkaneus bestehende Winkel von 30 Grad ist aufgehoben.

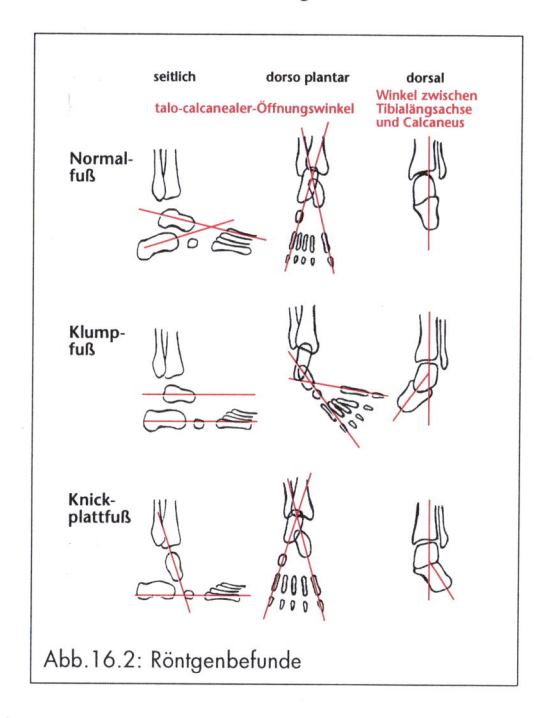

Abb.16.2: Röntgenbefunde

Therapie
➤ Unmittelbar nach der Geburt erfolgt die manuelle Redression gegen die Adduktions-Supinationskomponente. Dann wird mit der redressierenden Gipsbehandlung begonnen und durch häufig durchgeführte Gipswechsel (anfangs alle 2 Tage, dann 2 mal pro Woche und später wöchentlich) die Redression bis zum 3. Lebensmonat weitergeführt (☞ Abb.7.3).

Falls noch Klumpfußkomponenten verbleiben, wird die Achillessehnenverlängerung und die dorsale Kapsulotomie im Sprunggelenk mit anschließender weiterer Gipsredression durchgeführt. Später Übergang auf Oberschenkelnachtlagerungsschalen und Klumpfußeinlagen. Bei therapieresistenten Klumpfüssen und beim Rezidiv erfolgt ein dorsomedialer Weichteileingriff (Sehnenverlängerungen und Durchtrennung der Kapsel und der Bänder des dorsomedialen Fußrandes). Auch Verlagerungen des M. tibialis anterior nach lateral sind möglich. Nach Wachstumsabschluß können knöcherne Korrekturen durchgeführt werden (T-Arthrodese). Zur Prophylaxe eines paralytischen Klumpfußes eignen sich Schienenschellenapparate mit teilgesperrtem Knöchelgelenk und Hebezügen, ebenso korrigierende Nachtschienen, passive Bewegungsübungen und Widerstandsgymnastik.

Prognose
Bei frühem Beginn und ausreichender Durchführung der Therapie ist die Prognose gut.

Hackenfuß

Ätiologie und Pathogenese
➤ Durch die intrauterine Zwangsstellung oder neuromuskuläre Störungen kann es zum Hackenfuß mit Steilstellung der Ferse kommen. Auch eine Schädigung des N. tibialis oder die Achillessehnendurchtrennung sind Ursachen für den Hackenfuß.

Symptome
➤ Vermehrte Dorsalextension des Fußes, Steilstellung der Ferse (☞ Abb. 16.3).

Therapie
➤ Beim Neugeborenen meist spontane Besserung ohne Therapie, ggf. manuelle Redression oder Schienenkorrektur. Beim Erwachsenen operative Versorgung durch Muskelersatzoperationen (Transfer des M. tibialis anterior auf die Achillessehne als Muskelersatzplastik) oder T-Arthrodese mit dorsaler Keilentnahme.

Plattfuß

Ätiologie und Pathogenese
➤ Familiär gehäuft, ebenso bei Spina bifida-Kindern und bei Arthrogryposis kommt es zur Steilstellung des Talus, hochstehendem Kalkaneus und Luxation im Talonavikulargelenk. Der posttraumatische Plattfuß entsteht nach einem Fersenbeinbruch mit Beteiligung der talokalkanearen Gelenkfläche.

Symptome
Konvexe Fußsohle (durch den Hochstand der Ferse und die Steilstellung des Talus, Rückfuß in Valgusstellung (☞ Abb. 16.3).

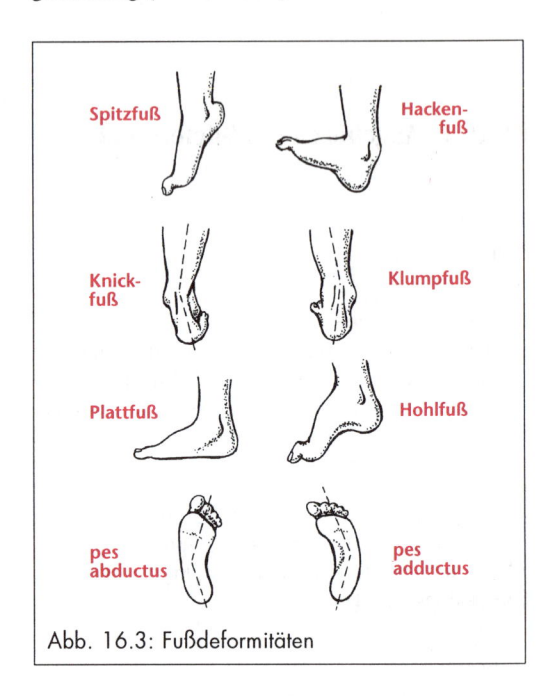

Abb. 16.3: Fußdeformitäten

Röntgenologischer Befund
Steilstellung des Talus, der oft in Verlängerung zur Tibia steht, luxiertes Talonavikulargelenk, der Winkel zwischen Talus und Kalkaneus, der normalerweise 30 Grad beträgt, ist vergrößert (☞ Abb. 16.2).

Therapie
Unmittelbar nach der Geburt redressierende Gipsbehandlung, operative Reposition der Luxation des Talonavikulargelenkes, Verlängerung der Achillessehne, Verlagerung der M. tibialis ant. und post., Nachbehandlung mit Gips, Innenschuh und Nachtlagerungsschalen, nach Wachstumsabschluß T-Arthrodese.

Sichelfuß

Ätiologie und Pathogenese
Anlagebedingt oder durch ständige Bauchlagerung kann es zum pes adductus kommen.

Symptome
Vermehrte Adduktion des Mittelfußes und Abweichung der Zehen nach medial, der Rückfuß steht in Valgusstellung (☞ Abb. 16.3).

Therapie
Manuelle Redression, korrigierende Einlagen (fersenumfassend mit vorgezogenem Innenrand), in Ausnahmefällen operative Korrektur durch basisnahe Osteotomie der Metatarsalia.

Os tibiale externum
➤ Hierunter versteht man einen akzessorischen Fußwurzelknochen medial vom os naviculare, der Druckbeschwerden im Schuh verursachen kann.

■ 16.2 Erworbene Fußdeformitäten

Spitzfuß

Ätiologie und Pathogenese
Bei der Zerebralparese, bei längerer Bettlägerigkeit ohne entsprechende Lagerung oder posttraumatisch kann über die Achillessehnenverkürzung ein Fersenhochstand und Spitzfußstellung resultieren.

Symptome
Ein plantigrades Aufsetzen des Fußes ist nicht möglich. Die Folgen der Spitzfüßigkeit sind eine relative Beinverlängerung mit genu recurvatum und einer lumbalskoliotischen Fehlhaltung (☞ Abb. 16.3).

Therapie
➤ Entscheidend ist die Verhinderung der Spitzfußausbildung durch entsprechende Lagerung mit rechtwinkliger Fixierung des Fußes und krankengymnastische Behandlung bei längerer Immobilisation. Die operative Therapie erfolgt beim Kind über die Achillessehnenverlängerung und dorsale Kapsulotomie im Sprunggelenk mit Gipsnachbehandlung. Beim Erwachsenen wird eine T-Arthrodese zur Korrektur durchgeführt.

Knickfuß, Plattfuß

Ätiologie und Pathogenese
Durch die Belastung des Körpergewichts beim Stehen und Gehen ermüdet der passive und aktive Halteapparat des Fußes und läßt eine Abflachung des Fußlängsgewölbes und eine Valgusstellung des Rückfußes zu. Bei Übergewichtigen, X-Bein-Stellung und Patienten mit laxem Bandapparat kommt es häufiger zu dieser Fußfehlform, ebenso durch Traumen, Entzündungen oder Knochenerkrankungen.

Symptome
➤ Manchmal belastungsabhängige Schmerzen, Abflachung des Längsgewölbes, Kalkaneus und Rückfuß stehen in Valgusstellung, Abrollen des Fußes und Anpassung an Bodenunebenheiten ist nicht möglich (☞ Abb. 16.3).

Therapie
Bei Kindern oft Besserung des Befundes während des Wachstums, durch Fußgymnastik Kräftigung der Fußmuskulatur, Einlagenversorgung. Beim Erwachsenen manchmal T-Arthrodese.

Spreizfuß

Ätiologie und Pathogenese
Durch unzweckmäßige und zu hohe Schuhe, bei Übergewicht und konstitutioneller Bindegewebsschwäche senkt sich das Fußquergewölbe und der Spreizfuß bildet sich aus (☞ Abb. 16.4).

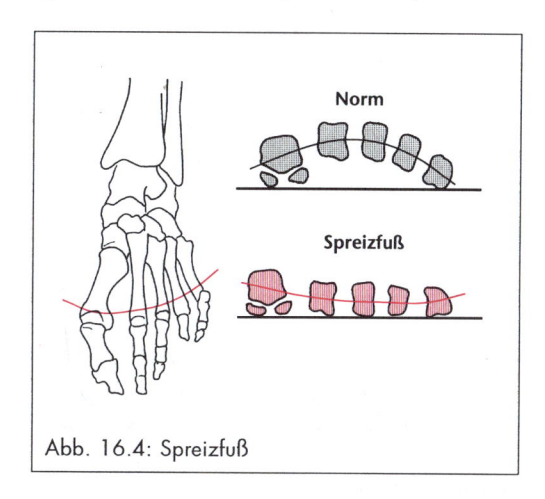

Abb. 16.4: Spreizfuß

Symptome
➤ Schmerzen bei Belastung insbesondere im Vorfußbereich, Vorfußverbreiterung, abgeflachtes Fußquergewölbe, Schwielenbildung durch vermehrte Druckbelastung der Metatarsalia II–IV, Kompressionsschmerz des Mittelfußes, plantarer Druckschmerz zwischen den Metatarsalköpfchen,

Zehenfehlstellungen (Hallux valgus, Hammer- und Krallenzehen) bilden sich aus.

Röntgenologischer Befund
Divergenz der Metatarsalia, Zehenfehlstellungen, arthrotische Veränderungen.

Therapie
Fußgymnastik, im Reizzustand Bäder, Antiphlogistika, Ruhigstellung, Einlagen zur Fußbettung, operative Therapie der begleitenden Zehendeformitäten.

Hohlfuß

Ätiologie und Pathogenese
➤ Bei neurologischen Systemerkrankungen, Spina bifida und bei Lähmungen kommt es zur Verstärkung des Fußlängsgewölbes und der Form des Hohlfußes.

Symptome
Verstärkung des Fußlängsgewölbes, die Metatarsalia stehen steil, Druckschmerz und Schwielenbildung unter den Mittelfußköpfchen, Varusstellung des Rückfußes, hoher Rist und Krallenzehen bewirken Druckschmerzen im Schuh (☞ Abb. 16.3).

Röntgenologischer Befund
Hohes Fußgewölbe, Metatarsale I und V überkreuzen sich.

Therapie
Versorgung mit Innenschuhen oder Einlagen bei Kindern, orthopädische Schuhe beim Erwachsenen. Verschiedene operative Korrektureingriffe durch T-Arthrodese und Osteotomie des Metatarsale I und Resektionsarthroplastiken der Zehen werden versucht.

16.3 Entzündliche und degenerative Veränderungen im Fußbereich

Rheumatischer Fuß

Symptome
Die rheumatischen Erkrankungen äußern sich auch im Fußbereich, wobei Tenosynovitiden mit Sehnenrupturen, Schleimbeutelentzündungen, Lockerung der Kapsel-Band-Strukturen und chronische Arthritiden sowie Arthrosen auftreten. Klinisch auffällig sind schmerzhafte Bewegungseinschränkungen, Schmerzen am Fersenbein und sekundäre Deformitäten wie Valgusstellung der Großzehe und Varusstellung der Kleinzehe, Krallenzehen und ein ausgeprägter Spreizfuß.

Röntgenologischer Befund
Zehenfehlstellungen, arthrotische Veränderungen, Knochendystrophie.

Therapie
Therapie der rheumatischen Erkrankung, orthopädietechnische Schuhzurichtungen. Tenosynovektomien, Arthrodesen und Resektions- sowie Interpositions-Arthroplastiken.

Diabetischer Fuß

Symptome
Durch Polyneuropathie und Mikroangiopathie kommt es zu brennenden Schmerzen (burning feet) im Bereich der Füße und zu gangränösen Erscheinungen. Über Hautnekrosen an den Belastungspunkten der Füße kommt es zum *mal perforans* und zur Zerstörung der Metatarsalköpfchen. Eine gefürchtete Folge kann die Osteomyelitis werden.

Therapie
Verletzungen wegen der hohen Infektionsgefahr vermeiden, orthopädische Schuhversorgung, bei bestehender Gangrän Grenzzonenamputation.

16.4 Aseptische Nekrosen (☞ Kap. 3.6)

16.5 Kalkaneussporn

Bei etwa 15 % findet sich eine knöcherne Ausziehung an der Medialseite des Kalkaneus am Ansatz der Plantarfaszie. Dies kann einen lokalen Druckschmerz bei Belastung verursachen. Therapeutisch kann über eine Locheinlage eine Druckentlastung erzielt werden oder über Lokalanästhetikainjektionen Schmerzfreiheit erreicht werden. Operative Maßnahmen stehen nicht zur Verfügung.

16.6 Neurogene Störungen

Paralytische Fußdeformitäten beruhen auf der Tonusdifferenz zwischen Antagonisten und Agonisten. So ensteht z.B. der paralytische Klumpfuß durch Fibularisparese, der paralytische Hackenfuß durch Parese des N. tibialis.

16.7 Verletzungen und Verletzungsfolgen

Talusfraktur

Ätiologie und Pathogenese
Forcierte Dorsal- oder Plantarflexion des Fußes und axiale Gewalteinwirkung führen zur Talusfraktur.

Symptome
Schwellung, Schmerz, Bewegungseinschränkung.

Röntgenologischer Befund
Sprunggelenk in 4 Ebenen: Frakturen der Taluskanten oder Processus, Frakturen von Hals und Körper, Trümmerfrakturen.

Therapie
Sofortige Reposition wegen der Nekrosegefahr und Stabilisierung durch Schraubenosteosynthese, frühfunktionelle Behandlung mit Entlastung des Sprunggelenkes für etwa ein halbes Jahr.

Komplikationen
Gefahr der Talusnekrose, posttraumatische Arthrose des Sprunggelenkes.

Kalkaneusfraktur

☞ Kap. 15

Ermüdungsfraktur

Ätiologie und Pathogenese
Ohne äußere Gewalteinwirkung auftretende Fraktur durch chronische Schwächung des Knochengewebes infolge rezidivierender Mikrotraumen. Häufig ist die *Marschfraktur* im Bereich der Metatarsalia bei Überbeanspruchung des Fußskeletts.

Symptome
Schmerzen, z.T. Schwellung im betroffenen Bereich.

Röntgenologischer Befund
Fraktur oft erst später durch Kallusbildung sichtbar, Knochenszintigramm positiv.

Therapie
Ruhigstellung im Gipsverband.

16.8 Zehendeformitäten

Hallux valgus

Ätiologie und Pathogenese
➤ Der Hallux valgus ist im wesentlichen auf endogene Faktoren zurückzuführen. Auch durch die Entwicklung eines Spreizfußes, durch zu enge Schuhe oder bei rheumatischen Erkrankungen kommt es häufiger bei Frauen zur lateralen Abweichung der Großzehe im Grundgelenk. Es liegt eine Subluxation und Abduktionskontraktur im Großzehengrundgelenk vor. Durch die Varusstellung des Metatarsale I prominiert das Metatarsale I-Köpfchen nach medial. Durch den Zug der exzentrisch angreifenden Sehne des M.extensor hallucis longus kommt es zur Verschlimmerung.

Symptome
➤ Die Valgusstellung der Großzehe bewirkt Belastungs- und Bewegungsschmerz beim Gehen. Durch die Fehlbelastung und den Druck der Schuhe kommt es zu schmerzhaften entzündlichen Veränderungen und zur arthrotischen Osteophytenbildung. Es besteht eine mediale Prominenz des Mittelfußköpfchens mit Ausbildung einer schmerzhaften Bursitis.

Röntgenologischer Befund
Achsenabweichung der Großzehe nach lateral mit Subluxation im Grundgelenk, arthrotische Veränderungen.

Therapie
- Nachtlagerungsschienen, Spreizfußeinlagen, antiphlogistische Maßnahmen bei Reizzuständen
- Operation nach Hohmann (subkapitale Osteotomie des os metacarpale I, Verlagerung des M. abductor hallucis auf die Medialseite der Grundphalanx)
- OP nach Brandes (☞ Abb. 16.5) (Resektions-Interpositionsarthroplastik: basisnahe Zweidrittelresektion des Grundgliedes, mediale Exostosenabtragung des Metatarsale I, Einschlagen eines

Kapselperiostlappens, postoperative Zehenextension über Kirschnerdraht)
- OP nach Mc Bride (Exostosenresektion, mediale Kapselraffung, Exzision des lateralseitigen Sesambeines, Rückverlagerung des M. adductor auf das Metatarsalköpfchen).

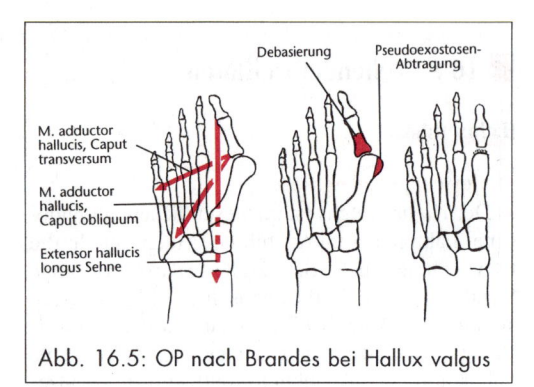

Abb. 16.5: OP nach Brandes bei Hallux valgus

Hallux rigidus

Ätiologie und Pathogenese
➤ Bei unbekannter Ursache, durch rezidivierende Traumen, endogene Disposition oder Entzündungen findet sich eine isolierte Arthrose des Großzehengrundgelenkes mit Beugekontraktur des Gelenkes.

Symptome
➤ Schmerzen im Großzehengrundgelenk insbesondere beim Abrollvorgang des Fußes, verminderte Dorsalextension. Zehenstand unmöglich.

Röntgenologischer Befund
Arthrose des Großzehengrundgelenkes (Gelenkspaltverschmälerung, Osteophyten, Zystenbildung, subchondrale Sklerosierung).

Therapie
➤ Konservativer Versuch mit Einlagenversorgung und Schuhabrollung, operative Therapie mit Resektions-Interpositions-Arthroplastik nach Brandes.

Hammer- und Krallenzehen

Ätiologie und Pathogenese
➤ Beim Spreizfuß und beim Hallux valgus finden sich oft sekundär diese Zehendeformitäten. Ebenso sind muskuläre Störungen, entzündliche Veränderungen oder zu enges Schuhwerk ursächlich.

Symptome
➤ Bei der Hammerzehe (Beugekontraktur im Mittelgelenk) ist das Endgelenk gebeugt, das Grundgelenk gestreckt. Bei der Krallenzehe sind Mittel- und Endgelenk gebeugt und Grundgelenk überstreckt. Luxationen sind möglich. Durch Schuhdruck entstehen Schwielen über der Streckseite der Zehengelenke (schmerzhafte Clavi). Belastungs- und Druckbeschwerden.

Therapie
Nachtlagerungsschalen, Einlagen und Polsterung des Schuhes.
OP nach Hohmann (Köpfchen des Grundgliedes reseziert und Strecksehne gerafft).

16.9 Orthopädische Begutachtung

Der plantigrade Auftritt und damit die Standfestigkeit sind ebenso wichtige Beurteilungskriterien wie der Abrollvorgang. Funktionsverluste der Großzehe und schmerzhafte Teilversteifungen der Fußgelenke beeinflussen den Gang. Der statische Aufbau und die Funktion stehen bei der Begutachtung des Fußes im Mittelpunkt.

Urologie

T. Kreutzig
unter Mitarbeit von
U. Koppermann (Kap. 1, 2, 3, 4, 5)
und G. Popken (Kap. 6, 11, 15)

Inhaltsverzeichnis Urologie

1	**Pathomechanismen**	**107**
1.1	Niereninsuffizienz	107
	1.1.1 Akutes Nierenversagen (ANV)	107
	1.1.2 Chronisches Nierenversagen	108
1.2	Störungen des Urintransportes	109
1.3	Renale Hypertonie	111
2	**Urologische Leitsymptome**	**112**
2.1	Veränderte Urinausscheidung	112
	2.1.1 Hämaturie	112
	2.1.2 Proteinurie	112
2.2	Miktionsstörungen	113
2.3	Hämaturie (☞ Kap. 2.1.1)	
2.4	Schmerz	113
	2.4.1 Schmerzcharakter	114
	2.4.2 Nieren-/Harnleiterschmerz	114
	2.4.3 Blasen-/Harnröhrenschmerz	114
	2.4.4 Prostata-/Samenblasenschmerz	114
	2.4.5 Skrotalschmerz	115
3	**Urologische Diagnostik**	**116**
3.1	Bakteriologische und klinisch-chemische Untersuchung	116
	3.1.1 Urin	116
	3.1.2 Harnsteinanalyse (☞ Kap. 8)	
	3.1.3 Sekrete der ableitenden Harnwege	117
3.2	Funktionsdiagnostik	118
	3.2.1 Clearance-Untersuchung	118
	3.2.2 Isotopendiagnostik	118
	3.2.3 Urodynamik (☞ Kap. 14)	
3.3	Radiologische Verfahren	119
	3.3.1 Ausscheidungsurogramm (AUG)	119
	3.3.2 Spezielle urologische Röntgendiagnostik	119
	3.3.3 Weitere diagnostische Verfahren	120
3.4	Transurethrale Diagnostik	121
	3.4.1 Katheterismus (☞ Kap. 3.1.1)	
	3.4.2 Endoskopie	122
3.5	Punktionsverfahren	122

	3.5.1 Prostatabiopsie	122
	3.5.2 Nierenpunktion	123

4	**Urologische Therapie**	**124**
4.1	Allgemeine Therapierichtlinien	124
4.2	Medikamentöse Therapie	124
	4.2.1 Therapie der Kolik	124
	4.2.2 Antibiotikatherapie	124
	4.2.3 Chemotherapie	124
	4.2.4 Strahlentherapie	124
4.3	Chirurgische Therapien	124
	4.3.1 Niere	124
	4.3.2 Harnleiter	125
	4.3.3 Blase	126
	4.3.4 Prostata	126
	4.3.5 Harnröhre	126
	4.3.6 Äußeres Genitale	126
	4.3.7 Samenleiter	127
4.4	Endoskopische Techniken	127
	4.4.1 Diagnostische Endoskopie	127
	4.4.2 Therapeutische Endoskopie	128
4.5	Harnableitung	128
	4.5.1. Temporäre Harnableitung	129
	4.5.2 Permanente Harnableitung	129
4.6	Lithotripsie	130

5	**Fehlbildungen**	**131**
5.1	Niere	131
	5.1.1 Nierenagenesie	131
	5.1.2 Hypoplasie	131
	5.1.3 Hufeisenniere	131
	5.1.4 Lageanomalien	132
	5.1.5 Zystische Nierenveränderungen	132
	5.1.6 Doppelniere	133
5.2	Harnleiter	133
	5.2.1 Subpelvine Stenose (☞ Kap. 12.1.2)	
	5.2.2 Ureter fissus	133
	5.2.3 Ureter duplex	134
	5.2.4 Ureterozele	134
	5.2.5 Megaureter (☞ Kap.12)	
5.3	Blase/Harnröhre (☞ Kap.12)	
5.4	Äußeres Genitale	135
	5.4.1 Penisdeviation	135

6	**Entzündungen**	**136**
6.1	Allgemeines	136
	6.1.1 Asymptomatische Bakteriurie	137
6.2	Unspezifische Entzündungen	137
	6.2.1 Pyelonephritis	137
	6.2.2 Zystitis	140
	6.2.3 Prostatitis	141
	6.2.4 Vesikulitis	142
	6.2.5 Urethritis	142
	6.2.6 Orchitis	143
	6.2.7 Epididymitis	144
6.3	Spezifische Entzündungen	145
	6.3.1 Tuberkulose	145
	6.3.2 Bilharziose	146
	6.3.3 Echinokokkose des Harntraktes	147
7	**Tumoren**	**148**
7.1	Nierenzellkarzinom	148
7.2	Tumoren des Nierenbeckens und des Harnleiters	150
7.3	Tumoren der Blase	151
7.4	Tumoren des Penis	153
	7.4.1 Peniskarzinom	153
7.5	Tumoren des Hodens	154
7.6	Tumoren der Prostata	156
	7.6.1 Benigne Prostatahyperplasie (BPH)	156
	7.6.2 Prostatakarzinom	159
8	**Urolithiasis**	**162**
8.1	Steinarten	162
8.2	Epidemiologie, Ätiologie und Pathogenese	162
8.3	Nierenstein	164
8.4	Harnleiterstein	164
8.5	Blasenstein	167
9	**Verletzungen**	**168**
9.1	Verletzungen der Niere	168
9.2	Verletzungen des Ureters	169
9.3	Verletzungen der Blase	169
9.4	Verletzungen der Harnröhre	171
9.5	Verletzungen des äußeren Genitale	172

10	**Nebenniere**	**173**
10.1	Operable Erkrankungen	173

11	**Andrologie**	**175**
11.1	Erektile Dysfunktion (ED)	175
11.2	Infertilität	177

12	**Urologische Erkrankungen im Kindesalter**	**179**
12.1	Kongenitale Mißbildungen	179
	12.1.1 Mißbildungen der Niere (☞ auch Kap.5)	179
	12.1.2 Mißbildungen des Harnleiters	180
	12.1.3 Mißbildungen der Blase und Harnröhre	182
	12.1.4 Blasenentleerungsstörungen	183
	12.1.5 Mißbildungen/Lageanomalien des Hodens	184
	12.1.6 Mißbildung des äußeren Genitale	184
12.2	Enuresis	184
12.3	Urologische Tumoren im Kindesalter	185
	12.3.1 Nephroblastom (Wilms-Tumor)	185
	12.3.2 Neuroblastom (☞ Kap.10)	
	12.3.3 Rhabdomyosarkom	185

13	**Urologische Erkrankungen der Frau**	**186**
13.1	Erkrankungen der Niere und der ableitenden Harnwege	186
	13.1.1 Entzündungen	186
	13.1.2 Harnwege und Schwangerschaft	187
13.2	Mögliche Folgeerscheinungen gynäkologischer oder geburtshilflicher Eingriffe	187
13.3	Urininkontinenz	187

14	**Neurogene Blasenentleerungsstörungen**	**189**

15	**Notfälle**	**191**
15.1	Harnverhalt, Anurie	191
	15.1.1 Harnverhalt	191
	15.1.2 Anurie	191
15.2	Kolik	191
15.3	Akutes Skrotum	192
	15.3.1 Epididymitis	192
	15.3.2 Orchitis	193
	15.3.3 Hodentorsion	193
	15.3.4 Hydatidentorsion	193

	15.3.5 Hodentumor	193
	15.3.6 Akute Hydrozele	194
	15.3.7 Hämatozele	194
	15.3.8 Inkarzerierte Hernien	194
15.4	Priapismus	194
15.5	Paraphimose	195
15.6	Hämaturie	195
15.7	Urosepsis	196

1 Pathomechanismen

1.1 Niereninsuffizienz

▶ *Die Niereninsuffizienz ist eine Einschränkung der Nierenfunktion mit Erhöhung der harnpflichtigen Substanzen im Serum (Harnstoff, Kreatinin).*

Die durchschnittliche Urin-Tagesproduktion beträgt 1000 bis 1500 ml. Urinmengen unter 500 ml/d werden als **Oligurie**, Urinmengen unter 100 ml/d als **Anurie**, keine Urinproduktion als **komplette Anurie** bezeichnet. Bei der **Polyurie** werden Urinmengen von über 2 l pro Tag ausgeschieden.

Das Nierenversagen kann in eine akute, eine chronische sowie eine terminale Form unterteilt werden.

1.1.1 Akutes Nierenversagen (ANV)

▶ Beim **akuten Nierenversagen** kommt es bei nicht vorgeschädigten Nieren zu einer reversiblen Verminderung des Einzelnephronfiltrats (erkennbar durch Anstieg der Retentionswerte und Oligo-Anurie). Das nicht oligurische ANV hat eine günstigere Prognose. Die aus verschiedenen Ursachen auftretende Tubulusnekrose ist das pathologische Substrat des akuten Nierenversagens.

Nach der Ätiologie läßt sich das ANV in drei Gruppen unterteilen:

- **prärenales,**
- **renales,**
- **postrenales** Nierenversagen.

Prärenales Nierenversagen

Vorkommen bei:

- *Hypovolämie*
  Häufigste Ursachen sind Schock, Sepsis, große Blutverluste, Wasser- und Elektrolytverluste (z.B. Durchfall, Erbrechen), hypertone Dehydratation (Kalium-, Natrium- und Hb-Anstieg).

- *Ischämie*
  ▶ Durch Embolie, Thrombose, Tumor, Nierenstielabriß sowie bei Myoglobin- und Hämoglobinämie bei Gewebsquetschung (Crushniere). Eine Crushniere kann auch nach intensiver sportlicher Betätigung auftreten (Rhabdomyolyse).

- *TUR-Syndrom*
  Bei der transurethralen Prostataresektion kann es zur Eröffnung von Venensinus kommen. Dabei besteht die Gefahr der Einschwemmung isotoner Spülflüssigkeit. Dies führt zu hypotoner Hyperhydratation → Wasserintoxikation → metabolische Azidose → Schock.

Renales Nierenversagen

Ursache ist die Schädigung des Nierenparenchyms.

- *Primäre Nephropathien*
  Akute Glomerulonephritis, Pyelonephritis, Hyperurikämie (Uratverstopfung), Panarteriitis nodosa etc.

- *Nephrotoxine*
  Anorganisches Quecksilber, Tetrachlorkohlenstoff, Schwermetalle, Chromate, Pilz- und Schlangengifte, Äthylenglykol und viele andere Substanzen sind direkt nephrotoxisch.

Postrenales Nierenversagen

(„urologisches Nierenversagen")

▶ Hier kommt es als Folge einer Harnwegsobstruktion zu einer reaktiv verminderten Tubulusperfusion.

Die Obstruktion kann folgende Ursachen haben:

- *Doppelseitiger Steinverschluß*
  Kommt insgesamt selten vor (Harnsäuresteine)
- *Doppelseitige Ureterenkompression*
  Retroperitoneale Fibrose (M. Ormond), Ligatur
- Primäre, sekundäre oder funktionelle *Einzelniere mit Obstruktion* (z.B. Harnleiterstein).

Symptomatik

Zunächst steht die Klinik der extrarenalen Ursachen im Vordergrund (Trauma, Operation, Schock). Das Hauptsymptom ist die *Abnahme der Urinausscheidung.* Bei längerer Dauer kommt es zu Übelkeit, Müdigkeit, Brechreiz, Tachy-/Dyspnoe (Fluid lung).

➤ Laborchemisch: Kreatinin- und Harnstoffanstieg. Später kann eine Hyperkaliämie (RR-Abfall, Arrhythmie, Kammerflimmern), Hyponatriämie (Gefahr des Hirnödems), sowie eine metabolische Azidose hinzukommen.

PRÄRENAL
Schock
Crush-Syndrom
Hypovolämie, etc.

RENAL

Extrinsisch
Harnleiterligatur
retroperitoneale
Fibrose, Tumore
Lymphknoten-
vergrößerung

POSTRENAL

Intrinsisch
doppelseitiger
Steinverschluß
Uratverstopfung
Urothel Tumor
Blasentumor
Prostatatumor

Harnröhren-
Klappe
Striktur
Stein

Phimose

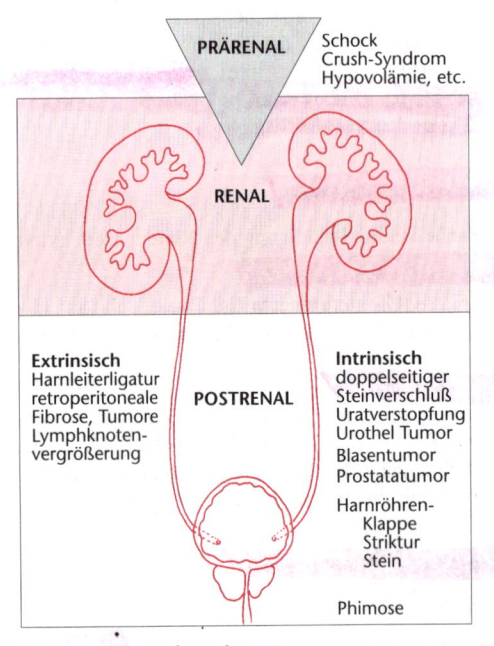

Abb. 1.1: Ursachen des Nierenversagens

Therapie

Bezüglich prärenaler und renaler Ursachen ☞ Innere Medizin.

Beim postrenalen akuten Nierenversagen müssen die zugrundeliegenden *Ursachen möglichst rasch beseitigt werden.* Wichtigstes Prinzip ist die Sicherung des Urinabflusses!

Je nach Ursache kann dies durch eine *innere Urinableitung* (Doppel-J-Katheter; Syn.: „innere Schiene", „Pigtail") oder durch eine *Urinableitung nach außen* (perkutane Nephrostomie) erfolgen.

Bei einer Prostatahyperplasie mit subvesikaler Obstruktion und Harnstauungsnieren mit ANV kann die *Katheterisierung* (transurethral/suprapubisch) Therapie der Wahl sein, während bei einer Harnröhrenstriktur ggf. ein *suprapubischer Katheter* angelegt werden muß.

➤ Es muß eine bilanzierte Flüssigkeitszufuhr, ggf. auch ein Elektrolytausgleich, erfolgen.

1.1.2 Chronisches Nierenversagen

Die Ausprägung der Niereninsuffizienz hängt von der Zahl der untergegangenen Nephrone ab. Der Nephronuntergang kann herdförmig (Pyelonephritis = PN) oder diffus (Glomerulonephritis = GN) vorliegen.

Aus dem akuten Nierenversagen kann sich eine chronische Niereninsuffizienz entwickeln, wenn die zugrundeliegende Ursache nicht beseitigt wird.

Ätiologie

Die häufigsten Ursachen des chronischen Nierenversagens sind die glomerulären Nephropathien und die Pyelonephritis.
Auch Hypertonie und Kollagenosen können durch Gefäßbefall und Zerstörung der Glomeruli zur Niereninsuffizienz führen.
Stoffwechselerkrankungen wie Diabetes mellitus, Amyloidose, Hyperurikämie sowie der HPT können die Glomeruli durch Einlagerung von Mukopolysacchariden bzw. Harnsäure oder Kalzium schädigen.
Chronische Harnwegsobstruktionen (z.B. durch Prostataadenom, Prostatakarzinom, Harnröhrenstriktur, Urothelkarzinom) können zur chronischen Niereninsuffizienz führen.

Symptomatik

Das chronische Nierenversagen beginnt schleichend und wird von den Patienten häufig erst spät bemerkt. Müdigkeit, Schwäche und Inappetenz sind uncharakteristische Zeichen.

Folgen

➤ Natriumverlust, Kaliumanstieg, Harnsäure- und Kreatininanstieg, metabolische Azidose (Ammoniakausscheidung ↓), Hypokalzämie und Isosthenurie.

Konsekutiv können auftreten:
Renale Osteodystrophie (gestörter Vitamin D-Stoffwechsel, sekundärer Hyperparathyreoidis-

mus), gastrointestinale Störungen (urämische Gastritis), Anämie (verminderte Produktion von Erythropoetin), kardiopulmonale Störungen (Hypertonie, urämische Perikarditis) sowie Störungen des ZNS (Elektrolytverschiebungen, Urämie).

Als Reaktion auf den Nephronuntergang kommt es zu einer kompensatorischen Hypertrophie gesunder Nephrone (Intakt-Nephron-Hypothese). Daraus resultiert eine erzwungene, osmotische Diurese, um einen stabilen, kompensierten Zustand zu erhalten. Dieser kann über Jahre konstant bleiben.

Therapie
- Bilanzierte Flüssigkeitszufuhr (z.B. Ausgleich des Flüssigkeitsverlustes bei Zwangs-Polyurie).
- Je nach Salzverlust entsprechende Einschränkung oder Zufuhr.
- Behandlung der Hypertonie.

Ist die Niere nicht mehr zur Kompensation fähig, entsteht die *terminale Niereninsuffizienz*, die zur Urämie mit den o.a. Symptomen führt.

In diesem Stadium kann die Behandlung nur noch durch **Dialyse** (Hämodialyse, chronisch ambulante Peritoneal-Dialyse = CAPD, Hämofiltration, Heimdialyse) oder Nierentransplantation erfolgen.

Das Ziel der Dialyse ist der Entzug der harnpflichtigen Substanzen aus dem Organismus, die Korrektur der Azidose und die Flüssigkeitsreduktion.

Nierentransplantation

Durch die **Nierentransplantation** wird die Wiederherstellung der „normalen" Lebensqualität (Unabhängigkeit von der Dialyse) angestrebt.

Indikationen
Progrediente Niereninsuffizienz, kongenitale Mißbildungen, Nierentraumata, Schäden an einer Einzelniere.

Kontraindikationen
Malignome, Systemerkrankungen als Ursachen der Niereninsuffizienz sowie Multiorganschäden.

■ 1.2 Störungen des Urintransportes

Der Urintransport beginnt in den Glomeruli der Nierenrinde (Filtration des Primärharns; ca. 150 Liter/Tag). Von hier fließt der Primärharn in das proximale Konvolut des Nephrons, wird über die Henlesche-Schleife in das distale Konvolut transportiert und gelangt von dort in die Sammelrohre, die in der Papillenspitze münden.

Der Endharn (ca. 1,5 Liter/Tag) fließt von der Papillenspitze bis zur Harnröhrenöffnung (Meatus urethrae externus).

Ist der Transport ab der Papillenspitze gestört, so liegt eine **Obstruktion** vor.

Die Obstruktion ist die am häufigsten auftretende Urintransportstörung. Sie läßt sich je nach Lokalisation in *supravesikal, vesikal* und *infravesikal* unterteilen.

▶ Die Folge einseitiger Obstruktion ist die Ektasie von Nierenbeckenkelchsystem (NBKS) und Harnleiter. Die Ektasie ist ein reversibler Zustand. Der chronische Zustand führt zur Hydronephrose (Wassersackniere) mit Atrophie des Nierenparenchyms sowie Infektneigung.

> Im Normalzustand wird der Urin aus dem Nierenbecken durch Kontraktion in den Harnleiter transportiert. Der Harnleiter ist ein Hohlorgan mit glatter Muskulatur und elastischem Bindegewebe, ebenso wie in Magen und Darm. Der Urin wird in einer peristaltischen Welle in die Blase befördert. „Der Ureter ist **kein** Regenrohr"! Kommt es nun innerhalb dieses Weges zur Obstruktion, so reagiert der Harnleiter zunächst mit verstärkter Peristaltik. Hält der Zustand länger an, kommt es zur Muskelhypertrophie. Um die Niere vor dem Rückstau zu schützen, reagiert das elastische Bindegewebe und die Muskulatur mit Weitstellung. Dieser Zustand ist noch reversibel. Bei chronisch anhaltender Obstruktion kommt es zur Dekompensation (Hydronephrose).

Ätiologie
- **Supravesikale Obstruktionen**
  - *Erworben*
    ▶ Steine (Nierenbeckenkelchsystem, Harnleiter), Blutkoagel, Papillennekrose, Tumoren, Tuberkulose, Kompression von außen (Tumor, Lymphknoten, M. Ormond), Z.n. Bestrahlung, postoperativ.
  - *Kongenital*
    Ureterabgangsstenose, hoher Ureterabgang, Hufeisenniere, retrokavaler Ureter, primärer Megaureter, Ureterozele, vesikoureteraler Reflux (VUR), ektoper Ureter.

- **Vesikale Obstruktionen**
  Blasentumor, Blasenstein, Schrumpfblase (radiogen, interstitielle Zystitis).
- **Infravesikale Obstruktionen**
  - *Erworben*
  Prostatahyperplasie, Prostatakarzinom, Harnröhrentumor, Harnröhrenstriktur, Fremdkörper
  - *Kongenital*
  Blasenhalsstenose, Urethralklappen, Harnröhrenstenose, Urethradivertikel, Meatusstenose, Phimose.

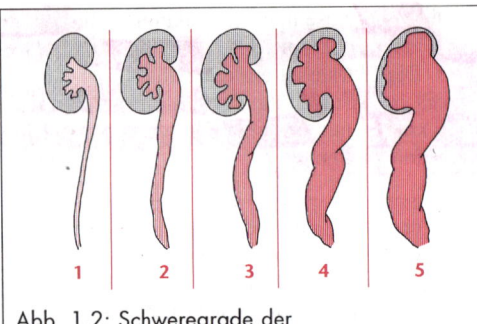

Abb. 1.2: Schweregrade der Harnstauungsniere nach Emmett

Symptomatik

Die *Kolik* ist das häufigste Symptom der (einseitigen, plötzlichen) Harnleiterobstruktion.

Typischerweise verursacht eine Kolik Flankenschmerzen, die je nach Lokalisation der Obstruktion nach ventro-kaudal ausstrahlen.
Bei hohem Harnleiterstein erfolgt die Schmerzausstrahlung in Samenstrang und Hoden, bei mittlerem und tiefsitzendem Harnleiterstein in die Skrotalhaut bzw. Labia majora und Mons pubis. Der intramural sitzende Harnleiterstein verursacht Schmerzen im Bereich der vorderen Harnröhre und Glans penis bzw. Klitoris. Typisch ist hier auch eine begleitende Pollakisurie.

Häufig wird die Kolik von Unruhe, Übelkeit, Erbrechen und Kaltschweißigkeit begleitet. Meist besteht gleichzeitig eine Darmatonie, die bis zum paralytischen Ileus reichen kann.
Bezüglich der Symptomatik der anderen hier aufgeführten Obstruktionen ☞ entsprechende Kapitel.
Im Ausscheidungsurogramm (AUG) zeigt sich die Obstruktion durch eine verzögerte Kontrastmittelausscheidung und Stopp der Kontrastmittelsäule über dem Hindernis.

> Während einer akuten Kolik ist das Ausscheidungsurogramm wegen der Gefahr der Fornixruptur kontraindiziert! Kontrastmittel verursachen eine osmotische Diurese.

Die Ausprägung der Harnstauungsniere im Ausscheidungsurogramm oder der Sonographie wird im allgemeinen nach Emmett (Grad I–V) eingeteilt (☞ Abb. 1.2).

Therapie

Die Beseitigung des Abflußhindernisses ist das wichtigste Therapiekonzept. Näheres in den entsprechenden Kapiteln.

Tab. 1

Ausprägung der Harnstauung	Beschreibung
Emmet I	Nierengröße und -parenchym normal, dilatiertes Nierenbeckenkelchsystem (NBKS)
Emmet II	Nierengröße und -parenchym normal bis leicht vergrößert, Harnleiter und NBKS deutlich erweitert, Kelche verplumpt
Emmet III	☞ EII, zusätzlich noch ausgeprägtere Kelchverplumpung mit beginnender Papillenanbflachung
Emmet IV	Nieren vergrößert, verschmälertes Parenchym, vollständige Abplattung der Papillen
Emmet V	Parenchym bis auf schmalen Saum vermindert

1.3 Renale Hypertonie

Die chronisch arterielle Hypertonie wird unterteilt in primäre (essentielle) und sekundäre Hypertonie.

Unter den sekundären Formen sind die renalen Ursprungs nicht selten.

Bei den intrarenalen Ursachen wie der chronischen Pyelonephritis, chronischen Glomerulonephritis, interstitiellen Nephritis, Nierenamyloidose und Kollagenosen liegt meist eine beidseitige Erkrankung vor (☞ Innere Medizin).

Bei urologischen Ursachen der renalen Hypertonie besteht meist eine einseitige Erkrankung.
Pathophysiologisch handelt es sich um eine Entgleisung des Renin-Angiotensin-Aldosteron-Systems (RAA). ☞ Abbildung 1.3.

Urologische Ursachen der renalen Hypertonie
➤ Einseitige pyelonephritische Schrumpfnieren, Nierenarterienstenose, angeborene Hypoplasie der Niere, Hydronephrose, Ureterstriktur, vesikoureteraler Reflux, Wilms-Tumor, Reninom, Nierenzellkarzinom, Phäochromozytom, Zystennieren, Nierentuberkulose, posttraumatisch (Page-Niere = Kompression des Nierenparenchyms), Embolie, Thrombose sowie Aneurysma der Nierenarterie.

➤ Das Erkennen der Ursache ist von therapeutischer Relevanz, da die Hypertonie durch einen operativen Eingriff (Nephrektomie, Beseitigung der Nierenarterienstenose, Ureterenverlagerung) häufig behoben werden kann, sofern noch keine schweren Hypertonieveränderungen an den Nieren vorliegen.

Diagnostik
- *Sonographie* (Tumorsuche, Größenbestimmung)
- *Ausscheidungsurogramm* (Tumorsuche, Nierengrößenbestimmung, Ureterenverlauf, Stenose)
- *Miktionszystourethrogramm* (Reflux, Harnröhrenstriktur)
- *Isotopennephrogramm* (seitengetrennte Nierenfunktion, urodynamisch wirksames Abflußhindernis)
- *Angiographie* (Tumor, Gefäßveränderungen, Embolie)
- ➤ *Seitengetrennte Reninbestimmung* in der Nierenvene (auf betroffener Seite mindestens um den Faktor 1,5 erhöht – Reninlateralisierung)
- *Kalium-Bestimmung* (Ausschluß des Conn-Syndroms)
- *Katecholamin-Bestimmung* (Phäochromozytom)
- *Captopril-Test*.

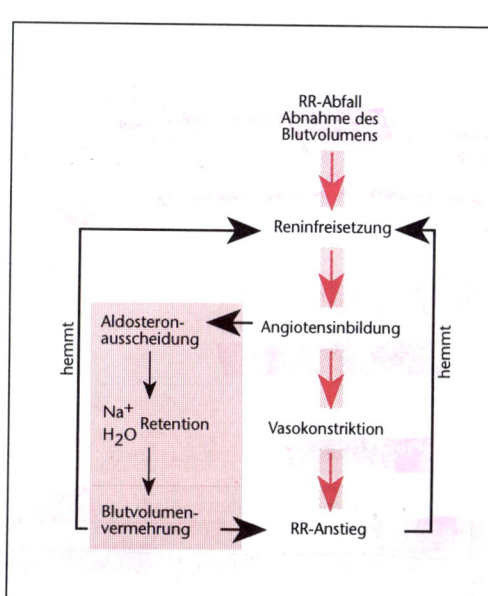

Das Glykoprotein Renin wird im juxta-glomerulären Apparat gebildet, der über Druck- und Volumenrezeptoren verfügt (bei sinkender Na^+-Konzentration oder sinkendem RR wird Renin ausgeschüttet).
Renin wandelt das in der Leber gebildete Tetradekapeptid Angiotensinogen in das Dekapeptid Angiotensin I um.
Die ubiquitär vorkommende Plasmapeptidase „Converting-Enzym" spaltet zwei Aminosäuren ab und es ensteht Angiotensin II.
Dieses wirkt auf zwei Wegen:
- Direkt vasopressiv (40mal stärker als Noradrenalin),
- Stimulation der Aldosteron-Sekretion
  - Vermehrte Natriumretention,
  - Erhöhung des Blutvolumens,
  - Blutdruckanstieg.

Abb. 1.3: Renin-Angotensin-Aldosteron System

2 Urologische Leitsymptome

■ 2.1 Veränderte Urinausscheidung

Der normale, frische Urin ist gelb (hell bis dunkel), durchsichtig und klar.
Je nach Hydratationszustand ändert sich die Urinmenge und Farbe. Kühlt der Urin ab, können Salze ausfallen (z. B. Urate = Ziegelmehlsediment).
Das spezifische Gewicht des Urins schwankt zwischen 1001 und 1030 (Konzentrationsbreite der Niere).
Kann der Urin nicht mehr konzentriert werden, spricht man von Hyposthenurie (spezifisches Gewicht < 1010).
Ein ständig um 1010 zu messendes spezifisches Gewicht bezeichnet man als Funktionsstarre = Isosthenurie.

2.1.1 Hämaturie

Die Hämaturie ist eine synonyme Bezeichnung für die pathologische Erythrozyturie.
Diese kann so stark ausgeprägt sein, daß die Rötung des Urins mit dem bloßen Auge erkennbar (**Makrohämaturie**) oder nur mikroskopisch zu erkennen ist (**Mikrohämaturie**).
Die Hämaturie ist immer ein Alarmzeichen.
Bei der Makrohämaturie ist der Urin rosa bis blutrot. Kaffeefarben wird der Urin, wenn sich im sauren Milieu Hämatin bildet.

⚠ **Merke:** Die schmerzhafte Makrohämaturie spricht meist (jedoch nicht immer!!) für eine Urolithiasis oder eine Infektion, während die schmerzlose Makrohämaturie immer tumorverdächtig ist.

Man unterscheidet bei der Makrohämaturie:
- *initiale* Makrohämaturie (spricht für Prozeß im unteren Harntrakt (Urethritis)
- *terminale* Makrohämaturie (häufig bei Zystitis),
- *totale* Makrohämaturie (gesamte Urinportion blutig) kommt vor allem bei Tumoren vor.

Ätiologie
➤ Tumor, Urolithiasis, Infektion, Glomerulonephritis, Uro-Tbc, Prostataadenom, Prostatakarzinom, Bilharziose, Zystennieren, Blasentumore, Niereninfarkt, Papillennekrose.

Diagnostik
Jede Hämaturie muß solange als tumorverdächtig gelten, bis dieser ausgeschlossen ist!
Nachweis
- Mikroskopisch: > 2 Erythrozyten pro Gesichtsfeld.
- Sangur-Teststreifen.

Körperliche Untersuchung, Urinmikroskopie (dysmorphe Erythrozyten? s.u.), Urinkultur, Sonographie, Nierenübersichtsaufnahme, Ausscheidungsurogramm.
➤ Durch die Zystoskopie kann ein Blasentumor sowie eine Seitenlokalisation der Blutung nachgewiesen werden.
Ggf. retrogrades Pyelogramm, Angiographie, CT, NMR sollten eine sichere Diagnose erbringen.
Zur Differenzierung der Blutung aus Niere bzw. Blase ist die **Erythrozytenmorphologie** hilfreich. Renale Erythrozyten sind meist deformiert (Ringstruktur, Endozapfen, Exozapfen).
Weitere Ursachen für roten Urin sind Hämoglobinurie (Hämolyse bei Transfusionsreaktionen, Vergiftungen, Marsch-Hämoglobinurie), Porphyrinurie, Myoglobinurie (Alkoholintoxikation, Überanstrengung, Starkstrom-Unfall, Polytrauma, AVK), Beeturie (rote Beete).

2.1.2 Proteinurie

Die physiologische Proteinurie beträgt 20 bis 150 mg/Tag.
Proteine mit einem Molekulargewicht < 69 000 Dalton passieren die glomeruläre Membran, werden jedoch normalerweise im Tubulus weitgehend rückresorbiert.

Die Proteinurie kann demnach Folge glomerulärer Veränderungen (Entzündungen, toxisch) oder tubulärer Schäden (Rückresorptionsstörung) sein (☞ Innere Medizin).

➤ Ausgeprägte Proteinurien (> 5g/Tag) finden sich bei Glomerulonephritis bzw. dem nephrotischen Syndrom, während die Pyelonephritis deutlich geringere Proteinurien verursacht.

2.2 Miktionsstörungen

➤ Zur Beschreibung von Miktionsstörungen werden folgende Begriffe verwandt:

Tab. 2: Miktionsstörungen

Dysurie	Oberbegriff
Algurie	schmerzhafte Miktion
Strangurie	krampfartige Schmerzen bei der Miktion
Pollakisurie	vermehrte Miktionsfrequenz
Polyurie	vermehrtes Urinvolumen
Enuresis	unwillkürliches Einnässen (diurna/nocturna)
Nykturie	gehäufter nächtlicher Harndrang
Pneumaturie	Luftbeimengung
Fäkalurie	Stuhlbeimengung

Gestörter Miktionsablauf

Normalerweise wird bei einer gewissen Füllungsmenge der Blase über den Dehnungsreiz via nervaler Weiterleitung die Miktion in Gang gesetzt. Bei einer Blasenfüllung von 250 bis 350 ml beträgt die Miktionszeit 10–15 Sekunden, die maximale Flußrate 20–30 ml/Sekunde. Die Blasenentleerung sollte restharnfrei erfolgen.

➤ Der **Harnverhalt** kennzeichnet das Unvermögen zu miktionieren. Bei maximaler Blasenfüllung kann wenig Urin im Sinne einer Überlaufblase austreten **(Ischuria paradoxa)**.

Die Ursache des Harnverhaltes ist meist eine obstruktive Abflußstörung z.B. Prostataadenom (chronische Beschwerden), Fremdkörper (akute Beschwerden) oder neurogene Läsionen (z.B. multiple Sklerose). Auch postoperativ ist eine Harnverhaltung nicht selten (pharmakologisch oder reflektorisch).

Vom Harnverhalt muß stets die Anurie (meist prärenal bedingt) abgegrenzt werden:
- Blasenperkussion,
- sonographische Blasenvolumenbestimmung (leere Blase = Anurie), eventuell Einmalkatheterismus.

Als **Restharnbildung** bezeichnet man die unvollständige Blasenentleerung. **Die Restharnbestimmung** erfolgt sonographisch nach der Näherungsformel: Länge x Breite x Tiefe x 0,52.
In Ausnahmefällen kann die Restharnbestimmung auch mittels Einmalkatheter erfolgen.

Als Folgen der Restharnbildung können dysurische Beschwerden und rezidivierende Harnwegsinfekte auftreten.

➤ Ursachen für Restharnbildung sind z.B. Prostatahyperplasie, Urethrastriktur, Uterus myomatosus oder neurogene Blasenentleerungsstörungen.

Weitere Miktionsstörungen sind:
- die **zweizeitige Miktion** (Nachlaufen von Urin aus einem Divertikel, Nachlaufen von Urin aus der Niere bei vesikouretralem Reflux),
- ➤ die **Stakkatomiktion** als typisch stotternde Miktion z.B. bei Blasensteinen, Fremdkörpern oder gestielten Tumoren durch Verlegen des Blasenausgangs.

2.3 Hämaturie (☞ 2.1.1)

2.4 Schmerz

Man unterscheidet den lokalen vom fortgeleiteten Schmerz sowie nach der Schmerzcharakteristik den Organschmerz, die wellenförmige Kolik und den Tast- bzw. Druckschmerz.

2.4.1 Schmerzcharakter

Lokaler Schmerz (Organschmerz)
Der lokale Schmerz wird im oder um das Organ verspürt. Ursache ist meist eine Volumenzunahme des parenchymatösen Organs. Der Nierenschmerz ist dumpf und konstant (TH10 bis 12, L1), er wird im kostovertebralen Winkel, der Flanke und unterhalb der 12. Rippe verspürt (Entzündung, Ödem bei Pyelonephritis, expansiver Tumor, akute Stauung → Kapseldehnung → O_2-Versorgung sinkt → Ischämieschmerz).

Der Hodenschmerz wird im Organ selbst verspürt, aber auch in den Samenstrang fortgeleitet.

Fortgeleiteter Schmerz
➤ Der fortgeleitete Schmerz geht von einem Organ aus, wird aber in einiger Entfernung davon verspürt [z.B. Harnleiterstein → Leiste (gemeinsame Innervation durch den N. iliohypogastricus)].

Durch atypische Lage der Nieren (z.B. Hufeisenniere) oder beim M. Ormond (retroperitoneale Fibrose) kann es durch Nervenplexusreizung oder Harnstauungsnieren zu diffusen Abdominal- oder Rückenschmerzen kommen.

Differentialdiagnositik der Abdominalschmerzen
- *Gallenkolik:* Schmerzen rechter Oberbauch und Ausstrahlung in die Schulter rechts,
- *Cholecystitis:* Ausstrahlung linker Oberbauch, rechter Unterbauch und Nabel,
- *Appendizitis:* diffus, später punctum maximum über McBurney,
- *Pankreatitis:* gürtelförmig im Oberbauch und Rücken,
- *Ulcus vent.:* stechend bohrende Schmerzen im Epigastrium,
- *Nieren-/Ureterkolik:* wellenförmige Schmerzen von der Flanke ausgehend, in die Leiste ziehend.

2.4.2 Nieren-/Harnleiterschmerz

Koliken können in allen Hohlorganen auftreten (Niere, Harnleiter, Galle, Uterus etc.). Es handelt sich um einen plötzlich auftretenden, scharfen, stechenden Schmerz, der wellenförmig auftritt und nach seinem Höhepunkt langsam oder plötzlich abklingt.

Ruhende Nierenbeckenkonkremente verursachen meist dumpfe, gleichbleibende Schmerzen. Kommt es zu Konkrementbewegungen, kann eine Kolik auftreten (von der Niere ausgehend mit Schmerzen im kostovertebralen Winkel und nach ventro-kaudal ausstrahlend). Bei Harnleiterkonkrementen erfolgt die Schmerzausstrahlung in Abhängigkeit von der Lokalisation. Eine Kolik kann durch Steine, Blutkoagel, Tumorpartikel oder abgestoßene Papillen verursacht werden.

Begleiterscheinungen der Kolik: Unruhe, Übelkeit, Erbrechen, Tachykardie, Peritonealreizung (Blähbauch, Darmatonie), Kaltschweißigkeit, Fieber und Schüttelfrost.

➤ Auch der Niereninfarkt (häufig embolisches Geschehen bei absoluter Arrhythmie) kann kolikähnliche Beschwerden verursachen.

Pyelonephritis (☞ 2.4.1)

Paranephritischer Abszeß/Karbunkel
➤ Verursacht ähnliche Beschwerden wie die Pyelonephritis (Klopfschmerz und Druckschmerz des Nierenlagers), bei Psoasnähe Schmerzen beim Strecken des Beines (Schonhaltung mit angezogenen Beinen). Bei kranialer Lokalisation Zwerchfellhochstand, bei medialer Lokalisation Peritonealreizung.

Nierentrauma
Von leichtem Organschmerz bei Kontusionen bis hin zur Kolik bei Koagelabgang. Abwehrspannung bei peritonealer Reizung.

Nierentumor
Dumpfes, diffuses Organgefühl. Erst bei großen Tumoren kommt es zu Verdrängungsschmerz (Magen-, Darmnerven) und Kapselspannung.

2.4.3 Blasen-/Harnröhrenschmerz

Algurie, Pollakisurie, Strangurie und Druckschmerz bei Entzündungen, Füllungs- und Dauerschmerz bei großen Tumoren, Blasentenesmen bei Strahlenzystitis, interstitieller Zystitis.

2.4.4 Prostata-/Samenblasenschmerz

➤ Perineale Schmerzen und Dysurie, Rückenschmerzen, Defäkationsschmerz, Ejakulationsschmerz, spastischer Analsphinkter bei Prostatitis.

2.4.5 Skrotalschmerz

Epididymitis
Druckschmerzhafte Nebenhodenschwellung, Rötung und Schwellung der entsprechenden Skrotalhälfte. Das Prehn'sche Zeichen ist häufig positiv (Nachlassen des Schmerzes bei Hochlagern des Skrotums).

Hodentorsion
Plötzlicher Hodenschmerz durch Ischämie des Hodens. Prehn'sches Zeichen negativ, Übelkeit, Erbrechen.

Hodentrauma
Bei Ruptur der Tunica albuginea oder Einblutung in den Hoden kommt es zu heftigsten Hodenschmerzen.

Varikozele
Meist nur leichte ziehende Schmerzen, die in die Leiste und den Unterbauch ausstrahlen.

3 Urologische Diagnostik

3.1 Bakteriologische und klinisch-chemische Untersuchung

3.1.1 Urin

Die Voraussetzung zur Urinuntersuchung ist eine standardisierte Uringewinnung.
Es gibt verschiedene Uringewinnungsmethoden:

- Spontanurin,
- Mittelstrahlurin,
- Katheterurin,
- Punktionsurin,
- Uringewinnung mittels Plastikbeutel (Kinder).

Spontanurin ist stets sekundär verunreinigt (Kontamination durch Bakterien der Meatusregion bzw. der genitoanalen Region bei der Frau) und daher für die urologische Urinuntersuchung nicht geeignet (Ausnahme: Zweigläserprobe).

Mittelstrahlurin ist für die urologische Urinuntersuchung beim Mann die geeignetste Form der Uringewinnung. Auch bei der Frau ist Mittelstrahlurin mit Einschränkungen geeignet.

Technik der Gewinnung von Mittelstrahlurin
Beim Mann: Zurückstreifen der Vorhaut, waschen der Glans (mildes Desinfektionsmittel oder Seife), die erste Urinportion wird verworfen, erst die nächste Portion wird in einem sauberen Gefäß aufgefangen.
Bei der Frau: Spreizen der Labien mit einer Hand, dann Reinigung mit milder Seife und Verwerfen der ersten Urinportion. Die zweite Portion wird aufgefangen.

Technik der Katheter-Uringewinnung
Bei der Frau: Aussagekräftigste Uringewinnungsmethode wegen der Gefahr der Keimkontamination bei Mittelstrahlurin (Keime des vulvo-analen Bereiches).
Beim Mann: Es erfolgt die Desinfektion des Meatus und Einbringen eines sterilen Gleitmittels. Der Einmalkatheter wird entweder mit einem sterilen Handschuh, Pinzette oder durch die sterile Hülle eingeführt. Hierbei ist beim Mann auf die Harnröhrenanatomie zu achten. Zunächst wird der Penis gestreckt, um die erste Harnröhrenkrümmung auszugleichen. Anschließend wird der Katheter (14–16 Ch) eingeführt. In Höhe des Sphinkter externus/Prostata liegt die zweite Krümmung. Hier spürt man meist einen geringen Widerstand. Nun wird der Penis in gestrecktem Zustand nach kaudal (zwischen die Beine) verlagert und der Katheter in die Blase vorgeschoben. Wegen der Gefahr der Via-Falsa-Bildung darf keinesfalls Gewalt angewandt werden.

Für die Gewinnung von Katheterurin *bei der Frau* gilt grundsätzlich das gleiche; wegen der kurzen Urethra der Frau ist die Katheterurin-Gewinnung technisch sehr einfach.

Zur Gewinnung von **Punktionsurin** wird die Blase mit einer langen Nadel nach vorheriger Desinfektion der Haut ca. 1 cm oberhalb der Symphyse median punktiert.

Bei Säuglingen und Kleinkindern ist die Uringewinnung sehr schwierig. Hier sollte deshalb der Urin nach vorheriger Säuberung des Genitale mit einem Klebebeutel gewonnen werden.

Wichtig ist bei jeder Uringewinnung die sofortige Untersuchung! Lange Standzeiten führen zu einer Verfälschung des Untersuchungsergebnisses (Es kann sowohl zu einer Verminderung der Keimzahl (Absterben empfindlicher Keime) als auch zu einer Vermehrung von „Kontaminationskeimen" kommen. Außerdem können Salze ausfallen.).

Drei/Viergläserprobe
Sie dient der Differentialdiagnostik der Urethritis/Zystitis/Prostatitis.

- 1. Glas: Erste Urinportion (Spontanurin)
- 2. Glas: Mittelstrahlurin
- 3. Glas: Prostataexprimat
- 4. Glas: Miktion nach Prostatamassage (Exprimaturin).

Bei der **Urethritis** finden sich Bakterien vermehrt in der 1. Probe, bei der **Zystitis** vermehrt in der 2. Probe. Bei der **Prostatitis** finden sich Bakterien und Leukozyten in der 3. Probe bzw. in der 4. Probe (Exprimaturin). Das Prostataexprimat wird zusätzlich im Ausstrichpräparat untersucht.

Qualitative Urinuntersuchung
Bei der Mikroskopie wird entweder der Nativurin im Phasenkontrastmikroskop oder das Sediment untersucht. Es können folgende Bestandteile beurteilt werden: Erythrozyten, Leukozyten, Epithelzellen (Platten-, Rund- und Nierenepithel), Spermatozoen, Zylinder (Hyalin-, Epithel-, Erythrozyten-, Leukozyten-Zylinder), Bakterien, Kristalle.

Quantitative Urinuntersuchungen
- Mikroskopische Sedimentuntersuchung: 10 ml Mittelstrahlurin werden bei 2800 Umdrehungen pro Minute 5 Minuten zentrifugiert. Anschließend Dekantieren von 9 ml und Untersuchung des aufgeschüttelten Restes mit einer 400-fachen Vergrößerung und Auszählung von 10 Blickfeldern.
- Semiquantitative Untersuchungen: Es stehen verschiedene Schnelltests in Form von Teststreifen oder Stäbchen zur Verfügung. Hier sind die Reagenzien in trokener Form auf dem Teststreifen aufgebracht, der nach Benetzung mit Urin nach einer definierten Zeit abgelesen werden kann. So können z.B. pH-Wert, spezifisches Gewicht, Erythrozyten, Leukozyten, Nitrit, Eiweiß, Zucker, Keton, Urobilinogen und Bilirubin bestimmt werden.

Urinfärbemethoden
Zum Bakteriennachweis wird das Präparat mit Methylenblau gefärbt und fixiert. Bei steriler Leukozyturie (Tuberkulose-Verdacht) ist die Ziehl-Neelsen-Färbung sinnvoll. Bei Verdacht auf Gonorrhoe soll eine Gram-Färbung erfolgen.

Zytologie

Das Material wird auf einem Objektträger ausgestrichen und fixiert und nach Papanicolaou oder May-Grünwald-Giemsa gefärbt. Es findet vor allem die Urinzytologie (Platten-, Übergangs-, Nierentubulusepithel), die Prostatazytologie (Aspirationszytologie) sowie die Untersuchung von Zysteninhalt, bei Nierenzysten mit Verdacht auf Zystenkarzinom, Anwendung.

Es wird sowohl die *Exfoliativzytologie* (abgeschilferte Zellen) als auch die Punktionszytologie (Absaugen von Zellen aus dem Gewebeverband) angewandt.

Resistenzbestimmung/Kultur
Lassen sich mikroskopisch Bakterien nachweisen, so sollte von einem Teil der Probe eine Kultur angelegt werden.

Ein mit einem Nährboden überzogener Träger (z.B. Urikult®) wird mit Urin übergossen und 24 Stunden im Wärmeschrank bebrütet. Findet ein Keimwachstum statt, können dann der Bakterientyp und das Antibiogramm (Empfindlichkeit der nachgewiesenen Bakterien auf Antibiotika) bestimmt werden. Außerdem wird die Keimzahl bestimmt.

➤ Ein Harnwegsinfekt (HWI) gilt als gesichert, wenn $> 10^5$ Keime im Mittelstrahlurin nachgewiesen werden können. Bei Punktionsurin bei $> 10^4$ Keimen.

➤ Bei abakterieller = steriler Leukozyturie (Pyurie) muß immer eine Urogenitaltuberkulose ausgeschlossen werden. Sind mikroskopisch keine säurefesten Stäbchen erkennbar (Fehlerquelle: Mykobakterien des Smegma), so ist die Tuberkulose-Kultur nötig (Untersuchung des Morgenurins an drei aufeinander folgenden Tagen). Außerdem wird immer ein Tierversuch angelegt (höchste Sensitivität; Dauer: 8 Wochen).

3.1.2 Harnsteinanalyse (☞ Kap. 8)

3.1.3 Sekrete der ableitenden Harnwege

Die Sekretuntersuchung dient der Diagnostik der Fertilitätsstörungen (**Ejakulat**), der Prostatitis (**Exprimat** nach Prostatamassage) und der Urethritis (**Abstrich**).

Das **Spermiogramm** zur Abklärung der Kinderlosigkeit sollte beim Mann nach Anamneseerhebung und klinischer Untersuchung als erstes durchgeführt werden. Das Ejakulat wird nach fünftägiger sexueller Abstinenz frisch untersucht (☞ 11.2).

Prostatasekret (☞ Drei/Viergläserprobe)

Urethralsekret
Bestehender Ausfluß aus der Urethra (bei Entzündungen) wird direkt auf Objektträgern (Mikroskopie) oder durch Abstrich und mikrobiologische Diagnostik (Untersuchung auf Bakterien, Trichomonaden, Pilze, Mykoplasmen (Ureaplasma urealyticum, Chlamydien)) untersucht.

3.2 Funktionsdiagnostik

Aufgrund des „Kreatinin-blinden-Bereichs" (☞ Physiologie) korreliert das Serumkreatinin nur in bestimmten Bereichen mit der Nierenfunktion. Eine Lokalisierung einer Nierenfunktionseinschränkung ist hiermit nicht möglich.

3.2.1 Clearance-Untersuchung

Clearance-Verfahren erlauben eine Aussage über das quantitative Ausmaß der Einschränkung der Gesamt- und Partialfunktion der Niere.

Clearance = U x V ÷ P
V = Pro Minute ausgeschiedenes Urinvolumen
U = Im Urin ausgeschiedene Substanzkonzentration
P = Plasmakonzentration

Substanzen zur Bestimmung der glomerulären Filtrationsrate (GFR) sind Inulin und Thiosulfatderivate. Zur Bestimmung der tubulären Sekretionsrate wird PAH (Paraaminohippursäure) verwandt.

3.2.2 Isotopendiagnostik

In der Urologie hat die Isotopendiagnostik die klassischen Clearance-Untersuchungen weitgehend abgelöst.

Dabei werden radioaktiv markierte Substanzen, die vollständig glomerulär filtriert bzw. tubulär sezerniert werden, intravenös verabreicht und die Aktivitäts- und Zeitverteilung mit einer Gamma-Kamera registriert.

Nierenszintigraphie/Sequenzszintigraphie
Die Szintigraphie der Nieren zeigt eine statische Momentaufnahme von funktionstüchtigem Nierenparenchym.

Es sind Aussagen über die Nierengröße, Form und Lage möglich. Desweiteren kann die Parenchymmorphologie beurteilt werden (z.B. Niereninfarkt, Kontusionen). Es werden Jod^{123}, Jodhippursäure^{131} und Tc^{99}m (Technetium 99 metastabil) verwendet.

Die isolierte Nierenszintigraphie wird heute aufgrund anderer bildgebender Verfahren praktisch nicht mehr angewandt.

Isotopen-Clearance
Die Isotopen-Clearance ist ein Verfahren mit dem nuklearmedizinische Clearance-Kurven ermittelt werden können. Durch Verwendung verschiedener Substanzen (Tracer) können sowohl glomeruläre als auch tubuläre Clearanceraten erfaßt werden.
Das am häufigsten verwendete Verfahren ist die Jod^{131}-Hippuran-Clearance (20 % werden glomerulär filtriert, 80 % tubulär sezerniert).
Mit Hilfe von Detektoren werden nach i.v.-Injektion des Tracers Retentionskurven errechnet. Dabei kann sowohl die Gesamtclearance als auch die seitengetrennte Clearance ermittelt werden.

Isotopennephrogramm (ING)
Das ING ist eine kombinierte Nierenfunktionsuntersuchung, die einerseits eine Bildgebung in verschiedenen Phasen (dynamische Szintigraphie), andererseits durch Anwendung integrierter Clearanceformeln Retentionskurven (Isotopen-Clearance) ermittelt. Das ING vereinigt somit die Nierenszintigraphie und die Isotopenclearance in einer Untersuchung. Es werden verschiedene Substanzen angewandt: J^{123}- bzw. J^{131}-Hippuran und vor allem MAG3 (Technetium^{99}m Mercaptoacetylglycerin).

Es erfolgt eine Einteilung in 4 Phasen:
- Durchblutungsphase (Perfusionsphase)
- Parenchymphase
- Sekretionsphase
- Entleerungsphase (Eliminationsphase).

Die seitengetrennte sowie die Gesamtnierenfunktion kann ermittelt werden.

Durch ergänzende Furosemid-Injektion (**Lasix-ING**) kann die Dynamik des Urintransportes von Nierenbecken und Harnleiter beurteilt werden. Durch Messung der Aktivitäts-Zeitverteilung kann so über die ableitenden Harnwege eine Aussage gemacht werden (z.B. bei Ureterabgangsstenose, kompensierte oder dekompensierte Obstruktion?).

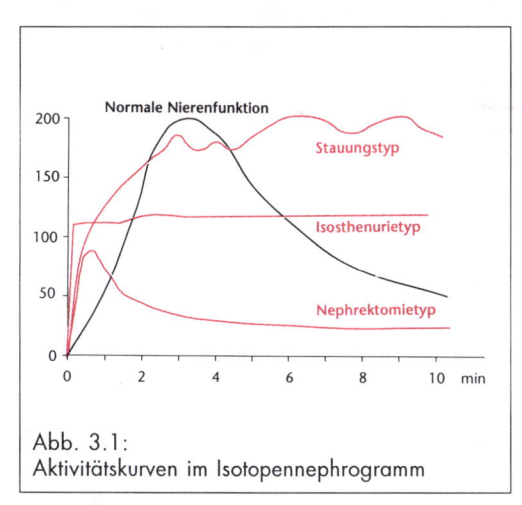

Abb. 3.1:
Aktivitätskurven im Isotopennephrogramm

3.2.3 Urodynamik (☞ Kap. 14)

■ 3.3 Radiologische Verfahren

3.3.1 Ausscheidungsurogramm (AUG)

Die Ausscheidungsurographie (AUG) ist das klassische bildgebende Verfahren in der Urologie.
➤ Mit Hilfe des AUG lassen sich Diagnosen bzw. Verdachtsdiagnosen bei z.B. Tumoren, Entzündungen, Steinen und unklarer Nierenstauung stellen.

Das AUG besteht normalerweise aus 4 Aufnahmen:
- Nierenübersicht („Nierenleeraufnahme")
  Beurteilung von: Skelett, Organ- und Weichteilschatten, Verschattungen.
  Wirbelsäulenveränderungen (Spina bifida, Skoliose), Osteolysen, Frakturen, Coxarthrose, Form und Lage der Nieren, Psoasrandschatten (verwaschen z.B. bei paranephritischem Abszeß, Hämatom, M. Ormond), pathologische Weichteilschatten, kalkdichte Verschattungen (z.B. Steine, Fremdkörper, Lymphknoten), freie Luft, Ileuszeichen.
- 7 Minuten nach Kontrastmittelinjektion
- 15 Minuten nach Kontrastmittelinjektion
- 20 Minuten nach Kontrastmittelinjektion und Blasenentleerung (Restharnaufnahme).
  ➤ Im AUG kann die Morphologie von Nieren (Parenchymphase), Nierenbeckenkelchsystem und Harnleiter sowie der Blase beurteilt werden. Kalkdichte Verschattungen können in ihrer Projektion auf die ableitenden Harnwege beurteilt werden. Über Entleerungsstörungen und Weitstellungen des Harntraktes sind Aussagen möglich.
  ➤ Kontrastmittelaussparungen werden meist durch Tumoren, nicht schattengebende Konkremente oder Blutkoagel verursacht.
  Schichtaufnahmen ermöglichen eine genauere Abbildung bestimmter Tiefen.
  ➤ Bei verzögerter Ausscheidung (z.B. Harnleiterobstruktion) sind Spätaufnahmen sinnvoll (z.B. nach 30 Minuten, 1 Stunde, 3 Stunden, 6 Stunden, 12 Stunden).

Die Ausscheidungsurographie kann folgendermaßen modifiziert werden: **Infusionsurogramm** (höhere Kontrastmittelmengen), **Aufnahme im Stehen** (Nephroptose).

Für eine gute Abbildungsqualität ist eine Vorbereitung des Patienten vor dem AUG sinnvoll (abführende und entblähende Maßnahmen)
➤ Stets muß die Allergie- und Schilddrüsenanamnese vor Beginn der Untersuchung erhoben werden. Ernste anaphylaktoide Reaktionen, die bis zum Schock führen können, und hyperthyreote Krisen können während des AUG auftreten.

Kontraindikationen
➤ Kreatinin > 2–2,5 mg/dl, Nierenkolik (Gefahr der Fornixruptur), Schwangerschaft. Bei Jod-Allergie oder Hyperthyreose darf das AUG nur nach strenger Indikationsstellung und spezifischer Vorbereitung durchgeführt werden.

3.3.2 Spezielle urologische Röntgendiagnostik

Miktionszystourethrogramm (MCU)

Das Miktionszystourethrogramm (MCU/MZU) wird unter Röntgen-Durchleuchtung, nach Kontrastmittelfüllung der Blase (mittels Katheter, Olivenspritze oder Punktion), und aktiver Miktion des Patienten durchgeführt. Eine Kombination mit dem Urethrogramm zum UG/MCU ist möglich.

Die Beurteilung folgender Strukturen ist möglich:
- *Blasenkontur* (Divertikel/Muskelhypertrophie (Trabekulierung)/Raumforderungen/Kapazität).
- ➤ *Harnröhre und Blasenhals* können unter physiologischen Bedingungen der aktiven Miktion beurteilt werden (antegrade Urethrographie). Die Diagnose von subvesikalen Obstruktionen (Harnröhrenstriktur, BPH, Blasenhalsengen, Harnröhrenklappen) oder Verletzungen ist auf diesem Wege möglich.
- Der postmiktionell verbleibende *Restharn* kann abgeschätzt werden.
- ➤ Eine der wichtigsten Indikationen für das MCU ist die Diagnostik eines vesikoureteralen Refluxes. Dabei kann sowohl ein Reflux in der Füllungsphase („low-pressure-Reflux") als auch ein Reflux unter Miktionsbedingungen („high-pressure-Reflux") festgestellt werden (☞ Kap. 12).

Retrograde Urethrographie (UG)
Mit der retrograden Urethrographie kann der gesamte Verlauf der (männlichen) Harnröhre röntgenologisch beurteilt werden. Dazu wird die Urethra mittels eines in der Fossa navicularis geblockten Katheters oder einer Olivenspritze vorsichtig mit Kontrastmittel gefüllt.

Retrogrades Pyelogramm (RP)
Über ein Zystoskop wird ein Ureterenkatheter (CH 3–5) in das Ureterostium eingeführt und unter Röntgen-Durchleuchtung Kontrastmittel appliziert. Auf diese Weise ist eine sehr gute Darstellung des Ureters und des Nierenbeckenkelchsystems möglich (höhere KM-Dichte als im AUG).

Im gleichen Arbeitsgang kann erforderlichenfalls eine innere Harnableitung (Doppel-J-Katheter) in den Ureter eingelegt werden, außerdem kann Urin aus definierten Lokalisationen (z.B. für zytologische Untersuchungen) entnommen werden.

Wie für alle instrumentellen Maßnahmen muß neben der exakten Indikationsstellung ein Harnwegsinfekt ausgeschlossen sein.

- Gefahr: Keimverschleppung, Verletzung (Perforation).
- Indikationen: Abklärung einer „stummen Niere", Ureter- und Nierenbeckentumor, Ureterkonkremente, unklare Harnleiterkompression (Tumor, Narbe), Ureterabgangsstenose, Jod-Allergie (keine intravasale Kontrastmittelapplikation).

➤ Eine Indikation für das RP besteht bei allen Prozessen, die mittels der weniger invasiven Ausscheidungsurographie nicht geklärt werden können oder einer genaueren Beurteilung bedürfen. Auch bei einer Kontrastmittelallergie kann das RP durchgeführt werden.

3.3.3 Weitere diagnostische Verfahren

Nierenangiographie (Renovasographie)
Darstellung der Nierengefäße, die in verschiedenen Techniken erfolgen kann (direkt, DSA: digitale Subtraktionsangiographie, ☞ Radiologie).

Durch Röntgenaufnahmen in verschiedenen Anflutungsphasen können sowohl die arteriellen als auch die venösen Gefäße der Niere dargestellt werden. Auch eine Beurteilung des Hohlsystems ist möglich, da das Kontrastmittel wie beim AUG von der Niere ausgeschieden wird.

➤ **Indikationen**
Z.B. Nierenarterienstenose, Nierentumor (tumortypische Gefäßveränderungen), Nierenverletzung (Nierenstielverletzungen), unklare Makrohämaturie.

Kontraindikationen: wie beim AUG

Cavographie
Darstellung der V. cava mit Kontrastmittel über eine Punktion der V. femoralis.

Zur Diagnostik bei venöser Gefäßinvasion von Nierentumoren („venöser Tumorthrombus") und Diagnostik bei Verlagerung der V.cava durch retroperitoneale Tumoren oder Metastasen sowie bei Einengung infolge eines M. Ormond (retroperitoneale Fibrose).

Lymphographie
Darstellung der Lymphbahnen nach Injektion öliger Kontrastmittel am Fußrücken. Es stellen sich die Lymphbahnen sowohl in der Füllungsphase als auch in der Speicherphase (24 Stunden nach Injektion) dar.

➤ Es ist eine Darstellung von Lymphknotenmetastasen bei Hodentumoren und Peniskarzinomen möglich.
Durch Sonographie, CT sowie NMR ist diese Untersuchung heute oft ersetzbar.

Cavernographie
Röntgenologische Darstellung der Corpora cavernosa nach Punktion und Kontrastmittelapplikation.

Indikationen (☞ Kap. 11)
- Erektilen Dysfunktion mit negativer SKAT-Testung (venöses Leck),
- Thrombosen und Fibrosierungen der Corpora cavernosa, Penisdeviation/Induratio penis plastica, Penistraumata.

Computertomographie/Kernspintomographie
CT und NMR (Syn.: NMR = nuklearmagnetische Resonanz, MRI = magnetic resonance imaging, MRT = Magnetresonanztomogramm) sind moderne bildgebende Verfahren, die eine gute Beurteilung von Niere, Nebenniere, retroperitonealen und Beckenlymphknoten, Harnblase und Prostata ermöglichen.
Die CT liefert Querschnittsbilder, im NMR sind Längs- und Querschnitte möglich.
Im CT können Dichtemessungen erfolgen (die Dichtemessung erfolgt in Hounsfield-Einheiten; minus 1 000 = Luft, 0 = Wasser, plus 1 000 = Knochen).

Der besondere Vorteil des NMR liegt in der fehlenden Strahlenbelastung und der guten Darstellbarkeit flüssigkeitsgefüllter Räume.

Sonographie
Die Sonographie ist das wichtigste, nichtinvasive, bildgebende Verfahren in der Urologie.

Eine Beurteilung von Veränderungen an Niere, Blase, Hoden und Prostata ist möglich (In der Urologie werden Ultraschallfrequenzen von 3,5; 5; 7,5 und 10 MHz angewandt. Je oberflächlicher das zu untersuchende Gewebe desto hochfrequenter sind die erforderlichen Schallwellen).

Beurteilung von:
- **Niere:** Größe, Parenchymdicke (1–2 cm), Parenchymstruktur, Zentralecho, Lage, Verschieblichkeit, Umgebung, Zysten (scharf begrenzt, echofreie Binnenstruktur, dorsale Schallverstärkung), Steine, Stauung, Entzündung (Ödem), Tumoren (rund bis unregelmäßig, unscharf begrenzt, echoarme bis echoreiche Binnenstruktur, inhomogen).
- **Ureter:** Der Ureter ist normalerweise sonographisch nicht darstellbar. Der proximale Harnleiter ist nur im gestauten Zustand sonographierbar.
- **Retroperitoneum:** Retroperitoneale Lymphknotenvergrößerung (Hodentumoren).
- **Blase:** Tumoren, Steine, Blutkoagel, Fremdkörper, Blasenkapazität (Urinvolumen) sowie Restharn (Restharnformel), Divertikel u.a.
- **Prostata:** Volumen, Tumoren, Infiltrationen. Durch die transrektale Sonographie ist hier eine noch genauere Beurteilung möglich.
- **Hoden/Nebenhoden:** Tumor, Hydrozele, Spermatozele, Epididymitis, Hämatom (Trauma).

3.4 Transurethrale Diagnostik

3.4.1 Katheterismus (☞ 3.1.1)

Zur **Technik** der Katheteranlage ☞ 3.1.1 (Uringewinnung).
Katheter in Form von Einmal- oder Dauerkathetern sind in verschiedenen Formen (☞ Abb. 3.2) und aus verschiedenen Materialien (PVC, Gummi, Silikon) verfügbar. Die Dicke von Kathetern (und urologischen Instrumenten) wird in Charrière (Ch) angegeben (1 Ch = 1/3 mm).

Die Katheterisierung kann verschiedene Aufgaben erfüllen. Sie dient u.a.:
- als diagnostische Maßnahme: Katheteruringewinnung bei der Frau, Urinbilanzierung.
- als therapeutische Maßnahme: Behebung eines erstmaligen Harnverhaltes beim Prostataadenom mittels Einmalkatheter, intermittierender Einmalkatheterismus (z.B. bei neurogenen Blasenentleerungsstörungen), zur temporären oder dauerhaften Harnableitung bei subvesikaler Obstruktion (z.B. Prostatahyperplasie, Prostatakarzinom). Bei ausgeprägter Makrohämaturie kann ein Spülkatheter indiziert sein.

Komplikationen
Infektion, Verletzung
Jeder transurethrale Katheter beim Mann birgt die Gefahr der Harnröhrenverletzung (keine Gewaltanwendung beim Katheterisieren!). Kleinere Einrisse können zu Harnröhrenstrikturen führen. Es ist beim Mann daher u.U. sinnvoll, für eine kurz- und mittelfristige Harnableitung einen suprapubischen Katheter (suprapubische Zystostomie) anzulegen.
Bei der Frau ist die Indikation zur suprapubischen Dauerkatheteranlage selten gegeben (Vulvaverletzung, Verbrennungen, massive Entzündungen des

Abb. 3.2: Katheter und Bougie

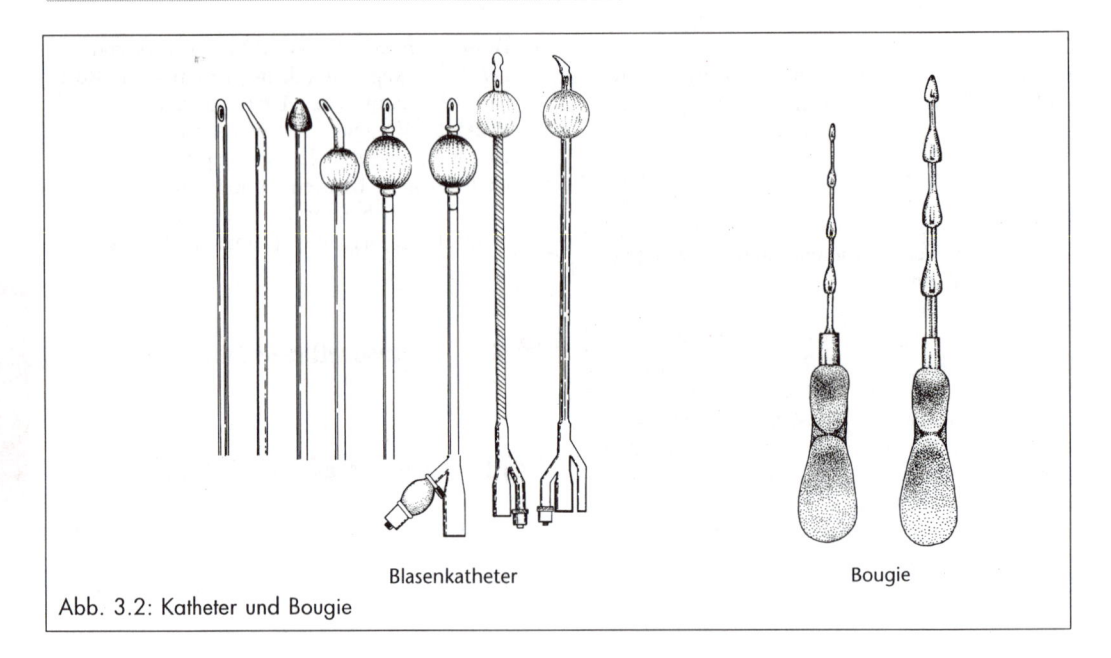

Genitalbereichs). Die Gefahr der Harnröhrenstriktur durch Dauerkatheter ist bei der Frau gering.

➤ Katheterinkrustationen können durch Urinansäuerung und Senkung des spezifischen Gewichtes (gesteigerte Trinkmenge) vermieden werden.

3.4.2 Endoskopie

Durch die Endoskopie (Urethroskopie/Zystoskopie/Ureterorenoskopie (URS), Pyeloskopie) kann praktisch das gesamte Hohlraumsystem des Harntraktes eingesehen werden.

Es werden starre (seltener flexible) Urethro-/Zystoskope (Charrière 17 bis 21) verwandt. Durch verschiedene Optiken (0–70°) kann eine vollständige Beurteilung von Urethra und Blase erfolgen.
Auch direkte Manipulationen, von der Biopsieentnahme über die Steinentfernung und Steinzertrümmerung bis zur endoskopischen Operation, sind durch speziell entwickelte Endoskope möglich.

Urethra
Die Beurteilung erfolgt im Rahmen der (meist kombinierten) Urethrozystoskopie mit der 0°-Optik (Harnröhrenweite, Schleimhautbeschaffenheit, Colliculus seminalis, Prostataobstruktion, Blasenhals-Colliculusabstand zur Prostata-Größenbestimmung).

Blase
Mit verschiedenen Winkeloptiken ist eine Beurteilung der gesamten Blaseninnenwand möglich. (Schleimhaut, Lage und Form der Ostien, Trigonum, Steine, Tumoren, Blutungslokalisation → linkes/rechtes Ostium).

Ureter/Nierenbecken
Die Beurteilung erfolgt mittels eines speziellen Instruments, dem Ureterorenoskop (URS). Über Harnröhre und Blase wird der Ureter sondiert und endoskopiert. Die URS dient der Diagnostik von Harnleitertumoren, Strikturen und Nierenbeckentumoren. Außerdem können auf diesem Weg Biopsieentnahmen, Laserbehandlung von Tumoren oder Steinzertrümmerung (z.B. LISL) erfolgen.

3.5 Punktionsverfahren

3.5.1 Prostatabiopsie

Jeder Verdacht auf ein Prostatakarzinom, palpatorisch, sonographisch oder laborchemisch (z.B. PSA-

Erhöhung), muß durch eine Prostatabiopsie histologisch oder zytologisch geklärt werden.

Die Prostatabiopsie kann als Stanz- oder Saugbiopsie durchgeführt werden und von perineal oder transrektal (ggf. auch ultraschallgesteuert) erfolgen.

Komplikationen
Blutung, Infektion (Darmkeime).

3.5.2 Nierenpunktion

Diagnostik
Bei unklaren Befunden (CT, Angiographie, Sonographie) am Nierenparenchym kann durch die (ultraschallgesteuerte) transkutane Nierenbiopsie eine histologische Klärung erreicht werden. Die Nierenpunktion dient auch der Diagnostik diffuser Nierenparenchymveränderungen (Glomerulonephritis/Systemerkrankungen).

Wird die Punktion bis ins Nierenbecken fortgesetzt, kann sie auch zur anterograden Darstellung des Nierenbeckens und Harnleiters dienen, wenn ein RP nicht möglich ist (anterograde Pyelographie).

Therapie
Auch therapeutisch kann das Verfahren genutzt werden (Plazierung von Nephrostomiekathetern bei Harnstauungsnieren, Pyonephrose, Zystenpunktion und Verödung).

Weiterhin ist die Zertrümmerung und Entfernung von Nierenbecken- oder hohen Harnleitersteinen möglich: perkutane Nephrolitholapaxie (PNL).

Biopsieentnahmen aus dem Nierenbecken und Schlitzungen von Nierenbeckenabgangsstenosen können durchgeführt werden.

Mögliche Komplikationen
Blutung (intrarenal, extrarenal), Infektionen, AV-Fisteln, Pleura- und Peritonealverletzungen.

4 Urologische Therapie

■ 4.1 Allgemeine Therapierichtlinien

Die wichtigste präoperative Maßnahme in der Urologie ist der sichere Ausschluß einer Harnwegsinfektion.

Bei Infektnachweis dürfen je nach Dringlichkeit invasive Maßnahmen nur unter breitem antibiotischem Schutz oder möglichst erst nach testgerechter antibiotischer Behandlung erfolgen.

Jeder invasive Eingriff an den ableitenden Harnwegen erfordert außerdem die Sicherstellung eines unbehinderten Urinabflusses sowie eine ausreichende Diurese.

■ 4.2 Medikamentöse Therapie

4.2.1 Therapie der Kolik

► Die Therapie der Nieren- bzw. Harnleiterkolik erfolgt meist durch i.v. Gabe von Analgetika peripheren (z.B. Metamizol – Novalgin®) und zentralen (Opiatderivate) Typs, evtl. auch gleichzeitige Sedierung (Diazepam – Valium®), durch welche die Kolik wirkungsvoll durchbrochen werden kann.

Auf die Gabe von N-Butylscopolamin (Buscopan®) sollte wegen der geringen Wirksamkeit auf den Harnleiter sowie der Verstärkung der Darmatonie verzichtet werden.

Eine längerfristige antiphlogistische Therapie (nicht steroidale Antiphlogistika) kann durch lokale Schleimhautabschwellung den Steinabgang beschleunigen.

Unter dieser Therapie, kombiniert mit reichlicher Flüssigkeitszufuhr, gehen 80 % aller Harnleitersteine spontan ab.

4.2.2 Antibiotikatherapie

Bei der Auswahl des Antibiotikums ist neben dem Antibiogramm insbesondere darauf zu achten, daß das Medikament ausreichende Konzentrationen im Hohlraumsystem bzw. dem zu therapierenden parenchymatösen Organen erreicht. Zusätzlich sollte bei eingeschränkter Nierenfunktion eine mögliche Nephrotoxizität berücksichtigt werden (z.B. Cotrimoxazol, Aminoglykoside).

4.2.3 Chemotherapie

Generell gilt das Prinzip: Lokale Tumoren werden lokal, systemische Tumoren systemisch behandelt. Bei den urologischen Tumoren zeichnen sich insbesondere der Hodentumor und das Blasenkarzinom durch eine Chemosensibilität aus. Das Prostatakarzinom ist hormonsensibel. Zu den einzelnen Therapieschemata ☞ Kap. 7 bzw. Onkologie.

4.2.4 Strahlentherapie

Es gibt mehrere Möglichkeiten der Strahlentherapie bei urologischen Tumoren. Sie kann lokal, interstitiell und in Großfeldern mit kurativem und pallitivem Therapieziel durchgeführt werden (☞ Kap. 7).

■ 4.3 Chirurgische Therapien

4.3.1 Niere

Die Nierenfreilegung kann von einem Flankenschnitt (retroperitoneal) oder Rippenbogenrandschnitt (transperitoneal) durchgeführt werden. Ausschlaggebend für die Wahl des Zugangsweges ist die Grunderkrankung. So werden Schrumpfnieren,

Hydronephrosen und kleinere Tumoren meist von retroperitoneal, große Nierentumoren von transperitoneal operiert. Weitere Möglichkeiten der Nierenfreilegung sind z.B. der Lumbodorsal-, Interkostal- und Pararektalschnitt.

Nephrektomie

▶ Die Nephrektomie wird z.B. bei destruktiven, entzündlichen Prozessen, funktionsloser Hydronephrose, Mißbildungen mit Funktionsausfall, Gefäßerkrankungen der Niere und Nierenruptur durchgeführt. Bei bösartigen Neubildungen erfolgt eine radikale Tumornephrektomie, bei Nierenbecken- (Urothel-) Karzinomen zusätzlich eine Ureterektomie. Die radikale Tumornephrektomie beinhaltet eine gleichzeitige Entfernung von Niere, Nierenkapsel und Nebenniere.

Präoperative Diagnostik: Eine radiologische Diagnostik der Nierenveränderung und Beurteilung der Gegenseite ist präoperativ obligat.

Nach einseitiger Nephrektomie hypertrophiert die gegenseitige Niere meist und übernimmt die volle Funktion.

> **Versicherungsrechtliche Gesichtspunkte:** Die Minderung der Erwerbstätigkeit (MdE) nach Nephrektomie bei gesunder kontralateralen Niere ist abhängig von der Grunderkrankung und beträgt etwa 20–30 %, bei zusätzlicher Schädigung der verbliebenen Niere kann die MdE auf 60–100 % steigen.

Nierenteilresektion, Polresektion, Heminephrektomie

Bei einigen Erkrankungen der Nieren, z.B. bei Tumoren in Einzelnieren, Traumata, Hydrokalix, Nierenkarbunkeln sowie funktionslosem Doppelnierenanteil, ist eine organerhaltende Chirurgie nötig bzw. möglich.

Adrenalektomie

Bei benignen und malignen Erkrankungen der Nebennieren (Conn-, Cushing-Syndrom, Phäochromozytom) sowie Nebennierenhyperplasie ist eine ein- bzw. beidseitige Nebennierenentfernung erforderlich.

Diese kann von interkostal (Lumbotomie), thorakoretroperitoneal und transabdominal durchgeführt werden. Bei beidseitiger Adrenalektomie ist eine lebenslange postoperative Kortikoidsubstitution obligat.

Nephropexie

Bei nachgewiesener renaler Minderperfusion einer Senkniere (Nephroptose) muß eine Nephropexie durch Fixation der Nierenkapsel in Höhe der 10. Rippe erfolgen.

Nephrotomie/Pyelotomie

Kelchsteine können nach Nierenfreilegung durch Parenchymschnitte entfernt werden. Die Nephrotomie erfolgt in Hypothermie und/oder Ischämie, ggf. mit Laser. Dieses Verfahren wird heute aufgrund der Stoßwellen- und perkutanen Lithotripsie nur noch selten durchgeführt.

Bei Nierenbeckensteinen bzw. unklaren Nierenbeckenbefunden kann nach Nierenfreilung eine extrarenale Eröffnung des Nierenbeckens erfolgen, die aufgrund der postoperativen Stenosierungsgefahr nicht im pyeloureteralen Übergang liegen sollte. Bei intrarenal gelegenem Nierenbecken kann die Pyelotomie nach entsprechender Präparation auch als Kalikotomie (Kelcheröffnung) erfolgen.

Nierenzystenresektion

Nur große symptomatische Nieren- und Echinokokkuszysten bedürfen einer operativen Therapie. Eine vorherige Punktion (Bei Echinokokkuszysten mit Instillation parasitentötender Mittel!) kann das operative Vorgehen erleichtern. Unter Umständen muß gleichzeitig eine Nierenteilresektion erfolgen.

4.3.2 Harnleiter

Bei allen Operationen am Harnleiter ist eine postoperative Schienung zur Sicherung der Harnableitung und Schonung der Anastomose nötig.

Nierenbeckenplastik (z.B. Anderson-Hynes)

▶ Bei Nierenbeckenabgangsstenosen bzw. Stenosen des proximalen Harnleiters muß bei urodynamisch wirksamer Obstruktion eine Erweiterung dieses Abschnittes (Resektion und Reanastomose) erfolgen.

Ureterotomie/Ureteranastomosen

Bei obstruierenden Harnleiterprozessen (z.B. Stein) kann über verschiedene Zugänge, in Abhängigkeit von der Lokalisation (interkostal, pararektal) der Harnleiter endoskopisch erreicht werden und eine Steinentfernung erfolgen. Dieses Verfahren ist durch die Stoßwellen- bzw. endoskopische Lithotripsie und -lapaxie in den Hintergrund getreten.

Harnleiterstenosen können endoskopisch geschlitzt (Ureterotomie) oder durch offene Operationen (Resektion und Reanastomose) behandelt werden.

Boari-Plastik/Hörner-Blase
Bei distalen Harnleiterveränderungen kann eine Resektion des betroffenen Anteils und eine Überbrückung des Defektes mit Blasenanteilen (Blasenlappen, an den Psoas fixierte, hochgezogene Blase) mit Harnleiterreimplantation über einen Median-, Pararektal- oder Pfannenstilschnitt von retro- oder transperitoneal durchgeführt werden.

Antirefluxoperationen
Das Prinzip aller Antirefluxoperationen ist eine Rekonstruktion des intramural verlaufenden Ureteranteils (Waldeyersche Scheide), um einen Reflux von Urin in das obere Hohlraumsystem zu verhindern und so Druckschädigungen der Nieren zu vermeiden. Diese Operationen können nach Blaseneröffnung (z.B. Politano-Leadbetter, Cohen) und von extravesikal (z.B. Lich-Grégoir) erfolgen, wobei jeweils eine verlängerte submuköse Harnleiterstrecke geschaffen wird. In letzter Zeit haben sich hierbei submuköse Kollagenunterspritzungen über einen transurethralen Zugang bewährt (SEARP – subureterale endoskopische Antirefluxplastik).

4.3.3 Blase

Sectio alta
Die sectio alta ist der erste Schritt bei jeder offenen Blasenoperation. Die gefüllte Blase wird über einen Median- oder Pfannenstielschnitt nach Abschieben des Peritoneums längs eröffnet.

Zystostomie
Unter einer Zystostomie versteht man eine Harnableitung aus der Blase. Sie kann durch Einlage eines entsprechenden Katheters (suprapubischer DK, Zystofix) oder offen operativ erfolgen. Je nach Bedarf ist die Zystostomie temporär oder als Dauerableitung möglich.

Divertikulektomie/Blasenteilresektion
Große, symptomatische Divertikel können nach Blasenfreilegung reseziert werden. Bei großen oberflächlichen oder lokalen, invasiven Blasenkarzinomen oder anderen lokalisierten Veränderungen der Blase kann in Einzelfällen eine Blasenteilresektion diskutiert werden.

Zystektomie
Jede Zystektomie beinhaltet zwangsläufig eine Form der Harnableitung (s.u.). Beim Mann erfolgt i.d.R. gleichzeitig eine Prostatektomie. Indikationen zur Zystektomie sind z.B. Blasentumoren ($pT_2N_0M_0$), Plattenepithelkarzinome der Blase und Rezidive nach TUR-B, Schrumpfblasen, ausgedehnte Blasenfisteln und unbeherrschbare Blasenblutungen.

4.3.4 Prostata

Prostatektomie retropubisch/transvesikal
Offene Prostataoperationen erfolgen i.d.R. von transvesikal oder retropubisch. Aufgrund der langdauernden Operationszeiten bei transurethralen Resektionen mit der Gefahr des TUR-Syndroms sollte bei einer benignen Prostatahyperplasie (BPH) von über 80 g eine Adenomentfernung von retropubisch oder transvesikal erfolgen.

Das lokale Prostatakarzinom ($pT_{1-2}N_0M_0$) sollte mit kurativem Therapieansatz vollständig entfernt werden. Dies erfolgt nach einer initialen, diagnostischen, pelvinen Lymphadenektomie zum Lymphknotenstaging als radikale Prostatovesikuloektomie.

4.3.5 Harnröhre

Harnröhrenplastik
Bei Harnröhrenveränderungen (z.B. Strikturen, Fisteln, Hypospadie, Epispadie) können Harnröhrenrekonstruktionen durch End-zu-End-Anastomosen, Ersatz aus Vollhaut (Präputium, Schaft) oder Blasenmukosa erfolgen. Strikturen werden auch häufig durch endoskopische Verfahren (Urethrotomie) behandelt.

4.3.6 Äußeres Genitale

Zirkumzision
Bei Vorhautenge, benignen und malignen Veränderungen des Präputiums sowie aus rituellen Gründen kann die Zirkumzision (Vorhautbeschneidung) durchgeführt werden. Wegen möglicher postoperativen Vernarbungen sollte diese vollständig bis an den Sulcus coronarius erfolgen.

Penisteilamputation/Penisamputation
Bei Peniskarzinom oder distalem Urethrakarzinom kann eine Penisteil- bzw. Penisamputation nötig sein. Corpora cavernosa und Corpus spongiosum mit Urethra werden getrennt freigelegt und abgetrennt. Nach Hautdeckung wird ein Neomeatus geschaffen.

Penisschaftaufrichtung
Bei Penisdeviationen, die zu Kohabitationsschwierigkeiten führen, kann eine Corporaplastik mit Schaftaufrichtung durch Raffungsnähte oder Exzisionen aus dem Corpus cavernosum auf der Gegenseite durchgeführt werden.

Hydrozelen/Spermatozelenoperation
Spermatozelen werden nach skrotaler oder inguinaler Freilegung reseziert. Bei der Hydrozele erfolgt die Eröffnung der Tunica vaginalis ggf. mit Resektion und Vernähung dorsal. Eine Punktion und Sklerosierung kann versucht werden.

Orchiektomie/Ablatio testis
Die Orchiektomie, meist im Zuge der hormonablativen Therapie des Prostatakarzinoms, erfolgt plastisch durch Ausschälung des Hodengewebes oder durch Abtrennen des Hodens am Rete testis beidseits. Die Ablatio testis beim Hodentumor oder nach verschleppter Hodentorsion erfolgt durch Absetzen des betroffenen Hodens im Bereich des Samenstrangs.

⊙ **Merke:** Jede Hodenfreilegung hat bei unklarem Befund (Tumor) von inguinal zu erfolgen.

Orchidopexie
Bei Hodentorsion sollte eine Hodenfreilegung mit Detorquierung und bei ausreichender Reperfusion eine Pexie an der Tunica vaginalis erfolgen. Auch der Hoden der Gegenseite ist entsprechend zu behandeln.

Orchidolyse
Bei nicht deszendiertem Hoden (Kryptorchismus) kann eine Freilegung des Hodens und Lösen von Verwachsungen des Samenstranges und der Hodengefäße bis an den Nierenhilus nötig sein. Der so gelöste Hoden wird im Skrotalfach fixiert.

Epididymektomie
Bei therapieresistenten, rezidivierenden Nebenhodenentzündungen unterschiedlicher Genese kann eine Nebenhodenentfernung unter Schonung der Hodenperfusion durchgeführt werden.

Varikozelenoperation
Bei Varikozelen mit entsprechenden Spermiogrammveränderungen oder Symptomen kann eine Ligatur der V. testicularis retroperitoneal (Bernardi, Palomo: plus A. testicularis) oder inguinal (Ivanissevich) erfolgen.

4.3.7 Samenleiter

Vasovasostomie/Epididymovasostomie
Bei Verschlußazoospermie kann eine Rekanalisierung in Form einer End-zu-End-Anastomose im Bereich des Ductus deferens oder eine Seit-zu-End-Anastomose zwischen Ductus deferens und Nebenhoden geschaffen werden.

Vasektomie
Bei Sterilitätswunsch und abgeschlossener Familienplanung kann eine beidseitige Durchtrennung, Resektion und Ligatur des Ductus deferens i.d.R am Übergang von der Leiste zum Skrotum erfolgen.

4.4 Endoskopische Techniken

Die Endoskopie ist die Domäne der Urologie. Sie kann transurethral über die Blase bis in das Nierenbeckenkelchsystem sowie perkutan in Niere und Blase als diagnostische und therapeutische Maßnahme erfolgen. Hierbei werden Instrumente mit verschiedenen Optiken, teils flexibel, mit und ohne Arbeitskanälen zum Vorführen entsprechender Instrumente, angewendet.

4.4.1 Diagnostische Endoskopie

- *Urethroskopie*: Beurteilung von Harnröhre und Prostatagröße sowie evtl. Obstruktion,
- *Zystoskopie:* Beurteilung von Blasenschleimhaut, Blasenmuskulatur (Trabekulierung), Harnleiterostien (Lage, Form), Divertikeln, Tumoren,
- *Ureteroskopie:* Harnleiterbeurteilung (Stein, Tumor, Stenose),
- *Renoskopie:* Nierenbeckenbeurteilung (Stein, Tumor).

4.4.2 Therapeutische Endoskopie

Meatotomie
Bei Meatusstenosen mit entsprechender klinischer Symptomatik sollte die Urethrotomie nach Otis (Schlitzung der distalen Harnröhre mit dem Otis-Urethrotom) oder die dorsale Meatotomie (Längsinzision und Quervernähung) erfolgen.

Sichturethrotomie
Harnröhrenstrikturen werden häufig durch die interne Urethrotomie (nach Sachse) behandelt. Dabei wird unter Sicht die Schlitzung der Engstelle bei 12 Uhr vorgenommen, um Verletzungen des Corpus cavernosum zu vermeiden. In etwa 30 % kommt es nach Anwendung dieser Verfahren zu einer Rezidivstriktur, die erneut behandelt werden muß.

Alternativen zur internen Schlitzung sind die offenen Operationsverfahren.

Bei Blasenhalsstenosen erfolgt die Blasenhalseinkerbung z.B. nach Turner-Warwick bei 5, 7 und 12 Uhr oder transurethrale Resektion des engen Blasenhalses.

Transurethrale Prostataresektion (TUR-P)
➤ Die obstruktive BPH ist die häufigste Indikation zur Durchführung der TUR-P. Weitere Indikationen zur TUR-P sind: obstruktives Prostatakarzinom (trotz adäquater Therapie), chronische Prostatitis, Sphinktersklerose und Prostataabszeß.

Die TUR-P sollte als Niederdruckresektion (Ableiten der bei der Resektion notwendigen Spülflüssigkeit über eine Zytostomie) durchgeführt werden, um Einschwemmen von Spülfüssigkeit zu vermeiden. Die Resektion des Adenoms erfolgt schrittweise mit einer elektrischen Schlinge bis auf die chirurgische Kapsel unter Schonung der Sphinkterregion.

> ➤ **Mögliche Komplikationen der TUR-P:** Verletzung der Kapsel (paravesikale Einschwemmung), Blasenverletzung, Nachblutung, TUR-Syndrom (Hyponatriämie, Hypervolämie, Hypoosmolalität, Lungen/Hirnödem, Schock) durch Einschwemmung der hypotonen Spülflüssigkeit über eröffnete Prostatavenen.
> *Als Spätfolgen:* Epididymitis, Inkontinenz (Sphinkter in Collikulusnähe), retrograde Ejakulation und Harnröhrenstriktur.

Blasentumoren (TUR-B)
➤ Makroskopisch sichtbare insbesondere tumorverdächtige Läsionen der Blasenschleimhaut werden transurethral reseziert. Dies dient sowohl der Diagnostik (histologische Untersuchung) als auch der Therapie. Papilläre, gestielte, aber auch breitbasige Tumoren können reseziert werden. Anschließend werden aus dem Randgebiet und der tiefen Schicht Proben entnommen, um das Tumorstadium zu bestimmen. Biopsien aus den anderen Blasenbereichen (Mapping, Quadrantenbiopsie) sind sinnvoll, um das häufig multilokulär vorkommende Carzinoma in-situ auszuschließen.

Ureterostienschlitzung/Ureterstenosenschlitzung
Bei Harnleiterostienengen kann die endoskopische Schlitzung nötig sein. Kurzstreckige Ureterstenosen können ebenfalls ureteroskopisch geschlitzt werden.

Perkutane Nephrolitholapaxie (PNL)
Nierenbeckenkelch- und Ausgußsteine können nach perkutaner Punktion der Niere unter Sicht mit unterschiedlichen Methoden lithotripsiert und entfernt werden.

Laparoskopie
Der Nachweis und die Lokalisation von kryptorchen Hoden kann laparoskopisch erfolgen. Nach Sicherung der Diagnose sollte im Anschluß die Orchidolyse und -pexie erfolgen.
Die pelvine Lymphadenektomie zum Lymphknotenstaging von Blasen- und Prostatakarzinomen kann im Rahmen der minimal invasen Chirurgie (MIC) vor radikaler Zyst- bzw. Prostatektomie laparoskopisch durchgeführt werden. Sie ist aufgrund langer OP-Zeiten aber noch keine Routineoperation.

4.5 Harnableitung

➤ Veränderungen der ableitenden Harnwege erfordern häufig eine Harnableitung. Diese kann in Höhe der Nieren, der Harnleiter, der Blase oder der Harnröhre erfolgen. Es sind permanente von temporären Ableitungen zu unterscheiden.

4.5.1. Temporäre Harnableitung

Tab. 3: Formen der temporären Harnableitung

Nieren	**Nephrostomie/Nierenfistel** Pyonephrose bei Obstruktion, dekompensierter obstruktiver Megaureter, nach perkutaner Nephrolitholapaxie, nach Nierenbeckenplastik, Infekt und gleichzeitige Obstruktion
Ureter	**DJ-Katheter** nach plastischen Operationen, Ureterreimplantation, Nieren-/Harnleiterstein mit Stauung, M. Ormond, Harnleiterstenosen, Harnleiterkompression **Ringureterokutaneostomie** dekompensierter obstruktiver Megaureter
Blase	**Suprapubischer Katheter/Zystostomie, Transurethraler Katheter** subvesikale Obstruktion, Urinbilanzierung, Harninkontinenz
Harnröhre	**Harnröhrensplint** nach Hypospadiekorrektur zur Anastomosenschonung

4.5.2 Permanente Harnableitung

➤ Permanente Harnableitungen sind nach Entfernung der Blase bzw. deren Funktionslosigkeit notwendig.
Hierbei werden Nieder- von Hochdruckableitungen mit und ohne Reservoirfunktion unterschieden. Die Ableitung kann als kontinente oder inkontinente Form angelegt werden. Die Ureterreimplantation in das neugeschaffene Reservoir sollte antirefluxiv gestaltet werden, um der Refluxnephropathie vorzubeugen. Kontinente Ableitungen mit Reservoir verbessern entscheidend die Lebensqualität der therapierten Patienten.

Hochdruckableitungen

Ureterosigmoidostomie
(Coffey-OP, Harnleiterdarmimplantation = HDI).
➤ Sigma und Rektum dienen als Ersatzreservoir. Die Harnleiter werden im Dickdarm am rektosigmoidalen Übergang submukös, meist antirefluxiv, reimplantiert. Voraussetzungen für diese OP sind ein ausreichender Analsphinktertonus, keine prä- oder postoperativen Bestrahlungen und ein unauffälliger oberer Harntrakt.
➤ Mögliche Komplikationen stellen häufige Darmentleerung, hypokaliämische-hyperchlorämische Azidose (Chlorid- und Wasserstoffionenresorption aus dem Darm, Bikarbonat- und Kaliumeinstrom in das Darmlumen), Pyelonephritis sowie das in 5–10 % auftretende Anastomosenkarzinom dar. Diese Form der Harnableitung wird seltener angewandt.

Niederdruckableitungen

Ileumconduit (Brickerblase)
➤ Ein ca. 10–15 cm langes Segment des terminalen Ileums wird mit Gefäßstiel mobilisiert und isoliert. Nach Verschluß eines Endes werden die Harnleiter antirefluxiv reimplantiert und das offene Ende als Hautstoma ausgeleitet. Der Urin wird mit einem Stomabeutel aufgefangen.
Mögliche Komplikationen dieser Harnableitung können Stoma-Stenosen und Pyelonephritiden sein.

Colonconduit
➤ Gleiches Vorgehen wie beim Ileumconduit, jedoch wird ein Sigma- oder Colon-Transversum-Segment verwendet.

Ureterhautfistel
(Trans-uretero-uretero-cutaneostomie = TUUC)
Ist eine Conduitanlage nicht möglich (z.B. Vorbestrahlung, Darmerkrankung), so kann die TUUC durchgeführt werden. Die Harnleiter werden retroperitoneal gekreuzt, anastomosiert und in die Haut implantiert. Dieses Verfahren stellt die einfachste und schnellste Form der Harnableitung dar. Die Hauptkomplikation ist hier die Stoma-Stenose.

Ersatzblase
Bildung eines kontinenten Niederdruckreservoirs aus Darmanteilen, in die die Ureteren antirefluxiv reimplantiert werden.

- Ileumblase (Kock-Pouch),
- Ileozökalblase,
- Neoblase aus Ileum.

Eine Neoblase im eigentlichen Sinne ist aufgrund anatomischer Gegebenheiten bisher nur beim Mann möglich. Diese Operationen sind aufwendig und bedürfen langer Operationszeiten sowie intensiver postoperativer Betreuung.
Mögliche Komplikationen sind Stenosen im Sphinkterbereich, Harnwegsinfekte und Inkontinenz.

4.6 Lithotripsie

ESWL
(Extracorporale Stoßwellen Lithotripsie)
Seit 1980 angewandtes Verfahren, das eine Zerstörung von Steinen „berührungsfrei" ermöglicht. Dabei werden auf verschiedenen Wegen (Funkenentladung, elektromangnetisch oder piezoelektrisch (EPL)) Stoßwellen generiert, die über ein Halbellipsoid in dem sonographisch oder röntgenologisch georteten Stein fokusiert werden. Der Stein zerfällt durch Einwirkung von Druck-, Zug- oder Scherkräften, das umgebende Gewebe wird nur wenig alteriert.

Prinzipiell ist die Behandlung mit ESWL bei allen Steinformen möglich.

URS/LISL
(Ureterorenoskopische Steinentfernung Laserinduzierte Stoßwellenlithotripsie)
Mit dieser Methode können vor allem distale Harnleiterkonkremente, die nicht spontan abgehen und auch der ESWL nicht zugänglich sind, behandelt werden. Mit einem Ureterorenoskop kann dabei über Harnröhre und Blase direkt der Ureter inspiziert werden. Der Stein kann dann gefaßt oder vor Ort zerstört werden. Dazu steht neuerdings auch die direkte Stoßwellenapplikation mit gepulsten Lasern (LISL) zur Verfügung.

5 Fehlbildungen

Ursachen von Mißbildungen können chromosomale Faktoren aber auch Umweltschäden und Infektionen in der Schwangerschaft (z.B. Zytomegalie) sein. Oft sind urologische Mißbildungen mit anderen Fehlbildungen vergesellschaftet.

Die Nierenmißbildungen zählen zu den häufigsten Fehlbildungen in der Urologie. Von der Agenesie über die Hypoplasie bis zu multiplen Form-, Lage- und numerischen Anomalien sind viele Varianten möglich.

Symptome

Häufiges Symptom urologischer Mißbildungen ist die Harnwegsinfektion. Auch bei kindlichen Entwicklungsstörungen, Bauch- oder Rückenschmerzen, tastbarem abdominalem Tumor, Inkontinenz und Hypertonie muß an urologische Mißbildungen gedacht werden.

Viele Mißbildungen lassen sich bereits intrauterin sonographisch darstellen (z.B. Hydronephrose, Agenesie, Zysten).

5.1 Niere

5.1.1 Nierenagenesie

Die einseitige Nierenagenesie (Häufigkeit 1:5000) entsteht durch eine mangelnde oder fehlerhafte Entwicklung der Ureterknospe. In 30 % liegt eine gleichzeitige Genitalmißbildung (z.B. Hodenhypoplasie, Uterus-, Vaginalaplasie) vor.

Beidseitige Nierenagenesien sind extrem selten und mit dem Leben nicht vereinbar.

Im Gegensatz zur Aplasie ist das Vorkommen von mehr als zwei Nieren sehr selten.

Meist verursacht die Agenesie (einseitig) keine Symptome und wird daher häufig zufällig entdeckt.

Diagnostik

Sonographie, AUG („stumme Niere"), Zystoskopie (fehlendes Ostium).

5.1.2 Hypoplasie

Die Nierenhypoplasie ist eine im Parenchym um etwa 50 % reduzierte Niere, die i.d.R. weniger als 5 Kelche aufweist. Die angeborene Hypoplasie (kleine Niere) ist von der erworbenen (Schrumpfniere) abzugrenzen. Die kontralaterale Niere ist meist kompensatorisch vergrößert. Liegen keine weiteren Mißbildungen vor, so ist die einseitige Hypoplasie meist symptomlos.

5.1.3 Hufeisenniere

▶ Es handelt sich um eine Fusion beider Nieren am unteren Nierenpol (Häufigkeit 1:1000), wobei meist zwei vollständige Hohlraumsysteme (Nierenbecken und Harnleiter) vorhanden sind.

> Wegen der Verschmelzung in der frühen Entwicklungsphase aszendiert die Hufeisenniere selten bis zur normalen Höhe. Die Verbindung (Isthmus) kann sowohl aus Nierenparenchym als auch aus fibrinösem Gewebe bestehen und liegt vor den großen Abdominalgefäßen. Die Nieren sind malrotiert, das Nierenbecken weist nach ventral, die Harnleiter verlaufen über den Isthmus. Daraus können Obstruktionen resultieren (aberrante Blutgefäße, Abknickung der Harnleiter).

Die Hufeisenniere ist häufig mit anderen Anomalien des Urogenitaltraktes (25–50 %) verbunden (VUR, Ureter duplex, Kryptorchismus).

Meist sind Hufeisennieren asymptomatisch. Gelegentlich treten abdominale Schmerzen, rezidivierende Harnwegsinfekte, Hämaturie und Abflußstörungen auf.

Die Diagnose der Hufeisenniere wird durch die Sonographie und das AUG gestellt.

Bei symptomloser Hufeisenniere sollten regelmäßige Kontrollen durchgeführt werden. Bei Abflußstörung ggf. Isthmusdurchtrennung, Lateropexie und Nierenbeckenplastik.

Abb. 5.1: Hufeisenniere

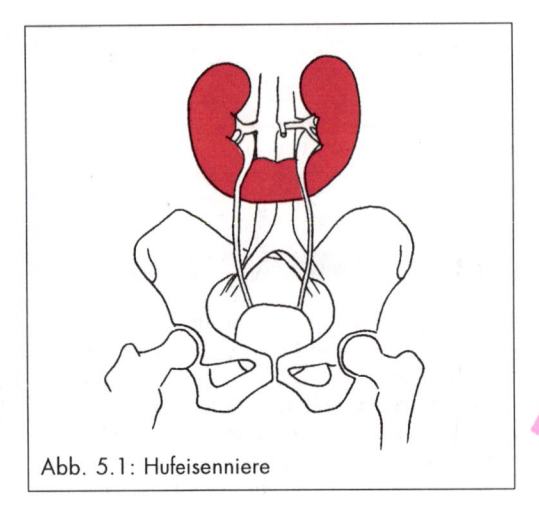

5.1.4 Lageanomalien

➤ Bei den Lageanomalien der Nieren kommen zahlreiche Variationen vor. Dystopien mit oder ohne Malrotation sind vom Becken bis in den Thorax hinein möglich. Auch gekreuzte Dystopien kommen vor, dabei liegt die gekreuzte unterhalb der normotopen Niere.

Oft verursachen Lageanomalien keine Symptome. Im Falle von Harnabflußstörungen oder vesikoureteralem Reflux ist eine operative Korrektur nötig.

Beckenniere

Durch fehlende Aszension liegt die Niere im Beckenbereich, die Blutversorgung erfolgt aus den regionalen Gefäßen (z.B. A. iliaca communis). Meist ist die Beckenniere malrotiert.
DD: Abgrenzung der Senk- bzw. Wanderniere (Nephroptose) durch AUG im Liegen und Stehen.

5.1.5 Zystische Nierenveränderungen

Multizystische Nierendysplasie

Es handelt sich um eine meist einseitige, zystische Nierenanlage mit funktionslosem Nierengewebe. Es entwickeln sich nur wenige zystische Sammelrohre ohne Anschluß an das Nephron. Der Ureter fehlt oder ist verkümmert.

Symptome sind gastrointestinale Beschwerden sowie ein großer, palpabler, abdominaler Tumor. Therapeutisch ist nur die Nephrektomie möglich.

Infantile polyzystische Nierendegeneration

Autosomal-rezessive Erkrankung mit beidseitigen großen zystischen Nieren, die mit dem Leben nicht vereinbar ist. Oft Kombination mit anderen zystischen Fehlbildungen (Leber, Pankreas, Lunge). Die Diagnose wird meist schon pränatal sonographisch gestellt. Die Neugeborenen sind oligurisch, sie sterben meist in den ersten zwei Lebensmonaten.

Adulte polyzystische Nierendegeneration

➤ **Autosomal-dominante** Erkrankung mit beidseitigen großen zystischen Nieren, die primär normal angelegt sind und meist erst um das 40. Lebensjahr klinisch auffällig werden. Typisch ist das Auftreten einer Niereninsuffizienz in der 5.–6. Lebensdekade.

> Das Nierenparenchym ist bis zu den Glomeruli funktionsfähig, diese münden in ein blind endendes Tubulussystem; daneben finden sich funktionsfähige Einheiten. Aus den veränderten Tubuli entwickeln sich Zysten, die das gesunde Gewebe komprimieren.

Meist führen Flanken- und Abdominalbeschwerden den Patienten zum Arzt. Weitere Symptome können rezidivierende Harnwegsinfekte, Hämaturie, Kopfschmerz, Übelkeit, Gewichtsabnahme, Makrohämaturie und Hypertonie (60–70 %) sein.

Mögliche Komplikationen
Pyelo-/Perinephritis, spontane Nierenruptur und das Zystenkarzinom.

Diagnostik
- Familienanamnese,
- klinische Untersuchung,
- Sonographie (große polyzystische Nieren),
- Labor: Anämie durch chron. Blutverlust und Erythropoetinmangel, Anstieg der Retentionswerte,
- Urinstatus (Proteinurie, Hämaturie),
- AUG: Kelcherweiterung, große Nierenschatten, verdrängtes Nierenbecken,
- CT (dünnwandige Zysten, häufig auch Leberzysten).

DD: Beidseitige Hydronephrose (Obstruktion), von Hippel-Lindau-Syndrom, Tuberöse Sklerose, Nierenzysten.

Therapie
Ausreichende Flüssigkeitszufuhr, bei Niereninsuffizienz Dialyse, Nephrektomie bei rezidivierenden Infekten oder Karzinomverdacht, Nierentransplantation.

Markschwammniere

Autosomal-rezessive Erkrankung, die durch eine zystische Erweiterung der distalen Tubuli und Sammelrohre gekennzeichnet ist. Oft treten bei der Markschwammniere Nierensteine und gelegentlich Harnwegsinfekte auf.
Symptome sind selten, die Prognose der Markschwammniere ist gut.

Nierenzysten

➤ Nierenzysten treten meist einseitig auf, manchmal auch multilokulär. Etwa 40 % aller über 50jährigen haben Nierenzysten.

Kleinere Zysten sind meist symptomlos und oft Zufallsbefunde. Große Zysten können lokal verdrängend wachsen und entsprechende Symptome verursachen (Obstruktion, Flankenschmerzen, ggf. Hypertonie).

In der Sonographie zeigt sich eine meist runde, glattwandige, homogene Raumforderung (mit dorsale Schallverstärkung), die keine Binnenechos aufweist.

DD: Tumor, Echinokokkuszyste, Hämatom.
Suspekte Befunde sollten mit weiteren bildgebenden Verfahren (CT, NMR, Angiographie) abgeklärt werden.
Nur bei symptomatischen Nierenzysten ist eine Therapie erforderlich. Eine Zystenpunktion und -sklerosierung kann versucht werden (Rezidivgefahr), ansonsten operative Zystenexstirpation.

5.1.6 Doppelniere

Durch eine embryonale Störung (gespaltene Ureterknospe) kommt es zur Entwicklung von zwei Nierenbecken. Eine Dopplung der Ureteren ist in verschiedener Ausprägung immer vorhanden. Sie kann vom bifiden Nierenbecken über den gespaltenen Ureter (Ureter fissus) bis zur vollständigen Ureterdopplung (Ureter duplex) reichen.

Das Parenchym der Doppelniere ist verschmolzen, also liegen nicht zwei getrennte Organe vor. Die Doppelniere kann ein- oder beidseitig auftreten.

Die Doppelniere ist meist asymptomatisch und wird häufig als Zufallsbefund entdeckt. Sie bedarf keiner Therapie, wenn nicht durch Ureter fissus oder Ureter duplex Symptome verursacht werden (☞ Kap.5.2.3).

5.2 Harnleiter

5.2.1 Subpelvine Stenose (☞12.1.2)

5.2.2 Ureter fissus

➤ Der Ureter fissus ist eine Dopplung des Ureters bei Doppelniere. Von jedem der beiden Nierenbecken geht ein Harnleiter ab, wobei der Zusammenfluß der Ureteren in verschiedenen Höhen erfolgen kann.

> Da beide Harnleiter über eine eigenständige Peristaltik verfügen, kann es zu einer funktionellen Obstruktion kommen (die unterschiedlichen peristaltischen Wellen verlaufen asynchron). Daraus kann sowohl eine retrograde Flußrichtung des Urins von einem in das andere Nierenbecken resultieren (passiver Reflux, Yo-Yo-Phänomen) als auch eine funktionelle Obstruktion durch einen gestörten Übergang der peristaltischen Welle in den gemeinsamen Harnleiter.

Symptomatik
Bei Obstruktion kann es zu unspezifischen Symptomen wie rezidivierenden Harnwegsinfekten, Koliken, Erbrechen, Fieber und Appetitlosigkeit kommen. Häufig bleibt jedoch der Ureter fissus völlig asymptomatisch.

Diagnostik
Sonographischer Nachweis einer Doppelniere (Parenchymbrücke), ggf. mit dilatiertem Nierenbecken. Im Ausscheidungsurogramm typische Y-Formation der Harnleiter.

Das Isotopennephrogramm klärt Ausmaß der Stauung und der Partialfunktion.

Therapie
Häufig ist eine Therapie des Ureter fissus nicht erforderlich. Ein gestauter, funktionsloser Nierenanteil kann durch Heminephroureterektomie entfernt werden. Funktionelle Obstruktionen können durch Anastomosen zwischen beiden Harnleitern im Pyelonbereich gegebenenfalls behoben werden.

5.2.3 Ureter duplex

➤ Entwicklungsgeschichtlich gleiche Ursache wie bei Ureter fissus, jedoch komplette Doppelbildung beider Harnleiter.

> Wenn die Ureterknospe auf beiden Seiten aus dem Wolff'schen Gang an regulärer Stelle entspringt, entwickeln sich beide Harnleiter regelrecht (beide Ostien im Trigonum in normaler Position).
> Liegt eine ein- oder beidseitige Störung der Entwicklung der Ureterknospe vor (vollständige Spaltung), entwickeln sich zwei getrennte Harnleiter mit jeweils eigenem Ostium.
> ➤ Aus embryologischen Gründen (Aszension und Drehung) mündet der zum oberen Nierensegment gehörende Harnleiter weiter unten in der Blase, der zum unteren Nierensegment gehörende Harnleiter weiter oben in der Blase, so daß es zu einer Überkreuzung der Ureteren kommt (**Mayer-Weigert'sches** Gesetz).

Aus den genannten Gründen ist das untere Ostium (oberer Nierenanteil) häufig ektop, gelegentlich mit einer Ureteozele kombiniert und obstruktiv. Das obere Ostium (unterer Nierenanteil) ist hingegen häufig refluxiv.

Symptomatik
Bei Reflux, Obstruktion oder Ureterozele können rezidivierende Harnwegsinfekte, Enuresis und Inkontinenz auftreten.

Diagnostik
- Sonographie: Harnstau, Parenchymbrücke,
- AUG: Harnleiterduplikatur, evtl. ektope Mündung, Kelchverplumpung, stummer oberer Nierenanteil,
- MCU: vesikoureteraler Reflux,
- Zystoskopie: Ostienbeurteilung, Ureterozele.

Therapie
Bei Reflux ohne Parenchymschaden: Ureterreimplantation beider Ureteren.
Bei Reflux mit Parenchymschaden: Heminephroureterektomie.
Bei Ureterozele: ☞ 5.2.4.

5.2.4 Ureterozele

Die Ureterozele ist eine sackartige Ausstülpung des distalen Ureteranteils in die Blase oder bei ektopem Ureter in die Harnröhre. Die Ureterozelen können sehr groß werden, so daß sie bei Doppelnieren das ipsilaterale Ostium des zweiten Harnleiters oder gar das der Gegenseite verlegen können. Bei Obstruktion des Blasenausganges durch eine Ureterozele kann es sogar zum Harnverhalt kommen.

Symptomatik
Harnwegsinfekte, Miktionsstörungen (Harnverhalt, Inkontinenz), Ureterozelenprolaps, Steinbildung.

Diagnostik
- Sonographie: zystische Raumforderung in der Blase, Doppelniere, Harnleiterektasie,
- AUG: zystische Dilatation bzw. Füllungsdefekt in der Blase, Hydronephrose,
- MCU: Füllungsdefekt, häufig Reflux bei Doppelureter meist in den unteren Nierenanteil,
- Zystoskopie: ballonierte Zyste, Doppelostium.

Therapie
Eine endoskopische Schlitzung ist selten als alleinige Maßnahme erfolgreich.
Heminephroureterektomie der oberen Nierenhälfte und Ureterozelenabtragung bei funktionslosem oberen Nierenanteil. Gegebenenfalls Ureterreimplantation des zweiten Harnleiters.

5.2.5 Megaureter (☞ Kap.12)

5.3 Blase/Harnröhre (☞ Kap.12)

5.4 Äußeres Genitale

5.4.1 Penisdeviation

➤ Durch Fehlentwicklung der Penisschwellkörper kann es bei Erektionen zu Penisschaftverkrümmungen unterschiedlicher Ausprägung kommen. Sind diese so stark ausgeprägt, daß es zu Kohabitationsstörungen kommt, kann eine operative Penisschaftaufrichtung erfolgen. Penisdeviationen treten auch bei Hypo- bzw. Epispadie auf (☞ Kap. 12).

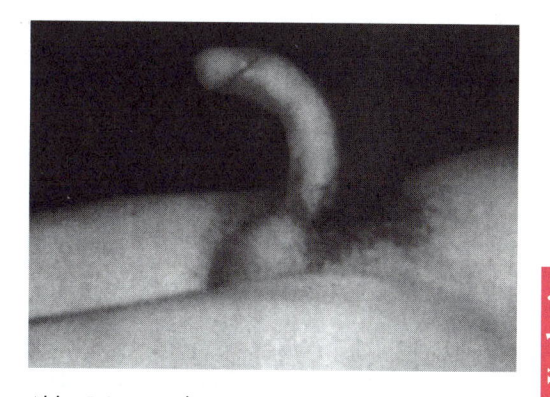

Abb. 5.2: Penisdeviation

Sonstige Fehlbildungen des äußeren Genitales ☞ Kap. 12.

6 Entzündungen

6.1 Allgemeines

Entzündungen des Urogenital-Systems bilden aus topographisch-anatomischen Gründen eine Einheit. Aus morphologischer Sicht unterscheidet man zwischen den:
- häufigen, einfachen, afebrilen, nicht invasiven Hohlrauminfektionen und
- febrilen, invasiven Infektionen von parenchymatösen Organen (z.B. Niere, Prostata).

Ätiologie
Eine Keimbesiedlung des Urogenitalsystems kann exogen, endogen (hämatogen, lymphogen) oder kanalikulär erfolgen.

➤ *Prädisponierende Faktoren sind:*
- Obstruktion der Harnwege
- topographisch-anatomische Gegebenheiten (vulvo-anales Grenzgebiet der Frau, Mißbildungen)
- Fremdkörper in den ableitenden Harnwegen
- Stoffwechselerkrankungen (Diabetes mellitus, Hyperurikämie, Hyperkalziämie)
- Gravidität, Menstruation (hormonell)
➤ Analgetikaabusus
- Immundefizienz.

➤ Ab einer Keimzahl > 10^5 Keime/ml Urin (Mittelstrahlurin) spricht man von einer signifikanten Bakteriurie bzw. Harnwegsinfektion.

Die Harnwegsinfektion erfolgt meist durch Aszension der Erreger.

> Der ungestörte Harntransport und die restharnfreie Blasenentleerung wirken infektprotektiv. Weiterhin stehen Phagozytose und Uromukoid als unspezifische und Antikörper als spezifische Immunabwehr zur Verfügung.
> Die typischen Erreger verfügen teilweise über Virulenzfaktoren, die eine Bindung mit dem Urothel sowie eine Hemmung der Ureterperistaltik bewirken.

➤ Die häufigsten Erreger von Harnwegsinfekten sind gramnegative Bakterien. Viren als Erreger bilden die absolute Ausnahme.

Entzündungen des Nierenparenchyms werden in der Regel durch gramnegative Stäbchen, die der Nierenhüllen durch grampositive Kokken hervorgerufen. Bei Infektionen der männlichen Adnexe finden sich häufig gramnegative Stäbchen und grampositive Kokken (☞ tabellarische Übersicht).

Tab. 4: Erregerspektrum bei Harnwegsinfektionen

Erreger	Häufigkeit	Gram
Kolibakterien (E. coli, E. freundii, coliforme)	50–65	–
Enterokokken (Streptococcus faecalis)	20–25	+
Proteus mirabilis	15	–
Streptokokken	10	+
Pseudomonas aeruginosa	10	–
Klebsiellen	8	–
Aerobacter aerogenes	5	–
Staphylococcus aureus	3–8	+
Proteus vulgaris, morganii, rettgeri	3,5	–

Symptomatik
➤ Neben der spezifischen Symptomatik der einzelnen Erkrankungen (s.u.) kommt es bei Entzündungen der ableitenden Harnwege meist zu dysurischen Beschwerden wie z.B. Pollakisurie und Algurie.

Diagnostik
Die Diagnose der Harnwegsinfektion wird durch den bakteriologischen Nachweis des Erregers gesichert. Hinweisend sind die Anamnese mit dysurischen Beschwerden und evtl. Fieber.

Weiterhin findet sich in der Regel eine Hämaturie (Mikro-, Makro-), Leukozyturie, Bakteriurie und Proteinurie.

Laborchemische Parameter wie Leukozytose, BSG- und CRP-Erhöhung sprechen für eine Mitbeteiligung von parenchymatösen Organen.

Therapie

Generell kann die Therapie der Harnwegsinfektion **nach** Uringewinnung zur bakteriologischen Erreger- und Resistenzbestimmung zunächst blind erfolgen. Sie sollte jedoch nach Erhalt der Keimdifferenzierung und des Antibiogramms ggf. umgestellt werden.

Zudem ist bei der Antibiotikatherapie der Harnwegsinfektion darauf zu achten, daß das entsprechende Antibiotikum ausreichende Konzentrationen im Urin bzw. in den zu therapierenden parenchymatösen Organen erreicht.

➤ Üblicherweise finden Cotrimoxazol, Cephalosporine, Gyrase-Hemmer, Penicilline und Aminoglykoside Anwendung.

Auf eine mögliche Nephrotoxizität bzw. Kumulation bei eingeschränkter Nierenfunktion ist zu achten. Als allgemeine Therapierichtline sollte immer eine ausreichende Hydratation zur Erlangung einer guten Diurese sowie eine regelmäßige Harnblasenentleerung erfolgen.

6.1.1 Asymptomatische Bakteriurie

Passager kann es insbesondere bei Frauen rezidivierend zu asymptomatischen Bakteriurien kommen, die nicht therapiebedürftig sind.

➤ Im Gegensatz hierzu sind asymptomatische Bakteriurien in der Schwangerschaft und im Kindesalter stets abzuklären und zu therapieren.

6.2 Unspezifische Entzündungen

6.2.1 Pyelonephritis

Die Pyelonephritis ist eine destruktive, bakterielle, interstitielle Nephritis.

Eine isolierte Pyelitis ist absolut selten, da eine Mitbeteiligung des Nierenparenchyms die Regel ist.

Die Pyelonephritis ist nach der Glomerulonephritis und der diabetischen Nephropathie die häufigste Ursache der terminalen Niereninsuffizienz im Erwachsenenalter (20 %). Häufig ist sie die Ursache der kindlichen Hypertonie.

Ätiologie

Die Keimbesiedlung erfolgt hämatogen, lymphogen oder kanalikulär-aszendierend (urogen). Häufig liegt ein kombinierter Infektionsmodus vor.
Das Erregerspektrum der Pyelonephritis entspricht dem der Harnwegsinfekte.

➤ *Prädisponierende Faktoren sind:*
- Gravidität, Menstruation (hormonell),
- obstruktive Erkrankungen der ableitenden Harnwege (obstruktive Uropathie),
- vesikoureteraler Reflux,
- Harnblasenentleerungsstörungen,
- Urolithiasis,
- Fremdkörper in den ableitenden Harnwegen (DK, DJ),
- Mißbildungen der ableitenden Harnwege,
- Tumoren,
- Diabetes mellitus,
- Hyperurikämie/Hyperurikusurie,
- Nephrokalzinose,
- Analgetikaabusus (Phenacetin) → Papillennekrose,
- Gastrointestinale Erkrankungen.

➤ **Diagnostik**
- Anamnese, insbesondere Fragen nach prädisponierenden Faktoren (vorangegangene pyelonephritische Schübe),
- klinische Untersuchung (Flankenschmerz),
- Urinstatus (Leukozyturie, Leukozytenzylinder, mäßige Proteinurie, Bakteriurie, Hämaturie),
- Bakteriologie,
- Labor: Leukozytose, BSG ↑, CRP ↑, evtl. Anämie, Retentionswerte ↑,
- Sonographie der ableitenden Harnwege,
- nach Abklingen der Entzündung AUG, MCU (Reflux?), Isotopennephrogramm, Zystoskopie.

Komplikationen
- Übergang von der akuten in die chronische Form,
- ➤ abszedierende Pyelonephritis,
- Pyonephrose,
- Nierenkarbunkel, paranephritischer Abszeß,
- Urosepsis,
- Niereninsuffizienz,
- Tubuläre Funktionsstörungen (Natrium-, Kaliumverlustniere, renal tubuläre Azidose),

- arterielle Hypertonie,
- Anämie,
- Urolithiasis.

Akute Pyelonephritis

▶ Symptomatik
- Akuter, meist einseitiger Flankenschmerz, (Cave: unbestimmte Rückenschmerzen),
- dysurische Bescherden,
- Fieber, Schüttelfrost,
- Übelkeit, Erbrechen, evtl. paralytischer Ileus,
- allgemeines Krankheitsgefühl,
- hochfieberhaft, septisches Krankheitsbild.

Trias:
- Fieber,
- klopfschmerzhaftes Nierenlager,
- Leukozyturie.

Diagnostik
Im akuten Stadium wird die Diagnose durch die klinischen Zeichen und den Nachweis von Leukozyten und Bakterien im Urin gestellt.
Die bakteriologische Erreger- und Resistenzbestimmung ist selbstverständlich. Weiterhin sollte die Sonographie der ableitenden Harnwege zum Ausschluß ursächlicher Veränderungen erfolgen.
Erst nach Abklingen der Entzündung erfolgen weitere diagnostische Maßnahmen.

> Im akuten Stadium kommt es durch die Oligurie im Ausscheidungsurogramm nur zu einer schwachen Kontrastmittelausscheidung, die keine eindeutige Beurteilung zuläßt. Weiterhin lassen sich nach dem ersten Schub einer Pyelonephritis meist noch keine morphologischen Veränderungen der ableitenden Harnwegen nachweisen.

Therapie
Zunächst darf eine „blinde" Antibiotikagabe **nach Urinabnahme** erfolgen (blande Verlaufsform oral; schwere Verlaufsform parenteral), die nach Erhalt des Antibiogramm testgerecht sein muß.

Bei der oralen Therapie kommen Cotrimoxazol, Gyrase-Hemmer und Aminopenicilline zur Anwendung. Bei der parenteralen Therapie der schweren Verlaufsform sollten Cephalosporine allein oder in Kombination mit Aminoglykosiden (Cave: Nierenfunktion!) verabreicht werden. Die Therapiedauer beträgt in der Regel 14 Tage.

Flankierend sollten eine ausreichende Hydration (ggf. parenteral), Bettruhe, antipyretische und analgetische Medikamente veranlaßt werden.

Prognose: Die akute Pyelonephritis heilt in 70–80 % der Fälle aus.

Chronische Pyelonephritis

Eine chronische Pyelonephritis bzw. rezidivierende Schübe einer akuten Pyelonephritis entstehen auf dem Boden einer insuffizienten Therapie der akuten Verlaufsform und/oder durch die o.a. prädisponierenden Faktoren. Vaskuläre, toxische und immunologische Faktoren sind von ätiopathogenetischer Bedeutung.

Symptomatik
- ▶ Meist einseitiger Flankenschmerz (Cave: unbestimmte Rückenschmerzen),
- ▶ *Allgemeine Beschwerden*: Müdigkeit, Abgeschlagenheit, Kopfschmerzen, Übelkeit, Erbrechen, Gewichtsabnahme,
- *Im akuten Schub*: dysurische Beschwerden, intermittierendes Fieber, Schüttelfrost,
- *Spätfolgen*: arterieller Hypertonus, Niereninsuffizienz, Anämie.

Folgende Verlaufsformen bzw. Ausprägungen werden beobachtet:
- Glomerulär (Retention harnpflichtiger Substanzen, Reduktion der GFR und Kreatinin-Clearance),
- tubulär,
- anämisch,
- hämaturisch,
- ödematös mit nephrotischer Komponente.

Diagnostik: Anamnese, klinische Untersuchung.
- *Ausscheidungsurogramm*
- Bei der chronischen Pyelonephritis zeigen sich typische Kelchdeformitäten in Abhängigkeit vom Schweregrad der Schädigung. Diese Veränderungen können von den Nierenkelchen über die Fornices und Kelchgruppen das gesamte Hohlraumsystem betreffen und beruhen auf einer Schädigung und Schrumpfung des Interstitiums.
- ⚠ **Merke:** Die Kelchhälse nähern sich wie die Finger einer Hand.
  Die Kontrastmittelausscheidung kann aufgrund der eingeschränkten glomerulären und tubulären Funktion vermindert (flau) sein. Im Endzustand ist die Nierenkontur unregelmäßig, das Organ verkleinert (pyelonephritische Schrumpfniere).

- *Sonographie:* Unregelmäßige Nierenkontur mit narbigen Einziehungen der Oberfläche. Verschiebung des Parenchym-Pyelonverhältnisses zu Gunsten des Pyelons. Die Rinde ist echoreich (Fibrose) und hebt sich von der Markregion ab.
- *Urinstatus:* Proteinurie (bis 4 g/Tag), ansonsten meist unauffällig. Unter Provokation (Belastung) Leukozyturie, Leukozytenzylinder, Bakteriurie.
- *Isotopennephrogramm:* Funktion, Seitenanteile.
- *MCU (Reflux?): Labor:* BSG, Leukozytose, Retentionswerte, Anämie.

Therapie

- Beseitigung der prädisponierenden Faktoren,
- ggf. antibiotische Langzeitprophylaxe,
- nephrologische Überwachung,
- bei terminaler Niereninsuffizienz ggf. Transplantation,
- Bei einseitiger chronischer Pyelonephritis und funktionsloser Schrumpfniere sollte aufgrund des potentiellen Infektherdes und der möglichen arteriellen Hypertonie bei funktionstüchtiger kontralateraler Niere die Nephrektomie erfolgen.

Abszedierende Pyelonephritis

Die abszedierende Pyelonephritis (Eiter im Hohlraumsystem) ist eine foudroyant verlaufende akute Pyelonephritis mit hoch septischen Temperaturen und ausgeprägtem Flankenschmerz neben den o.a. Symptomen. Laborchemisch zeigen sich Leukozytose und ggf. septische Parameter (z.B. Thrombozytenabfall).

Therapeutisch muß zur Entlastung des putriden Hohlraumsystems eine sichere Harnableitung gewährleistet sein (z.B. PNS, DJ), die unter breiter antibiotischer Abdeckung erfolgen muß, um einen Verlust des Organes zu vermeiden. Flankierend sollten kreislaufüberwachende und -stabilisierende Maßnahmen erfolgen.

Nierenkarbunkel/Paranephritischer Abszeß

Das **Nierenkarbunkel** ist ein Eiterherd im Bereich des Nierenparenchyms unterschiedlicher Ätiologie, häufig durch gramnegative Keime verursacht. Bei Einschmelzung, Nekrose und Ruptur ins pararenale Fettgewebe kommt es zum **paranephritischen Abszeß**. Dieser kann auch durch Entzündungen der Nierenhüllen und hämatogene Streuung entstehen.

➤ Symptome sind Fieber, Flankenschmerz, Vorwölbung im Kostovertebralwinkel, tastbarer Tumor, BSG-Beschleunigung, Zwerchfellbehinderung/verminderte Atemverschieblichkeit.
Die Diagnose wird durch die Klinik, Sonographie, ggf. CT gestellt.
➤ Die Therapie erfolgt durch breite, hochdosierte Antibiotikagabe und eventuell breite Inzision sowie Drainage (ubi pus ibi evacuo).

Chronische Pyonephrose

Die chronische Pyonephrose entsteht auf dem Boden einer Obstruktion mit sekundärer Entzündung (infizierte Harnstauungsniere) und ist ein langsam progredienter, meist einseitiger Prozeß. Neben den o.a. Symptomen der Pyelonephritis imponieren persistierende subfebrile Temperaturen.
Initial muß zur Entlastung des infizierten Hohlraumsystems unter antibiotischer Abdeckung eine sichere Harnableitung (z.B. PNS, DJ) erfolgen. Sekundär, im stabilen Intervall, sollte die Nephrektomie (bei funktionslosem Organ) und außerdem die Beseitigung der möglichen Ursachen stattfinden.

Xanthogranulomatöse Pyelonephritis

Es handelt sich hierbei um eine Sonderform der Pyelonephritis. Histologisch liegt eine Akkumulation von fetthaltigen Phagozyten vor. Sie tritt gehäuft bei Frauen auf. Die Ätiologie ist bislang nicht vollständig geklärt. Diskutiert werden Obstruktion und Infektion (häufig Proteus, E. coli), Immundefizienz, Kalzium- und Fettstoffwechselstörungen.

Klinisch findet sich ein tumorös vergrößertes Organ, wodurch differentialdiagnostische Probleme entstehen können (Tumor!). Die Diagnose wird letztlich oft histologisch gestellt, wenn die bildgebenden Verfahren nicht eindeutig sind.

Papillitis necroticans

➤ Die Nierenpapillennekrose entsteht im Rahmen einer chronischen Pyelonephritis, prädisponierend sind z.B. Phenazetinabusus, Diabetes mellitus, Leberzirrhose und Sichelzellanämie. Klinisch imponiert die akute Form wie eine Kolik mit Flankenschmerz (Obstruktion durch abgestoßene Papille), Hämaturie, Oligurie und evtl. Fieber. Die Therapie erfolgt spasmoanalgetisch und durch Behandlung der Grunderkrankung.

Pyelitis/Ureteritis

Isolierte Entzündungen des Nierenbeckens und der Harnleiter sind Raritäten. Eine Sonderform ist die

Ureteritis cystica (kleine Schleimhautzysten). Sekundär treten sie häufiger lokal durch Fremdkörper (Katheter, Steine) auf und klingen dann nach Beseitigung der Ursache meistens rasch ab.

6.2.2 Zystitis

Akute Zystitis

Ätiologie
Die Zystitis ist meist eine bakterielle Entzündung (80 % E. coli) des Urothels (Urozystitis) oder aller Wandschichten (Panzystitis). Sie entsteht in der Regel kanalikulär aszendierend.

➤ *Prädisponierende Faktoren sind:*
Bei der Frau
Kurze Harnröhre, sowie die unmittelbare Nachbarschaft zur (stets keimbesiedelten) ano-genitalen Region, aus der Keime (Bakterien, Pilze, Trichomonaden) leicht aszendieren können. Desweiteren spielt der Geschlechtsverkehr als „typisches Zystitistrauma" (Honeymoon-Cystitis) eine wesentliche Rolle. Auch im Rahmen gynäkologischer Infektionen (Vulvovaginitis) kann es zu einer Keimaszension kommen. In der präpubertären Phase sowie in der Menopause werden Infektionen zusätzlich durch den fehlenden protektiven Effekt der Östrogene begünstigt.

Bei beiden Geschlechtern:
Infravesikale Obstruktionen, Restharn, Harnblasenfremdkörper, vesikoureteraler Reflux, Harnblasenentleerungsstörungen.
Weiterhin kann es durch radiogene Schädigung sowie Zytostatika (Prophylaxe mit Uromitexan) zu einer Zystitis (Radio-, Chemozystitis) kommen.

Symptomatik
➤ Typisch sind dysurische Beschwerden mit Pollakisurie, Algurie, Nykturie sowie terminalem Brennen und ständigem Blasenorgangefühl.
➤ Eine terminale Makrohämaturie (hämorrhagische Zystitis) ist nicht selten.
Die Beschwerden können bei chronischer Keimbesiedlung auch geringer ausgeprägt sein.
➤ Die reine Zystitis macht in der Regel kein Fieber!

Diagnostik
➤ Der typische Befund im Urinstatus (Leukozyten, Erythrozyten, Bakterien und Zelldetritus) macht die Diagnose wahrscheinlich, die Diagnosesicherung erfolgt durch Anlage einer Urinkultur (vor Therapie!!).
Differentialdiagnostisch muß bei der Frau eine Endometriose der Blasenschleimhaut ausgeschlossen werden.

Therapie
Die Therapie erfolgt antibiotisch (vorher Urinkultur). Sie darf „blind" begonnen werden und muß nach Erhalt der Erreger- und Resistenzbestimmung ggf. umgestellt werden.
Als geeignete Antibiotika haben sich Cotrimoxazol oder Gyrasehemmer erwiesen.
Die notwendige Therapiedauer wird unterschiedlich beurteilt. Es erscheint eine „single-shot"-Therapie bzw. die Gabe über 3 Tage bei der unkomplizierten Zystitis am sinnvollsten. Eine längere Therapiedauer kann zu Keimresistenzen führen.
Zusätzlich gesteigerte Trinkmenge sowie ggf. spasmoanalgetische Therapie und externe Wärmeapplikation.

Chronische Zystitis

Eine chronische Zystitis kann aus einer ungenügenden Therapie einer akuten Entzündung resultieren, ansonsten ist die Ätiologie die der akuten Zystitis.

⚠ **Merke:** Bei jeder chronisch rezidivierenden Zystitis muß eine weitergehende Diagnostik (Sonographie, AUG, MCU, Zystoskopie) zum Ausschluß einer sekundären Infektursache erfolgen. Jede rezidivierende Zystitis bei Patienten über 40 Jahren ist tumorverdächtig.

Therapeutisch hat unter testgerechter Antibiose die Beseitigung der ursächlichen Erkrankung zu erfolgen. Bei seltener, isolierter chronischer Zystitis sollte eine entsprechende Antibiotika-Langzeitprophylaxe (niedrigere Dosis abends) durchgeführt werden.

Interstitielle Zystitis

Die interstitielle Zystitis ist ein ätiologisch unklares Erkrankungsbild, welches vor allem bei Frauen im 5. Lebensjahrzehnt auftritt. Symptome sind ausgeprägte dysurische Beschwerden (Pollakisurie, Strangurie) häufig auch (terminale) Makrohämaturie.

Es kommt zu einer (zystoskopisch sichtbaren) zunehmenden, teils ulzerösen Fibrosierung der Blasenwand, welche im Extremfall zur Ausbildung einer Schrumpfblase und vesikoureteralem Reflux führen kann.

Eine kausale Therapie ist nicht möglich, so daß nur eine symptomatische Therapie erfolgen kann. Im äußersten Fall muß ggf. eine Zystektomie mit Harnableitung erfolgen.

Radiozystitis

Durch Bestrahlungen im Bereich des Beckens (Tumoren) verursachte Fibrosklerose der Blasenwand, die dysurische Beschwerden unterschiedlichen Ausmaßes hervorruft. Auch noch Jahre nach der Bestrahlung kann sich als Spätfolge auf dem Boden einer Strahlenzystitis eine Schrumpfblase entwickeln.
Die Häufigkeit der Strahlenzystitis konnte durch moderne Bestrahlungsverfahren wesentlich gesenkt werden.
Die Therapie erfolgt symptomatisch, ein Therapieversuch mit Kortikoiden ist lohnend. Als Ultima ratio Zystektomie und Harnableitung.

Reizblase

Dysurische Beschwerden ohne faßbare morphologische Veränderungen werden unter diesem Begriff subsummiert. Betroffen sind meist Frauen zwischen 30 und 50 Jahren.

Ätiologisch wird neben psychischen Faktoren auch ein Östrogendefizit (karyopyknotischer Index) diskutiert. Nach sicherem Ausschluß morphologischer Veränderungen kann die Therapie symptomatisch, durch Psychotherapie oder Psychopharmaka ggf. auch durch Östrogensubstitution erfolgen.

6.2.3 Prostatitis

Man unterscheidet die akute und chronische Prostatitis, die bakterielle und abakterielle Form sowie die Prostatodynie (vegetatives Urogenitalsyndrom = VUG).

Ätiologie

Erreger sind häufig gramnegative Stäbchen, seltener grampositive Kokken. Selten sind spezifische Infektionen mit Tuberkelbakterien, Gonokokken oder Trichomonaden.
Der Infektionsweg ist häufig kanalikulär aszendierend, kann aber auch deszendierend, hämatogen oder lymphogen sein.
Prädisponierende Faktoren sind morphologische Veränderungen der männlichen Adnexe und subvesikale Obstruktionen (z.B. Prostata-Hyperplasie, Harnröhrenstriktur, Urethraldivertikel, Meatusstenose, Phimose). Bei der chronischen Prostatitis lassen sich in nur etwa 10 % Erreger nachweisen, 36 % sind abakterielle Prostatitiden, etwa 50 % Prostatodynien.

Symptomatik

➤ Typisch sind dysurische Beschwerden, abgeschwächter Harnstrahl bis zum Harnverhalt, perinealer Schmerz, Defäkationsschmerz, Rektumtenesmen, Analsphinkterspasmen und Ejakulationsschmerzen. Gelegentlich kann es zu Harnröhrenausfluß, Hämaturie oder Hämospermie kommen.
Bei der hochakuten Form sind Allgemeinerscheinungen mit Fieber und Schüttelfrost bis hin zur Urosepsis möglich.
Weitere Komplikationen sind der Prostataabszeß mit Perforation in Rektum oder Urethra und sekundären Urinfisteln, die akute Pyelonephritis, Epididymitis und Blasenhalssklerose.

Diagnostik

- Anamnese, klinische Untersuchung,
- rektale Palpation (vergrößerte Prostata, schlecht abgrenzbar, stark druckdolent, bei chronischer Prostatitis z.T. derb, z.T. weich evtl. Prostatasteine (DD Prostatakarzinom)),

➤ Fluktuationen weisen auf eine Abszedierung hin!
- Urinstatus (Leukozyten, Bakterien, Erythrozyten),
- Vier-Gläser-Probe,
- Mikroskopie, Bakteriologie von Urin, Prostatasekret, Harnröhrenabstrich und Ejakulat (bei chronischer Prostatitis insbes. Untersuchung auf Mykoplasmen, Chlamydien, Trichomonaden, Candida, Tbc),
- Laborchemische Parameter (Leukozyten, CRP, BSG),
- Uroflowmetrie.

Nach Abklingen der Entzündung sollte zum Ausschluß ursächlicher Faktoren die Sonographie der ableitenden Harnwege, ggf. ein Ausscheidungsurogramm, ein retrogrades Urethrogramm sowie eine Zystoskopie erfolgen.

Therapie

- Bettruhe, Antiphlogistika, Analgetika und Laxantien,
- Je nach Resistenzlage Antibiotika, die eine genügend hohe Gewebekonzentration erreichen (Cotrimoxazol, Gyrase-Hemmer, Doxycyclin,

Chinolone, Penicilline, Cephalosporine, Aminoglykoside),
➤ bei Abszedierung transrektale Abszeßeröffnung (ubi pus ibi evacuo).
• bei Harnverhalt suprapubische Harnableitung.
⊗ Keine transurethralen Manipulationen bei akuter Prostatitis!

➤ Eine Sonderform stellt die **granulomatöse Prostatitis** dar. Hier liegt eine Reaktion auf herdförmige, bakterielle Epithelnekrosen (Sekretstau und Infektion) vor. *Histologisch:* histiozytäre und lymphozytäre Infiltration sowie Fremdkörperzellen. Der Altersgipfel liegt zwischen dem 50. und 70. Lebensjahr.
Diese Form der Prostatitis ist insoweit von Bedeutung, da sie nur bioptisch vom Prostatakarzinom abzugrenzen ist (Eine palpatorische Differenzierung ist oft nicht möglich.).
Therapeutisch erfolgt die Gabe von Antibiotika, Steroiden, Antihistaminika, ggf. die transurethrale Resektion.

6.2.4 Vesikulitis

Die Vesikulitis ist meist eine Begleitentzündung im Rahmen einer Prostatitis, tritt jedoch auch isoliert auf.

Ätiologie
Die Vesikulitis entsteht durch unspezifische und spezifische Erreger kanalikulär, lymphogen und selten hämatogen, vor allem durch Staphylokokken, Streptokokken, E. coli, Proteus, Trichomonaden, Gonokokken und im Zusammenhang mit einer Urogenitaltuberkulose.

Symptomatik
• Dysurie (Algurie, Pollakisurie, Nykturie), evtl. Harnverhalt,
• perineale, urethrale Schmerzen (insbes. postkoital),
• Hämaturie, Hämatospermie,
• verminderte Libido.

Bei Samenblasenempyem
• zusätzlich septische Temperaturen, Schüttelfrost, Unterbauchkoliken, Defäkationsschmerzen, Harnverhalt.

Bei chronischer Vesikulitis
• Hämatospermie, evtl. erektile Dysfunktion, Ejakulatio praecox, schmerzhafte Erektionen.

Diagnostik
• Anamnese, Inspektion, Palpation (rektal),
• Urinstatus (Leukozyten, Erythrozyten, Bakterien),
• Bakteriologie (Urin, Ejakulat, Vier-Gläser-Probe mit Erreger- und Resistenzbestimmung, bei Verdacht auch auf Tuberkulose)
• Sonographie der ableitenden Harnwege und Prostata, transrektaler Ultraschall.
Nach Abklingen der Entzündung evtl. AUG, UG/MCU (Veränderungen der ableitenden Harnwege).

Therapie
Bei nachgewiesener bakterieller Infektion sollte eine testgerechte Antibiose eingeleitet werden.
Bei Vorliegen einer Primärerkrankung muß diese gleichzeitig therapiert werden.
Beim *Samenblasenempyem* ist die chirurgische Intervention mittels transrektaler Punktion und ischiorektaler Drainage erforderlich (ubi pus ibi evacuo).

6.2.5 Urethritis

Es gibt eine akute und eine chronische Form der Urethritis. Eine Sonderform ist die senile Urethritis der Frau (Hypoöstrogenismus) mit degenerativen Urethralschleimhautveränderungen. Die chronische Urethritis des Mannes ist häufig Folge einer chronischen Prostatitis oder einer Urethrastriktur.

Ätiologie
Man unterscheidet die häufigere nicht-gonorrhoische von der selteneren gonorrhoischen Urethritis (☞ Dermatologie).

Sie entsteht:
• kanalikulär,
• hämatogen,
• lymphogen,
• iatrogen (transurethrales Instrumentieren, Dauerkatheter),
• durch Harnwegsobstruktionen (kongenital, erworben),
• durch exogene Noxen.

➤ Bei der nicht gonorrhoischen Urethritis lassen sich in 30–50 % Chlamydien, in 20 % Ureaplasma urealytikum und in 4 % Trichomonaden nachweisen. Weiterhin können Infektionen mit Candida albicans, Mykoplasmen und Viren (Herpes Typ II) ursächlich sein. Ansonsten entspricht das Erregerspektrum der Urethritis dem der Harnwegsinfektionen.

Symptomatik
Akute Urethritis
- Dysurie (Algurie, Pollakisurie, Nykturie),
- dauerndes Brennen und Jucken in der Harnröhre,
- Fluor urethralis,
- geröteter Meatus urethrae externus,
- stark schmerzhafte, infiltrierte Urethra,
- gelegentlich Penisödem,
- Mikro-, Makrohämaturie.

Chronische Urethritis
- Zystitische Beschwerden (Algurie, Pollakisurie),
- gelegentlich miktionsunabhängiger Harnröhrenschmerz,
- bei Trichomonadenurethritis oft Gelenkmanifestation und psychische Veränderungen.

Diagnostik
➤ Anamnese (Miktions-, Sexualanamnese), Inspektion, Palpation (auch rektal),
- Urinstatus: Mikro-, Makrohämaturie, Bakterien, Trichomonaden im Frischurin,
- Bakteriologie:
➤ Harnröhrenabstrich, Vier-Gläser-Probe mit Erreger- und Resistenzbestimmung,
- Sonographie der ableitenden Harnwege und Prostata.
Später nach Abklingen der Infektion UG (Urethrastrikturen), AUG (Primärerkrankung des oberen Harntraktes und Blase) und Urethrozystoskopie.

Therapie
➤ Bei nachgewiesener bakterieller Infektion sollte eine testgerechte Antibiose erfolgen. Bei der Mycoplasmen-Urethritis sind Tetracycline und Gyrase-Hemmer am wirksamsten.
Sekundäre Faktoren (z.B. eine Harnröhrenstriktur) sollten beseitigt werden.

Oft ist eine gleichzeitige Partnerbehandlung notwendig, um eine „Ping-Pong"-Infektion zu vermeiden.

In der akuten Phase ist Geschlechtsverkehr zu vermeiden.

Die Prognose der Urethritis ist gut, als mögliche Komplikationen können Urethrastrikturen, Prostatitis, Zystitis, periurethrale Abzesse und Urinfisteln auftreten.

➤ Die Urethritis gehört auch zum Symptomenkomplex des **Morbus Reiter** (Symptomen-Trias: Urethritis, Arthritis, Konjunktivitis). Die Ätiologie ist weitestgehend unbekannt, in etwa 90 % läßt sich das HLA-B 27 nachweisen. Meist sind junge Männer betroffen. Eine spezifische Therapie ist nicht möglich, eine kombinierte Antibiotika-Kortikoid-Therapie bzw. Methotrexat-Gabe wird empfohlen.

6.2.6 Orchitis

Eine isolierte Orchitis ist selten. Bei der Orchitis kommt es in der Regel zu einer irreversiblen Schädigung des Keimepithels, während die Leydigschen-Zwischenzellen (Testosteronproduktion) funktionstüchtig bleiben.

Ätiologie
Eine hämatogene Streuung von Bakterien (Pneumokokken, Brucellen) und Viren (Mumps, Coxackie) ist die häufigste Ursache. Seltener kommt es im Rahmen einer Epididymitis zu einer Begleitorchitis. Eine tuberkulöse Ätiologie ist möglich.

Symptomatik
- Plötzlicher starker Schmerz des betroffenen Hodens,
- Hodenschwellung und starke Druckdolenz,
- hohes Fieber,
- allgemeines Krankheitsgefühl,
- später ödematose, ruboröse Skrotalschwellung,
- oft Hodenatrophie nach Abklingen der Entzündung.

Diagnostik
- Anamnese, Inspektion, Palpation, Diaphanoskopie (negativ),
- Urinstatus (Mikrohämaturie, gelegentlich Proteinurie),
- Labor (Leukozyoten, BSG, CRP, Serologie).

Therapie
- Physikalische Maßnahmen (Bettruhe, Hochlagerung, Kühlung),

- Antiphlogistika, Antipyretika, bei starken Schmerzen Samenstranginfiltration mit Lokalanästhetika.

Bei viraler Orchitis ist eine Antibiose zwecklos, bei nachgewiesenem Keim, testgerechte Antibiotikatherapie.

6.2.7 Epididymitis

Ätiologie

Die Epididymitis ist eine Entzündung des Nebenhodens, die in den meisten Fällen durch Mikroorganismen hervorgerufen wird. Sie stellt die häufigste Erkrankung des Nebenhodens dar. Betroffen sind in erster Linie Männer im Erwachsenenalter. Präpubertales Auftreten ist selten.

Die häufgisten Keime bei Patienten jenseits des 35. Lebensjahres sind gramnegativ (E. coli, Proteus, Klebsiellen, Pseudomonas aeruginosa, Neisseria gonorrhoea). Bei Patienten vor dem 35. Lebensjahr treten vorwiegend Chlamydien und Mycoplasmen auf. Bei Kleinkindern und Säuglingen sind es häufig Salmonellen, Haemophilus und Viren.

Bei der akuten Epididymitis ist die Ätiologie oft nicht eruierbar.

➤ Am häufigsten ist eine aszendierende Keiminvasion die Ursache. Eine chronische Epididymitis kann nach nicht vollständig ausgeheilter akuter Epididymitis entstehen.
Auch nach Prostatektomie und transurethralen Eingriffen (TUR) kann es sekundär zu einer Epididymitis kommen (Keimaszension).
Eine Epididymitis ist auch postgonorrhoisch möglich und hinterläßt dann meist ein Restinfiltrat am Abgang des Ductus deferens (Folge: Azoospermie).

Verlaufsformen
- Spontane Heilung,
- Übergang in das chronische Stadium,
- Abszedierung und Fistelbildung.

➤ Symptomatik
- sehr starke skrotale Schmerzen mit Ausstrahlung in den Samenstrang,
- hohes Fieber bis 40° C,
- stark druckdolente Nebenhodenschwellung, die bereits nach einigen Stunden schlecht vom Hoden abgrenzbar ist,
- ödematöse, ruboröse Skrotalschwellung,
- zystitische, urethritische Beschwerden,
- gelegentlich Fluor urethralis,
- Urosepsis.

Diagnostik
- Anamnese, Inspektion, Palpation,
  - *Akut:* Nebenhoden stark geschwollen, gelegentlich schlecht vom Hoden abgrenzbar, star-

Tab. 5: Ätiologie der Epididymitis

➤ kanalikulär aszendierend	Harnröhrenstriktur
	akute oder chronische Prostatitis/Urethritis
	transurethrale Eingriffe/Instrumentierungen (TUR: 7,2 %)
	Urinreflux in Ductus deferens
	Dauerkatheter
primär hämatogene Streuung	septische Foci (Tonsillitis, Furunkulose, Typhus, Darmaffektionen)
primär lymphogene Streuung	selten, meist in Kombination mit kanalikulärer Streuung
spezifische Infektionen (z.B Tbc)	primär hämatogen
	kanalikulär: ausgehend von einer spezifischen Prostatitis/Urethritis
traumatisch	sehr selten bei direktem Skrotaltrauma. Meist wirkt das Trauma als auslösender Faktor bei schon vorbestehender, aber klinisch nicht manifester Prostatitis/Urethritis
Anomalien	ektope Harnleitermündungen, subvesikale Abflußhindernisse
idiopathisch	bei jungen Männern

ke Druckdolenz, oft mit Samenstrangsbeteiligung (Prehn'sches Zeichen pos.),
- *Chronisch:* Nebenhoden gut abgrenzbar, mäßig druckdolente Indurationen, gelegentlich symptomatische Hydrozele,
- *Abszedierung:* Fluktuation im Abszeßbereich, die meist auf den Hoden übergreift,
- negative Diaphanoskopie,
- Urinstatus (Leukozyturie, Bakterurie),
- Bakteriologie (Urin, Urethraabstrich),
- Labor (Leukozyten, BSG, CRP),
➤ Ejakulat-pH > 8,
- *Sonographie:* ableitende Harnwege (sek. Ursache?), Hodensonographie,
- Dopplersonographie der Hodengefäße (Hyperperfusion),
➤ Morgenurin auf Tbc (vor allem bei rezidivierenden Epididymitiden mit indolenter, harter Nebenhodenvergrößerung und ausgeprägter Pyurie),
- Sekundär nach Abklingen der Symptome: AUG, Uroflowmetrie, ggf. UG/MCU zum Ausschluß von Harntraktanomalien und Urogenitaltuberkulose, Beurteilung der Prostata (Verkalkungen), Reflux in Prostata oder Samenleiter.

Therapie
Akut
- physikalische Maßnahmen (Bettruhe, Hochlagerung, Kühlung),
- Antiphlogistika, Antipyretika, bei starken Schmerzen Samenstranginfiltration mit Lokalanästhetika,
- Antibiotika bei unbekannten Erregern:
  - Cotrimoxazol (> 35. Lj.),
  - Gyrasehemmer (> 35. Lj.),
  - Cephalosporin und Aminoglykosid,
  - Tetracyclin/Erythromycin (< 35 Lj.),
  bei Persistenz der Symptome und des Lokalbefundes anstelle des Cephalosporins ein Breitbandpenicillin,
- Ansonsten testgerechte Antibiose,
- Vasoligatur: Zur Verhinderung der Keimaszension bei prädisponierenden Faktoren (z.B. erforderlicher Dauerkatheterableitung oder Blasen-, Prostataeingriffen) insbesondere bei älteren Patienten.

Chronisch
- s.o.,
- Suspensorium,
- ggf. Epididymektomie bei Schmerzpersistenz und rezidivierenden Schüben.

Abszedierung
- Ablatio testis.

Tuberkulös
- initial Tuberkulostatika,
- je nach Ansprechen Epididymektomie.

6.3 Spezifische Entzündungen

6.3.1 Tuberkulose

Ätiologie
➤ Die Tuberkulose ist eine Infektion durch das Mycobakterium tuberculosis. Die Urogenital-Tbc entsteht meist postprimär durch hämatogene Streuung eines Tbc-Herdes in Lunge, Skelett oder Lymphknoten mit einer Latenz von 5–12 Jahren nach der Primärerkrankung. Die Morbidität beträgt 4–5/100 000. Das Manifestationsalter liegt zwischen 50 und 60 Jahren.
Die Tuberkulose ist bei Erkrankung und Tod meldepflichtig!

Stadien
Ausgehend vom Primärherd der Uro-Tbc, kommt es durch einen kanalikulär-deszendierende Infektion zur Beteiligung von Nierenbekkenkelchsystem, Harnleiter, Blase und männlicher Adnexe (Prostata, Samenbläschen, Nebenhoden, Hoden).

➤ Die Infektion der **Nieren** wird in 3 Stadien eingeteilt:
- *parenchymatöse* (Nierenrinde) Verkäsungsherde,
- *ulzerokavernös* (Anschluß von mind. einer Kelchgruppe an das Nierenbeckenhohlsystem),
- *Kittniere* (Autoamputation).

⚠ **Merke:** Keine Bakteriurie (Tuberkel) ohne tuberkulöse Parenchymveränderungen mit Anschluß an das Nierenbeckenkelchsystem.

Tuberkulöse Veränderungen der **Harnleiter** sind Fibrosen und Stenosen. Häufiger wird der distale Ureter, seltener der proximale betroffen. Im progredienten Stadium kann es zur Pyonephrose mit Autonephrektomie kommen. Harnblasennahe Veränderungen können zu einem vesikoureteralen Reflux führen.

Bei Beteiligung der **Blase** kann sich eine Zystitis tuberculosa mit ulzerösen Schleimhautläsionen bis hin zur Schrumpfblase z.T. mit Ostienstenose und -deformierung entwickeln.

Die männlichen **Adnexe** (s.o.) kann ebenso durch eine verkäsende Entzündung z.T. mit Abszeßbildung betroffen sein.

⚠ **Merke:** Jede offene Uro-Tbc (Nachweis von Bakterien im Urin) ist hoch kontagiös.

➤ Symptomatik

- Chronisch, rezidivierende Entzündungen von Niere, Harnleiter, Blase und männlicher Adnexe, meist therapieresistent,
- subfebrile Temperaturen, Nachtschweiß,
- **sterile Leukozyturie**, Hämaturie.

Diagnostik

➤ Anamnese, klinische Untersuchung und typischer Urinbefund (sterile Leukozyturie) führen häufig zur Verdachtsdiagnose. Gestützt werden kann diese durch radiologische Verfahren wie Ausscheidungsurogramm (Kelchdestruktionen, Margaritenform der Kelche), Verkalkungen, Ureterstenosen (Gänsegurgelureter), RP (Ureterstenosen), MCU/UG (Verkalkungen, Kavernen, Schrumpfblase, VUR, Harnröhrenstenosen) sowie die Zystoskopie.

➤ Die Diagnosesicherung erfolgt durch den Mykobakteriennachweis in spezifischen Kulturen, im Tierversuch und mikroskopisch (Ziehl-Neelsen-Färbung) im Urin (Morgenurin an 3 aufeinanderfolgenden Tagen). Bereits eine positive Kultur bzw. ein positiver Tierversuch beweisen die Diagnose.

Therapie

➤ Testgerechte Tuberkulostatika nach folgenden Schemata in Abhängigkeit von der Ausprägung des Befundes:
- 3–4 Medikamente über 2–4 Monate, anschließend 2 Medikamente über 4–9 Monate (meist INH und RMP),
- 6 Monate (INH, RMP, PZA).

RMP	=	Rifampicin (9 mg/kg KG/d),
INH	=	Isoniazid (5 mg/kg KG/d),
PZA	=	Pyrazinamid (30–35 mg/kg KG/d),
SM	=	Streptomycin (15 mg/kg KG/d),
EMB	=	Ethambutol (20–25 mg/kg KG/d),
PTH	=	Protionamid (5–7,5 mg/ kg KG/d).

Zu den Tuberkulostatika der ersten Wahl gehören INH, SM, RMP und EMB. Bei der tuberkulostatischen Therapie ist besonders auf die spezifischen Nebenwirkungen der einzelnen Medikamente zu achten.

In der Initialphase kann die zusätzliche Gabe von Steroiden zur Vermeidung von Vernarbungen (Ureterstenosen) sinnvoll sein.

Erforderliche chirurgische Interventionen (z.B. Heminephrektomie, Nephrektomie) sollten nur unter tuberkulostatischem Schutz durchgeführt werden.

6.3.2 Bilharziose

Die Bilharziose ist eine Infektion mit Schistosoma haematobium (Blase), mansoni (Darm) oder japonicum (Leber), die besonders in südlichen Ländern vorkommt („Unde venis? Woher kommst Du?"). Die Übertragung erfolgt durch Larven (Zerkarien), die von Wasserschnecken (Zwischenwirt) ausgeschieden werden. Die Zerkarien können die Haut aktiv durchdringen und so den Endwirt „Mensch" infizieren. Im Organismus halten sie sich insbesondere in Venen (perivesikal, periprostatisch und periportal) auf und reifen dort zu geschlechtsreifen Schistosomen, die wieder ausgeschieden werden können.

Symptomatik

➤ Aufgrund einer Fremdkörperreaktion kommt es zu einer chronischen Zystitis mit typischen klinischen Symptomen und Komplikationen (Schrumpfblase, VUR, Blasenhalssklerose, Blasensteine, spontane Blasenruptur, perivesikale Abszeßbildung, distale Ureterstenosen, sekundäre Infekte und maligne Entartung des Urothels).

Diagnostik

Die Diagnose wird durch Nachweis der Erreger im Blut, Urin und der Blasenschleimhaut (Biopsie) gestellt. Diagnoseweisend können Serologie (KBR), Zystogramm und Zystoskopie sein.

Therapie

Chemotherapeutika (Stibophen, Lucanthon, Antimon).
Bei Komplikationen (Stenosen, Schrumpfblase, Reflux, Karzinom) ggf. chirurgische Intervention.

6.3.3 Echinokokkose des Harntraktes

Als Erreger kommt nur der Echinokokkus granularis in Betracht. Der Mensch dient als Zwischenwirt. Hauptwirte sind Hund, Schakal, Fuchs u.a. Fleischfresser. Die Aufnahme erfolgt peroral, die Absiedlung in der Niere erst sekundär.

Der Echinokokkusbefall der Niere imponiert als tumoröse Veränderung des Organes. Bei Perforation in das Hohlraumsystem kann es zu Koliken kommen. Weiterhin können dysurische Beschwerden, Hämaturie und Allgemeinsymptome wie Urtikaria, Pruritus und unklare Fieberschübe auftreten.

Die Diagnose wird durch bildgebende Verfahren (Sonographie, AUG, CT) gestellt. Im Urin lassen sich evtl. die Erreger (Skolizes) nachweisen. Weiterhin Serologie (KBR).

Therapeutisch muß eine subtile (Cave: Echinokokkusaussaat) operative Zystenentfernung aus der Niere erfolgen. Intraoperativ kann zunächst eine Punktion und Applikation von erregertoxischen Substanzen erfolgen, um eine Streuung zu vermeiden. Ggf. Marsupialisierung mit der Haut bzw. bei großen oder verkalkten Zysten Nephrektomie.

7 Tumoren

Allgemeines

⚠ **Merke:** Bei fast allen urologischen Tumoren ist die *Mikro-* oder *Makrohämaturie* das Hauptsymptom. Jede Mikro- oder Makrohämaturie muß daher urologisch abgeklärt werden und darf nicht einfach als „Infekt" behandelt werden!

Alle Tumoren werden heute nach den Richtlinien der UICC (Unio Internationalis Contra Cancrum) in einem TNM-System eingeteilt. Dabei bedeutet:
- „T" (Primärtumor): mit einer organspezifischen Einteilung von T_1 bis T_4. T_x = Tumorgröße unbekannt.
- „N" (Noduli): mit der (organspezifischen) Einteilung von N_0 (keine Lymphknoten befallen) bis N_{3-4} (große Lymphknotenmetastasen). N_x = Lymphknotenbefall unbekannt.
- „M" (Metastasen): M_0 (keine Fernmetastasen), M_1 (vorhandene Fernmetastasen). M_x = Metastasen unbekannt.
- „G" (Grading): Das Grading bezeichnet den histologischen Differenzierungsgrad und reicht von G_0 (sehr gut differenziert) bis G_4 (äußest schlecht differenziert/besonders maligne). G_x = Differenzierungsgrad unbekannt.

Allgemeine Tumordiagnostik

Die **lokale** Tumorausbreitung kann in der Regel mittels Palpation, Sonographie (ggf. auch transrektal) sowie durch röntgenologische Methoden (Übersichtsaufnahmen, Kontrastmitteldarstellungen, CT), NMR und endoskopische Verfahren erfaßt werden.

Zum Nachweis einer möglichen **Lokal- oder Fernmetastasierung** gehören neben den o.g. Methoden die Oberbauchsonographie, der Rö.-Thorax und das Knochenszintigramm sowie ggf. eine Lymphangiographie.

▪ 7.1 Nierenzellkarzinom

Adenokarzinom der Niere, *Grawitz-Tumor*. Die verbreitete Bezeichnung Hypernephrom sollte heute möglichst nicht mehr verwendet werden. Man war früher fälschlicherweise davon ausgegangen, daß sich dieser Tumor von der Nebenniere ableitet.

Epidemiologie
Der häufigste bösartige Nierentumor mit Altersgipfel im 6. Lebensjahrzehnt ist das Adenokarzinom, Männer werden häufiger als Frauen betroffen (2:1). In 2 % der Fälle findet man ein bilaterales Vorkommen.

Ätiologie
Die Ursachen sind unbekannt. Diskutiert werden Cadmium, Nikotin, Kaffee, fettreiche Kost sowie genetische Faktoren (gehäuftes Vorkommen bei Hippel-Lindau-Syndrom).

Symptomatik
Eine Frühsymptomatik gibt es nicht. Heute werden viele Nierentumoren als Zufallsbefund bei der Oberbauchsonographie entdeckt.

Tab. 6: Tumoren der Niere

	parenchymal	mesenchymal	Mischtumoren
maligne	Adeno-Ca der Niere (Nierenzellkarzinom) 80 %!	Liposarkom Fibrosarkom Myosarkom	„Wilms-Tumor" (Nephroblastom, embryonales Adenosarkom)
benigne	Adenom (möglicherweise Vorstufe des Adeno-Ca)	Lipom Fibrom Myom	Angiomyolipom

▶ Die klassische Symptomentrias (**Hämaturie, palpabler Tumor, Flankenschmerz**) muß bereits als Spätsymptom gewertet werden.
Die Hämaturie resultiert aus einem Tumoreinbruch in das Nierenbeckenkelchsystem und kann als Mikro- oder Makrohämaturie (typischerweise schmerzlos) imponieren.

▶ Daneben können Fieberschübe als Folge der Tumornekrose auftreten.

▶ Bei 1 % der männlichen Patienten kommt es aufgrund einer tumorbedingten Abflußbehinderung in der V. testicularis zu einer sog. symptomatischen Varicocele (bleibt auch bei liegendem Patienten bestehen). Da die linke V. testicularis in die Nierenvene mündet, ist die symptomatische Varicocele links häufiger als rechts.
Laborchemisch können BSG-Erhöhung und Anämie auftreten.

▶ Paraneoplastische Erscheinungen sind beim Nierenzellkarzinom häufig:
- Renin-produzierende Tumoren können eine Hypertonie verursachen.
- Das sog. *Stauffer Syndrom* (reversible Leberdysfunktion) mit erhöhter γ-GT und alk. Phosphatase, Dysproteinämie sowie verlängerter Prothrombinzeit. In der Regel normalisieren sich die Werte nach Tumornephrektomie.
- Polyglobulie (Erythropoetin-produzierender Nierentumor), Hyperkalzämie (kalziummobilisierende Tumorfaktoren / erhöhte Produktion von 1,25-Dihydroxycholecalciferol).

Metastasierung

▶ Die Metastasierung kann sowohl hämatogen als auch lymphogen erfolgen. Hauptsächlich sind Lunge (50–60 %), Knochen (30–40 %) sowie die regionalen Lymphknoten und großen Venen (15–30 %) betroffen.

Diagnostik

Differentialdiagnostisch sind zu berücksichtigen: Nierenzyste (evtl. auch mit Einblutung), Hydronephrose, polyzystische Nieren, Hämatome.

Die **Sonographie** ist die wichtigste Untersuchung bei Verdacht auf Nierentumor. Die Unterscheidung Nierenzyste (echoarm) – Nierentumor (inhomogen) ist in der Regel möglich.

In der **Ausscheidungsurographie** zeigen sich über den normalen Nierenorganschatten hinausgehende Raumforderungen, bogige Verdrängungen des Hohlsystems oder fehlende Kelchgruppen.
In der **Computertomographie** läßt sich der Tumor mit 90 %iger Wahrscheinlichkeit nachweisen, außerdem ist eine Aussage über Gefäßinvasion und lokalen Lymphknotenbefall möglich.

▶ Die Angiographie (Ren**ovas**ographie) (selektiv oder DSA) kann durch typische Veränderungen den Tumor ebenfalls zuverlässig diagnostizieren. Das operative Vorgehen kann durch Kenntnis der Gefäßversorgung erleichtert werden.

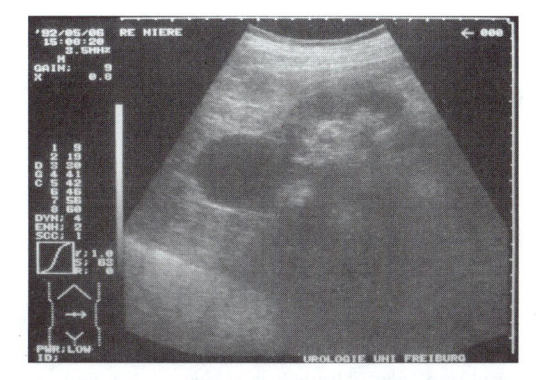

Abb. 7.1a: Sonographie einer Nierenzyste

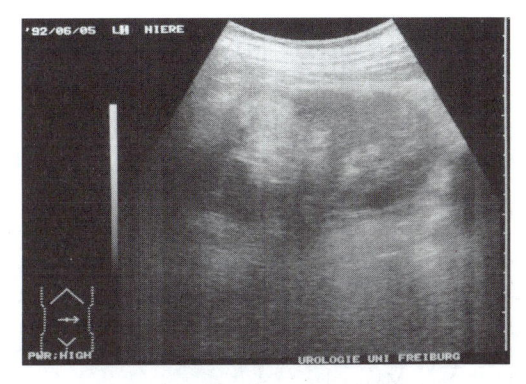

Abb. 7.1b: Sonographie eines Nierentumors

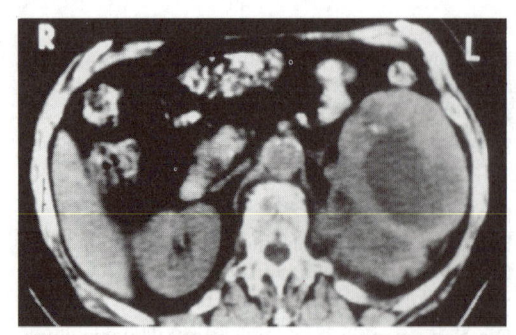

Abb. 7.2:
CT eines großen linksseitigen Nierentumors

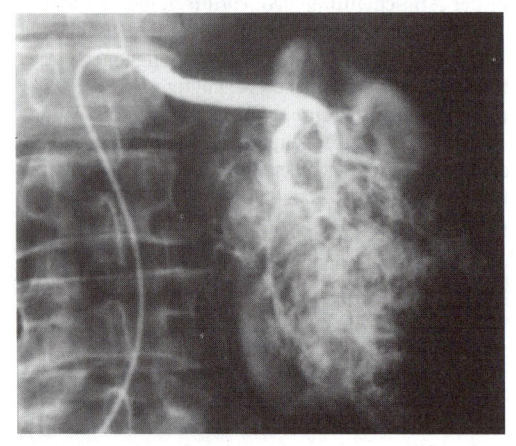

Abb. 7.3: Angiographie eines großen linksseitigen Nierentumors mit typischen, pathologischen Gefäßen (Kontrastmittelseen, Gefäßabbrüche, Korkenziehergefäße)

➤ Die **Cavographie** kann den Einbruch des Nierentumors in die V. cava oder V. renalis nachweisen. Durch die verbesserte CT-Technik und das NMR kann auf diese Untersuchung heute jedoch weitgehend verzichtet werden.
Zum kompletten Staging gehört das **Knochenszintigramm** sowie der **Rö-Thorax**.

Therapie
➤ Die **radikale Tumornephrektomie** (Niere, Fettkapsel, Nebenniere) stellt die wirkungsvollste Behandlung in allen operationsfähigen Tumorstadien (T_{1-3}, N_{0-1}, $M_{0-(1)}$) dar.
Bei angeborener oder erworbener Einzelniere kann auch eine Teilresektion erfolgen.

➤ Chirurgisch therapierbare Solitärmetastasen sind keine Kontraindikation zur Tumornephrektomie.
Bei großen inoperablen Tumoren (T_4) kann als palliative Maßnahme auch die Nierentumorembolisation (Verschluß der A. renalis) erfolgen. Dies ist insbesondere bei anhaltender, tumorbedingter Blutung indiziert.
Die prä- oder postoperative Bestrahlung hat genauso wie die Versuche einer hormonellen Therapie keine Verbesserung der Überlebensrate gezeigt.
Das Nierenzellkarzinom ist chemotherapieresistent.

In letzter Zeit findet zunehmend die Immuntherapie (α-Interferon, Interleukin-2 sowie LAK-Zellen = Lymphokinin-aktivierte Killerzellen) Anwendung. Die Ergebnisse müssen noch abgewartet werden.

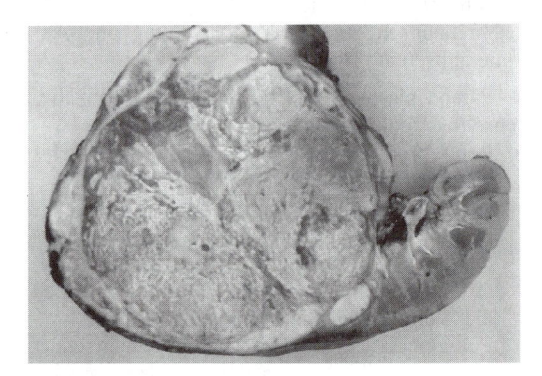

Abb. 7.4:
Operationspräparat eines Nierentumors

Prognose
Die Prognose ist vom Tumorstadium abhängig. Die 5-Jahresüberlebensrate liegt beim lokal begrenzten Tumor (T_{1-2}, N_0, M_0) bei 65–100 %, während der lokal fortgeschrittene Tumor (T_{3-4}, N_{0-2}, M_0) nur eine Überlebensrate von 20–60 % aufweist.

Das metastasierte Nierenzellkarzinom hat lediglich eine 5-Jahresüberlebensrate von < 10 %.

7.2 Tumoren des Nierenbeckens und des Harnleiters

➤ Bei den malignen Tumoren handelt es sich in der Regel um vom Urothel ausgehende Karzinome (Urothelkarzinome), die mit dem Urothelkarzinom der Harnblase in enger Beziehung stehen.

Gutartige Tumoren des Nierenbeckens und des Harnleiters sind sehr selten.

Epidemiologie
Insgesamt seltene Erkrankung (2 pro 100 000/ Jahr). Der Altersgipfel liegt zwischen dem 40.–80. Lebensjahr. Männer sind 3mal häufiger als Frauen betroffen. Bevorzugt wird das untere Harnleiterdrittel befallen.

Ätiologie
Begünstigend wirken chronische Irritationen durch Steine oder Entzündungen (Bilharziose) und Karzinogene (Kohlenwasserstoffderivate, Phenazetin, Nikotin).

Symptomatik
➤ Das Hauptsymptom ist die schmerzlose Mikro- oder Makrohämaturie.
➤ Daneben können Flankenschmerzen oder Koliken (abgehende Blutkoagel oder Tumorpartikel) sowie Harnstauung auftreten. Vorhandene Tumoren können Harnwegsinfektionen begünstigen (Deshalb bei allen rezidivierenden Infektionen Tumorausschluß!).

Metastasierung
Die Metastasierung erfolgt vor allem hämatogen in Leber, Knochen und Lunge.
Bei rezidivierend auftretenden Blasentumoren muß immer auch der obere Harntrakt abgeklärt werden, da es sich hierbei um lokale „Implantationsmetastasen" eines primären Nierenbecken- oder Harnleitertumors handeln kann.

Diagnostik
➤ Richtungsweisend ist die tumorbedingte Kontrastmittelaussparung (Füllungsdefekt) im AUG.
Daneben kann auch die **Sonographie** und **Urinzytologie** Hinweise geben.
Bei hinlänglichem Tumorverdacht muß eine **retrograde Ureteropyelographie** (RP, RUP) durchgeführt werden.
Dabei wird gleichzeitig die ebenfalls erforderliche **Zystoskopie** (Blasentumoren?) vorgenommen. **Ureterorenoskopisch** kann eventuell der Tumor auch direkt gesehen werden.
Ergänzende Hinweise liefern die **Computertomographie** sowie das **NMR**. Selbstverständlich gehören auch hier zum vollständigen Staging das **Knochenszintigramm** und der **Rö-Thorax**.

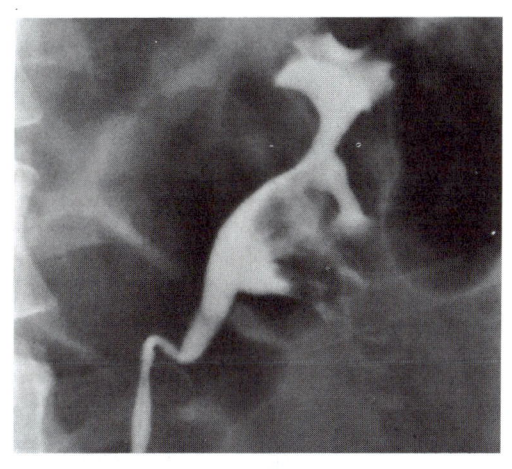

Abb. 7.5: Retrogrades Ureteropyelogramm bei Nierenbeckentumor

Therapie
➤ Die Therapie der Wahl ist die **Nephroureterektomie mit Resektion einer Blasenmanschette.**

Nur bei kleinen, gut differenzierten Tumoren ist die *lokale Abtragung (URS)* oder *Neodym-YAG-Laserbehandlung* indiziert. Auch kongenitale, erworbene oder funktionelle Einzelnieren können zu einer solchen Behandlung zwingen.

Bei metastasierenden Tumoren kann die *palliative Bestrahlung* sowie die *systemische Chemotherapie* die Prognose verbessern.

Prognose
Die globale 5-Jahresüberlebensrate liegt bei ca. 30 %, für Patienten mit Tumoren des Differenzierungsgrades G_1 70 %, G_2 50 % und G_3 ca. 25 %.

7.3 Tumoren der Blase

Der mit Abstand häufigste, maligne Blasentumor (90 %) ist das sich vom Epithel ableitende Urothelkarzinom (Übergangszellkarzinom). Daneben kommen in 3 % Plattenepithel- und in 1 % Adenokarzinome der Blase vor. Mesenchymale Tumoren sind selten.

Abb. 7.6: T-Einteilung des Blasenkarzinoms

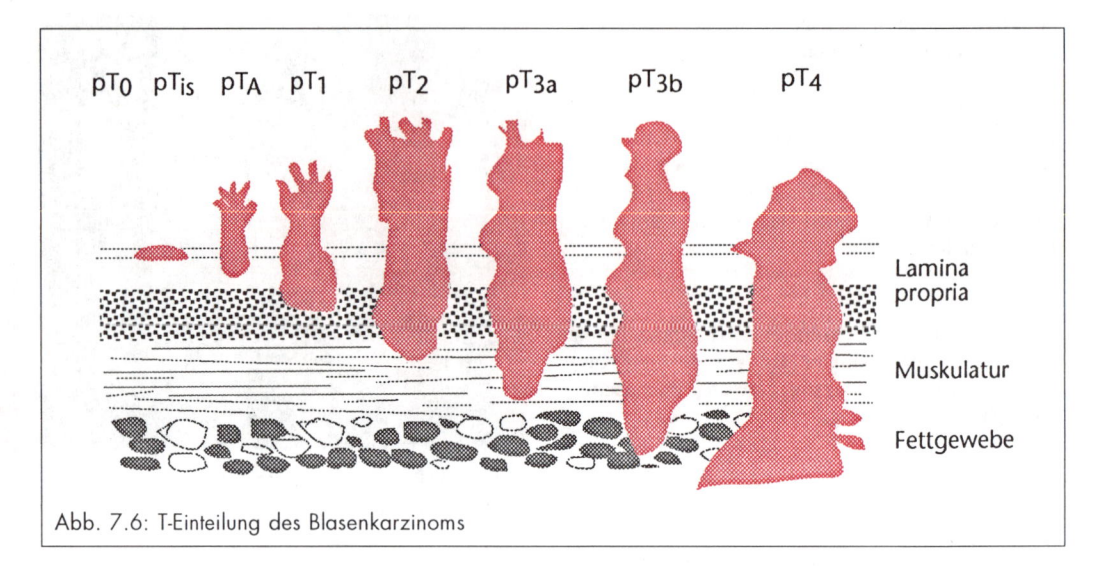

Epidemiologie
Das Blasenkarzinom ist nach dem Prostatakarzinom der zweithäufigste Tumor des Urogenitaltraktes (3–3,5 % aller malignen Tumoren).
➤ Die Tumorinzidenz nimmt nach dem 40. Lebensjahr deutlich zu und erreicht einen Gipfel im 6.–7. Lebensjahrzehnt. Die Geschlechtsverteilung zwischen Männern und Frauen beträgt 3:1.

Ätiologie
➤ Eine besondere Rolle spielen exogene Karzinogene, vor allem Aminkohlenwasserstoffe (Farbstoffindustrie). Der Zusammenhang ist so eindeutig, daß das Blasenkarzinom bei Arbeitern in entsprechenden Betrieben als Berufserkrankung anerkannt ist.
➤ Weitere Risikofaktoren sind Nikotinkonsum (Blasenkarzinom bei Rauchern 2–5mal häufiger) und chronischer Phenazetinabusus.
➤ Die Bilharziose sowie andere chronische Irritationszustände begünstigen die Entstehung des Plattenepithelkarzinoms.
Das Adenokarzinom tritt bei Blasenekstrophie deutlich häufiger auf.
Urinstase gilt als fördernder Faktor der Tumorentstehung.

Symptomatik
➤ Häufigstes, oft frühzeitig auftretendes Symptom ist die Makrohämaturie. Bei intramuralen Tumoren treten vermehrt auch dysurische Beschwerden auf, die nicht als „Zystitis" fehlgedeutet werden dürfen.

⊙ **Merke**: Jede rezidivierende Zystitis bei Patienten über 40 Jahre ist karzinomverdächtig.

Stadieneinteilung
➤ Bevorzugte Lokalisationstellen von Blasentumoren sind Seiten- und Hinterwand sowie Blasentrigonum. Multifokales Auftreten ist häufig.

Metastasierung
Die Metastasierung erfolgt lymphogen in die regionalen Lymphknoten (Iliaca-interna- und Obturatoriuslymphknoten) und hämatogen in Leber, Lunge und Skelett.

Diagnostik
➤ Bei entsprechender Beschwerdesymptomatik (Makrohämaturie) ist die wichtigste und aussagekräftigste Untersuchung die **Urethrozystoskopie**.
Auch die **Sonographie** zeigt nicht selten einen deutlich erkennbaren Tumor in der Blase.

➤ Die **Ausscheidungsurographie** ist obligat. Nicht nur der Tumornachweis selbst ist möglich, sondern auch der Nachweis von Veränderungen am oberen Harntrakt (Nierenstauung durch Infiltration des Tumors). Insbesondere muß auch der Ausschluß eines gleichzeitigen Urotheltumors des Nierenbeckens und Harnleiters erfolgen.

➤ Durch die **Urinzytologie** kann mit immer größerer Treffsicherheit ein Tumornachweis (insbesondere auch bei Rezidiven) erfolgen.

Die **CT oder NMR** kann wandüberschreitendes Wachstum sowie Lymphknoten- und Lebermetastasen zeigen.
Zur Vervollständigung des Stagings: **Knochenszintigramm** und **Rö-Thorax**.

Die Therapie des **Plattenepithel- und Adenokarzinoms**, welche meist frühzeitig infiltrierend wachsen, besteht in der radikalen Zystektomie.

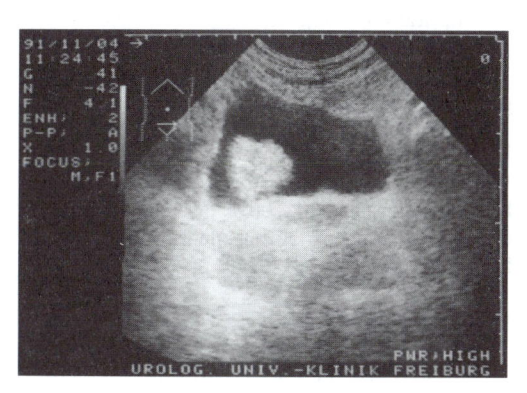

Abb. 7.7: Sonographie bei Blasentumor

Therapie

▶ **Oberflächliche Blasentumoren** (T_a, T_1; N_0; M_0)
Hier ist die transurethrale Blasentumorresektion die Behandlungsmethode der Wahl. Zur Beurteilung der Randgebiete und tiefen Wandschichten soll 8–10 Tage nach dem Ersteingriff eine Nachresektion erfolgen. Eine Laserbehandlung (Neodym-YAG-Laser) kommt heute alternativ in Betracht. Bei Tumoren mit schlechtem Differenzierungsgrad kann die *radikale Zystektomie* diskutiert werden.

Da oberflächliche Tumoren eine hohe Rezidivquote aufweisen (bis zu 70 %), werden zur Rezidivprophylaxe nach der transurethralen Resektion Blaseninstillationen mit Zytostatika (z.B. Adriamycin, Epirubicin) oder immunmodulierenden Substanzen (BCG) vorgenommen.

Infiltrierende Blasentumoren (T_{2-3}, N_0, M_0)
Die radikale Zystektomie (mit Harnableitung; ☞ 4.3) ist erforderlich.

Fortgeschrittene Blasentumoren (T_{3-4}, N_{1-2}, M_{0-1})
Eine kurative Therapie ist meist nicht möglich. Es kommen lediglich palliative Therapiemaßnahmen in Betracht.
Eine *systemische Chemotherapie* kann teilweise gute Remissionsraten jedoch kaum Heilungen erzielen. Die Radiotherapie ist den kurativ chirurgischen Maßnahmen unterlegen.

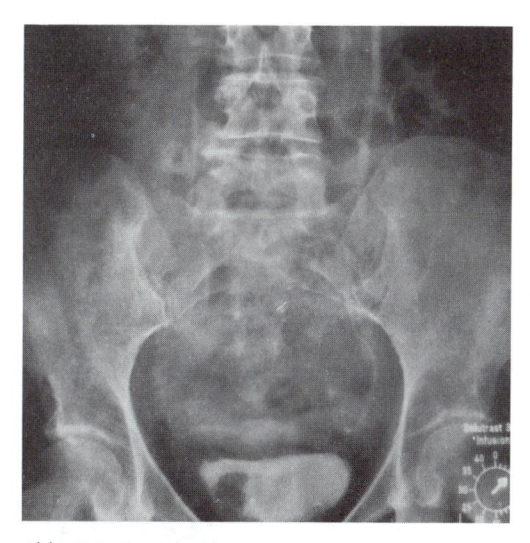

Abb. 7.8: Ausscheidungsurogramm bei Blasentumor

Prognose
Während beim oberflächlichen Blasenkarzinom die 5-Jahresüberlebensrate bei über 90 % liegt, beträgt sie beim fortgeschrittenen Karzinom mit Lymphknoten- oder Fernmetastasen weniger als 20 %.

7.4 Tumoren des Penis

Bei den benignen Penistumoren spielen die virusinduzierten Condylomata acuminata (Feigwarzen) die größte Rolle (☞ Dermatologie).

7.4.1 Peniskarzinom

Das Plattenepithelkarzinom ist bei den malignen Tumoren des Penis die häufigste Tumorform.

Epidemiologie
Das Peniskarzinom ist mit 0,5 % aller Malignome des Mannes ein seltener Tumor. Der Altersgipfel liegt zwischen dem 40.–70. Lebensjahr.

Ätiologie

Es besteht ein eindeutiger Zusammenhang zwischen Genitalhygiene und Auftreten eines Peniskarzinoms.

➤ Die häufig mit dem Peniskarzinom assoziierte Phimose mit chronischer Balanopostitis begünstigt die Karzinomentstehung. In Ländern, in denen eine rituelle Zirkumzision durchgeführt wird, ist das Peniskarzinom extrem selten.

Als Präkanzerosen gelten die Leukoplakie, Erythroplasie Queyrat und der M. Bowen (☞ Dermatologie).

Symptomatik

➤ Nicht abheilende Erosionen im Bereich der Glans oder des Sulcus coronarius, tastbare, indolente Knoten an Glans oder Präputium und gegebenenfalls putrider teilweise blutiger Fluor, der sich aus der verengten Vorhaut entleert.

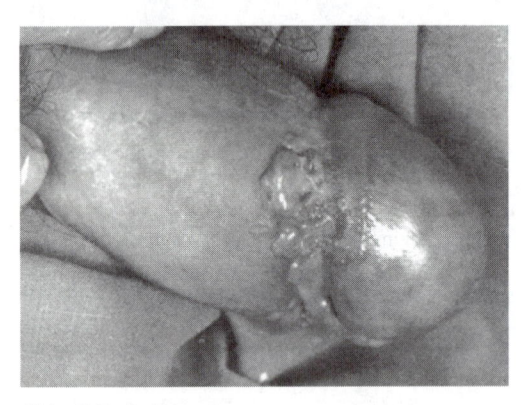

Abb. 7.9: Peniskarzinom

Metastasierung

➤ Die Metastasierung erfolgt vor allem lymphogen zunächst in die inguinalen Lymphknoten, bei Infiltration des Corpus cavernosum können auch die parailiakalen Lymphknoten betroffen sein. Eine hämatogene Metastasierung in Lunge und Leber tritt nur bei sehr ausgedehnten Peniskarzinomen auf.

Diagnostik

Die Biopsie sichert die Diagnose Peniskarzinom. Die **inguinale Palpation** kann den Verdacht auf Lymphknotenbefall untermauern.
Die **Sonographie, CT und Lymphoangiographie** geben Auskunft über das Tumorstadium.

DD: luetischer Primäraffekt, Condylomata lata, Ulcus molle (☞ Dermatologie).

Therapie

➤ Bei kleineren, lokal begrenzten Tumoren kann eine **Laser-Behandlung** oder eine **Radiotherapie** eine Heilung bewirken. Alternativ ist eine **Penisteilamputation** möglich. Bei ausgedehnteren Tumoren muß eine **Penisamputation** (totale Emaskulinisation) mit inguinaler Lymphadenektomie vorgenommen werden.

Prognose

Während bei lokal begrenzten Tumoren Überlebensraten zwischen 70–100 % erreicht werden, beträgt die Überlebensrate bei metastasierten Peniskarzinomen weniger als 30 %.

■ 7.5 Tumoren des Hodens

90 % der primären Hodentumoren gehen von den Keimzellen des Hodens aus. Die Tumoren des gonadalen Stromagewebes (Leydig-, Sertoli-Zell-Tumoren) sind selten. Bei den Keimzelltumoren steigt der Malignitätsgrad vom Seminom über das embryonale und Teratokarzinom bis zum äußerst malignen Chorionkarzinom an. Gutartige skrotale Raumforderungen sind stets abzugrenzen (z.B. Hydrozele, Spermatozele, Epididymitis).

Epidemiologie

➤ Insgesamt ist der Hodentumor selten (ca. 30 pro 100 000/Jahr), in der Altersgruppe von 20–34 Jahren ist er jedoch vor der Leukämie, dem M. Hodgkin und dem Melanom die häufigste maligne Erkrankung.
➤ Der Altersgipfel der Teratome liegt zwischen 20 und 30 Jahren, der der Seminome zwischen 30 und 50 Jahren.

Ätiologie

Die Ätiologie der Hodentumoren ist unbekannt. Es konnte jedoch nachgewiesen werden, daß das Entartungsrisiko bei Kryptorchismus (Maldescensus testis) auch nach operativer Korrektur etwa 20mal größer als bei regelrecht deszendierten Hoden ist.

Tab. 7: Histologische Herkunft von Hodentumoren

KEIMZELLE	90 %
Seminom	
Embryonalzellkarzinom	
embryonales Gewebe	
Ektoderm	
Entoderm	Teratom
Mesoderm	(Teratokarzinom)
extraembryonales Gewebe	
Trophoblast (Chorionkarzinom)	
Dottersack (Dottersacktumor, Yolk-sac-Tumor)	
STROMAGEWEBE	
Leydig-Zell-Tumor	
Sertoli-Zell-Tumor	

Symptomatik

➤ Die **schmerzlose Vergrößerung des Hodens** ist bis zum Beweis des Gegenteils malignitätsverdächtig! Der Patient verspürt eine Gewichtszunahme des betreffenen Hodens. Gelegentlich können auch entzündliche Begleiterscheinungen mit Fieber auftreten.

Die frühzeitige Diagnose des Hodentumors wird vor allem durch die Aufmerksamkeit des Patienten ermöglicht! In einigen Fällen führen erst Metastasen zu Symptomen.

➤ Endokrine Störungen können vor allem bei Sertoli- und Leydig-Zell-Tumoren aufgrund der Produktion von Östrogenen (Gynäkomastie) und Androgenen auftreten.

Metastasierung

➤ Die Ausbreitung des Hodentumors erfolgt primär lymphogen in die paraaortalen und paracavalen Lymphknoten des Retroperitoneums (testikuläres Lymphzentrum). Hämatogen metastasieren die Hodentumoren (Chorionkarzinom) mit absteigender Häufigkeit in Lunge, Leber und Gehirn.
Bei mehr als 40 % der Patienten liegt bei Diagnosestellung bereits eine Metastasierung vor.

Diagnostik

➤ Die **Palpation** des Skrotums ist ein wichtiges diagnostisches Kriterium. Sie sollte vorsichtig erfolgen. Mit der **Diaphanoskopie** können solide von flüssigkeitsgefüllten Raumforderungen abgegrenzt werden. Die **Sonographie** kann einen malignen Tumor wahrscheinlich machen.

➤ In allen Zweifelsfällen muß eine baldmögliche inguinale Freilegung des betroffenen Hodens erfolgen.

➤ **CT, NMR und Lymphoangiographie** lassen eine Beurteilung eines möglichen retroperitonealen Lymphknotenbefalls zu.

➤ Der **Rö-Thorax** weist evtl. vorhandene pulmonale Metastasen nach.

➤ Das **AUG** kann Veränderungen des oberen Harntraktes (Ureterverlagerung durch retroperitoneale Lymphknotenmetastasen) zeigen.

➤ Wichtige **Tumormarker** sind das α-Fetoprotein (**AFP**) sowie das humane Choriongonadotropin (β-**HCG**). Bei 75 % der Keimzellentumoren sind diese Tumormarker erhöht. Beim reinen Seminom finden sich häufiger normwertige Tumormarker.
Die Tumormarker sind zur Beurteilung des Therapieerfolges einerseits, zur Kontrolle im Rahmen der Tumornachsorge andererseits wichtig.

Therapie

➤ Es erfolgt als erste Maßnahme immer die **hohe inguinale Semikastration**, in Zweifelsfällen mit intraoperativer Schnellschnittuntersuchung.
Eine Silikon-Hodenprothese kann implantiert werden.

> Jede skrotale Inszision oder Biopsie ist bei Verdacht auf Hodentumor **streng kontraindiziert,** weil dadurch die Tunica albuginea eröffnet und somit die tiefen (retroperitonealen) mit den oberflächlichen (inguinalen) Lymphbahnen verbunden werden. Hierdurch wird sowohl die Behandlung als auch die Nachbeobachtung erheblich erschwert.

➤ Die weitere Therapie richtet sich nach dem histologischen Ergebnis sowie nach dem Tumorstadium.

Nichtseminomatöse Tumoren

- **Stadium I** (keine nachweisbaren retroperitonealen Lymphknoten)
  Es können nach der Semikastratio 2 Wege beschritten werden:
  - Übernahme in ein engmaschiges Überwachungsprogramm („wait and watch"), Mikrometastasen (II A) sind nicht ausgeschlossen (10–20 % der Fälle).

Tab. 8: Stadieneinteilung der Hodentumoren

Stadium			TNM
I		keine Lymphknotenmetastasen	T_{1-4}, N_0, M_0
II	A	retroperitoneale Lymphknoten bis 2 cm	T_{1-4}, N_1, M_0
	B	einzelne oder mehrere retroperitoneale Lymphknoten bis 5 cm	T_{1-4}, N_2, M_0
	C	retroperitoneale Lymphknoten größer 5 cm (Bulky Disease)	T_{1-4}, N_3, M_0
III		Lymphknotenmetastasen oberhalb des Zwerchfells oder Fernmetastasen	T_{1-4}, N_{1-3}, M_1

- Modifizierte retroperitoneale Lymphadenektomie, danach Nachsorge.
- **Stadium II A und B** (nachweisbare retroperitoneale Lymphknoten bis 5 cm)
  Radikale retroperitoneale Lymphadenektomie.
  Bei großen retroperitonealen Lymphknotenmetastasen kann eine chemotherapeutische Vor- bzw. Nachbehandlung durchgeführt werden.
- ➤ **Stadium II C und III** (Bulky-Disease/Fernmetastasen)
  Nach primärer Chemotherapie Entfernung von verbleibenden Residualtumoren.

Die *retroperitoneale Lymphadenektomie (RLA)* bedeutet die Entfernung aller Lymphknoten von der Bifurkation der großen Gefäße bis zu den Nierengefäßen. Bei der modifizierten Lymphadenektomie werden die Lymphknoten nur auf der tumortragenden Seite entfernt, wobei die für die Ejakulation wichtigen sympathischen Nervenfasern der Gegenseite geschont werden. Je höher die Zuverlässigkeit des Patienten (Einhalten der Nachsorgeuntersuchungen) ist, desto eher kann auf die RLA verzichtet und der Patient in das „wait and watch"-Programm aufgenommen werden. Diese aufwendige Operation hat in 80–90 % der Fälle (s.o.) keinen therapeutischen Effekt, da nur 10–20 % der Patienten in diesem Stadium tumorbefallene Lymphknoten haben.

Seminome
➤ Die Seminome sind besonders strahlensensible Tumoren und haben die beste Prognose unter den Hodentumoren.
➤ In den Stadien I bis II B erfolgt deshalb nach der Semikastration eine Bestrahlung der iliakalen, paraaortalen und paracavalen Lymphknoten. In allen anderen Tumorstadien gleicht die Behandlung der der entsprechenden Stadien nichtseminomatösen Tumoren.

Prognose

Vor allem die chemotherapeutische Behandlung hat die Prognose der malignen Hodentumoren entscheidend verbessert. Die 5-Jahres-Überlebensrate beträgt beim lokal begrenzten Hodentumor über 98 %, bei kleinen Lymphknotenmetastasen (bis Stadium II B) ist noch mit einer Überlebensrate von etwa 90 % zu rechnen. Selbst beim ausgedehnt metastasierten Hodentumor liegen die Überlebensraten noch zwischen 40 und 60 %.

■ 7.6 Tumoren der Prostata

7.6.1 Benigne Prostatahyperplasie (BPH)

(Synonym: Prostataadenom)

Epidemiologie
Die benigne Prostatahyperplasie ist die häufigste urologische Erkrankung des über 50-jährigen Mannes (50 %).

Ätiologie
Letztlich ist die Ursache der BPH bislang unklar.

➤ Es gilt als wahrscheinlich, daß eine Verschiebung der Testosteron-Östrogen-Spiegel das Wachstum der periurethralen Prostataanteile auslöst. Mit Sicherheit spielen rassische, genetische und Umweltfaktoren zusätzlich eine wesentliche Rolle.
Während die normale Prostata etwa die Form einer Kastanie aufweist (etwa 20 g), kommt es mit zunehmendem Alter zu einer Zunahme des Stromagewebes um etwa das 4-fache und der glandulären

Anteile um etwa das Doppelte, so daß Adenomgewichte von mehr als 150 g entstehen können.

➤ Von der Vergrößerung wird vor allem die Innenzone (sog. periurethrale Drüsen, Innendrüse) der Prostata betroffen, die äußere Zone wird nach außen verdrängt und bildet die sog. „chirurgische Kapsel".

⚠ **Merke:** Die benigne Prostatahyperplasie entsteht in der Prostatainnenzone, während sich das Prostatakarzinom in der äußeren Zone bildet.

Symptomatik

Ursächlich für die Symptomatik der BPH ist die zunehmende Kompression der prostatischen Harnröhre durch die sich vergrößernden Seiten- oder Mittellappen der Prostata.

➤ In verschiedenem Ausmaß kommt es zu Veränderungen am Harntrakt (Blase (Balkenblase, Pseudodivertikel), Stauung von Harnleiter und Niere).

➤ Klinisch klagt der Patient vor allem über einen **verzögerten Miktionsbeginn und Harnstrahlabschwächung**, gehäufte Miktionen tagsüber (**Pollakisurie**) und nachts (**Nykturie**) sowie dem Gefühl unvollständiger Blasenentleerungen (**Restharnbildung**).

Orientiert an subjektiven und objektiven Befunden wird die Symtomatik bei der BPH in 3 Stadien eingeteilt:

- **I: Stadium der Kompensation, Reizstadium:** Dysurische Beschwerden mit Pollakisurie und Nykturie. Restharn besteht nicht. Die Blasenmuskelhypertrophie kann noch eine Kompensation erzielen (beginnende Entstehung einer Balkenblase).
- **II: Beginnende Dekompensation, Restharnstadium:** Unterschiedlich ausgeprägte dysurische Beschwerden mit Restharn > 100 ml als Ausdruck der beginnenden Dekompensation des Blasenmuskels.
- **III: Stadium der Dekompensation:** Die obstruktive BPH hat zu Veränderungen am oberen Harntrakt geführt.
  ➤ Es können Harnstauungsnieren sowie eine beginnende Niereninsuffizienz vorliegen. Häufig besteht gleichzeitig eine prallgefüllte Blase, aus der sich tropfenweise Urin entleert (Überlaufinkontinenz, Ischuria paradoxa).

In jedem Stadium kann es zu einem akuten Harnverhalt (☞ Kap. 15) kommen. Das Ausmaß der Beschwerden korreliert nicht mit der Prostatagröße.

Komplikationen

- **Infektionen:** Harnwegsinfektionen kommen insbesondere bei Restharnbildung häufig vor. Fieberhafte Pyelonephritiden bis zur Urosepsis können auftreten.
  Begleitende Nebenhodenentzündungen (Epididymitis) werden ebenso beobachtet.
- **Hämaturie:** Bei großen Prostataadenomen kommt es nicht selten zum Einreißen submuköser Randvenen (Randvenenblutung). Oft ist die Blutung so stark, daß eine Blasentamponade resultiert. Selbstverständlich muß zystoskopisch ein Blasentumor ausgeschlossen werden.
- **Hämospermie:** Die Blutbeimengung zum Ejakulat ist Symptom einer kongestionierten (hyperämischen) und entzündlichen BPH.
- **Steine:** Die Blasensteinbildung wird zum einen durch die Restharnbildung und zum anderen durch rezidivierende Harnwegsinfektionen hervorgerufen.

Diagnostik

- Bei der **rektalen Palpation** kann die Größe der BPH beurteilt werden (prallelastisch, nicht hart; Abgrenzung zum Prostatakarzinom!). Der mediale Sulcus ist häufig verstrichen.
- **Sonographisch** ist eine exakte Größenbestimmung der Prostata möglich. Die BPH ist meist symmetrisch und zeigt ein homogenes Binnenecho. Das Organ ist gut abzugrenzen und wölbt sich oft in die Blase vor (intravesikales Prostataadenom).
  Auch die Restharnbestimmung ist leicht durchführbar. Veränderungen der Harnblase (Wandhypertrophie, Pseudodivertikel, Blasensteine) und des oberen Harntraktes (Stauungsnieren) können beurteilt werden.
- Die **Uroflowmetrie** zeigt typischerweise eine verlängerte Miktionszeit sowie eine mehr oder weniger stark eingeschränkte maximale Flußrate.
- Durch die **Urethrozystoskopie** kann das Ausmaß der Obstruktion gut beurteilt werden. Zudem werden Veränderungen an der Blase (z.B. Trabekulierung) sicher erkannt.
  Da bei Restharnbildung begleitende bakterielle Harnwegsinfektionen häufig sind, gehört immer auch der Urinstatus und die Urinkultur zum Untersuchungsprogramm.

- Im **AUG** zeigen sich deutlich die Veränderungen des Harntraktes:
  ➤ Nierenstauung, Blasendivertikel, Blasensteine, durch die BPH angehobener Blasenboden mit angelhakenförmig mündenden Harnleitern.

Abb. 7.10: Typische Uroflowmetriekurven

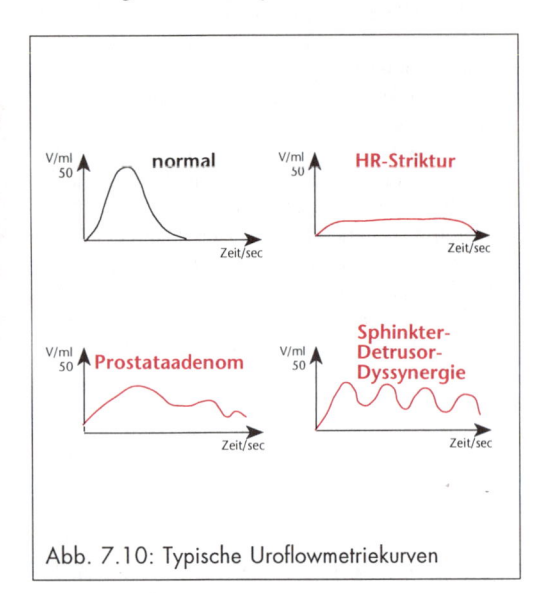

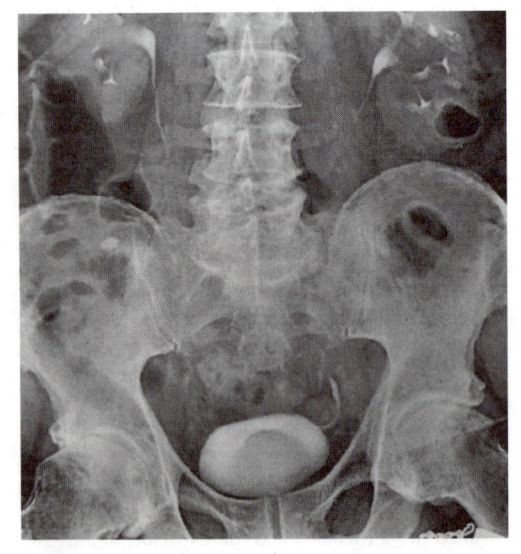

Abb. 7.11:
Typische Befunde im AUG bei Prostataadenom

Differentialdiagnose
Die wichtigste Differentialdiagnose ist das **Prostatakarzinom**. Daneben spielen die *Sphinktersklerose* (Fibrosierung der Muskelfasern des Sphinkter internus), die *Harnröhrenstriktur* und die *neurogene Blasenentleerungsstörung* sowie die *Prostatitis* eine Rolle.

Therapie
Stadium I
Konservative Maßnahmen, Wärme, geregelte Darmtätigkeit und ggf. auch eine begleitende medikamentöse Therapie (Phytopharmaka) können die subjektiven Beschwerden lindern.
Ein effektive medikamentöse Behandlung steht derzeit jedoch (noch?) nicht zur Verfügung. Die Patienten sollten daher mindestens 2mal im Jahr durch einen Urologen untersucht werden.

Stadium II
➤ In diesem Stadium bringt allein die operative Entfernung der BPH einen kurativen Erfolg.

➤ Die am häufigsten durchgeführte operative Methode ist die transurethrale Prostataadenomresektion (TUR-P).

> Dabei wird durch ein transurethral eingeführtes Resektionsinstrument die BPH in einzelnen Spänen mittels Hochfrequenzstrom herausgeschnitten. Im Idealfall kann so das gesamte Adenom bis auf die chirurgische Kapsel vollständig reseziert werden. Geübte Operateure können Adenome bis zu einem Gewicht von 100 g entfernen.

➤ Besteht ein besonders großes Adenom oder liegen gleichzeitig Blasensteine vor, kann auch eine offene Prostataadenomenukleation erfolgen, die von einem transvesikalen, retropubischen oder perinealen Zugang vorgenommen wird. Zur Epididymitisprophylaxe kann eine gleichzeitige Vasektomie erfolgen.
Postoperativ wird in der Regel ein Spülkatheter eingelegt.
➤ Die am meisten gefürchtete Spätkomplikation jeder Prostataoperation ist die Harninkontinenz. Nach einer Prostataoperation können die subjektiven Beschwerden des Patienten noch 4–8 Wochen (bis zur vollständigen Epithelisierung der „Resektionsloge") unverändert oder gar verstärkt weiterbestehen.

Eine darüberhinaus fortbestehende Dysurie kann folgende Ursachen haben:
- unvollständige Resektion der BPH,
- Entwicklung einer Blasenhalssklerose,
- Harnröhrenstriktur (besonders nach TUR),
- Blasenmuskelschwäche.

➤ In der Regel kommt es nach einer Prostataoperation zu einer retrograden Ejakulation (durch Verlust des inneren Sphinkters erfolgt die Ejakulation in die Harnblase).

➤ In jedem Fall besteht auch nach erfolgter Prostataoperation die Notwendigkeit zur Vorsorgeuntersuchung, da die „chirurgische Kapsel" (Ausgangspunkt des Prostatakarzinoms!!) belassen wird.

Bei nicht operationsfähigen Patienten kann eine Harnableitung (Dauerkatheter oder suprapubische Zystostomie) angelegt werden.

Stadium III
➤ Hier muß zunächst durch eine geeignete Harnableitung (Dauerkatheter, suprapubische Zystostomie) die Rückbildung der Ektasie der oberen Harnwege abgewartet werden (Cave: Entlastungspolyurie!). Danach kann die Behandlung wie in Stadium II erfolgen.

7.6.2 Prostatakarzinom

Epidemiologie
Das Prostatakarzinom (PCA) ist der häufigste maligne Tumor in der Urologie und der zweithäufigste Tumor des Mannes über 40 Jahren (nach dem Bronchial-Ca).
➤ Der Häufigkeitsgipfel des Prostatakarzinoms liegt in der 7. und 8. Lebensdekade, vor dem 40. Lebensjahr kommt es praktisch nicht vor.
Die *Morbidität* des klinisch manifesten Karzinoms beträgt in der Bundesrepublik 28.5, in den USA 41 (Weiße) bzw. 72 (Schwarze). Die *Mortalität* beträgt in der Bundesrepublik 16.1 und in Japan 2.5. Inzidenz, Mortalität und Morbidität stiegen in den letzten 10 Jahren tendenziell an.
➤ Das Prostatakarzinom entsteht in der kapselnahen Außendrüse der Prostata und steht mit dem Prostataadenom nicht in Zusammenhang.

Ätiologie
Die Ätiologie des Prostatakarzinoms ist unklar.

> Die Entdeckung von Steroidhormonrezeptoren im Karzinom und erfolgreiche kontrasexuelle Beeinflussung des Tumorwachstums führten zur Hypothese der hormonellen Ätiologie (Testosteron). Auch andere Aspekte (Umwelteinflüsse?) und rassische Faktoren sind möglicherweise von Bedeutung. Hierfür spricht die unterschiedliche Inzidenz bei Schwarzen mit 100.2 und Chinesen mit 0.8.

Symptomatik
➤ Im Frühstadium ist das Prostatakarzinom in der Regel symptomlos.
Erst im Spätstadium wird es aufgrund des lokalen Wachstums oder seiner Metastasen symptomatisch.

Lokale Symptome sind **Miktionsbeschwerden** bei subvesikaler Obstruktion und/oder Irritation des Beckenbodens, **Harnleiterkompression mit Harnstau** und postrenaler Niereninsuffizienz.
Symptome des metastasierten Karzinoms entstehen durch **ossäre Schmerzen** an fast pathognomonischen Lokalisationen (Lendenwirbelsäule und Becken). Erst in weit fortgeschrittenem Tumorstadium treten **allgemeine Tumorzeichen** (Kachexie, Anämie u.ä.) auf.

Metastasierung
Die Kapselinvasion des Prostatakarzinoms erfolgt früh, eine Penetration jedoch erst in späteren Tumorstadien. Es metastasiert zunächst in die **regionalen** Lymphknoten, später in die juxtaregionalen Lymphknoten. 50 % der Patienten mit einem Prostatakarzinom haben bei Diagnosestellung bereits Lymphknotenmetastasen.

➤ Die **Fernmetastasierung** erfolgt vorwiegend in das Skelettsystem (überwiegend osteoplastische Metastasen), bevorzugt im unteren Bereich der Wirbelsäule, des Kreuzbeins und des Beckens. Hämatogene Metastasen in Lunge und Leber sind selten.

Diagnostik
➤ Nur durch die **rektale Palpation** kann das Prostatakarzinom frühzeitig erkannt werden (deshalb ab dem 45. Lebensjahr regelmäßige Vorsorgeuntersuchungen!). Jeder tastbare Knoten oder Verhärtung der Prostata gilt als karzinomverdächtig und muß weiter abgeklärt werden.

> Die laterale Abgrenzbarkeit der Drüse und der Samenblasen sowie die Verschieblichkeit der Rektumschleimhaut über der Prostata sind für das lokale Tumorstadium von Bedeutung.

Bei der weiteren klinischen Untersuchung sollten das äußere Genitale, das Abdomen und die Beine nach Lymphknotenpaketen bzw. Lymphödemen beurteilt werden.

▶ Eine klopfschmerzhafte Lendenwirbelsäule gibt mögliche Hinweise auf eine ossäre Filialisierung.
Als weitere nicht invasive Diagnostik muß die Bestimmung von **Tumormarkern** (Prostataspezifisches Antigen (PSA)) und die **Sonographie** (transrektal und transabdominal) erfolgen.
▶ Die Prostatakarzinomzelle sezerniert eine spezifische saure Phosphatase, eine prostataspezifische Phosphatase und das *prostataspezifische Antigen* (**PSA**).

> Bei Vorliegen eines Prostatakarzinoms ist die Konzentration dieser Tumormarker im Serum erhöht, wobei eine enge Korrelation zur Tumormasse besteht. Weiterhin dienen die Tumormarker als Kontrollparameter nach erfolgter Therapie.

Bei der Sonographie der Prostata, wobei der transrektale Ultraschall (TRUS) im Vordergrund steht, ist jede Inhomogenität, insbesondere echoarme Strukturen, karzinomverdächtig. Der **TRUS** dient neben der rektalen Palpation maßgeblich zum präoperativen Staging, wobei Karzinomgröße, Infiltration der Samenbläschen und organüberschreitendes Wachstum festgestellt werden.
▶ Bei fortbestehendem Verdacht eines Prostatakarzinoms erfolgt zur Diagnosesicherung die *Histologiegewinnung* durch **Saug- bzw. Stanzbiopsie**, die transrektal oder perineal (ggf. Ultraschallgesteuert) durchgeführt werden kann.

Gelegentlich wird bei der histologischen Aufarbeitung des Resektionsmaterials nach transurethraler Prostataadenomresektion (TUR-P) die Diagnose eines Prostatakarzinoms gestellt (*inzidentelles Karzinom*).
Bei gesichertem Karzinom erfolgt zum weiteren Staging eine **Knochenszintigraphie**, wobei sich das meist verwendete 99mTc-Phosphat in ossären Filiae anreichert.

Zur Festlegung der N–Klassifikation (Lymphknotenbefall) besitzen die bildgebenden Verfahren wie Lymphangiographie, CT und NMR nur eingeschränkte Aussagekraft. Der sichere Ausschluß vom pelvinen Lymphknotenmetastasen ist daher nur durch **pelvine Lymphadenektomie** möglich.

Grading/Staging
▶ Das Prostatakarzinom ist in 97 % der Fälle ein Karzinom der Drüsenzellen (Adenokarzinom) sehr unterschiedlicher Malignität und entsteht zu 95 % meist multizentrisch in den äußeren, peripheren Anteilen der Prostatadrüse.
▶ Je nach Klassifikationsschema werden in der Regel 3 bzw. 4 Malignitätsgrade (Grading) unterschieden, wobei die drüsige Ausdifferenzierung und der Kernaplasiegrad als Parameter gelten. In 55 % der Fälle werden im selben Tumor verschiedene Differenzierungsgrade gefunden (pluriforme Karzinome).

Zur Stadieneinteilung (Staging) wird im europäischen Sprachraum das TNM–Klassifikationschema verwandt:

Tab.9: TNM-Klassifikation des Prostatakarzinoms

LOKAL	
nicht palpabel	T_1
inzidentell lokal	T_{1a}
inzidentell diffus	T_{1b}
palpabel	T_2
begrenzt auf einen Lappen (1,5 cm)	T_{2a}
beide Lappen	T_{2b}
DISSEMINIERT	
periprostatisch	T_3, T_4
mit Samenblasenbefall	T_3
fix. Tumor oder Ausbreitung auf benachbarte Strukturen	T_4
Metastasiert	$T_{1-4}, N_{1-4}, M_{0-1}$
einzelne homolat. LK	T_{1-4}, N_1, M_{0-1}
multiple regionäre LK	T_{1-4}, N_2, M_{0-1}
fix. LK-Massen	T_{1-4}, N_3, M_{0-1}
juxtaregionäre LK	T_{1-4}, N_4, M_{0-1}
Fernmetastasen (Knochen/Lunge etc.)	$T_{1-4}, N_{0-4}, \mathbf{M_1}$

Differentialdiagnose
Prostatasteine, chronische Prostatitis, Prostatatuberkulose, granulomatöse Prostatitis, Prostatakavernen und Prostatazysten.

Therapie
Auf einen einfachen Nenner gebracht: *Das lokale Prostatakarzinom wird lokal, das metastasierte systemisch behandelt.*

Lokales Prostatakarzinom
➤ Hier steht die radikale Prostatovesikuloektomie mit pelviner Lymphadenektomie an erster Stelle. Daneben können perkutane Hochvolttherapie und interstitielle Radiatio erfolgen.
Die radikale Tumorentfernung zeigt bessere Langzeitergebnisse, weshalb strahlentherapeutische Maßnahmen somit Patienten vorbehalten bleiben sollten, die aufgrund ihres Alters oder kardiopulmonalen Zustandes inoperabel sind.

Metastasiertes Prostatakarzinom
➤ Die systemische Therapie bei metastasiertem Karzinom wird im wesentlichen *hormonablativ (operativer (Kastration) oder pharmakologischer Testosteronentzug)* durchgeführt.
Eine Hormontherapie des Prostatakarzinoms verhindert hauptsächlich die Wirkung des Testosterons auf die Tumorzellen.
Ein Androgenentzug zur Behandlung des metastasierten Prostatakarzinoms kann durch folgende Maßnahmen erreicht werden:
- Androgen-Entzug: Orchiektomie (Kastration), LH–RH-Analoga, Ketoconazol,
- LH–RH- und LH-Hemmung: Östrogene, Gestagene, LH–RH-Analoga (Goserelinacetat), Androgen-Synthese-Block (Ketoconazol, Aminoglutethimid, Spironolacton, Medrogeston),
- Antiandrogene: Cyproteronacetat, Flutamid.

Eine komplette Androgenblockade (Kombination der o.g. Maßnahmen) erfolgt mit 3 Zielen:
1. Die Produktion der testikulären Androgene auszuschalten,
2. auf zellulärer Ebene durch Rezeptorblockade der Aktiviät des verbleibenden Testosterons bzw. Dihydrotestosterons (wirksame Form des Testosteron) entgegenzuwirken und
3. die Tumorzellen vor dem Einfluß von unverändert produzierten Nebennierenandrogenen abzuschirmen.

Die hormonelle Therapie wird beim Prostatakarzinom meist dann angewandt, wenn eine operative Therapie nicht möglich (z.B. Alter des Patienten) oder durchführbar (Tumorstadium) ist. Häufig besteht für die Hormontherapie eine palliative Zielsetzung.
Voraussetzung für eine therapeutische Wirksamkeit sind intakte zelluläre Rezeptoren und Enzymsysteme der Tumorzellen. Da etwa 80 % der Tumorzellklone hormonsensitiv und etwa 20 % hormonresistent sind und die wichtigste Tumoreigenschaft der Metastasierung sich nicht mit der Hormonsensitivität bzw. -resistenz deckt, wird deutlich, daß mit einer Hormontherapie niemals alle Zellklone im Wachstum gehemmt werden können. Daher werden die Ansätze einer endokrinen Therapie des Prostatakarzinoms kontrovers beurteilt.

➤ Neben der (palliativen) Hormontherapie stehen Chemotherapeutika wie Estramucin, 5-FU, Cyclophosphamid, Epirubicin u.a. zur Verfügung. Diese sind jedoch bei höherem Nebenwirkungspotential nicht signifikant wirksamer. Deshalb ist diese Therapie erst im sekundären Stadium (Therapieversager) indiziert.

Prognose
Beim lokal begrenzten Karzinom beträgt nach o.a. Therapien die 5-Jahresüberlebensrate 60–90 %.
Beim Prostatakarzinom mit regionaler Lymphknoten- bzw. fortgeschrittener Metastasierung 40 % bzw. < 30 %.
Das nicht therapierte, fortgeschrittene Prostatakarzinom führt in etwa einem Jahr zum Tode.

8 Urolithiasis

■ 8.1 Steinarten

Harnsteine bestehen zum größten Teil aus **kristallinem Material (95 %)** und zu einem kleineren Teil aus einer sog. **organischen Matrix (2–5 %)**, die sich aus Mukoproteinen zusammensetzt.

➤ In Mitteleuropa und den U.S.A. enthalten etwa 65 % der Harnsteine ein Kalziumsalz, während in wärmeren Ländern Harnsäuresteine häufiger sind. Steine müssen nicht unbedingt nur aus *einer* kristallinen Substanz bestehen, Kombinationen sind häufig.

➤ Zur Steinanalyse werden neben der chemischen Analyse und der Infrarotspektroskopie auch die Röntgendiffraktionsanalyse eingesetzt.

⚠ **Merke**: Die kalzium- bzw. magnesiumhaltigen Steine sind im Röntgenbild meist gut zu erkennen, während die aus organischem Material zusammengesetzten Steine (Harnsäure) nicht schattengebend sind.

■ 8.2 Epidemiologie, Ätiologie und Pathogenese

Epidemiologie
Harnsteine sind eine häufige Erkrankung. Männer sind 4-mal häufiger als Frauen betroffen. Der Altersgipfel liegt im 4. Lebensjahrzehnt.

Ätiologie und Pathogenese
Die Entstehung der Urolithiasis ist nicht eindeutig geklärt.

Es liegt meist eine *multifaktorielle Genese* zugrunde, wobei geographische, klimatische und rassische Faktoren ebenso eine Rolle spielen, wie Ernährung (Zunahme des Fleischkonsums!?), Hitzeexposition (Sauna/Hochofenarbeiter/Sonnenbaden), Stress oder Immobilisierung, Übergewicht, Veränderungen am Harntrakt und gehäufte Harnwegsinfektionen.

Das Kristallwachstum im Urin unterliegt dem Löslichkeitsprodukt, welches nicht nur von der Konzentration der gelösten Substanzen sondern auch von pH-Wert und Temperatur abhängt. Grundsätzlich kann eine Kristallbildung in einer Lösung nur dann erfolgen, wenn diese übersättigt ist. In der Phase der metastabilen Übersättigung ist ein Kristallisationskeim (vorhandener Kristall/org. Matrix) zum Steinwachstum erforderlich. In der Phase der Untersättigung kommt es zur Auflösung von Kristallen.

Auch beim Gesunden werden die Grenzen des Löslichkeitsproduktes häufig überschritten, die sich bildenden Kristalle ohne Symptome ausgeschieden.

Inhibitorische Substanzen sollen Bildung und Wachstum von Kristallen verhindern. Zu diesen Inhibitoren zählen u.a. Pyrophosphat, Magnesium, Zitrat und verschiedene Mukopolysaccharide. Möglicherweise scheiden Steinbildner weniger dieser inhibitorischen Substanzen aus.

Bei einzelnen Steinformen ist mehr über die kausale Pathogenese bekannt:

Kalziumhaltige Steine

Obwohl bei den am häufigsten auftretenden Ca-Oxalat-Steinen die Ursachen nicht vollständig geklärt sind, ist wohl vor allem die renale Kalziumausscheidung von entscheidender Bedeutung.

➤ Die **Hyperkalzurie** kann durch Störungen im *Darm*, der *Niere* oder des *Knochens* verursacht sein.
• Bei der *absorptiven Hyperkalzurie* kommt es zu einer Erhöhung der normalerweise limitierten intestinalen Kalziumresorption.
➤ Die *renale Hyperkalzurie* ist verursacht durch eine tubuläre Rückresorptionsstörung von Kalzium oder Phosphat mit entsprechender Gegenregulation über Parathormon bzw. $1,25(OH)_2D_3$ (Dihydroxycholekalziferol).

Tab. 10: Eigenschaften und Zusammensetzung von Harnsteinen

Chemisch	Kristall	Häufigkeit	Rö.- Dichte
Kalziumhaltig			
Ca-Oxalat-Monohydrat	Whewellit	65 %	+++
Ca-Oxalat-Dihydrat	Weddelit		
Ca-Phosphat	Hydroxyl- o. Carbonatapatit	10 %	++
Kalziumfrei			
Magnesium-Ammonium- Phosphat („Infektstein")	Struvit	10 %	++
Harnsäure	Harnsäure	15 %	–
Zystin	Zystin	0,5–1 %	(+)

➤ Die *ossäre Form* der Hyperkalzurie liegt typischerweise beim *primären Hyperparathyreoidismus (HPT)* vor, bei dem durch Adenome oder Hyperplasie der Nebenschilddrüse unangemessen Parathormon gebildet wird („Stein-, Bein- und Magenpein").
Durch Parathormon kommt es zu einer gesteigerten Resorption von Kalzium aus den Knochen sowie von Kalzium und Phosphat aus dem Darm. In den Nieren ist die tubuläre Phosphatresorption vermindert, die Kalziumresorption erhöht.
Im Serum ist Kalzium erhöht, Phosphat erniedrigt.
Im Urin kommt es trotz verstärkter tubulärer Resorption zu einer erhöhten Kalzium- und Phosphatausscheidung.

➤ 70–80 % der Patienten mit primärem HPT bilden Nierensteine (v.a. Kalziumphosphatsteine).
➤ *Immobilisation* kann zu einem gesteigerten Knochenumbau mit erhöhter renaler Kalziumausscheidung führen.
➤ Bei der *Vitamin D-Überdosierung* führt die vermehrte Kalziumresorption aus dem Darm zur erhöhten renalen Ausscheidung.
➤ Auch eine *Störung des Oxalatstoffwechsels* kann zur vermehrten Bildung von kalziumhaltigen Steinen führen. Bei Resorptionsstörungen im Bereich des Ileums (z.B. M. Crohn, Colitis ulcerosa, Darmresektion) kommt es durch die dann gestörte Fettresorption zu einer verstärkten Resorption von Oxalaten. Normalerweise ist Oxalat an Kalzium gebunden und kann nicht resorbiert werden, hier kommt es aber zur Bindung des Kalziums an Fette (Fettseifen), so daß Oxalat vermehrt resorbiert werden kann.
➤ Bei der *renalen tubulären Azidose (RTA)* liegt eine erbliche Störung des distalen Tubulus, H^+-Ionen zu sezernieren, vor (Diag.: Ammoniumchloridbelastungstest → fehlender pH-Abfall im Urin). Es kommt dadurch zu einer (hyperchlorämischen) Azidose im Plasma und zu einem stets alkalischen Urin-pH mit Bildung von Kalziumphosphatsteinen.

Nicht kalziumhaltige Steine

➤ Bei *rezidivierenden Harnwegsinfekten* kommt es durch die Wirkung der bakteriellen Urease (v.a. Proteus) zur Bildung von Ammoniak und dadurch zu einem Absinken des Urin-pH mit Entstehung von **Struvit-Steinen** (Magnesium-Ammonium-Phosphat = Infektstein).
➤ Bei den **Harnsäuresteinen** spielt der Urin-pH eine entscheidende Rolle. Unterhalb eines pH-Wertes von 5,7 liegt die Harnsäure in ihrer undissoziierten Form vor, die leicht kristallisiert, während bei einem Urin-pH über 5,7 vor allem gut lösliche Urate vorhanden sind. Reine Harnsäuresteine lassen sich durch Urinalkalisierung (pH 6,2–6,8) auflösen!
➤ Bei der Hyperurikämie (Gicht) kommt es in etwa 25 % zur Bildung von Harnsäuresteinen. Andere Faktoren wie myeloproliferative Erkrankungen oder Tumorzerfall unter Chemotherapie können ebenfalls zur Hyperurikämie führen.
• **Zystinsteine** treten fast ausschließlich im Rahmen der erblichen Zystinurie auf. Es handelt sich dabei um eine Störung der Rückresorption von Zystin, Arginin, Lysin und Ornithin im proximalen Tubulus der Niere. Das besonders schwer lösliche Zystin bildet Konkremente. Durch Urinalkalisierung kann die Löslichkeit des Zystins zumindest entscheidend verbessert werden.

8.3 Nierenstein

Symptomatik

➤ Ruhende Kelch- oder Nierenbeckensteine verursachen meist nur geringe oder keine Beschwerden. Durch dauernde Irritation der Schleimhaut kann es zu Mikro- oder Makrohämaturie kommen. Eine Kolik entsteht, wenn der Kelchstein in das Nierenbecken oder der Nierenbeckenstein in den Harnleiter übertritt.

Je größer der Stein, desto geringer sind oft die Beschwerden. So können große Ausgußsteine praktisch völlig asymptomatisch bleiben.

Diagnostik und Therapie: ☞ Harnleiterstein

8.4 Harnleiterstein

Symptomatik

➤ Die Kolik ist das häufigste Symptom des Uretersteines. In der Kolik kommt es zu plötzlich auftretenden Flankenschmerzen mit wellenförmigem Charakter, die je nach Lokalisation des Steines nach ventral-kaudal ausstrahlen.

Bei hohem Harnleiterstein erfolgt die Schmerzausstrahlung in Samenstrang und Hoden, bei mittlerem und tiefsitzendem Harnleiterstein in die Skrotalhaut bzw. Labia majora und Mons pubis. Der intramural sitzende Harnleiterstein verursacht Schmerzen im Bereich der vorderen Harnröhre und Glans penis bzw. Klitoris. Typisch ist hierbei auch eine begleitende Pollakisurie.

Häufig wird die Kolik begleitet von Unruhe, Übelkeit, Erbrechen und Kaltschweißigkeit.
➤ Durch die peritoneale Mitbeteiligung kommt es nahezu regelhaft zu einer Darmatonie, die sich bis zu einem paralytischen Ileus ausprägen kann.
➤ Häufig kommt es zu einer Einklemmung von Harnleiterkonkrementen im Bereich der physiologischen Engen des Ureters (Nierenbeckenabgang/Gefäßkreuzung/prävesikal).
➤ Meist ist mit der Kolik auch eine Mikrohämaturie verbunden, selten tritt eine Makrohämaturie auf.

Diagnostik

Neben dem **klinisch** recht typischen Bild ist bei der **Urinuntersuchung** vor allem beim Harnleiterstein fast immer zumindest eine Mikrohämaturie vorhanden. Außerdem ist eine Kristallurie (besonders bei Zystinsteinen) nachweisbar.

Sonographisch können Nierensteine häufig dargestellt werden (harter Steinreflex mit typischer dorsaler Schallauslöschung). Bei Harnleitersteinen ist ein direkter sonographischer Nachweis meist nicht möglich. Hier gibt die in der Regel vorliegende Stauung Hinweise.

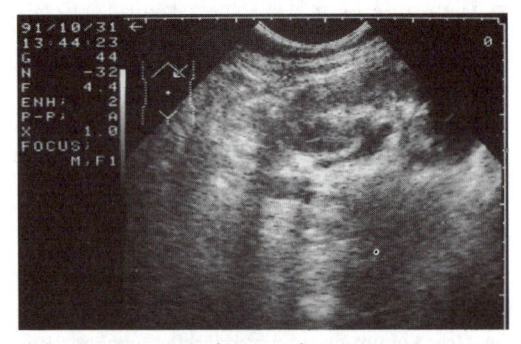

Abb. 8.1a: Proximaler Harnleiterstein mit Nierenstauung Grad I (Sonographie)

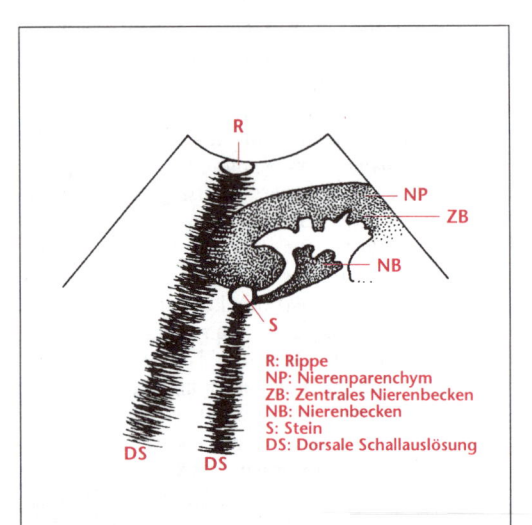

R: Rippe
NP: Nierenparenchym
ZB: Zentrales Nierenbecken
NB: Nierenbecken
S: Stein
DS: Dorsale Schallauslösung

Abb. 8.1b: Proximaler Harnleiterstein mit Nierenstauung Grad I (Schema)

8 Urolithiasis

Auf der **Nierenübersichtsaufnahme** lassen sich konkrementverdächtige kalkdichte Verschattungen nachweisen.

▶ Im **Ausscheidungsurogramm (AUG)** zeigt sich die Obstruktion durch eine verzögerte Kontrastmittelausscheidung und Stop der Kontrastmittelsäule über dem Hindernis. Das nicht schattengebende Konkrement zeigt eine Kontrastmittelaussparung.

> Während einer akuten Kolik ist das Ausscheidungsurogramm wegen der Gefahr der Fornixruptur kontraindiziert (diuretische Wirkung des Kontrastmittels)!

In allen Zweifelsfällen muß eine Abklärung durch *retrograde Ureteropyelographie* erfolgen (DD: z.B. Tumor/Striktur/Kompression von Außen).

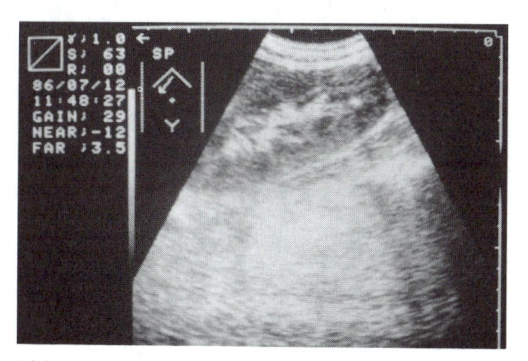

Abb. 8.2a: Sonographie eines Nierenbeckensteins

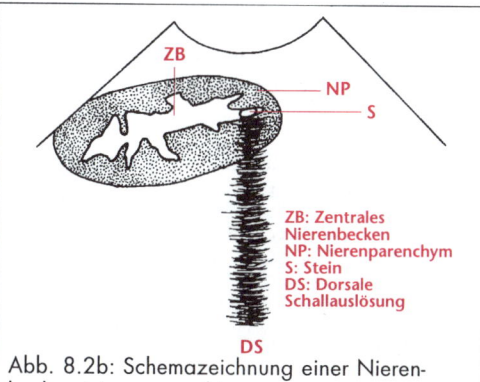

Abb. 8.2b: Schemazeichnung einer Nierenbeckensteinsonographie
ZB: Zentrales Nierenbecken
NP: Nierenparenchym
S: Stein
DS: Dorsale Schallauslösung

Therapie

Wohl kaum ein anderes Gebiet hat sich in den letzten Jahren durch neue technische Entwicklungen (ESWL/URS/LISL) so deutlich verändert wie die Therapie der Urolithiasis.

Nach der Akutbehandlung der Kolik und Diagnosestellung sind verschiedene Behandlungsformen möglich:

Konservative Therapie

▶ Der unkomplizierte (kein Infekt/keine ausgeprägte Nierenstauung), spontan abgangsfähige Harnleiterstein kann meist konservativ behandelt werden.

Durch i.v. Gabe von Analgetika peripheren (z.B. Metamizol) und zentralen (Opiatderivate) Typs, evtl. auch gleichzeitige Sedierung (z.B. Diazepam), kann die Kolik wirkungsvoll durchbrochen werden. Auf die Gabe von Scopolamin sollte wegen der geringen Wirksamkeit auf den Harnleiter sowie der Verstärkung der Darmatonie verzichtet werden. Eine längerfristige antiphlogistische Therapie (nicht steroidale Antiphlogistika) kann durch lokale Schleimhautabschwellung den Steinabgang beschleunigen. Unter dieser Therapie, kombiniert mit reichlicher Flüssigkeitszufuhr, gehen 80 % aller Harnleitersteine spontan ab.

▶ Erfolgt die Therapie nicht stationär, muß eine entsprechende Kontrolle ambulant erfolgen.

ESWL (Extracorporale Stoßwellen Lithotripsie)

Seit 1980 angewandtes Verfahren, das eine Zerstörung von Steinen „berührungsfrei" ermöglicht. Dabei werden auf verschiedenen Wegen (Funkentladung, elektromagnetisch oder piezoelektrisch, EPL) Stoßwellen generiert, die über ein Halbelipsoid in dem sonographisch oder röntgenologisch georteten Stein fokusiert werden. Der Stein zerfällt durch Einwirkung von Druck-, Zug- oder Scherkräften, das umgebende Gewebe wird nur wenig alteriert.

Prinzipiell ist die Behandlung mit ESWL bei allen Steinformen möglich.

PNL (Perkutane Nephrolitholapaxie)

Dieses Verfahren kann bei Nierenbeckensteinen angewandt werden. Nach Punktion des Nierenbeckenkelchsystems und Bougierung des Kanals kann mit dem Nephroskop in das Nierenbecken eingegangen und der Stein unter Sicht entweder direkt gefaßt oder nach Zerstörung entfernt werden. Nach Einführung der ESWL wird diese Methode weniger häufig durchgeführt, kann jedoch bei großen Nierenbeckensteinen besonders in der Kombination mit der ESWL gute Ergebnisse erreichen.

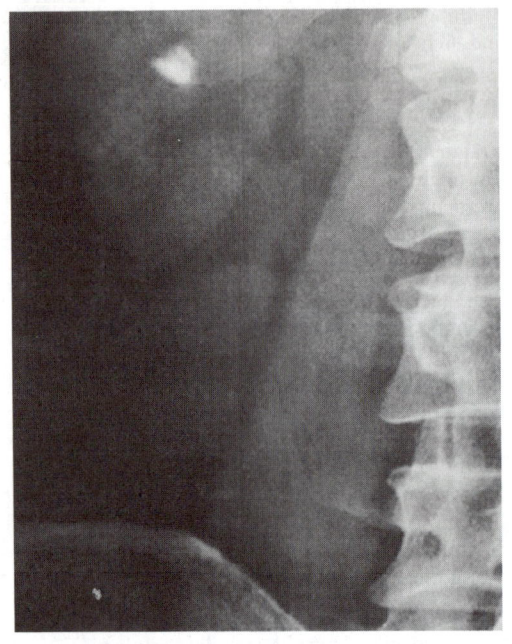

Abb. 8.3: Röntgenbild eines Nierenbeckensteins

URS/LISL
(**U**retero**r**enoskopische **S**teinentfernung/**L**aserinduzierte **S**toßwellen**l**ithotripsie). Mit dieser Methode können vor allem distale Harnleiterkonkremente, die nicht spontan abgehen oder der ESWL nicht zugänglich sind behandelt werden. Mit einem Ureterorenoskop kann dabei über Harnröhre und Blase direkt der Ureter inspiziert werden. Der Stein kann dann direkt gefaßt oder vor Ort zerstört werden. Dazu steht neuerdings auch die direkte Stoßwellenapplikation mit gepulsten Lasern (LISL) zur Verfügung.

Schlingenextraktion
▶ Diese früher häufig angewandte Therapie zur Entfernung distaler Uretersteine (Einlegen einer Schlinge in das Nierenbecken und Distalwanderung derselben unter geringer Gewichtsbelastung) ist wegen der zur Verfügung stehenden eleganteren und vor allem weniger invasiveren Verfahren nicht mehr zeitgemäß.

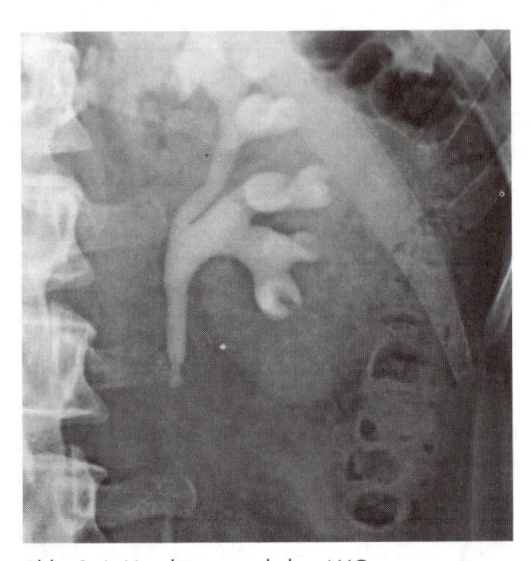

Abb. 8.4: Harnleiterstein links, AUG

Operative Steinentfernung
Die operative Steinentfernung (Nephrolithotomie/Ureterolithotomie) wird heute nur noch in Ausnahmefällen (z.B. kombiniertes Vorgehen) durchgeführt.

▶ Bei Obstruktion durch einen Stein und beginnender Urosepsis muß notfallmäßig eine Entlastung erfolgen, die heute meist durch eine perkutane Nephrostomie erfolgt.

Medikamentöse Therapie
Bei kalziumhaltigen Steinen ist eine medikamentöse Litholyse nicht möglich.

➤ Bei *Harnsäuresteinen* kann eine Auflösung durch Urinalkalisierung (pH 6,2–6,8), ggf. unterstützt durch eine zusätzliche Allopurinoltherapie, erreicht werden.

➤ *Zystinsteine* können durch Urinalkalisierung zumindest in ihrem Wachstum gehindert, längerfristig auch aufgelöst werden. Eine zusätzliche Gabe von Vitamin C in hoher Dosierung (bis 5 g/Tag) führt über die Reduktion der Ascorbinsäure zu einer Verschiebung des Gleichgewichtes zwischen (dem schlecht löslichen) Zystin und dem (besser löslichen) Zystein.

Allgemeine Maßnahmen
Insbesondere zur Rezidivverhütung (Metaphylaxe) sind eine gesteigerte Flüssigkeitszufuhr, Gewichtsreduktion bei Übergewicht und reichlich Bewegung sinnvoll.

8.5 Blasenstein

Der Blasensteinentstehung liegt meist eine Urinabflußbehinderung mit Restharnbildung und/oder eine chronische Infektion zugrunde (BPH/Harnröhrenstriktur/Bilharziose).

➤ **Symptomatik**
Mikro- oder Makrohämaturie und rezidivierende Harnwegsinfekte, dysurische Beschwerden (Pollakisurie, imperativer Harndrang) sowie Unterbauchschmerzen und unterbrochene Miktion (Stakkatomiktion).

Diagnostik
Sonographie, Röntgen und Zystoskopie ermöglichen eine sichere Diagnose.

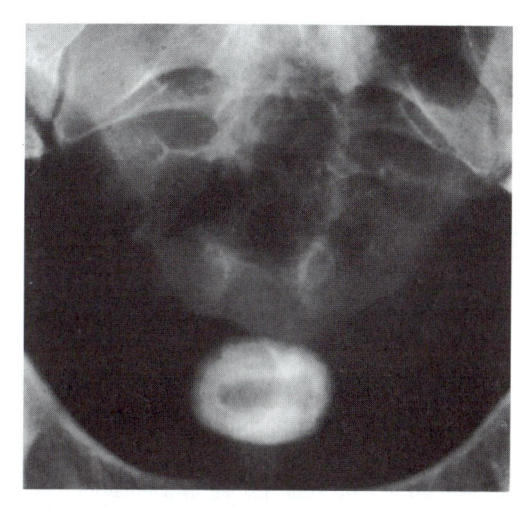

Abb. 8.5: Röntgenbild eines Blasensteins

➤ **Therapie**
Behebung des Grundleidens. Bei großem Blasenstein und BPH kann durch die sectio alta der Stein sowie gleichzeitig auch das Abflußhindernis (Adenomenukleation) entfernt werden.
Sonst stehen hier auch die o.a. Verfahren zur Verfügung.

9 Verletzungen

■ 9.1 Verletzungen der Niere

Ätiologie
Verkehrs-, Arbeits- und Sportunfälle mit starker Gewalteinwirkung auf die Flanke können zu Nierenverletzungen führen.
Meist liegen Mehrfachverletzungen (Polytrauma) vor.

Einteilung
Man unterscheidet:
Geschlossene Nierenverletzungen (stumpfes Nierentrauma)
Häufigste Verletzungsform der Niere (80–90 %). Die Einteilung erfolgt nach dem Schweregrad der Verletzung in drei Gruppen:

- *Kontusion* mit subkapsulärem Hämatom oder oberflächlicher (das NBKS nicht erreichender) Parenchymverletzung,
- *Ruptur* des Nierenparenchyms transkapsulär mit Beteiligung des NBKS,
- *Zerreißung* (Berstung) des Nierenparenchyms oder Verletzung des Gefäßstiels.

Offene Nierenverletzungen
Selten (perforierend, penetrierend) durch Stich, Schuß etc. Eine operative Exploration ist immer erforderlich.

Symptomatik
▶ Je nach Schweregrad der Verletzung *Flankenschmerz, Hämaturie, Schock*. Außerdem geben Prellmarken oder Schwellungen im Flankenbereich Hinweise auf eine Nierenverletzung. Durch peritoneale Reizung kann es zu einem paralytischen Ileus (Übelkeit, Erbrechen) kommen.

▶ **Cave:** Die Hämaturie kann auch bei ausgeprägten Nierenverletzungen fehlen (vollständiger Nierenstielabriß, traumatische Thrombose, gleichzeitige Verlegung des Ureters).
Eine zweizeitige Nierenruptur ist wie bei der Milz möglich.

Diagnostik
▶ Neben *Anamnese, klinischem Befund* und *Urinstatus* liefert die *Sonographie* die sichersten Hinweise für eine Nierenverletzung.

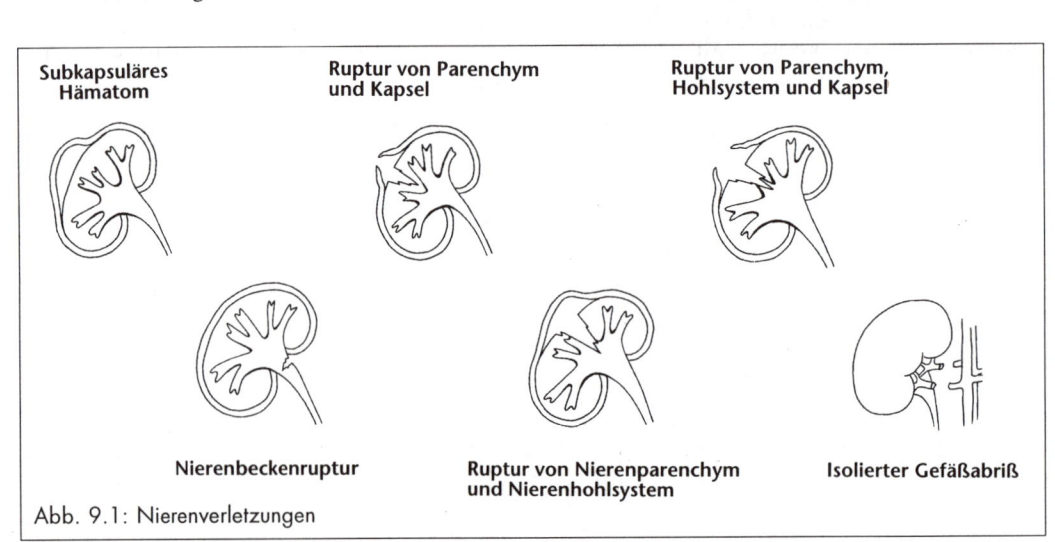

Abb. 9.1: Nierenverletzungen
- Subkapsuläres Hämatom
- Ruptur von Parenchym und Kapsel
- Ruptur von Parenchym, Hohlsystem und Kapsel
- Nierenbeckenruptur
- Ruptur von Nierenparenchym und Nierenhohlsystem
- Isolierter Gefäßabriß

Die *Abdomenübersichtsaufnahme* zeigt mitverletzte Skelettanteile (Querfortsätze), ggf. auch einen verwaschenen Psoasrandschatten.

▶ Die *Infusionsurographie* (größere Kontrastmittelmenge zur verbesserten Bildgebung) erbringt entscheidende Befunde (liegt eine gesunde kontralaterale Niere vor?).

▶ Eine *urographisch* stumme Niere mit fehlender Hämaturie ist nahezu pathognomonisch für eine Nierenstielverletzung.

Die *Nierenangiographie* erlaubt eine genaue Beurteilung sowohl des Gefäß- als auch des Hohlraumsystems und des Parenchyms.
Auch die *CT* ermöglicht eine gute Beurteilung des lokalen Befundes.

Therapie
Wenn irgend möglich sollte die Therapie konservativ sein (niedrigste Nephrektomierate). Zwingen protrahierter Schock oder Nierenstielverletzung zur operativen Revision, wird, wenn möglich, ein organerhaltendes Vorgehen bevorzugt. Amputierte Parenchymanteile werden entfernt.

Komplikationen
Als *Frühkomplikationen* können Urinome, Urinfisteln oder ein paranephritischer Abszeß auftreten.

▶ Die häufigste *Spätkomplikation* nach Nierenverletzungen ist die Entstehung eines Hypertonus. Weiterhin kann z.B. durch lokale Vernarbung eine Hydronephrose entstehen. Auch eine sekundäre Steinbildung nach Nierenverletzung ist möglich (Deshalb: nach allen Nierenverletzungen regelmäßige Kontrolluntersuchungen!).

■ 9.2 Verletzungen des Ureters

Ätiologie
▶ Zu Verletzungen des unteren Ureterdrittels kommt es am häufigsten iatrogen durch operative Eingriffe (z.B. URS, gyn. Eingriffe).
Die traumatische Verletzung des Ureters ist selten und nur bei extremen Scherkräften möglich. Es findet sich dann meist eine Verletzung des subpelvinen Ureteranteils. Oft ist die Niere mitverletzt.

Symptomatik
Häufig tritt keine Hämaturie auf, weshalb Uretertraumata nicht selten primär unerkannt bleiben. Später kommt es durch die Urinextravasation zu peritonealen Reizerscheinungen oder zum sog. Urinaszites.

Diagnostik
Die Diagnose wird durch das Infusionsurogramm gestellt. Eine sichere Diagnose ist auch durch die retrograde Ureteropyelographie möglich, die jedoch wegen der größeren Infektionsgefahr nur dann durchgeführt werden sollte, wenn die Ureterverletzung anders nicht zu sichern ist.

Therapie: Operative Revision und möglichst End-zu-End Anastomose.

■ 9.3 Verletzungen der Blase

Ätiologie
Offene oder geschlossene Gewalteinwirkungen auf Becken oder Unterbauch. Am häufigsten sind die geschlossenen (stumpfen) Blasenverletzungen, die vor allem im Zusammenhang mit Beckenfrakturen auftreten.

Einteilung
- **Intraperitoneale Blasenruptur**: Entsteht durch stumpfe Gewalteinwirkung auf die gefüllte Blase. Es kommt durch den plötzlichen Druckanstieg zur Ruptur der Blasenwand am peritoneumüberzogenen Blasendom (Locus minoris resistentiae).
- ▶ **Extraperitoneale Blasenruptur**
  Nach Gewalteinwirkung auf die leere oder wenig gefüllte Blase. Vorwiegend in Blasenhalsnähe und häufig mit einer Beckenfraktur (Knochenfragmente!) kombiniert (Bei 25 % der Beckenfrakturen ist die Blase mitverletzt.).
  Kombinierte Verletzungen von Blase und Harnröhre sind möglich.

Symptomatik
Lokale Prellmarken, Schmerzen im Unterbauch sowie die Beckenfraktur sollten immer den Verdacht auf eine Blasenmitverletzung lenken.
Schmerzhafter Harndrang bei gleichzeitiger Unfähigkeit, die Blase zu entleeren, ist ein weiteres Zeichen, jedoch kann trotz Ruptur eine Urinausscheidung noch möglich sein. Blutaustritt aus der Harnröhre ist häufig.

Besonders bei der intraperitonealen Blasenruptur kommt es zu einer peritonealen Reizsymptomatik.

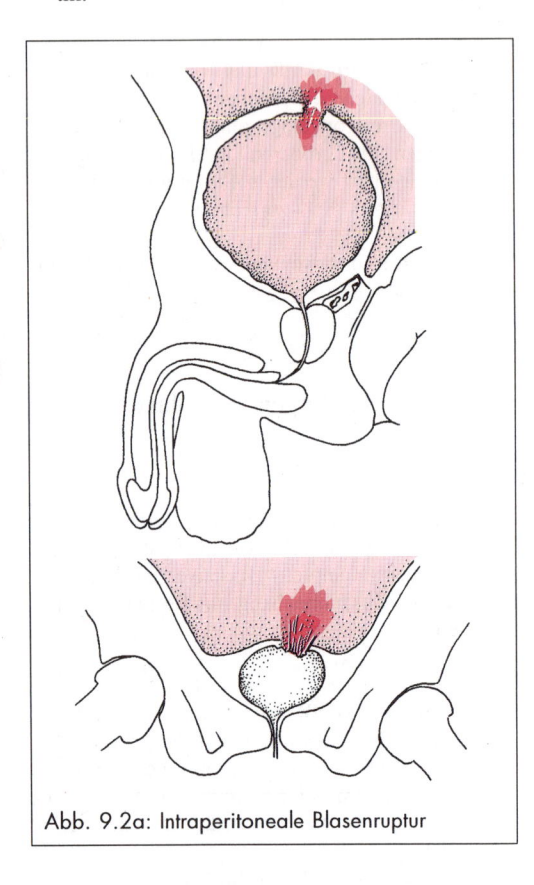

Abb. 9.2a: Intraperitoneale Blasenruptur

Diagnostik
Bei der *klinischen Untersuchung* sollte vor allem die rektale Palpation erfolgen. Sie kann Hinweise für die Mitverletzung der Harnröhre (s.u.) sowie für das Vorliegen eines intra- oder extraperitonealen Urin- oder Blutaustrittes geben (Vorwölbung des Douglas-Raumes).

Die *Abdomen-* und *Beckenübersichtsaufnahme* lassen Frakturen erkennen.

➤ Mit der *Infusionsurographie* können größere Blasenverletzungen erkannt werden.

Die mit Vorsicht durchgeführte *Urethrozystographie* sichert die Diagnose und kann gleichzeitig bestehende Harnröhrenverletzungen nachweisen. Dabei sollte die Blase mit wenigstens 250ml Kontrastmittel aufgefüllt werden. Bei der intraperitonealen Blasenruptur zeigt sich ein Übertritt des Kontrastmittels in die Bauchhöhle, bei der extraperitonealen Blasenruptur ist neben der Extravasation auch eine durch das perivesikale Hämatom birnenförmig komprimierte Blase zu sehen.

Eine Blasenübersichtsaufnahme nach Blasenentleerung sollte wegen der möglichen Überlagerung kleinerer Extravasationen durch die kontrastmittelgefüllte Blase stets angefertigt werden.

⚠ **Merke:** Eine primäre Katheterisierung ist kontraindiziert!!

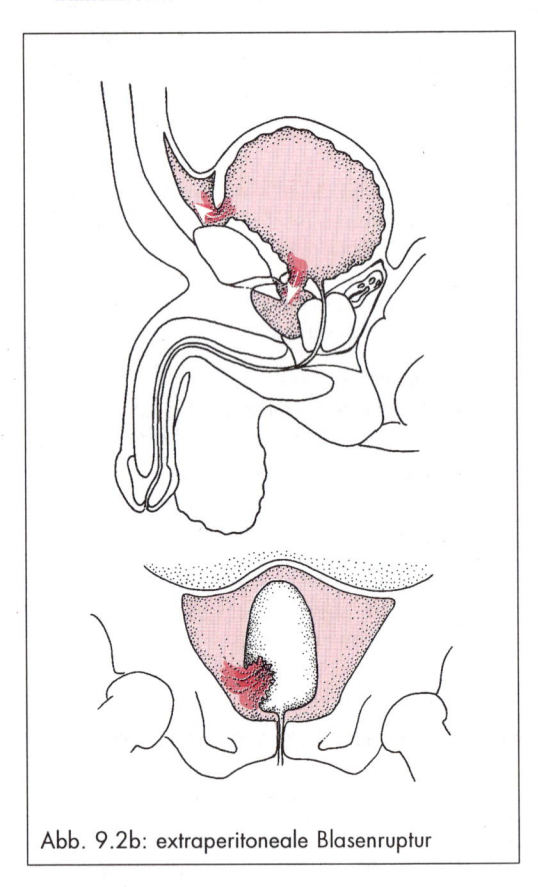

Abb. 9.2b: extraperitoneale Blasenruptur

Therapie
➤ Die intraperitoneale Blasenruptur muß sofort operativ versorgt werden.

Auch die extraperitoneale Blasenruptur muß in der Regel operativ revidiert werden. Nur bei kleineren Extravasationen ist eine konservative Therapie durch suprapubische oder transurethrale Harnableitung möglich.

9.4 Verletzungen der Harnröhre

Ätiologie
Auch bei den Harnröhrenverletzungen rangieren Verkehrs-, Arbeits- und Sportunfälle an erster Stelle. Je nach Art der Gewalteinwirkung kann es zu verschiedenen Verletzungsformen der Urethra kommen (s.u.).

➤ Eine Kombination mit Beckenfrakturen ist häufig. Die insgesamt seltenen offenen Harnröhrenverletzungen sowie die Harnröhrenverletzungen der Frau werden hier nicht besprochen.

Einteilung
Man unterscheidet im Wesentlichen zwei Formen der Harnröhrenverletzung:
- **Intrapelvine (supradiaphragmale) Harnröhrenruptur:** Ist oberhalb des Diaphragma urogenitale gelegen. Zu dieser Verletzung kommt es durch externe Gewalteinwirkung auf den Unterbauch. Der Halteapparat der Prostata rupturiert (→ Kranialverlagerung der Prostata).

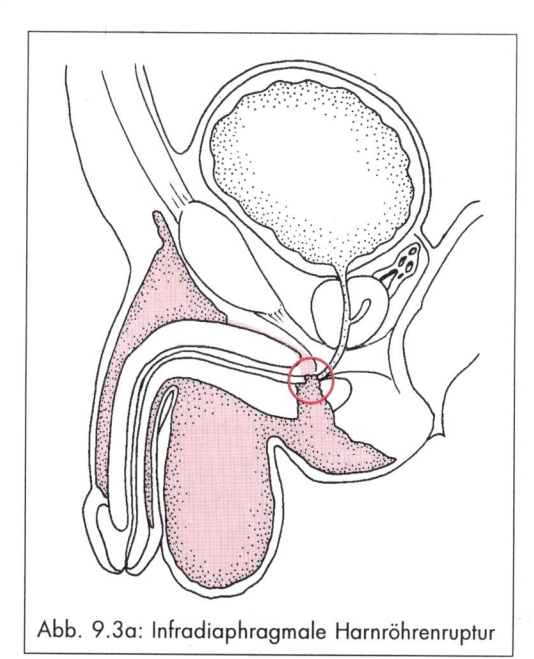

Abb. 9.3a: Infradiaphragmale Harnröhrenruptur

- **Extrapelvine (infradiaphragmale) Harnröhrenruptur:** Ist unterhalb des Diaphragma urogenitale gelegen. Hier ist die Gewalteinwirkung auf das Perineum (Straddle-Trauma) wesentlicher Unfallmechanismus.

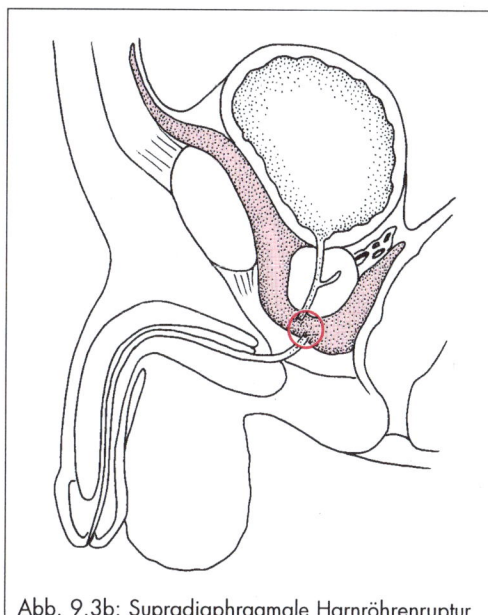

Abb. 9.3b: Supradiaphragmale Harnröhrenruptur

Symptomatik
➤ Bei entsprechendem Trauma ist jeder Blutaustritt aus der Harnröhre verdächtig für eine Verletzung. Die Miktion ist trotz gefüllter Blase nicht möglich (sog. „blutige Anurie"). Die Miktion kann jedoch bei inkompletter Ruptur auch erhalten sein.

➤ Bei der *intrapelvinen (supradiaphragmalen)* Harnröhrenruptur kommt es zu einer Hämatombildung im Bereich des kleinen Beckens, während sich bei der *extrapelvinen (infradiaphragmalen)* Harnröhrenruptur das Hämatom im Bereich des Perineums (incl. Skrotalhaut und Penis) ansammelt. Die Begrenzung des Hämatoms erfolgt durch die Colle'sche und Buck'sche Faszie (typ. Schmetterlingsfigur).

Diagnostik
Genaue *Anamnese und klinische Untersuchung* (Prellmarken, Hämatomverteilung).
Die *rektale Untersuchung* zeigt bei der intrapelvinen Harnröhrenruptur eine nach kranial und ventral verlagerte oder überhaupt nicht tastbare Prostata.
Die *Beckenübersichtsaufnahme* weist knöcherne Verletzungen nach.

➤ Wichtigste Untersuchung zur exakten Diagnosestellung ist die *retrograde Urethrographie*, die genau Lage und Ausmaß der Ruptur zeigt.

⚠ **Merke:** Jede Katheterisierung oder Instrumentation ist kontraindiziert, solange eine Harnröhrenverletzung nicht ausgeschlossen ist (Gefahr der Umwandlung einer inkompletten in eine komplette Ruptur!)

Therapie
Zwei therapeutische Möglichkeiten bestehen:
- Primäre *suprapubische Zystostomie* und *aufgeschobene operative Versorgung* nach 3–4 Monaten. *Vorteil:* lokales Hämatom ist resorbiert, kurze Defektstrecke; *Nachteil:* lokale Narbenbildung.
- *Sofortige operative Revision* mit End-zu-End-Anastomose und transurethraler (Durchzugs-) Katheteranlage. *Vorteil:* Hämatomausräumung, exakte Adaptation; *Nachteil:* evtl. sehr schwierige Anastomose und große Defektstrecke.

Komplikationen
➤ Die häufigste Komplikation nach Harnröhrenverletzungen ist die Ausbildung einer *Harnröhrenstriktur*, die dann durch interne oder offene Urethrotomie, ggf. auch durch Bougierung, behandelt werden muß.

Lag die Ruptur im Bereich der membranösen Harnröhre, so ist wegen der dann großen Wahrscheinlichkeit der Mitverletzung der Nn. erigendi eine *erektile Dysfunktion* als Komplikation zu erwarten.

9.5 Verletzungen des äußeren Genitale

Verletzungen des äußeren Genitale sind nicht selten und müssen je nach Ausprägung und Ursache therapiert werden. Neben Unfällen kommen ätiologisch eine Traumatisierung durch Geschlechtsverkehr oder psychische Deviation in Betracht.

Zwei typische Verletzungsformen sollen hier kurz erwähnt werden:
- **Frenulumeinriß:** Das in der Regel primär verkürzte Frenulum (Frenulum breve) reißt bei forciertem GV ein. Es kann lokal zu einer beträchtlichen Blutung (A. frenicularis) kommen. *Therapie:* lokale Kompression/Frenulotomie und Frenuloplastik.
- **Penisfraktur:** Als Penisfraktur wird die Zerreißung der Tunica albuginea des Schwellkörpers bezeichnet. Sie entsteht durch stumpfe Traumatisierung des erigierten Penis (GV). Es kommt zu einem lokal deutlich ausgeprägten Hämatom, ggf. mit Abknickung des Penis. *Therapie:* operative Revision und Naht der verletzten T. albuginea.

10 Nebenniere

10.1 Operable Erkrankungen

Nur Überfunktionszustände der Nebenniere, die operabel sind, sind von urologischem Interesse. Die entsprechenden Krankheitsbilder sollen daher hier kurz besprochen werden.

Cushing-Syndrom

Kortisolerhöhung im Plasma.

Ätiologie
- *Hypothalamisch-hypophysäre* Regulationsstörung:
  - inadäquate ACTH-Sekretion mit NNR-Hyperplasie,
  - ACTH-produzierender HVL-Tumor (basophiles Adenom), M. Cushing,
- *Adrenal* bedingt durch NNR-Adenom oder Tumor der NNR,
- *Paraneoplastisch* durch ACTH- oder Kortisolbildenden Tumor,
- *Exogen* (iatrogen) durch Überdosierung von Glucokortikoiden.

Symptomatik
Frauen sind 4–5 mal häufiger als Männer betroffen.
▶ Typische *Cushing-Stigmata:*
Vollmondgesicht, Stammfettsucht, Striae, Hypertonie, Osteoporose, Steroiddiabetes, Muskelschwund, Amenorrhoe.

Diagnostik
▶ Laborchemisch: Erhöhtes Plasma-Kortisol bei aufgehobenem Tagesrhythmus, Lympho- und Eosinopenie, Hypokaliämie mit metabolischer Alkalose. Diagnosestellung mit Dexamethason-Hemmtest.

Therapie
Chirurgische Entfernung des Produktionsherdes (hypophysär, adrenal oder anderer Lokalisation).

Conn-Syndrom (primärer Hyperaldosteronismus)

Pathologisch gesteigerte Aldosteronproduktion.

Ätiologie
Nebennierenrindenadenome (80 %), Nebennierenrindenhyperplasie (20 %) oder Nebennierenkarzinom (1 %).

Symptomatik
▶ Hypertonie, Kopfschmerzen, Muskelschwäche, Tetanie, Herzrhythmusstörungen, Obstipation, Polyurie mit Polydipsie.

Diagnostik
Laborchemisch: Hypokaliämie, Hypernatriämie, metabolische Alkalose. Plasmaaldosteron erhöht, Plasmarenin erniedrigt. Ggf. Aldosteronsuppressionsversuch nach Natriumbelastung, Captopril-Test. Die Lokalisationsdiagnostik ist oft schwierig, da NNR-Adenome meist sehr klein sind. Sonographie, CT, NMR, spez. Szintigraphie.

Therapie
Operative Entfernung des NNR-Adenoms/Karzinoms. Bei NNR-Hyperplasie ggf. Dauertherapie mit Aldosteronantagonisten.

Adrenogenitales Syndrom (AGS)

Gruppe von Enzymdefekten, die zu einer verminderten Synthese von Kortisol führen. Es kommt zu einer Anhäufung von Produkten vor dem Enzymdefekt bzw. zur gesteigerten Synthese anderer Produkte (Androgene). Meist (95 %) liegt ein Defekt der 21-Hydroxylase zugrunde (autosomal rezessiv). Die erworbene Form ist durch androgenproduzierende Tumoren bedingt.

Symptomatik
Beim männlichen Neugeborenen:
Großer Penis mit ausgebildeter Sekundärbehaarung bei gleichzeitig atrophischen Hoden, da durch hohe Androgenspiegel LH bzw. FSH supprimiert sind (dissoziierte Virilisierung, Pseudopubertas praecox).

Unbehandelt resultiert ein jugendlicher Hochwuchs mit jedoch frühzeitigem Epiphysenfugenschluß und ein sekundärer Kleinwuchs.

Beim weiblichen Neugeborenen:
Mehr oder weniger stark ausgeprägte Virilisierung (Klitorishypertrophie, skrotumähnliche Form der Labia majora) mit dem Bild eines Pseudohermaphrodismus femininus (genetisch weiblich, vom Aspekt männlich), primäre Amenorrhoe.

Eine Variante mit Salzverlustsyndrom ist möglich (zusätzlicher Aldosteronmangel).
Morphologisch sind die Nebennieren beidseits hypertrophiert (Sonographie und CT). Laborchemisch findet sich ein verminderter Kortisolspiegel sowie ein erhöhter Androgen- und 17-Ketosteroidspiegel.

Therapie
Nach möglichst rascher Diagnosesicherung lebenslange Kortisolsubstitution. Bei intersexuellem Genitale operative Korrektur im Kindesalter.

Phäochromozytom

Katecholaminproduzierende, meist gutartige Tumoren, die im Nebennierenmark (80 %) oder extraadrenal (20 %) gelegen sind. In 10 % der Fälle ist auch eine maligne Entartung möglich.

Gehäuftes Auftreten im Rahmen verschiedener Syndrome (z.B. Neurofibromatose v. Recklinghausen, v. Hippel-Lindau, Sturge-Weber, Multiple-Endokrine-Adenomatose (MEA)).

Symptomatik
Die klinischen Erscheinungen werden durch die inadäquate Sekretion von Adrenalin bzw. Noradrenalin bestimmt.
➤ Es kommt zu dauernder und/oder krisenhafter Erhöhung des arteriellen Blutdruckes. Daneben Tachykardie, Schweißausbrüche, Unruhe, Kopfschmerzen, Pupillenerweiterung, Zittern u.a.

Diagnostik
Bestimmung der Katecholamine in Serum und Urin, Bestimmung der Abbauprodukte (Vanillinmandelsäure sowie Metanephrin und Normetanephrin) im 24 h Sammelurin (Interferenzen beachten!).
Sonographie, CT, ggf. spez. Szintigraphie (131/123-Jod-meta-Jodobenzylguanidin) und Angiographie machen eine Tumorlokalisation möglich.

Therapie
➤ Chirurgische Entfernung des Tumors nach Vorbereitung (Alphablockergabe (z.B. Phentolamin)), Gefahr von Blutdruckkrisen.

Neuroblastom

➤ Einer der häufigsten hochmalignen Tumoren des Säuglings- und Kleinkindesalters, der sich aus Zellen der Neuralleiste ableitet und so im gesamten Bereich des Sympathikusstranges auftreten kann (am häufigsten adrenal).

Symptomatik
➤ Meist tastbarer abdominaler Tumor, ggf. auch tastbare zervikale Lymphknoten. Bei hormonaktiven Tumorformen (bis 50 %) mit Hypertonie.

➤ Ein großer Teil der Tumoren hat zum Zeitpunkt der Diagnosestellung bereits Fernmetastasen gebildet.

Diagnostik
➤ Sonographie, CT, NMR, Knochenszintigraphie sowie spez. Szintigraphie (131/123-Jod-meta-Jodobenzylguanidin) sichern Diagnose und Tumorausdehnung. Labordiagnostik wie beim Phäochromozytom.

Therapie
Wenn möglich vollständige chirurgische Tumorentfernung. Ggf. chemotherapeutische und radiotherapeutische Vor-/Nachbehandlung.

11 Andrologie

> Man unterscheidet die erektile Dysfunktion (Impotentia coeundi) von der Infertilität (Impotentia generandi).

11.1 Erektile Dysfunktion (ED)

Als Potenzstörungen werden im weitesten Sinne Störungen der Libido, der Erektion und der Ejakulation bezeichnet. Eine ED liegt vor, wenn aufgrund mangelnder Rigidität des Penis eine vaginale Penetration nicht möglich ist, oder wenn aufgrund einer unzureichenden Erektionsdauer kein Geschlechtsverkehr durchgeführt werden kann.

Epidemiologie

Die ED ist ein häufiges Krankheitsbild. Es wurde eine alterskorrelierende Inzidenzrate gefunden.

Tab. 11: Inzidenz der ED in Abhängigkeit vom Lebensalter

Alter	Prozentualer Anteil
< 40 Jahre	2,0 %
40–50 Jahre	6,7 %
50–60 Jahre	18,7 %
80 Jahre	75,0 %

Ätiologie

Die Erektion ist ein polyfaktorielles Geschehen und beruht auf dem Zusammenspiel von arteriellen, cavernösen, venösen, psychischen, endokrinen und neuronalen Faktoren.
Eine erektile Dysfunktion resultiert aus einer Störung eines oder mehrerer der o.g. Faktoren. Insbesondere kommen posttraumatische Schädigungen, Stoffwechselerkrankungen (z.B. Diabetes mellitus, Fettstoffwechselstörungen), Operationen, Medikamente und Nikotinabusus als mögliche Ursachen in Betracht. Oft wird eine somatische ED von einer sekundär erworbenen psychischen Komponente überlagert.

Tab. 12: Ätiologie der ED

Organische ED	(%)
arteriell	45
– kongenitale Anomalien – arteriosklerotische, posttraumatische und entzündliche Gefäßverschlüsse – AV-Fisteln	
cavernös/venös	20
– Corpus-cavernosum-Veränderungen (Fibrosen, Insuffizienz der Tunica albuginea, IPP) – Venöse Abflußvermehrung (Leck: Corporospongiöse Shunts, diffuse/ektope venöse Lecks)	
neurogen	10
– zentral – peripher (z.B. nach Harnröhrenverletzungen!)	
endokrin	5
– Hypogonadismus – Testosteron-Östrogen-Imbalance – Hyperprolaktinämie	
nicht organische ED	
psychogen	15

Diagnostik

Die Diagnostik der ED sollte nach einem Stufenplanverfahren durchgeführt werden:

- *Anamnese* mit Fragen insbesondere nach: Erektionsdauer und -stärke, nächtlichen und morgendlichen Tumeszenzen, situations- und partnerabhängigen Erektionen, Ejakulationsstörungen, früheren und aktuellen Erkrankungen, Operationen/Bestrahlungen im abdominalen und pelvinen Bereich, Wirbelsäulen- und Bandschei-

benerkrankungen, Claudicatio, Sensibilitätsstörungen, Entzündungen im Genitalbereich, Stoffwechselerkrankungen, Medikamenten und Nikotinabusus, psychosexuelles Interview.
- **Klinische Untersuchung:** Herz, Lunge, Schilddrüse, Abdomen, äußeres Genitale, Prostata, Gefäße des Abdomens und der unteren Extremitäten und Reflexstatus (Bauchdeckenreflex, PSR, ASR, Cremasterreflex und Analreflex).
- **Laborchemisch:** Blutbild, Kreatinin, Harnstoff, Transaminasen, Blutzucker, Triglyceride, Cholesterin, Plasmatestosteron, Prolaktin, ggf. Test der Hypothalamus-Hypophysen-Achse mit Gonaden-, Schilddrüsen- und Nebennierenfunktion.
- **Pharmakotest:** Injektion vasoaktiver Substanzen (Papaverin, Phentolamin, PGE1) in das Corpus cavernosum zur Auslösung einer Erektion.
  - *niedrige* Applikationsmengen sprechen für eine psychogen-neurogene Komponente,
  - *mittlere* Applikationsmengen sprechen für eine arterielle Komponente,
  - *hohe* Applikationsmengen sprechen für eine venöse und/oder cavernöse Insuffizienz.
- **Dynamische Penisarteriendopplersonographie:** Nach Applikation vasoaktiver Substanzen werden die vier Penisarterien (Aa. dorsalis penis, Aa. profundae penis) im proximalen und distalen Bereich dargestellt und die Durchflußzunahme nach Pharmakongabe beurteilt sowie auf Seitendifferenz geachtet. Dieses Verfahren kann durch die Duplex-Sonographie („Farbdoppler") erweitert werden.
- **Dynamische Cavernometrie und -graphie:** Bei negativem Pharmakotest und Verdacht auf cavernöse bzw. venöse Insuffizienz sollte nach Gabe vasoaktiver Substanzen eine Cavernometrie und -graphie durchgeführt werden. Hierbei wird die Flußrate zur Aufrechterhaltung einer suffizienten Erektion sowie der dabei herrschende intracavernöse Druck ermittelt. Bei Vorliegen von pathologischen Werten erfolgt eine Cavernographie zur Darstellung pathologischer Abflüsse (ektope, diffuse venöse Lecks, corporospongiöse Shunts) sowie die Darstellung der Corpora cavernosa.
- **Bulbocavernosus-Reflex (BCR):** Bei Verdacht auf neurogene Ursachen der ED werden der BCR sowie SSEP (somato-sensorisch evozierte Potentiale) bestimmt.
- **Dynamische Penisangiographie (Phallographie):** Bei Verdacht auf arterielle Ursachen der ED und geplanter Revaskularisation wird nach Applikation vasoaktiver Substanzen eine superselektive Angiographie der Penisarterien in der Tumeszenzphase, nur dann liegt ein ausreichender Blutfluß vor, durchgeführt. Ansonsten sind die dynamische Penisarteriendoppler- und die Duplex-Sonographie ausreichend.

Therapie

Bei jeglicher Therapie sollte die Behandlung einer gegebenenfalls vorhandenen Grunderkrankung im Vordergrund stehen. Hierzu zählen insbesondere die Therapie von Stoffwechselerkrankungen und Hormonstörungen sowie das Ausschalten schädigender Noxen (z.B. Nikotin).
Liegt eine psychogene Störung vor, so kann eine Sexualtherapie hilfreich sein.
Entsprechend den o.g. Ursachen stehen folgende Therapiekonzepte zur Verfügung:

Vakuumpumpe

Durch ein Vakuum in einem über den Penis gestülpten Zylinder kommt es zu einem vermehrten Bluteinstrom. Durch einen Kompressionsring an der Peniswurzel wird der Blutabstrom verhindert. Diese Therapie kann bei jeder Ursache der ED angewendet werden.

SKAT (**S**chwellkörper-**A**utoinjektions-**T**herapie)

Durch intracavernöse Injektion vasoaktiver Substanzen (z.B. Papaverin, Phentolamin, Prostaglandin E1) kommt es über einen gesteigerten arteriellen Einfluß und Relaxation der glattmuskulären, cavernösen Strukturen zu einer Erektion. Diese Therapie kann bei allen Respondern im Pharmakotest angewendet werden. Die Gefahr dieser Therapie besteht in einer prolongierten Erektion (> 3 Stunden) bzw. einem Priapismus.

Revaskularisation der Penisarterie

Bei eindeutigem Vorliegen einer arteriellen Minderperfusion des Penis als Ursache der ED können Anastomosen zwischen penilen und epigastrischen Gefäßen zur Revaskularisation durchgeführt werden.

Penisvenenligatur

Bei nachgewiesenem venösen Leck, insbesondere der dorsalen Penisvene oder einzelner ektoper Venen, kann eine Ligatur dieser Venen effizient sein. Eine Spongiolyse kommt bei corporospongiösem Shunt in Betracht.

Penisprothesenimplantation

Eine Penisprothesen-Implantation ist als ultima ratio anzusehen und ist erst bei Versagen der o.a. Therapien indiziert. Es existieren derzeit zwei gebräuchliche Formen von Prothesen, die semirigiden (biegbar) und inflatablen (aufpumpbar).

Prognose

Bei den o.g. Therapien wird eine verfahrensabhängige Erfolgsquote von 30–100 % angegeben.
Die Verfahren sind teilweise miteinander kombinierbar (z.B. Penisvenenligatur/SKAT). Ebenso können sie als flankierende Maßnahmen z.B. bei der Sexualtherapie durchgeführt werden. Oft wird unter SKAT eine Zunahme auch der spontanen Erektionen beobachtet.

■ 11.2 Infertilität

Definition

Kommt es trotz regelmäßigem GV ohne kontrazeptive Maßnahmen innerhalb zweier Jahre nicht zu einer Gravidität, spricht man von Infertilität bzw. Sterilität.

Epidemiologie

Infertile (kinderlose) Ehen bestehen in etwa 15 %, wobei in 50 % die Ursachen beim Mann liegen.

Ätiologie

➤ Sterilität kann durch Störungen der Hodenfunktion oder Erkrankungen der Samenwege und akzessorischen Geschlechtsorgane bedingt sein.
Man unterscheidet zwischen primärer und sekundärer Hodeninsuffizienz sowie Störungen im Bereich der samenableitenden Wege.

➤ Primäre Hodeninsuffizienz
- Entwicklungsstörungen: Hypoplasie, Kryptorchismus, Ektopie,
- Infektionen: Mumps, Tbc, Varizellen, Grippe etc.
- Zirkulationsstörungen: Kryptorchismus, Varikozele (s.u.), Arteriosklerose, Hypertonie, Anämie, Hypoxie, Z.n. Skrotal- und Hodenoperation,
- Hodenverletzungen,
- Stoffwechselerkrankungen: Myxödem, Cushing-Syndrom, Diabetes,
- radiologische, toxische und medikamentöse Hodenschädigung.

Sekundäre Hodeninsuffizienz
- Störung der hormonellen Regulation (Hypothalamus-Hypophysen-Gonaden-Achse),
- vermehrte Androgen- oder Östrogenproduktion,
- Dystrophia adiposogenitalis,
- komplette und inkomplette Querschnittläsionen, spinale Grenzstrangresektion.

Veränderungen an den Samenwegen
➤ Mißbildungen (posttraumatisch, iatrogen, postentzündlich),
- Erkrankungen von Prostata und Samenbläschen,
- Veränderungen und Operationen im Bereich der Prostata, Blase, Harnröhre,
- Operationen im Retroperitoneum und kleinen Becken mit Läsion des sympathischen Grenzstrangs und Plexus hypogastricus (Störung des Ejakulationsreflexes).

Diagnostik

Anamnese und körperliche Untersuchung mit besonderem Augenmerk auf Körperbau und äußere Geschlechtsmerkmale sowie Untersuchung des äußeren Genitale.
➤ Große Bedeutung im Rahmen der Fertilitätsabklärung des Mannes hat das Spermiogramm.

➤ Begriffe
- **Aspermie/Asemie:** kein Sperma/Ejakulat,
- **Hypo-/Hyperspermie:** < 2 ml bzw. > 6 ml Spermavolumen,
- **Azoospermie:** keine Spermien im Ejakulat,
- **Oligozoospermie:** < 20 Mio/ml Sperma,
- **Asthenozoospermie:** Motilität < 50 %,
- **Teratozoospermie:** > 40 % abnormale Spermatozoen,
- **OAT-Syndrom:** Oligoasthenoteratozoospermie.

➤ Hormonuntersuchungen

Untersuchung der Hypothalamus-Hypophysen-Gonadenachse (FSH, LH, Testosteron, Östrogene, Prolaktin) im Serum bzw. der Abbauprodukte im Urin. Hypophysen-Stimulationstest (Tamoxifen, LH–RH- oder Gn-RH-Test), HCG-Test (Stimulierbarkeit der Leydigschen Zwischenzellen).

- *Chromosomale Diagnostik* (in Zweifelsfällen) Chromatintest, F-Körper-Test, Chromosomenanalyse,
➤ *Hodenbiopsie,*
➤ *Durchgängigkeitsprüfung des Ductus deferens* (Vasographie/Vesikulographie).

Tab. 13: Spermiogramm Normalbefunde

Parameter	Normalwert
Volumen	2–6 ml
pH-Wert	7,2–7,8
Spermienzahl	> 20 Mio./ml
Spermienmorphologie	> 50 % Normal
Spermienmotilität	> 50 % nach 1–2h
➤ Fructosegehalt	> 120 mg/dl
Citratgehalt (Prostata)	250–800 mg/ml
Carnitingehalt (Nebenhoden)	4–10 mg/dl
Verflüssigungszeit	5 bis 30 Min.

Therapie
Vitamin E soll die Spermienmorphologie, Vitamin A die Spermienzahl und Morphologie verbessern.

Hypogonadismus (Hodenunterfunktion)
- *hypergonadotroper:* Hodenschaden mit sekundärer Reaktion der Hypophyse, keine Therapie möglich,
- *hypogonadotroper:* Hypothalamus-Hypophyseninsuffizienz mit sekundärer Hodeninsuffizienz, Substitution von HCG oder HMG,
- *normogonadotroper oder idiopathischer:* Hypothalamusstimulation mit Tamoxifen.

Asthenozoospermie
Therapieversuch mit Kallikrein. → ev. Motilität↑

Verschlußazoospermie
Vaso-Vasostomie oder Epididymovasostomie, indiziert bei normaler Hodenfunktion und -morphologie bei sonst normaler Durchgängigkeit des Ductus deferens bis hin zur Stenose.

Varikozele

Epidemiologie
➤ Etwa 20 % aller 20jährigen haben eine Varikozele. Bei 20 % aller Varikozelenträger ist ein pathologisches Spermiogramm (OAT-Syndrom) zu erwarten.

Ätiologie
➤ Bei der **idiopathischen Varikozele** (entleert sich im Liegen) handelt es sich um eine Erweiterung der V. testikularis bzw. des Plexus pampiniformis meist links (90 %). Ursache dafür ist der hämodynamisch ungünstige Einmündungswinkel der V. testicularis in die Vena renalis links, bzw. insuffiziente Venenklappen und die fehlende Muskelpumpe im Retroperitoneum.

Wahrscheinlich führt eine lokal erhöhte Katecholaminkonzentration zusammen mit venöser Stase zur Hypoxie und Hyperthermie des Hodengewebes. Dies beeinträchtigt die Spermiogenese und Spermienmotilität durch Schädigung des Hoden- und Nebenhodengewebes.

Die sog. **symptomatische Varikozele**, die auch beim liegenden Patienten fortbesteht, kommt bei Raumforderungen (Tumoren im Retroperitoneum) vor, die zu venöser Kompression führen.

Symptome
➤ Infertilität (häufig OAT-Syndrom), tastbares Venenkonvolut im Samenstrangbereich, gelegentlich ziehende Schmerzen in Leistengegend und Skrotum.

Diagnostik
Palpation des Funiculus spermaticus (Venenkonvolut) im Liegen, Stehen und nach Valsalva-Preßversuch, dopplersonographische Darstellung des venösen Refluxes, selektive Angiographie der Vena testikularis und Thermographie.

Therapie
Transfemorale, superselektive Sklerosierung der Vena testicularis.
Venenligatur und -resektion inguinal, suprainguinal bzw. gleichzeitige Resektion der A. testicularis.

Deszensusstörungen (Kryptorchismus) ☞ **Kap. 12**

12 Urologische Erkrankungen im Kindesalter

Bei den urologischen Erkrankungen im Kindesalter nehmen neben den Mißbildungen insbesondere auch die Tumoren (Wilms-Tumor) eine besondere Stellung ein.
Die klinische Symptomatik ist anders als beim Erwachsenen deutlich schwerer zu beurteilen, da die Kinder ihre Symptomatik nicht oder nur schlecht beschreiben können.

➤ Bei **Entwicklungsstörungen, Bauchweh** oder **tastbarem abdominalem Tumor** muß daher auch stets an das Vorliegen einer urologischen Erkrankung gedacht werden.

Erkrankungen wie subpelvine Stenose, Megaureter oder Nierenagenesie können häufig schon während der Schwangerschaft (pränatale Sonographie) beurteilt werden.

12.1 Kongenitale Mißbildungen

12.1.1 Mißbildungen der Niere (☞ auch Kap. 5)

Mißbildungen der Niere sind häufig. Die klinische Symptomatik wird bestimmt durch rezidivierende Harnwegsinfekte, Entwicklungsstörungen, Hypertonie und ggf. auch Steinbildung.
Sonographie, Ausscheidungsurographie und ING sichern die Diagnose. Begleitende andere Mißbildungen sind nicht selten (z.B. Verformung der äußeren Ohrmuschel (Potter Ohr)).

Nierenagenesie
Meist vollständiges Fehlen des Nierenparenchyms auf einer Seite. Wenn die Gegenniere morphologisch und funktionell normal entwickelt ist, bleibt die einseitige Nierenagenesie meist asymptomatisch.

Nierenhypoplasie
Auch die einseitige Nierenhypoplasie bleibt klinisch meist stumm. Die Abgrenzung von einer pyelonephritischen Schrumpfniere ist später erforderlich.

Doppelniere (☞ Mißbildung des Harnleiters)

Nierendystopie/Formanomalien
Die **Nierendystopie** ist ein fehlender Aszensus einer Niere. Sie kann als einseitige Beckenniere, aber auch als gekreuzte Dystopie vorliegen (die fehlgebildete Niere liegt dann unterhalb der normalen Niere auf der gleichen Seite, wobei auch eine Verschmelzung möglich ist (Kuchenniere)). Eine klinische Symptomatik entsteht nur, wenn die Fehllage mit einer Abflußstörung der Niere einhergeht.

Bei den Formanomalien spielt die **Hufeisenniere** die größte Rolle. Es kommt dabei zur Verschmelzung der unteren Nierenpole vor den großen Abdominalgefäßen, wobei die Verbindung (Isthmus) sowohl aus Nierenparenchym als auch aus fibrinösem Gewebe bestehen kann. Regelhaft besteht eine Malrotation (die Nierenbecken weisen nach ventral).

➤ Meist bleibt die Hufeisenniere asymptomatisch. Nur bei klinischer Symptomatik (rez. Infektionen, Abflußstörung) ist eine chirurgische Therapie (Durchtrennung des Isthmus) indiziert. Die Diagnose kann sonographisch sowie mit AUG, ggf. mit ING gesichert werden.

Zystische Nierenerkrankungen
Während die solitäre kleinere Nierenzyste meist asymptomatisch bleibt, werden die anderen zystischen Nierenerkrankungen häufiger klinisch relevant.

Die **multizystische Nierendysplasie** ist eine meist einseitige extrem zystische Fehlanlage der Niere. Auf der betroffenen Seite liegt kein funktionierendes Nierenparenchym vor, die Niere ist durch multiple Zystenbildung massiv vergrößert, der Harnleiter atretisch.

Klinisch ist meist bereits beim Neugeborenen ein großer abdominaler Tumor tastbar (DD: Wilms-Tumor/Neuroblastom). Die Diagnose erfolgt sonographisch sowie urographisch. Die Therapie besteht in der Nephrektomie.

Bei der **polyzystische Nierendegeneration** werden zwei unterschiedliche Typen differenziert:

- **Infantile polyzystische Nierendegeneration:** (autosomal rezessiv) Beidseitige zystisch veränderte, erheblich vergrößerte Nieren, in der Regel in Kombination mit zystischen Fehlbildungen anderer Organe (Leber/Pankreas/Lunge). *Klinisch* ist die postpartal beginnende Niereninsuffizienz und beidseits tastbare Nieren typisch. Eine Therapie ist nicht möglich. Die betroffenen Kinder sterben meist innerhalb der ersten zwei Lebensmonate.

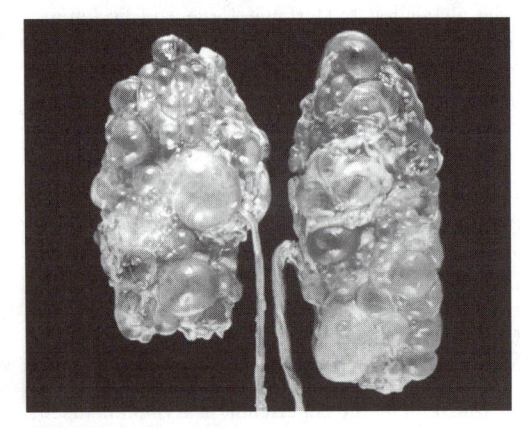

Abb. 12.1: Zystennieren

➤ **Adulte polyzystische Nierendegeneration (Zystennieren)** (autosomal dominant mit 100 %iger genetischer Penetranz): Aus unbekannten Gründen werden die zunächst normal angelegten Nieren zystisch umgewandelt. Eine klinische Symptomatik tritt meist erst jenseits des 40. Lebensjahres auf (☞ Kap.5).

Die **Markschwammniere** weist zystisch erweiterte distale Tubuli auf, die häufig auch verkalken. Klinisch meist stumm, bei Steinentstehung entsprechende Therapie (☞ Kap.8).

12.1.2 Mißbildungen des Harnleiters

Subpelvine Stenose

Die subpelvine Stenose ist die häufigste Uretermißbildung. Sie wird durch ein subpelvin gelegenes, enges, aperistaltisches Harnleitersegment verursacht.

➤ Die muskuläre Harnleiterstruktur ist in diesem Bereich ganz oder teilweise durch fibrinöses Gewebe ersetzt. Auch aberierende Gefäße oder Kinking-Bildung des Harnleiters können das gleiche klinische Bild verursachen.

Symptomatik

➤ Bei extremer Ausprägung kann eine subpelvine Stenose, durch starke Ballonierung des Nierenbeckens, beim Kleinkind als abdominaler Tumor imponieren (Nicht selten kann die Diagnose schon durch pränatale Sonographie gestellt werden). Bei beidseitigem Vorkommen kann die Niereninsuffizienz im Vordergrund stehen. Flankenschmerzen (vor allem nach stärkerer Flüssigkeitsbelastung) können auftreten.

Diagnostik

➤ Die Verdachtsdiagnose kann sonographisch gestellt werden. Die Sicherung der Diagnose erfolgt durch das AUG sowie das retrograde Ureteropyelogramm. Das ING weist eine deutlich verlängerte Transitzeit (insbesondere nach Lasixgabe (Lasix-ING)) auf.

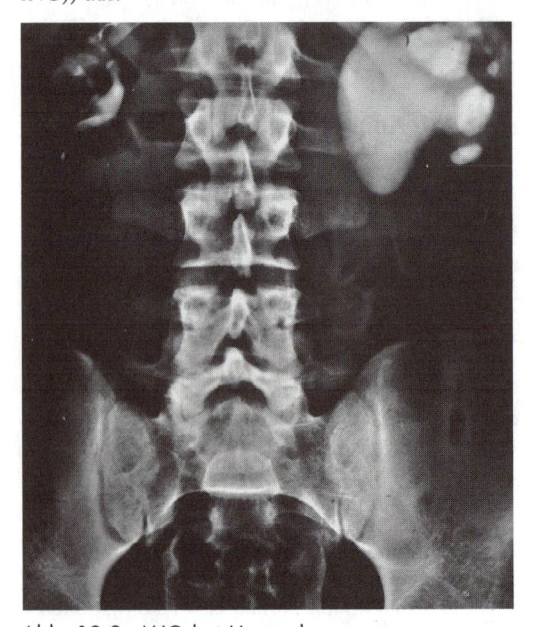

Abb. 12.2: AUG bei Ureterabgangsstenose

Therapie

Die Therapie erfolgt operativ durch Resektion des betroffenen Harnleitersegmentes und ggf. Verkleinerung des Nierenbeckens (Nierenbeckenplastik).

Megaureter

Die Bezeichnung Megaureter ist beschreibend und beinhaltet nicht die Entstehungsursache.

Diagnostik
Sonographie und AUG führen zur Diagnose Megaureter. Die weitere Abklärung erfolgt mittels ING (Obstruktionsgrad/Nierenfunktion?) und MCU (Reflux?).

Symptomatik
Ob Megaureteren symptomatisch werden oder nicht, hängt von der Ätiologie sowie der Ausprägung (ein- oder beidseitig) ab.
➤ Das führende Symptom des Megaureters im Kindesalter ist der (fieberhafte) Harnwegsinfekt. Eine Niereninsuffizienz kann (bei beidseitigem Megaureter) auftreten.

Einteilung
Nach der Ätiologie erfolgt die Einteilung in folgende Formen:

- **Primärer Megaureter:** Hier liegt eine angeborene Wanderweiterung des Ureters unklarer Genese vor (Verwandtschaft zur subpelvinen Stenose?).
  Durch diese Wandveränderung kommt es zu einer Störung des koordinierten Urintransportes mit deutlicher Erweiterung und Verlängerung des Ureters bis zu sekundärer Nierenschädigung (Hydronephrosenbildung).
  Nicht selten bildet sich der primäre Megaureter im Rahmen des Längenwachstums bis auf einen distalen Rest zurück (Maturation). Wenn erforderlich, erfolgt die Therapie in Abhängigkeit der Ausprägung durch Modellierung und antirefluxiver Reimplantation des Ureters.
  ➤ Dem *primär obstruktiven Megaureter* liegt eine (angeborene) Obstruktion durch ein enges Segment, eine Ureterozele (☞ Kap.5), Ureterklappen oder Fehleinmündung (☞ Doppelniere) zugrunde. Therapie durch Resektion des engen Segmentes und ggf. Ureterreimplantation.
  Der *primär refluxive Megaureter* ist Folge eines angeborenen Refluxes (s.u.).
- **Sekundärer Megaureter:** Der sekundäre Megaureter ist das Symptom einer anderen zugrundeliegenden Störung. Oft besteht beim sekundären Megaureter eine subvesikale Obstruktion, die sich dann auf die Blase und die Ostien überträgt und zum Reflux führt.
  ➤ Ursächlich kommen z.B. Harnröhrenklappen, Meatusstenosen, Prune-Belly-Syndrom sowie auch funktionelle Engen wie etwa im Rahmen einer neurogenen Blasenentleerungsstörung in Betracht. Ziel der Therapie ist hier die Beseitigung der zugrundeliegenden Ursache. Je nach Rückbildungsfähigkeit auch die Modellierung und Ureterreimplantation.

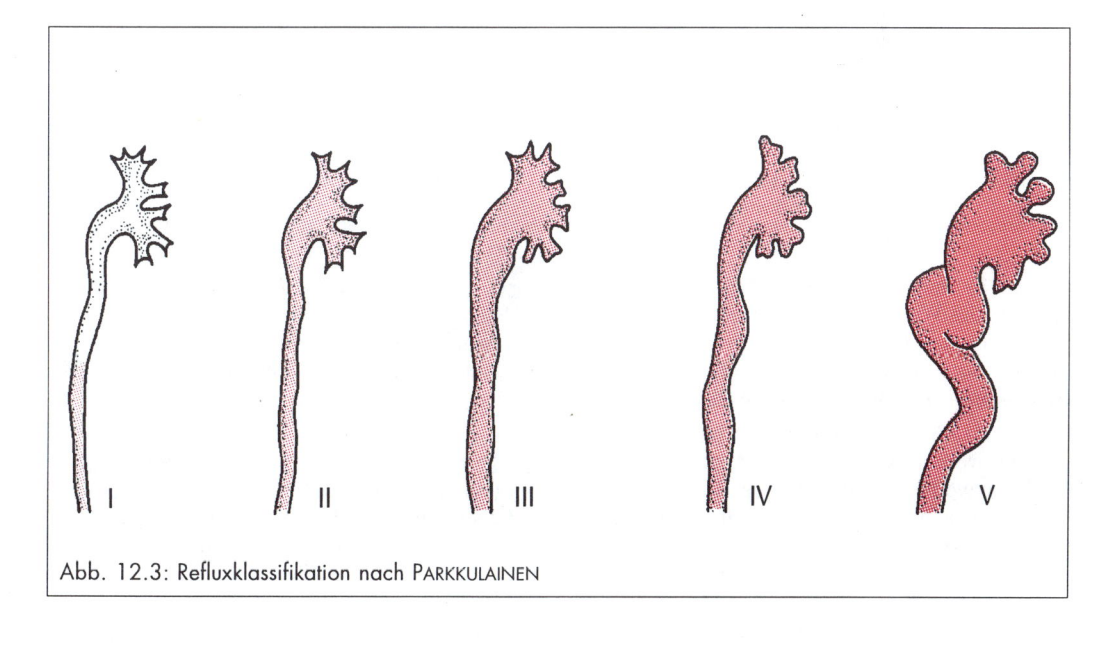

Abb. 12.3: Refluxklassifikation nach PARKKULAINEN

Vesikoureteraler Reflux (VUR)

Ätiologie

➤ Insuffizienz des normalen Verschlußapparates des Ostiums.
Die Ursachen können primär (angeboren, z.B. bei Doppelniere) oder sekundär (☞ obstruktiver Megaureter) sein.
➤ Wesentlich ist die Vergrößerung des Winkels und Kürze der Strecke, in dem der Ureter die Blasenwand durchläuft (Waldeyer'sche Scheide), verbunden mit einer Erweiterung des Ostiums (Stadion-, Golfloch-, Hufeisenostium).
➤ Durch den Reflux kommt es zu einer mehr oder weniger stark ausgeprägten Schädigung des oberen Harntraktes.

Diagnostik

➤ Die wesentliche Untersuchung zur Diagnostik eines Refluxes ist das MCU. Unter Füllungsbedingungen nachweisbare Reflux werden als „low-pressure"-Reflux bezeichnet, während Reflux, die unter der Miktion auftreten, als „high-pressure"-Refluxe bezeichnet werden.
Die Einteilung erfolgt je nach Ausprägung und Ausmaß der Nierenschädigung nach Parkkulainen in 5 Schweregrade.

Weitere wesentliche Untersuchungen sind das AUG (Beurteilung des oberen Harntraktes) sowie das ING (Nierenfunktion?).

Symptomatik

➤ Während geringgradige Refluxe häufig klinisch asymptomatisch bleiben, treten vor allem bei höhergradigen Refluxen rezidivierende fieberhafte Harnwegsinfekte (Pyelonephritis) auf. Ein wesentlicher Grund hierfür ist der refluxbedingte Restharn (Pendelurin). Unbehandelt kann der Reflux zu pyelonephritisch bedingter Niereninsuffizienz führen.

Therapie

Refluxe I.- und II. Grades verlieren sich häufig im Laufe des Wachstums. Hier ist ein abwartendes Verhalten gerechtfertigt. Rezidivierende Harnwegsinfekte werden antibiotisch behandelt (ggf. auch Langzeit-Antibiotikaprophylaxe).

Refluxe III.- bis V. Grades müssen meist operativ versorgt werden. Es wird eine Antirefluxplastik (antirefluxive Neueinpflanzung des Ureters in die Blase) vorgenommen. Das Prinzip aller beschriebenen Operationsmethoden ist die Schaffung eines längeren intramuralen Uretersegmentes.

Harnleitermißbildung bei Doppelniere (☞ Kap.5)

12.1.3 Mißbildungen der Blase und Harnröhre

Spaltmißbildungen stehen hier im Vordergrund.

Hypospadie

Die Hypospadie ist eine unvollständige Entwicklung der Urethra, wobei die Mündung der Urethra nicht am Meatus externus an der Penisspitze, sondern auf der Penisunterseite erfolgt. Der Rest der Urethra ist in Form einer nach oben offenen Rinne geformt. Die Mündung der Urethra kann in verschiedener Höhe (von glandulär bis penoskrotal) erfolgen. Meist liegt im Mündungsbereich der Urethra auch eine Stenose (Meatusstenose) vor.

Häufig ist gleichzeitig auf der Penisunterseite ein Narbenstrang (hypospade Chorda) ausgebildet, der zu einer teils erheblichen Penisverkrümmung nach unten führen kann. Eine sog. volare Vorhautschürze ist typisch.

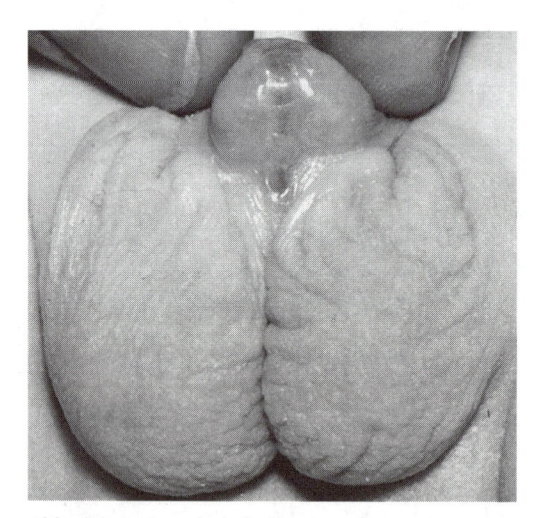

Abb. 12.4: Penoskrotale Hypospadie

Die Therapie erfolgt durch plastische Rekonstruktion (Bildung einer Neourethra) möglichst bis zum 3. Lebensjahr. In Abhängigkeit der Ausprägung muß ggf. in einer ersten Sitzung eine Penisaufrichtung (Chordektomie) erfolgen.

Epispadie

Die Epispadie ist ein *fehlender Verschluß* der Urethralrinne, wobei die Urethra auf der Oberseite des Penis mündet (unterschiedliche Ausprägungen sind möglich). Die Urethra liegt in Form einer Rinne frei. Häufig ist ein *fehlender Symphysenschluß* assoziiert, der durch das Auseinanderweichen der Corpora cavernosa zu einer (relativen) Penisverkürzung führt.

➤ Bei der vollständigen Epispadie ist auch der Sphinkter externus betroffen, so daß eine Inkontinenz vorliegt. Eine zusätzliche Chorda kann den Penis ebenfalls nach oben verkrümmen.

Auch beim Mädchen kommen Epispadien vor (kurze, weite Urethra mit gespaltener Klitoris).

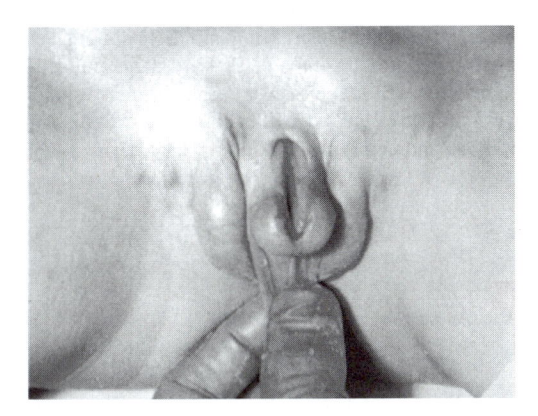

Abb. 12.5: Epispadie

Blasenekstrophie

➤ Die Blasenekstrophie ist praktisch die Extremvariante der Epispadie. Es liegt eine vollständig epispade Urethra vor, gleichzeitig besteht ein Defekt der unteren Bauch- und der vorderen Blasenwand, so daß die Blase offen im Unterbauch liegt. Immer besteht auch eine weit klaffende Symphyse, wodurch der epispade Penis deutlich verkürzt wirkt.

Die Therapie der Blasenekstrophie besteht in der plastischen Rekonstruktion. Wenn ein plastischer Blasenaufbau nicht möglich ist, muß ggf. auch die Resektion der Blasenplatte mit Harnableitung (z.B. Ileum-Conduit) erfolgen. Die klaffende Symphyse wird möglichst im Kindesalter durch spezielle Nähte adaptiert, weiterhin sind meist noch plastische Korrekturen des Penis erforderlich.

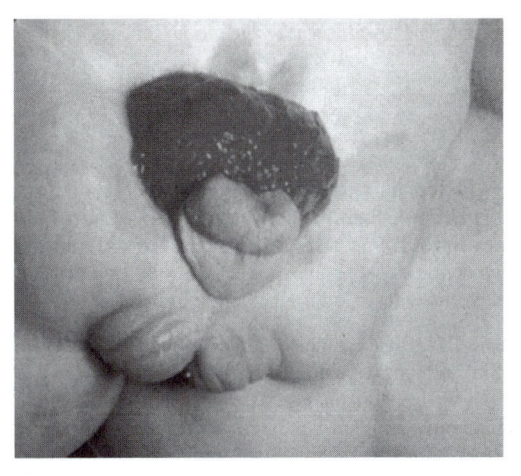

Abb. 12.6: Blasenekstrophie

Das Risiko einer sekundären Entstehung eines Adenokarzinoms der Blase ist deutlich erhöht.

Urethralklappen

➤ Unter Harnröhrenklappen versteht man embryogenetisch entstandene (nur bei Knaben vorhandene) Schleimhautsegel der proximalen Urethra.

➤ Es handelt sich um die wichtigste angeborene subvesikale Obstruktion, die schon intrauterin den oberen Harntrakt erheblich schädigen kann (sekundäre Reflux- und Megaureterenbildung). Die Diagnostik ist oft dadurch erschwert, daß sich die Klappen bei der Zystoskopie wie ein Ventil öffnen, während bei der Miktion eine segelartige Aufblähung erfolgt. Wichtigstes diagnostisches Verfahren ist daher das MCU.

Die Therapie erfolgt durch endoskopische Resektion.

12.1.4 Blasenentleerungsstörungen

Die Blasenentleerungsstörungen im Kindesalter unterscheiden sich prinzipiell nicht von denen des Erwachsenenalters. Häufig liegen angeborene Störungen vor, wobei die Spina bifida (mit oder ohne Myelomeningozele) die größte Rolle spielt.

Auch hier ist der fieberhafte Harnwegsinfekt neben Inkontinenz und Restharnbildung das häufigste Symptom.

Die Diagnose wird durch urodynamische Untersuchungen gestellt. Therapeutisch steht der Schutz des oberen Harntraktes sowie die Infektprophylaxe im Vordergrund (☞ Kap. 14).

12.1.5 Mißbildungen/Lageanomalien des Hodens

Maldeszensus testis (Kryptorchismus)

▶ Normalerweise sind beide Hoden zum Zeitpunkt der Geburt bzw. innerhalb des 1. Lebensjahres im Skrotum tastbar (Reifezeichen). Bleibt der Hodendeszensus aus, spricht man von einem Maldeszensus testis oder Kryptorchismus.

Die **Diagnose** ist meist einfach zu stellen (nicht im Skrotalfach palpabler Hoden). Häufig kann der Hoden im Leistenkanal getastet werden. Ist das nicht eindeutig möglich, müssen weitere diagnostische Maßnahmen erfolgen (Sonographie, CT, NMR, testikuläre Phlebographie, Laparaskopie, ggf. auch operative Exploration), um eine Abgrenzung von der einseitigen echten Anorchie vorzunehmen.

▶ Zu differenzieren ist der Pendel- und der Gleithoden. Beim **Pendelhoden** liegt ein normal langer Samenstrang vor, der Hoden ist manuell leicht in das Skrotalfach zu befördern. Durch einen hyperreaktiven Cremaster wird der Hoden häufig in den Leistenkanal gezogen. Der Pendelhoden bedarf keiner Therapie.

Beim **Gleithoden** liegt ein relativ zu kurzer Samenstrang vor. Der Hoden kann zwar manuell in das Skrotalfach gedrückt werden, retrahiert sich aber sofort wieder (gleitet zurück). Beim Gleithoden ist eine Therapie (s.u.) erforderlich.

▶ Das besondere **Risiko** des kryptorchen Hodens besteht einerseits in der Infertilität, andererseits in der malignen Entartung (Hodentumorrisiko bis zu 20mal höher). Beide Probleme werden darauf zurückgeführt, daß der kryptorche Hoden wesentlich höheren Temperaturen ausgesetzt ist (Die Temperatur ist im Skrotalfach 1–2 °C geringer.).

▶ Die **Therapie** sollte innerhalb des 2. Lebensjahres abgeschlossen sein.

▶ Es erfolgt zunächst eine hormonelle Behandlung mit LH–RH oder HCG, der im Erfolgsfall die Orchidopexie angeschlossen wird.

▶ Führt die Hormontherapie nicht zum Deszensus des Hodens muß eine operative Behandlung erfolgen (Funiculolyse und Orchidopexie).

Die echte Hodenektopie muß immer operativ korrigiert werden.

12.1.6 Mißbildung des äußeren Genitale

Neben der Hypospadie und Epispadie (s.o.) ist hier die Phimose die wichtigste Erkrankung.

Phimose

▶ Bis zum zweiten Lebensjahr besteht eine physiologische Verklebung des inneren Präputialblattes mit der Glans Penis, die in der Regel nicht therapiebedürftig ist.

Eine operative Therapie muß nur dann erfolgen, wenn das Präputium so stark verengt ist, daß es während der Miktion zu einer Ballonierung kommt.

▶ Verengungen können so ausgeprägt sein, daß eine subvesikale Obstruktion mit Schädigung des oberen Harntraktes auftritt. Es wird dann eine Zirkumzision (Beschneidung) vorgenommen (später vermindertes Risiko der Entstehung eines Peniskarzinoms und des Portiokarzinoms der Frau).

12.2 Enuresis

Im Rahmen der normalen Reifung der Blasenentleerungsmechanismen sind Kinder normalerweise im 5. Lebensjahr „trocken". Wiederauftreten oder Fortbestehen frühkindlichen Miktionsverhaltens wird als Enuresis bezeichnet, die tagsüber (E. diurna) oder nachts (E. nocturna) auftreten kann.

▶ Zugrunde liegt in der überwiegenden Zahl der Fälle ein psychopathologisches Fehlverhalten des Kindes und/oder der Eltern (familiäre Häufung). Wichtig ist der Ausschluß sekundärer Faktoren, die eine „Enuresis" bedingen können (Harnwegsinfektionen, neurogene Blasenentleerungsstörungen).

▶ Eine primäre „Enuresis diurna et nocturna" bei sonst erhaltenem Miktionsrhythmus ist verdächtig für das Vorliegen einer ektopen Uretermündung. Die Behandlung der Enuresis erfolgt durch gezieltes Miktionstraining (Miktion in festgelegten Zeitintervallen), ggf. auch medikamentös oder durch psychotherapeutische Maßnahmen (Kind u./o.Eltern). Es gibt eine hohe spontane Heilungsrate.

12.3 Urologische Tumoren im Kindesalter

12.3.1 Nephroblastom (Wilms-Tumor)

➤ Mit Abstand der häufigste hochmaligne Tumor des Kleinkindesalters (Altersgipfel 3. Lebensjahr).

Es handelt sich um einen dysontogenetischen Tumor, der sich von embryonalem Nierengewebe ableitet. Er tritt in 10 % auch beidseitig auf.

➤ Eine Kombination mit Mißbildungen ist häufig (z.B. in 30 % Aniridie).

Symptomatik
➤ Initiale Symptome sind:
- tastbarer abdominaler Tumor,
- Hämaturie,
- Schmerzen und Fieber.

Diagnostik
➤ Klinisch imponiert der tastbare abdominelle Tumor. Die Palpation sollte jedoch wegen der dadurch ausgelösten Metastasierungsgefahr nur äußerst vorsichtig erfolgen!

➤ Laborchemisch ist meist eine maximal beschleunigte BSG nachweisbar. Weiterhin kann eine begleitende Anämie auftreten.

➤ Die Diagnose wird durch Sonographie, Ausscheidungsurogramm und CT (NMR) gesichert. Die Knochenszintigraphie gehört ebenfalls zum Abklärungsprogramm.

➤ Die Metastasierung erfolgt (in abnehmender Häufigkeit) in Lunge, Leber, Knochen und Gehirn.

Differentialdiagnostisch ist vor allem das (häufig abdominal lokalisierte) Neuroblastom (☞ Kap.10) abzugrenzen.

Therapie
➤ Die Behandlung ist stadienorientiert und erfolgt kombiniert operativ sowie chemo- und strahlentherapeutisch.

Die **Prognose** ist unter Anwendung moderner Therapieverfahren nicht schlecht und liegt je nach Stadium zwischen 60 und 100 %.

12.3.2 Neuroblastom (☞ Kap.10)

12.3.3 Rhabdomyosarkom

Relativ seltener, von der quergestreiften Muskulatur abgeleiteter maligner Tumor, der bei Kindern häufig im Bereich der Blase auftritt (häufigster kindlicher Blasentumor).

➤ Die **Symptomatik** ist ähnlich der des Blasentumors (Schmerzen/Hämaturie/Blasenausgangsverlegung). Gelegentlich kann der traubenartige Tumor (Syn. Sarcoma botryoides) bei Mädchen auch vor die Urethra prolabieren.

Die **Diagnose** wird sonographisch und zystoskopisch gesichert.

Die **Therapie** erfolgt durch eine radikale Zystektomie in Kombination mit Chemo- und Radiotherapie. Eine Heilung kann mit kombinierten Behandlungsverfahren in 30–80 % erreicht werden.

13 Urologische Erkrankungen der Frau

Durch die enge Beziehung zwischen innerem und äußeren Genitale der Frau zum Urogenitaltrakt ergeben sich gegenseitige Wechselbeziehungen.

13.1 Erkrankungen der Niere und der ableitenden Harnwege

13.1.1 Entzündungen

Akute Zystitis

Ätiologie
Besondere prädisponierende Faktoren, welche die Entstehung einer Zystitis bei der Frau begünstigen, sind die kurze Harnröhre sowie die unmittelbare Nachbarschaft zur (stets keimbesiedelten) genitoanalen Region, aus der Keime (Bakterien, Pilze, Trichomonaden) leicht aszendieren können. Desweiteren spielt auch der Geschlechtsverkehr als „typisches Zystitistrauma" (sog. Honeymoon-Cystitis) eine wesentliche Rolle. Auch im Rahmen gynäkologischer Infektionen (Vulvovaginitis) kann es zu einer Keimaszension kommen. In der präpubertären Phase sowie in der Menopause werden Infektionen zusätzlich durch den fehlenden protektiven Effekt der Oestrogene begünstigt.

Symptomatik
Bei akuter Zystitis treten typische dysurische Beschwerden mit Pollakisurie, Algurie, Nykturie sowie terminalem Brennen und ständigem Blasenorgangefühl auf. Eine terminale Makrohämaturie (hämorrhagische Zystitis) ist nicht selten. Die Beschwerden können bei chronischer Keimbesiedlung auch geringer ausgeprägt sein.

Diagnostik
▶ Der typische Befund im Urinstatus (Leukozyten, Erythrozyten, Bakterien und Zelldetritus) macht die Diagnose wahrscheinlich, die Diagnosesicherung erfolgt durch Anlage einer Urinkultur (vor Therapie!).
Differentialdiagnostisch muß eine Endometriose der Blasenschleimhaut ausgeschlossen werden (zyklusabhängige Dysurie ggf. mit Makrohämaturie). Hier erfolgt die Diagnose zystoskopisch und histologisch, die Therapie durch Gestagene, Antigonadotropine oder operativ.

⊙ **Merke:** Bei jeder chronisch rezidivierenden Zystitis muß eine weitergehende Diagnostik (Sono, AUG, MCU, Zystoskopie) zum Ausschluß einer sekundären Infektursache erfolgen.

Therapie
▶ Die Therapie erfolgt antibiotisch (vorher Urinkultur). Sie darf „blind" begonnen werden und muß ggf. nach Erhalt der Resistenztestung umgestellt werden. Als geeignete Medikamente haben sich Trimethoprim/Sulfamethoxazol oder auch eine „single-shot-Therapie" mit einem Gyrasehemmer neuerer Generation erwiesen. Zusätzlich gesteigerte Trinkmenge sowie ggf. spasmoanalgetische Therapie und externe Wärmeapplikation.

Interstitielle Zystitis

Die interstitielle Zystitis ist eine ätiologisch unklare Erkrankung, welche vor allem bei Frauen im 5. Lebensjahrzehnt auftritt. Betroffene Patientinnen klagen über ausgeprägte dysurische Beschwerden mit Pollakisurie und Strangurie, häufig auch (terminale) Makrohämaturie.

Es kommt zu einer (zystoskopisch sichtbaren) zunehmenden, teils ulzerösen Fibrosierung der Blasenwand, die im Extremfall zur Ausbildung einer Schrumpfblase mit vesikoureteralem Reflux führt.

Eine kausale Therapie ist nicht möglich, so daß nur eine symptomatische Therapie erfolgen kann. Im äußersten Fall muß sogar eine Zystektomie mit Harnableitung in Betracht gezogen werden.

Reizblase

➤ Dysurische Beschwerden ohne faßbare morphologische Veränderungen werden unter diesem Begriff subsummiert. Betroffen sind meist Frauen zwischen 30 und 50 Jahren.

Ätiologisch wird neben psychischen Faktoren auch ein Östrogendefizit (Bestimmung des karyopyknotischen Index) diskutiert. Nach sicherem Ausschluß morphologischer Veränderungen kann die Therapie symptomatisch durch Psychotherapie oder Psychopharmaka ggf. auch durch Östrogensubstitution erfolgen.

Strahlenzystitis

Durch Bestrahlungen im Bereich des Beckens (gyn. Tumoren) verursachte Fibrosklerose der Blasenwand, die dysurische Beschwerden unterschiedlichen Ausmaßes verursacht. Auch noch Jahre nach der Bestrahlung kann sich als Spätfolge auf dem Boden einer Strahlenzystitis eine Schrumpfblase entwickeln.

Die Häufigkeit der Strahlenzystitis konnte durch moderne Bestrahlungsverfahren wesentlich gesenkt werden.

Die Therapie erfolgt symptomatisch, ein Therapieversuch mit Kortikoiden ist lohnend. Als Ultima ratio Zystektomie und Harnableitung.

13.1.2 Harnwege und Schwangerschaft

Während der Schwangerschaft kommt es häufig zu einer Dilatation des oberen Harntraktes, wobei die rechte Seite stärker als die linke betroffen ist (Rechtsdrehung des Uterus in der Gravidität, überwiegend rechts ausgebildeter Plexus der V. ovarica (V. ovarica-dextra-Syndrom) und Schutz des linken Ureters durch das Sigma).

Diese physiologische Dilatation wird durch eine hormonell bedingte Weitstellung der Ureteren verstärkt.

Eine Therapiebedürftigkeit besteht in der Regel nicht.

➤ Bei aszendierenden Infektionen kann es jedoch zur Ausbildung einer **Schwangerschaftspyelonephritis** kommen. Dabei treten Fieber, Schüttelfrost und Flankenschmerzen auf der betroffenen Seite auf.

➤ Klingen die Beschwerden nicht unter konservativer Therapie (Bettruhe/Lagerung auf nicht betroffene Seite) ab, muß eine antibiotische Therapie eingeleitet werden, wobei die Medikamentenauswahl wegen möglicher teratogener Schäden begrenzt ist (geeignet z.B. Ampicillin und Cephalosporine).

Differentialdiagnostisch ist immer auch an das Vorliegen einer Steinerkrankung zu denken.

➤ Wenn hier Sonographie und Zystoskopie mit Indigokarmingabe keine sichere Diagnose ermöglicht, muß unter strengster Indikationsstellung ggf. auch ein AUG (Übersicht und 20'-Aufnahme) erfolgen. Wegen der Gefahr einer Urosepsis eventuell Doppel-J-Einlage oder perkutane Nephrostomie.

13.2 Mögliche Folgeerscheinungen gynäkologischer oder geburtshilflicher Eingriffe

Nach großen gynäkologischen Operationen (z.B. abd. oder vag. Hysterektomie) sind insbesondere Verletzungen des Harnleiters keine Seltenheit. *Ligaturen des Ureters* (auch beidseitig) kommen vor.

➤ Nicht erkannte Verletzungen können auch zu *Fistelbildungen* (Ureter-Scheide/Blase-Scheide-/Blase-Scheide-Rektum) führen.

➤ Fistelbildungen sind auch nach Radiatio gyn. Tumoren möglich.

➤ In der Regel ist ein operativer Fistelverschluß erforderlich.

13.3 Urininkontinenz

Mit zunehmendem Alter ist vor allem bei Frauen die Inkontinenz ein häufig geklagtes Symptom. Als Inkontinenz wird jeder unfreiwillige und von der willkürlichen Miktion unabhängige Urinabgang bezeichnet.

Die Formen der primären und sekundären Inkontinenz, die aus z.B Fehleinmündungen des Ureters (☞ Doppelniere) oder Fistelbildung resultieren, sollen hier nicht besprochen werden.

Streßinkontinenz

➤ Bei der Streßinkontinenz kommt es bei körperlicher Belastung (z.B. Husten Niesen, Lachen, Heben) zu unfreiwilligem Urinabgang *ohne Harndrang*.

➤ Ursächlich ist eine Schwäche der Beckenbodenmuskulatur. Auch im Rahmen des Descensus uteri (große Geburtenzahl!) ist die Streßinkontinenz häufig (verstrichener Blasenhalswinkel).

➤ Die Streßinkontinenz wird in drei Schweregrade eingeteilt:
- **Grad I**: Urinverlust bei schwerer körperlicher Belastung (Heben/Niesen),
- **Grad II**: Urinverlust bei leichter körperlicher Belastung (Laufen),
- **Grad III**: Urinverlust im Liegen.

Drang-(Urge-)Inkontinenz

➤ Die Drang- oder Urge-Inkontinenz führt zu unfreiwilligem Urinverlust bei gleichzeitig vorausgehendem *imperativem Harndrang* (aktiver Urinverlust). Es wird die *motorische Urge-Inkontinenz* (Harnabgang mit Detrusorkontraktion) von der *sensorischen Urge-Inkontinenz* (Harndrang ohne nachweisbare Detrusorkontraktion) unterschieden.

➤ Die Ätiologie der Urge-Inkontinenz ist vielgestaltig. Neben der „idiopathischen" Form kommt die symptomatische Form hervorgerufen durch Entzündungen, neurogenen oder hormonellen Störungen sowie bei Obstruktionen, Tumoren oder Fremdkörpern vor.

Reflexinkontinenz

➤ Unkontrolliert ablaufender Miktionsreflex bei Schäden des oberen motorischen Neurons (ZNS-Erkrankungen, Querschnittslähmung).

Überlaufinkontinenz

Urinverlust bei maximal gefüllter Blase (große Restharnmengen)

Diagnostik

➤ Nach Ausschluß sekundärer Faktoren, v.a. bei der Urge-Inkontinenz (Entzündungen, Tumoren, Fremdkörper), ist die *urodynamische Untersuchung* zur Differenzierung der verschiedenen Inkontinenzformen und für eine exakte Diagnosestellung erforderlich.

Für die urodynamische Untersuchung wird ein Druckmeßkatheter sowohl in der Blase als auch im Rektum plaziert (der Differenzdruck zwischen Blase und Rectum ist der Detrusordruck). Weiterhin erfolgt die Erfassung der Beckenbodenaktivität (EMG) durch Nadel- oder Klebeelektroden. Die Registrierung der Flußmenge sowie der Miktionsmenge erfolgt durch integrierte Uroflowmetrie.
Alle Meßwerte werden während der Blasenfüllung mit körperwarmer Kochsalz- oder Röntgenkontrastlösung (gleichzeitiges MCU möglich) kontinuierlich aufgezeichnet.
Zur Erfassung der funktionellen Sphinkterlänge kann in gleicher Sitzung auch ein Urethradruckprofil angefertigt werden.

Therapie der Streßinkontinenz

Die Streßinkontinenz Grad I kann meist konservativ durch Beckenbodengymnastik und ggf. zusätzlicher Gabe von α-Sympathomimetika, erforderlichenfalls Hormonsubstitution, erfolgen.
Bei der Streßinkontinenz Grad II–III muß i.d.R. eine operative Sanierung durchgeführt werden. Eine Vielzahl von Operationsverfahren stehen zur Verfügung. Ein bestehender Deszensus muß ggf. korrigiert werden.

Therapie der Urge-Inkontinenz

Hier ist der Ausschluß der zugrundeliegenden Faktoren (s.o.) besonders wichtig. Die Therapie erfolgt dann medikamentös durch Dämpfung des Detrusors mittels detrusorwirksamen Anticholinergika (z.B. Oxybutynin). Bei Versagen der medikamentösen Therapie ist bei schweren Ausprägungen auch eine operative Versorgung z.B. mittels Blasenerweiterung durch Darm (Augmentation) möglich.

14 Neurogene Blasenentleerungsstörungen

Die Innervation der Blase und des Schließmuskels erfolgt auf sympathischem, parasympathischem und somatischem Weg. Die Steuerung einer koordinierten Blasenentleerung ist daher ein komplexer Vorgang, der manigfaltigen Störungen unterliegen kann.

Anatomische Grundlagen

➤ Die **parasympathische Innervation** *(N. pelvicus)* der Blase erfolgt aus dem *sakralen Miktionszentrum* (S2 bis S4/in Höhe der Wirbelkörper BWS 12 bis LWS 1). In gleicher Höhe entspringt auch die **somatische Innervation** des Sphinkter externus über den N. pudendus, der wiederum sensomotorische Reflexbögen mit dem N. pelvicus besitzt.

Die **sympathische Innervation** erfolgt über den Plexus hypogastricus aus TH10 bis L2.

Das periphere System untersteht der zentralen Kontrolle im Hirnstamm und dem Frontalhirn.

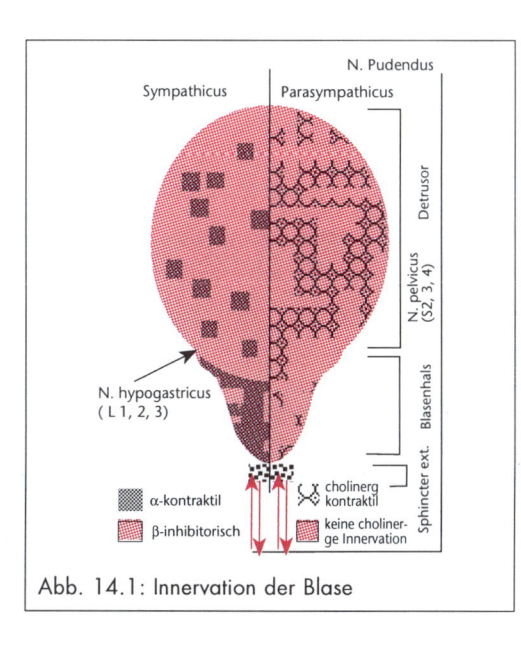

Abb. 14.1: Innervation der Blase

Ätiologie

Neben angeborenen Störungen (z.B. Myelomeningozele, Spina bifida) kommen viele erworbene Ursachen in Frage:
- Querschnittslähmung,
- Bandscheibenvorfälle,
- Multiple Sklerose,
- Entzündungen,
- Tumoren,
- zentrale Erkrankungen (z.B. M. Parkinson),
- Stoffwechselerkrankungen,
- pharmakologisch bedingte Störungen.

Im Regelfall liegen gemischte Störungen der Blaseninnervation vor, lediglich die Querschnittslähmung bietet in Abhängigkeit der Lokalisation klarer einteilbare Störungen.

Symptomatik/Diagnostik

Die allgemeine Symptomatik besteht in der Regel in dysurischen Beschwerden mit Pollakisurie, Nykturie, Stanguerie etc.. Harnverhaltungen und vor allem auch Inkontinenz können auftreten.

Wesentlich ist der Ausschluß anderer Faktoren, die ein ähnliches Beschwerdebild verursachen können wie z.B. Harnröhrenstrikturen oder ein Prostataadenom.

Die Diagnose wird durch die kombinierte urodynamische Untersuchung gesichert.

Therapeutische Prinzipien

Im Vordergrund steht der Schutz der Nierenfunktion. Hier gilt es vor allem, den oberen Harntrakt vor zu hohen Miktionsdrücken sowie vor rezidivierenden Harnwegsinfekten zu schützen. Dazu muß eine entsprechend medikamentöse Therapie erfolgen.

➤ Eine längerfristige Versorgung mit Dauerkathetern (transurethral oder suprapubisch) gilt heute als obsolet.

➤ Der saubere intermittierende Einmalkatheterismus, wenn möglich durch den Patienten selbst durchgeführt, ist längerfristig die beste Versorgung.

Daneben besteht im Einzelfall die Möglichkeit zu einer chirurgischen (Blasenerweiterungsplastik/Zystektomie und Harnableitung) oder neurochirurgischen (Implantation von Blasenschrittmachern) Versorgung.

Querschnittslähmung

➤ Bei der meist traumatisch verursachten Querschnittslähmung tritt zunächst die Phase des **spinalen Schocks** auf. Hierbei steht primär eine atone Blasenentleerungsstörung im Vordergrund, die mit suprapubischer Zystostomie oder intermittierendem Katheterismus behandelt werden muß.

Nach dieser Phase, die Wochen bis Monate anhalten kann, ist dann die weitere Symptomatik von der Höhe der Läsion abhängig.

➤ Bei einer kompletten **supranukleären Läsion** (oberhalb des sakralen Miktionszentrums S2–S4) kommt es zu dem Bild einer autonomen Blase (Detrusorhyperreflexie/Reflexblase). Häufig besteht gleichzeitig eine funktionelle Obstruktion durch eine Detrusor-Sphinkter-Dyssynergie. Das Harndranggefühl fehlt, und es kommt zu unwillkürlichen Detrusorkontraktionen.

Die Behandlung besteht in intensivem Blasentraining (Erlernen einer möglichst koordinierten Blasenentleerung durch Triggerung) ggf. auch in einer medikamentösen Zusatztherapie durch Anticholinergika (zur Blasenrelaxation). Eine strenge urologische Kontrolle vor allem zur Verhinderung zu hoher, den oberen Harntrakt schädigenden, Miktionsdrücke ist erforderlich.

➤ Die **infranukleäre Läsion** (unterhalb des sakralen Miktionszentrums) führt zum Bild der atonen, reflexlosen Blase (Detrusorhyporeflexie bzw. -areflexie) mit großen Restharnmengen. Die Behandlung muß hier durch intermittierenden Katheterismus erfolgen. Ggf. kommt auch eine medikamentöse Therapie zur Tonisierung des Detrusors mit Cholinergika in Betracht.

Tab. 14: Einteilung neurogener Blasenentleerungsstörungen

Supranucleäre Läsion	komplett	Reflexblase, autonome Blase, obere motor. Neuron-Läsion
	inkomplett	ungehemmte Blase
Infranucleäre Läsion	komplett	Schlaffe (atone) Blase, untere motor.-Neuron-Läsion
	inkomplett	motorische Läsion

15 Notfälle

15.1 Harnverhalt, Anurie

15.1.1 Harnverhalt

➤ Beim Harnverhalt (Ischurie) kann die volle Blase plötzlich nicht mehr entleert werden.

Ätiologie
➤ *Subvesikale Obstruktion*
   - Prostataadenom (BPH) am häufigsten,
   - Prostatakarzinom,
   - Prostatitis,
   - Urethrastriktur, Urethraklappen,
   - Urethrasteine, Urethrafremdkörper,
   - Urethratumoren,
   - Phimose, Paraphimose.
- *Neurogen:* periphere und zentrale Nervenläsionen.
- *Pharmakologisch:* Pharmaka mit parasympatholytischer bzw. sympathomimetischer Wirkung.
- *Traumatisch:* Harnröhrenverletzungen.
- *Psychogen.*

Symptomatik: Prall gefüllte, meist schmerzhafte Blase, bei häufig starkem Harndrang.

Diagnostik
- Anamnese,
- Inspektion,
- Palpation (palpabler Unterbauchtumor) und Perkussion der Harnblase,
- Sonographie (prall gefüllte Blase, evtl. beidseitige Harnstauungsnieren),
- rektale Palpation (BPH?).

➤ **Therapie**
Transurethrale (Einmal-) Katheterisierung oder suprapubische Blasenentlastung (Zystostomie, Blasenpunktion).

⚠ **Achtung:** Gefahr der Blutung e vacuo bei zu schneller Entlastung der Blase (spontane Blutung aus komprimierten Blasenvenen), daher fraktioniertes Ablassen des Urins.

15.1.2 Anurie

➤ Die Anurie ist eine Verminderung der Urinausscheidung unter 100 ml/Tag. Hierbei ist zwischen prärenalen, renalen und postrenalen Ursachen zu unterscheiden. Stets sollte differentialdiagnostisch der Harnverhalt (volle Blase!) abgegrenzt werden (☞ Kap. 1).

15.2 Kolik

Die Nieren- bzw. Harnleiterkolik ist ein plötzlich, starker, meist einseitiger, vernichtender Schmerz mit wellenförmigem Charakter. Die Schmerzlokalisation bzw. Ausstrahlung ist abhängig von der Lokalisation der Obstruktion.
Die Kolik ensteht aufgrund einer Verlegung der ableitenden Harnwege und beruht auf einer Hyperperistalik und Spastik der glattmuskulären Anteile des Hohlraumsystems über dem Abflußhindernis. Durch eine reflektorische, peritoneale Mitbeteiligung kann es zu Übelkeit, Erbrechen und Darmatonie bis zum paralytischen Ileus kommen.
Am häufigsten führen Harnleitersteine zu Koliken, differentialdiagnostisch kommen interne Ureterobstruktionen anderer Genese (Blutkoagel, Papillennekrosen) und externe Ureterkompressionen in Betracht.

Diagnostik
- Ananmese,
- Urin-Status,
- Sonographie,
- Nierenübersicht,
- im kolikfreien Intervall Ausscheidungsurographie.

Therapie
➤ Die Therapie der Nieren- bzw. Harnleiterkolik erfolgt meist durch i.v. Gabe von Analgetika peripheren (Meteramizol) und zentralen (Opiatderivate) Typs, evtl. auch gleichzeitige Sedierung (Diazepam), durch welche die Kolik wirkungsvoll durch-

brochen werden kann. Auf die Gabe von Scopolamin sollte wegen der geringen Wirksamkeit auf den Harnleiter sowie der Verstärkung der Darmatonie verzichtet werden. Eine längerfristig antiphlogistische Behandlung (nicht steroidale Antiphlogistika) kann durch lokale Schleimhautabschwellung den Steinabgang beschleunigen. Unter dieser Therapie, kombiniert mit reichlicher Flüssigkeitszufuhr, gehen 80 % aller Harnleitersteine spontan ab.

Bei therapieresistenten Koliken kann die Entlastung des gestauten Hohlraumsystems mittels Ureterenkatheter (Doppel-J-Katheter) versucht werden oder eine perkutane Nephrostomie erfolgen. Sekundär ist die Therapie der zugrundeliegenden Störung erforderlich.

15.3 Akutes Skrotum

Als akutes Skrotum wird *jede schmerzhafte* oder *nichtschmerzhafte* Schwellung des Skrotums bzw. dessen Inhaltes bezeichnet.

Ätiologie
- **Schmerzhaft**
  - Epididymitis,
  - Orchitis,
  - Hodentorsion,
  - Hydatidentorsion,
  - Hoden-/Nebenhodenabzeß,
  - Skrotalabzeß,
  - (inkarzerierte) Leistenhernie,
  - Skrotaltrauma (Hodenruptur, Hämatozele),
  - Selten: Purpura Schönlein-Hennoch, Fourniersche Gangrän, Thrombose des Plexus pampiniformis.
- **Nicht schmerzhaft**
  - Hodentumor,
  - Hydrozele,
  - Spermatozele,
  - Skrotalödem,
  - Nebenhodentumor.

⚠ **Merke:** Jede schmerzhafte oder nicht schmerzhafte Skrotalschwellung gilt bis zum Beweis des Gegenteils als tumorverdächtig.

Symptomatik
Der Skrotalschmerz kann plötzlich oder verzögert einsetzen. Häufig wird der Schmerz durch peritoneale Reizung in den Unterbauch projiziert. Dadurch kann es auch zu Übelkeit, Erbrechen und Kreislaufreaktionen kommen.

Durch skrotale Schwellungen wird die Hautfältelung aufgehoben; eine gleichzeitige Rötung ist ebenso wie der Hodenhochstand häufig.

Diagnostik
Wichtige Untersuchungsverfahren beim akuten Skrotum sind:
- Anamnese (Alter),
- Inspektion,
- Palpation (oft durch Schmerzhaftigkeit erschwert),
- Diaphanoskopie,
- Urinuntersuchung,
- Sonographie,
- Doppler-Sonographie.

Wegen der unterschiedliche Ätiologie des akuten Skrotums werden die häufigsten Krankheitsbilder einzeln besprochen:

15.3.1 Epididymitis

Entzündung des Nebenhodens, die in den meisten Fällen bakteriell verursacht ist. Häufigste Erkrankung des Nebenhodens. Betroffen sind in erster Linie Männer im Erwachsenenalter. Präpubertales Auftreten ist selten. Am häufigsten gramnegative Keime. Weiteres ☞ Kap. 6.2.7

Symptomatik
- Starke skrotale Schmerzen in den Samenstrang ausstrahlend,
- stark druckschmerzhafte Nebenhodenschwellung, nach einigen Stunden vom Hoden schlecht abgrenzbar,
- Rötung und Schwellung der betroffenen Skrotalhälfte,
- fakultativ: zystitische, urethritische Beschwerden, gelegentlich Fluor urethralis, hohes Fieber bis 40 °C, Urosepsis.

Diagnostik
Anamnese, Inspektion, Palpation, Diaphanoskopie, Urinsediment (Leukozyturie, Bakteriurie), Urinbakteriologie mit Resistenzbestimmung, laborchemische Parameter (Leukozytose, BSG↑, CRP↑), Urethraabstrich, Sonographie der ableitenden Harnwege, Hodensonographie, Dopplersonographie der Hodengefäße (Hyperperfusion).

Therapie

Physikalische Maßnahmen (Bettruhe, Hochlagerung, Kühlung), Antiphlogistika, Antipyretika. Bei starken Schmerzen Lokalanästhetika (Samenstranginfiltration). Antibiotische Therapie ☞ Kap. 6.2.7.

15.3.2 Orchitis

Eine isolierte Orchitis ist selten, gelegentlich tritt sie als Mitreaktion bei einer Epididymitis auf. Eine Mumpsorchitis kann in oder nach der Pubertät auftreten.

Symptomatik

Stark schmerzhafte Hodenschwellung mit Rötung der entsprechenden Skrotalhälfte, hohes Fieber.

Diagnostik

Anamnese, Inspektion, Palpation, Diaphanoskopie, Sonographie, Urinstatus, laborchemische Parameter (Leukozytose, BSG↑, CRP↑), Serologie ☞ 6.2.6.

Therapie

Bettruhe, Hochlagerung, Antipyretika, Antiphlogistika, bei starken Schmerzen Lokalanästhetika (Samenstranginfiltration). Bei Nachweis einer bakteriellen Genese testgerechte Antibiose.

15.3.3 Hodentorsion

Durch eine weite Hodenhülle (Insuffizienz des Hodenbefestigungsapparates) kann es spontan, durch Traumata, plötzliche Bewegungen (Sport) und Cremasterkontraktion zu einer Torsion des Samenstranges kommen. Dadurch werden in Abhängigkeit vom Ausmaß der Torsion (meist > 360 °) venöser Abfluß und/oder arterielle Perfusion unterbunden (hämorrhagische bzw. anämische Infarzierung). Hodentorsionen sind im Kindesalter (1. Lj.) und in der Pubertät am häufigsten. Dystope Hoden neigen häufiger zu Torsionen.

Symptomatik

➤ Plötzlich auftretender, heftigster einseitiger Hodenschmerz mit Ausstrahlung in die Leiste, Hodenhochstand auf der betroffenen Seite. Später Skrotalschwellung und -rötung.

➤ Diagnostik

Anamnese, Inspektion, Palpation (insbes. Samenstrang), Dopplersonographie (Darstellung der Hodengefäßes bzw. deren Abbruch im Torsionsbereich). Das Prehn'sche Zeichen ist unsicher (bei Anheben des Hoden: Schmerzzunahme → Torsion; Schmerzerleichterung → Entzündung).

Therapie

Initial kann der manuelle Detorquierungsversuch nach außen erfolgen („Hast Du mal im Hoden Qual, drehe ihn nach lateral!").

➤ Danach sofortige Hodenfreilegung von skrotal mit Detorquierung und Orchidopexie, auch der Gegenseite! Dies muß innerhalb der ersten 6 Stunden nach Torsion erfolgen, da ansonsten eine irreversible Schädigung zu erwarten ist. Wird nach operativer Freilegung und Detorquierung keine Reperfusion des Hodens beobachte, muß eine Ablatio testis durchgeführt werden.

15.3.4 Hydatidentorsion

Die Hydatidentorsion ist eine Verdrehung der Appendix testis (rudimentäre Anteile des Müllerschen Ganges am Hoden bzw. Nebenhoden). Sie kommt gehäuft im Kindesalter vor.

Symptomatik

Klinisch ähnlich wie bei einer Hodentorsion treten einseitige, plötzliche Skrotalschmerzen auf, die von einer Rötung und Schwellung begleitet sein können.

Diagnostik

Anamnese, Inspektion, Palpation, Diaphanoskopie, Sonographie.

Therapie

Im Zweifel sollte immer die Hodenfreilegung erfolgen! Ist die Diagnose der Hydatidentorsion sicher, kann eine konservative Therapie mit Analgetika erfolgen.

15.3.5 Hodentumor

Auch ein Hodentumor kann als akutes Skrotum mit schmerzhafter Schwellung und Rötung imponieren. Weiteres ☞ Kap. 7.

In allen Zweifelsfällen muß eine inguinale Hodenfreilegung erfolgen.

15.3.6 Akute Hydrozele

Durch plötzliche Öffnung eines bereits obliterierten Prozessus vaginalis (erhöhter intraabdominaler Druck (Schreien, Bauchpresse)) kommt es zu einer Verbindung von Peritonealhöhle und Cavum serosum testis. Hierdurch gelangt freie intraabdominale Flüssigkeit in die Hodenhüllen. Meist hat in der Anamnese bereits eine Hydrozele bestanden.

Eine sekundäre Hydrozele (Entzündung, Tumor, Torsion, Trauma) kann sich in kurzer Zeit ausbilden und aufgrund der Dehnung der Tunica vaginalis symptomatisch werden.

Symptomatik
Plötzliche, schmerzhafte Skrotalschwellung ohne Rötung.

Diagnostik
Anamnese, Inspektion, Palpation, Auskultation, Diaphanoskopie, Sonographie.

Therapie
Akute therapeutische Maßnahmen sind in der Regel nicht nötig. Sekundär erfolgt die Therapie einer Hydrozele durch Spaltung und ggf. auch Resektion der Hodenhüllen. Bei offenem Prozessus vaginalis muß ein operativer Verschluß erfolgen.

15.3.7 Hämatozele

Skrotale Traumata (meist direkt) können zu einer Ruptur von Hodengefäßen führen. Hierdurch kann es zu einem schmerzhaften Hämatom in den Hodenhüllen kommen.

Diagnostik
Anamnese, Inspektion, Palpation, Diaphanoskopie, Sonographie.

Therapie
Zunächst konservativ. Bei Zunahme des Hämatoms unter konservativer Therapie (Bettruhe, Hochlagerung), chirurgische Intervention.

15.3.8 Inkarzerierte Hernien

Die häufigste Hernienform ist die Leistenhernie. Sie wird in direkte (medial der epigastrischen Gefäße) und indirekte (lateral der epigastrischen Gefäße) unterteilt.

➤ Als eine mögliche Komplikation einer inguinalen Hernie kann es zu einer Einklemmung kommen. Die Drosselung des venösen Abstromes führt zu Ödem, Peritonitis, Nekrose und Perforation des gesamten Bruchsackinhaltes mit Passagestopp (Ileus) oder lediglich eines Darmwandanteils (Littrésche Hernie).

Symptomatik
➤ Schmerzhafte, oft plötzliche Schwellung der Inguinal- und Skrotalregion. Peritonitische Zeichen (Abwehrspannung, Druckschmerz), Ileus.

Diagnostik
Anamnese, Inspektion, Palpation (auch der Gegenseite), Auskultation (Darmgeräusche!), Diaphanoskopie, Abdomenübersicht.

Therapie
Über einer inkarzerierten Hernie darf die Sonne weder auf- noch untergehen!
Repositionsversuch. Operative Freilegung und Hernioplastik sofort, wenn Reposition nicht sicher gelingt; anderenfalls sollte eine möglichst baldige Versorgung erfolgen. Ohne Operation keine Heilung!

15.4 Priapismus

➤ Als prolongierte Erektion wird eine Erektion von mehr als 3 Stunden bezeichnet, die ohne sexuelle Stimulation ausgelöst und *nicht schmerzhaft* ist (meist pharmakologisch induziert, SKAT)
Der Priapismus ist eine schmerzhafte Dauererektion ohne sexuelle Erregung.
Typischerweise sind die Corpora cavernosa rigide, während das Corporus spongiosum von Urethra und Glans schlaff ist. Häufig kommt es gleichzeitig zum akuten Harnverhalt.

➤ Der Priapismus entsteht idiopathisch oder sekundär bei:
- Bluterkrankungen mit Erhöhung der korpuskulären Anteile,
- zentralen und peripheren Nervenläsionen,

- selten bei Infektionskrankheiten, Hämodialyse, parenteraler Ernährung mit Fettemulsionen, venöser Abflußbehinderung des kleinen Beckens unterschiedlicher Ätiologie.

Zum Priapismus kommt es, wenn der arterielle Zufluß den venösen Abfluß überschreitet und entsteht aus Disbalance der nervalen, arteriellen, cavernösen und venösen Faktoren, die zur Erektion führen.

Die Unterscheidung zwischen dem ischämischen „Low-flow"- und dem nicht ischämischen „High-flow"-Priapismus ist wegen der unterschiedlichen therapeutischen Konsequenzen wichtig und kann mittels Dopplersonographie der Penisarterien getroffen werden.

➤ Therapie

Der Priapismus muß innerhalb der ersten 48 Stunden erfolgreich therapiert werden, da sonst aufgrund der Thrombose und Fibrose der Corpora cavernosa eine erektilen Dysfunktion droht.

An erster Stelle der Therapie (< 5 Stunden) der prolongierten Erektion bzw. des Priapismus sollte der Versuch stehen, über eine Aktivierung des Sympathikus (z.B. starke sportliche Betätigung), eine Detumeszenz zu erreichen.

Jeder weitere Therapiemaßnahme ist invasiv.

- *„Low-flow"-Priapismus*
  Punktion beider Corpora cavernosa und Aspiration von Blut.
- *„Low-" und „High-flow"-Priapismus*
  Intracavernöse Applikation eines Sympathomimetikums (Meteramin, Noradrenalin) unter entsprechender Kreislaufüberwachung.

➤ Falls diese, ggf. auch mehrmals durchgeführten Maßnahmen, nicht zum Erfolg geführt haben, bleibt lediglich die operative Anlage eines corporospongiösen Shuntes.

15.5 Paraphimose

➤ Bei bestehender Phimose (Mißverhältnis der Präputialöffnung zur Glansgröße) kann es bei hinter die Glans zurückgestreifte Vorhaut zu einer Paraphimose (spanischer Kragen) kommen.

➤ Bei regelrechter arterieller Perfusion kommt es initial zu einer oberflächlichen venösen Abflußstörung des Präputium mit einem folgenden Ödem, welches bei Fortbestehen bis zu einer arteriellen Durchblutungsstörung mit Gangrän der Glans führen kann.

➤ Symptomatik

Starker lokaler Schmerz. Vorhautschnürring im Sulcus coronarius. Geschwollene, livide Glans.

➤ Therapie

Konservativ, durch manuellen Repositionsversuch, ggf. nach längerer manueller Kompression der Glans (5 Minuten). Bei starker lokaler Schmerzsymptomatik sollte dieser in Lokalanästhesie (Peniswurzelblockade) durchgeführt werden.

Gelingt eine manuelle Reposition nicht, muß eine dorsale, longitudinale Inzision erfolgen, die transversal vernäht wird.

Sekundär sollte zur Rezidivprophylaxe eine Zirkumzision erfolgen.

15.6 Hämaturie

Die Ursachen der Hämaturie sind vielschichtig. Sie kann durch Erkrankungen der Nieren, ableitenden Harnwege sowie Prostata und Samenblasen hervorgerufen werden und durch Entzündungen, Tumoren, Steine, Traumata und Fehlbildungen bedingt sein.

Die Hämaturie ist als ein urologisches Leitsymptom keine Erkrankung per se!

Sie kann sich in einer Mikro- oder Makrohämaturie äußern und sowohl schmerzhaft als auch schmerzlos sein. Von einer Makrohämaturie spricht man, wenn mit bloßem Auge Blutbeimengungen im Urin sichtbar sind (> 1 ml Blut/100 ml Urin).

Zu unterscheiden sind weiterhin eine **initiale** (Harnröhre), **terminale** (Prostata, Blase) und **totale** Hämaturie sowie der Blutcharakter (hellrot = frischblutig; dunkel = altblutig).

Es kann zu Blutkoagelbildung kommen, die Koliken (bei Ursprung im Nierenbecken oder Harnleiter) oder eine Blasentamponade verursachen können.

Diagnostik

➤ In jedem Fall ist eine Abklärung der Ursache erforderlich.

Es sollte eine eingehende Anamnese und klinische Untersuchung erfolgen. Urologisch sollten insbesondere die Nierenlager, Blasengegend, Prostata und äußeres Genitale untersucht werden.

Spezielle Untersuchungen
- Urinstatus,
- Bakteriologie,
- Labor: Hb-wirksame Blutung?
- Sonographie der ableitenden Harnwege,
- Ausscheidungsurogramm,
- Zystoskopie (Ausschluß eines Tumors, Lokalisation einer Blutung aus den oberen Harnwegen. Bei Infekt nur unter Antibiotikaschutz; bei akutem Infekt eines parenchymatösen Organs kontraindiziert. Ggf. retrograde Darstellung der oberen Harnwege),
- Bei Tumorverdacht: CT, NMR, Ureterrenoskopie.

Therapie
In jedem Fall muß eine ursächliche Therapie der Grunderkrankung erfolgen.
Bei starken Blutungen sollte eine Blasenspülung angelegt werden, um das Verstopfen der unteren Harnwege zu vermeiden (**Blasentamponade**). Das klinische Bild der Blasentamponade entspricht dem des akuten Harnverhaltes.
Die Blasentamponade muß sofort über einen großlumigen Blasenkatheter oder ein Zystoskop bzw. Resektoskop ausgeräumt werden. Hierbei kann gleichzeitig eine lokalisierte Blutung koaguliert werden. Konsekutiv muß die Blase über einen Blasenkatheter gespült werden.
Kreislaufüberwachende und -stabilisierende Maßnahmen sowie eine ausreichende Diurese (Flüssigkeit und Diuretika) sind flankierende Maßnahmen. Die Inhibition einer Hyperfibrinolyse kann durch Epsilon-Aminokapronsäure initiiert werden.

■ 15.7 Urosepsis

Die Urosepsis ist die Einschwemmung von Bakterien bzw. derer Toxine ins Blut bei infektiösen urologischen Grunderkrankungen bzw. nach urologischen Eingriffen.

Begriffe
- *Bakteriämie:* Bakterien im Blut,
- *Septikämie:* Allgemeinreaktion (hohes Fieber) bei Einschwemmung von Bakterien bzw. deren Toxine ins Blut,
- *Septischer Schock:* Durch Septikämie verursachter Schock,
- *Urosepsis:* Durch infektiöse urologische Grunderkrankung bzw. nach urologischen Eingriffen auftretende Septikämie oder septischer Schock,
- *Pyämie:* Absiedlung von Bakterien bei Septikämie in anderen Organen.

Das Urosepsisrisiko steigt bei Immundefizienz (Diabetes, Alter, Neoplasien, Alkoholabusus, Gicht, Tbc, Immunsuppressiva, Zytostatika, Operationen).

Pathogenese
Durch Einschwemmung von Bakterien bzw. deren Toxine ins Blut kommt es zur Störung der Mikrozirkulation. Eine gestörte Kapillardurchblutung und -permeabilität mit disseminierter intravasaler Gerinnung (DIC) durch Aktivierung der Gerinnungskaskade (Komplement/Kallikrein-Kinin-System) führt zu kardiopulmonalen Reaktionen (Schock).

Der septische Schock zeichnet sich durch eine hyperdyname Frühphase (gesteigertes Herzminutenvolumen, verminderter peripherer Gefäßwiderstand) und eine hypodyname Spätphase (Abfall des Herzminutenvolumens, Blutdruckabfall, Anstieg des pulmonalen Gefäßwiderstandes) aus.

Symptomatik
Hoch fieberhaftes Krankheitsbild mit Schocksymptomatik (Blutdruckabfall, Tachykardie, Unruhe), evtl. prärenales Nierenversagen, Abfall des Herzminutenvolumens, Hypoxie und metabolische Azidose im Spätstadium (Thrombozytenabfall).

Diagnostik
Anamnese, klinische Untersuchung, Infektsuche (Urinstatus, Sonographie der ableitenden Harnwege). Bei den laborchemischen Untersuchungen finden sich Zeichen der systemischen Infektion, disseminierten intravasalen Gerinnung (DIC), Azidose und Hypoxie.
Urin- und Blutkulturen sollten zur Keim- und Resistenzbestimmung entnommen werden.

Therapie
Zunächst sollte eine allgemeine Schocktherapie mit Überwachung und Stabilisierung der Herzkreislauffunktionen (ZVD, Pulmonalisdruck, Ausscheidung, EKG) erfolgen.

Großvolumiger peripherer und zentraler Zugang, Volumensubstitution, ggf. Intubation und Beatmung.

Medikamentös sollten positiv inotrope bzw. vasoaktive Substanzen (Dopamin, Dobutamin oder Katecholamine) verabreicht werden.

Zur Unterbrechung der DIC ist die i.v.-Gabe von Heparin ggf. unter gleichzeitiger AT III-Substitution obligat.

Bei Niereninsuffizienz: Furosemid-Gabe.

Bei ausgeprägter Azidose muß diese korrigiert werden.

Kortikosteroide sind zur Membranstabilisierung und Hemmung der Granulozytenaggregation sinnvoll.

Eine Antbiotikatherapie muß breit (insbes. gegen gramnegative Keime) und hochdosiert mit einer Kombination von Cephalosporinen und Aminoglykosiden frühzeitig erfolgen. Optimal nach Resistenzbestimmung.

Nach Stabilisierung oder flankierend ist die Herdsanierung durchzuführen.

Prognose

Die Letalität des hyperdynamen (Frühphase) septischen Schocks liegt bei etwa 20 %, die des hypodynamen (Spätphase) bei 60–90 %.

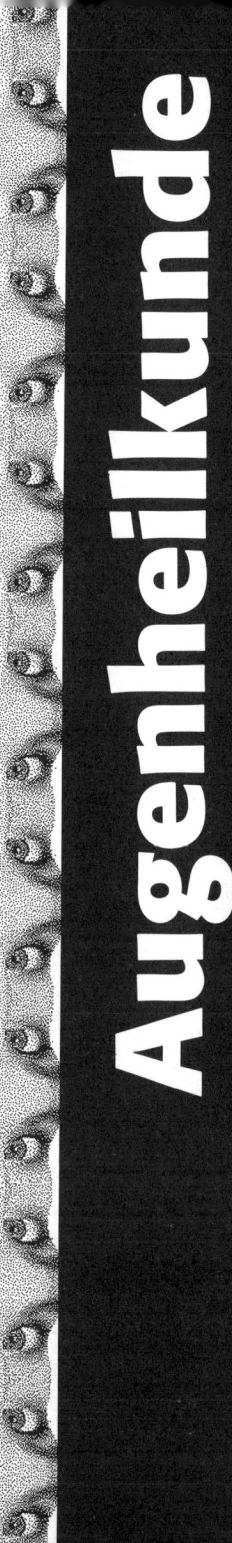

Augenheilkunde

B. Guzek

Inhaltsverzeichnis Augenheilkunde

✓	**1**	**Die Lider**	**206**
	1.1	Anatomische Grundkenntnisse	206
	1.2	Untersuchung	207
	1.3	Angeborene Fehlbildungen	208
	1.4	Erworbene Stellungsanomalien	208
		1.4.1 Entropium	208
		1.4.2 Ektropium	209
		1.4.3 Stellungs- und Innervationsanomalien	209
	1.5	Erkrankungen der Lidhaut	210
		1.5.1 Infektiöse Prozesse	210
		1.5.2 Allergische Prozesse	211
	1.6	Erkrankungen der Liddrüsen	211
		1.6.1 Hordeolum = Gerstenkorn	211
		1.6.2 Chalazion = Hagelkorn	211
	1.7	Tumoren	212
		1.7.1 Benigne Neubildungen	212
		1.7.2 Maligne Geschwülste	212
✓	**2**	**Die Tränenorgane**	**213**
	2.1	Anatomische Grundkenntnisse	213
		2.1.1 Tränenflüssigkeit	213
	2.2	Untersuchung	213
		2.2.1 Messung der Tränensekretion	213
		2.2.2 Ableitende Tränenwege	214
	2.3.	Funktionsstörungen	214
	2.4	Entzündungen der Tränendrüse	215
		2.4.1 Dakryoadenitis (akut, chronisch)	215
	2.5	Tumoren und Pseudotumoren der Tränendrüse	216
	2.6	Tränenwegsstenose	216
		2.6.1 Dakryostenose	216
		2.6.2 Dakryozystitis	207
✓	**3**	**Bindehaut, Konjunktiva**	**218**
	3.1	Anatomische Grundkenntnisse	218
	3.2	Untersuchung	218
	3.3	Entzündung/Konjunktivitis	219

	3.3.1 Nicht-infektiöse Konjunktivitis	219
	3.3.2 Infektiöse Konjunktivitis	221
3.4	Degenerationen	223
3.5	Tumoren	223

4   Hornhaut / Kornea   225

4.1	Anatomische Grundlagen	225
4.2	Untersuchung	226
4.3	Fehlbildungen	226
	4.3.1 Keratokonus	226
4.4	Entzündungen (Keratitis)	227
	4.4.1 Herpes corneae	227
	4.4.2 Zoster ophthalmicus (☞ Kap. 1.5.1)	
	4.4.3 Ulcus cornea serpens	227
	4.4.4 Keratomykosen	228
	4.4.5 Keratitis parenchymatosa	228
	4.4.6 Keratitis e lagophthalmo	228
	4.4.7 Keratitis neuroparalytica	229
	4.4.8 Medikamentenbedingte Keratitis	229
4.5	Degeneration	229
	4.5.1 Arcus senilis - Gerontoxon	229
	4.5.2 Pterygium (☞ Kap. 3.4)	
	4.5.3 Hornhaut-Degenerationen	229

5   Lederhaut / Sklera   231

5.1	Anatomische Grundkenntnisse	231
5.2	Erkrankungen	231
	5.2.1 Skleritis	231
	5.2.2 Episkleritis	231
	5.2.3 Blaue Skleren	231
	5.2.4 Staphylom	232

6   Die Linse   233

6.1	Anatomische Grundkenntnisse	233
6.2	Untersuchung	233
6.3	Die Katarakt	233
	6.3.1 Angeborene Katarakt	235
	6.3.2 Cataracta senilis	235
	6.3.3 Katarakt bei Augen-und Allgemeinleiden	236
	6.3.4 Cataracta secundaria	236
6.4	Lageveränderungen	236

7	**Gefäßhaut / Uvea**	**238**
7.1	Anatomische Grundkenntnisse	238
7.2	Untersuchung	238
	7.2.1 Irisdiagnostik	239
7.3	Fehlbildungen	239
	7.3.1 Aniridie	239
	7.3.2 Kolobom	239
	7.3.3 Ektopie	239
7.4	Entzündungen (Uveitis anterior, posterior)	239
	7.4.1 Iritis, Iridozyklitis (akut)	240
	7.4.2 Iritis, Iridozyklitis (chronisch)	241
	7.4.3 Chorioiditis (Chorioretinitis)	241
	7.4.4 Sympathische Ophthalmie	242
7.5	Tumoren	242
8	**Die Pupille**	**243**
8.1	Anatomische Grundkenntnisse	243
8.2	Untersuchung	243
8.3	Medikamentöse Beeinflussung	244
8.4	Störungen der Pupillomotorik	244
	8.4.1 Absolute Pupillenstarre	244
	8.4.2 Reflektorische Pupillenstarre	244
	8.4.3 Amaurotische Pupillenstarre	244
	8.4.4 Pupillotonie	244
	8.4.5 Miosis, Mydriasis	245
	8.4.6 Anisokorie	245
9	**Vorderkammer und Glaukom**	**246**
9.1	Anatomische Grundkenntnisse	246
9.2	Untersuchung	246
9.3	Glaukomformen	247
	9.3.1 Angeborenes Glaukom (Hydrophthalmus)	247
	9.3.2 Engwinkelglaukom/Glaukomanfall	248
	9.3.3 Weitwinkelglaukom (Glaucoma simplex)	249
	9.3.4 Sekundäres Glaukom	249
	9.3.5 Absolutes Glaukom	250
10	**Der Glaskörper**	**251**
10.1	Anatomische Grundkenntnisse	251
10.2	Untersuchung	251
10.3	Trübungen	252
10.4	Amaurotisches Katzenauge	252

✓	**11**	**Netzhaut/Retina**	**253**
	11.1	Anatomische und physiologische Grundkenntnisse	253
	11.2	Untersuchung	254
	11.3	Gefäßerkrankungen	255
		11.3.1 Retinopathia diabetica	255
		11.3.2 Arteriosklerose	256
		11.3.3 Hypertonie	256
		11.3.4 Arterieller Gefäßverschluß	258
		11.3.5 Arteriitis temporalis (Riesenzellarteriitis)	258
		11.3.6 Venöser Gefäßverschluß	259
		11.3.7 Periphlebitis Retinae, Morbus Eales	260
	11.4	Degenerative Erkrankungen	260
		11.4.1 Makuladegeneration	260
		11.4.2 Myopische Degeneration	261
		11.4.3 Retinopathia pigmentosa	261
		11.4.4 Toxoplasmose am Auge	261
		11.4.5 Retinopathie bei Resochin	261
		11.4.6 Retinopathia praematurorum	262
	11.5	Netzhautablösung	262
		11.5.1 Primäre Ablatio retinae	262
		11.5.2 Sekundäre Ablatio retinae	263
	11.6	Tumoren	263
		11.6.1 Retinoblastom	263

	12	**Der Sehnerv**	**264**
	12.1	Anatomische Grundkenntnisse	264
	12.2	Untersuchung	264
	12.3	Normvarianten	264
	12.4	Erkrankungen	265
		12.4.1 Stauungspapille	265
		12.4.2 Neuritis nervi optici ✓	265
		12.4.3 Optikusatrophie	266

	13	**Die Sehbahn**	**267**
	13.1	Anatomische Grundkenntnisse	267
	13.2	Untersuchung	267
	13.3	Erkrankungen	267
		13.3.1 Chiasma	267
		13.3.2 Tractus opticus und Sehstrahlung	267
		13.3.3 Sehrinde	268

14	**Die Orbita**	**269**
14.1	Anatomische Grundkenntnisse	269
14.2	Untersuchung	269
14.3	Exophthalmus als Leitsymptom	270
	14.3.1 Entzündliche Orbitaerkrankungen	270
	14.3.2 Kreislaufbedingte Orbitaerkrankungen	270
	14.3.3 Tumoren, Pseudotumoren	270
	14.3.4 Endokrine Ophthalmopathie	271
14.4	Enophthalmus als Leitsymptom	271
	14.4.1 Traumatisch bedingter Enophthalmus	271
	14.4.2 Nerval bedingter Enophthalmus	272

15	**Optik und Refraktion**	**273**
15.1	Physiologische Grundkenntnisse	273
15.2	Refraktionsanomalien	273
	15.2.1 Myopie – Kurzsichtigkeit	273
	15.2.2 Hyperopie	274
	15.2.3 Astigmatismus	275
15.3	Akkommodationsstörungen	275
	15.3.1 durch Medikamente	275
	15.3.2 durch Allgemeinerkrankungen	275
	15.3.3 Presbyopie	275

16	**Motilität und Schielen**	**276**
16.1	Grundkenntnisse	276
16.2	Untersuchung	276
16.3	Blicklähmungen	277
16.4	Nystagmus	277
16.5	Lähmungsschielen	277
16.6	Begleitschielen	279
16.7	Okulärer Schiefhals	279

17	**Wichtige Leitsymptome**	**281**
17.1	Schwellungen im Bereich des Auges	281
	17.1.1 Nicht entzündliche Schwellungen	281
	17.1.2 Entzündliche Schwellungen	281
17.2	Schmerzen	281
	17.2.1 Schmerzen beim Lesen	281
	17.2.2 Schmerzen in der Augenregion	281
	17.2.3 Schmerzen bei Augenbewegungen	281
	17.2.4 Kopfschmerz mit Augenbeteiligung	282
17.3	Rotes Auge	282

		17.3.1 Rötung ohne Entzündung	282
		17.3.2 Rötung mit Entzündung	282
17.4		Tränenträufeln	282
17.5		Akute starke Sehverschlechterung	282
17.6		Doppeltsehen/Diplopie	282
17.7		Blendung	282
18		**Unfall-Ophthalmologie**	**283**
18.1		Verätzungen und Verbrennungen	283
18.2		Verletzungen der Lider und der Orbita	283
		18.2.1 Brillenhämatom	284
18.3		Oberflächliche Verletzungen des vorderen Augenabschnitts	284
18.4		Perforierende Verletzungen	284
18.5		Contusio	285
		18.5.1 Contusio des Augapfels	285
		18.5.2 Contusio der Orbita	285
18.6		Lichtschäden	285
19		**Blindenwesen und Begutachtung**	**286**
19.1		Blindenwesen	286
19.2		Begutachtung	286
		Terminologie der Augenheilkunde	**278**

1 Die Lider

1.1 Anatomische Grundkenntnisse

Aufbau

Die Lider sind das Visier des Auges. Von vorn betrachtet, liegt unter der zarten Lidhaut das fettarme Unterhautgewebe, dessen reichlich vorhandene Gefäße bei Lidödemen eine Rolle spielen. Es folgen die quer verlaufenden Fasern des ringförmigen *M. orbicularis oculi*, der für den Lidschluß sorgt und vom N. facialis innerviert wird. Darunter liegt als Gerüst des Lides die aus festem kollagenen Gewebe aufgebaute Lidplatte, der *Tarsus*. In ihr sind die *Meibohm'schen Drüsen* eingelagert, deren lange Ausführungsgänge auf dem Lidrand münden. Weiter nach innen folgt die Bindehaut des Lides, die *Conjunctiva tarsi*.

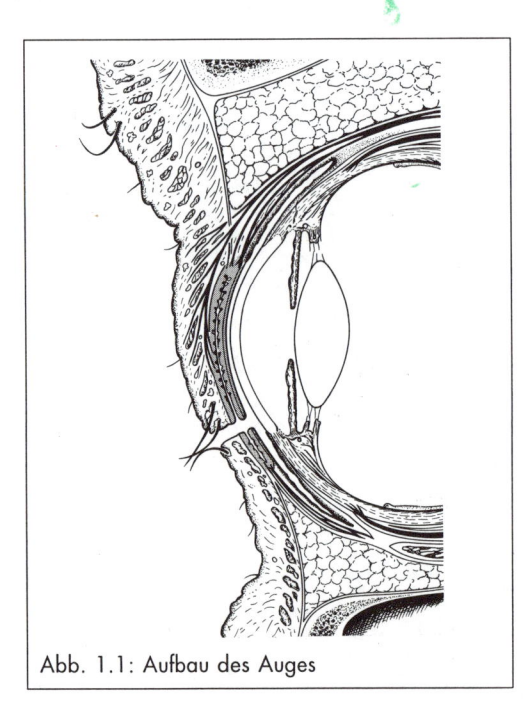

Abb. 1.1: Aufbau des Auges

Der Lidrand bildet die Grenze zwischen dem kutanen und konjunktivalen Teil des Lides. Am vorderen Lidrand ragen die Wimpern (Zilien) hervor – oben rund 150, unten ungefähr 75. Ihre Lebensdauer beträgt um sechs Monate.

Drüsen

Am Lidrand finden sich die Ausführungsgänge der *Meibohm'schen Drüsen*, eine Reihe kleiner hellgrauer Punkte. Ihr Sekret ist ein wesentlicher Bestandteil der Lipidphase des Tränenfilms.

➤ Ein infizierter Sekretstau in der Tiefe des Lides führt zu einer chronisch-granulomatösen Entzündung, dem Chalazion (Hagelkorn).

Vor den Zilien liegen auf der kutanen Seite des Lides die *serösen Moll'schen Drüsen*. Hinter den Wimpern finden sich die kleinen alveolären *Zeiss'schen Drüsen*, deren Funktion nicht sicher bekannt ist. Entzündungen dieser Drüsen führen zum *Hordeolum externum* (Gerstenkorn).

Die Tarsus von Ober- und Unterlid sind mit den *Ligg. palpebralia* an der vorderen Orbitakante aufgehängt.

➤ Zusätzlich spannt sich von den Orbiträndern je ein dünnes Bindegewebsblatt zu den Lidplatten von Ober- und Unterlid, das *Septum orbitale*. Am Unterlid setzt an der Tarsus-Unterkante außer dem Septum orbitale noch die glatte Muskulatur des *M. tarsalis inferior* an.

Muskulatur

Am Unterlid gibt es keinen Öffnungsmuskel, es öffnet sich allein durch Tonusverminderung des M. orbicularis oculi. Am Oberlid hingegen zieht vom Tarsus der quergestreifte *M. levator palpebrae* über den M. rectus superior hinweg zum Anulus tendineus an der Orbitaspitze. ➤ Die Funktion des vom N. oculomotorius innervierten Muskels ist die Anhebung des Lides, sein Ausfall verursacht eine Ptosis, z.B. durch Sympathicusschäden beim Horner-Syndrom. ➤ Da sympathische Nervenfasern aus dem Rückenmark über das Ganglion cervicale superus verlaufen, können Schäden an diesem Ganglion zur Ptosis führen. Ebenfalls am Tarsus des Oberlides inserieren die glatten Fasern des M. tarsalis superior, auch *Müller'scher Lidheber* genannt.

Die beiden sympathisch innervierten Mm. tarsales bestimmen die Ruhelage des Lides – ein Tonusverlust sorgt für das unaufhaltsame Zuklappen der Augen bei großer Müdigkeit.

Übersicht über die Muskulatur der Lider, ihre Innervation und Funktion		
Muskel	**Nerv**	**Funktion**
orbicularis oculi	facialis	Lidschluß und Lidschlag
levator palpebrae	oculomotorius	Lidheber
tarsalis superior & inferior	sympathicus	Offenhalten der Lidspalte

Innervation

Die sensible Versorgung des Oberlides übernimmt der erste Trigeminusast, der N. ophthalmicus. Das Unterlid hingegen wird vom N. maxillaris innerviert, dem zweiten Ast des Trigeminus.

Funktion

Die Funktion der Lider besteht im Schutz des Auges vor äußeren Einflüssen durch reflektorischen Lidschluß. Bei thermischer, mechanischer oder chemischer Reizung löst der Kornealreflex den blitzschnellen Lidschluß aus. Ferner sorgt der ständige Lidschlag alle fünf bis zehn Sekunden für die Erneuerung des Tränenfilms auf der Hornhaut.

Die Wimpern halten Fremdkörper und Schweißtropfen vom Auge fern. Auf die Bindehaut gelangte Staubpartikel oder überschüssige Tränenflüssigkeit befördert die nach medial gerichtete Bewegung der Lider beim Lidschlag zum Tränensack.

■ 1.2 Untersuchung

Die Lider sind leicht zu inspizieren. Der Normalbefund besteht in beidseits gleich breiten Lidspalten und Lidern mit regelmäßigen, geraden Wimpern in einer Reihe.

Die Conjunctiva tarsi beurteilt man nach Ektropionieren des jeweiligen Lides: das Unterlid wird mit einem Finger nach unten gezogen, das Oberlid hingegen um einen Gegenstand nach oben gewendet, um die Lidbindehaut beurteilen zu können. Der Untersucher faßt dazu die Wimpern mit der einen Hand und legt mit der anderen einen Desmarre'schen Lidhalter, einen Glasstab oder notfalls auch ein Streichholz auf das Oberlid. Mit einer schnellen Bewegung wird das Lid um den Gegenstand gewendet. Beim doppelten Ektropionieren wird der Desmarre'sche Lidhalter zusätzlich umgeklappt.

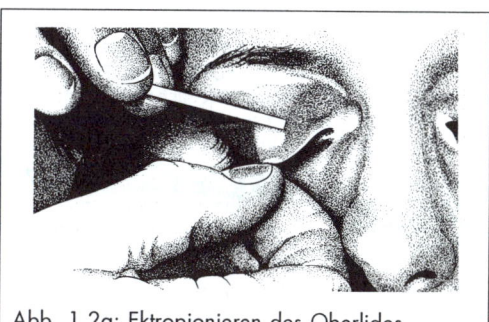

Abb. 1.2a: Ektropionieren des Oberlides

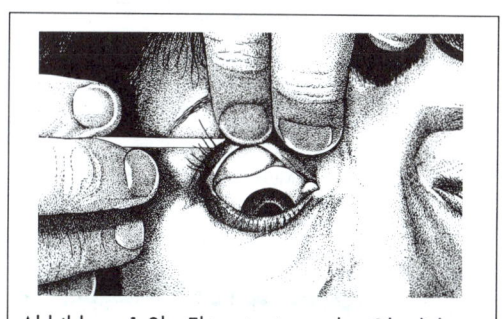

Abbildung 1.2b: Ektropionieren des Oberlides

Untersucht wird auch, ob die Lider dem Augapfel regulär anliegen, oder ob sie nach innen gewendet sind *(Entropium)* beziehungsweise nach außen umklappen *(Ektropium)*. Ferner sollte der Untersucher beurteilen, ob das Lid auf beiden Seiten vollständig geöffnet werden kann (die maximale Öffnung beträgt ungefähr 12 Millimeter), ob ein *Epikanthus* besteht (Mongolenfalte), oder ob *Lidödeme* vorhanden sind. Mit dem Zusammenkneifen der Lider gegen den Finger des Untersuchers wird geprüft, ob der vollständige Lidschluß möglich ist oder nicht, wie etwa bei der Facialisparese.

Befunde am Lid und ihre Bedeutung

Befund	Bezeichnung, mögliche Ursache
Lidspalt beidseits erweitert	beidseitiger Exophthalmus z.B. bei M. Basedow
Lidspalt einseitig erweitert	einseitiger Exophthalmus, z.B. bei raumfordernden Prozessen in der Orbita
Lidspalt beidseitig verengt	z.B. Enophthalmus, Mikrophthalmus (zu kleiner Augapfel)
Lidspalt einseitig verengt	Enophthalmus, z.B. bei Orbitabodenfraktur; Ptosis unterschiedlicher Genese; einseitige Entzündungen des Lides
Lider können nur unvollständig geöffnet werden	Ausfall des N. oculomotorius; Myasthenia gravis; Unterentwicklung des M. levator palpebrae
Lider nach innen gewendet	Entropium, z.B. im Alter, durch Narben oder als Folge des Trachoms
Lider nach außen geklappt	Ektropium, z.B. E. senile oder durch Narben
Lidödeme	lokale Entzündungen; Infektionskrankheiten; allergische Reaktionen; Nieren- oder Herzkrankungen; Stoffwechselkrankheiten; Myxödem; Intoxikationen

■ 1.3 Angeborene Fehlbildungen

Ptosis congenita
Die kongenitale Ptosis kann einseitig oder häufiger beidseitig auftreten. Mögliche Ursachen sind ein Ausfall der Kerngebiete des N. oculomotorius oder eine Unterentwicklung des Lidhebers. Typisch ist das Herabhängen der Oberlider bei gleichzeitigem Fehlen der Deckfalte. Ist die Pupille nicht dauerhaft frei, so muß möglichst frühzeitig operiert werden, um der Ausbildung einer Deprivationsamblyopie vorzubeugen (Operation nach Friedenwald oder Crawford). Amblyopie bedeutet Schwachsichtigkeit (☞ 16.6). Wird die Pupille nicht verdeckt, kann mit der Operation abgewartet werden.

Kolobom
Das Kolobom ist eine angeborene Spaltbildung der Lider, die beim Schluß des embryonalen Augenbechers entsteht. Die meist nasal gelegenen Kolobome sollten noch im Säuglingsalter operativ verschlossen werden.

Distichiasis, doppelte Wimpernreihe
Bei der doppelten Wimpernreihe reibt eine zweite Wimpernreihe auf der Hornhaut. Abhilfe durch Epilation.

Epikanthus
Der Epikanthus, auch Mongolenfalte genannt, erstreckt sich im nasalen Lidwinkel. Wenn er mit einer Ptosis kombiniert ist, kann das Auge oft nicht richtig geöffnet werden. Die Korrektur der Ptosis erfolgt operativ.

Ankyloblepharon
Bei dieser ein- oder zweiseitig vorkommenden Fehlbildung sind Ober- und Unterlid zum Teil miteinander verwachsen. Therapie ist die operative Trennung der Lider.

Schrägstellung der Lidspalten
Wird beobachtet beim Down-Syndrom und tritt häufig zusammen mit Epikanthus, Katarakt und Keratokonus auf.

■ 1.4 Erworbene Stellungsanomalien

1.4.1 Entropium

Ätiologie
Das Entropium ist das Einwärtsklappen eines Lides. Nach der Ursache werden zwei Formen unterschieden: das E. senile und das E. cicatricium nach Narbenbildung. Das Altersentropium entsteht durch Erschlaffung des Lidbindegewebes und Tonusstörungen des M. orbicularis oculi.
Das Narbenentropium entsteht nach Verletzungen, Verätzungen und schweren Entzündungen sowie beim Trachom.

Abb. 1.3: Entropium

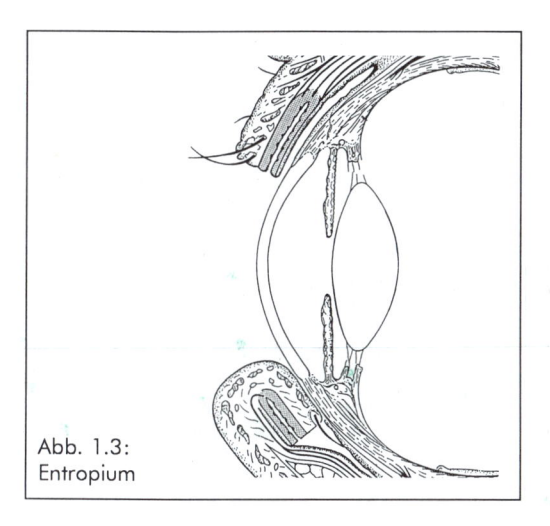

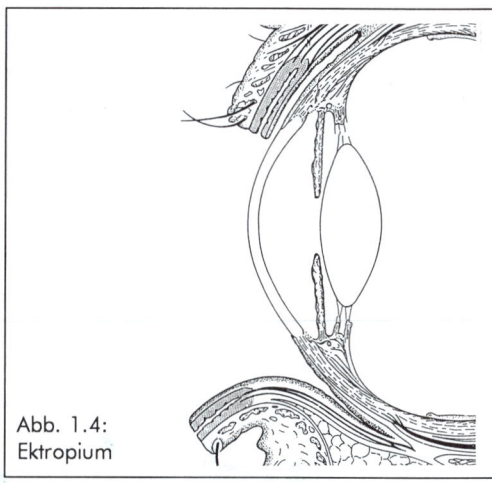

Abb. 1.4: Ektropium

Klinik
Als Folge der eingeklappten Lidränder scheuern die Wimpern auf der Hornhaut (Trichiasis, mit schmerzhafter Reizung der Hornhaut). Auch Epitheldefekte, Hornhautulzerationen und -vaskularisationen sind möglich.

Therapie
Therapie der Wahl ist für beide Formen die Operation. Beim Altersentropium wird ein Teil des M. orbicularis oculi reseziert. Hierbei besteht die Gefahr einer Überkorrektur und eines sekundären Ektropiums. Die operative Korrektur des Narbenentropiums ist deutlich schwieriger.

1.4.2 Ektropium

Das Auswärtskippen des Unterlides heißt Ektropium. Im Alter ist ein Tonusverlust des M. orbicularis oculi Auslöser für das *Ektropium senile*, aber auch Narben können ein Ektropium verursachen.

▶ Als Folge des nach außen gedrehten Tränenpünktchens kommt es zur *Epiphora* (=Tränenträufeln) und zu konjunktivalen Reizungen sowie Entzündungen. Binde- und Hornhaut trocknen aus. Die Therapie des senilen Ektropiums besteht in einer keilförmigen Exzision aus dem tarsalen Bindegewebe mit nachfolgender Naht.

1.4.3 Stellungs- und Innervationsanomalien

Lagophthalmus und Facialisparese

Ätiologie & Klinik
Der inkomplette Lidschluß infolge einer Lähmung des N. facialis heißt Lagophthalmus: Hasenauge. ▶ Der Bulbus dreht beim versuchten Lidschluß nach oben, das Oberlid läßt den unteren Teil der Carnea frei (Bell'sches Phänomen). Grund dafür ist die Funktionsminderung oder sogar der völlige Ausfall des M. orbicularis oculi, der vom N. facialis innerviert wird. Gleichzeitig kommt es zum Ektropium paralyticum. ▶ Durch den unvollständigen Lidschluß reißt der Tränenfilm ab, insbesondere nachts trocknet die Hornhaut speziell im unteren Bereich aus. ▶ Dadurch kommt es zuerst hier zur Keratitis e lagophthalmo, die sich über verschiedene Abstufungen der Hornhautentzündung bis hin zum Ulkus der Kornea entwickeln kann.

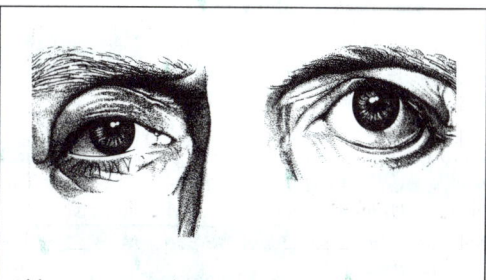

Abb. 1.5 a: Periphere Facialisparese links mit Ektropium paralyticum

Augenheilkunde

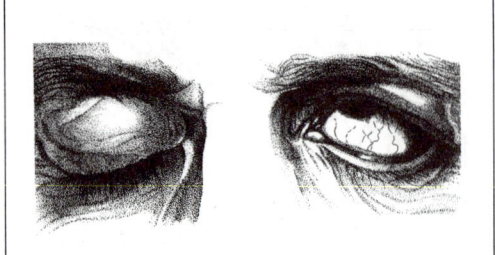

Abb. 1.5 b: Periphere Facialisparese links, fehlender Lidschluß (Lagophthalmus mit Bell'schem Phänomen)

Therapie
Therapeutisch kommt als konservative Maßnahme die Anwendung antibiotischer und blander Augensalben in Betracht. Durch Aufkleben eines Uhrglasverbandes kann die Austrocknung der Hornhaut verhindert werden (feuchte Kammer). Operativ kommt die temporäre Blepharoraphie, der teilweise oder völlige Verschluß der Lider in Frage (auch Tarsoraphie genannt).

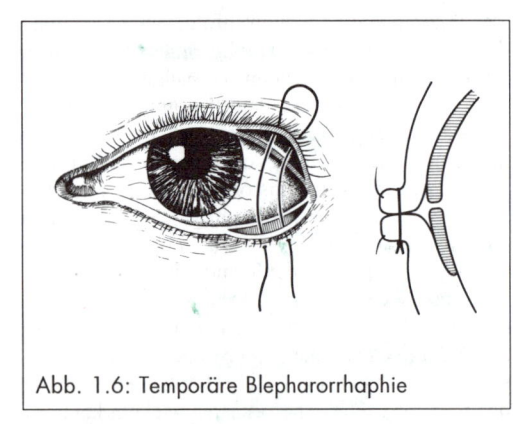

Abb. 1.6: Temporäre Blepharorrhaphie

Parese des N. oculomotorius

➤ Das betroffene Auge weist eine *Ptosis paralytica* auf, da der Lidheber ausfällt. Bei Säuglingen und Kleinkindern: Amblyopiegefahr!
➤ Wegen des Übergewichts der nicht vom Oculomotorius innervierten Muskeln steht der Augapfel nach außen und unten, wenn man das gelähmte Lid anhebt. Unterschieden wird zwischen zwei Formen: zum einen der *Ophthalmoplegia externa,* bei der die Pupille in der Regel normal reagiert. Hier liegt die Läsion im Kerngebiet des N. oculomotorius. Bei der *Ophthalmoplegia externa et interna* ist der Nerv betroffen, Ergebnis ist eine weite und lichtstarre Pupille durch Ausfall der pupillomotorischen Fasern.

Störungen des N. sympathicus

Ausführlich beschrieben unter 14.4.2., nerval bedingter Enophthalmus

Auswirkungen der Myastenie

Die Myasthenia gravis ruft eine beidseitige Ptosis hervor, die morgens gering ist und im Laufe des Tages zunimmt. Gleichzeitig können Lagophthalmus, Ektropium und Entropium beobachtet werden. Sie kann durch Cholinesterase-Hemmer wie z.B. Tensilon (Edrophoniumhydrochlorid) in Minutenschnelle gebessert werden.

Blepharospasmus (Lidkrampf)

Der krampfhafte Lidschluß ist meist als Abwehrtrias verbunden mit Lichtscheu und Tränenfluß und kann verschiedene Ursachen haben, wie z.B. starke Blendung, Tetanie und psychische Ursachen, aber auch durch Bindehaut- oder Hornhautentzündungen sowie Traumata und Verätzungen des Auges entstehen.

1.5 Erkrankungen der Lidhaut

1.5.1 Infektiöse Prozesse

Zoster ophthalmicus (VZV)

Ätiologie
Die Erkrankung wird durch das Zoster- bzw. Varizellenvirus hervorgerufen; insbesondere Immungeschwächte erkranken.

Klinik
Durch Sensibilitätsstörungen und heftige Schmerzen im Bereich des betroffenen Nerven (N. ophthalmicus) kündigt sie sich schon vor Auftreten der Effloreszenzen an. Diese sind blasig, mit eitrigem Hof. Typisch ist der einseitige Befall mit scharfer Begrenzung in der Mittellinie. Die Bläschen schmelzen eitrig ein, trocknen und verkrusten. Die Schmerzen können noch Wochen und Monate nach Verschwinden der Hauterscheinungen anhalten.

Komplikationen

▶ Komplizierend kann es zur Beteiligung der Hornhaut in Form einer Keratitis disciformis kommen, aus der sich ein korneales Ulcus und Hornhauttrübungen entwickeln können. ▶ Als Folge kann eine Iritis zusammen mit einem Sekundärglaukom auftreten. Augenmuskellähmungen und eine Opticus-Neuritis mit erheblichen Funktionsausfällen sind ebenfalls möglich, wodurch auch die Pupillomotorik gestört wird.

Therapie

Therapeutisch kommen Aciclovir (Zovirax®) oder Acycloguanosin lokal und/oder systemisch zur Anwendung, außerdem Analgetika, Indometacin und Vitamin B in hohen Dosen.

1.5.2 Allergische Prozesse

Mit starkem Anschwellen, dem Quincke-Ödem, können die Lider schnell auf allergische Reize reagieren, so auch bei Medikamentenallergien. Bei chronischen Reizen entwickelt sich anstelle des Ödems eher ein Lidekzem.

1.6 Erkrankungen der Liddrüsen

1.6.1 Hordeolum = Gerstenkorn

Ätiologie

Ein Gerstenkorn ist eine akute, begrenzte, eitrige Entzündung. Diese sitzt als *Hordeolum externum* in den Haarbälgen der Wimpern oder den Moll'schen bzw. Zeiss'schen Drüsen. Ein Befall der Meibohm'schen Drüsen führt zum *Hordeolum internum*. Hierbei findet sich die Schwellung an der Unterseite des Lides. Erreger sind meist Staphylokokken.

Klinik

Dem Schmerz, der Rötung und der Lidschwellung bis zur Beteiligung der Bindehaut folgt ein lokal abgegrenzter, schmerzhafter Abzess. Dieser perforiert meist spontan, beim H. internum allerdings seltener. Hierbei findet sich die Schwellung an der Unterseite des Lides.

Differentialdiagnose und Komplikationen

Differentialdiagnostisch kommen ein Erysipel, eine allergische Lidschwellung oder eine Orbitaphlegmone in Frage. Letztere kann auch als Komplikation auftreten. Ständige Rezidive (Hordeolosis) können ein Hinweis auf einen Diabetes mellitus sein.

Therapie

Als Behandlung kommen milde Wärme, antibiotische Salben und (selten) eine Stichinzision in Frage, wenn das Hordeolum nicht spontan perforiert. Bei Kindern sollte ein Verband angelegt werden, um das Reiben der Augen zu vermeiden.

1.6.2 Chalazion = Hagelkorn

Ätiologie & Klinik

▶ Ursache eines Chalazions ist in der Regel ein chronischer Sekretstau in den Meibohm'schen Drüsen. ▶ Dementsprechend entwickelt sich die Symptomatik langsamer als beim Gerstenkorn, es bildet sich eine etwas von der Lidkante entfernte, indolente Lidschwellung als typische Folge der chronischen Entzündung. Sie kann über Wochen bis Monate bestehen. Ständige Rezidive können auf einen Diabetes mellitus deuten. ▶ Histologisch finden sich Epitheloid- und Riesenzellen sowie Lymphozyten (granulomatöse Entzündung).

Therapie

Spontane Rückbildungen werden selten beobachtet. Im Anfangsstadium können antibiotische Salben versucht werden. ▶ Sehr oft helfen diese jedoch nicht und es bleibt meist nur die operative Entfernung, bei der in Lokalanästhesie von der Tarsusseite im rechten Winkel zum Lid eine Inzisison vorgenommen wird.

Differentialdiagnose

Bricht ein Hagelkorn spontan nach außen auf die Lidhaut (Chalazion externum) durch, kommen differentialdiagnostisch auch ein Basaliom oder ein Meibohm'sches Talgdrüsenkarzinom (selten) in Frage.

1.7 Tumoren

1.7.1 Benigne Neubildungen

Xanthelasma, Warzen, Molluscum contagiosum
Xanthelasmen sind gelbliche Lipideinlagerung in der Lidhaut, die besonders bei Diabetikern und Patienten mit Fettstoffwechselstörungen zu beobachten sind. ▶ Eine Exzision aus kosmetischen Gründen ist selten notwendig.

Auch an den Lidern finden sich **Hautwarzen**. Die verrucösen, verhornten Gebilde können exzidiert werden, wenn sie stören. ▶ Das **Molluscum contagiosum** führt besonders an den Lidern zu kleinen soliden Tumoren mit zentraler Eindellung.

durch Viren; Th.: Auskratzen, Jod drauf

Hämangioma cavernosum
Hierbei finden sich bereits kongenital meist scharf begrenzte Blutschwämmchen. ▶ Wegen häufiger spontanen Rückbildungen sollte mit der Therapie abgewartet werden. Bleibt die Remission aus oder ist das Hämangiom sehr groß, kann eine Kryotherapie, eine selektive Embolisation oder eine hochdosierte Kortisonbehandlung helfen. Operation und Bestrahlung führen zu häßlichen Narben.

Sturge-Weber-Syndrom
Zusätzlich zu kavernösen Hämangiomen am Lid finden sich bei dieser Erkrankung Hämangiome im Ziliarkörper, in der Gesichtshaut (hier tritt auch der Naevus sebaceus auf) sowie im Gehirn. Die Beteiligung des Ziliarkörpers kann ein kongenitales Glaukom zur Folge haben.

Hämangioma racemosum
Diese Hämangiome sind ebenfalls angeboren, die Begrenzung weniger scharf als beim H. cavernosum. Die in der Lidhaut liegenden, verschlungenen Gefäßbündel vergrößern sich bei Kopftieflage und lassen die Lider anschwellen. ▶ Eine Operation sollte vermieden werden, da diese Hämangiome sehr tief in die Orbita reichen und deshalb stark bluten können. ▶ Eine spontane Rückbildung kann sogar noch bei Erwachsenen beobachtet werden.

Dermoidzysten
Dermoidzysten sind angeborene, prallelastische Geschwülste unter der Lidhaut. Sie müssen frühzeitig entfernt werden, da sie sich vergrößern können und dabei wichtige Strukturen gefährden.

1.7.2 Maligne Geschwülste

Basaliom *(perlschnurart. Randsaum, zentraler Krater, Teleangiektasien)*
Das Basaliom an den Lidern tritt meist bei älteren Menschen auf. Sonnenexposition vergrößert das Risiko. Es kann als derber schmerzloser Knoten in der Nähe des Lidrandes imponieren, aber auch eine zentrale Ulzeration aufweisen. Verwechselung mit einem Chalazion ist möglich, Warzen kommen differentialdiagnostisch ebenfalls in Betracht. *DD*

Wegen der Gefährdung der Lidfunktion möglichst frühzeitige Exzision im Gesunden, ggf. auch unter Verlust von Strukturen wie Tränenkanal oder Tarsus. In solchen Fällen sind plastische Operationen zur Defektdeckung notwendig. Auch die Kryotherapie wird angewandt.

am besten 3 zeitig! 1. Entfernen 2. Nachresek. 3. Plast. Deck.

Plattenepithelkarzinom
Ein Plattenepithelkarzinom am Lid kann die gleiche Symptomatik wie ein Basaliom aufweisen, wächst im Gegensatz zu diesem jedoch infiltrierend und metastasiert. Die Abklärung erfolgt histologisch, Therapie ist die operative Entfernung.

Talgdrüsen Ca

Handschriftliche Notiz oben:

Tränenfilm {
- LUFT
- Lipide
- Proteine, niedermol. Stoffe
- Muzinphase
- Hornhaut

2 Die Tränenorgane

2.1 Anatomische Grundkenntnisse

Die Tränendrüse liegt temporal oberhalb des Bulbus, sie ist unter normalen Umständen nicht von außen zu tasten. Etwa zehn Ausführungsgänge leiten die Tränen in die obere Umschlagsfalte der Bindehaut, die *Fornix conjunctivae*, ab. Diese benetzen das Auge, die nach medial gerichtete Lidbewegung beim Lidschlag leitet die Tränen zum medialen Augenwinkel, wo sie von den Tränenpünktchen über die kleinen *Canaliculi lacrimales* in den Tränensack abgesaugt werden. Von hier gelangen sie in den *Ductus nasolacrimalis*, der in der unteren Nasenmuschel endet – was beim Weinen die verstopfte Nase verursacht.

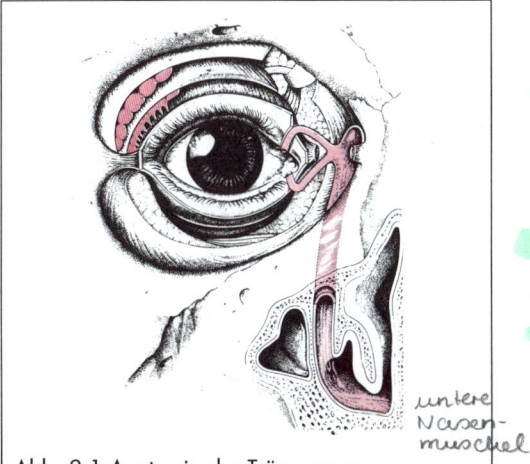

Abb. 2.1: Anatomie der Tränenwege

Die azinöse Tränendrüse (überwiegend ekkrine Sekretion) wird vom N. lacrimalis innerviert. Dieser erhält seine parasympathischen Fasern auf verschlungenen Pfaden: sie gelangen über den N. intermedius bis zum Facialisknie, von dort als N. petrosus superficialis major zum Ganglion pterygopalatinum. Hier werden sie umgeschaltet und ziehen mit dem N. zygomaticus weiter. Von diesem zweigen sie wiederum als Ramus communicans ab und erreichen so den N. lacrimalis. Sympathische Nervenfasern ziehen mit den Gefäßen vom Ganglion cervicale zur Tränendrüse.

2.1.1 Tränenflüssigkeit

Die Tränenflüssigkeit besteht aus einer Vielzahl von Substanzen. Diese werden nicht nur in der Tränendrüse, sondern auch in Bindehautzellen und in den Lidranddrüsen produziert. Der Tränenfilm besteht aus mehreren Phasen: die Muzinphase liegt der hydrophilen Hornhautoberfläche an, die Lipidschicht liegt außen zur Luft hin. Zwischen beiden befindet sich eine Schicht mit niedermolekularen Substanzen und Proteinen.

Die Funktionen der Tränen sind vielfältig: Sie sorgen für eine optisch hochwertige Oberfläche, indem sie eine glatte Abgrenzung zur Luft schaffen und sogar kleine Unebenheiten der Kornea ausgleichen. Sie spielen bei der Ernährung der Hornhaut eine große Rolle, schwemmen kleine Fremdkörper aus und wirken, insbesondere durch ihren Lysozymgehalt, bakteriostatisch bis bakteriozid.

Bei der augenärztlichen Untersuchung wird der Tränenfilm durch Anfärben mit 0,5%iger Fluorescinlösung dargestellt.

2.2 Untersuchung

2.2.1 Messung der Tränensekretion

Schirmer-Test

Die Tränenproduktion wird mit dem Schirmer'schen Test gemessen. Dazu wird ein Streifen Lackmuspapier nasal hinter das Unterlid eingelegt. Gemessen wird die Länge der befeuchteten Strecke nach fünf Minuten. Zehn Millimeter müssen mindestens erreicht werden, weniger als fünf sind pathologisch. Unterschieden wird außerdem noch nach Basis- und Reflexsekretion. Letztere erhält man, wenn der Streifen ohne Lokalanästhetikum eingelegt wird, die Basissekretion hingegen wird nach vorheriger Tropfanästhesie gemessen.

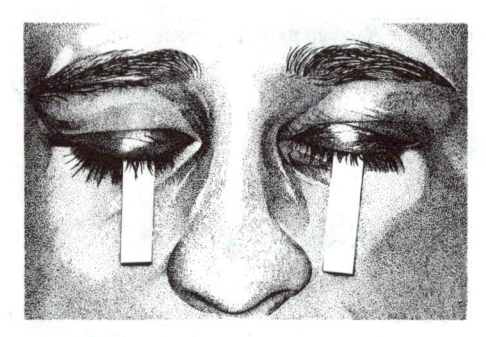

Abb.2.2: Der Schirmer-Test

Tränenfilmaufrisszeit

Dazu bringt der Untersucher eine kleine Menge Fluorescein auf das Auge und läßt den Patienten dann mehrfach blinzeln.

Gemessen wird die Zeit bis zum Erscheinen der ersten trockenen Flecken auf der Kornea, wenn der Patient den Lidschlag unterdrückt. Ein Wert unter zehn Sekunden gilt als pathologisch.

2.2.2 Ableitende Tränenwege

Vor intraokularen Eingriffen beispielsweise gehört die Überprüfung der Durchgängigkeit der Tränenwege zum präoperativen Pflichtprogramm, da sich in einem verstopften Saccus lacrimalis eine Vielzahl pathogener Keime tummeln kann. Ein einfacher Test besteht darin, Fluorescein-Lösung in den Bindehautsack zu träufeln und zu warten, bis der Farbstoff beim Schnäuzen das Taschentuch gelb färbt. Fällt dieser Test negativ aus, so spült man nach Tropfanästhesie mit einer speziellen, stumpfen Tränenwegskanüle, bis der Patient angibt, die Spülflüssigkeit in der Nase zu bemerken.

Wie andere Körperhohlräume läßt sich auch der Tränensack mit Röntgenkontrastmitteln darstellen. Injektion über das Tränenpünktchen, bei mangelnder Durchgängigkeit sammelt sich die Flüssigkeit im Tränensack an.

2.3. Funktionsstörungen

Hypersekretion, Epiphora

Übermäßige Tränenproduktion oder mangelnde Abflußmöglichkeiten führen zum Tränenträufeln, in der Sprache der Ophthalmologen „Epiphora" genannt. Tränen laufen über die Wange, es entsteht der Eindruck eines feuchten Auges. Dazu kann eine Reihe von Faktoren führen (siehe Tabelle). Sind externe Noxen für das Tränenträufeln ausgeschlossen, muß die Durchgängigkeit der Tränenwege untersucht werden.

Ursachen für Tränenträufeln	
äußere Reize:	Traumata, Verätzung, Kälte, Reizgase, UV-Keratitis
psychische Reize:	Freude, Schreck, Trauer (im Volksmund heißt Epiphora in diesem Fall auch ganz schlicht „Weinen")
entzündliche Reize:	akute Entzündungen, z.B. Dakryozystitis, Dakryoadenitis, aber auch manche Konjunktivitis und eine Iritis
mechanische Reize:	Fremdkörper in Binde- oder Hornhaut, Trichiasis bei Entropium, oder ein Ektropium
Verlegung der Tränenwege:	Canaliculitis, Dakryozystitis, Stenosen, Atresie

Hyposekretion – Trockenes Auge → Keratopathia sicca

Ätiologie & Klinik

Symptome des trockenen Auges sind Augenbrennen, Fremdkörpergefühl und erschwerte Lidöffnung. Durch Reibung des Oberlides auf der Hornhaut entstehen Epitheldefekte in Form einer Keratitis punctata superficialis. Die unzureichende Ernährung der Kornea verstärkt den Effekt.

▶ Das trockene Auge wird bei Systemerkrankungen wie dem Sjögren-Syndrom (siehe 2.4.1.), dem vernarbendem Schleimhautpemphigoid, dem Trachom, dem Mikulicz-Syndrom (siehe 2.4.1.) oder bei Retikulosen beobachtet. Aber auch eine senile Involution der Tränendrüse oder Vitamin A Mangel können die Keratopathia sicca hervorrufen. Auch Umweltfaktoren wie Luftverschmutzung werden als Ursache angeschuldigt. Häufig wird das Krankheitsbild isoliert ohne Begleiterkrankung beobachtet. Im wesentlichen lassen sich zwei Störungen unterscheiden: zum einen Mängel im wäßrigen Anteil, deren Ursache eher im Bereich der Tränendrüse zu suchen ist, sowie Störungen der Muzinproduktion der Becherzellen.

Der Schirmer-Test kann pathologisch werden, aber auch in leichten Fällen über 15 Millimeter erreichen. Mehr Aufschluß bietet die Messung der Tränenfilmaufrißzeit.

Therapie

Therapeutisch kommen in leichten Fällen in Frage: künstliche Tränen (Polyvinylalkohol, z.B. Liquifilm®, Protagent®), Methylzellulose (z.B. in Oculotect® Augentropfen mit Retinolpalmitat kombiniert, da lokal appliziertes Vitamin A nach neueren Untersuchungen auch dann helfen kann, wenn kein systemischer Mangel vorliegt) oder Polyvinylpyrrolidon (z.B. Vidisept®). In schweren Fällen sollte stets nach einer rheumatischen Erkrankung gefahndet werden. Therapeutisch kommt hier beispielsweise makromolekulare Hyaluronsäure in Frage. Die unkritische Medikation mit Kortison oder Adstringentien ist obsolet.

2.4 Entzündungen der Tränendrüse

2.4.1 Dakryoadenitis (akut, chronisch)

Akute Dakryoadenitis

Die akute Entzündung der Tränendrüse tritt vor allem in Verbindung mit Allgemeininfekten meist einseitig auf. Auslösend können Scharlach, Masern, Mumps, grippale Infekte, Streptokokkeninfekte und auch bakterielle Absiedelungen bei Typhus oder Gonnorhoe sein.

Symptome sind Druckschmerz sowie Schwellung und Rötung des oberen Lidrandes mit Ödem bis hin zur Chemosis. Typisch ist die paragraphenförmige Verformung der Lidspalte. Die präaurikulären Lymhknoten schwellen an, der Patient hat Fieber.

Komplikationen können Abzedierung und Orbitaphlegmone sein. Die Therapie ist abhängig von der Grunderkrankung, im Anfangsstadium milde Wärme, eventuell systemische Antibiotikatherapie. Bei Abzedierung Stichinzison zur Abzeßentleerung.

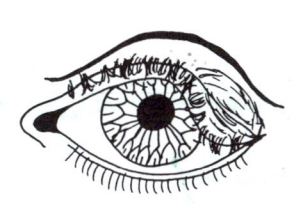

Abb. 2.3: Dakryoadenitis

Chronische Dakryoadenitis

Chronische Entzündungen der Tränendrüse treten relativ selten auf bei Infektions- oder Systemerkrankungen wie Trachom, Tuberkulose, Lues, Morbus Hodgkin, Morbus Boeck, rheumatischen Erkrankungen wie z.B. Mikulicz-Syndrom, oder bei Tumoren wie dem Lymphosarkom. Ein- oder beidseitig entwickelt sich eine derb tastbare Tränendrüse; die Schwellung ist verschieblich und nicht druckschmerzhaft.

Die Therapie richtet sich nach der Grundkrankheit. Spätfolge kann eine Hyposekretion der Tränendrüse sein.

Sjögren-Syndrom

➤ Das Sjögren-Syndrom ist durch die Austrocknung der Augen (Xerophthalmie, Keratopathia sicca), Austrocknung der Mundhöhle (Xerostomie) und eine meist primär chronische Polyarthritis der kleinen Gelenke gekennzeichnet.

➤ 90 % der Erkrankten sind Frauen. Merkhilfe auf Neudeutsch: *dreimal dry* – dry eyes, dry mouth, dry synovia. Die trockenen Augen werden durch eine fibrosierende Dakryoadenitis hervorgerufen und können auch das einzige Anzeichen der Erkrankung sein. Die Erkrankung wird gelegentlich auch Sicca-Syndrom genannt.

Symptome am Auge sind Brennen und Fremdkörpergefühl.

Es finden sich fakultativ BSG-Erhöhung, Leukopenie, Anämie und Thrombozythopenie, oft auch positive Rheumafaktoren. Die Diagnose der Xerophthalmie erfolgt mit dem Schirmer-Test.

Bei alleinigem Auftreten am Auge erfolgt eine symptomatische Therapie mit künstlichen Tränen, ansonsten kommt die Behandlung der Grundkrankheit hinzu.

Mikulicz-Syndrom
Eine symmetrische und schmerzlose Schwellung der Mundspeichel- und Tränendrüsen fällt beim Mikulicz-Syndrom auf, das paraneoplastisch bei malignen Lymphomen auftreten kann. Es wird oft von einer Iridozyklitis begleitet und führt am Auge zum Sicca-Syndrom.

■ 2.5 Tumoren und Pseudotumoren der Tränendrüse

Klinik
Tränendrüsentumoren machen sich als schmerzlose, durch das Oberlid tastbare Knoten bemerkbar.
➤ Sie verdrängen den Augapfel typischerweise nach nasal und unten.
➤ In späteren Stadien kommt es zur Pseudoptose, dem scheinbaren Herabhängen des Lides, der Paragraphenform des Oberlides und zur Bulbusverdrängung nach nasal unten und vorn mit Behinderung der Motilität und des Lidschlusses. Das Sehen von Doppelbildern kann auch zu diesem Stadium gehören.

Histologisch kann es sich bei den benignen Tumoren um Adenome, Lymphangiome oder Dakryops (Retentionszysten der Tränenflüssigkeit) handeln. Zu den malignen Tumoren zählen die Tränendrüsenmischtumoren, die eher langsam wachsen und schwer im Gesunden zu exzidieren sind, da sie weit in die Orbita vordringen. Sie stellen den größten Anteil der malignen Geschwülste; seltener werden die schnell wachsenden Sarkome oder Karzinome beobachtet.

Therapie: Je nach Tumor, im Idealfall Exstirpation.

■ 2.6 Tränenwegsstenose

2.6.1 Dakryostenose

Angeborene Tränenwegsstenose

Ätiologie & Klinik
➤ Ursache der Dakryostenosis connata ist meist ein Verschluß der Hasner'schen Klappe an der Einmündung des Tränen-Nasen-Ganges in die untere Nasenmuschel, seltener eine Atresie der Tränenpünktchen.
➤ Symptome sind tränende Augen mit mäßigem konjunktivalen Reizzustand.
➤ Die Kinder haben morgens eitriges Sekret auf den Lidrändern und eine chronische Entzündung des Tränensacks, die jedoch auch in eine akute Entzündung übergehen kann. Tränenträufeln kurz nach der Geburt sollte immer an diese Erkrankung denken lassen.

Therapie
Therapeutisch wird zuerst der Versuch gemacht, durch Pressen auf den Tränensack den Druck so zu erhöhen, daß die Membran platzt. Die nächste Stufe ist die Tränenwegs-Spülung (Augenarzt!). Hilft dies auch nicht, wird der Gang durch das obere Tränenpünktchen mit einer Bowman-Sonde sondiert.

Komplikationen
Der Verschluß sollte so bald wie möglich behoben werden, da eine narbige Obstruktion immer wahrscheinlicher wird, je länger der Verschluß besteht. Allerdings gibt es auch die Auffassung, die Stenose im 1. Lebensjahr zu belassen und nur bei häufigen Konjunktividen zu sondieren, da sich die Stenose im Laufe des Wachstums zurückbilden kann.

Erworbene Tränenwegsstenose

Ätiologie
Die erworbene Dakryostenose wird nach Verletzungen oder Verbrennungen, am häufigsten aber nach Entzündungen beobachtet, meist einseitig. Auch Schnittverletzungen kommen in Betracht (z.B. Windschutzscheiben-Verletzung).

Klinik
Die Symptome ähneln der angeborenen Tränenwegsstenose. Durch einen dauerhaften Vorrat von teilweise hochpathogenen Keimen im chronisch entzündeten Tränensack kann die Hornhaut gefährdet werden. Wenn diese bei oberflächlichen Epithelläsionen auf die Kornea gelangen, kann ein schweres Hornhautulkus die Folge sein.

Therapie
Spülungsversuche als Therapie sind meist erfolglos. Meist muß der Patient mikrochirurgisch versorgt werden, beispielsweise mit der Dakryozystorhinostomie nach Toti. Dabei entsteht ein neuer Abflußweg, indem ein Teil der lateralen Nasenwand entfernt und die hintere Tränensackwand zum Nasenlumen hin geöffnet wird.

2.6.2 Dakryozystitis

➤ *Die Entzündung des Tränensacks ist häufig eine Folge von Stenosen der ableitenden Tränenwege.*

Akute Dakryozystitis

Ätiologie & Klinik
Die akute Entzündung des Tränensacks macht sich bemerkbar durch Schwellung, Rötung und heftigen Druckschmerz. Oft ist eine chronische Entzündung vorhergegangen. Die regionären Lymphknoten schwellen an, es kommt zum kollateralen Umgebungsödem und zum konjunktivalen Reizzustand. Subfebrile Temperaturen können vorkommen.

Therapie
Therapeutisch kommen eine systemische hochdosierte Antibiotikabehandlung und lokal aufgebrachte antibiotische Salben zur Anwendung, ebenso lokale Wärme und Bettruhe. Die Spülung der Tränenwege sollte im akuten Stadium vermieden werden, um keine zusätzlichen Verletzungen zu setzen. Nach Abklingen der akuten Erscheinungen sollte ein eventueller Verschluß lokalisiert werden und der Tränensack operativ mit der Operation nach Toti (☞ 2.6.1) saniert werden. Dakryo-zyto-rhino-stomie

Komplikationen
Als Komplikationen sind der Übergang in eine Dakryophlegmone und die Sinus-cavernosus-Thrombose gefürchtet, da über die Vena angularis eine direkte Verbindung zum Sinus cavernosus besteht.

Chronische Dakryozystitis

Die chronische Tränensackentzündung kann sich nach einer akuten Dakryozystitis oder nach Verletzungen des Gesichtsschädels entwickeln. Seltenere Ursache sind Tuberkulose, Syphillis oder Morbus Boeck. Einziges Symptom ist oft ein zunehmendes Tränenträufeln, gelegentlich eine therapieresistente sekundäre Konjunktivitis. Bei Druck auf den Tränensack, der schmerzlos geschwollen sein kann, entleert sich Eiter aus dem Tränenpünktchen. Komplikationen sind Tränensackphlegmone und Hornhautulkus (☞ 2.6.1).

➤ In der Regel kommt die Operation nach Toti zur Sanierung des entzündeten Tränensacks zur Anwendung (Dakryozystorhinostomie).

3 Bindehaut, Konjunktiva

■ 3.1 Anatomische Grundkenntnisse

Aufbau
Die Bindehaut des Auges besteht aus mehreren bindegewebigen Blättern und ist mit einem mehrschichtigen nicht verhornenden Plattenepithel überzogen. Sie enthält reichlich Blut- und Lymphgefäßen, die schnell auf exogene Reize reagieren können. Sie läßt sich in zwei Abschnitte gliedern: die *Conjunctiva bulbi* und die *Conjunctiva tarsi*.

Die Bindehaut des Augapfels liegt leicht verschieblich der Lederhaut auf, so daß subkonjunktivale Blutungen oder eine Atrophie der Sklera leicht zu erkennen sind. Sie geht am Limbus corneae in das Hornhautgewebe über. Die Tarsus-Bindehaut hingegen ist auf ihrer Unterlage nur wenig verschieblich und enthält Lymphfollikel, welche bei Konjunktivitis stark anschwellen können und Fremdkörpergefühl hervorrufen. Die Umschlagsfalte zwischen bulbärer und tarsaler Bindehaut heißt *Fornix conjunctivae*. Ihre Bindehaut-Reserve stellt die extreme Beweglichkeit des Augapfels sicher.

Funktion
Die Bindehaut ermöglicht die reibungslose Beweglichkeit des Augapfels und den Lidschluß. Sie sorgt außerdem für die Befeuchtung der Hornhaut.

▶ Das IMPP fragt immer wieder gern nach der Plica semilunaris (eine Schleimhautduplikatur am inneren Lidwinkel) und der Karunkel, dem Schleimhauthöcker im medialen Augenwinkel.

■ 3.2 Untersuchung

Die Bindehaut ist gut ohne Hilfsmittel zu untersuchen, indem der Untersucher das Ober- oder Unterlid mit dem Finger vom Bulbus wegzieht, wobei der Patient in verschiedene Richtungen blicken soll. Reicht diese Technik nicht, kann zusätzlich ektropioniert werden (☞ 1.2).

Gefäßinjektion der Bindehaut
Die Art der Rötung der Conjunctiva bulbi bei pathogenen Reizen gibt wichtige Hinweise auf die zugrundeliegende Krankheit. Bei der *konjunktivalen Injektion* werden die oberflächlichen, von peripher zur Iris ziehenden Bindehautgefäße ziegelrot sichtbar. Sie sind über der Sklera leicht verschieblich und lassen sich einzeln erkennen. Liegt das Reizmaximum mehr zum Tarsus hin, so lenkt diese Injektionsform den Verdacht auf eine Bindehautentzündung. Liegt das Maximum jedoch zur Hornhaut hin, sollte an einen Hornhautprozeß gedacht werden.

Ein bläulich-roter Saum pericorneal lenkt den Verdacht auf einen krankhaften Prozeß in Iris und Ziliarkörper – die *ziliare Injektion*. Sie zeichnet sich durch kaum zu differenzierende einzelne Gefäßverläufe aus, die nicht verschieblich sind. Differentialdiagnostisch kommt in erster Linie eine Iridozyklitis, u.U. auch an ein Ulcus corneae oder eine Keratitis in Betracht.

Die *gemischte Injektion* letztlich ist eine Mischung aus konjunktivaler und ziliarer Injektion. Sie läßt sich bei Keratitis, Glaukomanfall, Kontusio bulbi oder der symphatischen Ophthalmie beobachten.

Bindehaut-Abstriche
Zur Differenzierung einer infektiösen Bindehautentzündung können mit einer Platinöse Sekretabstriche entnommen werden, meist aus der unteren Umschlagsfalte. Anschließend kann nach Gram oder Giemsa gefärbt werden. Staphylo-, Strepto- und Pneumokokken sowie Corynebakterien sind grampositiv und stellen sich blauviolett dar. Rot färben sich dagegen gramnegative Mikroorganismen wie Gono- und Diplokokken, Haemophilus aegyptus, Proteus oder Pasteurella tularensis. Die Giemsa-Färbung wird seltener angewandt und dient vornehmlich dem Nachweis von Zellen und Zelleinschlüssen.

Auch die Sekretqualität läßt sich differentialdiagnostisch nützen: schleimiges Sekret findet sich bei chronischer Konjunktivitis allergischer Genese oder bei Pilzinfektionen. Die akute bakterielle Bindehautentzündung produziert eitriges Sekret, während wäßrig-schleimige Absonderungen die Conjunctivitis simplex durch mechanische oder physikalische Reize auszeichnen.

Unterscheidung von Konjunktivitis-Typen

Ursache	Sekret / Zellen	Lidschwellung	Juckreiz
Bakterien	eitrig / polymorphkernige Leukos	+	–
Viren	wäßrig / mononukleäre Zellen	(+)	–
Allergische Genese	wäßrig / eosinophile Zellen	++ bis +++	+++

Hyposphagma = Bindehaut-Unterblutung

Da die Bindehaut der Lederhaut nur leicht anliegt, kann sie leicht unterbluten. Bei der Inspektion findet sich eine gleichmäßige, intensiv rote Verfärbung der Konjunktiva. Diese Erscheinung heißt Hyposphagma und tritt oft spontan ohne erkennbare Gründe auf.

▶ Ursachen können sowohl eine arterielle Hypertonie, eine hämorrhagische Diathese, Diabetes mellitus mit Gefäßsklerose sowie kurzfristige Druckerhöhungen durch Husten, Niesen, Bücken oder Pressen sein. Auch Antikoagulantien-Therapie kann das Auftreten der Bindehautunterblutung fördern. Schließlich können auch handgreifliche Auseinandersetzungen und andere Kontusionsformen ein Hyposphagma verschulden.

▶ Augeninnendrucksteigerungen verursachen kein Hyposphagma.

Durch Inspektion sollten weitergehende Verletzungen ausgeschlossen werden. Eine Therapie ist nicht erforderlich, da das Hyposphagma innerhalb von 10 bis 14 Tagen resorbiert wird.

3.3 Entzündung/Konjunktivitis

Allgemeine Klinik

1. Lichtscheu
2. Tränenfluß
3. Blepharospasmus

▶ Entzündungen der Bindehaut zeichnen sich im allgemeinen durch die allerdings stets unterschiedlich ausgeprägte Symptomentrias aus: Lichtscheu, Tränenfluß mit Sekretbeimengungen und krampfhafter Lidschluß (Blepharospasmus). Subjektive Symptome bestehen in Fremdkörpergefühl und brennenden Augen. ▶ Dazu können Gefäßinjektionen der Bindehaut (konjunktivale Injektion), die Schwellung der Conjunctiva tarsi mit vermehrter Sekretion und eine Chemosis, ein schweres Ödem der Bindehaut, kommen. Bei chronischen Formen schwellen die Lymphfollikel der tarsalen Bindehaut.

Chemosis = Ödem der Bindehaut

Komplikationen und Differentialdiagnose

Bei jeder Entzündung der Bindehaut sollte eine Beteiligung der Kornea oder anderer Strukturen des Auges ausgeschlossen werden. Ein Hinweis auf die Lokalisation des Geschehens gibt die Rötung: ist eher die Peripherie betroffen, ist eine Beteiligung der Hornhaut weniger wahrscheinlich. Ist umgekehrt eine pericorneale Rötung vorhanden, ist ein Hornhautprozeß wahrscheinlich. Diagnose: Anfärben, Spaltlampenuntersuchung. Ist die Kornea betroffen, so ist die lokale Gabe von Kortikosteroiden streng kontraindiziert.

3.3.1 Nicht-infektiöse Konjunktivitis

Konjunktivitis simplex = Reizkonjunctivitis

Ätiologie & Klinik

Als einfache Bindehautentzündung oder Reizkonjunktivitis wird eine Reizung der Bindehäute bezeichnet, deren Ursachen oft nicht faßbar sind. Die subjektiven Beschwerden stehen dabei oft in keinem Zusammenhang mit dem geringen Lokalbefund. Die Patienten klagen über Brennen, Jucken, Schweregefühl in den Lidern und trockene Augen. Eine ganze Reihe von Faktoren kommen als Auslöser in Frage: Tabakrauch, Dämpfe, staubige Umgebung und trockene Umgebung am Arbeitsplatz, aber auch grelles Licht und Luftverschmutzung werden angeschuldigt. Auch nicht korrigierte Refraktionsfehler kommen in Betracht, ebenso wie chronische Infektionen durch schwach pathogene Staphylokokken und Stoffwechselstörungen wie Gicht oder auch Allergien.

Therapie

Adstringentien und vitaminhaltige Augentropfen und -salben lindern die Beschwerden.

Heuschnupfen-Konjunktivitis – akute allergische Bindehautentzündung

Ätiologie & Klinik

Die gefäßreiche Bindehaut ist eines der am meisten gegenüber Umweltreizen exponierten Gewebe. Allergene lösen hier eine sehr schnelle Reaktion aus. Schwellung, Hyperämie und gesteigerte Tränensekretion mit wäßrig-schleimigen Sekret sowie brennende Schmerzen sind die Symptome der Heuschnupfen-Konjunktivitis. Diese tritt besonders zur Zeit der Gräserblüte im Frühjahr auf. Als Lokalbefund imponiert das konjunktivale Ödem.

Therapie

Therapeutisch kommen außer einer Allergen-Karenz (wenn möglich) Antihistaminika, Vasokonstriktoren oder Chromoglycinsäure in Betracht. In schweren Fällen können auch zeitlich begrenzt Kortikosteroide lokal gegeben werden (**cave:** Kortikosteroid-Glaukom, ☞ 9.3.4.1.).

Conjunctivitis vernalis – chronische allergische Bindehautentzündung

Klinik

Brennen, Jucken, Lichtscheu, Tränen und Fremdkörpergefühl sind die typischen Symptome der Conjunctivitis vernalis, auch Frühjahrskatarrh genannt, da die chronische Entzündung sich zu diesem Zeitpunkt oft verschlimmert. ➤ Das Sekret ist schleimig mit eosinophilen Granulozyten. Als Lokalbefund ist die pflastersteinartige papilläre Hypertrophie der tarsalen Bindehaut typisch.

Differentialdiagnose

Differentialdiagnostisch kommt vom Befund her das Trachom in Frage, bei dem die Follikel jedoch weniger regelmäßig sind und immer vernarben. Die akute allergische Konjunktivitis kommt differentialdiagnostisch nicht in Frage.

Therapie

Die Beschwerden werden durch Cromoglycin-Augentropfen gelindert, die die Zellmembran der Mastzellen stabilisieren und die Mediatorfreisetzung verhindern. Auch Antihistaminika, Vasokonstriktoren und Kortikosteroide kommen zur Anwendung. Letztere sind auch hier mit Vorsicht zu dosieren, u.U. für einige Tage hochdosiert geben, um dann zu pausieren. In vielen Fällen läßt sich ihre Gabe jedoch nicht vermeiden, einige Autoren geben sie auch als Mittel der Wahl an.

Gefäß- und Nervenversorgung der Bindehaut

	Conjunktiva bulbi	Conjunktiva tarsi
arterielle Versorgung	aus der A. ophthalmica über die:	ebenfalls aus der A. ophthalmica über:
	A. ciliaris anterior (kommuniziert mit den Opthalmica-Ästen für die Augenmuskulatur)	die Äste der A. lacrimalis
	A. ciliaris posterior, die neben dem Sehnerveneintritt die Sklera durchbohrt	Aa. palbebralis mediales und lateralesA. angularis (aus der A. facialis)
	A. conjunctivalis (läuft in der Sklera)	
venöse Versorgung	über die Vv. ciliares in die V. ophthalmica superior zum Sinus cavernosus	
	über die V. angularis in die V. facialis	
Lymphabfluß	lateraler Anteil: in die präaurikulären Lymphknoten	
	medialer Anteil: in die submandibulären Lymphknoten	
sensible Innervation	Oberlid: N. lacrimalis und N. frontalis aus dem N. ophthalmicus (erster Trigeminusast)	
	Unterlid: Äste des N. maxillaris (zweiter Trigeminusast)	

Conjunctivitis photoelectrica – Verblitzung

(☞ 18.6., Lichtschäden)

Conjunctivitis sicca

Die Folgen mangelnder Tränensekretion werden unter 2.3.1. besprochen. Die klinischen Befunde an der Bindehaut bestehen in einer geröteten und samtartig geschwollenen Lid-Bindehaut.

Konjunktivitis als Begleiterkrankung

Eine Reihe von Erkrankungen können mit einer Bindehautentzündung einhergehen. Dazu gehören Infektionen wie Masern, Röteln und Tuberkulose sowie Rosacea, Erythema exsudativum multiforme, Skrofulose und Pemphigus.

3.3.2 Infektiöse Konjunktivitis

Bakterien-Konjunktivitis

Ätiologie

Häufige Erreger sind Pneumo-, Strepto- oder Staphylokokken, das Krankheitsbild ist unterschiedlich ausgeprägt. Die Palette reicht von chronisch-katarrhalischer (eher Strepto- und Staphylokokken) bis zur akuten purulenten Reaktion mit Chemosis und Lidödem (eher Pneumokokken). Häufig werden diese Erreger auch in klinisch unauffälligen Augen gefunden; nach Schwächung der körpereigenen Abwehr durch Allgemeinerkrankungen, Verletzungen oder chirurgische Eingriffe können sie akute Entzündungen hervorrufen. Zur präoperativen Routine vor intraokularen Operationen gehört deshalb u.a. ein Bindehautabstrich.

Differentialdiagnose und Komplikationen

Streptokokken können bei einer Infektion der Konjunktiva Pseudomembranen bilden – in diesem Fall ist differentialdiagnostisch an eine diphtherische Konjunktivitis zu denken. Bei allen Formen sollte ein Sekretausstrich mit Kultur erfolgen. Komplizierend kann eine Beteiligung der Hornhaut hinzukommen.

Therapie

Therapeutisch kommen Breitspektrum-Antibiotika zur Anwendung, beispielsweise Neomycin, Kanamycin, Sulfonamide oder Tetracycline.

Gonoblennorrhoe

Ätiologie

Die Konjunktivitis durch Gonokokken ist zwar selten, ihre rechtzeitige Diagnose aber sehr wichtig wegen der hochgradigen Gefährdung der Hornhaut, die vor allem bei Säuglingen innerhalb kurzer Zeit einschmelzen kann. Die Gonoblennorrhoe war eine häufige Erblindungsursache vor der Einführung der Crede'schen Prophylaxe. Besonders gefährdet sind Säuglinge, die sich im Geburtsweg infizieren.

Klinik

▶ Symptome sind die typische massive rahmig-eitrige Sekretion und der Blepharospasmus. Hinter den krampfhaft zusammengekniffenen, gelegentlich brettharten Lidern kann sich das infektiöse Sekret so aufstauen, daß es bei Manipulationen am Auge plötzlich hervorspritzt (Eigenschutz bedenken!).

Differentialdiagnose

Differentialdiagnostisch kommen andere Kokkeninfektionen in Frage. Die Diagnose wird durch Ausstrich gesichert, in dem sich gramnegative Diplokokken intrazellulär in Phagozyten gelagert finden.

Therapie

Säuglinge müssen bei Infektion sofort hospitalisiert werden, Erwachsene können u.U. auch ambulant behandelt werden.

Die Therapie besteht in halbstündlichen bis stündlichen Entfernen des Sekrets und Säubern der Lidspalte sowie Eintropfen von Antibiotika wie Gentamycin, Penicillin, Kanamycin, Tetracyclinen oder Chloramphenicol. Zusätzlich werden systemisch hohe Dosen von Penicillin gegeben.

Prophylaxe

Zur Vorbeugung dient die Crede'sche Prophylaxe. Hierzu werden unmittelbar nach Geburt ein bis zwei Tropfen einer einprozentigen Silbernitrat-Lösung in den Konjunktivalsack geträufelt.

Diphtherische Konjunktivitis

Ätiologie & Klinik

Die sehr seltene, meldepflichtige Erkrankung kann als Begleitung einer Diphtherie, aber auch isoliert vorkommen. Hier bilden sich Nekrosen der Bindehaut und graugelbe membranöse Beläge. Die Lider sind rötlich-bläulich verfärbt und bretthart. Der

Bindehautabstrich wird mit Hilfe der Neisserschen Polfärbung auf Corynebakterium diphtheriae untersucht. Differentialdiagnostisch kommen Streptokokken-Konjuntividen mit Pseudomembranen in Frage.

Therapie
Lokal werden Breitspektrum-Antibiotika gegeben, systemisch Diphterie-Antitoxin und Antibiotika.

Trachom

Ätiologie
▶ Erreger dieser auch Körnerkrankheit oder ägyptische Augenkrankheit genannten Infektion ist das Chlamydium trachomatis. In den Ländern der dritten Welt ist das Trachom eine der wichtigsten Erblindungsursachen. In Europa ist die Krankheit selten, wird jedoch immer wieder als unliebsames Reisemitbringsel beobachtet.

[Randnotiz: Serotypen: A–C]

Klinik & Diagnose
Meist beginnt das Trachom nach rund sieben Tagen Inkubationszeit wie eine Konjunktivitis mit samtartiger papillärer Hypertrophie der tarsalen Konjunktiva. Nach weiteren 7–10 Tagen entwickeln sich die für die Erkrankung typischen Follikel in der Lidbindehaut. Diese platzen spontan oder lassen sich ausdrücken. Letzteres ist ein für das Trachom spezifisches Phänomen, ebenso wie die sagokornartigen Bläschen der Konjunktiva, die aus untergegangenen Drüsen entstehen. Im weiteren Verlauf sind meist mehrere Stadien nebeneinander zu sehen, was das Trachom differentialdiagnostisch von den anderen follikulären Konjunktivitiden unterscheidet.

Die Follikel breiten sich führen zu einer Vernarbung und Vaskularisierung der Kornea, die auch als *Pannus trachomatus* bezeichnet wird. Dieser Prozeß führt langsam zur Erblindung. Durch Vernarbungen der Bindehaut kann ein Symblepharon entstehen, eine Verwachsung der Lid- und Bulbus-Konjunktiva mit konsekutiver Bewegungseinschränkung des Augapfels.

Andere Vernarbungsfolgen können Entropium und Tränenwegsstenosen sein. Akute Verläufe des Trachoms oder Perforation der Kornea sind selten.

Die klinische Diagnose wird durch kulturellen Nachweis gestützt (McCoy-Gewebekultur). Im Frühstadium finden sich bei Giemsa-Färbung winzige Einschlußkörperchen in Epithelzellen, die sonst nur beim Paratrachom (s.u.) beobachtet werden. Von diesem läßt sich das Trachom durch die unterschiedliche Klinik differenzieren.

Therapie
Tetrazycline als Augentropfen oder -salben sowie Erythromycin, Sulfonamide und Chloramphenicol wirken gegen die Erreger. Bei schweren Infektionen ist auch eine systemische Therapie erforderlich. Das Trachom ist in der Bundesrepublik meldepflichtig.

Paratrachom – die Schwimmbad-Konjunktivitis

Ätiologie
Das auch als Einschlußkörperchen-Konjunktivitis bekannte Paratrachom wird durch Chlamydien der Serotypen D–K (Trachom: A–C, mit gelegentlichen Überschneidungen!) hervorgerufen. Die Erkrankung wird postnatal bei Säuglingen oder bei Erwachsenen beobachtet, welche sich den Erreger häufig im Schwimmbad einfangen.

Klinik
Nach 5 bis 14 Tagen entwickelt sich eine starke, „hahnenkammartige" Schwellung der konjunktivalen Lymphfollikel mit schleimig-eitriger Sekretion. Die präaurikulären Lymphknoten können anschwellen. Zwar lassen sich auch hier Einschlußkörperchen nachweisen, aber der Verlauf ist anders: die Hornhaut bleibt frei.

Therapie
Die Erkrankung verläuft beim Erwachsenen leichter (oft auch einseitig) als beim Säugling. Tetrazycline oder Sulfonamide lokal beseitigen den unerwünschten Gast. Da bei Erwachsenen oft auch andere auf Chlamydien zurückzuführende Erscheinungen wie nichtgonorrhoische Urethritis, Vaginitis oder Prostatitis beobachtet werden, kann sich eine orale Tetracyclin-Therapie ebenfalls empfehlen.

Keratoconjunctivitis epidemica

Ätiologie & Klinik
▶ Erreger der epidemischen Bindehautentzündung ist ein sehr kontagiöses Adenovirus (Typ 8). Tröpfcheninfektionen oder infizierte medizinische Geräte bahnen der Infektion den Weg.

Klinik

➤ Im allgemeinen beginnt die epidemische Keratokonjunktivitis einseitig. Nach 8 bis 10 Tagen treten Allgemeinsymptome wie Krankheitsgefühl, Kopfschmerzen und Fieber auf.

➤ Typisch sind die geschwollenen präaurikulären Lymphknoten.

➤ Der Lokalbefund am Auge besteht aus einer starken Reizung der Bindehäute, einem Lidödem, Chemosis und einer um die plica semilunaris besonders ausgeprägten Rötung (Karunkelschwellung) sowie Hornhautinfiltrate. Das Sekret ist serös.

Komplikationen

Eine Keratitis punctata superficialis ist eine häufige Form der Hornhautbeteiligung, ebenso wie kleine runde Infiltrate auf der Kornea, die wegen ihres münzenähnlichen Aussehens auch den Begriff ➤ Keratitis nummularis geprägt haben.

Therapie

Eine kausale Therapie gibt es nicht. Gefäßverengende Tropfen lindern die Beschwerden, ebenso wie kortisonhaltige Augentropfen. Deren Einsatz wird allerdings kontrovers beurteilt, da sie nach einigen Autoren den Verlauf prolongieren und Rezidive begünstigen sollen. Die Erkrankung heilt in der Regel folgenlos ab.

Andere infektiöse Konjunktivitiden

Eine Reihe anderer Erreger kann ebenfalls die Bindehaut infizieren, so das Herpes-simplex-Virus, Varizellen, Candida albicans, Aspergillen und andere mehr.

Entzündungen durch Raupenhaare

➤ In die Bindehaut gelangte Raupenhaare können durch die Konjunktiva weiter in das Augeninnere vordringen und eine intraokulare Entzündung verursachen. ➤ Deshalb müssen in die Bindehaut gelangte Raupenhaare sorgfältig und vollständig entfernt werden.

Pemphigus conjunctivae

Das Schleimhautpemphigoid der Bindehaut kann wie eine Konjunktivitis beginnen. ➤ Es kann zum Symblepharon, zum Entropium mit Trichiasis und durch Hornhauttrübung auch zur Erblindung führen.

■ 3.4 Degenerationen

Lidspaltenfleck – Pinguecula

Diese Veränderung ist harmlos und Folge einer hyalinen Degeneration. Am Limbus im Bereich der Lidspalte findet sich eine gelbliche Einlagerung und Verdickung der Konjunktiva. Eine Therapie ist nicht erforderlich.

Flügelfell – Pterygium

➤ Diese histologisch gutartige konjunktivale Wucherung wächst meist von nasal in Richtung Hornhautmitte. Typisch ist die dreickige Form. Das Pterygium sollte rechtzeitig entfernt werden, bevor durch Befall größerer Hornhautanteile ausgedehnte postoperative Narben entstehen und die Sehschärfe beeinträchtigen. Das Flügelfell rezidiviert häufig. Chronisch in höheren Dosen einwirkende UV-Strahlung fördert die Erkrankung.

■ 3.5 Tumoren

Papillom

Diese gutartigen Wucherungen sind meist gefäßreich und oft gestielt. Sie treten an der Conjunctiva bulbi oder tarsi auf und erzeugen ein Fremdkörpergefühl. Da sie maligne entarten können, sollten sie immer entfernt werden.

Dermoid

Dermoide sind linsen- oder erbsgroße zystische Fehlbildungen, die oft kosmetisch stören und chirugisch entfernt werden sollten, da sie sich vergrößern können.

Hämangiome

Diese Blutschwämmchen der Konjunktiva bilden sich oft spontan zurück. Sie können ggf. auch im späteren Lebensalter entfernt werden (☞ hierzu 1.7.1.)

Pigmentnaevus

Die braun-schwarzen Naevuszell-Naevi finden sich meist limbusnahe im Lidspaltenbereich. Sie gelten als gutartig, können prinzipiell jedoch maligne entarten. Regelmäßige Kontrolluntersuchungen sind deshalb indiziert; die wichtigste Differentialdiagnose ist das maligne Melanom.

Morbus Bowen, intraepitheliales Epitheliom

Die präkanzerösen Veränderungen in Form weißlicher Verdickungen beim Morbus Bowen ähneln einem Papillom. Histologisch findet sich eine Epithelhyperplasie, die als carcinoma in situ aufgefaßt wird. Ältere Männer werden häufiger befallen. Das Epitheliom kann jahrelang sehr langsam wachsen, aber auch in ein rasch wachsendes, infiltratives und metastasierendes Plattenepithelkarzinom übergehen. Therapie ist die Exzision im Gesunden.

Malignes Melanom – Melanosis conjunctivae

Jeder sich plötzlich vergrößernde Pigmentfleck der Bindehaut ist prinzipiell verdächtig auf ein malignes Melanom. Dieses kann sich aus einem gutartigen Pigmentnaevus entwickeln. Therapeutisch werden operative Entfernung mit Bestrahlung und Zytostase eingesetzt.

→ prominent
→ schnelles Wachstum
→ Blutungsneigung
→ ein Versorgungsgefäß

4 Hornhaut / Kornea

■ 4.1 Anatomische Grundlagen

Aufbau

Namen sind Schall und Rauch: an der Hornhaut ist kein verhornendes Epithel zu finden. Vielmehr besteht unser knapp einen Millimeter dickes Fenster zur Außenwelt von außen nach innen aus einem mehrschichtig unverhornendem Plattenepithel, welches der *Bowman'schen Membran* aufsitzt (=lamina limitans externa). Das darauf folgende Hornhautstroma wird nach innen von der *Descemet'schen Membran* begrenzt; es stellt den größten Anteil der Gewebsmasse.

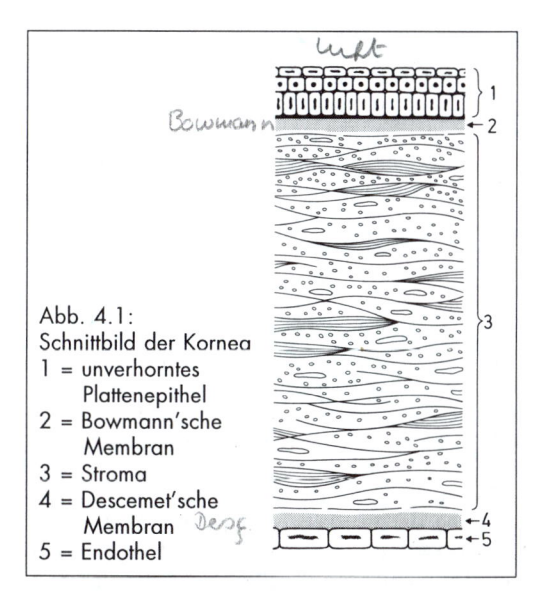

Abb. 4.1:
Schnittbild der Kornea
1 = unverhorntes Plattenepithel
2 = Bowmann'sche Membran
3 = Stroma
4 = Descemet'sche Membran
5 = Endothel

Zwischen dieser *inneren Grenzschicht* und dem Kammerwasser befindet sich noch ein einschichtiges Epithel. Wie die Linse ist auch die Kornea völlig gefäßfrei, jede Vaskularisation ist pathologisch. Sie wird über Diffusion aus der Tränenflüssigkeit und dem Kammerwasser ernährt.

Die Übergangszone zwischen Kornea und Bindehaut heißt *Limbus*; hier enden die konjunktivalen Blutgefäße in einem circulus arteriosus. Große Moleküle wie Immunglobuline u.a. können von hier aus in das Stroma diffundieren.

Das Korneaendothel bildet eine Schranke zwischen Kammerwasser und dem Stroma; wird es verletzt oder aus anderen Gründen insuffizient, kann Wasser eindringen und ein Stromaödem hervorrufen. Bei der Spaltlampenuntersuchung erscheint die Hornhaut dann wie eine beschlagene Fensterscheibe. Das Epithel erneuert sich alle 5–7 Tage. Größere Defekte können vom Limbus her innerhalb von 12–36 Stunden wieder geschlossen werden.

Die Hornhaut ist wie ein Uhrglas in die Sklera eingesetzt.

▶ Die Brechkraft ihrer Vorderfläche hat den höchsten Anteil am dioptrischen Apparat des Auges. Ihre Gesamtbrechkraft beträgt 43 Dioptrien (Linse: 19–33 Dioptrien). Die zahlreichen feinen sensiblen Hornhautnerven sind meist marklos und stammen aus dem N. nasociliaris, der aus dem N. ophthalmicus (I. Trigeminusast) entstammt.

Abmessungen der Hornhaut

Normalwerte	
Durchmesser beim Neugeborenen	8–10 mm
Durchmesser beim Erwachsenen	10–13 mm
Dicke in der Mitte	0,6–0,7 mm
Dicke peripher	ca. 1,0 mm
Krümmungsradius	ca. 7,8 mm
Brechkraft	ca 43 dpt
Oberfläche der Kornea	ca. 1,3 cm^2
pathologische Abweichungen	
Makro-Kornea (auch Megalo-Kornea)	Ø >12 mm
Mikro-Kornea	Ø <10,5 mm

4.2 Untersuchung

Trübungen der Hornhaut

Trübung	Farbe	Begrenzung	Besonderheiten
Infiltration	grau	unscharf	Leukozyten bei seitlicher Beleuchtung sichtbar
Stroma-Ödem	„beschlagene Glasscheibe", graue Trübung	unscharf	Stroma verdickt
Stroma-Narbe	grau-weißlich	scharf	kann vaskularisiert sein; kann auf unterschiedliche Hornhautschichten begrenzt sein

Ohne Hilfsmittel lassen sich der Oberflächenglanz (verändert bei Entzündungen, Infiltraten oder Epithelödem) sowie die Regelmäßigkeit der Wölbung, z.B. bei Blick gegen ein Fensterkreuz beurteilen. Dieses muß sich ohne Verwerfung der Linien abbilden.

Am Spaltlampenmikroskop lassen sich sowohl die Hornhaut als auch Vorderkammer, Iris und Linse gut beurteilen. Durch entsprechendes Fokussieren ist auch eine differenzierte Begutachtung der verschiedenen Hornhautschichten möglich. Hierzu ist insbesondere die fokale Beleuchtung geeignet (seitlicher Lichteinfall).

➤ Mit der Fluoreszein-Anfärbung lassen sich Epitheldefekte nachweisen, da sich der grüne Farbstoff in ihnen ansammelt. Bei bestimmten Erkrankungen der Hornhaut (z.B. Keratitis disciformis) zeigen sich bei seitlicher Beleuchtung an der Rückseite des befallenen Hornhautbezirkes Präzipitate, das sind Niederschläge pathologischer Beimengungen des Kammerwassers (Leukozyten, Lymphozyten, Fibrin).

Die Sensibilitätsprüfung der Hornhaut ist sowohl für den Neurologen als auch den Ophthalmologen wichtig. Geringste Reize rufen physiologischerweise einen starken Schmerz hervor. Bei Herpes-simplex-Infektionen ist der Sensibilitätsverlust der Hornhaut typisch. Grob orientierend läßt sich die Sensibilität mit einem Wattebausch prüfen, der zu einem feinen Ende zusammengedreht wird. Genauer geht es mit einem standadisierten Reizhaar, beispielsweise mit dem Aesthesiometer nach Cachet und Bonnet, oder dem Ästhesiometer nach Draeger, das noch genauer arbeitet und die exakte, reproduzierbare Prüfung in verschiedenen Sektoren erlaubt.

4.3 Fehlbildungen

Mikrokornea

Bei einem Durchmesser unter zehn Millimetern wird von einer abnorm kleinen Hornhaut gesprochen. Das Auge kann ansonsten normal sein. Häufig ist die Anomalität noch mit anderen Mißbildungen, wie Kolobomen oder einem Mikrophthalmus kombiniert. Die Betroffenen entwickeln gehäuft ein Glaukom.

Makrokornea

Die Vergrößerung des Hornhaut-Durchmessers über zwölf Millimeter heißt Makro- oder Megalo-Kornea. Eigentlich eine harmlose Normvariante, jedoch muß ein kongenitales Glaukom (☞ 9.3.1.) ausgeschlossen werden, bei dem die Hornhäute ebenfalls abnorm vergrößert sein können.

4.3.1 Keratokonus

Ätiologie & Klinik

Die krankhafte Vorwölbung der Hornhaut tritt sowohl familiär gehäuft als auch vergesellschaftet mit dem Down-Syndrom auf. Frauen erkranken häufiger, das typische Erkrankungsalter ist das zweite Lebensjahrzehnt. Die Patienten bemerken ein trotz Brillenkorrektur rapide nachlassendes Sehvermögen. Ursache ist die konische Vorwölbung der Hornhaut, die einen irregulären Astigmatismus (☞ auch 15.2.3.) und eine Myopie hervorruft. Die Krankheit verläuft über mehrere Jahre.

Klinischer Befund sind eine in der Seitenansicht zu erkennende Vorwölbung der Kornea mit zentraler Ausdünnung sowie zarte Stromatrübungen und Risse in der Descemet'schen Membran. Mit der Placido-Scheibe (☞ 15.2.3.) oder Reflexbildchen, die mit dem Ophthalmometer auf die Hornhaut projiziert werden, läßt sich die irregulär geformte

Oberfläche nachweisen – die Bilder werden verzerrt wiedergegeben.

Komplikationen

Durch die Risse in der Descemet'schen Membran kann plötzlich Kammerwasser in das Stroma eindringen und den „akuten Keratokonus" hervorrufen mit starkem Stromaödem, Schmerzen, Epiphora und Photophobie.

Therapie

Der Visus kann eine gewisse Zeit noch mit Brillen korrigiert werden.

▶ Später sind dann harte Kontaktlinsen erforderlich, mit denen oft gute Erfolge erzielt werden. Schreitet die Vorwölbung weiter fort, halten die Kontaktlinsen jedoch irgendwann nicht mehr auf der Hornhaut. Eine durchgreifende Keratoplastik kann dann erforderlich werden.

4.4 Entzündungen (Keratitis)

Faustregel bei Entzündungen der Hornhaut: bei Epitheldefekten grundsätzlich kein Kortison! Die einzige Ausnahme sind Verätzungen, bei denen die Entzündungsreaktion das verätzte Gewebe bedroht und deshalb unterdrückt werden muß.

4.4.1 Herpes corneae

Ätiologie

Die Infektion mit Herpes simplex kommt häufig vor, es werden zwei Typen unterschieden: die oberflächliche *Keratitis dendritica* mit bäumchenartigen Läsionen des Epithels, und die *Keratitis disciformis*, bei der das zentrale Hornhautstroma getrübt ist. Die Erreger sitzen im Ganglion Gasseri. Die Herpes-Keratitis neigt zu Rezidiven, die die Sehkraft gefährden können.

Klinik

Die Läsionen bei der *Keratitis dendritica* sind sternförmig oder bäumchenartig erscheinende Epitheldefekte, die Ähnlichkeit mit Eisblumen auf einer Fensterscheibe haben können. Subjektive Symptome sind Schmerzen, Fremdkörpergefühl, Lichtscheu und Epiphora.

▶ Die Hornhautsensibilität ist typischerweise herabgesetzt, die Läsionen lassen sich mit Fluoreszein anfärben. Zwar heilen oberflächliche Herpes-Keratitiden gelegentlich spontan, wegen der möglichen gravierenden Komplikationen ist bloßes Zuwarten jedoch sehr riskant. Die Therapie kann eine Abrasio des oberflächlichen Epithels mit Hilfe eines äthergetränkten Wattebausches sein, oder die Gabe von virostatischen Augentropfen.

Komplikationen

Eine mögliche Komplikation ist der Übergang einer oberflächlichen Herpes-Infektion in ein schwierig zu behandelndes metaherpetisches Ulcus. In diesem Fall entstehen Stromadefekte, die das Epithel nicht mehr verschließen kann. Unter Umständen kann hierbei eine Keratoplastik erforderlich werden.

Die *Keratitis disciformis* entsteht, wenn die Herpes-Viren das Kornea-Endothel befallen. Durch ein Ödem des Stromas entsteht eine unscharf begrenzte scheibenförmige Trübung, hinter der speckige Präzipitate sitzen. In der Vorderkammer läßt sich das Tyndall-Phänomen (☞ 7.4.1.) nachweisen. Es deutet auf eine Begleitiritis hin. Komplizierend kann außerdem ein Sekundärglaukom auftreten. Die Sensibilität der Hornhaut ist auch bei dieser Form herabgesetzt. Der Patient klagt über Lichtscheu, Tränenträufeln und ein stark herabgesetztes Sehvermögen.

Therapie

Therapeutisch werden Kortikosteroide (nur bei intaktem Epithel!) und Aciclovir gegeben, letzteres in schweren Fällen auch systemisch. Die Prognose ist bei unkompliziertem Verlauf gut, insbesondere wenn nur das Stroma befallen ist. Die Behandlung kann allerdings langwierig sein. Leichte Parenchymtrübungen können zurückbleiben.

4.4.2 Zoster ophthalmicus

☞ 1.5.1.

4.4.3 Ulcus cornea serpens

Ätiologie

Diese bogenförmig voranschreitende, bakterielle Infektion der Hornhaut entsteht, wenn Keime in einen oberflächlichen Epitheldefekt eindringen. Prädisponiert sind dafür beispielsweise Menschen mit chronischen Infektionen der Tränenwege (☞ 2.6.).

Auch oberflächliche Verletzungen durch Holz (Land- oder Waldarbeiter) können ein solches Hornhautgeschwür erzeugen.

Klinik
Symptome sind Schmerzen, Lichtscheu, Tränenträufeln und ein sehr starker Reizzustand der Bindehaut, die sich dabei dunkelrot verfärben kann. Klinischer Befund (Spaltlampe) an der Kornea ist eine zentral grauweiße bis graugelbe Scheibe mit einem progressiv unterminierten Rand. Am Boden der Vorderkammer sammelt sich Eiter an. Dieser Zustand heißt Hypopyon und ist ein Hinweis auf einen besonders schnell ablaufenden Krankheitsprozeß. Ein Hypopyon entsteht durch aseptische Exsudation von Leukozyten in das Kammerwasser.

Erreger sind häufig Streptokokken und Staphylokokken, besonders gefürchtet ist die Infektion mit Pseudomonas aeruginosa. Hierbei kann die Hornhaut innerhalb weniger Stunden eitrig einschmelzen und perforieren mit nachfolgender Entzündung des Augeninneren (Endophthalmitis). Andere Komplikationen sind die Entwicklung eines Sekundärglaukoms und die sekundäre Iritis.

Therapie
Keine Zeit verlieren, sofort nach Abstrich zur Keimbestimmung halbstündlich Breitspektrumantibiotika. Insbesondere bei Ausbildung eines Hypopyons sollte die Therapie in der Klinik durchgeführt werden. Systemische Antibiotika können auch nötig sein. ➤ Lokale Gabe von Kortison ist kontraindiziert!

4.4.4 Keratomykosen

Ätiologie
Mit der zunehmenden, häufig unkritischen lokalen Anwendung von Kortikosteroiden und Antibiotika nahm auch die Zahl der Keratomykosen zu. Häufige Erreger sind Candida albicans und Aspergillus. Der Verlauf ist langsamer als bei einer bakteriellen Infektion.

Klinik
In der Hornhautmitte findet sich eine scheibenförmige, grau-weiße Infiltration mit gefiedertem Rand. In der Vorderkammer bildet sich frühzeitig ein Hypopyon. Oft wird die Diagnose zu spät gestellt und mit Antibiotika oder Kortison behandelt, die die Erkrankung bis zur Einschmelzung und Perforation der Hornhaut forcieren können.

Therapie
Nach Abstrich aus dem Ulkus Nystatin lokal gegen Candida, Natamycin bei Aspergillus und anderen Pilzen. Der Patient sollte hospitalisiert werden, da die Behandlung schwierig ist.

4.4.5 Keratitis parenchymatosa

Ursache dieser Keratitis ist in 90% eine Lues connata. Auch Tuberkulose, Lepra, Toxoplasmose und andere Erkrankungen können Auslöser sein.

Die Patienten erkranken meist einseitig zwischen dem 10. bis 30. Lebensjahr und entwickeln eine tiefe graue Trübung des Hornhautstromas, die sich vom Limbus her auf die Hornhautmitte zubewegt. Parallel bestehen eine starke ziliare Injektion sowie Schmerzen, Tränenträufeln und Lichtscheu. Im weiteren Verlauf färbt sich das Infiltrat graurot und wird vaskularisiert; die ziliare Injektion geht in eine gemischte über. Im nächsten Stadium hellen sich die limbusnahen Trübungen etwas auf, die zentralen Abschnitte bleiben trüb. Es bilden sich graue Narben aus. Das zweite Auge erkrankt meist einige Monate später.

Die Therapie erfolgt symptomatisch lokal mit hochdosierten Kortikosteroiden. Zur Vermeidung von Synechien (siehe 7.2.) durch die begleitende Iritis wird die Pupille mit Scopolamin oder Atropin weitgestellt.

4.4.6 Keratitis e lagophthalmo

Eine Fazialisparese führt zum unvollständigen Lidschluß. Ebenso können dazu ein Narbenektropium, apoplektische Insulte oder Komata dazu führen. ➤ Der untere Teil der Hornhaut trocknet dabei insbesondere nachts aus und entwickelt eine Keratitis oder sogar ein Ulkus. Zunächst zeigt sich eine oberflächliche Keratitis (K. punctata). Daran schließt sich die Entstehung einer Hornhauterosion an, aus dem wiederum ein Ulkus entstehen kann. Die Sensibilität bleibt erhalten. Wird unzureichend therapiert, kann das Ulkus perforieren.

Therapeutisch kommt als konservative Maßnahme die Anwendung antibiotischer und blander Augensalben in Betracht. Durch Aufkleben eines Uhrglasverbandes kann die Austrocknung der Hornhaut verhindert werden. Operativ kommt die temporäre Blepharoraphie, der teilweise oder völlige Verschluß der Lider in Frage.

4.4.7 Keratitis neuroparalytica

Diese Erkrankung tritt auf bei Ausfall des N. trigeminus, beispielsweise durch Blockade des Ganglion gasseri, Tumoren oder Verletzungen. Trotz schwerer Schäden an der Hornhaut (Epithelzerfall, Erosionen und Infiltrate in der Hornhautmitte) gelangen viele Patienten erst sehr

spät in Behandlung, da gleichzeitig das Schmerzempfinden der Hornhaut ausgeschaltet wird. Der Metabolismus der Hornhaut wird in noch nicht endgültig aufgeklärter Weise durch die Nervenschädigung gestört. Die Hornhautschäden entwickeln sich sowohl aus kleineren Epithelverletzungen als auch ohne Schädigung der Korneaoberfläche.

Therapeutisch kommen künstliche Tränen, lokal angewandte Antibiotika zum Schutz vor Sekundärinfektionen, Dexpanthenol-Augensalben zur Regenerationsförderung und ein Uhrglasverband zur Anwendung. Letzterer, um das Austrocknen der Hornhaut zu verhindern.

4.4.8 Medikamentenbedingte Keratitis

Verschiedene Medikamente rufen Störungen an der Kornea hervor. Resochin wird in den parenchymatösen Geweben eingelagert und führt zur Keratitis mit grauen, wirbelförmigen Hornhauttrübungen und zur Retinopathie (siehe auch 11.4.5.). Kortikosteroide sorgen zwar schnell für ein blendend weißes Auge. ➤ Sie begünstigen jedoch virale, bakterielle und mykotische Hornhauterkrankungen und fördern den grauen und grünen Star.

Die 14tägige lokale Anwendung am Auge kann bei entsprechender Disposition zum Kortikosteroidglaukom führen – und diese Veranlagung haben in Europa und Nordamerika 20–40% der Bevölkerung. Insbesondere bei unkontrollierter Selbstmedikation von Bindehautreizungen mit Kortikosteroiden wird diese Nebenwirkung beobachtet. Nur eine kritische und kontrollierte Verordnung schützt davor.

➤ Gleiches gilt für *Lokalanästhetika.* Diese setzen die Hornhautsensibilität herab, stören den Metabolismus durch Ausschaltung der Nervenfunktion und können so schnell schwere Epithelnekrosen hervorrufen. Diese Medikamente gehören *nicht in Patientenhand.*

■ 4.5 Degeneration

4.5.1 Arcus senilis – Gerontoxon
= Arcus lipoides

➤ Im Alter ist der grau-weiße Greisenring in der Peripherie der Hornhaut eine Erscheinung ohne Krankheitswert. In jüngeren Jahren kann ein solcher Ring auf eine Hyperlipidämie Frederickson II hinweisen.

4.5.2 Pterygium

auch Flügelfell, ☞ 3.4.

4.5.3 Hornhaut-Degenerationen

Eine große Zahl erblicher und erworbener Hornhautdegenerationen sind bekannt. Einige Beispiele: bei der granulären oder bröckeligen Dystrophie *Groenouw I* finden sich körnige Einlagerung im Hornhautstroma. Hauptsymptom sind starke Blendungserscheinungen, eine Hornhauttransplantation ist jedoch nur selten erforderlich. Bei der gittrigen Dystrophie der Kornea (*Groenouw III*) finden sich Linien (Amyloidansammlungen) im Stroma, dazu kommen Epitheldefekte und rezidivierende Erosionen. Der Visus kann gut bleiben, kann sich aber auch so verschlechtern, daß eine Keratoplastik erforderlich wird. Diese beiden Dystrophieformen sind dominant erblich.

Die makuläre Dystrophie *Groenouw II* gehört zu den rezessiv erblichen Hornhautdystrophien. Fleckförmige Trübungen finden sich über das gesamte Hornhautstroma verteilt. Da die Hornhaut auch zwischen den Flecken eintrübt, verhindert meist nur eine Keratoplastik die Erblindung.

Bei einigen Systemerkrankungen treten ebenfalls Hornhautdystrophien auf. Dazu zählen der *Morbus Pfaundler-Hurler* (wolkige Hornhauttrübungen durch Einlagerung pathologischer Glykosaminoglykane und andere Abnormalitäten am Auge) und die _Zystinspeicherkrankheit_ (dichte umschriebene Hornhauttrübungen und rechteckige Zystinkristalle in der Bindehaut).

➤ Der Kayser-Fleischer'sche Kornealring entsteht durch die typisch braune Einlagerung von Kupfer in der Hornhautperipherie beim Morbus Wilson und ist ein diagnostisch wichtiges Symptom.

Bei der _Fuchs'schen Dystrophie_ finden sich feine Bläschen in der Descemet'schen Membran. Es entsteht die Cornea guttata, eine häufige Alterserscheinung. Übersteigt die Zahl der Bläschen jedoch eine kritische Grenze, so dringt Kammerwasser in das Stroma und erzeugt zuerst ein Epithel-, später ein Stromaödem. Mit einer 40%igen Glucose-Augensalbe läßt sich die Hornhaut kurzfristig (für Stunden) entquellen. Oft wird eine Keratoplastik erforderlich.

➤ Die _Keratomalazie_ tritt bei schwerem Vitamin-A-Mangel auf. Im Frühstadium verliert die Hornhaut ihren Glanz, es treten Bitot'sche Flecken auf. Die mangelernährte Hornhaut kann sich in schweren Fällen auflösen und perforieren. Die Krankheit ist in den Industrieländern selten. Sie tritt besonders in Süd- und Ostasien auf, wo karotinfreier Reis das Hauptnahrungsmittel ist.

Hornhaut-Transplantation

→ bei nichtvascul. HH des Empfängers
→ selten Immunrkt
bei Gefäßen in ihr: Tx einer gewebetypis HH oder Nachbeh. mit Ciclosporin A

→ ein rundes Scheibchen der Spenderhornhaut wird auf das Auge des Empfängers übertragen, bei dem eine gleichgroße Scheibe der erkrankten HH mit einem Trepan herausgeschnitten wurde

Gehn 134

OPs an der HH zur Refraktionsänderung (refraktive Chirurgie)

→ bei Kurzsichtigkeit
→ Veränderung der HH-Wölbung durch
a, radiäre Keratotomie
 = radiäre HH-Einschnitte
b, photorefraktive Keratektomie o. LASIK = Laser in situ Keratomileusis
 → Abtragung von Gewebe mit dem Laser

Vorteil: keine starke Brille mehr
Nachteil: Schwächung der HH
 HH-Narben

Fazit: NICHT generell bei Kurzsichtigen zu empfehlen!

Grehn 137

5 Lederhaut / Sklera

5.1 Anatomische Grundkenntnisse

Aufbau

➤ Die bindegewebige Lederhaut hat wichtige Stützfunktionen für das Auge. Die Durahülle des Sehnervens geht direkt in die Sklera über, entwicklungsgeschichtlich entspricht die Sklera der Dura des Gehirns. Sie besteht aus gitterförmig angeordneten Kollagenfasern und besitzt einen bradytrophen Stoffwechsel. Die Innervation erfolgt über die Ziliarnerven, die in der Sklera verlaufen.

Vorn geht sie am Limbus in die Hornhaut über. Hier liegen auch das Trabekelwerk und der Schlemm'sche Kanal, das Abflußsystem für das Kammerwasser.

➤ Hinten läßt sie im Bereich der siebförmigen Lamina cibrosa als siebförmige Struktur den Sehnerven und die Arteria centralis sowie die Zentralvene durchtreten. Diese Region gibt bei intraokularen Druckerhöhungen als erste nach, woraus die Gefährdung des Sehnervens beim Glaukom resultiert. Zusätzlich ist sie von zahlreichen feinen Kanälchen für die kurzen Ziliararterien durchsetzt. Am Äquator durchbohren die langen Ziliararterien und die Vortexvenen die Lederhaut.

5.2 Erkrankungen

5.2.1 Skleritis

Als Bindegewebe ist auch die Sklera anfällig für rheumatische Erkrankungen.

➤ Ursachen einer Skleritis können eine primär chronische Polyarthritis (häufig), aber auch Infektionskrankheiten wie Syphilis oder Tuberkulose sowie Gicht oder Kollagenosen sein. Die Erkrankung ist jedoch insgesamt selten. Unterschieden wird nach Entzündung der oberflächlichen Schichten (Episkleritis) und der tiefen Schichten (Skleritis).

Die *Skleritis* ist ernster zu nehmen als die oberflächliche Form, sie kann bis zur Perforation des Bulbus fortschreiten und hat eine schlechte Prognose. Es imponiert eine tiefe Entzündung der Sklera mit dunkelvioletter Verfärbung, die zunächst sektorenförmig begrenzt ist, später diffuse Grenzen zeigt. Dazu kommen Chemosis, Lidschwellung und starke Schmerzen durch Reizung der Ziliarnerven. Sekundär können eine Keratitis und eine Iridozyklitis auftreten. Differentialdiagnostisch kommt in erster Linie eine Konjunktivitis in Frage, die jedoch meist nicht scharf begrenzt ist.

Die Erkrankung verläuft chronisch mit einer hohen Rezidivrate. Therapeutisch kommen lokale und systemische Kortikoidgaben zur Anwendung. Sofern die Grunderkrankung bekannt ist, wird diese behandelt. Bei entsprechender rheumatischer Grunderkrankung können auch Immunsupressiva wie Azathioprin oder Cyclophosphamid gegeben werden.

5.2.2 Episkleritis

➤ Hauptsymptom der *Episkleritis* ist ein rötlicher bis violetter schmerzhafter Knoten (episkleritischer Buckel) unmittelbar unter der Bindehaut, die in diesem Bereich eine ziegelrote, konjunktivale Hyperämie zeigen kann.

➤ Ziliare Injektion und lokaler Druckschmerz kommen hinzu. Eine Begleitiritis kann vorliegen. Als Therapie werden lokal Steroide gegeben. Die Prognose ist gut (☞ 5.2.1.).

5.2.3 Blaue Skleren

➤ Durch eine verdünnte oder atrophische Sklera scheint die Aderhaut bläulich durch – einer der Lieblingskolibris des IMPP. Bei Neugeborenen kann dies noch normal sein, verschwindet jedoch im Laufe der ersten Lebensjahre.

▶ Pathologischen Wert haben die blauen Skleren als typische Begleiterscheinung der _Osteogenesis imperfecta_. Sie können aber auch bei anderen Bindegewebserkrankungen wie Marfan- und Ehlers-Danlos-Syndrom auftreten. Eine Therapie gibt es nicht.

5.2.4 Staphylom

Unter einem Staphylom wird eine Dickenveränderung der Lederhaut verstanden. Das _Staphyloma posticum_ ist eine Ausstülpung des hinteren Augenpols bei extremer Myopie. Auch als Folge von Entzündungen kann die Sklera ausdünnen. Es entsteht ein _Sklerastaphylom_, durch das die Aderhaut bläulich durchschimmert. Diese Stellen können auch leicht erhaben sein. Eine Therapie gibt es nicht.

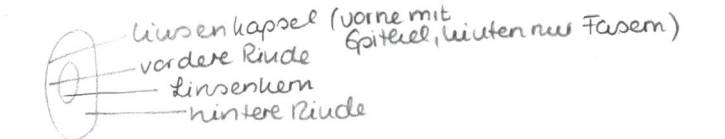

6 Die Linse

6.1 Anatomische Grundkenntnisse

Entwicklung

Im ersten Embryonalmonat stülpt sich Ektoderm in den Augenbecher und bildet die Linsengrube. Eine Mesodermschicht (später Hornhaut) wächst dazwischen und trennt die Linsengrube vom Ektoderm ab. Der Augenbecher bleibt nach unten offen. Durch diesen Augenbecherspalt erfolgt die Gefäßversorgung der Linse durch die Hyaloidea-Gefäße, die zwischen dem 7. und 9. Fetalmonat vollständig obliterieren.

Aufbau

▶ Die Zellen der Linsenblase bilden die Linsenkapsel, die in der Folge mit Linsenfasern ausgefüllt wird, und zwar vom Linsenäquator her (Übergang Vorder- zu Rückfläche, auch generative Zone genannt). Diese Linsenfaser-Zellen besitzen einen langen, mit dem transparenten Protein Kristallin angefüllten Zellfortsatz, der vom Äquator bogenförmig in die tieferen Linsenschichten zieht. In der sogenannten Nahtfigur treffen die Fasern auf einer Linie zusammen, die an der Spaltlampe sichtbar ist und die Form eines „y" besitzt. Das Wachstum der Linsenfasern geschieht zeitlebens, sie liegen in vielen Schichten übereinander – die älteren innen.

Die Linsenvorderfläche besitzt ein einschichtiges Epithel, der Kern besteht ebenso wie die Hinterfläche aus den Linsenfasern. Die Linsenkapsel umhüllt diese Strukturen. Die Linse ist frei von Gefäßen und Nerven. Im Alter nimmt sie an Volumen und Größe zu, ihre Verformbarkeit nimmt gleichzeitig ab.

Mittels feiner Fasern (Zonula-Fasern) ist die Linse am Ziliarkörper aufgehängt. Über diese Fasern wird der Zug der Ziliarmuskulatur vermittelt und die Linse auf unterschiedliche Dicke (= Veränderung der Brechkraft) eingestellt. Dieser Vorgang ist die Akkommodation und dient der Einstellung auf unterschiedlich entfernte Objekte. Der Ziliarkörper enthält eine ringförmige und eine radiäre Muskelportion. Zieht sich der Ringmuskel zusammen, so erschlaffen die Zonula-Fasern und die Linsengestalt wird mehr kugelförmig. Die Brechkraft nimmt dadurch zu. Bei ruhendem Ziliarmuskel ist die Linse deshalb für den Blick in die Ferne eingestellt. (☞ auch 15.1.)

Linsenmaße	
Dicke	ca. 4 mm
Durchmesser	9 mm
Gewicht	ca. 170 mg
Brechkraft	19–33 Dioptrien

6.2 Untersuchung

Bei Inspektion mit dem bloßen Auge lassen sich eventuell eine Linsenluxation oder eine fortgeschrittene Katarakt erkennen. Für die Katarakt ist dabei bei seitlicher Beleuchtung typisch, daß die Iris auf der Linsenvorderfläche einen Schatten wirft. Im auffallenden Licht wird eine graue Trübung in der Pupille sichtbar. Bei der Durchleuchtung mit dem Augenspiegel lassen sich Trübungen als Schatten vor dem rot aufleuchtendem Augenhintergrund sehen.

Die genaueste Untersuchung der Linse ist bei erweiterter Pupille mit Hilfe des Spaltlampenmikroskops möglich, mit dem der Untersucher durch die einzelnen Schichten hindurchfokussiert.

6.3 Die Katarakt

Ätiologie

Die *Katarakt* ist die Trübung der Augenlinse, im Volksmund der *graue Star*. In historischer Zeit zogen sogenannte Starstecher durch die Gegend, die die Menschen von ihrem grauen Star befreiten. Ein beliebtes Verfahren war, durch starken Druck mit dem Daumen die Linse zu luxieren und in den Glaskörper zu drücken – und danach möglichst schnell den Ort zu wechseln, bevor die Komplikationen auftraten.

Ohne Linse braucht der Mensch ein Starglas von meist mehr als +12 Dioptrien. In den letzten zwei Jahrzehnten ist die Implantation intraokularer Linsen zur Regeloperation geworden. Künstliche Linsen und Implatationsverfahren entwickelten sich dabei in den letzten Jahren immer schneller.

Klinik

Subjektives Symptom der Katarakt ist, daß die Patienten matt, unscharf oder wie durch einen Schleier sehen. Durch die Streuung des einfallenden Lichtes entstehen Blendungserscheinungen, z.B. beim Heraustreten aus einem dunklen Flur in helles Tageslicht. Insbesondere der in der hinteren Linsenkapsel lokalisierte graue Star (Cataracta subcapsularis posterior) verursacht solche Blendungen und reduziert das Sehvermögen sehr früh.

Sitzt die Katarakt im Kern, so entsteht eine Kurzsichtigkeit und die Patienten können auf einmal wieder ohne Lesebrille lesen. Die Trübungen lassen sich bei Untersuchung mit der Spaltlampe genau klassifizieren und lokalisieren.

Therapie

für die verschiedenen Kataraktformen ist die Extraktion. Verschiedene Operationsverfahren stehen zur Verfügung. Das heute gebräuchlichste OP-Verfahren ist die *extrakapsuläre Extraktion* der Katarakt. Dabei wird die Linsenkapsel eröffnet und das getrübte Linsenmaterial aus dem Kapselsack entfernt. Die hintere Linsenkapsel bleibt stehen und stabilisiert so das Irisdiaphragma. Bis Anfang der 80er Jahre war die *intrakapsuläre Kataraktextraktion* das gebräuchlichste Verfahren. Dabei wird die Linse im Ganzen zusammen mit dem Kapselsack entfernt, nachdem die Zonulafasern gelöst wurden. Vorteil des Verfahrens ist, daß keine Linsenteile im Auge zurückbleiben und sich kein Nachstar bilden kann. Als nachteilig zeigte sich, daß insbesondere Netzhautablösungen postoperativ häufiger als beim extrakapsulären Verfahren beobachtet wurden. Auch Luxationen des Glaskörpers in die Vorderkammer sind häufiger.

Am häufigsten implantiert werden heute Hinterkammerlinsen, die entweder im Kapselsack oder im Sulcus ciliaris fixiert werden. Im Gegensatz zu Vorderkammerlinsen, die an der Iris befestigt sind, kann bei den Hinterkammerlinsen unproblematisch der Augenhintergrund in medikamentöser Mydriasis untersucht werden. Die Entwicklung bei den Implantaten geht weiter: seit einiger Zeit werden bereits erfolgreich diffraktive Linsen eingesetzt, die den Nachteil der festen Brennweite der herkömmlichen Kunstlinsen ausgleichen. Durch eine spezielle Mikrostruktur (konzentrische Ringe auf der Rückseite der Linse) ermöglicht dieser Linsentyp, sowohl in der Nähe als auch in der Ferne scharf sehen zu können.

Auf eine Implantation wird wegen potentieller Komplikationen meist dann verzichtet, wenn es sich um das letzte Auge eines Patienten handelt. Auch Patienten unter 40 erhalten selten eine Kunstlinse. In diesen Fällen ist es erforderlich, die fehlende Brechkraft der Linse durch Sehhilfen zu ersetzen.

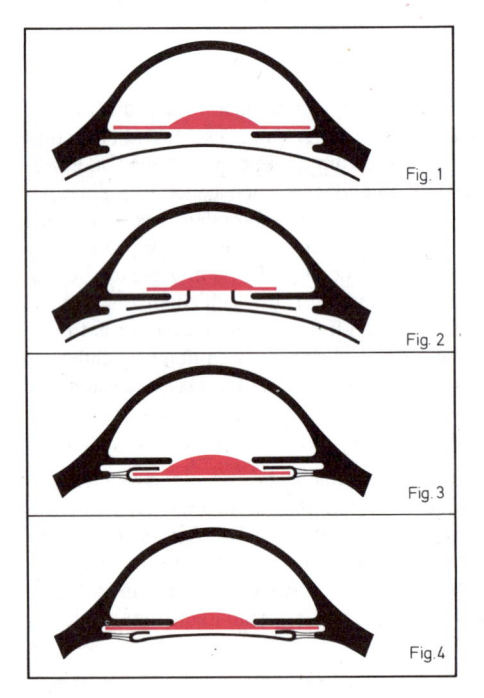

Abb. 6.1: Kunstlinsentypen
1 und 2=Vorderkammerlinsen
3 und 4=Hinterkammerlinsen

▶ Dies ist bei einseitiger Katarakt nur mit implantierten Kunstlinsen oder Kontaktlinsen möglich, da eine Starbrille die Bilder vergrößert und so unterschiedlich große Netzhautbilder erzeugen würde, deren Fusion nicht mehr gelingt. Bei beidseitiger *Aphakie* (Linsenlosigkeit) kann auch eine Starbrille von +12 bis +17 Dioptrien verordnet werden.

Komplikationen

Bei einer Kunstlinsenimplantation können folgende Komplikationen auftreten: Infektion, Luxation des Implantats, Glaskörpervorfall, Irisprolaps, Synechien und Nachstarbildung. Der Nachstar entsteht durch übriggebliebene Linsenzellen. Mit dem Laserstrahl läßt sich die dabei entstehende Membran ohne erneuten intraokularen Eingriff zerstören. Als Alternative steht die Diszision (Aufschlitzen der Nachstarmembran) zur Verfügung. Die genannten Komplikationen sind selten, in der Regel gewinnen die überwiegend alten Patienten durch die wiedererlangte Sehkraft ein hohes Maß an Lebensqualität zurück.

6.3.1 Angeborene Katarakt

Verschiedene Formen der angeborenen Linsentrübung sind bekannt: so gibt es erbliche angeborene Katarakte. Bei Stoffwechselstörungen wie der Galaktosämie und der Aminoazidurie oder beim Lowe-Syndrom treten ebenfalls angeborene Katarakte auf. Schließlich führen einige Infektionskrankheiten der Mutter zur konnatalen Katarakt.

Die Linse wird während der 5.–8. Schwangerschaftswoche angelegt und ist in dieser Zeit noch nicht von ihrer Kapsel geschützt. Bei Virusinfektionen der Mutter können die Viren in das Linsengewebe gelangen und Trübungen hervorrufen.

▶ Den größten Teil nehmen dabei Rötelninfektionen ein, die im 1. Trimenon erfolgen und zur beidseitigen Katarakt durch Persistieren der Erreger in der Augenanlage führen (*Gregg-Syndrom*, außer Katarakt noch Innenohrschwerhörigkeit und Herzmißbildungen). In der Häufigkeit folgen Mumps, Hepatitis und Toxoplasmose (2. Trimenon).

Die getrübte Linse eines Säuglings führt unweigerlich zur Deprivationsamblyopie (irreversible Schwachsichtigkeit, ☞ 16.1.), wenn sie nicht rechtzeitig entfernt wird. Die sensible Zeit für die Entwicklung dieser Schwachsichtigkeit sind die ersten sechs Lebensmonate, so daß angeborene Katarakte möglichst innerhalb der ersten Lebenswochen operiert werden sollten. Im Anschluß muß die fehlende Brechkraft durch Kontaktlinsen oder eine Brille ersetzt werden.

▶ Bei Galaktosämie kann eine rechtzeitig in den ersten Wochen einsetzende Therapie die Linsentrübung beseitigen.

6.3.2 Cataracta senilis

Ätiologie

Die Pathogenese der Alters-Katarakt ist noch nicht völlig geklärt. Die häufigste Form ist der Rindenstar, der sich in zwei Untergruppen unterteilen läßt: zum einen in den *tiefen supranukleären Rindenstar*, die typische Alterskatarakt, und in den *subkapsulären oberflächlichen Rindenstar* mit hinterer Schalentrübung. Altersstare entwickeln sich meist beidseits.

Klinik & Formen

Die tiefe Form entwickelt sich nach dem 45. Lebensjahr und zeigt erst *Wasserspalten*, später *Speichentrübungen* der Linse, die typischerweise radiär vom Zentrum zur Peripherie streben wie Fahrradspeichen von der Nabe zur Felge. Es entwickelt sich in der Folge eine Kernsklerose (bräunlich), zu der weitere subkapsuläre Trübungen kommen und die schließlich in eine mature Katarakt (siehe unten) übergeht. Der Prozeß schreitet langsam fort, der Visus verschlechtert sich ebenfalls langsam. Der oberflächliche subkapsuläre Rindenstar entwickelt rasch die typische *hintere Rindentrübung*. Diese Form kann sich in jedem Lebensalter entwickeln und schnell in eine mature Katarakt übergehen. Diese führt früh zur Sehverschlechterung, der Nahvisus ist schlechter als der Fernvisus.

Weniger häufig kommt der *primäre Kernstar* (Cataracta nuclearis) vor. Hier findet sich zuerst eine braune Kernsklerose, ohne anfänglich den Visus merklich zu beeinflussen; der Prozeß schreitet sehr langsam fort. Später wird der Kern grau-braun bis dunkelbraun (Cataracta nigra). Die Patienten entwickeln eine starke Brechungskurzsichtigkeit und Mehrfachbilder auf der Netzhaut. Unter einer *maturen Katarakt* wird ein Stadium verstanden, in dem alle Schichten der Linse dicht getrübt sind. Bei der *hypermaturen Katarakt* verflüssigen sich Linsenbestandteile, und der härtere Kern ist als Scheibe in dieser Masse zu erkennen (*Morgagni'sche Katarakt*), oder die Linsensubstanz schrumpft und neigt zur Verkalkung. Die Morgagni'sche Katarakt neigt zur Spontanluxation nach Bagatelltraumen und kann so manche Wunderheilung erklären – aber leider auch ein Glaukom hervorrufen. ➤ Folge kann ein phakolytisches Glaukom sein, das durch Übertritt von Linseneiweiß ins Kammerwasser entsteht.

Kataraktstadien	
Cataracta incipiens	erste Anzeichen ohne nennenswerte Trübungen
Cataracta immatura	Kombination initialer Trübungen; Sehstörungen
Cataracta matura	alle Schichten der Linse dicht getrübt
Cataracta hypermatura	Veflüssigung oder Verkalken der Linsenbestandteile

↓ Morgagni-Katarakt

6.3.3 Katarakt bei Augen-und Allgemeinleiden

Cataracta complicata

Diese Katarakt tritt meist infolge anderer Augenerkrankungen auf. Sie ist durch eine hintere Schalentrübung gekennzeichnet. Ursache können u.a. sein: chronische Iridozyklitis, rezidierende Uveitiden, diabetische Retinopathie, Retinopathia pigmentosa, Glaukom, intraokulare Verletzungen, Ablatio retinae und Toxoplasmose.

Katarakt bei Allgemeinleiden

➤ Die Katarakt bei *Myotonie* besteht im Frühstadium aus vielen bunten Trübungspunkten in Form einer *Rosette*, später geht sie in eine allgemeine Trübung über. ➤ Bei *Diabetes mellitus* tritt eine schnell zunehmende *diffuse graue Quellung* mit Wasserspalten auf. Der gleiche Befund findet sich bei Dialyse-Patienten. ➤ Bei hypokalzämischer *Tetanie* finden sich im Frühstadium viele *graue Punkte* in der vorderen Kapsel. Die *Cataracta syndermatotica* wird bei Hautleiden wie chronischer Neurodermitis, Sklerodermie, Poikilodermie und Ekzemen beobachtet, hier finden sich im Frühstadium *radiäre, fleckförmige, weißliche Trübungen* am vorderen und hinteren Pol. Später entwickelt sich eine schildförmige Verdichtung der Kapselmitte.

Katarakt durch äußere Einwirkungen

Der *Strahlenstar* (Cataracta radiationis) kann schon durch niedrige Energiedosen (2 Gy) ausgelöst werden. Im Anfangsstadium findet sich eine hintere subkapsuläre Trübung mit einer typischen Doppelkontur. Beim *Infrarot- oder Glasbläserstar* löst sich anfangs ein dünnes Häutchen von der Vorderkapsel, es wird als *Feuerlamelle* bezeichnet. Auch nach *Stromschlägen* kann eine subkapsuläre Katarakt auftreten.

Kortikoid-Katarakt

➤ Bei lokaler oder systemischer Behandlung mit Kortikosteroiden kann eine schalenförmige, subkapsuläre Trübung des hinteren Linsenpols auftreten, die sich nach Absetzen der Medikation zurückbildet oder aber in unregelmäßige Trübungen von Kern und Rinde übergeht.

Cataracta traumatica

Nach dem Unfallmechanismus lassen sich zwei Formen unterscheiden: Bei der *Kontusionskatarakt* findet sich nach Prellung des Augapfels eine subkapsuläre Rosette an der Linsenvorderfläche, die lange unverändert bleiben kann, aber auch in eine Trübung der ganzen Linse übergehen kann. Die *Perforationskatarakt* führt zur Linsenquellung innerhalb weniger Stunden, wenn durch eine Stichverletzung die Linsenkapsel perforiert wird und Kammerwasser in die Linse eindringt. Bei sehr kleinen Verletzungen kann die Trübung auch lokal begrenzt bleiben.

6.3.4 Cataracta secundaria

➤ Unter der Sekundärkatarakt wird der Nachstar nach extrakapsulärer Linsenextraktion verstanden. Abhilfe durch Diszision oder Zerstörung der Membran mit dem Neodym-YAG-Laser. Ausführlich bereits unter 6.3. beschrieben.

→ Aufschlitzen der Nachstarmembran

6.4 Lageveränderungen

Typisches Symptom einer Lageveränderung der Linse sind Zitterbewegungen von Iris und Linse. Die Diagnose wird am besten an der Spaltlampe gestellt.

Bei einem *Trauma* kann sich die Linse lösen. Wird sie nach hinten verlagert, kann ein Glaskörperprolaps die Folge sein. Kippt sie hingegen nach vorn, kann sich die Iris vorwölben und durch Verlegung des Kammerwinkels ein akutes Glaukom hervorrufen. Durch die Verlagerung aus der optischen Achse verliert die Linse ihre eigentliche Funktion und wird deshalb meist entfernt.

➤ Das *Marfan-Syndrom* ruft am Auge das Irisschlottern (Iridodonesis) durch eine Subluxation der Linse hervor. ➤ Außerdem können ein Linsenkolobom, ein Glaukom und eine Kugellinse (Spärophakie) auftreten. Beim *Marchesani-Syndrom* findet sich ebenfalls eine Subluxatio lentis, dazu eine Kugellinse und oft eine abnorm kleine Linse. Bei der in Mitteleuropa seltenen *Homozysteinurie* findet sich bei fast allen Patienten eine Subluxation.

7 Gefäßhaut / Uvea

7.1 Anatomische Grundkenntnisse

Aufbau

Die Uvea enthält drei gefäßreiche Abschnitte: die Iris (Regenbogenhaut), den Ziliarkörper (Corpus ciliare) und die Aderhaut (Choroidea). Alle drei Abschnitte entstammen dem Mesoderm und reagieren stark auf Entzündungsreize.

Gefäße

Über die kurzen Ziliararterien versorgt die A. ophthalmica die Choroidea. Die langen Ziliararterien ziehen in der Sklera zum Corpus ciliare und zur Iris. Dort bilden sie den Circulus arteriosus iridis, der mit dem Circulus arteriosus am Limbus corneae kommuniziert. Das venöse Blut fließt über die Vortex-Venen ab.

Die Iris

Aufbau

Die Iris ist eine dünne Gewebsscheibe, die vom vorderen Rand des Ziliarkörpers entspringt und wie ein Segel aufgespannt ist. Sie bildet so ein Diaphragma, welches in der Mitte die Pupille als Durchtrittsöffnung für die Lichtstrahlen frei läßt. Die Regenbogenhaut besteht vorn aus dem lockeren Irisstroma, hinten aus dem Pigmentblatt. Zwischen diesen Schichten liegt der radiär verlaufende M. dilatator pupillae (sympathisch innerviert) und der ringförmig um die Pupille liegende M. sphincter pupillae (parasympathisch innerviert). Die im vorderen Stromablatt eingelagerten Chromatophoren bestimmen die Farbe des Auges. Eine braune Iris enthält viele intensiv pigmentierte Chromatophoren, eine grüne deutlich weniger und eine blaue nahezu keine.

Funktion der Iris

Die Iris ist die Blende des Auges. Die Weite der Pupille reguliert die durchtretende Lichtmenge. Der M. dilatator öffnet die Pupille, der M. sphincter verkleinert ihre Öffnung.

Der Ziliarkörper

Aufbau

Der mit einem zweischichtigen Epithel bedeckte Ziliarkörper grenzt mit seinem hinteren, flachen Teil mit einer gezackten Linie, der Ora serrata, an die periphere Netzhaut. Der vordere, zottige Teil (Pars plicata) endet an der Hornhaut. Dieser Teil enthält den Ziliarmuskel und die stark vaskularisierten Ziliarfortsätze, in denen das Kammerwasser produziert wird. Auch die Fasern der Zonula Zinnii setzen hier an, an denen die Linse aufgehängt ist. In der Pars plicata liegt außerdem der Ziliarmuskel.

Funktion

Aufgaben des Ziliarkörpers sind zum einen die Kammerwasserproduktion in den Ziliarfortsätzen, zum anderen die Akkommodation. Durch Kontraktion des Ziliarmuskels erschlaffen die Fasern der Zonula zinnii; die Linse wölbt sich stärker und erhöht so ihre Brechkraft.

Die Aderhaut

Aufbau & Funktion

Die Choroidea besteht aus mehreren Schichten von Blutgefäßen. Sie liegt zwischen Sklera und Retina und versorgt die Sklera sowie die meisten Schichten der Netzhaut. Ihre Blutfülle und ihr Pigment sorgen für den beim Augenspiegeln zu beobachtenden rötlichen Farbton. Die Gefäße weisen eine typische Läppchenstruktur auf; durch Anastomosen zwischen den Aa. ciliares werden Ausfälle einzelner Arterien meist kompensiert.

7.2 Untersuchung

Die Iris-Oberfläche läßt sich mit fokaler Beleuchtung inspizieren, am besten an der Spaltlampe. Eine verwaschene Iriszeichnung weist auf eine Entzündung hin. Iriswurzel und Kammerwinkel sind nur mit dem Gonioskop zu erkennen (☞ 9.2.).

Mittels direkter und indirekter Beleuchtung der Pupille läßt sich die Pupillenreaktion beurteilen. Innerhalb einer Sekunde sollte sich die Pupille nach Beleuchtung seitengleich und ausreichend verengen. Zur Untersuchung der Pupille gehört auch die Beobachtung ihrer Form, besonders wichtig bei Schädel-Hirn-Traumata.

Als Iridodonesis wird das Schlottern der Iris nach Entfernung oder Subluxation der Linse (z.B. beim Marfan-Syndrom ☞ 6.4) verstanden.

7.2.1 Irisdiagnostik

➤ Die Irisdiagnostiker teilen die Iris in „Organfelder" ein. Veränderungen in bestimmten Gebieten sollen auf Störungen zugeordneter Organe hinweisen. Wissenschaftlich einwandfreie Erklärungen und Nachweise fehlen.

7.3 Fehlbildungen

7.3.1 Aniridie

Das konnatale Fehlen der Iris ist selten und wird oft zusammen mit anderen Fehlbildungen am Auge beobachtet (Fovea-Defekt, Kammerwinkel-Veränderungen und Glaukom). Die Vererbung erfolgt überwiegend dominant. Die Patienten sind sehr lichtempfindlich.

7.3.2 Kolobom

Ein Kolobom ist ein spaltförmiger Defekt der Iris. Unterschieden werden angeborene und erworbene (OP, Trauma) Defekte. Ursachen für angeborene Spaltbildungen können dominante Vererbung oder Embryopathien (z.B. Thalidomid) sein. Die angeborenen Kolobome sind häufig mit anderen Mißbildungen wie Mikrophthalmus verbunden und richten sich meist nach nasal unten. Sie können mit Kolobomen der Ader- und Netzhaut kombiniert sein. Besser und alltagstauglicher als die Bezeichnung „erworbenes Kolobom" sind konkrete Beschreibungen wie traumatischer Sphinkterriß oder Iridektomie.

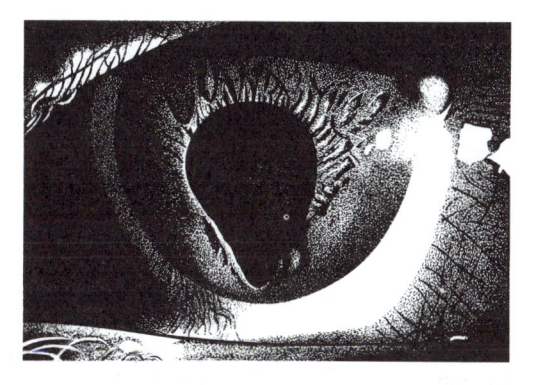

Abb. 7.1: Iriskolobom

7.3.3 Ektopie

➤ Die Ektopie der Pupille ist eine Verlagerung der Irisöffnung aus der Mitte zur Peripherie, häufig mit schlitzförmiger Verformung. ➤ Diese Störung kann angeboren auftreten, aber auch durch Narbenstränge nach Verletzungen oder intraokularen Eingriffen hervorgerufen werden.

7.4 Entzündungen (Uveitis anterior, posterior)

Ätiologie

Nach der Ursache läßt sich die seltene exogene, direkt infektiöse Uveitis nach Entzündungen der Hornhaut oder perforierenden Verletzungen von der wesentlich häufigeren endogenen Form unterscheiden. Die akute endogene Uveitis entsteht entweder bei Systemerkrankungen durch hämatogene Keimverschleppung (z.B. Toxoplasmose, Lues, Tuberkulose) oder als Krankheit mit immunologischer Ursache (Antigen-Antikörper-Reaktion). Auch rheumatische Erkrankungen und Vaskulitiden können mit einer Uveitis einhergehen, ebenso wie bestimmte HLA-Konstellationen dafür disponieren können. Auch ein entzündlicher Fokus im Körper kann eine Iridozyklitis verursachen.

Nach anatomischen Gesichtspunkten lassen sich eine vordere Uveitis (Iridozyklitis, Iritis), eine intermediäre (Zyklitis und periphere Uveitis), eine hintere (Chorioiditis und Retinitis) und eine diffuse

Form (Erkrankung aller Strukturen der Uvea) differenzieren.

Eine Reihe von Allgemeinerkrankungen sind mit Entzündungen der Uvea kombiniert.

▶ Der Morbus Bechterew geht sehr häufig mit einer Iridozyklitis einher. Ebenso werden bei der primär chronischen Polyarthritis chronisch rezidivierende Iritiden unterschiedlichster Ausprägung beobachtet. Bei der juvenilen rheumatoiden Polyarthritis findet sich am Auge außer einer Iritis noch eine bandförmige Hornhautdegeneration.
▶ Auch beim Morbus Harada, Still-Chauffard-Syndrom, Morbus Weil (Leptospirose), Morbus Boeck, Morbus Reiter und dem Morbus Behçet kommt eine Beteiligung der vorderen Uvea vor.

7.4.1 Iritis, Iridozyklitis (akut)

Ätiologie
Bei Erkrankungen der Iris sind meist Iris und Ziliarkörper als vordere Region der Uvea gleichzeitig betroffen, so daß in der Regel immer eine Iridozyklitis besteht und diese Bezeichnung auch benutzt werden sollte. Begriffe wie Iritis und Zyklitis sind jedoch teilweise auch im Gebrauch. Die Einteilung erfolgt danach, welcher Prozeß klinisch im Vordergrund steht.

Klinik & Diagnose
Die Symptomatik der exogenen Form besteht in erster Linie in einer eitrigen Infektion. Es finden sich eine gemischte Injektion mit dunkelroter, praller Hyperämie, ein Hypopyon in der Vorderkammer und eine verwaschene Iris. Der Prozeß schreitet schnell voran. Die nachfolgend beschriebenen Symptome der endogenen Form können sich zusätzlich zeigen.

Zu den Symptomen der endogenen Form gehören Lichtscheu, dumpfer Schmerz in der Tiefe des Auges und Tränen. Die Patienten sehen Schleier vor den Augen.

▶ Bei der Untersuchung finden sich eine enge, langsam reagierende Pupille (Reizmiosis), eine Injektion der ziliaren und konjunktivalen Gefäße mit Maximum am Limbus und eine verwaschene Zeichnung der Iris. ▶ An der Rückseite der Hornhaut finden sich Leukozyten-Präzipitate.

▶ Durch Eiweißexsudation in die Vorderkammer wird das Tyndall-Phänomen stark positiv (Lichtstreuung durch kolloidale Lösungen). In schweren Fällen ist auch ein Hypopyon zu beobachten.

Differentialdiagnose
Die wichtigste Differentialdiagnose ist ein akuter Glaukomanfall, da bei diesem keine Zeit verloren werden darf (siehe 9.3.2.). Die Symptome sind in der folgenden Tabelle gegenübergestellt.

DD akute Iridozyklitis / akutes Glaukom / Konjunktivitis			
Befund	**Irido-zyklitis**	**Glaukom**	**Konjunk-tivitis**
Palpation des Augapfels	normal	steinhart	normal
Rötung	gemischt, mehr ziliar	gemischt, mit Hyperämie	konjunktival
Maximum der Rötung	pericorneal	eher pericorneal	Lider und Lidwinkel
Hornhautoberfläche	klar	oft mit Trübungshauch	klar
Vorderkammer	normal	flach bis aufgehoben	normal
Pupille	Reizmiosis, träge	eher weit, entrundet	normal
Schmerz	mäßig, dumpf	stark bis unerträglich, strahlt in die Stirn aus	eher leicht

Komplikationen
Die exogene Form schreitet rasch voran und kann zu Glaskörperabszessen, Einschmelzen von Choroidea und Retina und zur Panophthalmie führen.
▶ Komplikationen der endogenen Form können in erster Linie sein: ein membranöser Verschluß der Pupillenöffnung (Occlusio pupillae), ein Sekundärglaukom, eine Cataracta complicata und die Ausbildung von Synechien. Diese Verklebungen entstehen durch Fibrinabsonderungen. Eine vordere Synechie besteht zwischen Hornhaut und Iris, eine hintere zwischen Linse und Iris. Nach Gabe von Mydriatika entsteht bei Synechien eine entrundete Pupille. Liegen Synechien rund um die Pupille, so entsteht die Seclusio pupillae mit meist eng

bleibender Pupille. Durch Störungen der Kammerwasserzirkulation kann so ein akutes Sekundärglaukom (Iris bombée) mit Vorwölbung der Iris entstehen. Auch die Fibrinexsudationen können das Abflußsystem verlegen und so den Augeninnendruck erhöhen. Oft geht eine akute Iridozyklitis in eine chronische Form über.

Therapie

Facharzt! Bei der *exogenen Form* hochdosiert Antibiotika. Bei der *endogenen Form* sind lokal hochdosiert verabreichte Kortikosteroide das Medikament der Wahl. Besonders die subkonjunktivale Injektion ist sehr wirksam. Um das Entstehen von Synechien zu verhindern, wird die Pupille mit Parasympatholytika (Atropin, Scopolamin, Tropicamid u.a.) maximal weitgestellt. Allerdings sollte vorher unbedingt ein enger Kammerwinkel ausgeschlossen werden, um nicht ein akutes Glaukom auszulösen (☞ 9.3.2.). Wichtig ist die Kontrolle des Augeninnendrucks unter der Therapie. Soweit möglich und erkennbar, sollte zusätzlich zur Behandlung des Auges auch die Grundkrankheit behandelt werden.

7.4.2 Iritis, Iridozyklitis (chronisch)

Klinik

Symptome der akuten Iridozyklitis finden sich auch bei der chronischen Variante, nur meist deutlich weniger ausgeprägt: leichte Lichtscheu, leichter dumpfer Schmerz, eine gemischte Injektion und Sehstörungen, letztere insbesondere bei rezidivierenden Verläufen. An der Rückfläche der Hornhaut findet der Untersucher Präzipitate in der typischen dreieckigen Form.

▶ Tyndall-Phänomen, Synechien, Occlusio und Seclusio pupillae, Sekundärglaukom, Cataracta complicata und Miosis werden ebenfalls bei der chronischen Variante beobachtet.

Therapie: Die Behandlung entspricht im wesentlichen der der akuten Form.

Prognose: Rezidive sind häufig, ebenso die Miterkrankung des zweiten Auges.

7.4.3 Chorioiditis (Chorioretinitis)

Ätiologie

Da Retina und Choroidea eng zusammen liegen, erkranken meist beide Schichten gemeinsam: Chorioretinitis. Meist tritt die Netz-Aderhaut-Entzündung herdförmig als *Chorioretinitis disseminata* auf, selten flächenhaft. Liegt ein solcher Herd in der Makula, tritt sofort ein hochgradiger Visusverlust auf. In diesem Fall spricht man von einer *Chorioretinitis centralis*. Bei der *Chorioretinitis juxtapapillaris Jensen* liegt der Herd direkt neben der Papille und verursacht so sektorförmige Gesichtsfeldausfälle.

Als Verursacher gelten in vielen Fällen Toxoplasmen, wobei der Toxoplasmose-Titer nicht stark erhöht sein muß. Bei Infektion mit Toxoplasmen während der Embryonalzeit sind bleibende zentrale Narben mit entsprechenden Funktionsausfällen häufig. Andere Ursachen können Absiedelungen von Candida albicans, Tuberkulose (selten, bei Miliar-Tb) und rheumatische Erkrankungen sein.

Chorioretinitis disseminata

Klinik

Bei zentralem Befall starker Verlust der Sehkraft; peripherer Befall kann u.U. unbemerkt bleiben. Bei der Untersuchung des Augenhintergrundes finden sich gelbliche bis weißliche, unscharf begrenzte, ödematöse Herde, die eine zelluläre Exsudation unterschiedlicher Ausprägung in den Glaskörper verursachen können. Begleitend tritt eine leichte Iridozyklitis auf.

Verlauf

Das entzündliche Ödem verschwindet nach 1–3 Wochen. Zurück bleibt eine helle Narbe mit Funktionsverlust (Gesichtsfeldausfall an dieser Stelle). Rezidive sind häufig.

Therapie

Die Behandlung ist symptomatisch. Wichtigste Richtlinie ist, die Narben möglichst klein zu halten. Deshalb wird sofort eine systemische Therapie mit Kortikosteroiden begonnen, um die Entzündungsreaktion zu dämpfen. Die Grundkrankheit sollte auch kausal behandelt werden, bei Toxoplasmose z.B. mit Pyrimethamin, Clindamycin oder Trimethoprim.

Diffuse Chorioretinitis

Ätiologie
Ursachen einer diffus verlaufenden Entzündung können die Röteln-Infektion des Embryos oder des Kindes sein, außerdem Infektionen mit dem Zytomegalievirus oder Herpes simplex, oft bei Immunsupression. Auch AIDS begünstigt diese beiden Infektionen. ➤ Die HIV-Infektion führt am Auge am häufigsten zu Nekroseherden in der Retina als Folge der Zytomegalie-Retinitis. Schließlich kann auch Lues II zu einer diffusen Chorioretinitis führen.

Klinik
Bei Röteln-Befall findet der Untersucher oft nur noch das Narbenstadium mit Funktionsausfällen. Bei den genannten Virusinfektionen tritt ein plötzlicher starker Visusverlust mit unregelmäßigen weißlichen Verfärbungen am Augenhintergrund auf. Dieses Stadium geht später in eine Atrophie der befallenen Bereiche über. Bei Lues sind feine dunkle Pigmentierungen typisch, der sogenannte Pfeffer- und Salz-Fundus.

Therapie
Bei Herpes-Infektion Therapie mit Aciclovir, bei Zytomegalie Ganciclovir.

7.4.4 Sympathische Ophthalmie

Ätiologie
Die symphatische Ophthalmie ist eine schwere Entzündung der gesamten Uvea eines unversehrten Auges, nachdem das zweite Auge eine schwere Verletzung erlitten hat. Wahrscheinlich führen Gewebstrümmer zu einer Autoimmunreaktion.

Klinik
Die Erkrankung kann noch Jahre nach dem Trauma auftreten. ➤ Frühe Symptome sind plötzliche Lichtscheu, Herabsetzung der Akkomodationsbreite, Tränen, dumpfe Druckschmerzen besonders im Ziliarkörperbereich und Verschwommensehen.
➤ Bei der Untersuchung finden sich: konjunktivale oder gemischte Injektion, positives Tyndall-Phänomen, Miosis und zelluläre Infiltration des Glaskörpers. Ein Papillenödem, eine Neuritis nervi optici und ein Sekundärglaukom können ebenfalls auftreten.

Therapie
Enukleation des ursprünglich verletzten Auges und lokal Kortikosteroide am verbleibenden, dazu Immunsupressiva. Systemisch können ebenfalls Kortikosteroide gegeben werden.

7.5 Tumoren

Tumoren am Auge entstehen meist primär, Metastasen finden sich am ehesten beim Mammakarzinom. Gutartige Tumoren sind Angiome der Netz- und Aderhaut und Naevi der Choroidea.

Malignes Melanom

➤ Dieser Tumor findet sich eher in der Aderhaut als in der Iris, er ist im Erwachsenenalter der häufigste bösartige Tumor des Auges. ➤ Fast immer ist nur ein Auge betroffen. An der Iris wachsen Melanoblastome als dunkle Knoten, oft in der Gegend des Kammerwinkels.

Der Altersgipfel liegt zwischen dem 40.–60. Lebensjahr. Farbige erkranken seltener, Blauäugige häufiger.

Iristumoren werden häufiger früh entdeckt, da sie gut zu sehen sind. Aderhauttumoren hingegen machen erst sehr spät Symptome, wenn der Tumor die Netzhautmitte erreicht. Spätsymptome können ein Sekundärglaukom und eine Netzhautvorwölbung oder -ablösung sein.

➤ Die Diagnose von Tumoren der Choroidea wird anhand der Augenhintergrunduntersuchung, der Diaphoskopie (Durchleuchtung des Augapfels) und der Ultraschalluntersuchung sowie einer Fluoreszenzangiographie gesichert. Im Frühstadium kann durch Lasertherapie oder Radionuklid-Therapie das Auge eventuell gerettet werden. Bei großen Tumoren bleibt oft nur die Enukleation des Augapfels, bei Skleradurchbruch eine Exenteratio orbitae. Die Prognose ist mäßig bis schlecht.

8 Die Pupille

8.1 Anatomische Grundkenntnisse

Aufbau und Funktion

Die Pupille ist die runde Öffnung, durch die die Lichtstrahlen die Iris passieren. Sie ist die Blende des Auges und korrigiert optische Mängel des Systems durch Abblendung von Randstrahlen. Ihre Weite wird von zwei Muskeln gesteuert: Der *M. dilatator pupillae* erweitert die Pupille und sorgt so für die Mydriasis. Sein Gegenspieler ist der *M. sphincter pupillae*, er verengt die Pupille und erzeugt die Miosis.

Innervation

Der Dilatator wird vom Sympathicus, der Sphincter vom Parasympathicus innerviert. Die sympathischen Nervenfasern entstammen dem Centrum ciliospinale (C6 bis Th12) und gelangen über den sympathischen Grenzstrang zum Ganglion cervicale superius. Von hier aus ziehen die Fasern im sympathischen Geflecht der A. carotis interna weiter zum Ganglion gasseri. Von dort gelangen sie mit dem N. nasociliaris über das Ganglion ciliare zum M. dilatator pupillae und zur Ziliarmuskulatur.

Die parasympathischen Fasern gelangen aus dem Edinger-Westphal-Kern über den N. oculomotorius zum Ganglion ciliare und werden dort umgeschaltet. Sie verlaufen weiter als Nn. ciliares breves zum M. sphincter pupillae und zur Ziliarmuskulatur.

Die Pupillenreflexbahn gelangt über den N. opticus, über das Chiasma opticum, den Tractus opticus und die Vierhügelplatte (Tectum opticum) zum Edinger-Westphal-Kern und von da zum Mittelhirn. Einige Fasern gelangen aber erst aus der Sehstrahlung und der Rinde zu den Mittelhirnkernen. Von hier zieht die efferente Bahn über das Ganglion ciliare zur Iris.

8.2 Untersuchung

Zur Inspektion der Pupillen gehört die Beobachtung, ob beide Pupillen gleich weit, rund und bei durchschnittlichem Tageslicht mittelweit sind (ca. 3 Millimeter).

Direkte und indirekte Lichtreaktion

Ein überschwelliger Lichtreiz löst die Pupillenreaktion aus. Bei der *direkten Lichtreaktion* wird geprüft, ob sich am beleuchteten Auge eine prompte (maximal nach einer Sekunde, Latenzzeit max 0,2 Sekunden) und ausgiebige Miosis einstellt. Bei der *indirekten Lichtreaktion* betrachtet der Untersucher, ob bei Beleuchtung eines Auges die Pupille des nichtbeleuchteten Auges die Reaktion konsensuell mitvollzieht.

Naheinstellungsreaktion

Die Naheinstellungsreaktion besteht aus 3 Komponenten. Wechselt der Blick von einem weit entfernten auf ein in unmittelbarer Nähe gelegenes Objekt, so verengen sich die Pupillen. Beide Augäpfel bewegen sich gleichzeitig nach innen. Durch den Akkommodationsvorgang entsteht wieder ein scharfes Bild auf der Netzhaut. Zur Beurteilung der Naheinstellungsreaktion führt der Untersucher einen Finger aus einiger Entfernung bis ca. 20 Zentimeter vor die Augen des Patienten. Physiologischerweise muß eine Konvergenz der Bulbi und eine Miosis auftreten.

Pupillomotorische Erregbarkeit der Netzhaut

Reagiert eine Pupille bei direkter Beleuchtung auf Licht, so nimmt dieses Auge Licht wahr. Eine Reizleitung muß also mindestens bis zum Corpus geniculatum erfolgen. Die Pupillomotorik hängt ab von der sensorischen Leistung der Retina, der Leitung im Sehnerven, der Akkommodation und der Änderung der Beleuchtungsstärke.

Augenheilkunde

8.3 Medikamentöse Beeinflussung

Die Übertragersubstanz für den parasympathisch innervierten M. sphincter pupillae ist Acetylcholin. Miotika sind Parasympathomimetika wie Acetylcholin, Pilocarpin (➤ direktes Parasympathomimetikum), Carbachol, Histamin, Opiate, sowie reversible Cholinesterase-Hemmstoffe wie Physostigmin, Fluostigmin und Neostigmin.

Mydriatika sind parasympatholytisch wirksame Substanzen wie Atropin, Scopolamin, Homatropin, Tropicamid und Cyclopentolat sowie die Sympathomimetika Adrenalin, Phenylephrin, Ephedrin, Hydroxyamphetamin und Kokain. Bei Anwendung von pupillenerweiternden Substanzen sollte immer ein Engwinkelglaukom ausgeschlossen werden, da die Irisbasis bei Mydriasis den Kammerwinkel verlegen und so ein akutes Glaukom verursachen kann.

Sowohl Miotika als auch Mydriatika kommen zu diagnostischen und therapeutischen Zwecken zur Anwendung. Ein peripheres Horner-Syndrom beispielsweise läßt sich vom zentralen unterscheiden: Noradrenalin 0,1 % (normalerweise unwirksam) ruft bei peripherer Sympathicusläsion eine starke Mydriasis hervor. 2–4 %iges Kokain hingegen nicht, da die Neurotransmitter an den Nervenendigungen fehlen. Beim zentralen Horner-Syndrom ist die Wirkung der beiden Medikamente genau umgekehrt.

8.4 Störungen der Pupillomotorik

8.4.1 Absolute Pupillenstarre

Ursache der *absoluten Pupillenstarre* sind periphere Schädigungen des N. oculomotorius. Die Pupille ist weit sowie oft entrundet. Direkte und indirekte Lichtreaktion fehlen, die Konvergenzreaktion ist gestört. Anamnestisch sollte eine medikamentöse Mydriasis vor aufwendiger Diagnostik ausgeschlossen werden. Die Therapie richtet sich nach der Grundkrankheit.

8.4.2 Reflektorische Pupillenstarre

Bei der reflektorischen Pupillenstarre (auch Argyll-Robertson-Phänomen) ist die direkte und indirekte Pupillenreaktion auf Licht eingeschränkt. ➤ Ursache ist eine Läsion zwischen prätektaler Region und Westphal-Edinger-Kern, z.B. bei Tabes dorsalis, Prozessen im Okulomotorius-Kerngebiet und progressiver Paralyse.

Symptome sind ungleich weite, enge und entrundete Pupillen, denen Dunkelmydriasis sowie direkte und indirekte Lichtreaktion fehlen. Die Erweiterungsreaktion erfolgt langsam und ist unvollständig, die Naheinstellung erfolgt überschießend mit extremer Miosis.

8.4.3 Amaurotische Pupillenstarre

Die *amaurotische Pupillenstarre* ist das Kennzeichen der totalen Erblindung eines Auges.

➤ Die direkte Lichtreaktion ist erloschen, die konsensuelle Reaktion am betroffenen Auge und die Konvergenzreaktion jedoch bleiben erhalten.
➤ Die Pupillen sind gleich weit.

8.4.4 Pupillotonie

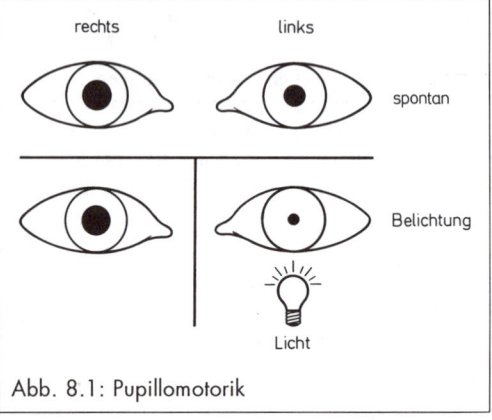

Abb. 8.1: Pupillomotorik

➤ Die Pupillotonie ist eine harmlose Störung mit unklarer Ursache, die oft einseitig auftritt. Die mittelweite, entrundete Pupille reagiert bei schneller Prüfung weder direkt noch indirekt auf Licht. Nach längerem Abwarten kann sich schließlich eine unergiebige Verengung zeigen. Die Konvergenzreaktion führt zu einer langsamen, aber ergiebigen Verengung der Pupille, die sich nur langsam wieder erweitert. Die Konvergenzreaktion wird zur Abgrenzung gegenüber der reflektorischen Pupillenstarre benutzt. Zur Diagnose kann auch Acetyl-β–Methyl-Cholin (Mecholyl 2,5 %) benutzt werden: an der normalen Pupille erzeugt es keine Miosis, bei Pupillotonie jedoch eine starke Verengung. Kombiniert mit der Pupillotonie können die Patellarsehnen- und Achillessehnen-Reflexe fehlen (Adie-Syndrom).

8.4.5 Miosis, Mydriasis

Miosis bezeichnet die Pupillenverengung unter zwei Millimeter Durchmesser. Sie ist zu beobachten bei reflektorischer Pupillenstarre, Morphium- und Heroineinnahme, nach Gabe von Miotika, E–605-Intoxikation (sehr enge Pupillen!), oder als Reizmiosis z.B. bei Iritis, bei Neurolues, Halsmarkläsionen und beim Horner-Syndrom. Physiologischerweise tritt sie auch im Schlaf, als kochleopupillarer Reflex nach lauten Geräuschen und bei Blendung mit sehr hellem Licht auf. Eine im Alter oft auftretende Miosis ist ohne Krankheitswert. Die Pupille wird u.a. auch verengt durch Ergotamine, Reserpin, α–Methyldopa, Phentolamin, Chlorpromazin und Haloperidol.

Mydriasis ist die Pupillenerweiterung über fünf Millimeter Durchmesser und tritt u.a. auf bei intraokularer Druckerhöhung, bei extra- oder subduralen Blutungen auf der Seite des Herdes, bei Hypothyreose, Kokainabusus, Oculomotoriusparese, Atropin- oder Kohlenmonoxid-Intoxikation und in tiefer Bewußtlosigkeit. Bei Reizen wie Schreck, Schmerz oder Lust sowie im Dunkeln sind weite Pupillen physiologisch. Substanzen wie z.B. Salicylate, Paraldehyd, Imipramin, Akineton und Antihistaminika erweitern die Pupille ebenfalls.

Sowohl bei Miosis als auch bei Mydriasis sollte in der Anamnese die Frage nach Einnahme entsprechender Medikamente immer vor dem Beginn aufwendiger Diagnostik stehen.

8.4.6 Anisokorie

Beträgt die Differenz zwischen den beiden Pupillen mehr als einen Millimeter, heißt dieser Zustand Anisokorie. In seltenen Fällen ist die Anisokorie angeborenen, die Pupillenreaktionen sind dann normal. Krankhafte Ursachen können sein: einseitiger Glaukomanfall, Synechien, Iridozyklitis, Tabes dorsalis, Hirndrucksteigerung, Horner-Syndrom, Pupillotonie oder Schädel-Hirn-Trauma.

9 Vorderkammer und Glaukom

9.1 Anatomische Grundkenntnisse

Die *Vorderkammer* wird nach ventral durch die Kornea, nach lateral durch den Kammerwinkel und nach dorsal durch die Iris begrenzt. ▶ Die Grenzen der *Hinterkammer* sind ventral die Iris, lateral der Ziliarkörper und dorsal die vordere Glaskörpergrenzmembran. Beide Hohlräume enthalten Kammerwasser.

Produktionsort für das *Kammerwasser* ist der Ziliarkörper. Es wird in die Hinterkammer sezerniert, gelangt durch die Pupille in die Vorderkammer und fließt schließlich durch das Trabekelwerk und den Schlemm'schen Kanal ab. Das Verhältnis aus Zufluß und Abfluß entscheidet über den intraokularen Druck; pro Minute werden 2–4 ml gebildet. Das Ziliarepithel bildet eine Diffusionsbarriere zwischen Blut und Augenkammern (Blut-Kammerwasser-Schranke).

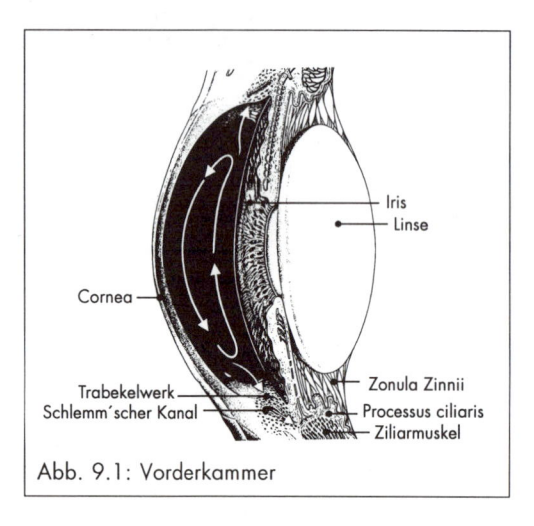

Abb. 9.1: Vorderkammer

Der *Kammerwinkel* liegt dort, wo sich Hornhaut, Sklera, Ziliarkörper und Irisbasis am nächsten sind. Seine besondere Bedeutung erhält er durch das in seiner Spitze liegende Trabekelwerk und den Schlemm'schen Kanal, dem Abflußkanal des Auges. Das Trabekelwerk besteht aus feinen Bälkchen, deren Netz zum Schlemm'schen Kanal hin in eine Endothelschicht übergeht, die das Kammerwasser passieren läßt. Der Schlemm'sche Kanal entsendet schließlich Abflußkanälchen durch die Sklera, die in den episkleralen Venenplexus münden.

9.2 Untersuchung

Als Orientierungshilfe dient die Palpation der Bulbi. Bei geschlossenen Augen blickt der Patient nach unten, der Untersucher palpiert beide Bulbi zugleich. Größere Druckdifferenzen und die steinharten Bulbi beim akuten Glaukom können so palpiert werden (evtl. Vergleich mit eigenen Augen bzw. zweiter Person).

Normwerte: Der mittlere Augendruck liegt bei 15 mmHg, die Obergrenze ist 22 mmHg. Über 22 mmHg besteht Glaukomverdacht, über 26 mmHg ist der Druck sicher erhöht. Die Tensionswerte schwanken sinusförmig im Tagesrhythmus (morgens hoch, Abfall im Lauf des Tages). Die Tagesschwankungen sollten 4 mmHg nicht überschreiten; beim Glaukom sind die Schwankungen größer. Ein einmalig gemessener, normaler Augendruckwert schließt ein Glaukom genausowenig aus wie ein einmalig normaler Blutdruckwert eine Hypertonie.

Mit der Tonometrie läßt sich der intraokulare Druck bestimmen. Zwei Verfahren stehen zur Verfügung: die *Impressionstonometrie nach Schiötz* und die *Applanationstonometrie nach Goldmann*. Beim Schiötz-Verfahren liegt der Patient bei der Messung, die Hornhautoberfläche wird betäubt und das Tonometer aufgesetzt. Ein kleiner Senkstift dellt die Kornea ein, an einer Skala wird der Druck abgelesen. Da hier die Rigidität des Auges gemessen wird, kommt es z.B. bei Myopie zu Meßfehlern.

Bei der Goldmann'schen Applanationstonometrie wird nach Tropfanästhesie der Hornhautscheitel mit einem Meßkörperchen abgeflacht und die dazu notwendige Kraft ermittelt. Das Verfahren ist weniger störanfälliger als die Methode nach Schiötz und kann an der Spaltlampe im Sitzen durchgeführt werden.

Die Vorderkammertiefe kann bei seitlicher Beleuchtung auch mit einer Taschenlampe abgeschätzt werden. Beim Engwinkelglaukom wölbt sich die Irisbasis vor und nähert sich der Hornhaut, die Vorderkammer erscheint flach.

Der Kammerwinkel ist nur mit dem Gonioskop zu erkennen. Dieses Kontaktglas wird nach Lokalanästhesie und Einträufeln von Methylzellulose auf die Hornhaut gesetzt. Ein etwas geneigter Spiegel im Glas erlaubt den Einblick in den Kammerwinkel. Geachtet wird auf die Weite des Kammerwinkels, Synechien zwischen Iris und Kammerwinkelwand (Goniosynechien), Gefäßneubildungen und abnorm starke Pigmentablagerungen.

Die Perimetrie dient der Untersuchung des Gesichtsfeldes. Zur Orientierung dient der Parallelversuch, bei dem sich Untersucher und Patient gegenübersitzen. Ein Auge ist abgedeckt, das andere fixiert das gegenüberliegende des Arztes. Der Arzt führt einen Gegenstand von außen in das Gesichtsfeld, der Patient gibt an, wann er den Gegenstand sieht. Das Gesichtsfeld des Patienten wird so grob mit dem des Arztes verglichen.

Die Perimeter machen den Befund objektivierbar. Der Patient schaut in eine Halbkugel, in die Lichtpunkte projiziert werden und gibt an, wenn er einen Punkt sieht. Jeder Punkt in dieser Halbkugel entspricht einem Punkt auf der Netzhaut des Patienten. Über eine Mechanik können diese Stellen auf einem Diagramm festgehalten werden.

Verschiedene Verfahren werden durchgeführt:

Die Schwellenwertbestimmung mißt die Empfindlichkeitsschwellen für weißes oder farbiges Licht und ist geeignet, sehr kleine Skotome (Gesichtsfeldausfälle) nachzuweisen. Insbesondere bei der Glaukomdiagnostik ist diese Methode sehr wichtig.

Ein anderes Verfahren zur schnelleren Orientierung ist die Bestimmung der Isopteren, bei der eine Reizmarke von außerhalb des Gesichtsfeldes nach innen geführt wird und die Stelle notiert wird, bei der die Marke gerade eben gesehen wurde. Durch Verwendung verschiedener Reizmarken entstehen so Linien gleicher Empfindlichkeit (Isopteren). Auch Computer-Perimeter sind gebräuchlich, sie arbeiten meist mit der Schwellenwert-Bestimmung.

▶ Typischer Perimeterbefund beim Glaukom ist das Bjerrum-Skotom, ein ring- oder bogenförmiger Gesichtsfeldausfall, der vom blinden Fleck ausgeht und durch Druckschädigung der Nervenfaserbündel entsteht. ▶ Im Spätstadium ist das Gesichtsfeld bis auf eine zentrale Insel und einen temporalen Halbmond komplett ausgefallen.

■ 9.3 Glaukomformen

Kennzeichnend für die Erkrankung ist die Erhöhung des intraokularen Drucks. Hauptkomplikation ist die Druckschädigung des Sehnervens, die über Gesichtsfeldausfälle bis zur Erblindung führen kann.

Sekundäre Glaukome (z.B. nach Trauma oder Iridozyklitis) werden unterschieden von primären Glaukomen. Zu diesen gehören das angeborene Glaukom, das Offenwinkelglaukom (chronische Form) und das Engwinkelglaukom (akute Form). Ursache ist in der Regel bei allen Formen eine Abflußbehinderung.

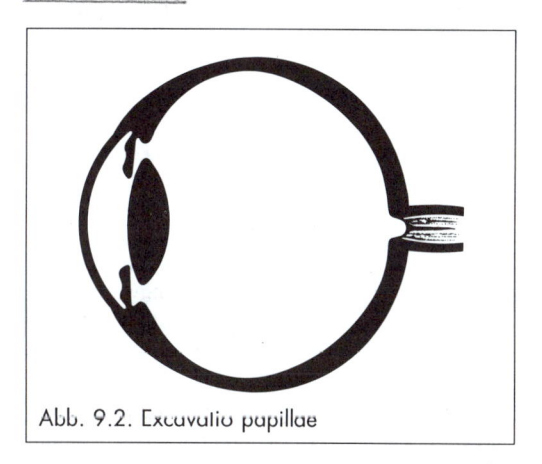

Abb. 9.2. Excavatio papillae

9.3.1 Angeborenes Glaukom (Hydrophthalmus)

Ätiologie
Der *Hydrophthalmus* (auch Buphthalmus = Ochsenauge) ist eine Vergrößerung des Bulbus durch pathologische Augeninnendruckwerte bei noch

wachsendem Auge. Er kommt häufig beidseits vor. Ursache ist die Verlegung des Kammerwinkels durch persistierendes mesodermales Gewebe (Barkan'sche Membran).

Klinik & Diagnose

▶ Subjektive Symptome sind Lichtscheu, hohe Myopie und Tränenträufeln. ▶ Bei der Untersuchung finden sich eine vertiefte Vorderkammer, eine atrophische Iris und eine entrundete Pupille, ein vergrößerter Hornhautdurchmesser über 12 Millimeter beim kongenitalen Glaukom, ein vergrößerter Augapfel, Hornhaut-Trübungen und eine Papillenexkavation. Tonometrie und Gonioskopie (Nachweis von Gewebe im Kammerwinkel) sichern die Diagnose.

Therapie

Ohne Operation erblindet das betroffene Auge. Prinzip der Operation ist die Schaffung eines Abflußweges. Dafür stehen zur Verfügung: die Goniotomie nach Barkan (das mesodermale Gewebe wird unter gonioskopischer Kontrolle mit einem feinen Messer durchtrennt) oder die Trabekulotomie nach Harms (Öffnung des Schlemm'schen Kanals zur Kammer hin).

9.3.2 Engwinkelglaukom/Glaukomanfall

Ätiologie

Ursache des akuten primären Glaukoms ist eine zu flach angelegte Vorderkammer. Auch eine starke Hyperopie oder eine zu dicke Linse können dazu führen. Der Winkel zwischen Iris und Hornhaut ist klein, die teilweise oder komplette Verlegung des Trabekelwerks verursacht die Drucksteigerung. Solange kein Winkelblock einen akuten Glaukomanfall hervorruft, spricht man vom Engwinkelglaukom (drohendes Glaukom, Glaucoma congestivum). Die Druckwerte beim Engwinkelglaukom schwanken stark.

Die vollständige Verlegung des Trabekelwerkes durch die Irisbasis ruft den akuten Glaukomanfall (Winkelblock) mit extremen Druckwerten hervor. Auslösende Faktoren können psychischer Streß, Mydriatika, Allgemeinnarkose oder die Einnahme anticholinerger Substanzen sein.

Klinik Engwinkelglaukom

Subjektive Prodromi wie Augen- und Kopfschmerzen werden oft nicht ernst genommen. Bei Druckspitzen können auch gelegentlich Schleier vor den Augen und farbige Ringe um Lichtquellen wahrgenommen werden. Ursache dafür ist das Epithelödem der Hornhaut. Bei der Untersuchung finden sich normale oder erhöhte Druckwerte, eine flache Vorderkammer, eine vorgewölbte Iris und gerötete Augen durch vermehrte Blutfülle in den Bindehautgefäßen. Gesichtsfelddefekte und eine Papillenexkavation lassen sich ebenfalls häufig nachweisen.

Klinik des akuten Anfalls

Der Anfall beginnt mit Sehverschlechterung, der Patient sieht farbige Ringe um Lichtquellen. ▶ Dazu kommen heftige Augen- und Kopfschmerzen. Die Pupille ist weit und reaktionsarm. Die Symptomatik kann vorübergehend abklingen und wiederkehren. Bei Übergang in den akuten Anfall tritt ein massiver Sehverlust mit stärksten, pulsierenden Augenschmerzen sowie Schmerzausstrahlung in den Trigeminusbereich und den gesamten Körper. Dazu kommen häufig Übelkeit und Erbrechen, oftmals so heftig, daß ein akutes Abdomen vorgetäuscht wird.

▶ Der Bulbus ist bei der Palpation steinhart, die Tensionswerte bei der Messung extrem erhöht, bis über 80 mmHg.
▶ Die Pupille ist bei der Untersuchung entrundet, erweitert und lichtstarr.
▶ Lidödem, Tränenträufeln und gemischte Injektion können auch beobachtet werden.
▶ An der Spaltlampe findet sich ein Epithelödem der Hornhaut, eine flache oder aufgehobene Vorderkammer und ein verlegter Kammerwinkel.

Differentialdiagnose

Die wichtigste Differentialdiagnose ist die Iritis (☞ Tabelle in 7.4.1.). Druck messen!

Therapie Engwinkelglaukom

Da auch gelegentliche Druckspitzen den Sehnerven schädigen und das Engwinkelglaukom jederzeit in ein akutes übergehen kann, sollte eine prophylaktische Therapie mit Miotika durchgeführt werden, damit der Kammerwinkel nicht blockiert wird. Dauerhafte Abhilfe verschafft nur eine Operation, z.B. die basale Iridektomie, bei der ein kleines Stück der Irisbasis entfernt wird und so ein Kurzschluß zwischen Hinterkammer und Trabekelwerk entsteht. Die Iridektomie kann auch mit einem Laser durchgeführt werden.

Handwritten notes at top:
Akuter Glaukom-Anfall:
- *Pilocarpin-Augentropfen*
- *Acetazolamid*
- *osmot. Diurese*
- *Analgesie*
wenn nix da: Ethanol geben

Therapie akuter Anfall

Merksatz: „Über einem akuten Glaukom darf die Sonne nicht untergehen!". Deshalb sofort mit der Therapie beginnen: Einprozentige Pilocarpin-Augentropfen alle 10 Minuten, Acetazolamid (Carboanhydrasehemmer, Diamox®) oral oder i.v., osmotische Diurese durch Glycerin per os oder Mannit 20 % i.v. Eine ausreichende Analgesie gehört zur Therapie. Hochprozentiger Alkohol (z.B. Weinbrand) per os kann den Augendruck ebenfalls senken. Ein akuter Glaukomanfall gehört sofort in die Fachklinik.

Nach Drucksenkung sollte eine basale Iridektomie (s.o.) durchgeführt werden, um rezidivierende Winkelblöcke zu verhindern. Als Notoperation ist sie sehr komplikationsreich.

Vor Applikation pupillenerweiternder Medikamente muß immer ein enger Kammerwinkel ausgeschlossen werden.

Handwritten: Carboanhydrasehemmer!

9.3.3 Weitwinkelglaukom (Glaucoma simplex)

Ätiologie

Das Glaukoma simplex bei weitem Kammerwinkel ist die häufigste Form des grünen Stars und die häufigste Erblindungsursache in den Industrieländern. Die Morbidität steigt mit zunehmendem Alter, insbesondere nach dem 40. Lebensjahr. Ursache ist eine Abflußbehinderung im Trabekelwerk, dessen Gesamtquerschnitt reduziert ist. Die Tagesschwankungen sind viel geringer als beim Engwinkelglaukom.

Klinik

Bis zum Eintreten irreversibler Schäden wie hochgradigem Gesichtsfeldausfall oder gar Erblindung eines Auges bleibt das Glaukom sehr oft asymptomatisch. Bei der klinischen Untersuchung wird der Augendruck, die Exkavation der Papille und das Gesichtsfeld untersucht.

Therapie

Der Augeninnendruck muß durch medikamentöse Behandlung dauerhaft gesenkt werden. ▶ Dazu werden heute in erster Linie lokal β–Blocker verwandt, die als 0,1–0,5 %ige Augentropfen (2x täglich) den Druck senken. Sie lassen Pupille und Akkomodation unbeeinflußt.

▶ Kontraindikationen sind obstruktive Lungenerkrankungen, Asthma (β–Blocker können auch bei topischer Applikation Bronchospasmen auslösen) und Herzrhythmusstörungen.

Die Erweiterung der Abflußwege ist das Wirkprinzip des Miotikums Pilocarpin. Nebenwirkungen sind zum einen die verengte Pupille, zum anderen bei jungen Patienten ein Akkommodationsspasmus mit Myopie. Schmerzen im Bereich des Ziliarkörpers werden ebenfalls beschrieben. Die Tropfen müssen alle 5–6 Stunden gegeben werden. Alternativen sind Carbamylcholin, Adrenalin, Physostigmin und Progstigmin.

Senkt die medikamentöse Therapie den Druck nicht dauerhaft oder nehmen die Skotome trotz Therapie zu, ist eine Operation indiziert. Eine gebräuchliche Methode ist die Goniotrepanation, bei der ein kleines Stück Sklera entfernt wird und ein Abfluß für das Kammerwasser unter die Bindehaut geschaffen wird. Bei der Trabekulotomie wird der Schlemm'sche Kanal zur Kammer hin geöffnet. Das Trabelwerk läßt sich auch mittels Laser aufreißen.

Prophylaxe

Spätestens ab dem 40. Lebensjahr regelmäßige Tensionskontrollen beim Augenarzt, insbesondere bei familiärer Belastung.

9.3.4 Sekundäres Glaukom

Ein sekundäres Glaukom ist eine Druckerhöhung als Folge einer Augenerkrankung. Mögliche Ursachen sind eine Iridozyklitis, bei der Verwachsungen des Kammerwinkels den Abfluß behindern, oder intraokulare Tumoren, die den Kammerwinkel blockieren.

▶ Der *Verschluß der Zentralvene* und eine Linsenluxation können ebenso zum sekundärem Glaukom führen wie eine *Pseudoexfoliation* der vorderen Linsenkapsel, eine perforierende *Bulbusverletzung* oder die *Rubeosis iridis* (ausgeprägte Blutfüllung der Iris mit Abflußbehinderung) bei Diabetes mellitus.

Kortikosteroid-Glaukom

Nichts sorgt so zuverlässig für blendend weiße Augen wie ein Tropfen Kortison. ▶ Aber bis zu 40 % der Bevölkerung reagieren anlagebedingt auf längere Kortisontherapie mit einer Augendruck-Erhöhung. Prednisolon einmal täglich als Augentropfen über zwei Wochen kann ausreichen, eine Tensionserhöhung zu provozieren. Auch die systemische Anwendung kann zum Glaukom führen, jedoch seltener.

Bei rechtzeitigem Absetzen der Medikamente kann die Druckerhöhung reversibel sein, aber auch wie ein chronisches Weitwinkelglaukom fortschreiten. Deshalb: Kortison am Auge kritisch verordnen, nicht für Bagatellerkrankungen und am besten nur durch den Ophthalmologen.

Morbus Sturge-Weber-Krabbe

Deutlichstes Symptom ist der Naevus flammeus im Bereich eines oder zweier Trigeminus-Äste. ➤ Am Auge finden sich Buphthalmus und Sekundärglaukom durch den Naevus vasculosus der Choroidea [=Aderhaut]. Hinzu kommen Hämangiome an Lid und Uvea.

Buphthalmus → „Ochsenauge"

9.3.5 Absolutes Glaukom

Das Glaucoma absolutum ist das Endstadium eines unbehandelten Glaukoms. An dem blinden Auge finden sich eine atrophische Papillle, eine weite, starre Pupille und eine atrophische Iris. Linsen- und Hornhauttrübungen können hinzukommen. Der Augapfel kann in die Phthisis bulbi (Schrumpfen des Augapfels) übergehen. Bei Schmerzen und Phthisis kann der Bulbus entfernt werden.

Handschriftliche Notiz:

Phakolytisches Glaukom
At.: hypermature Katarakt
→ äußere Linsenkapsel wird defekt
→ verflüss. Linsenmasse in Vorderkammer
→ Immunreaktion
→ Erhöhung des Augendruckes

SR 160

10 Der Glaskörper

10.1 Anatomische Grundkenntnisse

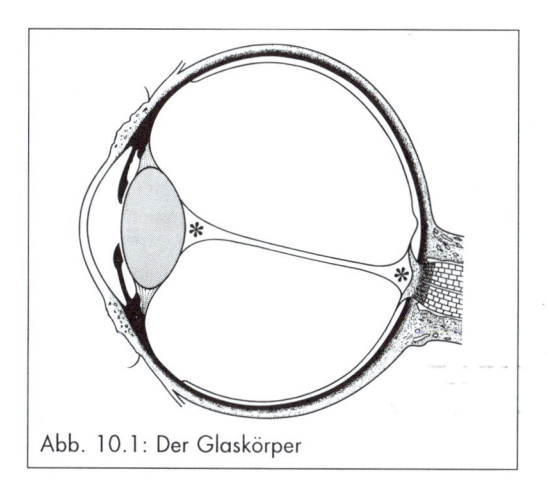

Abb. 10.1: Der Glaskörper

Aufbau

Der Glaskörper (Corpus vitreum) hat ein Volumen von rund vier Millilitern und bildet damit rund 65 % des Augeninhaltes. Er endet vorn mit der Glaskörpergrenzmembran hinter der Linse und grenzt im übrigen an die Netzhaut. Nur an der Ora serrata und am Papillenrand ist der Glaskörper befestigt. Er ist frei von Gefäßen und Nerven. Die gallertige, klare Masse des Glaskörpers besteht zu 98 % aus Wasser, das an Schwefelsäurereste der Hyaluronsäure gebunden ist und Riesenmoleküle bildet.

Entwicklung

Zuerst entsteht der primäre Glaskörper, der ebenso wie die Linsenanlage, von den Hyaloidalgefäßen ernährt wird. Später wird der primäre Glaskörper vom sekundären abgelöst. Im Laufe des Lebens beginnt der Glaskörper sich zu entmischen. Im mittleren Lebensalter ist eine flüssige von einer Gel-Phase zu unterscheiden.

Funktion

Der Glaskörper puffert Druck-, Zug- und Stoßkräfte ab, preßt die Retina gegen die Netzhaut und erhält die Form des Auges.

10.2 Untersuchung

Trübungen im Glaskörper erkennt der Untersucher mit Hilfe des Augenspiegels oder der Spaltlampe unter Durchleuchtung. Verschattungen des Glaskörpers durch Tumoren, Fremdkörper oder Flüssigkeitsansammlungen lassen sich mit Hilfe der Diaphanoskopie, der diaskleralen Durchleuchtung, erkennen. Mit Hilfe eines Lichtleiters wird in einem total abgedunkelten Raum Kaltlicht direkt auf den Augapfel gebracht. Normalerweise leuchtet die Pupille rot auf, auch der Ziliarkörper kann abgegrenzt werden. Tumoren lassen sich als Schatten erkennen.

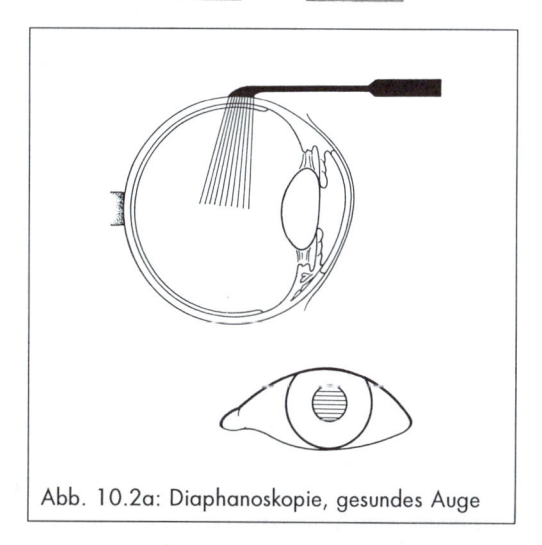

Abb. 10.2a: Diaphanoskopie, gesundes Auge

Mit Hilfe der Echographie lassen sich Verdichtungen des Glaskörpers, Netzhautablösungen oder intraokulare Fremdkörper lokalisieren. Auch die

Länge des Augapfels läßt sich mit Hilfe der Ultraschalluntersuchung messen.

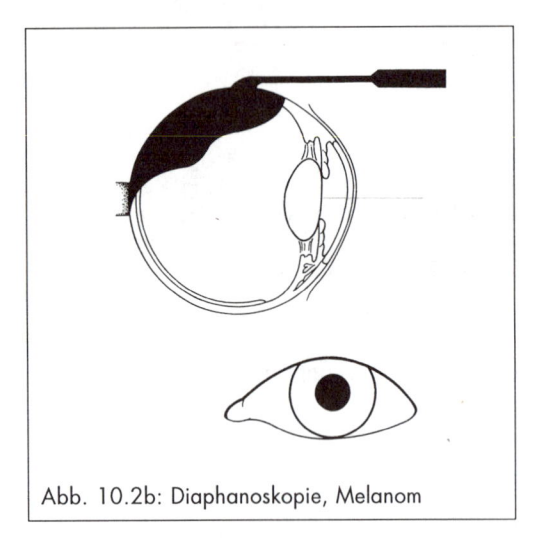

Abb. 10.2b: Diaphanoskopie, Melanom

■ 10.3 Trübungen

Fliegende Mücken – Mouches volantes

Mouches volantes sind Verdichtungen des Glaskörpers, die besonders bei Blick gegen einen hellen Hintergrund störend als unregelmäßig geformte, durchsichtige Gebilde empfunden werden, die bei Blickbewegung wegschwimmen. Sie treten insbesondere im Alter und bei Kurzsichtigkeit auf und entstehen durch Destruktionsvorgänge im Glaskörper.

Solange sie nicht zusammen mit Erkrankungen auftreten, sind die mouches volantes harmlos. Vermehrtes Auftreten kann jedoch auch ein Hinweis auf eine Netzhautablösung sein. Differentialdiagnostisch abgegrenzt werden muß ein schwarzer Mückenschwarm bzw. Rußregen bei Netzhautrissen (subjektive Symptomatik bei einer kleinen Glaskörperblutung).

Blutungen in den Glaskörper

▶ Glaskörper-Einblutungen können aus sklerotischen Netzhautgefäßen, bei Gerinnungsstörungen, Hypertonie, Periphlebitis retinae, diabetischer Retinopathie, Netzhautablösungen und -rissen, Zentralvenen-Astverschlüssen, intraokularen Verletzungen, retrolentaler Fibroplasie und Tumoren entstehen.

▶ Je nach Ausprägung finden sich alle Stufen von kleinen Trübungen bis hin zu einer diffusen Glaskörpertrübung. Subjektive Symptome können vom Rußregen bis zum plötzlichen Sehverlust reichen.

Das Ausmaß der Blutung läßt sich mit Hilfe der Diaphanoskopie und per Ultraschall feststellen. Die Echographie wird auch eingesetzt, um eine Ablatio retinae bei nicht mehr einsehbarem Augenhintergrund auszuschließen. Die Therapie richtet sich nach der Grundkrankheit.

Beteiligung des Glaskörpers an pathologischen Prozessen

Pathologische Vaskularisationen des Glaskörpers können die Folge einer proliferativen diabetischen Retinopathie sein, aber auch nach Zentralvenenthrombosen, verschiedenen retinalen Gefäßerkrankungen und beim Morbus Eales (☞ 11.3.7.) auftreten. Sie können Glaskörperblutungen verursachen und durch Ausbildung von Narbensträngen die Netzhaut von ihrer Unterlage abziehen (Traktionsablatio, ☞ 11.5.2.).

Infiltrationen haben verschiedene Ursachen. Durch Verletzungen oder hämatogen können Keime in den Glaskörper gelangen und einen Glaskörperabszeß hervorrufen. Die Pupille leuchtet bei der Augenspiegelung schmutzig-gelb. Der Prozeß ist rasch progredient, die Therapie muß schleunigst eingeleitet werden.

Mykosen rufen *perlschnurartige Infiltrate* des Glaskörpers hervor und führen später zu einer diffusen Trübung des Glaskörpers.

■ 10.4 Amaurotisches Katzenauge

▶ Beim amaurotischen Katzenauge zeigt die Pupille einen gelb-weißen Reflex (Leukokorie). Am betroffenen Auge ist die Pupille meist starr und die Sehfähigkeit erloschen. Hervorgerufen wird das Phänomen durch das Vordringen einer weiß-braunen Masse hinter die Linse. ▶ Ursachen hierfür können ein Retinoblastom (☞ 11.6.1.), eine retrolentale Fibroplasie (☞ 11.4.6), ein Glaskörperabszeß, eine völlige Netzhautablösung oder ein Gliom bzw. Pseudogliom sein.

11 Netzhaut/Retina

11.1 Anatomische und physiologische Grundkenntnisse

Entwicklung

Die Netzhaut ist entwicklungsgeschichtlich ein vorgeschobener Teil des Gehirns. Aus dem inneren, einschichtigen Blatt der sekundären Augenblase bildet sich die Netzhaut, aus dem mehrschichtigen, äußeren das Pigmentepithel. Beide Blätter legen sich aufeinander, ohne jedoch miteinander zu verwachsen. Ein Spaltraum bleibt, der sich später bei Netzhautablösungen mit Flüssigkeit füllt und die Netzhaut vom Pigmentepithel abhebt. Nur im Bereich der ora serrata und der Papille sind Retina und Pigmentepithel sowohl miteinander als auch mit der Sklera verwachsen. Die beiden Blätter werden durch den Druck des Glaskörpers und physikalische Anziehungskräfte aufeinander gehalten.

Aufbau

Die Netzhaut besteht aus mehreren Schichten. Fällt ein Lichtstrahl auf die Netzhaut, so durchquert er zuerst die Nervenfaserschicht, dann die Ganglienzellschicht sowie die innere und äußere Körnerschicht (innen = zum Glaskörper hin, außen entsprechend vom Glaskörper weg). Die äußere Körnerschicht enthält die Photorezeptoren, Stäbchen und Zapfen.

Funktionell läßt sich die Retina in drei Abschnitte unterteilen, Stäbchen und Zapfen bilden dabei das erste Neuron. Die in der inneren Körnerschicht gelegenen bipolaren Schaltzellen werden als das zweite Neuron aufgefaßt und die in der Ganglienzellschicht angesiedelten Optikus-Ganglienzellen bilden das dritte Neuron.
Das Licht erreicht das erste Neuron also erst, nachdem es das zweite und dritte passiert hat.

Die Aufgaben der Photorezeptoren sind unterschiedlich. Die rund 120 Millionen *Stäbchen* sind daran schuld, daß nachts alle Katzen grau sind. Sie liefern lediglich Hell-Dunkel-Empfindungen, sind jedoch wesentlich empfindlicher als die Zapfen und ermöglichen das Sehen in der Dämmerung. Die größte Stäbchendichte findet sich direkt neben der Makula sowie zur Netzhautperipherie hin. Der paramakuläre Bezirk ist in erster Linie für das Dämmerungssehen zuständig. Die 6,5 Millionen *Zapfen* hingegen versammeln sich insbesondere zur Makula hin. Drei verschiedene Zapfentypen für blau, gelb und grün lassen sich unterscheiden.

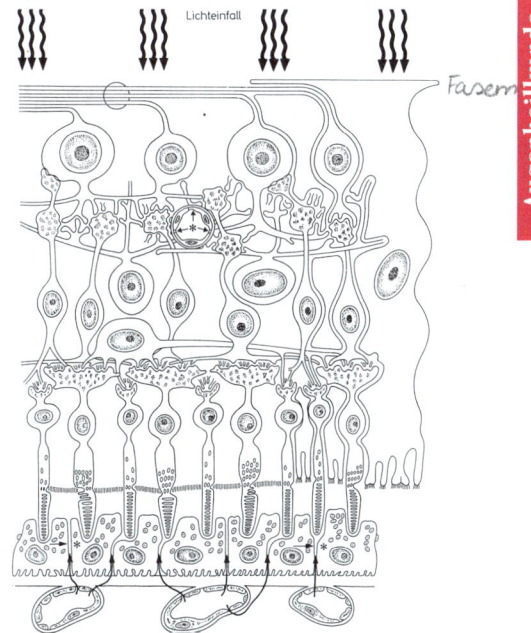

Abb. 11.1: Strukturbild der Retina

Besonders in der Netzhautperipherie findet sich das Prinzip der Signalkonvergenz. Durch komplexe Verschaltung werden die Reize aus den fast 127 Millionen Rezeptorzellen auf die 800 000 bis 1 000 000 Fasern des N. opticus zusammengeführt. Durch Verstärkung bzw. Hemmung bestimmter Signale findet bereits in der Retina eine Selektion der ankommenden Signale statt: bei sehr großer Lichtintensität reagieren zwar die einzelnen Photorezeptoren, die Weiterleitung wird jedoch durch hemmende Prozesse blockiert. Durch diese Anpassungsprozesse wird der Mensch in die Lage versetzt, die in der natürlichen Umwelt vorkommenden, extremen Helligkeitsunterschiede zu bewältigen.

Die *Makula lutea* (gelber Fleck) liegt etwa vier Millimeter temporal der Papille und enthält die *Fovea centralis*, die Stelle des schärfsten Sehens. In der Fovea centralis sind nur noch Zapfen vertreten. Beiseitegedrängte Gefäß- und Nervenschichten ermöglichen hier ungestörten Lichteinfall sowie hohe Sehschärfe.

Gefäßversorgung

Arterien und Venen der Netzhaut bilden ein Endgefäßsystem ohne Kollateralen. Das Gefäßsystem der Retina wird aus der A. centralis retinae gespeist, die ihre Zuflüsse aus der A. ophthalmica erhält. Die Zentralarterie tritt mit dem Sehnerven in den Bulbus ein und teilt sich in viele kleine Äste auf, die die Netzhaut bis einschließlich zur inneren Körnerschicht versorgen. Der venöse Abfluß erfolgt über die V. ophthalmica zum Sinus cavernosus.

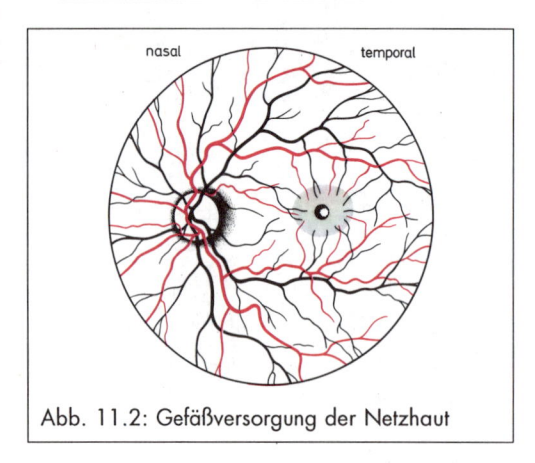

Abb. 11.2: Gefäßversorgung der Netzhaut

Die in der äußeren Körnerschicht sitzenden Rezeptorzellen werden per Diffusion über das Pigmentepithel ernährt. Löst sich die Retina vom Pigmentepithel ab, so sterben Stäbchen und Zapfen ab.

■ 11.2 Untersuchung

Die Untersuchung des Augenhintergrundes erfolgt üblicherweise mittels der *Ophthalmoskopie* in diagnostischer Mydriasis. Dabei vorher sicherstellen, daß keine flache Vorderkammer vorliegt (Gefahr des Winkelblocks)! Der Augenhintergrund wird systematisch Gebiet für Gebiet abgesucht, Veränderungen anhand einer Skizze dokumentiert. Drei Methoden stehen zur Untersuchung des Augenhintergrundes zur Verfügung. Beim *Spiegeln im aufrechten Bild* lassen sich bei 16facher Vergrößerung nur kleine Areale überblicken. Mit dem Augenspiegel in der rechten Hand inspiziert der Untersucher mit seinem rechten Auge das rechte Auge des Patienten, links entsprechend.

Das *Spiegeln im umgekehrten Bild* verschafft bei durchschnittlich vierfacher Vergrößerung einen Überblick über große Areale der Retina. Dabei hält der Untersucher eine Linse von 14 bis 30 Dioptrien ungefähr zehn Zentimeter vor dem Patientenauge. In circa 40 bis 70 Zentimeter Entfernung davon entsteht das Bild. Das *Spiegeln mit Dreispiegel-Kontaktglas* schließlich ermöglicht zusätzlich die Untersuchung der äußeren Netzhautperipherie. Dabei wird über einen Spiegel der Blick in die gewünschte Region ermöglicht.

Die normale Fundusfarbe ist rötlich, nasal und temporal etwas dunkler. Die Arterien sind hellrot, haben einen breiten Reflexstreifen und zeigen keine Pulsationen; pulsierende Arterien sind immer pathologisch. Die dunkelroten Venen sind etwas dicker als die Arterien. Sie haben einen schmalen Reflexstreifen und pulsieren deutlich, da der intraokulare Druck und der Gefäßdruck fast gleich sind. Die feinen Aufzweigungen der Gefäße sind in der Regel nicht zu erkennen. Die Makula lutea ist völlig gefäßfrei, die zentral gelegene Fovea centralis zeigt den äußeren Ring -bzw. Wallreflex und den sichelförmigen Zentral- oder Foveolarreflex. Der Normalbefund der Papille ist ausführlich unter 12.1. beschrieben.

Farbsinnprüfung: Auf pseudoisochromatischen Tafeln nach *Ishihara* oder *Stilling-Hertel* wird ein Mensch mit einer Störung des Farbsinnes irregeführt, da er bestimmte Farben anhand ihres Helligkeitswertes identifiziert. So kommt es zum typischen Verwechseln oder Nichterkennen bestimmter Bildinhalte. Eine sichere Differenzierung der Farbsinnstörung erfolgt am *Anomaloskop nach Nagel*.

Farbsinnstörungen: Unterschieden werden Farbanomalien bei abnormen Farbpigmenten und Farbanopien, bei denen Zapfenpigmente fehlen. Die häufigste Störung ist die Grünschwäche (Deuteranomalie). Männer werden mit 8 % häufiger betroffen als Frauen (ca. 1 %), da die Gene für die Zapfenpigmente auf dem X-Chromosomen liegen.

Häufigkeiten und Ursachen der angeborenen Farbsinnstörungen

Defekt / Zustand	Benennung	Physio- bzw. Pathologie	% der Bevölkerung
Normale Farbwahrnehmung	Trichromasie	Zapfenpigmente	über 90
Grünschwäche	Deuteranomalie	abnorme Zapfenpigmente	4,4
Rotschwäche	Protanomalie	abnorme Zapfenpigmente	1,0
Grünblindheit	Deuteranopie	nur 2 Zapfenpigmente	1,5
Rotblindheit	Protanopie	nur 2 Zapfenpigmente	1,1
Monochromasie		nur 1 Zapfenpigment	sehr selten
Achromatopsie		keine Zapfenpigmente	sehr selten

Die *Sehschärfen-Messung* bestimmt das maximale optische Auflösungsvermögen der Fovea centralis. Der *Visus cum correctione* (c.c., = Sehschärfe) gibt das maximale Auflösevermögen bei bestmöglichster Korrektur mit Brillengläsern, der *Visus sine correctione* (s.c., =Sehleistung, Rohvisus) wird bei Prüfung ohne Gläser ermittelt.

Bei der Prüfung des Fernvisus werden in fünf Meter Entfernung standardisierte Testtafeln aufgestellt mit verschieden großen Buchstaben oder Zeichen wie Landolt-Ringen bzw. Pflüger-Haken. Geprüft wird, welche Zeichengröße der Patient noch scharf sehen kann. Die Prüfung des Nahvisus erfolgt analog in 30 Zentimetern Entfernung. Die Berechnung des Visus erfolgt nach der Formel

Istentfernung/Sollentfernung = 5m/50m=1/10

Ein durchschnittlich guter Wert wäre bei dieser Berechnung ein Visus von 1. Bei der ebenfalls möglichen Angabe in Prozenten entspräche das Ergebnis der Berechnung einem Visus von 10 % (= 0,1), der durchschnittlich gute Wert wäre in diesem Fall 100 %. Menschen mit sehr gutem Sehvermögen erreichen auch Werte über 1 bzw. über 100 %.

Die *Fluoreszenzangiographie* liefert Informationen über den Zustand des Gefäßsystems der Netzhaut. Nach intravenöser Injektion einer Fluoreszein-Lösung werden mit einer Spezialkamera Serienaufnahmen des Augenhintergrundes gemacht. Die Gefäße erscheinen in den Frühphasen hell vor der Netzhaut, die späten Phasen zeigen Exsudationen. Die sehr späten Phasen zeigen schließlich Farbstoffansammlungen in pathologischen Geweben.

Seit kurzem werden für diese Untersuchungen auch Laser-Scanning-Ophthalmoskope eingesetzt, die das Auflösungsvermögen verbessern. Die elektrophysiologische Untersuchung mittels des *Elektroretinogramms* der Netzhaut kommt besonders bei tapetoretinalen Degenerationen zur Anwendung.

11.3 Gefäßerkrankungen

11.3.1 Retinopathia diabetica

= Mikroangiopathie

Die Untersuchung des Augenhintergrundes gehört zur Standarduntersuchung beim Diabetiker. Nur hier ist unter natürlichen Bedingungen der Zustand von Arteriolen und Venolen direkt zu beurteilen.

Ätiologie

Die Basalmembranen der Gefäßendothelien verdicken sich beim Diabetes, wahrscheinlich durch Glykolisierung von Proteinen. Dieser Prozeß hat Gefäßsklerose und Kapillaraneurismen zur Folge, später Mangelversorgung. Die Perfusionsminderung in Kapillargebieten führt zu harten Exsudaten (Ablagerung pathologischer Lipoide) und zu einer Gefäßproliferation in Netzhaut und angrenzendes Glaskörpergewebe mit der möglichen Folge einer Traktionsablatio (☞ 10.3.1.). Ein Hypertonus begünstigt das Voranschreiten der diabetischen Retinopathie.

Klinik und Diagnostik

Der Diabetiker bemerkt eine Verminderung seiner Sehkraft erst im Spätstadium. Die Diagnose wird durch Augenhintergrund-Spiegelung gestellt.

Der *juvenile Diabetes (Typ I)* unterscheidet sich in seiner Symptomatik vom Alterdiabetes. Der jugendliche Diabetiker entwickelt frühzeitig Vasoproliferationen. Zuerst findet sich eine Erweiterung der Kapillaren, gefolgt von der Entstehung von Kapillaraneurismen, denen besenreiserartige oder fächerförmige Gefäßneubildungen folgen. Kleine Kapillarblutungen, kalkspritzerartige weiße Herde und Gefäßwandverdickungen können auch beobachtet werden. Im Bereich der Vasoproliferationen tritt bei der Fluoreszenzangiographie Farbstoff in das Gewebe aus.

Beim *Altersdiabetes (Typ II)* stehen Kapillaraneuryismen, Verfettungen und fleckförmige Blutungen im Vordergrund. Die Verfettungen finden sich im Spätstadium kranzförmig um die Makula herum. Häufig findet sich auch ein Ödem am hinteren Augenpol, das einen plötzlichen Visusabfall hervorrufen kann, wenn es sich auf die Makula ausdehnt. Dies kann das erste Mal sein, daß der Patient etwas von der Retinopathie merkt. Neovaskularisationen bilden sich beim Altersdiabetiker weniger und später als beim Typ I.

Therapie

Die gute medikamentöse und diätetische Diabeteseinstellung ist die wichtigste Prophylaxe der diabetischen Retinopathie. Hypoglykämien unter 5 mmol/l sollen die Vasoproliferation fördern. Allerdings kann eine diabetische Retinopathie auch bei konsequenter Diät auftreten. Bei jedem Diabetiker sollte mindestens einmal jährlich der Augenhintergrund untersucht werden.

▶ Mit Hilfe der Laser- oder Xenonlichtkoagulation kann das Fortschreiten der Erkrankung verlangsamt werden. Dabei werden vor allem bei Typ-I-Diabetikern über die ganze Netzhaut verteilt (außer Makula und Umgebung der Papille) kleine Herde in der Netzhaut koaguliert. Beim Typ-II-Diabetes wird zurückhaltender koaguliert. Vasoproliferationen sind hierbei eine Indikation zur flächenhaften Koagulation.

Komplikationen

▶ Die Vasoproliferationen können zur Traktionsablatio (☞ 10.3.1.2.) und zu Einblutungen in den Glaskörper führen, die eine Vitrektomie (mikrochirurgische Teilentfernung des Glaskörpers, Corpus vitreum) erforderlich machen können, wenn sie nicht resorbiert werden. Außerdem kann es zur Rubeosis iridis mit Sekundärglaukom (ausgeprägte Blutfüllung der Iris mit Abflußbehinderung) und zur diabetischen Katarakt kommen. Möglich sind auch eine transitorische Myopie und Akkommodationsstörungen bei stark schwankenden Blutzuckerwerten.

11.3.2 Arteriosklerose

Bei der Arteriosklerose finden sich typische Veränderungen am Augenhintergrund. Dazu gehören unregelmäßige Reflexstreifen über den großen Arterien am Augenhintergrund, die später in weiße Randkonturen übergehen, können und Kaliberunregelmäßigkeiten (sklerotische Veränderungen sowie Einschränkung des Gefäßlumens). An den Kreuzungsstellen von Arteriolen und Venolen erscheinen die Venolen eingeengt, dieses Phänomen ist das *Gunn'sche Zeichen*. Auch das *Salus'sche Kreuzungszeichen* (omegaartiger Bogen einer Vene über eine Arterie an einer Kreuzung) wird von manchen Autoren sowohl der Arteriosklerose als auch der Hypertonie zugeordnet, ebenso wie die vermehrte Schlängelung der Gefäße. Zu bedenken ist dabei, daß die Arteriosklerose oft Folge einer Hypertonie ist und die Zeichen am Fundus sich dementsprechend vermischen können.

Allgemein zeigt sich ein blasser, reflexarmer Fundus (auch *trockener Fundus* genannt). Nach längerem Bestehen der Arteriosklerose bilden sich die gelblich-weißen *Drusen*, hyaline Veränderungen in hypoxämischen Bezirken. Außerdem können kleine rundliche oder streifenförmige Blutungen beobachtet werden, letztere insbesondere im Bereich der im Spätstadium möglichen Venenastverschlüsse an Kreuzungsstellen.

11.3.3 Hypertonie

Auch beim Hypertoniker zeigt das Fundusbild klassische Befunde. Im Gegensatz zum trockenen Augenhintergrund bei Arteriosklerose erscheint der Fundus glänzend („durchsaftet"). Die Befunde bei der hypertensiven Retinopathie lassen sich mehreren Stadien zuordnen. Die ersten beiden Stadien fallen unter den Begriff „Fundus hypertonicus", die Stufen III und IV unter den Begriff hypertensive Retinopathie bzw. Retinopathia angiospastica.

Im *Stadium I nach Thiel* findet sich bei labiler Hypertonie ein tiefroter Fundus durch die starke Blutfülle der Gefäße. Die Arterien zeigen verbreiterte, rötlich-gelbe Reflexstreifen *(Kupferdraht-Arteri-*

en); das *Gunn'sche Zeichen* (Venolen erscheinen an Kreuzungsstellen mit Arteriolen eingeengt) und das *Salus'sche Kreuzungszeichen* (omegaartiger Bogen einer Vene über eine Arterie an einer Kreuzung) lassen sich ebenfalls beobachten. Arterien und Venen sind vermehrt geschlängelt. Die Venen zeigen Kaliberschwankungen, die leicht im Kaliber verminderten Arteriolen gehen im stumpfen Winkel ab (Omega-Teilung). Die Papille zeigt keine Veränderung.

▶ Der Fundus hypertonicus im Stadium II bei länger bestehendem Hochdruck zeigt zusätzlich zu den Befunden der ersten Stufe punktförmige oder streifige Netzhautblutungen am hinteren Pol. Arteriosklerotische Veränderungen können hinzukommen. Die Arterien sind eher erweitert als eng und zeigen Kaliberschwankungen. Weiß-gelbliche, fettige Degenerationen können hinzukommen. In der Netzhautmitte zeigen sich vereinzelt Kapillaren *(Kapillarektasien)*, eventuell auch auf der Papille. Die Papille bleibt sonst aber weiterhin ohne pathologischen Befund. In diesem Stadium finden sich oft Thrombosen der Zentralvene.

Das Stadium III zählt bereits zur beginnenden *Retinopathia angiospastica* bei maligner Hypertonie. Der Fundus ist blasser als normal.

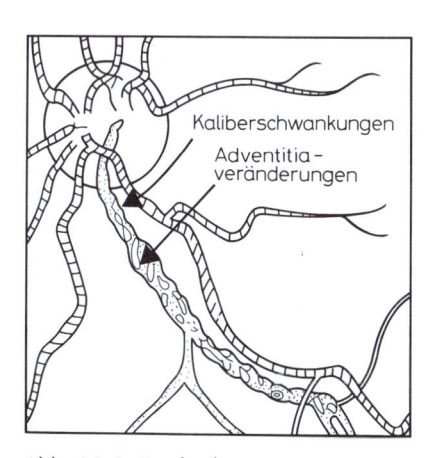

Abb. 11.3: Fundus hypertonicus III

▶ Die Arterien sind jetzt enggestellt mit hellem Reflex *(Silberdrahtarterien)* mit Veränderungen der Adventitia. Die Zahl der Blutungen nimmt zu, ebenso die Zahl der Kapillarektasien und die fettigen Degenerationen.

▶ Hypoxische Schäden der Netzhaut führen zu den ersten Cotton-wool-Herden. Um die Makula finden sich sternförmig verteilte, kalkspritzartige weiße Herde, die *Sternfigur der Makula*. ▶ Die hyperämische Papille zeigt ein leichtes bis mäßiges Papillenödem.

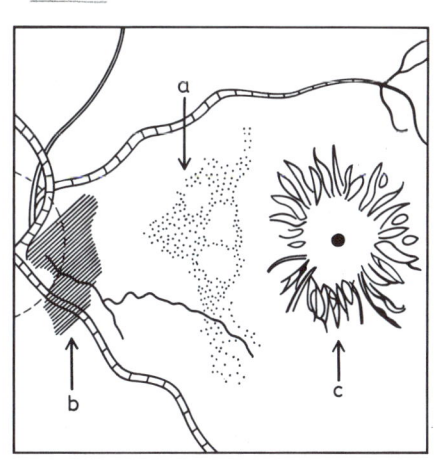

Abb. 11.4: Netzhautveränderungen bei Hypertonie
a=Cotton-wool Herde
b=Papillenödem
c=Sternfigur der Makula

Das Stadium IV schließlich gehört zum renalisierten Hochdruck. Die bisherigen Veränderungen bedecken mittlerweile den gesamten, sehr blassen Fundus. Die Arterien und Venen sind sehr engegestellt. Kleine Äste, Arteriolen und Venolen sind durch die starke Engstellung nicht mehr sichtbar. Die Kaliberschwankungen der Arterien sind ausgeprägt, es finden sich teilweise Obliterationen. ▶ Die Cottonwool-Herde nehmen zu, ebenso die Sternfigur der Makula, die Degenerationsherde und die Netzhautblutungen.

▶ Die Papille ist ödematös, prominent, unscharf begrenzt und ähnelt einer Stauungspapille.
▶ In schweren Fällen kann sich das Ödem auch auf größere Teile der Netzhaut ausdehnen.

In den ersten beiden Stadien kann durch eine Hochdruckeinstellung eine Remission der Veränderungen herbeigeführt werden, in den beiden letzten Stadien in der Regel nicht mehr. Die Therapie ist die Hochdruckeinstellung.

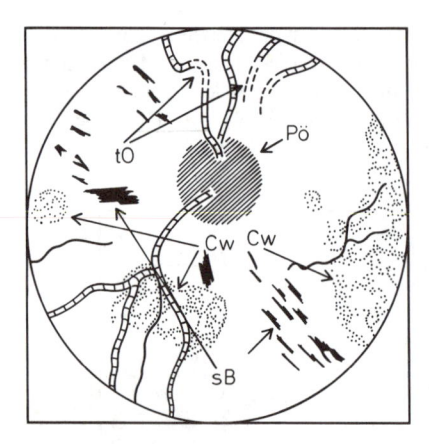

Abb. 11.5: Fundus hypertonicus IV
Cw = Cotton-wool Herde
Pö = Papillenödem
tO = teilweise Obliterationen
sB = streifige Blutungen

Retinopathie bei schwangerschafts-induziertem Hochdruck
Am Augenhintergrund entwickeln sich, u.U. akut innerhalb weniger Tage, die Zeichen eines Stadium IV nach *Thiel* (s.o.).

11.3.4 Arterieller Gefäßverschluß

Ätiologie
Ursachen eines arteriellen Gefäßverschlusses der Zentralarterie oder einer ihrer Äste sind häufig embolischer Natur. Aber auch Gefäßspasmen bei schlechter Zirkulation können einen Verschluß auslösen. Prädisponierende Faktoren sind Arteriosklerose (Abscheidungsthromben), Hypertonie, Herzvitien (Embolien) sowie Thrombenbildung bei Gefäßerkrankungen wie Endarteriitis obliterans und die Riesenzellarteriitis.

Klinik
Kardinalsymptom ist die *schlagartige schmerzlose Erblindung* des betroffenen Auges, meist einseitig, „als wenn das Licht ausginge". Die mittelweite Pupille reagiert nur schwach auf direkte Belichtung, jedoch normal auf Belichtung des zweiten Auges.
➤ Die Augenhintergrund-Untersuchung zeigt ein milchig-weißes, ischämisches Netzhautödem mit insgesamt unscharfen Konturen. ➤ Die weißliche Verfärbung entsteht durch Anschwellen der Nervenfaserschicht. Da in der Makula jedoch keine Nerven vorhanden sind, schimmert hier die Aderhaut durch und führt so zum *kirschrotem Fleck der Makula*. Bei Vorhandensein eines zilioretinalen Gefäßes bleibt der von diesem versorgte Bezirk normal. Die Papille ist blaß und unscharf begrenzt. Die Arteriolen sind fadendünn, eventuell mit minimaler Restströmung. Bei Astarterienverschlüssen entsteht das Ödem innerhalb des versorgten Bezirks, der Rest der Netzhaut bleibt normal.

Therapie
Sofort! Der erstbehandelnde Arzt entscheidet über das Ausmaß des Schadens. Die Fundusgefäße sind Endgefäße und die Überlebenszeit der Netzhaut beträgt bei vollständigem Verschluß nur bis zu 30 Minuten; eine eventuell verbleibende Restperfusion kann aber die Chancen etwas verbessern. Sofort z.B. Dextraninfusion, Heparin i.v., Augendrucksenkung. Nach Notfalltransport in die *Augenklinik*, dort Weiterbehandlung: z.B. Thrombolyse mit Urokinase o.a., Antikoagulantien, Kortikoide, Augeninnendrucksenkung und Behandlung der Grundkrankheit.

Komplikationen
Unbehandelt geht bei Zentralarterienverschluß die Netzhaut zugrunde, der Sehnerv wird atrophisch. Bei Astarterienverschluß entsteht ein Skotom in dem entsprechendem Bereich. Eine zilioretinale Arterie kann den Bereich der Makula retten.

Amaurosis fugax
Die Amaurosis fugax ist eine für Sekunden oder Minuten auftretende Erblindung eines oder beider Augen. Dieses Phänomen weist auf eine Karotistenose hin, die zeitweise zu einer Mangelversorgung der A. ophthalmica führt. Dabei schießen kleine losgelöste Plaques als Mikro-Emboli in die A. ophthalmica. Die diagnostische Abklärung erfolgt mit der Dopplersonographie, Therapie ist die gefäßchirurgische Versorgung.

11.3.5 Arteriitis temporalis (Riesenzellarteriitis)

Ätiologie, Pathologie
Die Ursachen der Riesenzellarteriitis Horton sind unbekannt. Diskutiert wird eine Autoimmunerkrankung. Sie tritt in der Regel jenseits des 50. Lebensjahres in den Aa. temporalis und occipitalis auf, kann aber prinzipiell alle Arterien befallen, auch

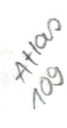

die A. ophthalmica. ➤ Eine Assoziierung mit der Polymyalgia rheumatica wird beobachtet. Histologisch findet sich eine granulomatöse Entzündung mit starker Verdickung der Intima und konsekutiver Verengung des Gefäßlumens. Die Beteiligung der Augen entsteht durch Beteiligung der A. ophthalmica und der Gefäßversorgung des Sehnervens.

Klinik & Diagnose

Charakteristisch sind starke ein- oder beidseitige Kopfschmerzen. Prodromi können Appetitlosigkeit, Gewichtsverlust, Müdigkeit, Unwohlsein und subfebrile Temperaturen sein. Zum Teil werden anamnestisch „flüchtige Verdunkelungen" beschrieben oder ➤ Visusverlust und Doppelbilder. Im akutem Stadium ist die A. temporalis meist ein schmerzhafter, pulsloser und verhärteter sowie geschlängelter Strang. An Allgemeinsymptomen finden sich Übelkeit, heftiger Schläfenkopfschmerz und Fieber.

Die Hälfte der Erkrankten entwickeln eine Augenbeteiligung, die von kleinen Skotomen bis zur völligen Amaurose reichen können.

➤ Am Fundus finden sich je nach Ausprägung ein unveränderter Augenhintergrund oder streifige Randblutungen, hochgradig verengte Arterien und ein ischämisches Papillenödem, nach dessen Rückbildung sich eine atrophische Papille zeigt, die später eine Exkavation entwickeln kann. Als dritte Möglichkeit kann auch das Vollbild des arteriellen Gefäßverschlusses beobachtet werden (☞ 11.3.4.).

Die Diagnose wird anhand des Fundusbildes und der Laboruntersuchung gestellt. Im Labor finden sich eine sehr hohe Blutsenkung sowie Anämie, Leukozytose und Eosinophilie. Durch Probeexzision aus der A. temporalis kann die Diagnose gesichert werden.

Therapie

Hochdosierte Kortikoidmedikation, die unter Kontrolle der Blutsenkung fortgeführt wird. Hämorheologische Maßnahmen wie beim Zentralarterienverschluß werden ebenfalls angewandt.

Prognose

Das zuerst befallene Auge erblindet sehr oft. Ohne Therapie ist die Prognose für das zweite Auge ebenfalls schlecht. Komplikationen wie apoplektische Insulte verschlechtern auch die vitale Prognose.

11.3.6 Venöser Gefäßverschluß

Ätiologie

Die Zentralvenenthrombose ist häufiger als ein arterieller Verschluß. Beim zentralen Verschluß (Prädilektionsstelle: Durchtritt durch die Lamina cribrosa) ist die gesamte Netzhaut betroffen. Astverschlüsse (Prädilektionsort: Kreuzungsstellen der Gefäße) betreffen umschriebene Bereiche. Begünstigende Faktoren sind: Hypertonie, Arteriosklerose, Gerinnungsstörungen, Tuberkulose, Lues, Polyglobulie, Morbus Behçet, Sichelzellämie, Thalassämie und Nikotinmißbrauch. Auch orale Kontrazeptiva sollen Zentralvenenverschlüsse begünstigen, ebenso wie die Strömungsverlangsamung bei Herzinsuffizienz.

Klinik & Diagnose

Die Ausbildung einer Thrombose kann mehrere Tage dauern. Der Patient beschreibt eine anfangs nur schleierartige, später starke Verdunklung und den Verlust der Sehschärfe bei Makula-Befall. Die Diagnose wird ophthalmoskopisch gesichert. Im Vorstadium (Präthrombose) finden sich strotzend gefüllte Venolen mit Kaliberschwankungen und einzelne Blutungen. Bei voll ausgeprägter Thrombose imponieren ausgedehnte Hämorrhagien im Bereich des betroffenen Astes oder der gesamten Retina. Die Blutungen sind streifig, man spricht auch von flammenartigen Blutungen.

➤ Dazu kommen ein hyperämisches Papillenödem, prall gefüllte, gestaute und geschlängelte Venen und vereinzelte Cotton-wool-Herde. Die Arterien sind fast unsichtbar. Die Fluoreszenzangiographie zeigt als pathologischen Befund schon früh Farbstoff, der aus den Gefäßen ins Gewebe austritt.

Therapie

Bis zum 6. Tag kann eine thrombolytische Therapie sinnvoll sein. Standardtherapie ist jedoch die Hämodilution. Bei Gefäßproliferationen und Glaskörperblutungen kann eine Laserkoagulation der entsprechenden Bezirke erforderlich werden.

Komplikationen

➤ In den betroffenen Bezirken können Gefäßneubildungen auftreten, die Blutungen in Netzhaut und Glaskörper verursachen können. ➤ Ein kaum zu beeinflussendes Sekundärglaukom, das hämorrhagische Glaukom, kann die Folge sein. Schließlich kommt es auch zum Makulaödem mit Makuladegeneration.

Prognose
Beim Vollbild ist meist mit Erblindung zu rechnen. Astthrombosen führen zu sektorenförmigen Gesichtsfeldausfällen.

11.3.7 Periphlebitis Retinae, Morbus Eales

Ätiologie
Bei der Periphlebitis retinae finden sich schleichend verlaufende Venenwandentzündungen, die zu schmerzlosen, rezidivierenden venösen Netzhaut- und Glaskörperblutungen führen und in erster Linie bei jungen Männern auftreten (Verhältnis Mann/Frau 3:1).

Klinik
Die Patienten klagen über Visusminderung und verschleiertes Sehen (rot-schwarze Schleier). Bei der Augenspiegelung finden sich dann die Einblutungen. Im Anfangsstadium ist der Fundus oft nicht einsehbar. ➤ Später finden sich weiße Einscheidungen und Kaliberschwankungen der Venen, Gefäßinfiltrate, Gefäßneubildungen und die Ausbildung von Anastomosen („Wundernetz") sowie Mikroaneurysmen, Glaskörper- und Netzhautblutungen.

➤ Die Entstehung von bindegewebigen Strängen weist auf eine fortschreitende Retinopathie hin, die zur Traktionsablatio führen kann. Bei der Fluoreszenzangiographie finden sich Ausscheidungen aus neugebildeten Gefäßen.

Therapie
Bei akuter Blutung Ruhigstellung des Auges durch eine Lochbrille, dazu Hämostyptica. ➤ Die Neovaskularisationen können mit dem Laser (frühzeitig!) koaguliert werden, solange sie nicht zentral liegen; gleiches gilt für nicht durchblutete Netzhautbezirke.

11.4 Degenerative Erkrankungen

11.4.1 Makuladegeneration

Ätiologie
Makuladegenerationen finden sich als erbliche Leiden mit z.T. frühem Krankheitsbeginn und als senile Degeneration. Die juvenile, X-Chromosomal-heriditäre Form kann in jedem Alter auftreten und befällt beide Augen. Die senile zeigt ein sehr vielfältiges Bild und tritt bevorzugt nach dem 60. Lebensjahr auf, bei bis zu fünf Prozent der Population. Sie beginnt meist an einem Auge, Veränderungen lassen sich aber meist auch am zweiten Auge nachweisen. Die Altersdegeneration läßt sich nach dem Befund am Fundus in eine trockene und eine feuchte Form unterscheiden. Ihre Ursache ist unbekannt.

Klinik & Diagnose
Die Sehverschlechterung zeichnet die Makuladegenerationen aus, sie kann schleichend oder plötzlich einsetzen und ist schmerzlos.

➤ Metamorphopsie (Verzerrtsehen) kann das erste, typische Symptom sein. Der Nachweis erfolgt am Amsler-Netz (ein regelmäßiges Gitter, dessen Linien bei Metamorphopsie verzerrt oder wellenförmig erscheinen). Später sorgen Zentralskotome für den Verlust des zentralen Sehvermögens. Die Netzhautperipherie bleibt meist erhalten mit einem minimalen Restvisus von bis zu 1/10.

Mit dem Augenspiegel finden sich bei der *juvenilen Form* zunächst helle und dunkle Flecken in der Makula. Diese wachsen und nehmen später einen orange-gelben Farbton an. In der Folge vereinigen sie sich zu einem großen, grau-gelben Herd in der Netzhautmitte.

Bei der *trockenen senilen Makuladegeneration* zeigt der Fundus Drusen (gelblich-weißliche Flecken, hyaline Ablagerungen unter dem Pigmentblatt), die meist asymptomatisch sind und keinen Einfluß auf das Sehvermögen haben, solange sie nicht genau in der Sehgrube liegen (selten). Nach längerem Verlauf (Jahre) tritt die Metamorphopsie auf. Jetzt findet sich eine Pigmentblattabhebung, die als schmutzig-grauer Fleck imponiert und Neovaskularisationen Vorschub leistet. Wenn diese Neovaskularisationen das Pigmentblatt durchbrechen, geht die Makuladegeneration in die *feuchte Form* (exsudativ-proliferierende Form) über.

In der Fluoreszenzangiographie zeigen sich Farbstoffaustritte im Bereich der Gefäßneubildungen. Dazu finden sich kleine Blutungen, der Visus fällt ab. Im weiteren Verlauf entstehen harte Exsudate und später Proliferationen der Glia, die zu einer scheibenförmigen Degeneration mit grau-weißer Vorwölbung der Makula führen. Es folgt das Narbenstadium mit Atrophie der zentralen Netzhaut und Zentralskotom.

Therapie
Eine kausale medikamentöse Therapie ist nicht bekannt. Im Drusenstadium ist keine Behandlung erforderlich. In manchen Fällen kann durch Koagulation mit dem Argonlaser (grünes Band – schädigt die Nervenzellschicht nicht) die Neovaskularisation aufgehalten werden. Der Laserkoagulation sind jedoch im Bereich der Makula Grenzen gesetzt.

11.4.2 Myopische Degeneration

Zur myopischen Degeneration ☞ *15.2.1, progressive Myopie.*

11.4.3 Retinopathia pigmentosa

Ätiologie
Die Erkrankung wird zu 80–85 % autosomal-rezessiv vererbt, die übrigen Erbgänge sind autosomal-dominant bzw. X-chromosomal. Mittlerweile wurde ein Gendefekt im Rhodopsin-Gen lokalisiert.

Klinik & Diagnose
Schon im Kindesalter sind die Patienten nachtblind. Meist vor dem 20. Lebensjahr beginnt die typische braun-schwarze, knochenkörperartige Pigmentierung der Netzhautperipherie, die von einem Gesichtsfeldverlust in den befallenen Bereichen begleitet wird. Dieser Prozeß setzt sich über bis zu 20 Jahre fort und führt zu einer konzentrischen Einengung des Gesichtsfeldes. Die Makula bleibt ausgespart, die zentrale Sehschärfe meist noch erhalten. Trotzdem gelten die Patienten als erblindet, da ihnen nur noch ein Gesichtsfeld von weniger als fünf Grad bleibt, das sogenannte *Flintenrohrgesichtsfeld.* Eine Netzhaut- und Optikusatrophie mit wachsgelber Papille kennzeichnet schließlich Spätstadien. Bei vielen Patienten ensteht außerdem eine Cataracta complicata. Bei der autosomal-dominanten Form findet sich oft ein zystisches Makulaödem.

Im Elektroretinogramm verschwindet schon im Frühstadium die b-Welle, ehe noch ophthalmoskopische Zeichen zu finden sind. Die Methode wird zur Früherkennung bei familiärer Belastung eingesetzt.

Therapie
Eine Behandlung gibt es nicht, die Erkrankung schreitet unaufhaltsam fort.

11.4.4 Toxoplasmose am Auge

Konnatale Toxoplasmose

Ätiologie
Die Infektion mit Toxoplasma gondii im 5.–7. Schwangerschaftsmonat führt häufig noch intrauterin zu einer zentralen, meist einseitigen Retinochoroiditis, die unter Narbenbildung abheilt und die Funktion der Makula zerstört. Die Erkrankung kann im Laufe des Lebens rezidivieren.

Klinik & Diagnose
Die konnatale Toxoplasmose zeigt die typische Symptomentrias aus *Hydrozephalus, intracraniellen Verkalkungen* und einer *chorioretinischen Narbe.* Das betroffene Auge ist amblyop und geht meist in Schielstellung. Mikrophthalmus und Optikusatrophie können hinzukommen. Die Diagnose wird gesichert durch den serologischen Nachweis (Komplement-Bindungsreaktion).

Therapie
Systemisch Pyrimethamin (Daraprim®), evtl. in Kombination mit Sulfonamiden. An Blutbildkontrollen denken! Bei akuter Chorioretinitis auch Kortikosteroide zur Dämpfung der Narbenbildung. ☞ 7.4.3.

Nicht-konnatale Toxoplasmose
Zur nicht-konnatal erworbenen Toxoplasmose siehe Chorioretinitis disseminata (☞ 7.4.3.)

11.4.5 Retinopathie bei Resochin

Chloroquin (Resochin®) wird zur Malariaprophylaxe, beim Lupus erythematodes und bei der rheumatoiden Arthritis eingesetzt. Die Substanz wird nur langsam ausgeschieden und sammelt sich in bradytrophen Geweben an. An der Hornhaut entwickelt sich eine Keratitis mit grauen, wirbelförmigen Hornhauttrübungen. Diese sind nach Absetzen des Medikamentes reversibel – im Gegensatz zu den Auswirkungen an der Netzhaut. Diese äußern sich durch Degeneration der Netzhaut und perizentrale Skotome sowie Ringskotome mit Optikusatrophie. Nachtblindheit und Farbsinnstörungen können ebenfalls beobachtet werden. Im Elektroretinogramm zeigt sich früh ein Abfall.

Chloroquin sollte nicht länger als ein Jahr gegeben werden, da nach dieser Zeitspanne die Schäden sehr wahrscheinlich sind. Stets sollten dicht gestaffelte Funduskontrollen die Therapie begleiten.

11.4.6 Retinopathia praematurorum

Diese Erkrankung findet sich fast ausschließlich bei unreifen Frühgeborenen mit einem Geburtsgewicht unter 1.500 Gramm, die mit Sauerstoff beatmet wurden. Die noch unreife Netzhaut reagiert auf die hohen O_2-Konzentrationen zuerst mit Vasokonstriktion und nach Beatmungsende mit der überschießenden Bildung neuer Gefäße. Diese proliferieren in den Glaskörper und führen zur Bildung einer gefäßreichen Bindehautplatte hinter der Linse, der retrolentalen Fibroplasie. Zur Prophylaxe gehören eine sorgfältige Dosierung des Sauerstoffs und regelmäßige ophthalmologische Kontrollen.

11.5 Netzhautablösung

Eine Netzhautablösung (Ablatio retinae) entsteht, wenn sich die Retina vom Pigmentblatt, mit dem sie nicht verwachsen ist, ablöst (siehe auch Entwicklung, 11.1.). Die Ablösung verursacht eine Malnutrition der Rezeptorschicht und führt zu deren Zerfall. Im Bereich der Ablösung besteht ein Skotom.

11.5.1 Primäre Ablatio retinae

Ätiologie
Diese Form ist am häufigsten und wird auch idiopathische bzw. rhegmatogene Ablatio genannt.
➤ Durch einen Netzhautriß oder ein Foramen dringt Flüssigkeit zwischen Pigmentepithel und die Zone der Stäbchen und Zapfen der Retina und hebt die Schichten voneinander ab. Die Risse und Foramina sind Degenerationserscheinungen, die insbesondere bei Myopie, im Alter oder bei Aphakie (Linsenlosigkeit nach Kataraktextraktion) auftreten.

Klinik & Diagnose
➤ Frühsymptome sind plötzlich auftretende Lichtblitze (Photopsien), die auf Zugkräfte an der Netzhaut hinweisen. Auch verstärkt auftretende mouches volantes oder das Sehen schwarzer Punkte können ein Frühsymptom sein. ➤ Spätsymptome nach erfolgter Ablatio sind die Wahrnehmung eines Vorhanges vor dem Auge (Ablatio unten; evtl. morgens geringer) oder eine aufsteigende Mauer (Ablösung oben). Verzerrtsehen, starke Visuseinschränkung und ein peripheres Skotom können hinzukommen.

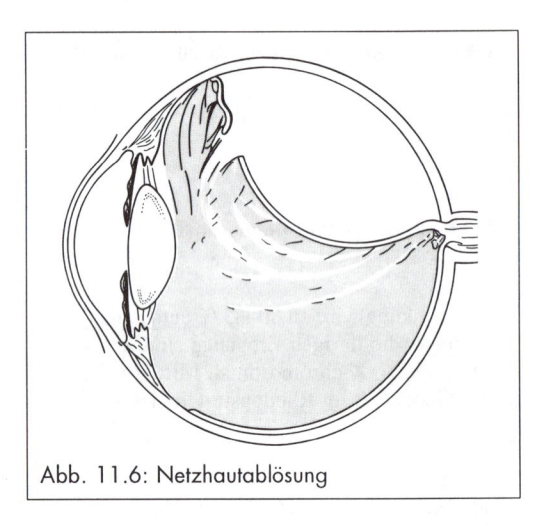

Abb. 11.6: Netzhautablösung

Bei der Fundusuntersuchung imponiert die Abhebung als blasige, graue Zone, die bei Augenbewegungen flottiert. In der Rißzone schimmert die Aderhaut rot durch. Am Perimeter lassen sich die Gesichtsfeldausfälle bestimmen.

Differentialdiagnose
Die *Retinoschisis* (primäre Netzhautspaltung als Entwicklungsanomalie) kommt in Frage, hier findet sich jedoch kein Riß in der Retina.

Therapie
Ohne Therapie schreitet die Ablösung weiter fort. Je größer der abgelöste Bezirk, desto schlechter ist die Prognose. Durch eine Lochbrille läßt sich das Auge ruhigstellen, dazu Bettruhe. Man versucht, die beiden Blätter einander anzunähern. Dies kann konservativ erreicht werden, es kann aber auch operativ durch Plombenaufnähung oder Cerclage angestrebt werden. Durch anschließende Induktion einer Entzündungsreaktion, beispielsweise durch

Diathermie oder Kryothermie, wird eine Zone geschaffen, in der die Schichten miteinander verwachsen.

Durch Laserkoagulation lassen sich kleinere Herde abriegeln, indem die Läsion durch einen Kreis von Koagulationspunkten umzingelt wird. An diesen kann sich die Ablösung nicht weiter fortsetzen. Diese Strategie kann auch zur prophylaktischen Abriegelung von Foramen und Rissen ohne Ablösung eingesetzt werden.

11.5.2 Sekundäre Ablatio retinae

Ätiologie

Hier findet sich kein Riß oder Foramen. Auslösend sind in der Regel Verwachsungsstränge (Traktionsablatio), zum Beispiel nach Iridozyklitis, Periphlebitis retinae und diabetischer Retinopathie. Ursache können aber auch Prozesse sein, die aus Richtung des Pigmentepithels Druck ausüben, z.B. Aderhauttumoren, Aderhautblutungen oder ein entzündliches, subretinales Exsudat. Schließlich führen Glaskörperverlust oder -schrumpfungen, Contusio bulbi, und perforierende Verletzungen zur Ablösung durch nachlassenden intraokularen Druck.

Klinik, Diagnose und Therapie: Wie bei primärer Ablatio.

11.6 Tumoren

11.6.1 Retinoblastom

Ätiologie

Das Retinoblastom ist der häufigste intraokulare Tumor im Kindesalter. Der Tumor wächst in den Glaskörper und entlang des Sehnervens ins Gehirn vor. In bis zu 30 % der Fälle werden beide Augen betroffen. Die Ätiologie ist nicht endgültig geklärt. Familiäre Häufung kommt vor, die Familienanamnese ist deshalb wichtig. Histologisch finden sich polymorphe, chromatinreiche Zellkerne, die Zellen sind in Rosettenform angeordnet.

Klinik

Erstsymptom ist häufig die Leukokorie. Dies ist ein Pupillenreflex, der aussieht, als wenn das Auge in ein Blitzlicht schaut. Dieser Zustand wird auch teilweise nicht ganz korrekt bereits als das *amaurotische Katzenauge* bezeichnet. Das Auge weicht in Schielstellung ab, sobald die Makula betroffen ist. Am Fundus findet sich entweder eine weiße, wolkige Masse (endophytisches Wachstum) oder ausgedehnte Netzhautablösungen bei exophytischen Wachstum. Das Tumorgewebe färbt sich bei der Fluoreszenzangiographie an und läßt Farbstoff austreten. Ultraschall, Computer- und Kernspintomographie sowie die Diaphanoskopie sichern den Befund.

Differentialdiagnose

In Frage kommen die retrolentale Fibroplasie, Glaskörperabzesse, ein persistierender primär hyperplastischer Glaskörper oder die tuberöse Sklerose.

Therapie

Sind die Tumoren nicht größer als 2–3 Papillendurchmesser, so kann das Auge erhalten werden. Als Behandlungsmethoden kommen in Frage: Strahlentherapie durch Aufnähen von Strahlenträgern, Kryokoagulation oder Lichtkoagulation. Ausgedehnte Tumoren erfordern die Enukleation des Auges, um das Vordringen ins Gehirn zu verhindern. Bei einseitigem Retinoblastom immer das zweite Auge engmaschig untersuchen! Bei Auftreten eines Retinoblastoms sollte die Familie genetisch beraten werden.

Prognose

Diese hängt ab von der Tumorgröße. Bei kleinen Tumoren kann sogar der Visus erhalten bleiben. Bei rechtzeitiger Enukleation auch eines großen Tumors, der noch auf den Augapfel beschränkt ist, werden Überlebensquoten bis 88 % angegeben.

Die betroffenen Kinder haben eine erhöhte Wahrscheinlichkeit, an einem Osteosarkom, einem malignem Melanom oder dem Morbus Wilson zu erkranken. Ihre Angehörigen haben ein größeres Risiko für Lungen- und Blasentumoren.

12 Der Sehnerv

12.1 Anatomische Grundkenntnisse

Ohne Markscheiden ziehen die Neuriten der retinalen Optikus-Ganglienzellen aus der Retina zur *Papille* (auch Sehnervenscheibe, Discus n. opticus) und bilden den *N. opticus*. Der Sehnerv ist ein Teil des Gehirns. Er ist von Dura und Pia mater eingekleidet, ist mit dem Subarachnoidalraum verbunden und enthält rund eine Million Nervenfasern.

Vom Bulbus zieht der Sehnerv leicht s-förmig gebogen erst durch das orbitale Fett, dann durch den Canalis opticus zum Chiasma opticum.

▶ Hier kreuzen die Fasern der nasalen Retinahälften zur Gegenseite (*Merksatz: Temporal bleibt temporal*). Die Anteile aus den rechten Retina-hälften laufen im rechten Tractus opticus weiter, die aus den linken Netzhauthälften im linken.

12.2 Untersuchung

Die Papille wird in der Regel mit dem Augenspiegel begutachtet. Die folgenden Punkte sollten dabei beachtet werden:

- Farbe: normalerweise zartrosa bis leicht gelblich. Die temporale Papillenhälfte ist immer heller als die nasale.
- Niveau: die normale Papille ist flach mit trichterförmiger Exkavation an der Austrittstelle der Zentralgefäße.
- Form: Die Papille ist ein fast kreisförmiges, senkrecht stehendes Oval mit einem Durchmesser von 1,5 bis 1,7 Millimeter.
- Grenzen: Temporal und unten ist die Papille scharf begrenzt, nasal ist die Begrenzung etwas weniger scharf. Die über den Papillenrand ziehenden Fasern bilden hier einen leichten Wulst. Gelegentlich ist am Papillenrand ein Pigmentsaum oder ein sichelförmiger Ausschnitt der Sklera zu sehen.
- Gefäße: Die arteriellen und venösen Zentralgefäße treten durch den Gefäßtrichter in den Augapfel und teilen sich in je einen nach oben bzw. unten ziehenden Ast auf. Diese teilen sich weiter.

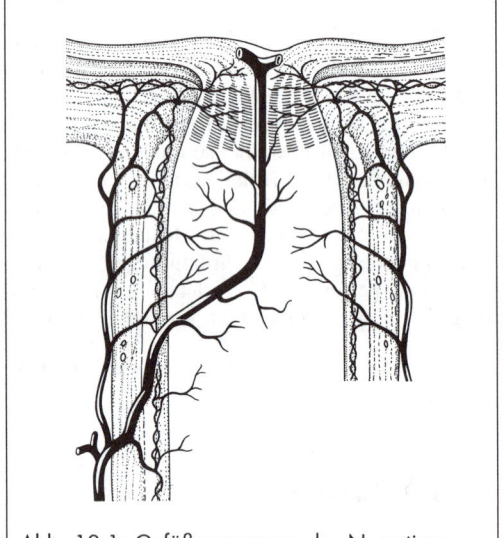

Abb. 12.1: Gefäßversorgung des N. opticus

Der Normalbefund des Fundus wurde ausführlich unter 11.2 beschrieben. Zur Untersuchung gehören weiter: Visusbestimmung (☞ 11.2.), Perimetrie (☞ 9.2.), Fluoreszenzangiographie (☞ 11.2.), das Elektroretinogramm (☞ 11.2.) sowie bildgebende Verfahren.

12.3 Normvarianten

Markhaltige Nervenfasern ziehen weiß-glänzend flammenförmig vom Papillenrand zur Peripherie, wobei sie sich aufspalten und die retinalen Gefäße verdecken können. Meist ist nur der blinde Fleck leicht vergrößert.

Exkavation: An der Eintrittsstelle der Zentralgefäße in den Sehnerven besteht eine zentrale Einsenkung, die sich z.B. im Alter auch unter physiologischen Umständen vergrößern kann. Im Gegensatz zur Exkavation beim Glaukom ist der Randsaum der Papille erhalten und gut durchblutet, die Exkavation ist randständig.

Bei der *Drusenpapille* finden sich sagokorn-ähnliche gelblich-weißliche hyaline Ablagerungen am Rand der Papille, der Papillenrand kann unscharf wirken. Meist ist dies eine familiär gehäuft auftretende harmlose Normvariante. Sie kann aber auch nach Hirnödem mit Stauungspapille, bei Retinopathia pigmentosa und Opticus-Neuritis entstehen.

Zilioretinale Gefäße finden sich bei etwa jedem 10. Auge. Sie verlassen die Papille am temporalen Rand. Bei Verschluß der Zentralarterie können sie die Blutversorgung der Makula aufrechterhalten.

12.4 Erkrankungen

12.4.1 Stauungspapille

Ätiologie
Die Papille ist mit dem Subarachnoidalraum verbunden. ▶ Eine Hirndruckerhöhung überträgt sich deshalb über den Sehnerven auf die Papille. ▶ Häufigste Ursachen sind Hirntumoren. ▶ Auch subdurale Blutungen, Abszesse, Blutungen, Störungen der Liquorzirkulation und ein Hydrozephalus internus können eine Stauungspapille verursachen, ebenso eine Arteriitis und erniedrigter Augeninnendruck. Bei der Diagnose „Stauungspapille" muß immer nach dem Auslöser gesucht werden.

Klinik & Diagnose
Die Stauungspapille ruft lange Zeit keine Sehstörungen hervor, was sie differentialdiagnostisch von der Neuritis n. optici unterscheidet. Vom Papillenbefund bei der hypertensiven Retinopathie unterscheidet sie der normale Blutdruck und die nicht veränderten Fundusarterien. ▶ Perimetrie und Visusbestimmung grenzen am besten von der Papillitis ab, der Bewegungsschmerz des Bulbus bei der Opticus-Neuritis ist ein weiteres Unterscheidungskriterium. Bei exakter Perimetrie läßt sich eine leichte Vergrößerung des blinden Flecks nachweisen. Erst im Spätstadium (Atrophie) finden sich auch Sehstörungen.

Die frische Stauungspapille zeigt eine Prominenz des Sehnervenknopfes von bis zu sechs Dioptrien und eine nasale Randunschärfe. Die Gefäße knicken am Rand ab. Die Zentralvene ist gestaut, peripapillär finden sich streifige Blutungen. Später kommen eine Papillenhyperämie mit Papillenödem und eine temporale Randunschärfe hinzu.

Therapie: Richtet sich nach der Grunderkrankung.

12.4.2 Neuritis nervi optici

Papillitis

Die Entzündung des ophthalmologisch sichtbaren Teils des Sehnerven heißt auch *intraokulare Neuritis n. optici* oder *Neuritis n. optici anterior*. Ursache können Virusinfektionen, multiple Sklerose, Arteriitis temporalis, Intoxikationen mit Blei oder Tabak und Alkohol, Tonsilliden, Sinusitiden, Zahnerkrankungen, Diphtherie, Masern, Malaria, Typhus, Fleckfieber und andere sein. Oft findet sich auch keine Ursache. Die Papillitis tritt meist einseitig auf.

Klinik & Diagnose
▶ Der Patient kommt wegen eines plötzlichen, einseitigen Sehverlustes zum Arzt. Die Beweglichkeit des Bulbus ist herabgesetzt und schmerzhaft, ein leichter dumpfer Schmerz verstärkt sich bei Druck auf den Bulbus. Der Fundus zeigt im Frühstadium eine Venenstauung und ein peripapilläres Ödem mit Netzhautblutungen und -ödem. Er ist oft kaum von der Stauungspapille zu unterscheiden. ▶ Die Papille ist hyperämisch und randunscharf, ihr Durchmesser ist leicht vergrößert und eine Prominenz von 1–2 Dioptrien ist feststellbar. ▶ Am Perimeter lassen sich Gesichtsfeldausfälle nachweisen ▶ (Zentralskotum, „Arzt und Patient sehen nichts").

Differentialdiagnose: Bei der Stauungspapille gibt es keine plötzliche Sehverschlechterung.

Therapie
Zur Behandlung gehört immer die Fokussuche. Dieser sollte saniert werden bzw. die Grundkrankheit soweit möglich behandelt werden. Die Neuritis selbst wird mit Kortikosteroiden bekämpft.

Prognose

In vielen Fällen bessert sich die Sehschärfe wieder spontan, gelegentlich kommt es auch zu vollständigen Remissionen. Bleibende Defekte und der Übergang in eine Optikusatrophie werden jedoch ebenso häufig gesehen, insbesondere bei zu spät einsetzender Therapie.

Retrobulbäre Neuritis

Ätiologie

Bei der retrobulbären Form der Optikusneuritis ist der orbitale Anteil des Sehnervens entzündet. Oft liegt eine multiple Sklerose vor, die sich auch so erstmanifestieren kann. Ansonsten kommen die gleichen Ursachen wie bei der Papillitis in Frage.

Klinik & Diagnose

▶ Der Patient klagt über plötzlichen, meist einseitigen Sehverlust. Gesichtsfeldausfälle lassen sich nachweisen. Der Fundus ist anfangs unauffällig – *„der Patient sieht nichts, und der Arzt auch nicht"*. Bulbusschmerzen und -bewegungseinschränkungen finden sich hier ebenso wie bei der Papillitis. Erst nach mehreren Wochen blaßt die Papille temporal ab. Diese Veränderung bleibt als typischer Defekt nach Retrobulbärneuritis.

Die visuell evozierten Potentiale weisen früh eine verlängerte Latenzzeit auf. Eine afferente Pupillenstörung findet sich ebenfalls.

Differentialdiagnose

Hier kommen Prozesse im Bereich des Chiasma oder Hypophysentumoren in Frage.

Therapie: wie bei der Papillitis.

Prognose: Die Aussichten sind ähnlich gemischt wie bei der Papillitis.

12.4.3 Optikusatrophie

Ursachen für einen Schwund des Sehnervens können Stauungspapille, Glaukom, Schädel-Hirn-Traumata, Phthisis bulbi oder erbliche Formen wie die Leber'sche Optikusatrophie sein. Die primäre Atrophie des Sehnervens bildet sich ohne vorangegangene Stauungspapille oder Neuritis aus.

Es findet sich bei der *primären Atrophie* eine abgeblaßte, grau-weiße Papille mit scharfen Rändern und schüsselförmiger Exkavation. *Sekundäre Atrophien* zeigen eine schmutzig-weiße, unregelmäßig und unscharf begrenzte Papille. Bei der *glaukomatösen Form* liegt die Papille unter dem Netzhautniveau und zeigt eine kesselförmige Exkavation. Die *postneuritische Optikusatrophie* zeichnet sich durch enge Gefäße, eine weißliche Papillenabblassung und unscharfe Papillengrenzen aus.

Der Funktionsausfall richtet sich nach dem Ausmaß des Optikusschwundes. Bei vollständiger Atrophie ist das Auge blind und zeigt eine amaurotische Pupillenstarre. ▶ Die Pupille des betroffenen Auges reagiert dann noch konsensuell, die des gesunden Auges jedoch nicht. ▶ Die Pupille des betroffenen Auges reagiert weiterhin auf Konvergenz.

Mögliche Ursachen einer Optikusatrophie

- Traumata, Stauungspapille, Glaukom, Arteriosklerose, Hypertonus, Netz- und Aderhauterkrankungen
- Medikamente: Antituberkulotika, MAO-Hemmer, Chlororquin

Intoxikationen: Blei, Arsen, Brom, Chinin, Tabak und Alkohol

13 Die Sehbahn

■ 13.1 Anatomische Grundkenntnisse

Die Kreuzungsstelle der Sehnerven, das *Chiasma*, liegt oberhalb der Hypophyse. Seitlich ziehen die Karotiden vorbei. Vom Chiasma opticum (☞ 12.1.) führt der Tractus opticus die Nervenfasern weiter zum Corpus geniculatum laterale. Hier findet eine Umschaltung statt. Die Sehbahn zieht von hier als Gratiolet'sche Sehstrahlung im hinteren Schenkel der inneren Kapsel zum Sehzentrum in der Calcarinaregion des Hinterhauptslappens. Der Ort einer Schädigung der Sehbahn bestimmt die Symptomatik.

■ 13.2 Untersuchung

Sehbahnschädigungen verschlechtern den Visus und lassen typische Gesichtsfeldausfälle auftreten, die einen Rückschluß auf die Läsion zulassen. Sie können ebenfalls die Pupillomotorik in beeinträchtigen. Visusbestimmung ☞ 11.2, Perimetrie 9.2 und Pupillenreaktion 8.2.

■ 13.3 Erkrankungen

13.3.1 Chiasma

Prozesse im Chiasmabereich führen zu meist beidseitigen Sehstörungen. Unter einem *Chiasmasyndrom* wird eine Trias aus kongruenter, bitemporaler Hemianopsie sowie ein- oder beidseitiger Optikusatrophie und Sehschärfebeeinträchtigung verstanden. Die häufigste Ursache sind Tumoren der Hypophyse, davon am ehesten Hypophysenadenome, Sella-Meningeome und Kraniopharyngeome. Andere Auslöser können sein: Aneurysmen der A. communicans anterior, Verkalkungen der A. carotis interna und Hirnprozesse, die von kaudal auf das Chiasma drücken.

13.3.2 Tractus opticus und Sehstrahlung

Nach Läsionen des postchiasmatischen oder intrazerebralen Verlaufs der Sehbahn kommt es zu einer *homonymen Hemianopsie*. ➤ Bei Schädigung des rechten Tractus opticus z.B. entwickelt sich eine linksseitige, homonyme Hemianopsie, bei Ausfall des linken Tractus eine homonyme Hemianopsie nach rechts. ➤ Der Ausfall der linken Gratiolet-Sehstrahlung führt zur homonymen Hemianopsie nach rechts und umgekehrt. Als weitere Symptome können eine hemianopische Pupillenstarre, ein Abblassen der Pupille nach Monaten und evtl. eine Stauungspapille hinzukommen.

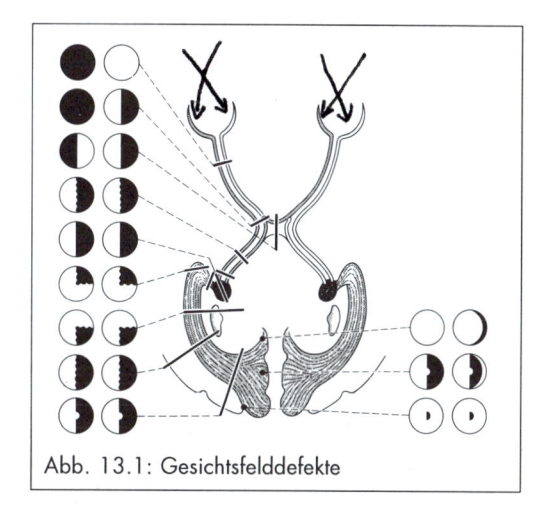

Abb. 13.1: Gesichtsfelddefekte

Ursachen können sein: Tumoren in Stirnbein, Schläfenlappen, Thalamus, Vierhügelgegend oder Hirnbasis, eine basale Meningitis, Aneurysmen, Ischämien oder Blutungen sowie Erweichungsherde. ➤ Die Schädigungsorte bei homonymen Gesichtsfeldausfällen können außer im Tractus opticus im Okzipitalhirn, der vorderen Schleife der Sehstrahlung und dem inneren Anteil der Sehstrahlung liegen.

13.3.3 Sehrinde

Zur *kortikalen Amaurose* (Rindenblindheit) kommt es bei beidseitigem Ausfall der Sehrinde. Netzhaut, Papille und Pupillomotorik sind normal, der Patient jedoch blind. Über Seitenschaltungen (Abgang im Corpus geniculatum) können durch optische Reize die endokrinen Funktionen der Hypophyse weiterhin beeinflußt werden. Die *Seelenblindheit* entsteht bei intakten Augen und funktionierender Sehbahn. Der Patient kann die Seheindrücke nicht verarbeiten (kombinierte Läsion von Occipital und Paritealappen).

Flimmerskotome bei Zirkulationsstörungen sind anfallsartige Gesichtsfeldausfälle, die meist als homonyme Hemianopsie auftreten. Vorboten können Blitze und Funkenregen sein. Gefäßspasmen oder Arteriosklerose in den optischen Zentren lösen diese Phänomene aus. Kommt ein halbseitiger Kopfschmerz mit Übelkeit hinzu, heißt der Zustand *ophthalmische Migräne* oder *Hemicrania ophthalmica*. Kommen Augenmuskellähmungen hinzu, heißt das Krankheitsbild *ophthalmoplegische Migräne*.

14 Die Orbita

14.1 Anatomische Grundkenntnisse

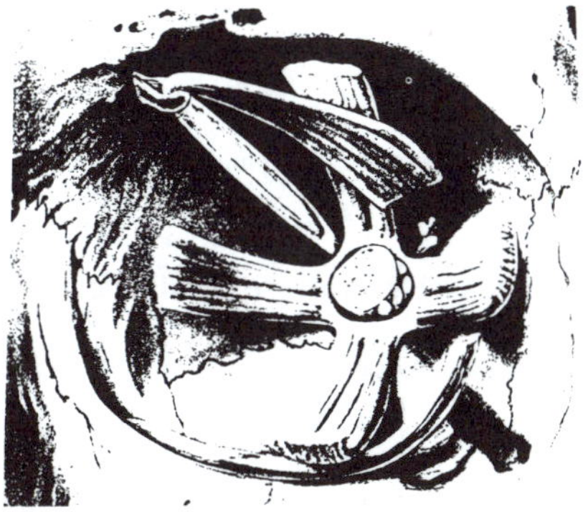

Abb. 14.1: Orbita (©Albert Roussel)

Die Orbita ist der nach vorn geöffnete Trichter, in dem der Augapfel gelagert ist. Vorn schützen kräftige Knochenstrukturen. Die inneren Knochenlamellen sind jedoch recht dünn. Insbesondere der Orbitaboden ist mechanischen Belastungen gegenüber sehr empfindlich. Die mediale Wand der Orbita grenzt an die Ethmoidalzellen, der Boden an den Sinus maxillaris, das Dach an den Sinus frontalis und der Canalis opticus liegt in Nachbarschaft des Sinus sphenoidalis. Vordere und mittlere Schädelgrube und die Chiasmaregion mit Hypophyse und Sinus cavernosus liegen ebenfalls in unmittelbarer Nähe. Diese Nähe begünstigt das Übergreifen von Infektionen.

Der Bulbus ist umhüllt von der bindegewebigen *Tenon'schen Kapsel*, die mit Bindegewebssträngen an der *Periorbita* aufgehängt ist. Die Periorbita ist die Auskleidung der Augenhöhle mit Periost, welches nur an den Durchtrittsstellen der Nerven und Gefäße fest mit dem Knochen verbunden ist. Die Orbita ist vollständig ausgefüllt. Jede Größenzunahme einer ihrer Strukturen führt zum Hervordrängen ihres Inhaltes, dem *Exophthalmus*, oder bei Volumenverlust zum Einwärtssinken, dem *Enophthalmus*.

Gefäß- und Nervenkanäle der Orbita	
Struktur	**durchziehende Nerven bzw. Gefäße**
Canalis opticus	opticus, A. ophthalmica
Fissura orbitalis superior	ophthalmicus, N. trochlearis, N. abducens, N. oculomotorius, V. ophthalmica superior
Fissura orbitalis inferior	infraorbitalis, N. zygomaticus, V. ophthalmica inferior
Foramen ethmoidale anterior	ethmoidalis anterior, A. ethmoidalis anterior
Foramen ethmoidale posterior	ethmoidalis posterior, A. ethmoidalis posterior
Foramen zygomaticoorbitale	zygomaticus
Canalis nasolacrimalis	zieht von der Fossa sacci lacrimalis zur unteren Nasenmuschel

14.2 Untersuchung

Die Bulbusmotilität läßt sich mittels einfacher Inspektion beurteilen, indem man die Patienten in alle Richtungen sehen läßt. Exophthalmus und Enophthalmus sind hingegen im Frühstadium oft schwer zu erkennen. Genaue Aufschlüsse über den Grad eines Exophthalmus liefert das Exophthalmometer nach Hertel, das an den Orbitarändern auf die Haut gesetzt wird und die Bestimmung der Position des Hornhautscheitels ermöglicht.

Mit Hilfe der Ultraschalluntersuchung lassen sich Orbitaveränderungen nachweisen, wobei nach Möglichkeit beide Augenhöhlen beurteilt werden sollten. Auch Tumoren lassen sich mit der Echographie aufspüren. Bei Röntgenuntersuchungen sollten stets beide Augenhöhlen verglichen werden. Standarduntersuchungen sind die seitliche und die frontale Aufnahme. Computer- und Kernspintomographie kommen insbesondere bei Tumoren der Orbita, Ex- und Enophthalmus und Prozessen an den Durchtrittsöffnungen für Nerven und Gefäße zum Einsatz.

14.3 Exophthalmus als Leitsymptom

14.3.1 Entzündliche Orbitaerkrankungen

Sinusitiden können leicht auf die Umgebung übergreifen und dabei Abzesse, Orbitaphlegmonen und Thrombosen des Sinus cavernosus verursachen. Auch Traumata führen häufig zu Entzündungen der Orbita.

Orbitaphlegmone

Die Orbitaphlegmone ist eine lebensgefährliche Erkrankung, sie kann innerhalb kurzer Zeit auf die Meningen übergreifen.

➤ Ursachen der Orbitaphlegmone können Sinusitiden (häufigste Ursache), infizierte Zahnanlagen (meist bei Säuglingen), eine Osteomyelitis im Oberkiefer oder selten auch Furunkel im Gesichtsbereich sein.

Klinik und Diagnose

Die Lider schwellen an und lassen sich u.U. nicht mehr öffnen. Die gerötete Bindehaut kann eine Chemosis aufweisen, ein Exophthalmus kann beobachtet werden. Die Bulbusmotilität ist stark eingeschränkt. Starke Schmerzen, Fieber, erhöhte Blutungsneigung und eine Leukozytose fallen auf. Zur klinischen Abklärung gehört eine Röntgenaufnahme der Nebenhöhlen.

Therapie

Antibiotika in hohen Dosen. Bei Verletzungen ist eine chirurgische Revision der Wunde erforderlich.

Sinus cavernosus-Thrombose

Ätiologie

Dieses lebensbedrohliche Krankheitsbild kann fortgeleiteten Entzündungen der Orbita, Osteomyelitiden des Gesichtsschädels oder durch Furunkel im Gesichtsbereich (Fortleitung über die Vena angularis und die V. ophthalmica superior) entstehen. Auch Hyperkoagulabilität und Thrombophlebitiden können Auslöser sein.

Klinik

Die Erkrankung kann blande verlaufen. Meist aber treten Kopfschmerz, Erbrechen und Benommenheit. ➤ Ein- oder beidseitiger Exophthalmus, Lidödeme mit Chemosis der Bindehäute, Störungen der Hornhautsensibilität und Visusstörungen können hinzukommen, ebenso Meningismus und epileptische Anfälle. Der Liquor ist entzündlich verändert. Die zerebrale Angiographie sichert die Diagnose.

Therapie: Antibiotika in hohen Dosen.

14.3.2 Kreislaufbedingte Orbitaerkrankungen

Exophthalmus intermittens

Der intermittierende Exophthalmus tritt meist einseitig beim Bücken, Luftanhalten oder Pressen auf. Seine Ursache sind orbitale Varizen. Nach Ende der Belastung verschwindet auch der Exophthalmus.

Exophthalmus pulsans

➤ Der pulsierende Exophthalmus entsteht durch arteriovenöse Aneurysmen im Bereich des Sinus cavernosus oder Läsionen der A. carotis interna durch Traumen oder durch Arteriosklerose, Lues oder Embolien. So gelangt arterielles Blut in die Orbitavenen und führt zu einem Exophthalmus mit tastbaren Bulbuspulsationen. An den Venen des Auges finden sich deutliche Stauungszeichen. Folgen können Sekundärglaukom und Optikusatrophie sein.

14.3.3 Tumoren, Pseudotumoren

Gemeinsames Symptom der Orbitatumoren ist der einseitige Exophthalmus. Hinzu kommen im unterschiedlichem Ausmaß Motilitätsstörungen des Bulbus, eventuell Stauungspapille und Opticusatrophie, Lidödeme, Chemosis und Netzhautfalten am hinteren Pol.

Zur Abklärung werden Röntgenaufnahmen im Seitenvergleich, Ultraschall sowie Computer- und Kernspintomographie eingesetzt, außerdem die

Exophthalmetrie. In der Regel kommt als Therapieversuch nur die Operation in Frage, bei malignen Geschwülsten meist nur die Exenteratio orbitae mit radikaler Ausräumumg inklusive Periorbita. Bei unvollständiger Entfernung Nachbestrahlung; bei Metastasen Behandlungsversuch der Grundkrankheit.

Mukozele

Die Verlegung eines Ausführungsganges einer Nasennebenhöhle führt zu einer Sekretretention, in deren Verlauf sich die knöcherne Wand in eine fibröse Kapsel umwandelt und sich in Richtung Orbita vorwölbt. Ein Exophthalmus wird so hervorgerufen. Meist ist die Stirnhöhle betroffen. Die Operation hat eine gute Prognose.

Keilbeinmeningeom

Dieser Tumor ist im Röntgenbild an der Hyperostose, der Verstärkung der Knochensubstanz zu erkennen. Er dringt in die Orbita ein und wächst verdrängend.

Einseitiger Pseudoexophthalmus

▶ Ursache eines (auch einseitigen) Pseudoexophthalmus können eine hohe Myopie und die Hydrophthalmie sein, eine kongenitale Anomalie des Schlemm'schen Kanals und des Trabekelwerks.

Leukämie

▶ Myelosen und Lymphadenosen können Lider, Tränendrüse und die Orbita in Mitleidenschaft ziehen und einen Exophthalmus hervorrufen. ▶ Im Verlauf einer akuten Leukämie kann auch ein Chlorom (seltene tumoröse Infiltration, grünlich schimmernd) im Periost der Orbita wachsen.

Metastasen

Der am häufigsten in die Orbita und das Auge metastasierende Tumor ist das Mammakarzinom.

14.3.4 Endokrine Ophthalmopathie

Ätiologie

▶ Die endokrine Ophthalmopathie tritt zu rund 80 % bei Hyperthyreosen auf, davon in 90 % beidseitig. Wahrscheinlich verändert eine Autoimmunkrankheit das orbitale Bindegewebe und die Augenmuskeln.

Klinik & Diagnose

▶ Neben Allgemeinsymptomen der Hyperthyreose findet sich ein oft erheblicher Exophthalmus. Die Lidspalte ist erweitert, die Konjunktiven sind geschwollen und gerötet (Glanzauge). Das Oberlid bleibt bei Blicksenkung zurück (Graefe-Zeichen) und die Lider weisen einen Tremor auf (Rosenbach-Zeichen). Ferner finden sich seltener Lidschlag (Stellwag-Zeichen), die Sklera ist am oberen Limbus sichtbar (Dalrymple-Zeichen) und eine Konvergenzschwäche (Möbius-Zeichen).

Darüber hinaus können Augenmuskellähmungen und Paresen des M. levator palpebrae, ▶ Hornhautgeschwüre, Motilitätsstörungen und Chemosis auftreten. Die Diagnose erfolgt durch Inspektion und Schilddrüsendiagnostik; Verlaufskontrollen ggf. mit dem Exophthalmometer nach Hertel.

Differentialdiagnose: Bei einseitigem Auftreten: Orbitatumor.

Therapie

Die Behandlung der Grundkrankheit steht im Vordergrund. Bei extremer Protusion (maligner Exophthalmus) verhindern Uhrglasverbände das Austrocknen der Hornhaut. Kortikoide und Ciclosporin werden gegen den Exophthalmus eingesetzt. Bei Versagen der medikamentösen Therapie kommen Röntgenbestrahlung der Orbitaspitze oder operative Dekompression der Augenhöhle in Frage.

14.4 Enophthalmus als Leitsymptom

14.4.1 Traumatisch bedingter Enophthalmus

Blow-out-fracture

Ätiologie

Bei frontaler Gewalteinwirkung auf die Orbita gibt meist der Orbitaboden als schwächste Struktur nach. ▶ Durch Vergrößerung des Orbitavolumens kann ein Enophthalmus entstehen. ▶ Das Orbitafett dringt in die Kieferhöhle ein. ▶ Der M. rectus inferior wird im Bruchspalt eingeklemmt und ruft eine vertikale Motilitätsstörung hervor.

Klinik & Diagnostik

Der Patient klagt über Doppelbilder. Bei der Untersuchung fällt der Enophthalmus auf. Die Motilität des Bulbus ist gestört, wenn Augenmuskeln eingeklemmt sind. Im Bereich des N. maxillaris können Parästhesien auftreten. Die Röntgenaufnahme zeigt die Fraktur. Mit dem Exophthalmeter kann der Enophthalmus verifiziert werden.

Therapie

Innerhalb von zwei Wochen sollte die Fraktur operativ versorgt werden. Nach dieser Frist wird die Einklemmung irreversibel, Doppelbildern bleiben. Vom Sinus maxillaris her wird der Defekt mit lyophilisierter Dura gedeckt.

14.4.2 Nerval bedingter Enophthalmus

➤ Die Sympathikus-Dysfunktion führt zum Horner-Syndrom mit *Miosis* durch Lähmung des M. dilatator pupillae, *Ptosis* durch Lähmung des Müller'schen Lidhebers, zur *Anhydrosis* des Gesichts und zum *Enophthalmus* durch Lähmung des M. orbitalis. Merksatz zum Horner-Syndrom: *Alles wird kleiner*.

Ursache des Horner-Syndroms ist eine Läsion des N. sympathicus und seiner zentralen Bahnen, die konnatal oder nach Schädigung des Plexus brachialis, zervikaler Syringomyelie, Grenzstrangläsionen durch Karotisaneurismen, Struma oder Tumor auftreten. Zur Auswirkungen des Horner-Syndroms an der Pupille ☞ 8.3.

15 Optik und Refraktion

15.1 Physiologische Grundkenntnisse

f = Brennweite   1/f = Brechkraft

Die Brechkraft ist definiert als reziproker Wert der Brennweite in Metern. Ihre Einheit ist die *Dioptrie* (dpt). Bei einer Linsenbrennweite von 10 Zentimetern ist die Brechkraft 1:0,1=10 dpt.

Das Gesamtsystem Auge hat eine Brechkraft von 62 bis 76 dpt. Davon entfallen 43 Dioptrien auf die Hornhaut und 19–33 dpt auf die Linse, die sich durch Veränderung der Brechkraft auf wechselnde Objektentfernungen einstellen kann; dieser Prozeß heißt *Akkommodation* (☞ auch 6.1.). Im Laufe des Lebens ändert sich die *Akkommodationsbreite*. Dies ist der Bereich, in dem das Auge noch eine scharfe Abbildung schafft. Bei einem 15jährigen beträgt die Akkomodationsbreite rund 14 dpt, bei einem 45jährigen noch rund 4 dpt, und bei einem 65jährigen liegt sie unter 1 dpt.

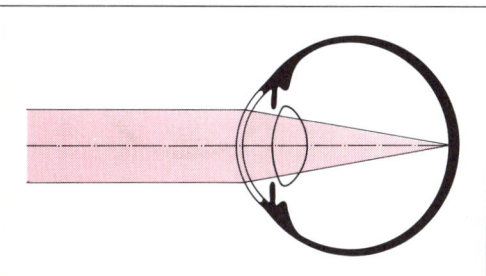

Abb. 15.1: Normalsichtigkeit (Emmetropie), exakte Abbildung auf der Netzhaut

15.2 Refraktionsanomalien

15.2.1 Myopie – Kurzsichtigkeit

Bei der Kurzsichtigkeit sorgt ein Brechungsfehler dafür, daß die Strahlen vor der Netzhaut vereinigt werden und somit kein scharfes Bild entsteht. Der Fernpunkt rückt aus dem unendlichen in den endlichen Bereich. Bei der Brechungsmyopie ist die Brechkraft des Systems zu hoch, bei der häufigeren Achsenmyopie ist der Bulbus zu lang gebaut. Die Achsenmyopie wird auch als Schulmyopie bezeichnet, die erst bei Einschulung bemerkt wird. Meist bleibt sie nach dem 20. Lebensjahr stationär. Die Ätiologie der Kurzsichtigkeit ist unbekannt, eine familiäre Häufung läßt sich beobachten.
▶ Auch ein vergrößerter axialer Linsendurchmesser, eine Verlagerung der Linse, ein verkleinerter Krümmungsradius der Hornhaut oder ein beginnender Altersstar können eine Myopie hervorrufen.

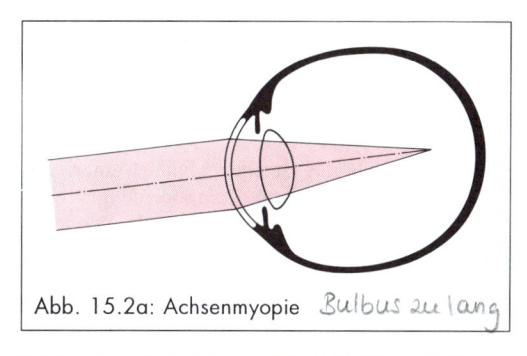

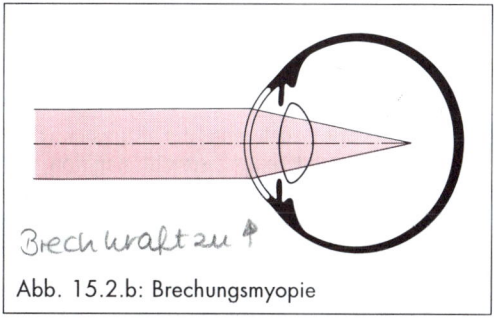

Abb. 15.2a: Achsenmyopie   *Bulbus zu lang*

Brechkraft zu ↑
Abb. 15.2.b: Brechungsmyopie

Die Diagnose wird durch Sehschärfenbestimmung mit normierten Testtafeln oder Optotypen gestellt. Durch Vorschalten verschieden starker Brillengläser läßt sich das Ausmaß des Brechungsfehler feststellen. Dabei gibt der Patient an, bei welcher Gläserstärke er am besten sieht.

Abb. 15.2.c: Myopie bei Nahakkommodation

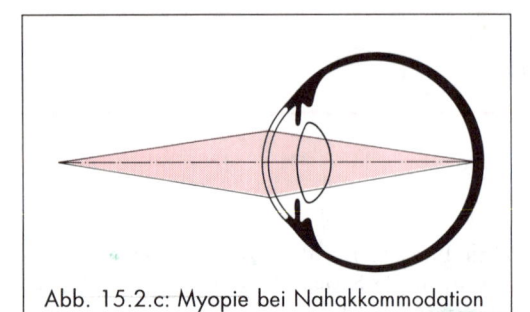

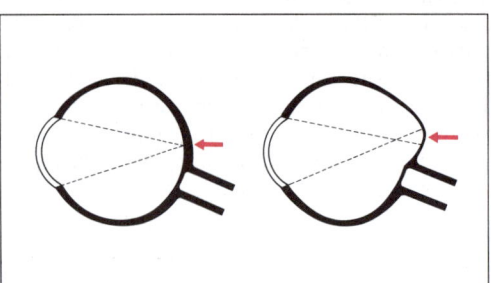

Abb. 15.3: Dicke der Sklera im normalen Auge und im achsenmyopen Auge

Die Bestimmung des Brechungsfehlers unter Ausschaltung der subjektiven Komponente geschieht mit Refraktometern oder der Skiaskopie. Die Myopie wird mit Konkavgläsern korrigiert, die die einfallenden Strahlen zerstreuen. Dabei sollte immer das schwächste Glas verwendet werden, mit dem der Kurzsichtige gut sieht. Bei hoher Myopie ab rund acht dpt ist eine Haftschale indiziert, da die Brille zu schwer wird und das Gesichtsfeld einengt.

Progressive Myopie

Wenn die Verschlechterung der Kurzsichtigkeit nicht zum Stillstand kommt, spricht man von *progressiver (maligner) Myopie*. Die Gläserstärken müssen ständig erhöht werden, da sich der Bulbus fortwährend weiter dehnt. Da sich Ader- und Netzhaut nicht an die Dehnung anpassen können, kommt zu schweren Komplikationen.

▶ Im Fundusbild finden sich der *Conus myopicus*, ein weißer Hof um die Papille, in dem als Folge der übermäßigen Dehnung die Sklera durchscheint. Auch der hintere Pol kann sich dehnen, auf diese Weise entsteht das *Staphyloma posticum*. ▶ Weiter finden sich am Fundus eine Makuladegeneration mit Hämosiderineinlagerungen bzw. Wucherung des Pigmentepithels (*Fuchs'scher Fleck*), eine peripapilläre chorioretinale Atrophie, periphere Netzhautdegenerationen sowie Glaskörpertrübungen und -verflüssigungen.

Komplikationen der malignen Myopie sind Netzhautablösungen und rezidivierende Blutungen der Aderhaut.

15.2.2 Hyperopie

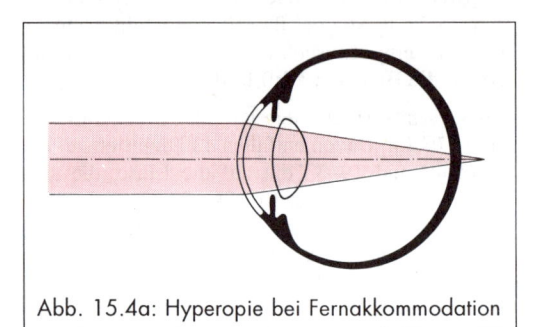

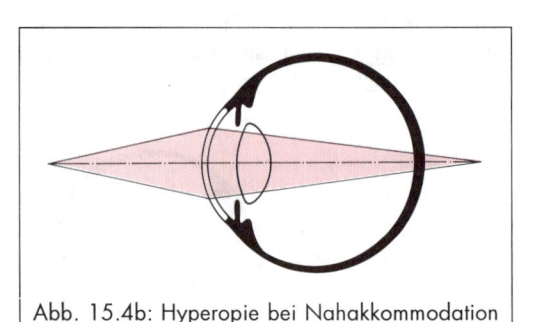

Abb. 15.4a: Hyperopie bei Fernakkommodation

Abb. 15.4b: Hyperopie bei Nahakkommodation

Die Weitsichtigkeit beruht häufiger auf einem zu kurzem Bulbus, seltener auf einer zu geringen Brechkraft des optischen Systems. Der Vereinigungspunkt der parallel einfallenden Strahlen liegt hinter der Netzhaut. Jugendliche gleichen diesen Brechungsfehler durch Akkommodation aus. Bei ihnen läßt sich die Akkommodation daher nur in Zykloplegie (Lähmung der Akkommodation) genau bestimmen, gegebenenfalls mit Refraktometer oder Skiaskopie.

Dieser Ausgleich durch ständige Akkommodation insbesondere im Nahbereich kann zu einer überschießenden Konvergenz und zum Schielen führen, da Akkommodation und Konvergenz zentral zusammen gesteuert werden. Dadurch kann ein Strabismus convergens (☞ 16.6.1.) entstehen.

Die Diagnose wird wie bei Kurzsichtigkeit durch Sehschärfenbestimmung gestellt. Die Korrektur erfolgt mit Sammellinsen (Konvexgläsern). Hier wird das stärkste Glas verordnet wird, das der Patient noch akzeptiert.

15.2.3 Astigmatismus

Beim *Astigmatismus* (Hornhautverkrümmung) weicht die Korneaoberfläche von ihrer idealerweise sphärischen Form ab in Richtung einer zylindrischen Gestalt. Dadurch werden die Lichtstrahlen nicht mehr in einem Punkt gebündelt, sondern in einer Achse linienförmig verzerrt. Als Folge von Verletzungen der Hornhaut kann auch ein *irregulärer Narbenastigmatismus* mit unregelmäßiger Hornhautoberfläche entstehen.

Die Diagnose der Abweichung erfolgt mit dem Ophthalmometer, mit dem das Ausmaß der Abweichung exakt gemessen werden kann. Mit einer Placido-Scheibe läßt sich ein qualitativer Überblick gewinnen. Diese Scheibe ist in der Mitte durchbohrt und mit konzentrischen, schwarzen und weißen Ringen bedeckt. Ihr verzerrtes Abbild auf der Hornhaut läßt die Irregularitäten erkennen.

Die Korrektur des Astigmatismus erfolgt mit zylindrisch geschliffenen Gläsern, die der Abweichung der Hornhaut entgegenwirken. Beim irregulären Astigmatismus werden Kontaktlinsen verordnet.

■ 15.3 Akkommodationsstörungen

15.3.1 durch Medikamente

Pupillenwirksame Medikamente stören auch die Akkommodation durch Beeinflussung des Ziliarmuskels. Dabei führen *Miotika* außer zur Pupillenverengung auch zur verstärkten Akkommodation. *Mydriatika* erweitern die Pupille und heben die Akkommodation auf. Bei Intoxikationen mit Chinin finden sich Mydriasis, Farbsinnstörungen, Visusverschlechterung, Gesichtsfeldeinengung, Doppelbilder, Erblindung und Opticusatrophie.

15.3.2 durch Allgemeinerkrankungen

Auch Allgemeinerkrankungen können die Akkommodation stören, z.B. der *Diabetes mellitus* (☞ auch 11.3.1.). Meist erst vier Wochen nach *Diphtherie* kann es zu einer beidseitigen Akkommodationslähmung bei intaktem M. sphincter pupillae kommen, die von einer Gaumensegellähmung begleitet wird. Diphtherieserum hat keinen Einfluß auf die Lähmungen, die sich spontan zurückbilden.

▶ Augensymptome des Botulismus sind die Ophthalmoplegia totalis (beidseitige Akkomodationslähmung mit Pupillenlähmung), Doppelbilder (Diplopie), mangelnder Koordination der Augenmuskeln sowie Mydriasis und Ptosis. Bei Atropin-Intoxikation finden sich Paresen der parasympathisch innervierten Muskulatur, die zur Mydriasis, Akkomodationsstörungen und vermehrter Blendungsempfindlichkeit führen.

15.3.3 Presbyopie

Wenn die Arme nicht mehr lang genug sind, um Zeitung lesen zu können, kommt der Altersichtige spätestens zum Augenarzt. Ursache der Presbyopie ist eine nachlassende Verformbarkeit der Linse mit daraus resultierender *Abnahme der Akkommodationsbreite*. ▶ Der Nahpunkt rückt weiter vom Auge weg. Das Nachlassen der Akkommodationsfähigkeit ist ein normaler Alterungsprozeß. Die Presbyopie fällt im Mittel im 45. Lebensjahr auf. Im 70. Lebensjahr ist die Akkommodationsfähigkeit meist völlig aufgehoben.

▶ Die Diagnose erfolgt mit Sehschärfenbestimmung im Nahbereich (Nieden-Tafeln), die Korrektur mit (konvexen) Sammellinsen. Durchschnittlich werden im 45. Lebensjahr Gläserstärken von +1,0 dpt, im 50. +2,0 dpt und im 60. +3,0 dpt benötigt.

16 Motilität und Schielen

Schielen ist die Unfähigkeit, die Blickachsen beider Augen gleichzeitig auf einen Punkt zu richten. Die Fähigkeit zum beidäugigen Sehen geht mehr oder weniger verloren.

■ 16.1 Grundkenntnisse

Bis auf den M. obliquus inferior, der seine Ursprung nasal am medialen Orbitaboden hat und parallel zum unteren Orbitarand zum Bulbus zieht, entspringen alle äußeren Augenmuskeln am Anulus tendineus in der Orbitaspitze bzw. an den um den Canalis opticus gelegenen Knochenstrukturen. Der M. obliquus superior zieht erst zum Orbitadach, wo er dann durch die Trochleaschlaufe umgelenkt wird.

■ 16.2 Untersuchung

Zur Prüfung des Parallelstandes (Orthophorie) beider Augen betrachtet der Patienten eine fünf Meter entfernte Lichtquelle, der Untersucher beobachtet die Reflexbildchen auf der Hornhaut. Diese müssen auf beiden Augen in der Mitte der Pupille liegen. Bei der *Abdeckprobe* (*Cover-Test*) werden beide Augen wechselweise abgedeckt, während der Patient eine Lichtquelle fixiert. Die Reflexbildchen müssen dabei wieder zentral liegen. Beide Augen müssen dabei auch nach dem Aufdecken fest stehen und dürfen keine Einstellbewegungen ausführen. Diese würden auf Motilitätsstörungen hinweisen (z.B. *Strabismus alternans*, s.u.). Liegt das Reflexbildchen nicht zentral und führt das Auge trotzdem keine Einstellbewegung durch, so spricht das für ein *unilaterales Schielen* oder einen *Pseudostrabismus*. Beim unilateralen Schielen ist ein Auge amblyop, während beim Pseudostrabismus beide Augen normalsichtig sind.

Die *Bestimmung des Schielwinkels* läßt sich am *Maddox-Kreuz* durchführen. Das führende Auge fixiert dabei ein Lämpchen in der Mitte des Kreuzes und folgt dann einem zweiten Lämpchen, das der Untersucher von der Mitte aus nach außen schiebt, bis das Hornhautreflexbildchen auf dem nicht führenden Auge in der Mitte der Kornea liegt. Am Kreuz kann jetzt der Schielwinkel abgelesen werden.

Funktion und Innervation der äußeren Augenmuskeln

Muskel	Hauptfunktion	Innervation
rectus lateralis	Bulbusdrehung um die vertikale Achse, nach außen	N. abducens
rectus medialis	Bulbusdrehung um die vertikale Achse, nach innen	N. oculomotorius
rectus superior	Heber, Adduktor und Einwärtsroller	N. oculomotorius
rectus inferior	Senker, Adduktor und Auswärtsroller	N. oculomotorius
obliquus superior	Senker, Einwärtsroller und Abduktor	N. trochlearis
obliquus inferior	Heber, Auswärtsroller und Abduktor	N. oculomotorius

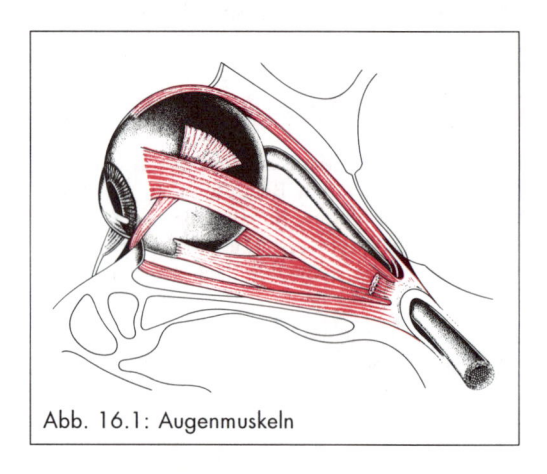

Abb. 16.1: Augenmuskeln

Der *Prüfung des beidäugigen Sehens* dient der *Worth-Test*, der bei Kindern gut durchführbar ist. Der Patient schaut durch eine Brille, bei der ein Glas rot und ein Glas grün ist, auf zwei grüne, eine rote und eine weiße Leuchtmarke. Der binokular fixierende Normalsichtige sieht vier Punkte. Bei Exklusion eines Auges und monokularer Fixation nimmt der Patient die Farbe nicht wahr, die dem abgedeckten Auge vorgelagert ist.

Doppelbilder lassen sich mit dem *Synoptophor* überprüfen. Zwei Schwenkarme des stereoskopischen Geräts verschiebt der Patient dabei so, daß die Doppelbilder zur Deckung kommen. Anschließend läßt sich die Abweichung ablesen. Die Methode eignet sich ebenso zur Feststellung des Schielwinkels, der Fusionsbreite und des räumlichen Sehens.

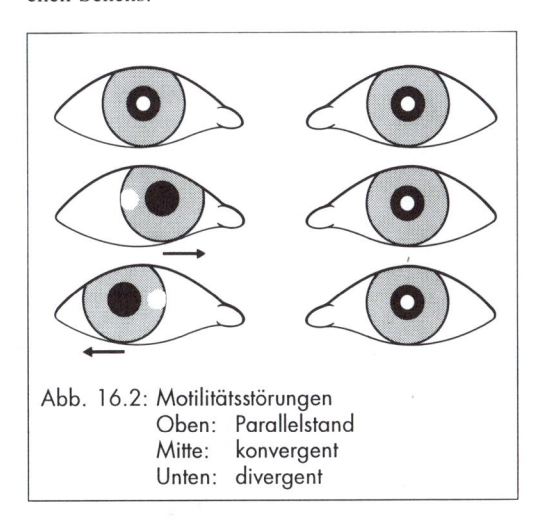

Abb. 16.2: Motilitätsstörungen
  Oben: Parallelstand
  Mitte: konvergent
  Unten: divergent

16.3 Blicklähmungen

Blicklähmungen treten auf als Motilitätsstörungen beider Augen mit Koordinationsstörungen als Folge einer Schädigung der Augenmuskelkerne oder des hinteren Längsbündels. Dabei ist der Blick in eine bestimmte Richtung unmöglich. Der Patient hat jedoch keine Doppelbilder. Bei Herden im Cerebrum weicht der Blick zur gesunden Seite ab, bei Lähmung der Augenmuskulatur zur jedoch erkrankten Seite hin. Die Richtung des Ausfalls läßt Rückschlüsse auf den Ort der Schädigung zu. Ist der Seitwärtsblick unmöglich, weist dies auf eine Läsion in der Mittelhirnhaube. Sind Auf- oder Abblick unmöglich, so ist die Region der vorderen Vierhügelplatte betroffen. Unkoordinierte Augenbewegungen weisen auf den vorderen Kleinhirnwurm als Schädigungsort hin.

16.4 Nystagmus

Der *optokinetische Nystagmus*, wie er beim Blick aus einem schnellfahrenden Auto auftritt, ist physiologisch. Ursache des *Pendelnystagmus* (okulärer Nystagmus) sind meist Schäden am Auge, wie kongenitale Trübung brechender Medien sowie Retina- oder Optikusdefekte. Die horizontale Ausrichtung sowie Wechsel von Frequenz und Amplitude kennzeichnen den *kongenitalen Nystagmus*, aus dem sich ein okulärer Schiefhals durch die dabei eingenommene Kompensationshaltung entwickeln kann. Ein *latenter Nystagmus* begleitet angeborene Schielformen und wird erst nach Abdecken eines Auges sichtbar.

16.5 Lähmungsschielen

Ätiologie
Dem Lähmungsschielen liegt eine Parese zugrunde. Am häufigsten sind der N. abducens und der N. trochlearis betroffen. Es kann konnatal auftreten (Geburtstrauma bzw. Aplasie der Okulomotorius-, Abducens- oder Trochleariskerne), oder nach Schädelbasisfraktur, Enzephalitis, Meningitis, Tumoren, Arteriosklerose, rheumatischen Erkrankungen, Lues oder bei multipler Sklerose auftreten. Bei Lähmung des M. rectus medialis sollte auch an eine multiple Sklerose gedacht werden.

Klinik und Diagnose
Doppelbilder treten bei Abducens- und Trochlearisparese auf, bei der Oculomotoriuslähmung nicht immer. ▶ Sie sind abhängig von der Blickrichtung.

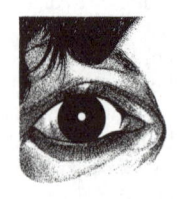

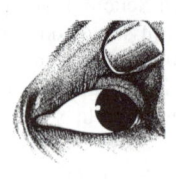

Abb.16.3a: Oculomotoriusparese links, Geradeausblick

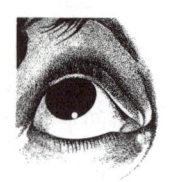

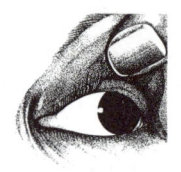

Abb.3b: Oculomotoriusparese links, Blick nach oben

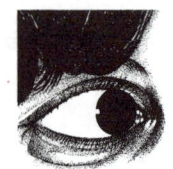

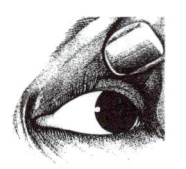

Abb. 16.3c: Oculomotoriusparese links, Blick nach links

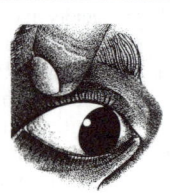

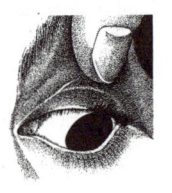

Abb. 16.3d: Trochlearisparese rechts, Blick nach unten eingeschränkt

➤ Bei der Motilitätsprüfung ist die Augenbeweglichkeit in der Richtung des gelähmten Muskels eingeschränkt, der Schielwinkel nimmt bei Blick in diese Richtung ständig zu.

➤ Bei der Trochlearisparese bedeutet dies, daß die Diplopie beim Blick nach unten links am größten

ist. ➤ Das Gesichtsfeld ist beeinträchtigt und das räumliche Sehen verschlechtert.

➤ Oft nimmt der Patient eine kompensatorische Kopfschiefhaltung ein: bei Lähmung des rechten N. abducens z.B. dreht der Patient den Kopf nach rechts. ➤ Auch die Parese eines M. rectus lateralis versucht der Patient durch Kopfdrehung in Richtung des paretischen Muskels zu kompensieren. Außerdem beschreibt er ungekreuzte Doppelbilder.

Diagnostisch wichtig ist der wechselnde Schielwinkel. Dabei wird der *primäre* (bei Fixation des normalen Auges) vom *sekundären Schielwinkel* (bei Fixation des kranken Auges) unterschieden. ➤ Der sekundäre Schielwinkel ist beim Lähmungsschielen größer als der primäre.

Differentialdiagnose Strabismus paralyticus und concomitans		
	Lähmung	**Begleitschielen**
Doppelbilder	ja; das Trugbild liegt in Aktionsrichtung des Muskels	nein, sondern Exklusion eines Auges oder einseitige Fixation: oder binokulare Anpassung
Schielwinkel	Schielwinkel ist inkonstant und nimmt in Blickrichtung des paretischen Muskels zu	konstanter Schielwinkel
Beginn	plötzlicher Beginn in jedem Alter	Beginn meist in den ersten Lebensjahren
Ursachen	Gehirnerkrankungen, Traumata	Hyperopie, Fusionsschwäche, Muskelanomalien
Blickfeld	am betroffenen Auge eingeschränkt	nicht eingeschränkt
Kopfhaltung	kompensatorische Schiefhaltung	keine Schiefhaltung
binokulares Sehen	intakt	eingeschränkt

Therapie

Die Therapie richtet sich nach dem Grundleiden. Doppelbilder lassen sich durch Mattglas vor einem Auge ausschalten. Ist zehn Monate nach dem auslösenden Ereignis keine Besserung erfolgt, kann die Diplopie durch operative Verkürzung des Antagonisten des betroffenen Muskels ausgeschaltet werden.

16.6 Begleitschielen

In Europa schielen etwa vier Prozent der Bevölkerung. Der Beginn des Schielens liegt in den ersten vier Lebensjahren (80 % in den ersten beiden Lebensjahren). Nach dem vierten Lebensjahr auftretendes Schielen ist meist Lähmungsschielen. Familiäre Häufung des Strabismus wird beobachtet. ➤ Ursachen können Hyperopie (häufig), Fusionsschwäche, Anisometropie oder Muskelanomalien sein.

Das leider oft verharmlosend als „Silberblick" bezeichnete Schielen ist kein Schönheitsfehler, sondern eine Krankheit, deren Resultat oft ein schwachsichtiges Auge ist. Diese irreversible *Amblyopie* ist Ergebnis der zentralnervösen Supression des Bildes des abgewichenen Auges. Sie läßt sich nur durch frühzeitige Behandlung verhindern. Ein neu aufgetretenes Schielen muß umgehend diagnostisch abgeklärt werden: auch ein Retinoblastom kann sich durch Schielen ankündigen.

Während der ersten Lebensmonate kann ein Säugling seine Augen noch nicht auf einen Gegenstand fixieren. Bei intermittierendem Schielen kann daher eventuell bis zum sechsten Monat mit der Untersuchung gewartet werden. Eine konstante Schielstellung jedoch erfordert eine sofortige Abklärung, unabhängig vom Alter.

Schielformen

Beim *Strabismus concomitans* begleitet das Schielauge das normal fixierende Führungsauge in alle Blickrichtungen.

Der *Strabismus convergens*, auch Einwärtsschielen genannt, ist mit 80–90 % die häufigste Form. Er kann als *Strabismus concomitans unilateralis* mit stets einseitiger Fixation sowie Schielstellung stets desselben Auges auftreten und birgt dann die Gefahr der Amblyopieentstehung; oder er tritt als *Strabismus concomitans alternans* mit abwechselnder Fixation und Schielstellung in Erscheinung. Bei dieser Form kommt es nicht zur Amblyopie, da beide Augen trainiert werden. Als *Strabismus divergens* wird das Auswärtsschielen bezeichnet, das meist nur intermittierend auftritt.

Bei vielen Menschen läßt sich eine *Heterophorie* nachweisen. ➤ Darunter versteht man ein latentes Schielen. Ihre Augenachsen stehen nicht ganz parallel, sondern leicht divergent (Exophorie) oder konvergent (Esophorie). Durch zentrale Fusion wird dieser Umstand kompensiert.

Die Heterophorie kann aber bei verschiedenen Gelegenheiten dekompensieren, wie unter Alkoholeinfluß, bei Überanstrengung und Müdigkeit, Allgemeinerkrankungen und nach Gehirnerschütterung. Auch der Übergang in ein manifestes Schielen ist möglich. Die Patienten klagen oft über Kopfschmerzen, brennende Augen, unscharfes Sehen und Beschwerden beim Lesen, die zusammengefaßt als *asthenopische Beschwerden* bezeichnet werden. Der Abdecktest zeigt Einstellbewegungen. Insbesondere im Nahbereich am Maddox-Kreuz läßt sich das Schielen nachweisen.

➤ Das scheinbare Schielen, der *Pseudostrabismus*, wird durch anatomische Varianten wie Epikanthus oder eine breite Nase vorgetäuscht, ebenso wie durch eine größere Abweichung der optischen Augenachse von der anatomischen Achse. Sehschärfe, Koordination und Fusion sind an beiden Augen intakt, bei der Untersuchung finden sich keine Einstellbewegungen beim Abdecktest.

Therapie des Schielens

So früh wie möglich (siehe oben)! Ist ein Refraktionsfehler Ursache eines Strabismus, so hilft die Korrektur durch eine Brille, die circa vom 2. Lebensjahr an möglich ist. Durch abwechselnde Okklusion jeweils eines Auges wird versucht, ein unilaterales Schielen in ein alternierendes zu überführen und eine Amblyopie zu verhindern. Die Therapie ist sorgfältig zu überwachen, da auch durch zu langes Abdecken eine Amblyopie entstehen kann. Bei Erfolglosigkeit dieser Therapie ist eine Operation möglich. Dabei wird entweder eine Sehne des betroffenen Muskels verlängert, oder der Antagonist wird gekürzt.

16.7 Okulärer Schiefhals

Der Torticollis ocularis ist eine Schiefhaltung des Kopfes, um Doppelbilder auszuschalten. Diese Kopfzwangshaltung (von der Seite des betroffenen

Auges fort) tritt auf bei Lähmung des N. trochlearis und damit verbundenem Ausfall des M. obliquus superior. Auch bestimmte Nystagmusformen können zum okulären Schiefhals führen.

Der Nachweis gelingt mit dem Bielschowsky-Test, bei dem der Kopf des Patienten zur Seite des gelähmten Muskels gedreht wird. Dabei wird das Binokularsehen für den Patienten unmöglich und das betroffene Auge gleitet ab. Es kann nicht nach nasal unten bewegt werden. Die Therapie richtet sich nach der Grundkrankheit.

17 Wichtige Leitsymptome

17.1 Schwellungen im Bereich des Auges

17.1.1 Nicht entzündliche Schwellungen

Nach Gesichtsschädelbrüchen kann ein *Luftemphysem* in den Lider entstehen. ➤ Häufigste Ursache ist eine *Siebbeinfraktur*. Bei der Palpation findet sich das typische „Schneeballknistern". Das Emphysem bildet sich von selbst zurück. *Lidödeme* können bei Hypothyreose im Rahmen des Myxödems oder bei der endokrinen Ophthalmopathie (☞ 14.3.4.) auftreten, ferner bei Herzinsuffizienz, akuter Glomerulonephritis, dem nephrotischen Syndrom und bei Wasser- und Natriumretention.

Durch angeborene Elephantiasis kann es zu Lidödemen kommen, ebenso bei der durch Filarieninfektion hervorgerufenen Elephantiasis tropica. Auch *Lymphstauung* bei Tumorerkrankungen kann Lidödeme hervorrufen. Bei der *Neurofibromatose* finden sich Tumoren an Lid, Iris, Retina, N. opticus und Retina. *Pseudotumoren* finden sich am Auge in der Tränendrüse (☞ 2.5.) und in der Orbita (☞ 14.3.3.). Kontusionen und Prellungen führen zu *Hämatomen*.

17.1.2 Entzündliche Schwellungen

Rezidivierende Gersten- und Hagelkörner lassen an einen *Diabetes mellitus* denken. Weitere Ursachen einer entzündlichen Schwellung können allergische Lidekzeme, Herpes simplex oder Vakzinepusteln sein. Auch Mykosen, eine Dakryoadenitis oder Orbitaphlegmone sowie Verätzungen oder Bindehautentzündungen können zu entzündlichen Schwellungen führen.

17.2 Schmerzen

17.2.1 Schmerzen beim Lesen

Bei asthenopischen Beschwerden (Kopfschmerzen, brennende Augen, unscharfes Sehen; ☞ 16.6.1.) geben die Patienten häufig auch Schmerzen beim Lesen an. Schuld können außer einer Heterophorie alle Refraktionsfehler oder eine Konvergenzschwäche sein. ➤ Eine akkommodative oder muskuläre Asthenopie kommt ebenso in Frage wie eine Asthenopie durch Blendung bei ungünstigen Lesegewohnheiten. Auch in Mydriasis, bei Linsentrübungen oder bei nervösen Erschöpfungszuständen werden solche Beschwerden angegeben.

17.2.2 Schmerzen in der Augenregion

Schmerzen der Lider können ein Hinweis sein auf ein Erysipel, ein Lidabszeß, ein Gerstenkorn, eine endokrine Ophthalmopathie oder eine Orbitaphlegmone. Auch Entzündungen der Tränendrüse kommen in Frage. *Fremdkörpergefühl* kann auf einen Fremdkörper auf der Binde- oder Hornhaut hinweisen, aber auch bei Konjunktivitis, Skleritis oder Entzündungen der Hornhaut entstehen. *Pulsierende Schmerzen* weisen auf auf eine Orbitaphlegmone oder eine Sinus-cavernosus-Fistel hin.

Schmerzen im Augapfel geben Patienten in unterschiedlichem Ausmaß an beim akuten Glaukom, bei Iritis und Skleritis oder bei der Ziliarneuralgie.

17.2.3 Schmerzen bei Augenbewegungen

Schuld an schmerzhaften Augenbewegungen können Optikusneuritis, okuläre Myositis oder Fremdkörper sein.

17.2.4 Kopfschmerz mit Augenbeteiligung

Vasomotorische Kopfschmerzen können auch aufs Auge ausstrahlen. Beim *akuten Glaukom* findet sich ein starker bis unerträglicher Kopfschmerz, der in die Stirn ausstrahlt. Auch gelegentliche Kopfschmerzen können beim Glaukom auftreten. Zu einer *Trigeminusneuralgie* gehört typischerweise der plötzlich auftretende, halbseitige, unerträgliche Schmerz.

17.3 Rotes Auge

17.3.1 Rötung ohne Entzündung

Eine Rötung ohne Entzündung verursacht das Hyposphagma (☞ ausführlich unter 3.2.1.)

17.3.2 Rötung mit Entzündung

Eine Rötung mit Entzündung wird hervorgerufen durch verschiedene Konjunktivitisformen, durch Keratitis, Iritis, akuten Glaukomanfall und perforierende Verletzungen.

17.4 Tränenträufeln

Tränenträufeln kann hervorgerufen werden durch Einwirkung von Reizstoffen, Allergien, Konjunktivitis, Keratitis, Skleritis und Iritis. Aber auch subtarsale Fremdkörper, Hornhaut-Fremdkörper, Trichiasis und eine Tränenwegstenose sowie Hypersekretion der Tränendrüse (psychisch, reflektorisch, thyreotoxisch) und Pharmaka (Parasympathomimetika, Pilocarpin) können dafür sorgen.

17.5 Akute starke Sehverschlechterung

Für eine akute Sehverschlechterung kommen in erster Linie ein Zentralarterienverschluß, eine frische zentrale Chorioretinitis sowie eine Neuritis nervi optici oder eine retrobulbäre Neuritis in Frage. Auch an eine Netzhautablösung, einen Glaukomanfall (Hornhautödem) oder eine Glaskörperblutung sollte gedacht werden.

17.6 Doppeltsehen/Diplopie

Doppelbilder treten auf bei Lähmung äußerer Augenmuskeln, z.B. bei multipler Sklerose, zerebralen Ischämien oder Hirntumoren. ➤ Auch die Verdrängung des Augapfels durch Tumoren der Orbita, bei endokriner Ophthalmopathie sowie die Verlagerung der Linse und die Iridodialyse können Doppeltsehen zur Folge haben, ebenso eine Orbitabodenfraktur. Einseitige Doppelbilder kommen vor bei Irisdefekten, Linsen-Luxation oder Katarakt.

17.7 Blendung

➤ Zum Thema Blendung verlangt der Gegenstandskatalog Keratitis punctata, Mydriasis (auch nach Atropinintoxikation), Aniridie und Albinismus. Letzterer setzt durch den totalen Pigmentmangel die Retina stark dem Licht aus, weshalb die Betroffenen stets eine getönte Brille tragen sollten. Aber auch bei einer Katarakt können häufig Blendungserscheinungen auftreten, z.B., wenn der Patient aus einem dunklen Raum in den hellen Sonnenschein tritt.

18 Unfall-Ophthalmologie

18.1 Verätzungen und Verbrennungen

Ätiologie
Häufigste Ursache ist die Kalkverätzung, gefolgt von Säuren- oder Laugenverätzungen. Säuren rufen eine *Koagulationsnekrose* mit Verschorfung, Laugen eine *Kolliquationsnekrose* mit tiefgreifenden Gewebszerstörungen hervor.

Klinik & Diagnose
Verätzungen der Hornhaut führen zu stärksten Schmerzen und zum massiven krampfhaften Lidschluß (Blepharospasmus), hinzu kommen starkes Tränen der Augen und Lichtscheu. Gelegentlich ist es vor Ort wegen des Blepharospasmus und der Abwehr des Patienten nicht möglich, das Auge zu untersuchen. Die genaue Sicherung der Diagnose muß dann hinter den Sofortmaßnahmen zurückstehen.

Sofortmaßnahmen bei schweren Verätzungen
müssen unverzüglich eingeleitet werden, sie entscheiden über das Schicksal des Auges. Unter Umständen leisten die Patienten wegen der Schmerzen Widerstand, nicht beeindrucken lassen! Am wichtigsten ist *Spülen mit reichlich frischem Wasser* oder *physiologischer Kochsalzlösung* – keine Neutralisierungsversuche! Während des *Notfalltransports in die Augenfachklinik* ununterbrochen weiter spülen. Wenn möglich, Ektropionieren und Kalk-Reste aus den Umschlagsfalten der Konjunktiva entfernen. Eine Spritzflasche erleichtert das Ausspülen. Lokalanästhetika und systemische Analgesie helfen, den Lidkrampf zu überwinden.

In der Klinik nach Schmerzausschaltung Inspektion und Spülung mit spezifischen Pufferlösungen, z.B. Ascorbinsäure oder Phosphatpuffer. Antibiotische Abdeckung gegen Sekundärinfektionen und Kortikosteroide gegen die Entzündungsreaktion folgen. Nekrotisches Gewebe wird chirurgisch entfernt.

Prophylaxe
Schutzbrille tragen bei Umgang mit gefährlichen Substanzen.

18.2 Verletzungen der Lider und der Orbita

Bei nicht angeschnallten Autofahrern sorgen Amaturenbrett und die zersplitternde Windschutzscheibe für schwere Traumata im Augenbereich. Orbitafrakturen, perforierende Bulbusverletzungen, Verletzungen der Lider und der ableitenden Tränenwege kommen dabei vor.

Verätzungsstadien

Grad der Verätzung	Schaden an der Hornhaut	Schaden an der Bindehaut	Prognose
I	nur oberflächliche Läsion	Chemosis	gut
II	trüb, Iris aber sichtbar	Chemosis und Ischämie, weniger als ein Drittel betroffen	gut
III	Epithelverlust und Quellung des Stromas, Iris nicht mehr vollständig sichtbar	Ischämie, weniger als die Hälfte betroffen	zweifelhaft, meist Visusverschlechterung
IV	gekochtes Fischauge, kein Durchblick mehr durch die Kornea möglich	Ischämie betrifft mehr als die Hälfte	schlecht; häufig Symblepharon

Sofortmaßnahmen: wenn der vitale Zustand (oft Polytrauma) es erlaubt, Transport in Augenklinik und dort mikrochirurgische Versorgung. Auf dem Weg dorthin steriler Augenverband *beidseits*.

18.2.1 Brillenhämatom

Das Brillenhämotom ist oft das wichtigste Leitsymptom für eine Schädel-Basis-Fraktur. Es kann sich aber auch aus Lidverletzungen und durch subkutane Blutungen nach Verletzung der Nasenwurzel entwickeln.

18.3 Oberflächliche Verletzungen des vorderen Augenabschnitts

Subtarsale Fremdkörper rufen ein schmerzhaftes Fremdkörpergefühl und einen schmerzhaften Lidschlag, die Augen tränen. Eventuell kommt ein Blepharospasmus hinzu. Die Therapie besteht in der Entfernung des Fremdkörpers nach Ektropionieren des betroffenen Lides.

Hornhautfremdkörper gelangen z.B. beim Schweißen oder Schleifen auf die Hornhaut. Da die Partikel oft glühen, können sie sich einbrennen. Metallene Fremdkörper erzeugen durch Oxidation einen *Rosthof*. Die Patientenklagen entsprechen in etwa denen bei einem subtarsalen Fremdkörper. Die Therapie besteht in der Entfernung mit einer Fremdkörpernadel. Rosthöfe werden mit dem Fremdkörperbohrer aus der Hornhautoberfläche ausgefräst (Facharzt!). Bleibt ein eisenhaltiger Fremdkörper zu lange in der Hornhaut, führt dies zur *Siderosis* (Verrostung).

Die *Hornhauterosion (Erosio cornea)* ist eine oberflächliche Verletzung der Hornhaut, hervorgerufen beispielsweise durch einen schnellenden Zweig oder Kinderfinger. Es kommt zu Epithelverlusten. Symptome sind Rötung, Tränen, starke Schmerzen, in schweren Fällen Lichtscheu und Blepharospasmus. ▶ Zur Therapie lassen sich mydratisch wirkende Tropfen gegen die Reizmiosis, antibakterielle oder blande Salben (auch Vitamin A-haltige Salben) und ein Augenverband einsetzen. ▶ Kortisonhaltige Präparate sind bei dieser Diagnose zur lokalen Therapie kontraindiziert. Meist heilt die Erosio cornea folgenlos in kurzer Zeit.

18.4 Perforierende Verletzungen

Ätiologie
Häufigste Ursache für perforierende Verletzungen ist mangelnde Vorsicht und eine Schutzbrille, die im Regal liegt, anstatt auf der Nase zu sitzen. Großen Anteil haben Unfälle

durch Stahlsplitter, die bei Arbeit mit Hammer und Meißel oder beim Gebrauch von Trennscheiben und Drehmaschinen mit hoher Geschwindigkeit in den Bulbus penetrieren.

Klinik und Diagnose
Direkt nach dem Unfall ist das Auge noch einzusehen. Schon nach kurzer Zeit (Stunden) behindert jedoch eine zunehmende zellige Infiltration die Einsicht in den Fundus. Sie ist Vorstufe eines Glaskörperabzesses, wenn der Fremdkörper Keime in den Glaskörper verschleppt hat. Kommt es nicht zur Infektion und wird der Fremdkörper nicht entfernt, kommt es bei eisenhaltigen Fremdkörpern zur Verrostung (Siderosis), die bis zur Erblindung führen kann. Weitere Symptome können Schmerzen, Linsentrübung, weicher Bulbus und Irisvorfall und eine starke Visusminderung sein.

Komplikationen
Folgen können die Infektion mit nachfolgender Panophthalmie oder sympathischer Ophthalmie sein (☞ 7.4.4.). Sekundärglaukome, Netzhautablösungen und Phthisis bulbi werden ebenfalls beobachtet.

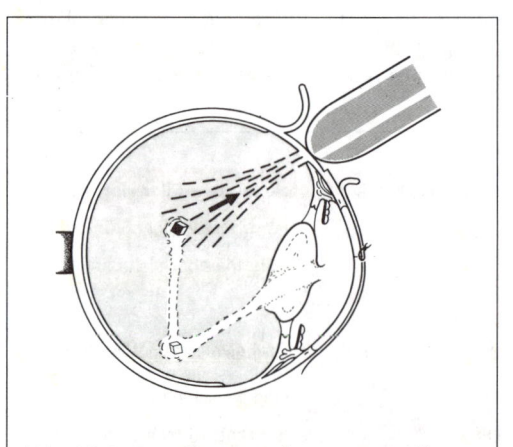

Abb. 18.1: Fremdkörperentfernung mit Hilfe eines Magneten

Besonders problematisch sind *Fremdkörper aus Kupfer*, die zu schweren Entzündungen führen. Kupfer depolymerisiert die Hyaluronsäure des Glaskörpers und verflüssigt diesen innerhalb von höchstens 24 Stunden. Dazu kommt eine massive zellige Infiltration, nach zwei Wochen ist das Auge erblindet.

Therapie

Magnetische Fremdkörper lassen sich oft mit Magneten entfernen. Nicht-magnetische werden mit speziellen mikrochirurgischen Techniken entfernt.

Prophylaxe

Schutzbrille tragen bei Umgang mit Bohrern, Trennscheiben, Hammer und Meißel usw.

18.5 Contusio

18.5.1 Contusio des Augapfels

Häufige Ursachen von Prellungen des Augapfels oder der Orbita sind mit hoher Geschwindigkeit aufprallende Sektkorken, Tennis- oder Squashbälle oder Holzscheite, die sich beim Holzhacken selbständig machen.

▶ Diese Prellungen können zur Folge haben: Hyposphagma, Lidödeme und Luftemphysem der Lider, Sphincterrisse und Iridodialyse. ▶ Außerdem können eine Luxation der Linse und eine Kontusionskatarakt sowie Netzhautrisse und -ablösungen auftreten, ebenso Schäden der Aderhaut (z.B. Ruptur), Sekundärglaukom und Blow-out-Fraktur.

▶ An der Netzhaut findet sich bei Prellungen häufig an der der Gewalteinwirkung entgegengesetzten Stelle das grau-weiße Berlin'sche Ödem. ▶ Liegt dieses im Bereich der Makula, verschlechtert sich der Visus drastisch. ▶ Auch Makulalöcher können entstehen.

18.5.2 Contusio der Orbita

☞ *14.4.1.*

18.6 Lichtschäden

Ätiologie

Akute Lichtschäden durch UV-Licht treten in erster Linie an der Hornhaut auf. ▶ Sie äußern sich als *Keratokonjunktivitis*. Der Lichtbogen von Elektroschweißgeräten, Höhensonnen oder das Licht in großer Höhe, insbesondere auf Schneefeldern, sorgen für den sehr schmerzhaften Verfall des Korneaepithels, wenn keine absorbierende Schutzbrille getragen wird.

Klinik und Diagnose

Der Prozeß setzt rund 6–8 Stunden nach Exposition ein mit Bindehautrötung, Photophobie, Blepharospasmus, Tränen und Schmerzen am Auge, besonders beim Lidschlag. ▶ Bei der Spaltlampenuntersuchung finden sich nach Anfärbung mit Fluoreszein Hornhautepitheldefekte (Keratitis photoelectrica, Keratitis punctata superficialis) und eine Keratokonjunktivitis.

Therapie

Der Patient erhält *einmalig* zur Untersuchung ein Lokalanästhetikum. Als Schutz gegen Sekundärinfektionen wird eine antibiotische Salbe appliziert, eine Vitamin-B-haltige Salbe fördert die Epithelisierung. Beidäugiger Augenverband! Das Epithel regeneriert sich innerhalb von 24–48 Stunden, die Prognose ist gut.

Lokalanästhetika setzen die Hornhautsensibilität herab, stören den Metabolismus durch Ausschaltung der Nervenfunktion und können so schnell schwere Epithelnekrosen hervorrufen. Deshalb diese Medikamente *nicht in Patientenhand* geben.

Im Tierversuch läßt sich eine *Katarakt* durch UV-Licht in erzeugen. In diese Richtung weisen auch Studien über Kataraktentstehung bei überwiegender Tätigkeit im Freien, also bei normaler UV-Belastung. Eine abschließende Beurteilung liegt noch nicht vor, zunehmende Augenschäden durch den Abbau des Ozongürtels werden jedoch erwartet.

19 Blindenwesen und Begutachtung

19.1 Blindenwesen

Das Bundessozialhilfegesetz definiert die hochgradige Sehschwäche mit einer Sehschärfe unter 1/20 bei funktionierendem Gesichtsfeld. Blindheit besteht, wenn die Sehschärfe weniger als 1/50 beträgt. Eine völlige Lichtlosigkeit heißt Amaurose. Auch das Flintenrohrgesichtsfeld im Spätstadium der Retinopathia pigmentosa oder hochgradige Minderungen der zentralen Sehschärfe gelten als Blindheit.

Hilfsmittel für Blinde sind Blindenstock, Blindenhund und die Blindenschrift nach Braille. Blinde Kinder können in speziellen Blindenschulen gezielt gefördert werden, später Erblindete können in vergleichbaren Einrichtungen umgeschult werden. Geeignete Berufe sind z.B. Masseur oder Stenotypist. Spezielle Blindenbibliotheken halten Lesematerial in Braille-Schrift und Tonbandsammlungen bereit.

19.2 Begutachtung

Zur Rentenbegutachtung hat die Deutsche Ophthalmologische Gesellschaft Richtlinien herausgegeben. ➤ Ein blindes Auge mit uneingeschränkter Sehkraft bedeutet mindestens eine 25 %ige Minderung der Erwerbsfähigkeit (MdE). Bei herabgesetzter Sehschärfe auf dem zweiten Auge auf 0,4 steigt die MdE auf 50 %. Eine 100 %ige MdE ergibt sich durch zwei blinde Augen, d.h. mit einer auf 0,05 herabgesetzten Sehschärfe

In den Industrieländern stehen senile Makuladegeneration, Glaukom, und Diabetes mellitus als Erblindungsursachen an der Spitze, in Ländern der dritten Welt u.a. Trachom und Katarakt. ➤ Als häufigste Erblindungsursache in den Industrieländern favorisiert das IMPP immer wieder das chronische Glaukom. ➤ Nach neueren Statistiken liegt allerdings die senile Makuladegeneration vorn.

Terminologie der Augenheilkunde

Die Augenheilkunde ist ein Spezialgebiet, daß sich stark von anderen Sparten der Medizin unterscheidet. Das schlägt sich auch in der Fachsprache nieder. Wo immer es geht, sind die ophthalmologischen Spezialbegriffe im Text erklärt. Zum Nachschlagen bei Unklarheiten dient dieses Kurzlexikon, vielleicht auch zum Wiederholen.

Akkommodation
Fähigkeit des Auges, Gegenstände in unterschiedlicher Entfernung scharf abzubilden
Amaurose
völlige Blindheit, Lichtlosigkeit, auch hell/dunkel wird nicht mehr gesehen
Amaurotisches Katzenauge
gelb-weißer Reflex der Pupille, lichtstarre Pupille und Erblindung des betroffenen Auges; z.B. bei Retionoblastom
Amblyopie
Schwachsichtigkeit mit Herabsetzung der zentralen Sehschärfe
Amotio
Ablatio
Amsler-Netz
ein regelmäßiges Gitter, dessen Linien bei Metamorphopsie verzerrt erscheinen
Anisokorie
ungleiche Pupillenweite
Ankyloblepharon
Verwachsung der Ober- und Unterlider
Aphakie
Linsenlosigkeit
Astigmatismus
Fehlsichtigkeit, die durch eine unregelmäßige Wölbung der Hornhaut hervorgerufen wird.

Barkan'sche Membran
persistierendes mesodermales Gewebe im Kammerwinkel bei kongenitalem Glaukom
Berlin'sches Ödem
am hinteren Augenpol bei Contusio bulbi

Bielschowsky-Test
zum Nachweis einer Trochlearisparese beim okulären Schiefhals
Bindehaut
Konjunktiva
Bitot'sche Flecken
bei Austrocknung der Hornhaut oder im Frühstadium der Keratomalazie; mattweiße Flecken im Lidspaltenbereich
Bjerrum-Skotom
ring- oder bogenförmiger Gesichtsfeldausfall, der vom blinden Fleck ausgeht; Ursache: Druckschädigung von Nervenfaserbündeln beim Glauko
Blepharophimose
Verengung der Lidspalte in horizontaler Richtung, angeboren oder erworben
Blepharospasmus
Lidkrampf
Blow-out-fracture
Orbitabodenfraktur mit Bulbusverlagerung durch frontale Gewalteinwirkung
Bowman'sche Membran
Äußere Grenzmembran der Kornea
Bulbus
Augapfel
Buphthalmus
„Ochsenauge", Vergrößerung des Bulbus durch erhöhten Druck beim kongenitalen Glaukom

Chalazion
Hagelkorn
Chalcosis bulbi
olivgrüne bis bräunliche Verfärbung des Auges durch kupferhaltige Fremdkörper
Chemosis
Ödem der Bindehaut
Chiasma opticum
Kreuzungsstelle der beiden Sehnerven
Chorioretinitis
Entzündung von Ader- und Netzhaut
Choroidea
Aderhaut

Chorioiditis
Entzündung der Aderhaut
Chromatopsie
auch Chromopsie; Sehstörung, bei der Gegenstände in einer bestimmten Farbe erscheinen
Chromopsie
siehe Chromatopsie
Conjunktiva
Bindehaut
Contusio bulbi
Bulbusprellung
Conus myopicus
peripapillärer Schwund der Aderhaut bei höherer Myopie
Cornea
Hornhaut
Cotton-wool-Herde
weiße Flecken (=Ödeme) am Augenhintergrund; z.B. bei Hypertonie
Crede'sche Prophylaxe
gesetzlich vorgeschriebene Prophylaxe der Neugeborenen-Gonoblenorrhoe

Dakryoadenitis
Entzündung der Tränendrüse
Dakryops
Retentionszyste der Tränendrüse
Dakryostenose
Verengung der ableitenden Tränenwege
Dakryozystitis
Tränensackentzündung
Dalrymple'sches Zeichen
die Sklera ist beim Geradeausblick bei 12 Uhr sichtbar
Deprivations-Amblyopie
siehe Amblyopie
Descemet'sche Membran
Innere Grenzmembran der Kornea
Deuteroanomalie
Grünsehschwäche
Deuteroanopie
Grünblindheit
Diaphanoskopie
Durchleuchtung des Augapfels mittels einer auf die Sklera aufgesetzten Lichtquelle
Dioptrie
Einheit der Brechkraft optischer Linsen (dpt=m^{-1}; Istentfernung/Sollentfernung= 5m/50m=1/10)
Diplopie
Sehen von Doppelbildern

Distichiasis
doppelte Wimpernreihe
Drusen
gelb-weißliche Flecken am Augenhintergrund (hyaline Ablagerungen unter dem Pigmentblatt)
Drusenpapille
angeborene Papillenanomalie

Eales, Morbus
siehe Periphlebitis retinae
Ektropionieren
Auswärtsklappen des Lides zu Untersuchungszwecken
Ektropium
Auswärtsdrehung eines Lides
Emmetropie
Normalsichtigkeit
Enophthalmus
Einwärtssinken des Orbitainhaltes
Entropium
Einwärtsdrehung eines Lides
Enukleation
operative Entfernung eines Augapfels
Epikanthus
sichelförmige Hautfalte am inneren Rand des oberen Augenlides; auch Mongolenfalte genannt
Epiphora
Tränenträufeln
Episkleritis
Entzündung der oberflächlichen Schichten der Sklera; s.a. Skleritis
Erosio corneae
Epitheldefekt der Hornhaut nach Abschilferung
Exenteratio orbitae
Entfernung des gesamten Inhaltes der Augenhöhle
Exkavation
Aushöhlung der Papille, zumeist als Folge erhöhten Augeninnendruckes oder als Normvariante
Exophthalmus
Hervortreten des Augapfels

Fibroplasie, retrolentale
Bindegewebsbildung im Glaskörper hinter der Linse, führt zur Erblindung und kommt fast nur bei unreifen Frühgeborenen unter 1500g Geburtsgewicht vor
Fovea centralis
Stelle des schärfsten Sehens, die vertiefte Stelle der Makula; enthält nur Zapfen

Fuchs'scher Fleck
Makuladegeneration mit Schwund des Pigmentepithels; bei progressiver Myopie
Fundus
Augenhintergrund
Fusion
Verschmelzung der visuellen Eindrücke beider Augen zu einem Bild

Gerstenkorn
Hordeolum
Gifford-Zeichen
erschwertes Umstülpen des Oberlides; bei M. Basedow
Glaukom
Synonym grüner Star; intraokularer Druck erhöht
Gonioskopie
Spiegelung des Kammerwinkels mit dem Gonioskop
Goniosynechien
Verklebungen zwischen Iris und Trabekelwerk
Gonoblennorrhoe
Konjunktivitis durch Gonokokken
Graefe-Zeichen
bei Bewegung des Auges nach unten bleibt das Oberlid zurück; bei Hyperthyreose, retrobulbären Tumoren etc.
Gratiolet'sche Sehstrahlung
Verbindung zwischen dem primären Sehzentrum im Corpus geniculatum laterale und dem sekundären Sehzentrum im Hinterhauptlappen
Guist'sches Zeichen
korkenzieherartige Schlängelung der Venen um die Makula herum; beim Fundus hypertonicus
Gunn'sches Zeichen
an Kreuzungsstellen verdecken die rigiden Arterien die darunterliegenden Venen, dadurch erscheinen die Venen sanduhrartig verengt; beim Fundus hypertonicus

Hagelkorn
Chalazion
Hemianopsie
Halbseitenblindheit durch Ausfall einer Hälfte des Gesichtsfeldes
Hemianopsie, heteronyme
gekreuzte Hemianopsie; betrifft die beiden Schläfen- oder Nasenhälften des Gesichtsfeldes; z.B. bitemporale Hemianopsie bei Chiasma-Prozessen

Hemianopsie, homonyme
gleichseitige Hemianopsie, betrifft auf beiden Augen die linke oder rechte Hälfte des Gesichtsfeldes; z.B. bei Läsion im Tractus opticus
Hemicrania ophthalmica
siehe Migräne, ophthalmische
Heterochromie
unterschiedliche Farben der rechten und linken Iris
Heteronyme Heminaopsie
siehe Hemianopsie, heteronyme
Heterophorie
latentes Schielen, normalerweise kompensiert, tritt z.B. bei Ermüdung auf
Homonyme Hemianopsie
siehe Hemianopsie, homonyme
Hordeolum
Gerstenkorn
Horner-Syndrom
Ptosis, Miosis, Enophthalmus und Anhydriasis durch Sympathicus-Läsion
Hydrophthalmus
siehe Buphthalmus
Hyperopie
Weitsichtigkeit, Bulbus für Brechkraft zu kurz
Hyphäma
Einblutung in die Vorderkammer
Hypopyon
Eiteransammlung am Boden der Vorderkammer
Hyposphagma
Unterblutung der Bindehaut

Injektion
Sichtbarwerden der Gefäße von Konjunktiva und/oder Sklera
Iridodialyse
Ablösung der Iris vom Ziliarkörper
Iridodonesis
Irisschlottern
Iridozyklitis
Entzündung von Iris und Ziliarkörper
Ishihara-Tafeln
farbige Tafeln zur Diagnose der Farbblindheit

Katarakt
Synonym grauer Star; Trübung der Augenlinse
Katzenauge, amaurotisches
siehe amaurotisches Katzenauge
Keratitis
Entzündung der Hornhaut

Keratoglobus
kugelförmige Ektasie der Kornea; deutlich seltener als der Keratokonus
Keratokonus
pathologische, kegelförmige Vorwölbung der Hornhaut
Keratomalazie
durch Vitamin-A-Mangel hervorgerufene Hornhautnekrose
Kolobom
Spaltbildung, z.B. in Iris, Linse oder den Lidern
Konjunktiva
Bindehaut
Kontusio bulbi
Bulbusprellung
Konvergenzreaktion
Einwärtsdrehen der Augachsen bei der Naheinstellung
Kornea
Hornhaut
Kupferdrahtarterien
verbreiterte Reflexstreifen der Arterien beim Fundus hypertonicus

Lagopthalmus
„Hasenauge"; erweiterte Lidspalte mit Schlußunfähigkeit, z.B. bei Facialisparese
Leukokorie
Pupillenreflex, der aussieht, als wenn das Auge in ein Blitzlicht schaut. Teil des amaurotischen Katzenauges, bei Retinoblastom
Limbus cornea
seichte Rinne beim Übergang der Kornea in die Sklera

Makrokornea
zu großer Hornhautdurchmesser
Makula lutea
gelber Fleck, Stelle des schärfsten Sehens; siehe auch Fovea centralis
Metamorphopsie
veränderte optische Wahrnehmung, Oberbegriff für z.B. Mikropsie, Makropsie; Begriff wird teilweise auch für Verzerrtsehen benutzt
Migräne, ophthalmische
anfallsartige Gesichtsfeldausfälle mit halbseitiger Kopfschmerz und Übelkeit
Migräne, ophthalmoplegische
ophthalmische Migräne plus Augenmuskellähmungen

Mikrokornea
zu kleiner Hornhautdurchmesser
Mikropsie
Gegenstände werden kleiner gesehen, als sie tatsächlich sind
Miosis
enge Pupille
Möbius-Zeichen
Konvergenzschwäche bei Hyperthyreose
Morbus ...
siehe unter den Eigennamen; Bsp.: Eales, Morbus
Mouches volantes
„fliegende Mücken", durch Glaskörpertrübungen hervorgerufene Wahrnehmung im Gesichtsfeld
Mydriasis
weite Pupille
Myopie
Kurzsichtigkeit, Bulbus für Brechkraft zu lang

Nieden-Tafeln
zur Sehschärfebestimmung im Nahbereich
Nystagmus
unwillkürliches Augenzittern mit schnellen Rückstellbewegungen

Omega-Teilung
Gefäße gehen bei Teilung im stumpfen Winkel ab; bei Fundus hypertonicus
Ophthalmie
siehe Ophthalmopathie
Ophthalmopathie
allgemein Augenentzündung; meistens gebraucht als endokrine Ophthalmopathie
Ophthalmoplegia totalis
beidseitige Akkomodationslähmung mit Pupillenlähmung, bei Botulismus
Ophthalmoplegie
Augenmuskellähmung
Ophthalmoskopie
Augenmuskellähmung
Ora serrata
Übergangszone zwischen Retina und Ziliarkörper; hier ist die Netzhaut fixiert und der Glaskörper angeheftet
Orbita
Augenhöhle
Orthophorie
beide Augen stehen parallel (Normalzustand)

Pannus trachomatosus
gefäßhaltiges Granulationsgewebe der Hornhaut beim Trachom
Panophthalmie
siehe Panophthalmopathie
Panophthalmitis
siehe Panophthalmopathie
Panophthalmopathie
eitrige Entzündung des gesamten Auges; Ursachen: septische Metastasen oder Trauma
Papille
Eintrittstelle des Sehnervens in den Augapfel
Perimetrie
Überprüfung des Gesichtsfeldes
Periphlebitis retinae
auch Morbus Eales; juvenile, rezidivierende Glaskörperblutungen ohne auslösendes Trauma
Photopsie
Sehen von Lichtblitzen, Farben, Funken; vor allem bei Schäden im okzipital- oder Temporallappen
Phthisis bulbi
Schrumpfung des Augapfels
Phtisis bulbi
Schrumpfen des Augapfels
Pinguecula
Lidspaltenfleck
Placidoscheibe
Scheibe mit konzentrischen Ringen zur Beurteilung der Hornhautverkrümmung
Plica semilunaris
Schleimhautduplikatur am inneren Lidwinkel
Präzipitate
an der Hornhaut: Niederschläge pathologischer Beimengungen des Kammerwassers
Presbyopie
Altersichtigkeit; durch Elastizitätsverlust der Linse ist das Nahsehen erschwert
Protanomalie
Rotsehschwäche
Protanopsie
Rotblindheit
Protusio bulbi
Vortreibung des Augapfels
Pseudoexfoliation der vorderen Linsenkapsel
eingerissene vordere Kapsellamelle durch Ablagerungen, führt meist zum Sekundärglaukom
Pseudostrabismus
scheinbares Schielen

Pterygium
„Flügelfell"; gefäßreiche Bindegewebsfalte, die bis auf die Hornhaut vorwachsen kann und dann entfernt werden muß
Ptosis
Herabhängen eines Oberlides
Pupille
die von der Iris gebildete Öffnung
Pupillotonie
schwache bzw. verlangsamte Pupillenreaktion

Refraktion
=Lichtbrechung; am Auge beschreibt die Refraktion die Beziehung der Gesamtbrechkraft zur Achsenlänge des Bulbus
Retina
Netzhaut
Retinopathie
nicht entzündliche Netzhauterkrankung
Retinoschisis
primäre Netzhautspaltung als Entwicklungsanomalie, ohne Riß oder Foramen
Retrolentale Fibroplasie
siehe Fibroplasie, retrolentale
rhegmatogene Ablatio
auch idiopathische oder primäre Ablatio retinae
Rosenbach-Zeichen
die Lider weisen einen Tremor auf; bei Hyperthyreose
Rosenbach-Zeichen
Tremor der geschlossenen Lider; bei M. Basedow
Rubeosis iridis
starke Füllung der Blutgefäße der Iris; z.B. beim akuten Glaukom oder bei Diabetes mellitus

Salus-Zeichen
auch Salus'scher Kreuzungsbogen; Venen am Fundus weichen den Arterien bogenförmig in die Tiefe aus; bei Fundus hypertonicus
Salus'scher Kreuzungsbogen
siehe Salus-Zeichen
Schirmer-Probe
Meßverfahren zur Bestimmung der Tränensekretion
Sehnervenscheibe
=Papille
Sehstrahlung, Gratiolet'sche
siehe Gratiolet'sche Sehstrahlung
Sehzentrum, primäres
im Corpus geniculatum laterale

Sehzentrum, sekundäres
im Hinterhauptlappen (in der Umgebung des Sulcus calcarinus)
Sicca-Syndrom
Keratokonjunktivitis sicca und Xerostomie (trockene Mundhöhle), evtl. noch vergrößerte Tränen- und Speicheldrüsen
Siderosis bulbi
Verfärbung des Augapfels durch lösliche Eisensalze durch eisenhaltige Fremdkörper im Auge
Sjögren-Syndrom
uneinheitlich definiert: entweder Sicca-Syndrom ohne Arthritis, oder Sicca-Symptomatik bei rheumatoider Arthritis oder entzündlichen Erkrankungen des Bindegewebes
Sklera
Lederhaut, „das weiße im Auge"
Skleritis
Entzündung der tiefen Schichten der Sklera; s.a. Episkleritis
Skotom
Bezirk, in dem ein Gesichtsfeldausfall nachgewiesen wird
Sphärophakie
Kugellinse; z.B. bei Marfansyndrom
Stäbchen
Netzhaut-Sinneszellen; für Dämmerungssehen
Staphylom
Sklera-Ausdünnung, durch die die Aderhaut durchscheint
Staphyloma posticum
Ausbuchtung des hinteren Augenpols bei höherer Myopie
Star, grauer
Katarakt; Trübung der Augenlinse
Star, grüner
Glaukom; intraokularer Druck erhöht
Star, schwarzer
schwarze Trübung der Augenlinse durch Cataracta nigra
Stellwag-Zeichen
seltener und langsamer Lidschlag bei Hyperthyreose
Strabismus
Schielen
Symblepharon
Verwachsung von Lid- und Bulbus-Bindehaut, führt zur Immobilität des Augapfels
Synechie
Verwachsung der Iris mit der Linse (=hintere S.) oder der Hornhaut (=vordere S.)

Tarsus
Bindegewebsplatte des Lides
Tonometrie
Messung des intraokularen Drucks
Traktionsablatio
Netzhautablösung durch Ausbildung von Narbensträngen
Trichiasis
Scheuern der Wimpern auf der Hornhaut durch Entropium oder eine doppelte Wimpernreihe
Tritanomalie
Blau-Gelb-Sehschwäche
Tyndall-Phänomen
bei Vorhandensein von Eiweiß wird eintretendes Licht gestreut

Usher-Syndrom
Retinopathia pigmentosa plus Schwerhörigkeit
Uvea
Sammelbegriff für Aderhaut, Ziliarkörper und Iris

Virektomie
mikrochirurgische Teilentfernung des Glaskörpers, Corpus vitreum
Visus c.c.
Sehleistung mit Korrekturgläsern
Visus s.c.
Sehleistung ohne Korrekturgläser

Worth-Test
zur Überprüfung des beidäugigen Sehens.

Xanthelasmen
periorbitale Lipidablagerungen

Zapfen
Netzhaut-Sinneszellen; für Farben- und Tagessehen; besonders dicht in der Fovea centralis
Zilien
Wimpern
Zoster ophthalmicus
Herpes Zoster im Bereich des N. ophthalmicus
Zykloplegie
medikamentöse Lähmung der Akkomodation

Hals-Nasen-Ohrenheilkunde

H.J. Rentzsch

Inhaltsverzeichnis
Hals-Nasen-Ohrenheilkunde

1	**Das Ohr**	298
1.1	Anatomische und physiologische Grundlagen	298
1.2	Untersuchungsmethoden, Prinzip und Grundzüge der Bewertung	303
	1.2.1 Inspektion	303
	1.2.2 Palpation	305
	1.2.3 Hörprüfungen	305
	1.2.4 Vestibularisprüfung	311
	1.2.5 Tubenfunktionsprüfungen	316
	1.2.6 Röntgenuntersuchung des Felsenbeins	317
	1.2.7 Fazialis-Diagnostik	318
1.3	Klinik des äußeren Ohres	319
	1.3.1 Anomalien und Mißbildungen	319
	1.3.2 Nicht entzündliche Prozesse	320
	1.3.3 Entzündungen	320
	1.3.4 Tumoren	321
1.4	Klinik des Mittelohres	322
	1.4.1 Verletzungen	322
	1.4.2 Tubenfunktionsstörungen	323
	1.4.3 Akute Mittelohrentzündung	324
	1.4.4 Chronische Mittelohrentzündung	326
	1.4.5 Tumore des Mittelohres	327
	1.4.6 Otosklerose	328
1.5	Klinik des Innenohres	328
	1.5.1 Cochleäre oder vestibuläre Störungen	328
	1.5.2 Felsenbeinquerbruch (☞ Kap. 1.4.1)	
	1.5.3 Akustikusneurinom	331
2	**Nasennebenhöhlen und Gesicht**	333
2.1	Anatomische und physiologische Grundlagen	333
2.2	Untersuchungsmethoden und Grundzüge der Bewertung	334
	2.2.1 Inspektion	334
	2.2.2 Palpation	334
	2.2.3 Prüfung der Luftdurchlässigkeit der Nase	334
	2.2.4 Riechprüfung	335
	2.2.5 Endoskopie	335
	2.2.6 Röntgen	336

2.3	Klinik der Nase, der Nebenhöhlen und des Gesichts	337
	2.3.1 Frakturen	337
	2.3.2 Entzündungen	340
	2.3.3 Tumoren der Nase und Nasennebenhöhlen	346
	2.3.4 Nasenbluten *(Epistaxis)*	347
	2.3.5 Mißbildungen und Formfehler	349
	2.3.6 Plastische und rekonstruktive Chirurgie	350
3	**Mundhöhle und Pharynx**	**352**
3.1	Anatomische und physiologische Grundlagen	352
3.2	Untersuchungsmethoden und Grundzüge der Bewertung	354
	3.2.1 Inspektion	354
	3.2.2 Palpation	354
	3.2.3 Geschmacksprüfung = Gustometrie	354
3.3	Klinik der Mundhöhle und des Pharynx	355
	3.3.1 Mißbildungen, Verletzungen, Entzündungen	355
	3.3.2 Adenotomie und Tonsillektomie	363
	3.3.3 Tumoren	365
	3.3.4 Plastische Maßnahmen	368
4	**Larynx und Trachea**	**369**
4.1	Anatomische und physiologische Grundlagen	369
4.2	Untersuchungsmethoden und Grundzüge der Behandlung	372
	4.2.1 Inspektion	372
	4.2.2 Palpation des Larynx	373
	4.2.3 Röntgenuntersuchung des Larynx	373
4.3	Klinik des Larynx	373
	4.3.1 Verletzungen/Entzündungen des Larynx	373
	4.3.2 Kehlkopflähmungen	377
	4.3.3 Tumoren des Larynx	379
	4.3.4 Tracheotomie	382
	4.3.5 Plastische Chirurgie	382
5	**Ösophagus und Bronchien**	**383**
5.1	Anatomische und physiologische Grundlagen	383
5.2	Untersuchungsmethoden und Grundzüge der Bewertung	384
	5.2.1 Endoskopie	384
5.3	Klinik	384
	5.3.1 Fremdkörper	384
	5.3.2 Verätzungen des Ösophagus	385
	5.3.3 Divertikel des Ösophagus	386
	5.3.4 Ösophago- und Bronchoskopie	387

6	**Hals**	**390**
6.1	Anatomische und Physiologische Grundlagen	390
6.2	Untersuchungsmethoden und Grundzüge der Bewertung	391
	6.2.1 Inspektion der Halskonturen	391
	6.2.2 Palpation	391
	6.2.3 Lymphographie	391
6.3	Klinik	392
	6.3.1 Geschwülste	392
	6.3.2 Entzündungen	392
	6.3.3 Mißbildungen	393
	6.3.4 Plastische Chirurgie	393

3	**Mundhöhle und Pharynx**	**352**
3.1	Anatomische und physiologische Grundlagen	352
3.2	Untersuchungsmethoden und Grundzüge der Bewertung	354
	3.2.1 Inspektion	354
	3.2.2 Palpation	354
	3.2.3 Geschmacksprüfung = Gustometrie	354
3.3	Klinik der Mundhöhle und des Pharynx	355
	3.3.1 Mißbildungen, Verletzungen, Entzündungen	355
	3.3.2 Adenotomie und Tonsillektomie	363
	3.3.3 Tumoren	365
	3.3.4 Plastische Maßnahmen	368

4	**Larynx und Trachea**	**369**
4.1	Anatomische und physiologische Grundlagen	369
4.2	Untersuchungsmethoden und Grundzüge der Behandlung	372
	4.2.1 Inspektion	372
	4.2.2 Palpation des Larynx	373
	4.2.3 Röntgenuntersuchung des Larynx	373
4.3	Klinik des Larynx	373
	4.3.1 Verletzungen/Entzündungen des Larynx	373
	4.3.2 Kehlkopflähmungen	377
	4.3.3 Tumoren des Larynx	379
	4.3.4 Tracheotomie	382
	4.3.5 Plastische Chirurgie	382

5	**Ösophagus und Bronchien**	**383**
5.1	Anatomische und physiologische Grundlagen	383
5.2	Untersuchungsmethoden und Grundzüge der Bewertung	384
	5.2.1 Endoskopie	384
5.3	Klinik	384

	5.3.1 Fremdkörper	384
	5.3.2 Verätzungen des Ösophagus	385
	5.3.3 Divertikel des Ösophagus	386
	5.3.4 Ösophago- und Bronchoskopie	387
6	**Hals**	**390**
6.1	Anatomische und Physiologische Grundlagen	390
6.2	Untersuchungsmethoden und Grundzüge der Bewertung	391
	6.2.1 Inspektion der Halskonturen	391
	6.2.2 Palpation	391
	6.2.3 Lymphographie	391
6.3	Klinik	392
	6.3.1 Geschwülste	392
	6.3.2 Entzündungen	392
	6.3.3 Mißbildungen	393
	6.3.4 Plastische Chirurgie	393
7	Kopfspeicheldrüsen	395
8	Stimm-, Sprech- + Sprachstör.	399
9	Begutachtung in der HNO	402
10	Notfälle u. Erstmaßnahmen	403

1 Das Ohr

1.1 Anatomische und physiologische Grundlagen

Das Hör- und Gleichgewichtsorgan läßt sich in zwei Abschnitte, den peripheren und den zentralen, einteilen.

Peripherer Abschnitt

Anatomische Einteilung

Im *Schläfenbein* (Os temporale) liegt das *periphere* Hör- und Gleichgewichtsorgan. Das Schläfenbein ist der wohl komplizierteste Knochen des menschlichen Körpers. Die genaue Anatomie ist zum Verständnis des Nachfolgenden sehr wichtig (bitte Anatomieatlas bereitlegen). Ich kann aus Platzgründen nur das Allerwichtigste bringen.

Das *Schläfenbein* hat drei Anteile:
- Die *Pars squamosa*, die außen vom M. temporalis überdeckt ist, geht lateral in das Jochbein (Arcus zygomaticus) über. Sie bildet den lateralen Teil der Fossa cranii media.
- Die *Pars petrosa* schließt sich nach medial an und enthält das innere Ohr, sowie das Vestibularorgan. Auf dem Dach des Felsenbeins liegt in einer Mulde das Ganglion semilunare des N. trigeminus. An der Hinterfläche liegen die Incisura jugularis und der Sulcus sinus sigmoidei. Diese beiden Beziehungen sind klinisch wichtig bei Felsenbeinbrüchen, aufsteigenden Infektionen und hämatogener Weiterleitung von Infektionen.
  - ▶ Innen zieht in das Felsenbein der Meatus acusticus internus. Lateral schließt sich das pneumatisierte Mastoid an.
  - ▶ Die Pneumatisierung des Mastoids (Warzenfortsatzes) ist mit dem 6. Lebensjahr normalerweise abgeschlossen.
- Die *Pars tympanica* liegt zwischen dem Felsenbein und dem Mastoid. Von außen führt der Porus acusticus externus, der knöcherne Teil des Gehörgangs (pars ossea, ☞ Abb. 1.1), zum Felsenbein.

An der medialen Seite – nur von ventral zu sehen – erkennt man die Fossa mandibularis, in der das Mandibulargelenk mit seinem Discus articularis liegt.

Klinische Einteilung (☞ Abb. 1.1)

- *Äußeres Ohr:* Ohrmuschel und äußerer Gehörgang
- *Mittelohr:* Trommelfell, Tuba auditiva, Tympanon
- *Innenohr:* Labyrinth mit Schnecke und Bogengängen, N. vestibulocochlearis im inneren Gehörgang.

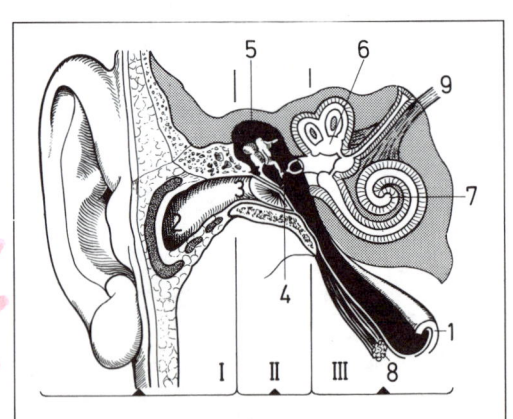

Abb. 1.1: Rechtes Ohr (Übersicht)
(I = Äußeres Ohr, II = Mittelohr, III = Innenohr)
1 Tuba auditiva
2 Äußerer Gehörgang – pars cartilaginea
3 Äußerer Gehörgang – pars ossea
4 Mesotympanon mit Trommelfell
5 Epitympanon mit Gehörknöchelchen
6 Utriculus
7 Cochlea
8 M. levator veli palatini
9 N. vestibulocochlearis

1 Das Ohr

Das äußere Ohr

Die *Ohrmuschel* bekommt durch elastischen Knorpel, der zwischen den sehr gefäßreichen Hautblättern liegt, seine typische Form. Das Ohrläppchen ist gefäßreich, aber knorpelfrei. (Daher entnimmt man hier Blut, wenn man arterialisiertes Blut zur Untersuchung braucht, z.B. für Hb, Hk, BZ und Leukozyten).

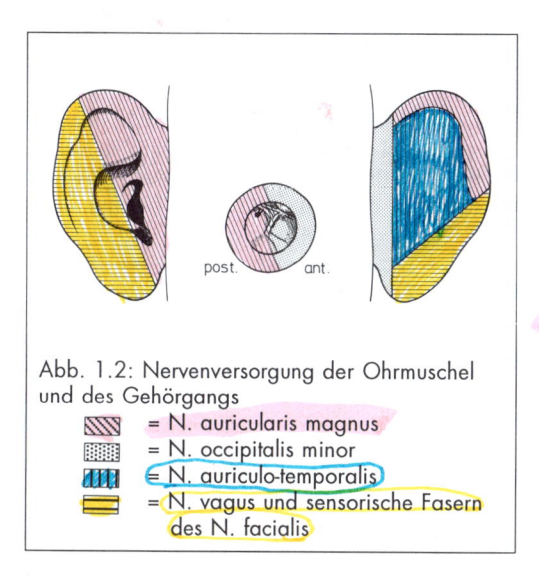

Abb. 1.2: Nervenversorgung der Ohrmuschel und des Gehörgangs
- ▨ = N. auricularis magnus
- ▓ = N. occipitalis minor
- ▥ = N. auriculo-temporalis
- ▤ = N. vagus und sensorische Fasern des N. facialis

Der *äußere Gehörgang* besteht aus *zwei* Teilen:
- einem knorpeligen Anteil, dessen Dach aus Bindegewebe besteht und mit Haut ausgekleidet ist, die reichlich Härchen, große Schweißdrüsen (Glandulae ceruminosae) und Talgdrüsen enthält.
  Die Talgdrüsen produzieren den Ohrschmalz, die Schweißdrüsen verdünnen den Ohrschmalz nur!
- einem knöchernen Anteil, dessen Haut sehr dünn ist und die mit dem Periost fest verwachsen ist, sie geht über in die äußere Schicht des Trommelfells.

Die *Aufgabe des äußeren Gehörgangs* besteht im Schutz des sehr empfindlichen Trommelfells vor äußeren Einflüssen und außerdem in der Schalldruckverstärkung.

Der äußere Gehörgang ist etwa 3,5 cm lang und hat am Übergang vom knorpeligen zum knöchernen Teil einen Isthmus. Die hinten oben liegende knöcherne Gehörgangswand ist dem Antrum mastoideum benachbart, dies ist klinisch wichtig wegen der Durchbruchsgefahr einer Entzündung, die zu einer Mastoiditis führen kann.

Die Nervenversorgung des äußeren Ohres und des Gehörgangs bitte aus Abb. 1.2 entnehmen.

Das Mittelohr

Das Mittelohr ist ein lufthaltiger Raum (Paukenhöhle), der vom Gehörgang durch das Trommelfell abgetrennt ist (☞ Abb. 1.1).

Die *Paukenhöhle* (Tympanon) enthält die Gehörknöchelchen (☞ Abb. 1.3) und läßt sich in drei Etagen aufteilen:

- *Hypotympanon* (Paukenkeller): Dieser liegt unmittelbar über dem Bulbus der V. jugularis, getrennt ist er nur durch eine dünne knöcherne Wand. (Durchbruchsmöglichkeit bei Mittelohreiterungen).
- ▶ *Mesotympanon* (Paukenraum): Lateral begrenzt durch die Innenfläche des Trommelfells. Ventral benachbart der Canalis caroticus. Von cranial zieht der M. tensor tympani zum Griff des Malleus (Hammer). Unmittelbar darunter liegt der Aditus tubae auditivae.
  Dorsal liegt die knöcherne Wand des Os mastoideum, in dem der N. facialis und der M. stapedius durchziehen.
  ▶ Darunter tritt die Chorda tympani, die, vom N. facialis kommend, bogenförmig durch die Paukenhöhle in die GLASER'sche Spalte zieht, und zum N. lingualis führt. (Sie führt sekretorische Fasern für die Glandulae submandibulares und sublinguales, außerdem Fasern für die Geschmacksempfindung in den vorderen 2/3 der Zunge).
  ▶ Medial liegt das Promontorium, das die Basalwindung der Schnecke (Cochlea) enthält. Daran schließt sich nach caudal das runde Fenster an, das durch eine Membran zur Scala tympani hin verschlossen ist. Nach cranial schließt sich an das Promontorium das ovale Fenster an, das durch die Platte des Steigbügels (Stapes) zum Vestibulum des Innenohres verschlossen ist. Es folgt der Canalis facialis, der den Übergang bildet zum
- *Epitympanon* (Kuppelraum, Atticus): Das Epitympanon hat eine Öffnung (Aditus ad antrum) zum Antrum mastoideum. Es enthält die *Gehörknöchelchenkette*, welche aus dem am Trommelfell befestigten Hammer (Malleus), dem Amboß (Incus) und dem am ovalen Fenster

befestigten Steigbügel (Stapes) besteht. (☞ Abb. 1.3). Diese Gehörknöchelchenkette bildet die Schallübertragungskette zum Innenohr. Damit bei zu großem Schalldruck keine Beschädigung der Gehörknöchelchenkette auftritt, werden diese durch Muskeln gebremst. Diese Muskeln sind:
- der M. tensor tympani (N. trigeminus), der am Hals des Hammers ansetzt, und
- der M. stapedius (N. facialis), der am Amboß ansetzt.

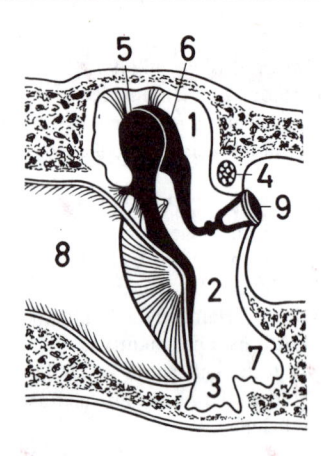

Abb. 1.3: Die drei Etagen der Paukenhöhle
1 Epitympanon
2 Mesotympannon
3 Hypotympanon
4 N. facialis
5 Malleus
6 Incus
7 Promontorium
8 Äußerer Gehörgang
9 Steigbügel mit ovalem Fenster

Die *Tuba auditiva* (Synonyme: Tuba pharyngotympanica, Ohrtrompete, Eustachische Röhre, Tuba Eustachii) verbindet den hinteren Nasenrachenraum mit dem Mittelohr.

Sie besteht aus einem knorpeligen Teil, der zum Nasenrachenraum (Epipharynx) trichterförmig erweitert ist und bei der Postrhinoskopie als Tubenwulst an der Einmündungsstelle erkennbar ist (☞ Abb. 1.4) und einem knöchernen Teil, der im Felsenbein gelegen ist und im Mesotympanon mündet.

Aufgabe der Tuba auditiva ist es, den Druckausgleich des Ohres mit der Außenwelt über den Nasenrachenraum herzustellen.

Klinisches Intermezzo: Da die Tuba auditiva eine Verbindung zwischen dem Nasenrachenraum und dem Mittelohr herstellt, werden aufsteigende Infektionen begünstigt. Diese Infektionen sind bei Kindern besonders häufig, weil die Tube bei ihnen kurz und weit ist → Otitis media, Tubenkatarrh und Grippe.

▶ Beim *Schluckakt* öffnen die Mm. tensor und levator veli palatini (N. trigeminus und N. glossopharyngeus) durch Heben des Gaumensegels und Verlagerung des rinnenförmigen Tubenknorpels die Tube (☞ Abb. 1.4).

Gefäßversorgung des Mittelohrs:
- Epitympanon durch A. tympanica sup. (A. meningea media)
- Hypotympanon durch A. tympanica inf. (A. pharyngea ascendens)
- Tubenostium durch A. tympanica ant. (A. maxillaris)
- Paukenhöhle dorsal durch A. tympanica post. (A. stylomastoidea)

Das Innenohr

Das Innenohr besteht aus dem häutigen *Labyrinth*, das von einer knöchernen Schale, dem Felsenbein, umgeben ist, auch Labyrinthblock genannt.
Das häutige Labyrinth ist ein mit Flüssigkeit gefülltes Schlauchsystem.
Die *Perilymphe* entstammt teilweise dem Liquor cerebrospinalis (durch den Ductus perilymphaticus mit dem Subarachnoidalraum verbunden) und (nach neuesten Untersuchungen) auch dem abfiltrierten Blut. Sie puffert das häutige Labyrinth gegen die knöcherne Umhüllung ab.

Der häutige Teil des Labyrinths ist gefüllt mit der Endolymphe, die im Saccus lymphaticus resorbiert wird.

Im *Innenohr* unterscheidet man:
- Die Schnecke (Cochlea)
  ▶ Ihr *knöcherner* Anteil hat etwa 2,5 Windungen, in deren Achse die Gefäße und Nerven liegen.
  ▶ Die Schneckenwindungen sind in zwei mit Perilymphe gefüllte Etagen, die Scala vestibuli und die Scala tympani, die durch das Helicotrema verbunden sind, unterteilt.

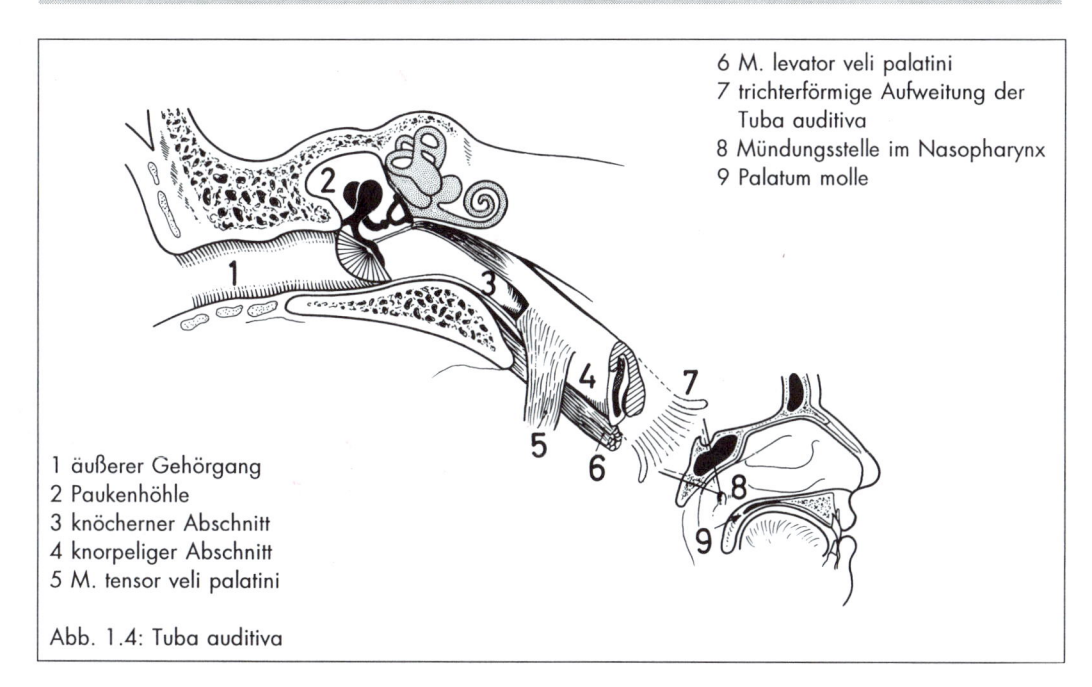

6 M. levator veli palatini
7 trichterförmige Aufweitung der Tuba auditiva
8 Mündungsstelle im Nasopharynx
9 Palatum molle

1 äußerer Gehörgang
2 Paukenhöhle
3 knöcherner Abschnitt
4 knorpeliger Abschnitt
5 M. tensor veli palatini

Abb. 1.4: Tuba auditiva

Den Abschluß zum Mittelohr bildet zum einen das runde Fenster, zum anderen das ovale Fenster, auf dem die Steigbügelplatte sitzt.
- Ihr *häutiger* Anteil = Ductus cochlearis liegt zwischen den beiden Etagen und enthält auf der Basilarmembran, die zur Schneckenspitze hin breiter wird, das CORTI-Organ mit den Stützzellen und den Sinneszellen.
Der Ductus cochlearis ist mit Endolymphe gefüllt und hat eine dreieckige Form im Querschnitt.
- Den *Vorhof* (Vestibulum): Er enthält Sacculus und Utriculus. Er ist gefüllt mit Perilymphe und steht mit der Schnecke und den drei Bogengängen in Verbindung. Zur Paukenhöhle ist er durch das ovale Fenster getrennt. Utriculus und Sacculus enthalten die Maculae mit ihren Sinneszellen.
- Die *3 Bogengänge:* Sie sind halbkreisförmig und stehen in den drei Hauptebenen des Raumes. Vor der Mündung zum Vestibulum erweitern sie sich zur Ampulle. In den knöchernen Bogengängen befinden sich die häutigen Bogengänge, die mit Endolymphe gefüllt und von Perilymphe umgeben sind. Die *Ampulle* enthält jeweils die Crista ampullaris, auf der die Cupula mit den Sinneszellen befestigt ist. (☞ Abb. 1.5).

▶ Den *Nervus statoacusticus* (N. VIII). Der N. VIII tritt mit dem N. facialis und der A. labyrinthi sowie den Vv. labyrinthi in den Meatus acusticus internus ein und teilt sich in den N. cochlearis und den N. vestibularis.
Der N. cochlearis hat feine Nervenfaserausläufe, die von den Haarzellen des CORTI-Organs ausgehen.

Anmerkung: Der achte Hirnnerv wird von den Anatomen N. vestibulocochlearis genannt, von den klinisch tätigen HNO-Ärzten aber aus Tradition N. statoacusticus.

Der Hörvorgang

Der Mensch kann in jungen Jahren Schallfrequenzen von 16 Hz bis maximal 20.000 Hz hören.

1 Hertz (Hz) = 1 Schwingung/Sekunde

Im Alter liegt die obere Hörgrenze bei maximal 12.000 Hz. Man sollte daher bei älteren Leuten, die etwas schwer hören, nicht schreien, sondern mit tieferer Stimme sprechen.

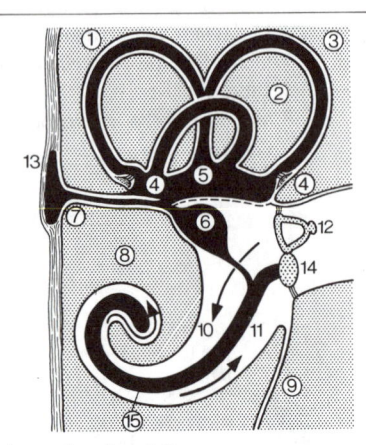

1 oberer (vorderer) Bogengang
2 seitlicher Bogengang
3 hinterer Bogengang
4 Crista ampullaris mit Cupula
5 Macula utriculi
6 Macula sacculi
7 Ductus endolymphaticus
8 Helicotrema
9 Canaliculus cochlea (Ductus perilymphaticus)
10 Scala vestibuli
11 Scala tympani
12 Steigbügel auf ovalem Fenster
13 Dura mit Saccus endolymphaticus
14 rundes Fenster
15 Ductus cochlearis

Abb. 1.5: Halbschematische Darstellung des Innenohrinhalts

Der Schalltransport

Durch den äußeren Gehörgang wird der Schall zum Trommelfell geleitet (Luftleitung), das über die Gehörknöchelchenkette den Schall mechanisch auf das ovale Fenster überträgt.

Durch das ovale Fenster gelangt der Schall in die Scala vestibuli zum Helicotrema, wo die beiden Scalen in Verbindung stehen (Flüssigkeitsleitung). Dabei wird der Schall auf etwa das 20fache verstärkt. (Der Schalldruck wird erhöht bei gleichzeitiger Verringerung der Amplitudenhöhe. Dieses Phänomen nennt man Schalltransformation.)

Der M. stapedius und der M. tensor tympani dämpfen bei zu hohem Schalldruck die Gehörknöchelchenkette, damit sie nicht beschädigt wird; außerdem verhindern sie ein Nachschwingen des Trommelfells.

Neben der eben beschriebenen *Luftschalleitung* über das Mittelohr auf das Innenohr, besteht noch eine weitere Schallverarbeitung über die Schädelkalotte, die sog. *Knochenleitung*, die bei tiefen Tönen eine Rolle spielt.

Vom ovalen Fenster wird der Schalleindruck auf die Perilymphe übertragen, und er versetzt dabei die Basilarmembran in Schwingungen – in Form einer *Wanderwelle* bis zum Helicotrema. Durch die raffinierte Bauweise der Schnecke erreichen diese Wanderwellen auf ihrem Weg zum Helicotrema irgendwo ein Maximum und brechen danach fast völlig zusammen. An diesem Maximumpunkt wird das CORTI-Organ erregt und die Haarzellen leiten diese Erregung auf die Nervenzellen weiter. Danach beginnt die zentrale Verarbeitung des Schalleindrucks. Jeder Maximumstelle entspricht eine definierte Frequenz, an der diese ausschließlich gehört werden kann. Wie sich die genauen Vorgänge abspielen, ist bis heute noch nicht ganz geklärt. Es gibt einige Theorien darüber. Oben beschrieben ist die gängigste, die sog. Wanderwellentheorie.

Andere Theorien: siehe Physiologie- und HNO-Fachbücher.

Zentraler Abschnitt

Der zentrale Abschnitt des Hör- und Gleichgewichtsorgans teilt sich auf in die Hörbahn und den Vestibularapparat.

Die Hörbahn

Die zentrale Leitung des Schalleindrucks läuft von den Haarzellen im CORTI-Organ zum 1. Neuron, dem Ganglion spirale, und zieht über den N. cochlearis (Anteil des VIII. Hirnnerven) zum ventralen und dorsalen Nucleus cochlearis, wo das 2. Neuron entspringt.

➤ Vom dorsalen Nucleus cochlearis kreuzen die 2 Neurone auf die Gegenseite zum Corpus trapezoideum in den Nucleus olivaris superior. Vom ventralen Nucleus cochlearis zieht das 2. Neuron unilateral und kontralateral zum Corpus trapezoideum. Hier entspringt das 3. Neuron, welches über den Lemniscus lateralis, (wo es im 4. Neuron, dem Nucleus lemnisci lateralis umgeschaltet wird), zum Colliculus inferior zieht. Vom Colliculus inferior zieht das 5. Neuron zum Corpus geniculatum mediale, von dem das 6. Neuron abgegeben wird, das zu den HESCHL-Windungen medial des Temporallappens zum Gyrus temporalis transversum läuft, wo der Höreindruck verarbeitet wird.

Außer dieser afferenten Bahn gibt es noch efferente Bahnen bis zum CORTI-Organ, die teilweise den Höreindruck mitsteuern können (Feed-back-Mechanismus).

Was das Ohr leisten kann, ist phänomenal. So werden Frequenzunterschiede unter 1 % noch wahrgenommen, und es ist dadurch ein sehr feines Richtungshören möglich, da die diskriminatorische Schwelle 0,00003 Sekunden beträgt.

Das Trommelfell und das Innenohr machen es möglich, daß man Töne der Lautstärken von 0 bis 130 dB (Dezibel) wahrnehmen kann. Bei höheren dB-Werten ist ein Schaden des Ohres sicher (Lärmtrauma).

Der Vestibularapparat (Gleichgewichtsorgan)

Das Gleichgewichtsorgan ermöglicht in Zusammenarbeit mit dem Auge, der Oberflächen- und der Tiefensensibilität die Orientierung im Raum und trägt zum Aufrechterhalten des Gleichgewichtes bei.

Statolithenapparat: Die Macula utriculi (waagerecht) und die Macula sacculi (senkrecht) können durch lineare Beschleunigung der Endolymphe erregt werden, wobei die Scherkräfte der adäquate Reiz sind. Die Otolithenmembran erfährt dabei eine Parallelverschiebung.

Anders ist es bei dem *Bogengangsapparat:* Hier ragen Sinneszellen in die Cupula, die in einem mit Endolymphe gefüllten Raum liegt und durch Drehbeschleunigung erregt wird, da die Endolymphe durch die Trägheit hinter der Bewegung zurückbleibt. Die Cupula wird dabei gegen die Crista ampullaris abgelenkt, dies ist der adäquate Reiz für die Sinneshärchen. Durch ihre Steife stellt sich die Cupula bei Ende des Reizes zurück.

Durch die Erwärmung der Endolymphe entsteht ein Endolymphstrom, der einen Nystagmus auslöst (Kalorische Prüfung ☞ Kap. 1.2.4).

Reizfortleitung: Die Sinneszellen, die mechanisch erregt werden, setzen diese Erregung in nervöse Impulse um, wobei das Alles-oder-Nichts-Gesetz gilt.

Die feinen Nervenausläufer ziehen von den Sinneszellen zum Ganglion vestibulare, wo sie zum N. vestibularis zusammengefaßt werden und zu den drei Vestibulariskernen am Boden der Rautengrube laufen. Hier werden sie verschaltet und die Impulse werden zu den Augenmuskelkernen, von wo sie über den roten Kern (Nucleus ruber) und den Thalamus zur Großhirnrinde ziehen, weitergeleitet.

■ 1.2 Untersuchungsmethoden, Prinzip und Grundzüge der Bewertung

1.2.1 Inspektion

des äußeren Ohrs mit prä- und retroauriculärem Bereich.

Man achtet auf:
- Ohrmuschelform (angeboren, traumatisch, tumorös verändert?)
- Rötung der Ohrmuschel und der Umgebung?
- Schwellung der Ohrmuschel und der Umgebung?
- Druckschmerz oder Zugschmerz an der Ohrmuschel?
- Druckschmerz auf dem Mastoid?
- Druckschmerz im Bereich des äußeren Ohrs?
- Absonderungen aus dem Gehörgang (serös, eitrig, fötide?)
- Lymphknotenstatus (retroauriculär, präauriculär, nuchal und hinter dem Angulus mandibulae).

Otoskopie

ist die Inspektion des Gehörganges und des Trommelfells.

Man braucht dafür einen Ohrtrichter, einen Ohrspiegel, der in der Mitte durchbohrt ist, damit der Untersucher hindurchsehen kann, und eine starke Lampe (mindestens 100 Watt). Es gibt heute Geräte, die alles handlich zusammenfassen, sog. Otoskope.

Da man aber für feine Diagnostik bei sehr kleinen Strukturen noch eine Mikroskopieeinrichtung mit 6–40facher Vergrößerung benötigt, sollte man, wenn möglich, nicht nur mit dem Otoskop arbeiten. Beim Gebrauch eines Otoskops kann keine Mikroskopieeinrichtung verwendet werden. Handstellung: Ohrtrichter bzw. Otoskop immer in die *linke* Hand, da man die rechte Hand für die Führung des Kopfes des Patienten, bzw. für Zusatzgeräte braucht.

Das Trommelfell

☞ *Abbildung 1.3 und 1.6.*

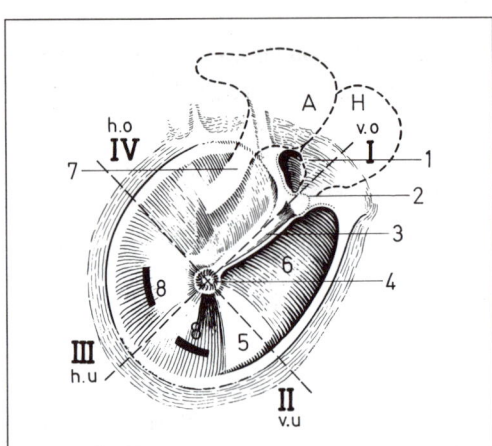

A = Amboßkörper
H = Hammerkopf
1 Pars flaccida (SHRAPNELL-Membran)
2 Prominentia malleolaris
3 durchscheinender Hammergriff
4 Umbo (Membrana tympani)
5 spiegelnder Lichtreflex
6 Pars tensa
7 langer Amboßschenkel (durchscheinend)
8 übliche Parazentesestellen
Quadranteneinteilung:
v.o. vorne oben
v.u. vorne unten
h.u. hinten unten
h.o. hinten oben

Abb. 1.6: Rechtes Trommelfell (vom Gehörgang aus gesehen)

Anatomie

Das Trommelfell ist die Trennung zwischen dem äußeren Ohr und dem Mittelohr. Es ist frei schwingend aufgehängt und überträgt den ankommenden Schall über den mit seinem „Griff" am Trommelfell befestigten Hammer (Malleus) auf die anderen Gehörknöchelchen (Amboß und Steigbügel).

Bei der Inspektion ist der Ansatz des Hammers an der Grenze der beiden oberen Quadranten oft durchscheinend.

Das Trommelfell hat eine nach innen gerichtete Trichterform, an deren Spitze sich der Umbo befindet.

Am Rand des Trichters ist der Limbus, eine Faserknorpelstruktur (auch Anulus fibrocartilagineus genannt), eingelassen.

Befund bei der Otoskopie

Man sollte beurteilen:
- den großen, unteren, gespannten Teil (Pars tensa)
- den kleineren, oberen, schlaffen Teil (Pars flaccida)
- den durchscheinenden, mit der Pars tensa verwachsenen Hammergriff
- den dreieckigen Lichtreflex, unterhalb des Umbo, im vorderen unteren Quadranten, der durch die Reflektion des hineinfallenden Lichts auf das schrägstehende Trommelfell entsteht
- die Eigenfarbe des Trommelfells, die im Normalfall perlmutt-glänzend ist. Der Glanz entsteht durch Cerumen, das meist als eine feine Schicht auf dem aufgespannten Trommelfell aufliegt.
- Schichtaufbau: Das Trommelfell selbst besteht aus zwei Schichten
  - der Epithelschicht und
  - der Schleimhautschicht.

  Im Bereich der Pars tensa liegt noch eine dritte Schicht dazwischen, die *Lamina propria.*

Quadranteneinteilung

Die Bezeichnung der Quadranten geht von der Lage derselben aus. Sie werden daher hinterer unterer, vorderer unterer, vorderer oberer und hinterer oberer Quadrant genannt. (☞ Abb. 1.6).

Manche Autoren bezeichnen die Quadranten auch mit römischen Ziffern von I – IV, wobei der vordere obere Quadrant mit I angegeben wird und dann im Uhrzeigersinn weitergezählt wird.

Beweglichkeit des Trommelfells

Mit der pneumatischen Ohrlupe, die auf dem Ohrtrichter befestigt ist, bläst man mittels eines Luftballs Luft in den äußeren Gehörgang, dabei wird otoskopiert.

Beim anschließenden Vakuum kann man bei intakter Tuba Eustachii das Trommelfell hin- und herbewegen (siehe auch GK 2, Anamneseerhebung, Kap. 5.1). Andere Tubenfunktionsprüfungen ☞ 1.2.5.

1.2.2 Palpation

Durch die Palpation der Ohrmuschel lassen sich Infiltrate, Abszesse und sonstige Unregelmäßigkeiten ausschließen. Bei der Palpation des Mastoids sollte man auf Druck- und Klopfschmerz prüfen (Mastoiditis).

Bei Mittelohrentzündungen besteht in den ersten Tagen ein heftiger Druckschmerz am Mastoid, der dann langsam in einen dumpfen Dauerschmerz übergeht, er kann aber auch fehlen.
Bei der Palpation vergesse man nicht die prä- und retroauriculären Lymphknoten.

1.2.3 Hörprüfungen

Die Schallfrequenz wird in Hertz gemessen. Je größer die Anzahl der Schwingungen, umso höher ist der Ton, den man hört.

Der Schalldruck wird in *Dezibel* (dB) gemessen und ist die *objektive Methode*, weil das logarithmische Verhältnismaß zu einem Bezugsschalldruck von 0 dB gemessen wird. Die Lautstärke (mit dem Schalldruck bei 1000 Hz identisch) wird in *Phon* gemessen und ist die *subjektive Methode*, weil als Bezugspunkt die Lautstärkeempfindung des menschlichen Ohres zu einem 1000 Hz-Ton gemessen wird. Sie ist bei extrem tiefen und bei hohen Tönen niedriger.

▶ Merke: Phon ist also frequenzabhängig! Dezibel ist aber frequenzunabhängig.

Der dB(A)-Wert bezeichnet die subjektiv empfundene Schallenergie. Der dB(B)-Wert bezeichnet die tatsächlich vorhandene Schallenergie. Bei 1000 Hz sind beide Werte gleich.
Immissionswerte werden immer in dB(A) angegeben.

▶ *Merke:* Bei einer Erhöhung eines Schallpegels um 10 dB(A) empfindet das menschliche Ohr den Pegel als doppelt so laut! Bei einer Erniedrigung um 10 dB(A) als halb so laut.

Klassische Hörprüfungen

Eine orientierende Überprüfung des Gehörs ist die Hörweitenprüfung für Flüstersprache und Umgangssprache in einem schallisolierten Raum, wobei der Abstand zwischen Untersucher und Proband 6 Meter betragen soll.

Der Untersucher macht eine Otoskopie, um ein Cerumen obturans oder Fremdkörper im Ohr auszuschließen. Dann wird mit Flüstersprache (mit Reserveluft gesprochen) und normallauter Umgangssprache mit Hilfe von Zahlwörtern (44 und 66 für hohe Töne, 88 und 99 für tiefe Töne) das Hörvermögen geprüft. Der Proband steht oder sitzt in 6 Metern Entfernung und hält das nicht zu prüfende Ohr mit dem Finger zu (eventuell durch reibende Bewegungen des Fingers vertäuben) und spricht die verstandenen Silben und Zahlwörter nach.

Bewertung der Hörweitenprüfung
Umgangssprache wird verstanden bis:
- 40 m = Normales Gehör
- 4 m = geringgradige Schwerhörigkeit
- 4 – 1 m = mittelgradige Schwerhörigkeit
- 1 – 0,3 m = hochgradige Schwerhörigkeit
- 0,25 bis ante concham = an Taubheit grenzende Schwerhörigkeit (direkt vor dem Ohr).

Werden Zahlen mit hohen Frequenzen schlecht verstanden, liegt eher eine Schallempfindungsstörung (SES) vor. Werden dagegen Zahlen mit niedrigen Frequenzen schlecht verstanden, liegt eher eine Schalleitungsschwerhörigkeit (SLS) vor. Die Hörweitendifferenz zwischen Flüster- und Umgangssprache ist bei der SES groß, bei der SLS klein.

Nach dieser grob orientierenden Hörprüfung schließen sich die Stimmgabelversuche an.

Rinne-Versuch
Die angeschlagene, schwingende Stimmgabel wird auf das Mastoid des Patienten aufgesetzt zur Prüfung der Knochenleitung. Sobald der Patient nichts mehr hört, wird die Stimmgabel vor das gleichseitige Ohr gehalten. Der Normalhörende hört die Stimmgabel daraufhin weiter, denn die Luftleitung ist besser als die Knochenleitung (☞ Abb. 1.7). Der RINNE-Versuch ist dabei positiv.

Bei einer SES hört der Patient sowohl Knochen- als auch Luftleitung nur kurz, der RINNE-Versuch ist aber positiv. Bei der SLS hört der Patient über die

Knochenleitung länger als über die behinderte Luftleitung, RINNE-Versuch ist negativ.

Weber-Versuch

Beim WEBER-Versuch (☞ Abb. 1.8) wird die schwingende Stimmgabel auf der Sagittallinie des Schädels aufgesetzt, und der Patient soll angeben, in welchem Ohr er besser hört. Der Normalhörende wird keinen Unterschied zwischen dem rechten und linken Ohr feststellen. Der WEBER-Versuch ist nicht lateralisiert. Aber auch der beidseits gleich Schwerhörige wird keinen Unterschied feststellen können.

Bei einer einseitigen SLS wird die Stimmgabel lauter im betroffenen Ohr gehört, da die Abstrahlung des zugeführten Schalles verhindert wird.
Bei einer SES wird die Stimmgabel lauter im nicht betroffenen Ohr gehört.

Daraus ergibt sich:
Bei Lateralisation nach rechts (rechts wird die Stimmgabel lauter empfunden) kann
- eine Schalleitungsschwerhörigkeit rechts oder
- eine Schallempfindungsschwerhörigkeit links vorliegen.

Schwabach-Versuch

Hierbei wird die Stimmgabel auf das Mastoid des Patienten aufgesetzt. Die Wahrnehmungszeit wird gemessen und notiert. Man kann auch mit dem eigenen Gehör überprüfen, indem man – nachdem der Patient nichts mehr hört – die Stimmgabel schnell auf das eigene Mastoid aufsetzt, um festzustellen, ob die Wahrnehmungszeit verkürzt ist oder nicht. Beim Normalhörenden beträgt die Wahrnehmungszeit ca. 30 sec.
Dieser Versuch dient nur zur groben Orientierung.

Die schwingende Stimmgabel wird zur Prüfung der Knochenleitung erst auf das Mastoid gesetzt, bis der Patient nichts mehr hört, dann wird sie zur Prüfung der Luftleitung vor das Ohr gehalten.

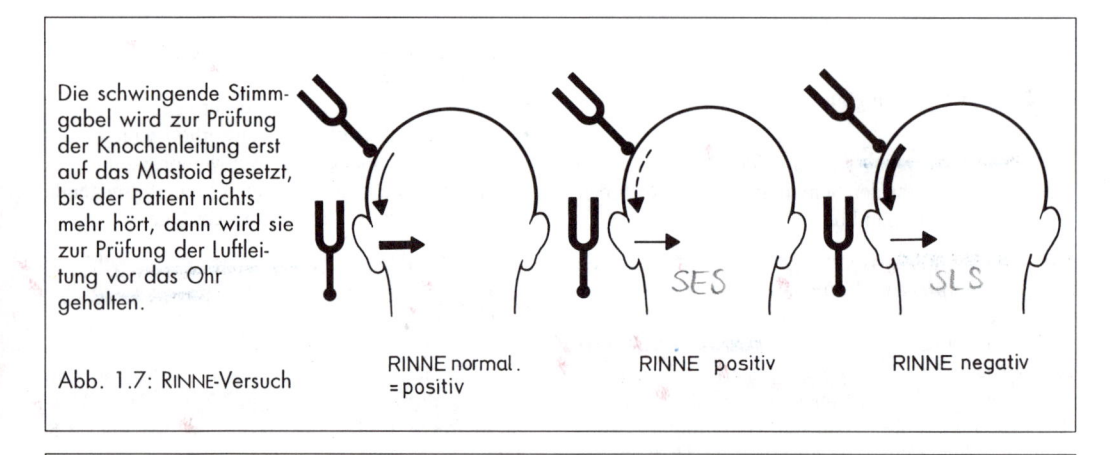

Abb. 1.7: RINNE-Versuch

RINNE normal. = positiv | RINNE positiv (SES) | RINNE negativ (SLS)

Die Stimmgabel wird in der Sagittallinie des Schädels aufgesetzt. Der Patient soll sagen, in welchem Ohr er die Stimmgabelschwingungen lauter hört, oder ob er sie als gleichlaut empfindet.

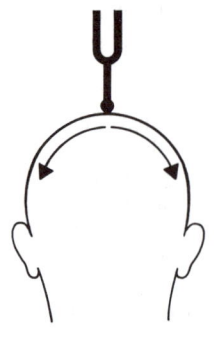

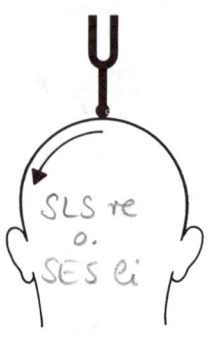

Abb. 1.8: WEBER-Versuch

WEBER normal | WEBER rechts lat. (SLS re o. SES li) | WEBER links lat.

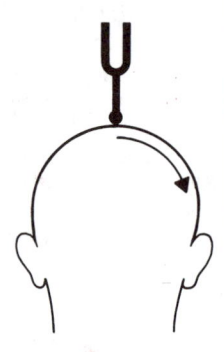

Gellé-Versuch

Mittels eines Politzer-Ballons, der luftdicht in den äußeren Gehörgang eingesetzt wird, fixiert man die Gehörknöchelchenkette. Dann wird eine angeschlagene, schwingende Stimmgabel auf den Schädelknochen aufgesetzt.
Der Druck wird durch Kompression des Politzer-Ballons erhöht und durch Nachlassen der Kompression wieder erniedrigt, und zwar abwechselnd.
Der Normalhörende wird bei Druckabfall durch das Nachlassen der Fixierung der Gehörknöchelchenkette ein Schwanken des Stimmgabeltones bemerken. Bei Vorliegen einer Otosklerose wird der Proband kein Schwanken bemerken.

Der GELLÉ-Versuch eignet sich zum Nachweis einer Fixierung der Gehörknöchelchenkette, also einer Otosklerose.
Die Stimmgabel wird auf das Mastoid des Patienten aufgesetzt. Sobald dieser nichts mehr hört, setzt der Untersucher die Stimmgabel auf das eigene Mastoid, um festzustellen, ob er noch etwas hört. Nur zur groben Orientierung geeignet!
Beim Normalhörenden wechselt der Ton die Frequenzhöhe. Beim Vorliegen einer Otosklerose bleibt der Ton in der Frequenz gleich.

Elektroakustische Methoden zur Hörprüfung

Neben diesen vier klassischen Hörprüfungen finden auch elektroakustische Methoden zur Überprüfung des Gehörs Verwendung. Man braucht dazu einen Tongenerator, der reine Töne in den verschiedenen Frequenzbereichen herstellen kann. Diese Methoden sind wesentlich genauer als die klassischen Hörprüfungen.

Die üblichen Frequenzen, die überprüft werden, sind 125, 250, 500, 1000, 1500, 2000, 3000, 4000, 6000, 8000 und 10 000 Hz. Der Lautstärkebereich, der überprüft wird, umfaßt 0–120 dB(A) (Phon).
Die Lautstärke, bei der Prüfton gerade vom Patienten gehört wird, trägt der Untersucher bei der entsprechenden Frequenz in das Schema ein. Die Luftleitung wird durch einen Kopfhörer geprüft, die Knochenleitung durch einen auf dem Knochen hinter dem Ohr aufgesetzten kleinen Lautsprecher. Die Gesamtheit der elektroakustischen Hörprüfungsmethoden wird unter dem Oberbegriff *Audiometrie* zusammengefaßt.

Schwellenaudiometrie

Bei einer Hörschwellenmessung werden in den genannten Frequenzen – auf jedes Ohr getrennt – reine, vom Tongenerator erzeugte Sinustöne gegeben, die von 0 dB(A) ausgehend jeweils um 5 dB(A) lauter auf den Kopfhörer des zu testenden Ohrs gesteigert werden, bis der Patient sie hört. Die dabei gefundenen Werte werden üblicherweise in sog. relativer Darstellung in ein Audiogramm eingezeichnet. Die Nullinie entspricht dabei der durchschnittlichen Hörschwelle eines Normalhörenden.
Die Luftleitung wird mit einem Kopfhörer geprüft, die Knochenleitung mit einem Spezialgerät.
Man notiert die Werte beider Ohren getrennt. (☞ Abb. 1.9 und 1.10).

Überschwellige Hörmessungen

► Fowler-Test

► Dieser Test wird zur Differentialdiagnose einer einseitigen Schwerhörigkeit verwendet. Man kann am Recruitment feststellen, ob der Schaden auf neuraler oder sensorischer Ursache beruht.

Die Hörschwelle liegt auf dem schwerhörigen Ohr höher als auf dem gesunden. Wird nun der überschwellige Ton schrittweise verstärkt, braucht man auf dem schwerhörigen Ohr nur noch kleine Schritte, um eine beidseits gleich laute Empfindung hervorzurufen, es kommt zum Lautheitsausgleich = Recruitment positiv (sensorische Schwerhörigkeit). Hört der Patient im gesamten Bereich der Lautstärkeerhöhung auf dem schwerhörigen Ohr schlechter, so besteht kein Lautheitsausgleich = Recruitment negativ (neurale Schwerhörigkeit).

► Positives Recruitmentphänomen ist typisch für eine periphere (cochleäre) Störung.

Langenbeck'sche Geräuschaudiometrie

Man untersucht, ob ein Geräusch einen Prüfton an seiner im hohen Frequenzbereich gelegenen Schwelle verdecken kann.

Bei einer neuralen Schwerhörigkeit kann ein Geräusch niedrigerer Lautstärke als der Prüfton diesen teils oder vollständig verdecken, das heißt, der Prüfton wird schlechter oder gar nicht gehört.

Bei einer sensorischen Schwerhörigkeit läßt sich der Prüfton nicht verdecken.

Sisi-Test nach Jerger

SISI = Short Increment Sensitivity-Index (Erkennbarkeit von kurzen Lautstärkeerhöhungen). Dieser Test kann eine sensorische Schwerhörigkeit anzeigen. Er kann bei einer einseitigen und einer doppelseitigen Schwerhörigkeit angewendet werden.

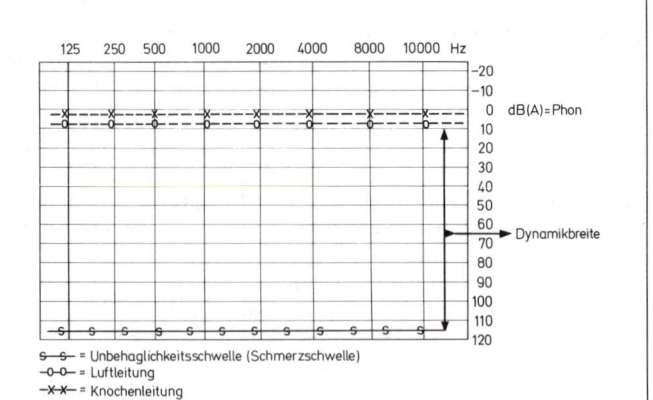

Abb. 1.9: Darstellung eines Audiogramms, die Nullinie entspricht der Hörschwelle eines Normalhörenden.

s—s— = Unbehaglichkeitsschwelle (Schmerzschwelle)
-o-o- = Luftleitung
-x-x- = Knochenleitung

Cerumen: Blockierung des Gehörganges durch Ohrenschmalz. Luftleitung gemindert, Knochenleitung normal

Innenohrschwerhörigkeit: Da neuronaler Schaden, ist Luft- und Knochenleitung vermindert.

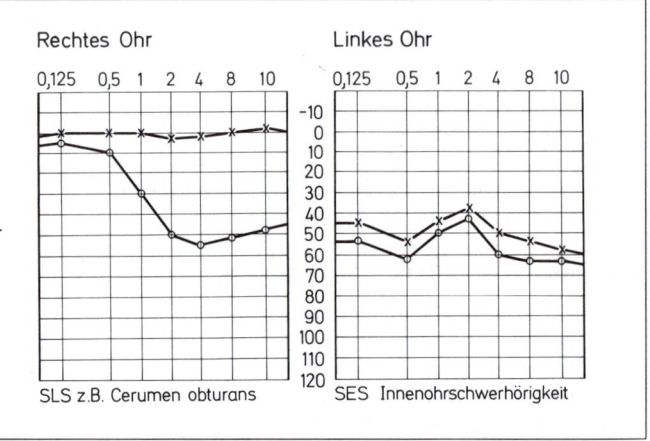

Abb. 1.10 a: Audiogramm verschiedener Erkrankungen

SLS z.B. Cerumen obturans   SES Innenohrschwerhörigkeit

Durch Knall mit großer Lautstärke am rechten Ohr starke neuronale Schädigung rechts, Luft- und Knochenleitung stark vermindert, links ist die Schädigung nicht so stark.

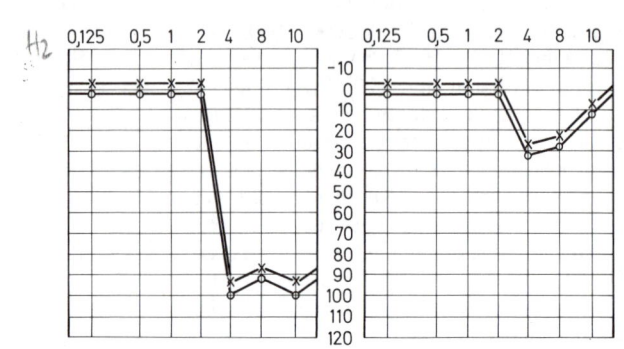

Abb. 1.10 b: Audiogramm verschiedener Erkrankungen

Akutes akustisches Trauma, das auf der rechten Kopfseite entstand

1 Das Ohr

Deutliche Senke im Mitteltonbereich um 2000 – 8000 Hz

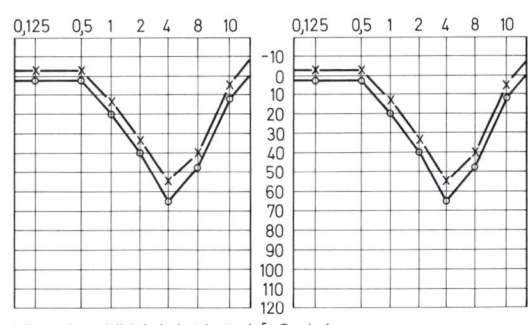

Abb. 1.10 c: Audiogramm bei Lärmschwerhörigkeit

Lärmschwerhörigkeit beidseits (c^5-Senke)
—o—o— Luftleitung
—x—x— Knochenleitung

Otosklerose: Luftleitung vermindert durch Sklerosierung der Gehörknöchelchenkette. Knochenleitung deshalb normal

Abb. 1.10 d: Audiogramm verschiedener Erkrankungen

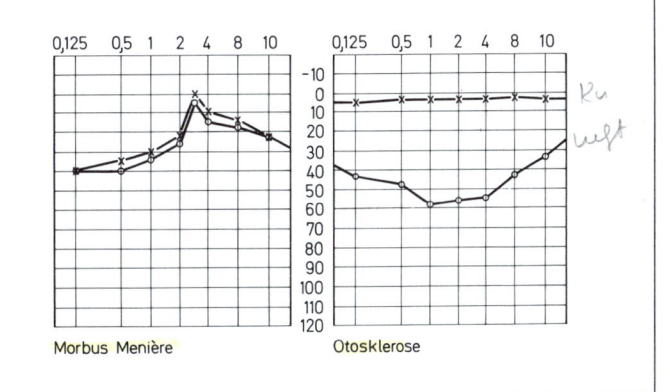

Morbus Menière   Otosklerose

Deutliche Senke im Hochtonbereich. Dieser ist stärker betroffen als der Tiefton und Mitteltonbereich.

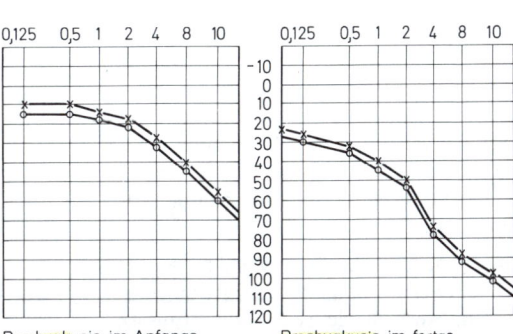

Abb. 1.10 e: Audiogramm bei Presbyakusis

Presbyakusis im Anfangsstadium   Presbyakusis im fortgeschrittenen Stadium

HNO

Vorgehen: Ein Dauerton, der 20 dB(A) über der Hörschwelle des Schwerhörigen liegt, wird etwa 20 mal für je 0,2 sec um 1 dB(A) verstärkt. Empfindet der Patient im Bereich seines Hörverlusts fast alle Lautstärkeerhöhungen, so ist der Test positiv, was für eine sensorische Schwerhörigkeit spricht. Der Normalhörende und Patienten mit einer neuralen Schwerhörigkeit empfinden diese Lautstärkeerhöhungen normalerweise nicht, der Test ist negativ.

Schwellenschwund-Test nach Carhart
Ein Dauerton, der über der Hörschwelle liegt, muß mehrfach nach einiger Zeit erhöht werden in der Lautstärke, um wieder bemerkt zu werden. Dieses Phänomen der pathologischen Hörermüdung spricht für eine neurale Schwerhörigkeit (z.B. Akustikusneurinom).

Békésy-Test
Dieses Verfahren ist im Prinzip dasselbe wie der Carharttest, nur wird das Audiometer automatisch gesteuert.

Pädaudiometrie
Um bei Kindern das Gehör zu überprüfen, kommen zwei verschiedene Testverfahren, je nach Alter, zur Anwendung.

Reflexaudiometrie
Anwendung bis zum 2. Lebensjahr. Ein gesunder Säugling wird bei akustischen Reizen den Kopf in Richtung der Schallquelle wenden (bei Vorsorgeuntersuchungen nicht vergessen).
Bei akustischen Reizen kommt es zum cochleopalpebralen Reflex, d.h., der Säugling reagiert mit Lidschlag.

Spielaudiometrie
Anwendung ab dem 2. oder 3. Lebensjahr. Das Kleinkind darf sich bei Hören des akustischen Reizes einen Baustein oder etwas anderes nehmen.

Objektive Audiometrietests
Alle bisher beschriebenen Hörtests erfordern die Mitarbeit der Patienten und eine Simulation einer Hörstörung wäre möglich. Bei den nun folgenden objektiven Hörprüfungen ist eine Mitarbeit des Patienten nicht nötig.

In praxi können mehrere Tests angewendet werden, die alle recht aufwendig sind und viel Instrumentarium erfordern, weshalb sie selten zum Einsatz kommen.

Impedanzaudiometrie (Mittelohr)
Sie gibt Auskunft über die Funktion der Tuba Eustachii und des Mittelohrs. Geprüft wird die Schallreflektion am Trommelfell.

Vorgehen: Man verschließt mit einem Stöpsel (der 3 Sonden für Schall-, Druck- und Echolot-Messung enthält) den Gehörgang.
Gemessen werden die Amplitude und die Phase des vom Trommelfell zurückgeworfenen Schalls der Schallenergie, die von der Schallsonde auf das Trommelfell abgegeben wird. Bei einem normalen Befund wird fast die gesamte Schallenergie durch das Trommelfell und die Gehörknöchelchenkette „geschluckt". Bei einem stark gespannten Trommelfell oder einem Mittelohrerguß wird mehr Schallenergie zurückgeworfen.

Diese Änderung kann beruhen auf:
- einer Veränderung des Trommelfells und der Gehörknöchelchenkette, oder
- einer Kontraktion der Mittelohrmuskulatur.

Mit dieser Methodik läßt sich auch der Stapediusreflex überprüfen und durch Wechsel von Überdruck und Unterdruck im äußeren Gehörgang die Tympanometrie durchführen. (☞ Abb. 1.11)

EEG-Audiometrie
- *Electric Response Audiometry:* Sehr aufwendig, Beurteilung durch Spezialisten. Verfahren: Man gibt auf das zu messende Ohr periodische akustische Reize in aufsteigenden Lautstärkeschritten und nimmt gleichzeitig ein EEG ab. Aus der sich ergebenden Kurve kann man durch Mittelung zahlreicher Potentiale die objektive Hörschwelle bestimmen.
- *Elektrocochleographie:* Aufwendig, nur durch Spezialisten zu beurteilen. Dazu muß eine feine Nadelelektrode durch das Trommelfell hindurchgestochen und an der medialen Paukenhöhlenwand befestigt werden, wodurch man dann Aktionspotentiale des Ganglion spirale als Antwort auf akustische Reize abgreifen kann.
Alle bisher besprochenen Hörtests geben Auskunft über das absolute Hörvermögen. Zum Verständnis von Sprache – wodurch sich der Mensch überwiegend verständigt – sind diese Tests nur bedingt aussagefähig. Daher sollte immer das *Sprachverständnis* ebenfalls überprüft werden. Dies geschieht durch die

1 Das Ohr

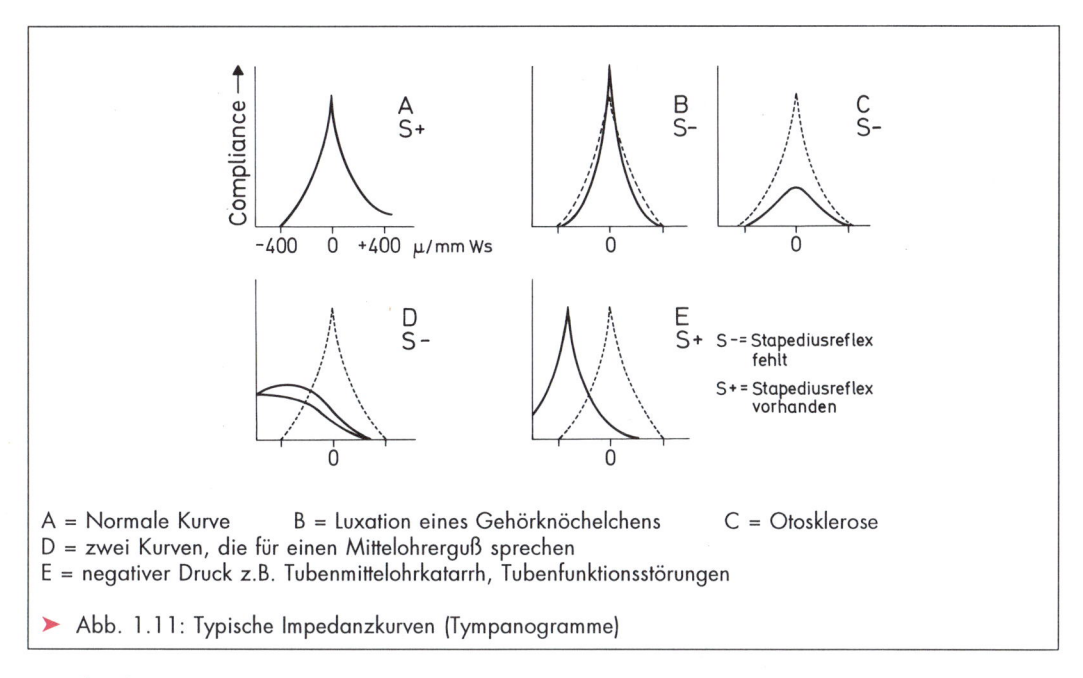

A = Normale Kurve **B** = Luxation eines Gehörknöchelchens **C** = Otosklerose
D = zwei Kurven, die für einen Mittelohrerguß sprechen
E = negativer Druck z.B. Tubenmittelohrkatarrh, Tubenfunktionsstörungen

S− = Stapediusreflex fehlt
S+ = Stapediusreflex vorhanden

➤ Abb. 1.11: Typische Impedanzkurven (Tympanogramme)

Sprachaudiometrie

Durch auf Tonband gesprochene Zahlwörter, Ein- und Mehrsilbenwörter wird das Sprachverständnis überprüft auf

- den Hörverlust für Sprache (2-silbige Testworte) = Lautstärkenmehrbedarf gegenüber einem Normalhörenden und
- den Diskriminationsverlust (1-silbige Testworte) gegenüber dem Normalhörenden.

Simulationstests

Das sind Verfahren, durch die Patienten, die eine Hörstörung simulieren, überführt werden. Es gibt viele Verfahren, ich möchte als Beispiel nur eines besprechen.

➤ Stenger-Test

Dieser Test beruht auf dem Prinzip, daß man einen leisen, überschwelligen Ton auf das gesunde Ohr gibt und gleichzeitig einen sehr lauten Ton von derselben Frequenz auf das angeblich kranke Ohr. Da der Patient auf das angeblich kranke Ohr achtet und glaubt, nur dieses werde geprüft, sagt er, er höre nichts und liefert damit den Beweis, daß er simuliert. Mit diesem Test läßt sich eine simulierte einseitige Schwerhörigkeit nachweisen.

Andere Tests sind der LOMBARD-Leseversuch zum Nachweis einer simulierten doppelseitigen Taubheit, der LEE-Test u.a.

Auch die Impedanzaudiometrie kann einen Simulanten überführen, da bei einem wirklich tauben Ohr bei Beschallung auf dem anderen kein Stapediusreflex auftritt.

1.2.4 Vestibularisprüfung

Schwindelanamnese

Schwindel ist ein häufiges Symptom, welches für viele Krankheiten sprechen kann. So gehen Arteriosklerose, Hypotonie, Hypertonie, Magen-Gallen-Erkrankungen, Virusinfektionen, Vergiftungen, Epilepsie, Multiple Sklerose und viele andere Krankheiten mit Schwindelsymptomen einher.

Definition des Schwindels: Eine Gemütsbewegung spezifischen Charakters, welche immer mit Bewegungswahrnehmungen bzw. -empfindungen oder -vorstellungen verbunden ist, welche meist einen Unlustcharakter aufweisen (LEIDLER).

Die Schwindelanamnese kann dem Arzt oft schon einen groben Anhaltspunkt für die Ursache geben.

Tab. 1.1: Übersicht der Hörprüfungen bei einer Schalleitungs- und einer Schallempfindlichkeitsschwerhörigkeit

Hörtest	SLS	SES
Hörweitenprüfung	Zahlen hoher Frequenz schlecht	Zahlen niedriger Frequenz schlecht
Hörweitendifferenz zwischen Flüster und Umgangssprache	klein	groß
Rinne	negativ	positiv
Weber	zum kranken Ohr lateralisiert	zum gesunden Ohr lateralisiert
Schallaudiometrie	Differenz zwischen Knochen- und Luftleitung	Hörverlust für hohe Frequenzen
Impedanzmessung	Kurvenverlauf geändert	Kurvenverlauf normal
Sprachaudiometrie	kein Diskriminationsverlust	meist Diskriminationsverlust
	Ist die SLS mit diesem Test nicht abzuklären, sollte man eine Probe-Tympanotomie durchführen	
	sensorisches SES	**neurales SES**
Fowler Recruitment	positiv	negativ
Langenbeck	Prüfton nicht verdeckt	Prüfton verdeckt
Sisi	60 – 100 %	0 – 15 %
Carhart Schwellenschw.	nicht vorhanden	vorhanden

Tab. 1.2: Schwindeltypen und zugehörige Krankheitsbilder

Charakteristik	Dauer	Ursache	Diagnose
Spezifischer Schwindel peripher-vestibulär			
unregelmäßige Drehschwindelanfälle mit Ohrensausen	Minuten – Tage	endolymphatischer Hydrops	Morbus Menière
akuter Drehschwindel, Erbrechen	Wochen	bakterieller Infekt	Akute Labyrinthitis bei Otitis media
Drehschwindel	Wochen	Fistel im horizontalen Bogengang	chron. Otitis media
akuter Drehschwindel mit Erbrechen	Tage – Wochen	toxische Infektion	Neuritis vestibularis
Drehschwindel, Erbrechen, Ohrensausen, Bläschenbildung	Tage – Wochen	Virusinfektion	Herpes zoster oticus
Drehschwindel, vegetative Symptomatik	Minuten – Wochen	geradlinige Beschleunigungen	Kinetose
Spezifischer Schwindel zentral-vestibulär			
Positionsschwindel, Gleichgewichtsstörungen	Wochen – Monate	zentrale Infektion	Multiple Sklerose
heftig beginnender Schwindel	Minuten	A. cerebellli Verletzung	Apoplexia cerebellis
Unspezifischer Schwindel			
Schwarz vor den Augen, Schweben	Sekunden	Blutdruckschwankungen	Orthostatischer Schwindel
Epileptischer Schwindel			
akute Schwindelanfälle mit Bewußtseinsverlust	Sekunden	Krampfanfall	Temporallappen-epilepsie

1 Das Ohr

Abgefragt werden müssen:
- *Art* des Schwindels (Dreh-, Lift-, Schwankschwindel, Fallneigung, Gangunsicherheit, Schwarzwerden vor den Augen),
- *Auslöser* des Schwindels (Bücken, Kopfdrehen, Kinetosen (Auto, Schiff, Flugzeug), Aufstehen, Blickwendung),
- *Dauer* des Schwindels (seit Stunden, Tagen, Wochen, Monaten, Jahren),
- *Dauer der einzelnen Anfälle* (Sekunden, Minuten, Stunden, Tage, Monate),
- *Begleitsymptome* (vegetativer Art, Geruchs-, Hör-, Seh- oder Geschmacksstörungen, oder ganz anderer Art).

Vestibularisprüfungen

Sie sollen:
- den geklagten Schwindel objektivieren
- den Sitz der Ursache auffinden, was oft nicht möglich ist.

Häufig läßt sich nur ein peripher bedingter Schwindel von einem zentral ausgelösten abgrenzen.

Koordinationsprüfungen
Unterberger-Versuch
Der Patient wird angehalten, mit geschlossenen Augen auf der Stelle zu treten. Ein Kranker dreht sich dabei zu der geschädigten Seite, was auf einen *peripheren vestibulären* Schaden hinweist.
Schwankt er zur Seite oder muß er die Beine breiter stellen, deutet es auf eine *zentrale* Schädigung. Erst Abweichungen über 60° sind pathologisch.

Romberg-Versuch
▶ Wie beim UNTERBERGER-Versuch steht der Patient aufrecht mit geschlossenen Füßen und schließt die Augen. So soll er einige Minuten stehen bleiben. Man kann auch die Arme in Vorhaltestellung zusätzlich ausstrecken lassen. Unsicherheiten im Stand, Schwanken oder Fallneigung sprechen für eine Gleichgewichtsregulationsstörung. Falls der Schwindel sistiert, wenn der Versuch bei geöffneten Augen wiederholt wird, so ist die Ursache im Cerebellum zu suchen.

Blindgang-Versuch
Der Patient soll mit geschlossenen Augen geradeaus gehen. Ein Kranker wird seitlich abweichen.

Zeigeversuche
Der Patient, beide Hände liegen auf seinen Oberschenkeln, sitzt dem Arzt gegenüber und soll auf die ausgestreckten Hände des Arztes mit geschlossenen Augen zeigen. Einem Kranken gelingt das selten. (= Bárány-Versuch)
Der Patient soll mit geschlossenen Augen versuchen, sich selbst mit seiner Hand – die er vorher seitlich ausstreckt – an die Nase zu fassen (Finger-Nasen-Versuch). Einem Kranken wird das selten gelingen.

Nystagmusprüfungen

Nystagmus ist eine rhythmische Augenbewegung mit einer schnellen und einer langsamen Phase. Die langsame Bewegung ist labyrinthär bedingt, die schnelle wird als zentrale Ausgleichsbewegung aufgefaßt.

Als *Nystagmusrichtung* wird immer die *schnelle Phase* angegeben. Ein physiologischer Nystagmus findet sich bei Endstellung der Augen nach rechts oder nach links (= Endstellungsnystagmus).

Spontannystagmus tritt auf, wenn in dem komplizierten Zusammenspiel von Vestibularinformation, Augeninformation und Muskelinformation eine Störung eintritt. Der Patient muß immer nüchtern sein, da unter Alkoholeinfluß ein Spontannystagmus auftreten kann! Ist diese Störung einseitig, so kommen die sonst sich im Gleichgewicht befindenden Aktionspotentiale von einer Seite nicht mehr an, und die andere Seite hat ein Übergewicht. Die Schaltzentrale meldet aber nur das Übergewicht weiter, und es kommt zu Rückstellaktionen der vermeintlich falschen Körperlage (Hinfallen, Gangunsicherheit, Nystagmus).

Vestibulär bedingter Schwindel ist mit *Nystagmus* verbunden, der *immer rhythmisch* ist, meist in horizontaler Richtung – aber auch andere Richtungen sind möglich.

Vertikaler Nystagmus ist stets zentral bedingt. Ein Nystagmus kann fein-, mittel- und grobschlägig sein, mittelfrequent und hochfrequent.

Prüfung auf Spontannystagmus
Man setzt dem Patienten eine FRENZEL-Brille auf, um ihm das Fixieren unmöglich zu machen. Durch die starke Vergrößerung sieht der Arzt auch schwache Nystagmusbewegungen sehr gut. Man läßt den Patienten schauen nach
- oben (Aufblick), unten (Abblick),
- geradeaus (Blick geradeaus),
- rechts (Rechtsblick), links (Linksblick).

Der gefundene Nystagmus wird in das Schema Abb. 1.12a mit den auf Abb. 1.12b gezeigten Symbolen eingetragen.

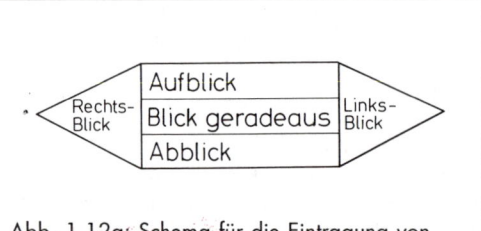

Abb. 1.12a: Schema für die Eintragung von Nystagmusrichtungen

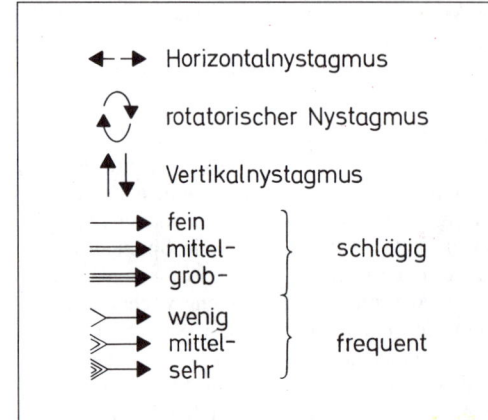

Abb. 1.12b: Symbole für die Beschreibung von Nystagmusformen

Als Spontannystagmus treten drei Hauptformen auf
➤ *Richtungsbestimmter* Nystagmus, dabei ist in allen Blickrichtungen der Nystagmus nach der gleichen Seite zu beobachten (meist *periphere Ursache*).

➤ *Regelmäßiger* Blickrichtungsnystagmus (immer *zentral* bedingt, z.B. diffuse Hirnstörung, Intoxikation).

➤ *Regelloser* Blickrichtungsnystagmus, der häufig auch rotatorische oder vertikale Komponenten enthält, ist immer *zentral* bedingt. (Meist durch einen Prozeß in der Fossa cranii posterior, wo die Kerngebiete liegen.)

Prüfung auf Provokationsnystagmus
Durch Lagerung, Gehörgangserwärmung, Rotation des Patienten wird versucht, einen Nystagmus zu provozieren. Nur so lassen sich verborgene Nystagmusformen aufspüren.

Lagerungsnystagmus
➤ Durch verschiedene Lagerungen z.B. Rückenlage, rechte und linke Seitenlage oder Kopfhängelage, und durch den Wechsel zwischen Aufstehen und Liegen wird versucht, einen Lagenystagmus auszulösen. Alle diese Prüfungen werden mit einer FRENZEL-Brille gemacht.

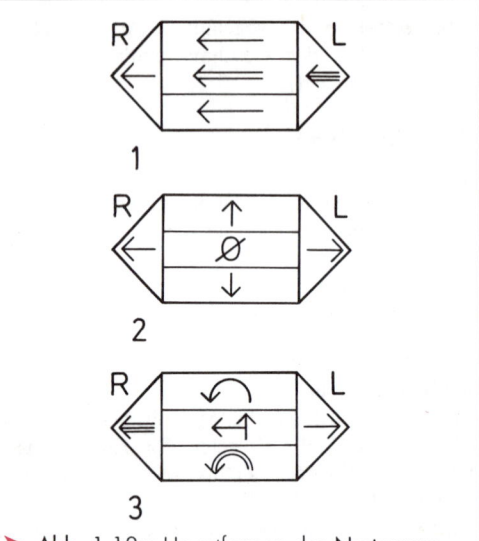

➤ Abb. 1.12c: Hauptformen des Nystagmus, eingetragen in das übliche Schema
1 = Richtungsbestimmter Nystagmus = meist peripher bedingt (z.B. peripher Vestibularisausfall links)
2 = Regelmäßiger Blickrichtungsnystagmus = immer zentral bedingt
3 = Regelloser Blickrichtungsnystagmus = immer zentral bedingt

Merke: Ein nur kurzzeitig auftretender Lagenystagmus (Sekundenschwindel) kann auch auf vaskulärer Ursache beruhen.

➤ Lagenystagmus spricht für einen peripheren Schaden, wenn er nur kurz anhält (bis zu 50 sec), konstante Richtung hat und als Begleitsymptom Schwindelgefühle zeigt.
Hält er dagegen längere Zeit an, und wechselt die Richtung, muß man einen zentralen Schaden annehmen.

1 Das Ohr

Experimentelle Labyrinthprüfungen

Mittels der experimentellen Vestibularisprüfungen (*thermisch, rotatorisch, mechanisch*) lassen sich Vestibularorgane einzeln prüfen, und es ist möglich, einen peripheren Vestibularschaden von einem zentralen abzugrenzen.

Thermische (kalorische) Nystagmusprüfung

▶ Bei der kalorischen Prüfung werden die Gehörgange einzeln mit kaltem Wasser (30°C, evtl. 4°C) und mit warmem Wasser (44°C) gespült. Zwischen den einzelnen Prüfungen sollte man 5 min pausieren. Die Zeit der Spülung beträgt ca. 10 sec, der Patient soll dabei liegen, wobei der Kopf einmal nach vorne um ca. 30° gebeugt wird und das andere Mal um 60° nach hinten, um die beiden senkrecht aufeinanderstehenden Bogengänge getrennt prüfen zu können.

Bei allen Prüfungen notiert man nach 30 sec. die Schlagrichtung, die Schlagzahl und die Schlagdauer des Nystagmus. Diese kalorische Prüfung dient zur Feststellung der peripheren Erregbarkeit der Vestibularorgane. Es ist die einzige Prüfung, mit der das Vestibularorgan allein getestet werden kann.
Bei einem Gesunden kommt es zu einem *Nystagmus,* der bei der Kaltprüfung zur Gegenseite gerichtet ist, bei der Warmprüfung zur gleichen Seite.

Man kann mit dieser Prüfung feststellen:
- Erregbarkeit vorhanden oder nicht,
- Erregbarkeit beidseits gleich stark,
- Erregbarkeit beidseits gleich lange.

Rotatorische Prüfung

Der Patient sitzt bei dieser Prüfung auf einem Drehstuhl. Durch das Andrehen wird der Endolymphstrom in den Bogengängen beschleunigt, und es kommt in der Anfangsphase zu einem Nystagmus in Drehrichtung. Nach dem abrupten Abbremsen der Drehbewegung kommt es durch die Trägheit des Endolymphstroms zu einem Nystagmus entgegen der Drehrichtung. Beide Labyrinthe werden also gleichzeitig gereizt. Dieser Test läßt Aufschlüsse über die zentrale Steuerung der peripheren Signale der Vestibularorgane zu. *Normalerweise* findet sich *bei beiden Augen* ein *gleichseitig schlagender Nystagmus* mit gleicher Stärke und Dauer.
Diese Prüfung wird mit der FRENZEL-Brille durchgeführt.

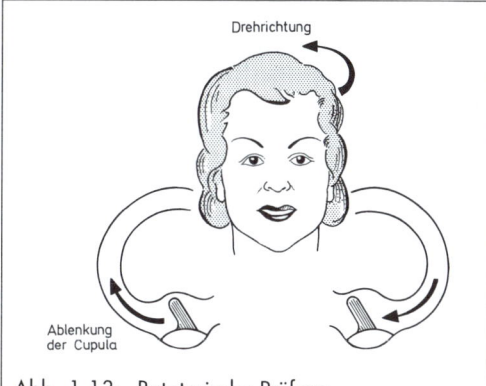

Abb. 1.13: Rotatorische Prüfung Erklärung der Nystagmusentstehung

Mechanische Prüfung

Diese Prüfung wird auf einem pendelnden Stuhl durchgeführt. Auch hier wird die Trägheit des Endolymphstromes zur Diagnostik ausgenützt. Beide Labyrinthe werden dabei gleichzeitig gereizt. Auch bei dieser Prüfung wird die FRENZEL-Brille verwendet.

Tab. 1.3: Gleichgewichtsprüfungsbefunde

Differenzierung eines peripheren und zentralen Gleichgewichtsschadens	
Peripher:	Richtungsbestimmter Horizontalnystagmus
	Richtungsbestimmter Lagenystagmus
	Thermische Prüfung: Auf einem Ohr fehlender oder schwächerer Nystagmus
	Drehschwindel
Zentral:	Unklarer Schwindel
	Blickrichtungsnystagmus
	Richtungswechselnder Lagenystagmus
	Vertikaler, alternierender rotatorischer Nystagmus
	Thermische Prüfung: Richtungsüberwiegender Nystagmus nach derselben Seite bei warmer und kalter Spülung

Prüfung des Fistelsymptoms

▶ Besteht wegen eines Loches im Trommelfell und einem Defekt im knöchernen Bogengang ein Zugang zum noch geschlossenen Perilymphraum, so läßt sich ein Nystagmus auslösen, indem man einen Politzerballon luftdicht in den äußeren Gehörgang einsetzt und komprimiert bzw. aspiriert. Manchmal auch durch Druck auf den Tragus auslösbar. Durch den dabei entstehenden Druck bzw. Zug auf den Perilymphraum entsteht eine Endolymphbewegung, die zur Entstehung eines Nystagmus führt, der sich durch die *Frenzel*-Brille gut beobachten läßt.

Der Patient berichtet dabei, daß er einen Schwindel empfindet. Fällt dieser Test positiv aus, so muß die Fistel baldmöglichst durch einen operativen Eingriff verschlossen werden.

Beim Befund gilt dabei:

| **K**ompression | = | Nystagmus zur **k**ranken Seite |
| **A**spiration | = | Nystagmus zur **a**nderen Seite |

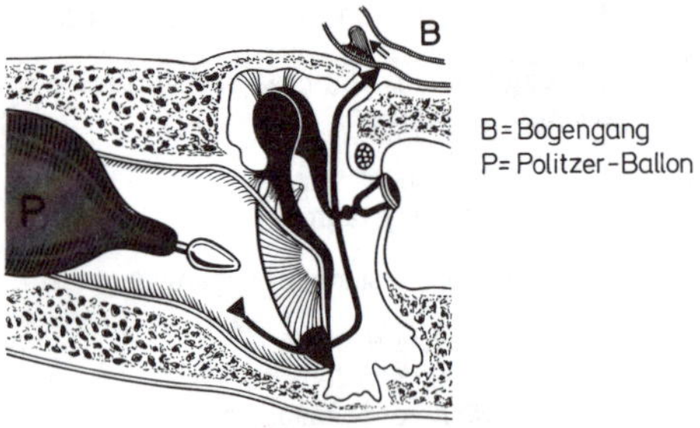

▶ Abb. 1.14: Prüfung des Fistelsymptoms
B = Bogengang
P = Politzer-Ballon, der luftdicht im Gehörgang eingesetzt wird.
Besteht eine Bogengangsfistel, so wird bei Kompression des Politzer-Ballons der häutige Bogengang zusammengedrückt, wodurch es zu einer Reizung der Cupula kommt und damit zu einem Nystagmus. *zur kranken Seite*

ENG = Elektro-Nystagmo-Graphie
▶ Zur Registrierung der Augenbewegungen wird seitlich beider Augen je eine Elektrode angebracht. Über diese werden die Aktionspotentiale, die bei jedem Nystagmusschlag durch Verschiebung der Potentialdifferenz zwischen Cornea (+) und Retina (–) auftreten, abgeleitet und aufgezeichnet. Zur Dokumentation bei einer Änderung des Befundes eines Nystagmus wichtig.

Vorteil: Sehr hilfreich zur Differenzierung von Gleichgewichtsstörungen.

Nachteil: Sehr aufwendig. *= Elektrooculographie*

Neu: Video-Oculographie

1.2.5 Tubenfunktionsprüfungen

▶ Die *Tuba Eustachii* ist *zum Druckausgleich* des Trommelfells *nötig* und beim Gesunden durchgängig. Eine verminderte oder fehlende Durchgängigkeit führt zu einem Druck auf dem Ohr. Jeder von uns kennt dieses Gefühl im Gebirge bei einer längeren Berg- und Talfahrt oder vom Fliegen. Durch Schlucken öffnet sich die Tube wieder durch den Zug der Mm. tensor und levator veli palatini.

Typische Prüfmethoden

Valsalva-Versuch
▶ Der Patient wird aufgefordert, mit geschlossenem Mund und zugehaltener Nase kräftig durch die Nase auszuatmen. Die Tube wird „belüftet" und das Trommelfell vorgewölbt durch den im Mundbereich künstlich erhöhten Druck, der durch das Ostium tubae auditivae in die Tube auszuweichen versucht. Tritt dabei eine Vorwölbung der seitlichen Halsregion auf, muß man eine äußere Laryngozele ausschließen.

Politzer-Verfahren
▶ Ein Politzer-Ballon wird dem Patienten in ein Nasenloch eingesetzt, das andere Nasenloch wird verschlossen. Der zu untersuchende Gehörgang wird durch einen Schlauch mit dem Gehörgang des Arztes verbunden. Während der Arzt auf den Ballon drückt, soll der Patient schlucken oder einen K-Laut sprechen. Das Tubenöffnungsgeräusch (Belüftung der Tube) wird vom Arzt über den Schlauch mitgehört.

Tubenkatheterismus
Bei einer schwer durchgängigen Tube wird ein hohles Metallröhrchen durch die Nase des Patienten bis zum inneren Tubenostium geschoben. Mittels Druckluft läßt sich die Tube „durchblasen".

1 Das Ohr

Mit dieser Methode lassen sich auch Medikamente in die Tube und in das Mittelohr einblasen.

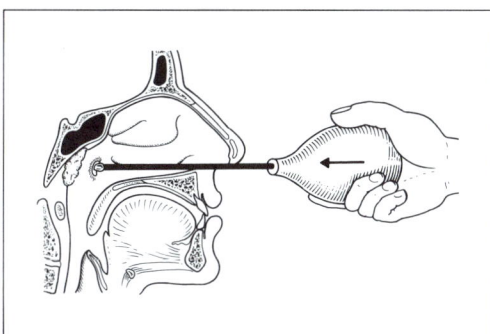

Abb: 1.15: Tubenkatheterismus, mit einem aufgesetzten Politzer-Ballon

Tympanogramm

Mit einem Tympanogramm lassen sich die Tubenöffnungen graphisch nachweisen. Verfahren siehe bei Abb. 1.11 Impedanzaudiometrie.

1.2.6 Röntgenuntersuchung des Felsenbeins

➤ Es gibt vier Standardaufnahmen, die näher beschrieben werden. Dies sind die *axiale* Aufnahme, die Aufnahme nach *Schüller*, nach *Stenvers* und nach *Mayer*.

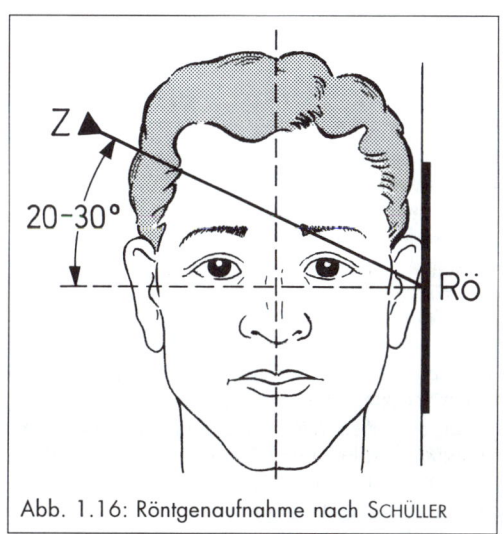

Außerdem setzen sich die Durchschichtung (*Tomographie*) und die CT (*Computertomographie*) immer mehr durch.

Schüller-Röntgenaufnahme

➤ Bei der Aufnahme nach SCHÜLLER werden der innere und der äußere Gehörgang, das Mastoid, das Kiefergelenk und der Pneumatisationsgrad des Mastoids zur Darstellung gebracht. Indikation für diese Röntgenaufnahme ist: eine Entzündung, Felsenbeinlängsfraktur, Destruktion oder sonstige Erkrankung der oben genannten Strukturen. Die Aufnahmetechnik ist aus Abb. 1.16 ersichtlich.
Der Zentralstrahl wird in einem Winkel von 20°–30° (je nach Autor) auf den gegenüberliegenden Gehörgang gerichtet.

Stenvers-Röntgenaufnahme

➤ Bei dieser Aufnahme werden das Felsenbein quer mit dem Labyrinthblock und der Porus und Meatus acusticus internus, sowie die Schnecke dargestellt.

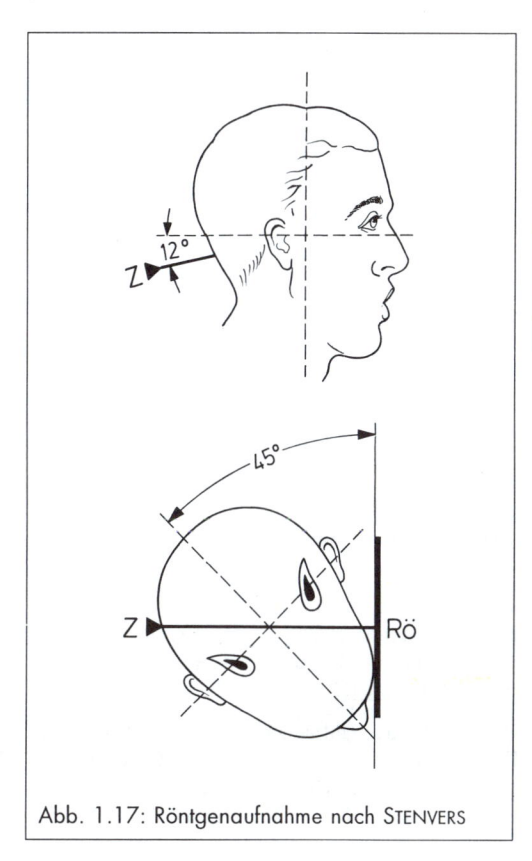

Abb. 1.16: Röntgenaufnahme nach SCHÜLLER

Abb. 1.17: Röntgenaufnahme nach STENVERS

Diese Aufnahme ist wichtig für Erkrankungen dieser Region, also z.B. Akustikustumoren, Destruktion und Entzündung des Felsenbeins, des Labyrinths, bei Schädeltraumen und zur Lagebeurteilung der Dura vor Operationen, Felsenbeinquerfraktur. (Aufnahmetechnik ☞ Abb. 1.17.)

Der Zentralstrahl wird in einem Winkel von 12° von unten vom Hinterhaupt aus auf den Mittelpunkt der Linie zwischen Orbitaunterrand und äußerem Gehörgang des gegenüberliegenden Ohres gerichtet.

Axiale Röntgenaufnahme
➤ Mit dieser Aufnahme werden die Schädelbasis und besonders deutlich die Felsenbeine längs, die Siebbeinzellen und die Keilbeinhöhlen abgebildet. Bei der axialen Aufnahme wird der Kopf des Patienten überstreckt und von caudal nach cranial die Aufnahme geschossen.

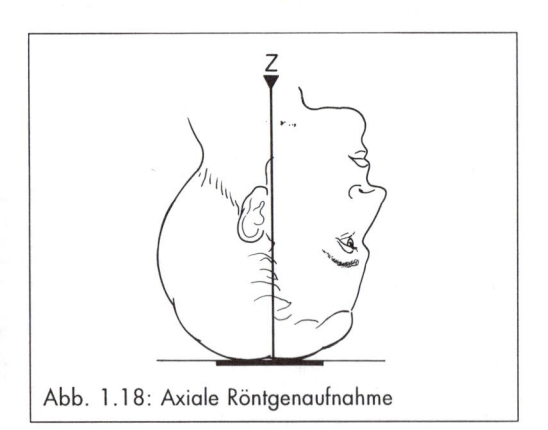

Abb. 1.18: Axiale Röntgenaufnahme

Abb. 1.19: Röntgenaufnahme nach C.G. Mayer

Mayer-Röntgenaufnahme
➤ Mit der Aufnahme nach C.G. MAYER lassen sich das Felsenbein senkrecht, der äußere Gehörgang, die Paukenhöhle und das Kiefergelenk gut darstellen.

Wichtig ist diese Aufnahme für die Diagnostik von Felsenbeinlängsfrakturen, von Cholesteatomeiterungen (Ausdehnung) und Erkrankungen des Mittelohrs. (Aufnahmetechnik ☞ Abb. 1.19.)

Bei der Röntgenaufnahme nach Mayer wird die Röntgenkassette ca. 45° seitlich des Ohres zur Sagittallinie gekippt. Der Zentralstrahl wird ca. 45° zur Horizontalen nach oben angehoben.

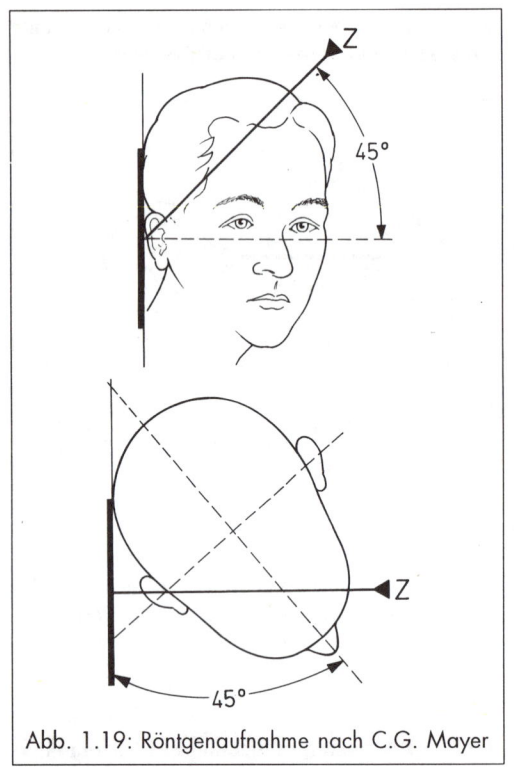

1.2.7 Fazialis-Diagnostik

Anatomie und Innervationsbereich des N. facialis ☞ Abb. 1.23.

Einfache Fazialisprüfungen
Der Patient soll:
- Stirne runzeln
  - bei *peripherer* Fazialisparese *nicht möglich*
  - bei *zentraler* Fazialisparese *möglich*
- Augen zukneifen
- Zähne zeigen
- pfeifen und lachen.

Bleibt eine Seite des Gesichts bei diesen Prüfungen zurück, so kann man auf eine Schädigung des N. facialis schließen. *Kann die Stirn gerunzelt werden, muß die Ursache zentral liegen*. Die anderen Tests lassen diese Unterscheidung nicht zu, sie weisen nur auf eine Schädigung hin.

1 Das Ohr

Schirmer-Test

➤ Bei der Schirmerschen Sekretionsprobe wird ein abgeknickter Streifen Lackmuspapier standardisierter Größe in das Unterlid eingehängt. Bei normaler Tränensekretion müssen nach 5 Minuten ca. 1,5 cm des Streifens bei geschlossenen Lidern befeuchtet sein. *Bei einer Fazialisparese* fällt dieser *Test negativ* aus.

Stapediusreflex

Die Funktion des N. facialis, der über den N. stapedius den M. stapedius, durch dessen Zug die Gehörknöchelchenkette versteift wird, innerviert, kann durch den Nachweis des Stapediusreflexes überprüft werden. Der Reflex wird ausgelöst durch Beschallung des gleichen oder des anderen Ohrs mit überschwelliger Lautstärke. Mit Hilfe des *Tympanogramms* läßt sich die Impedanzänderung des Mittelohres feststellen. *Bei einer Parese* fällt dieser Reflex aus, und es kommt zu einer Hyperakusis.

Gustometrie

Da der N. lingualis über die Chorda tympani läuft, läßt sich durch die Prüfung des Geschmacksempfindens eine Parese des N. facialis nachweisen. Näheres siehe unter Gustometrie Kapitel 3.2.3.

Nervenerregbarkeitstest

Der N. facialis wird über dem Foramen stylomastoideum transkutan mit Rechteckstromimpulsen gereizt. Gemessen wird die Schwelle der Stromstärken, die gerade für eine Reaktion der Muskulatur ausreicht. Beträgt der *Seitenunterschied mehr als 3,5 mA*, so ist *der Test pathologisch* und spricht für eine Fazialiserkrankung.

Ort der Schädigung	Ausfall der Tests
oberhalb des Porus acusticus	alle Tests pathologisch = a.T.p.
labyrinthärer Anteil	a.T.p., Gehör vorhanden
tympanaler Anteil	a.T.p., Schirmer oB
mastoidaler Anteil	a.T.p., Schirmer oB, Stapedius Reflex oB
distaler Anteil	Schirmer oB, Stapedius-Reflex oB, Gustometrie oB, Speichelsekretion vorhanden

Elektromyographie

Bei diesem Testverfahren werden im Seitenvergleich die Ruhe- bzw. Willkürinnervationspotentiale durch in die mimische Muskulatur eingestochene Nadelelektroden abgeleitet. Aus dem typischen *Potentialbild* lassen sich *Degenerationen* und andere *Erkrankungen* des N. facialis erkennen. Dieses Verfahren wird auch zur Prognose der Ausheilung einer Fazialisparese verwendet.
Die obengenannten Tests geben Aufschluß über die Höhe der Schädigung bei einer Fazialisparese.

■ 1.3 Klinik des äußeren Ohres

1.3.1 Anomalien und Mißbildungen

➤ **Anotie: Fehlen der Ohrmuschel**
Die erblich bedingte Form ist häufig begleitet von Mittelohrmißbildungen und Gehörgangsstenose.
Th.: Plastische Rekonstruktion.

➤ **Mikrotie**
Verunstaltung der Ohrmuschel durch ungenügende Ausbildung derselben, häufig bei Thalidomidschädigung.
Th.: Kunststoffprothese, evtl. Einschieben von Knorpelgewebe unter die Haut und damit Nachbildung einer Ohrmuschel. Möglich ist auch ein an der Brille befestigter künstlicher Ersatz (Epithese).

➤ **Abstehende Ohren**
Häufigste Anomalie des äußeren Ohres, kein echter Krankheitswert, nur ästhetische und psychische Beeinträchtigung. Der Anthelixwulst fehlt.
Th.: Anthelixplastik durch Inzision und „Ausdünnung" des Knorpels von dorsal, um eine sichtbare Narbenbildung zu verhindern.

Gehörgangsstenose oder -atresie

= *Ausbildung des Gehörgangs unvollständig.*
Sy.: Mittel- bis schwergradige Schalleitungsschwerhörigkeit.
Th.: Operative Erweiterung und Bildung eines normalweiten Gehörgangs, evtl. Tympanoplastik (Trommelfellprothese).
Bei einer beidseitigen Atresie ist die frühzeitige Anpassung eines Hörgeräts nötig, um den schwerhörigen Kindern die soziale Kommunikation zu

ermöglichen und Entwicklungsstörungen zu verhindern, sonst kommt es zur Hörstummheit.

Dysostosis mandibulofacialis (Typ Franceschetti)
Sy.: Gesichtsmißbildung. Ober- und Unterkiefer hypoplastisch. Augenspalten stehen schräg, Vogelgesichtsphysiognomie. Äußeres Ohr fehlgebildet, oft auch das Mittelohr betroffen.

Th.: Ausgedehnte operative Revision durch Mund-Kiefer-Gesichts-Chirurgen, Ophthalmologen und Kieferorthopäden.

Aurikularanhänge
Sy.: Hautbürzel mit Knorpelkernen vor der Ohrmuschel.

Th.: Exzision.

Ohrfisteln
Die Kiemenbögen sind unvollständig verschmolzen.

Sy.: Vor dem Tragus epitheliasierte, mehrere Zentimeter lange Gänge, aus denen sich Detritus entleert.

Th.: Exstirpation.

1.3.2 Nicht entzündliche Prozesse

▶ Othämatom (Blumenkohlohr)
Ät.: Stoß oder Schlag auf das Ohr (Boxsport, Säcke tragen).

Sy.: Praller, schmerzloser, serös-blutiger Erguß zwischen Perichondrium und Ohrknorpel auf der Vorderseite der Ohrmuschel. Bei längerem Bestehen kann es zu einer bindegewebigen Organisation mit bleibender Verunstaltung kommen.

Th.: Da der Bluterguß wegen des bradytrophen Stoffwechsels in diesem Bereich nicht resorbiert wird, muß streng aseptisch punktiert werden mit anschließendem Druckverband oder Fibrinklebung. Bei Rezidiven Knorpelexzision von dorsal, damit die Perichondriumblätter verkleben und ein weiteres Rezidiv verhindert wird.

Ohrmuschelverletzungen
Ät.: Riß, Biß oder Stich.

Sy.: Leicht blutende, offene Wunde, wobei Knorpel freiliegt.

Th.: Schonende Exzision der nicht gedeckten Knorpelteile, Antibiotika. Stenosen des Gehörgangs müssen verhindert werden, daher wird mit einem Salbenverband gut austamponiert.

Ko.: Perichondritis und Infektionen.

Erfrierung
Sy.: Ohrmuschel weiß, gefühllos. Blasenbildung, schließlich Nekrosen.

Th.: Reiben der Ohrmuschel, Blaseneröffnung, evtl. Stellatumblockaden, um die Durchblutung zu erhöhen. Bei Nekrosen: Abtragung und evtl. plastische Rekonstruktion.

Cerumen obturans
Ät.: Cerumen setzt sich fest und trocknet aus. Es kommt zur Obturation des Gehörgangs. Häufig bedingt durch Verwendung von Wattestäbchen, mit denen man eher Ohrschmalz (Cerumen) in Richtung Trommelfell bewegt, statt es nach außen zu befördern.

▶ *Sy.:* Dumpfes Gefühl im Ohr. Schalleitungsschwerhörigkeit.

Th.: Bei *intaktem* Trommelfell Ohrspülung. Die Ohrspülung erfolgt mit lauwarmem Wasser oder bei hartnäckigem Cerumen unter Vorgabe von Cerumen-ex®, wobei nach spätestens einer Stunde gespült werden muß und zwar sehr gründlich, damit kein Cerumen-ex® zurückbleibt (Hautnekrosen).

Gehörgangsfremdkörper
Ät.: Eindringen von Insekten o.ä., bei Kindern oft Einstecken von kleinen Kugeln o.ä. in den äußeren Gehörgang.

Th.: Entfernung mittels einer Faßzange *unter Sicht* oder Ohrspülung.

1.3.3 Entzündungen

Ohrmuschelperichondritis
Ät.: Infektion nach Verletzung oder nach Othämatom.

Sy.: Schwellung, Rötung, Schmerzen, Abszeßbildung, Schrumpfung der Ohrmuschel.

Th.: Gezielte Antibiotikagabe und Salbenumschläge, da die Keime Pseudomonas und Proteus am häufigsten sind. Wenn nötig, Exzision und Abszeßdrainage.

DD.: Erysipel nach Gehörgangsekzem, Rhagaden (*Sy.:* Flammende Röte der Ohrmuschel *und* Kopfhaut).

Otitis diffusa externa (Gehörgangsekzem)

Ät.: Meist Folge einer Otitis media. Oft verbunden mit Diabetes mellitus und Allergien.

Sy.: Drei Formen werden unterschieden:
- *Nässende Form:* Gehörgang geschwollen, schmerzhaft, Juckreiz, schmierige, stinkende Sekretion. **Th.:** Gehörgangssäuberung, Salbenstreifeneinlage. Nach Erregernachweis gibt man gezielt Antibiotika oder Antimykotika.
- *Trockene Form:* Juckreiz und trockene Schüppchenbildung. **Th.:** Kortisonsalben oder -tropfen. Rhagaden-Ätzung mit $AgNO_3$.
- *Nekrotisierende Form* (= sog. Otitis externa maligna): Vorkommen meist bei Diabetikern. Pseudomonas häufigster Erreger. Stinkender Eiter, Arrosionen der knöchernen Anteile, evtl. Knochenentzündung. **Th.:** Antibiotika, evtl. operative Revision.

Otitis externa circumscripta (Gehörgangsfurunkel)

Er.: Meist Staphylokokken.

Ät.: Kratzen und Verletzung durch Wattestäbchen beim Ohrensäubern. Die Haarbälge sind im häutigen Teil des Gehörgangs entzündet.

▶ **Sy.:** Kauschmerzen, *Druckschmerz auf dem Tragus*, Schmerzen bei der Otoskopie. Durch Weichteilödem ist der Gehörgang geschwollen und eingeengt. Abführende Lymphknoten vergrößert.

Th.: Analgetika, Einlage von Alkoholstreifen, Antibiotika, evtl. Kortisongabe. Bei schweren Fällen Stichinzision.

Pg.: Gut, bei Rezidiven immer Diabetes mellitus ausschließen.

1.3.4 Tumoren

Atherom (Talgdrüsenretentionszyste = Grützbeutel)

Ät.: Verlagerung der Ausführungsgänge der Talgdrüsen.

Lo.: Meist hinter der Ohrmuschel und Umgebung.

Sy.: Schmerzlose Verdickung, gelegentlich Detritus (fötide).

Th.: Exzision mit dem scharfen Löffel der *gesamten* Talgdrüse in Lokalanästhesie (den Zystenbalg unbedingt vollständig mitentfernen).

Pg.: Häufig Rezidive.

Chondrodermatitis nodularis helicis chronica

Ät.: Meist bei älteren Männern; histolog. gleichzeitig Veränderung am Epithel, Bindegewebe und Knorpel. Oft nach mechanischen Reizen und Erfrierungen.

Sy.: Reiskorngroßes, gelblich-weißliches, solitäres, meist einseitiges Knötchen am oberen Helixpol, das außerordentlich schmerzhaft ist (Liegen auf dem Ohr).

Th.: Exzision unter Mitnahme des umgebenden Knorpels.

Pg.: Starke Rezidivneigung.

DD.: Karzinome, Gichttophi, Tuberkulome.

▶ Basaliome, Karzinome

Ät.: Starke Sonneneinstrahlung begünstigt die Entstehung, daher bei Berufen, die im Freien ausgeübt werden, häufig (Seeleute, Bauern, Straßenarbeiter).

Sy.: Meist schmerzlose ulceröse, höckrige, krustige Tumoren; *an der Ohrmuschel* lokalisierte sind *meist gutartig;* im Gehörgang lokalisierte sind selten, aber *sehr bösartig* durch ihr infiltrierendes Wachstum (Einbruch in Knochengewebe und Mittelohr).

Th.: Großzügige Exzision im Gesunden, evtl. inklusive der betroffenen Lymphknoten. Evtl. Rekonstruktionsplastik.

Pg.: Nach Op. gut, bei Karzinomen im Gehörgang sehr schlecht.

DD.: Chondrodermatitis nod. hel. chron., Metastasen von Primärkarzinomen im Mittelohr und der Parotis.

Papillome

Ät.: Viruserkrankung ähnlich der Kehlkopfpapillomatose der Kinder.

Lo.: Ohrmuschel.

Th.: Symptomatisch.

1.4 Klinik des Mittelohres

1.4.1 Verletzungen

Direkte Verletzungen des Trommelfells
Anatomie des Trommelfells siehe Abb. 1.6 und Kap. 1.2.1.
Direkte Verletzungen sind meist bedingt durch Perforationen mit Streichhölzern oder Stricknadeln, sowie Verätzungen oder Verbrennungen (Metalltropfen beim Schweißen). ☞ *Abb. 1.21.*

Indirekte Verletzungen des Trommelfells
Bedingt durch hohe Druckänderungen z.B. durch
- Explosion, Schlag aufs Ohr (Ohrfeige) und Aufschlag auf Wasser. *Sy.:* Stechender Initialschmerz, schlitzförmige Perforation, Blutspuren am Perforationsrand, Schalleitungsschwerhörigkeit. *Th.:* Steriles Abdecken bringt Selbstheilung. Umgeklappte Trommelfellteile müssen operativ aufgerichtet werden. Nichtausheilung der Defekte macht eine Tympanoplastik nötig.
- Cholesteatom. *Sy.:* Schmerzlose randständige Perforation, anhaltende fötid-eitrige Sekretion.
Th.: Operative Entfernung der Cholesteatommassen und Rekonstruktionsplastik (Näheres siehe Kap. 1.4.4).

Bei allen Trommelfellperforationen besteht die Gefahr einer Gehörknöchelchenentzündung und einer Otitis media.

Parazentese
Iatrogene Trommelfelldurchbohrung mittels eines Parazentesemessers. Notwendig bei einem akuten Tubenmittelohrkatarrh, Otitis media. Übliche Parazentesestellen siehe Abb. 1.6.

Gehörknöchelchenkette
Wird bei einer Trommelfellverletzung die Gehörknöchelchenkette luxiert, so kommt es zur Schallleitungsschwerhörigkeit.
Th.: Wiedereinrichtung der normalen Funktion der Gehörknöchelchenkette, evtl. Verwendung von Leichenteilen zur prothetischen Versorgung. Op. mit Op-Mikroskop.

➤ **Felsenbeinlängsbrüche**
Ät.: Bei einem Schädelbasisbruch kommt es häufig auch zu einem Felsenbeinlängsbruch, wobei die Bruchlinie durch die Paukenhöhle und entlang der Vorderfläche der Felsenbeinpyramide läuft.

➤ *Sy.:* Aus dem Gehörgang läuft Blut. Bei Durazerreißung Liquorrhoe aus dem Gehörgang. *Kein Vestibularisausfall!* Bei Trommelfellzerreißung Schalleitungsschwerhörigkeit. Meist Luxation der Gehörknöchelchenkette. In 20 % der Fälle findet sich auch eine periphere Fazialisparese.

Dg.: Otoskopie, Röntgenaufnahmen: axiale Aufnahme, SCHÜLLER-Aufnahme, MAYER-Aufnahme, CT, Kernspin, Audiogramm. WEBER-Versuch mit Lateralisation ins kranke Ohr. Stapediusreflex fällt aus, typisches Tympanogramm!

Th.: Sterile Abdeckung des Ohres. Antibiotika, Bettruhe. Bei Liquorrhoe (über einige Tage) Duraplastik, bei sekundärer Fazialisparese konservative Therapie, bei primärer Fazialisparese operative Revision.

Ko.: Häufig aufsteigende Infektionen mit Meningitis, Cholesteatom.

➤ **Felsenbeinquerbrüche**
Ät.: Die Frakturlinie läuft durch die Felsenbeinpyramide und durch das Labyrinth, das dabei irreversibel geschädigt wird. *Kein* Trommelfellschaden.

Sy.: Hämatotympanon = Blutansammlung in der Paukenhöhle. Der Labyrinthausfall führt zum richtungsbestimmten Nystagmus zur gesunden Seite und zur irreversiblen Taubheit (Schneckenschaden). In 50 % findet sich eine primäre Fazialisparese. Bei Durariß findet sich Liquorrhoe aus der Nase (über die Tuba auditiva!) und Meningitis.

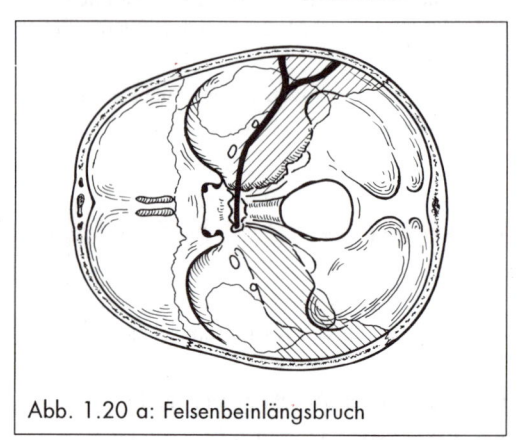

Abb. 1.20 a: Felsenbeinlängsbruch

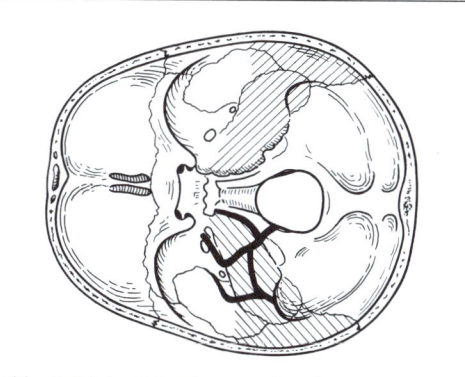

Abb. 1.20 b: Felsenbeinquerbruch

↳ irreversible Taubheit + Nystagmus

Beide Abbildungen: Blick von cranial auf die Schädelbasis. Die schraffierten Flächen zeigen den Felsenbeinbereich.

Dg.: Otoskopie, das Hämatotympanon scheint durchs Trommelfell. Röntgenaufnahme nach STENVERS. WEBER-Versuch mit Lateralisation ins gesunde Ohr, CT, Kernspin. Irreversible Taubheit auf der betroffenen Seite. Glucoseteststreifen zum Nachweis der Liquorrhoe.

Th.: Antibiotika, Bettruhe, konservative Behandlung. Bei nicht sistierender Liquorrhoe Duraplastik, bei Fazialisparese operative Revision.

Ko.: Aufsteigende Infektionen mit Meningitis, häufiger als beim Felsenbeinlängsbruch! Hirnschädigung.

▶ Fazialisverletzungen

Man unterscheidet die zentrale und die periphere Fazialisparese.

- *Zentrale* Fazialisparese. Der Ort der Schädigung liegt *vor* dem Porus acusticus internus.
- *Periphere* Fazialisparese. Der Ort der Schädigung liegt *hinter* dem Porus acusticus internus. Außerdem werden bei Felsenbeinbrüchen zwei Typen unterschieden:
  - Primäre Parese = Lähmung tritt sofort ein
  - Sekundäre Parese = Lähmung tritt nach einigen Tagen auf.

Die primäre Parese ist meist irreversibel, da der N. facialis zerrissen oder stark gezerrt ist.

Die sekundäre Parese ist häufiger, meist reversibel und tritt durch Quetschung infolge eines Hämatoms oder einer anderweitigen Kompression auf.

Diagnose siehe Kap. 1.2.7., Therapie siehe Kap. 1.4.4.

1.4.2 Tubenfunktionsstörungen

Funktion und Anatomie der Tube siehe Kap. 1.2.5.

▶ Tubenmittelohrkatarrh

Akute Form
Schwellung der Tubenschleimhaut – Verschluß des Lumens – ungenügende Belüftung der Paukenhöhle – Unterdruck – Trommelfellretraktion – Mittelohrödem – Flüssigkeitsansammlung (Paukenexsudat mit Paukenerguß – SLS).
Die Ursachen sind vielfältig: Erkältungskrankheiten von Nase und Nasenrachenraum, behinderte Nasenatmung (Tonsillenschwellung, Septumdeviation), Verlegung des Ostiums durch eine hyperplastische Rachenmandel, Außenluftdruckerhöhung, wodurch wegen des fehlenden Druckausgleichs die Tube zusammengepreßt wird (Barotrauma), Tubenfunktionsstörung durch Nasenrachentumore.

▶ Sy.: Druck- und Völlegefühl im Ohr, Rauschen, aber auch Schalleitungsschwerhörigkeit, Trommelfellretraktion, Paukenerguß.

Dg.: Otoskopie, man findet dabei: Trommelfellretraktion mit vorspringendem Hammerfortsatz bei Hammergriffverkürzung. Lichtreflex nicht am loco typico. Bei Paukenerguß scheint durchs Trommelfell der Flüssigkeitsspiegel durch. Beim POLITZERN sieht man Flüssigkeitsblasen aufsteigen.

Th.: Normalisierung der Tubenbelüftung durch abschwellende Nasentropfen, Tubendurchblasung mittels POLITZER-Verfahren, Tubenkatheterismus, VALSALVA-Versuch, Wärmeapplikation (Heizkissen, Infrarotlampe), Parazentese (= künstliche Trommelfellperforation), Adenotomie (bei Rachenmandelschwellung), vor allem bei Kindern. Septumoperation (bei Septumdeviation), vor allem bei Erwachsenen.
Bei Druckänderungen der Luft (Berg-Talfahrt, Fliegen, schneller Aufzug) Schlucken oder VALSALVA-Versuch.

Pg.: Meist heilt ein Tubenmittelohrkatarrh aus, er kann aber auch übergehen in die

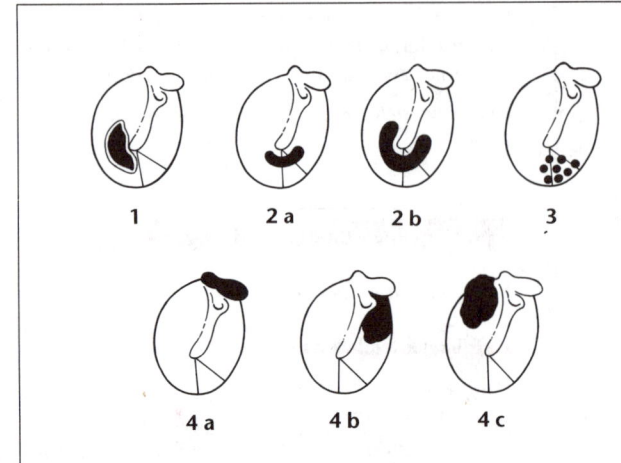

1 Schlitzförmige Perforation (Riß, Schlag)

2 Zentrale Perforation, chron. Otitis media a) Stadium I b) Stadium II

3 Punktförmige Perforation

4 a-c Randständige Perforationen an verschiedenen Lokalisationen durch chron. Otitis media (Knocheneiterung)

Abb 1.21: Lokalisation und Perforationstyp bei Trommelfelldefekten im Otoskopiebild

Chronische Form
Als Folge von rezidivierenden akuten Tubenmittelohrkatarrhen kommt es durch die abgelaufenen Entzündungen zu Schleimhautverdickungen, Narbenbildungen, Verwachsungen in der Paukenhöhle und zu Versteifungen der Gehörknöchelchenkette durch Kalkeinbau.

Sy.: Zunehmende Schalleitungsschwerhörigkeit, Rauschen im Ohr, Trommelfellretraktionen mit verdickten, narbigen, atrophischen und zentral defekten Anteilen.

Th.: Versuch der Durchblasung der Tuben; gelingt dies nicht, operative Tympanoplastik und operative Öffnung der Tube (hohe Rezidivquote durch erneute Narben!). Bei hartnäckigen Fällen muß man eine ständige Paukendrainage durch Einlage eines Paukenröhrchens vornehmen.

Ko.: Ausbildung eines Cholesteatoms.

Ständig offene Tube
Ät.: Fehlendes Fettgewebe, wodurch die Tube nicht geschlossen werden kann.

Sy.: Autophonie (eigene Sprache wird dröhnend gehört).

Dg.: Atemsynchrone Trommelfellbewegungen (Tympanogramm und Otoskopie).

Th.: Keine möglich, Versuch des Tragens von enger Kleidung mit engem Kragen.

Sero- oder Mukotympanon
Ät.: Durch ständige Tubenfunktionsstörungen Umwandlung der Paukenhöhlenschleimhaut in ein sekretorisches Epithel mit vermehrter Transsudation. Das Sekret ist anfangs serös, später zähflüssig, was zum **Leimohr** (glue-ear) führt.
Meist bei Kindern auftretend. Schließlich chronischer Mittelohrerguß. Oft beidseits.

Sy.: Schalleitungsschwerhörigkeit, Völlegefühl im Ohr.

Dg.: Tympanogramm, WEBER-Versuch ins kranke Ohr lateralisiert.

Th.: Einlage eines Paukenröhrchens zur Paukendrainage. Bei hartnäckigen Fällen Parazentese nötig.

1.4.3 Akute Mittelohrentzündung

▶ **Otitis media acuta**
Ät.: Aufsteigende Infektion vom Nasenrachenraum über die Tube ins Mittelohr im Anschluß an eine Erkältungskrankheit, auch nach Trommelfelldefekten oder hämatogener Weiterleitung möglich. Erreger meist hämolysierende Streptokokken.

Sy.: Stechender, klopfender Schmerz im Ohr; Ohrgeräusche; leichte Schalleitungsschwerhörigkeit; Krankheitsgefühl mit Fieber, evtl. mit Kopfschmerzen.

Dg.: Otoskopie, Befunde in der Reihe des Auftretens: Injektion (Gefäße sind verstärkt sichtbar) des Hammergriffs – gesamtes Trommelfell gerötet – Vorwölbung des Trommelfells – Rötung und Schwellung des Gehörganges – winzige Perforation im vorderen oder hinteren *unteren* Trommelfellquadranten mit Ablauf von serösem, später eitrigem Material und daraufhin schlagartiger Besserung der Beschwerden – Mittelohreiterung mit großer zentraler Trommelfellperforation und Ablauf eines serös-eitrigen, *nicht fötiden* Sekrets.

➤ Ausfall der Hörprüfungen bei rechtsseitiger Otitis media acuta, linkes Ohr gesund: WEBER nach rechts lokalisiert, RINNE rechts –, links +.

Dg: Abheilung oder Übergang in chronische Otitis media.

Th.: Antibiotika, evtl. Antipyretika

➤ Bei Vorwölbung des Trommelfells Parazentese, wenn es nicht zu einer Spontanperforation kommt. Parazentese immer bei Druckempfindlichkeit des Mastoids und bei Frühkomplikationen (s.u.).

- *Frühkomplikationen:* Labyrinthitis, Fazialisparese.
- *Spätkomplikationen* (oft erst im chronischen Stadium):
- endokranielle Komplikationen (z.B. Meningitis, Hirnabszeß, Sinusthrombose), Zerstörung der Gehörknöchelchenkette, Bogengangsfistel.

Th.: Bei den Spätkomplikationen ist immer die radikale Ausräumung der Eiterherde mit entsprechender Tympanoplastik zur Wiederherstellung des Gehörs indiziert.
Die akute Otitis media muß nach 2–3 Wochen ausgeheilt sein, sonst muß der Verdacht auf eine Mastoiditis gestellt werden!!

Grippe-Otitis
Ät.: Nach einem grippalen Infekt kommt es durch aufsteigende Infektion zur Miterkrankung der Mittelohrschleimhaut.

Sy.: leichte Schalleitungsschwerhörigkeit, Schwellung der Tubenschleimhaut, Druck auf dem Ohr. Otoskopie: Blutbläschenbildung.

Th.: Abschwellende Nasentropfen.

Ko.: Superinfektion durch Bakterien möglich.

Scharlach- und Masern-Otitis
Ät.: Durch hämatogene Streuung kann es zur Otitis kommen. Sie ist heute selten. Neigung zu Mastoiditis, Labyrinthitis und Einschmelzung des Trommelfells mit bleibendem Defekt. Kann in eine chronische Otitis media übergehen.

Th.: Hochdosiert Antibiotika, laufende Überwachung des Befundes und evtl. Ohroperation.

Mucosus–Otitis
Ät.: Schleichender und symptomloser Verlauf.

Er.: Pneumokokkus mucosus.

Sy.: Deutliche Schalleitungsschwerhörigkeit. Keine Schmerzen!! Aber nach drei Wochen kann es zu einer Mastoideinschmelzung kommen, die endokranielle Komplikationen verursacht.

Dg.: Otoskopie – Trommelfell verdickt, rosa; Hammergriff oft verstrichen.

Th.: Hochdosiert Antibiotika und evtl. Mastoidektomie.

Säuglingsotitis
Ät.: Da bei Säuglingen die Tube weit und kurz ist, kommt es häufig zu aufsteigenden Infektionen. Eine Tonsillenschwellung ist fördernd. Vom Antrum des Mastoids kommt es oft nach wenigen Tagen zu einem retroauriculären Durchbruch, da die Schädelnähte noch offen sind.

Th.: Antibiotika hochdosiert, Antipyretika, Bettruhe, Wärme. Bei einem schon erfolgten Durchbruch sollte eine operative Antrotomie und eine Spülung des Antrum mastoideum durchgeführt werden.

Mastoiditis
➤*Ät.:* Sie entsteht durch eine nicht ausgeheilte Otitis media. Die Zellen des pneumatisierten Mastoids sind dabei eingeschmolzen.

Sy.: Ohrschmerzen, Klopfen im Ohr, Schalleitungsschwerhörigkeit, Druckschmerz über dem Mastoid, Fieber, eitrig-rahmige Sekretion im Gehörgang.

Dg.: Röntgen nach SCHÜLLER: Verschattung im Mastoid, Labor: BSG erhöht, BB: Leukozytose und Linksverschiebung.
WEBER ins kranke Ohr lateralisiert.

Th.: Niemals konservativ!! Sofortige Mastoidektomie!!

Ko.: Je nach Einbruchsrichtung des Eiters findet sich:
- Durchbruch in den Gehörgang
- Durchbruch durch das Planum mastoideum (Subperiostal-Abszeß)
- Durchbruch in die Pyramidenspitze (Pyramidenspitzeneiterung)
- Durchbruch durch den Jochbogenansatz (Sinusthrombose)
- Durchbruch in den Schädelinnenraum (Meningitis, Hirnabszeß)
- Durchbruch in den Canalis facialis (Fazialisparese)
- Durchbruch in das Labyrinth (Labyrinthitis)
- Durchbruch in den Sinus sigmoideus (Sinusthrombose)

Vorgehen bei der Mastoidektomie
Retroaurikulärer Schnitt – mit Hammer und Meißel Eröffnen der knöchernen Struktur – mit scharfem Löffel Ausräumung des gesamten Zellsystems im Mastoid. Ausheilung normalerweise Restitutio ad integrum, da die Paukenhöhle, der Gehörgang und das Trommelfell nicht miteinbezogen sind.

1.4.4 Chronische Mittelohrentzündung

▶ **Otitis media chronica**
Bei einer anlagenbedingten Minderwertigkeit der Mittelohrschleimhaut und rezidivierenden Entzündungen im Kindesalter wird die Pneumatisation des Mittelohrs durch die Hyperplasie der Schleimhaut und die schlechte Tubenbelüftung behindert. Das führt zum spongiösen Umbau des Mastoids und wegen der fehlenden Pneumatisation zur chronischen Otitis media. *Das diagnostische Zeichen* ist der bleibende Trommelfelldefekt (mittelständig). Häufig auch bei einer nicht ausgeheilten Otitis media acuta und infolge einer Scharlacherkrankung.

Zwei Formen der Otitis media chronica werden unterschieden:

▶ **Chronische Schleimhauteiterung**
(chron.-mesotympanale Otitis)
Ät.: Bedingt durch aufsteigende Infektion über die Tube und den äußeren Gehörgang, wobei durch das Trommelfell Keime eindringen (Badeotitis usw.), da meist ein zentraler Trommelfelldefekt vorliegt.

▶ *Sy.:* Wenig Schmerzen, schleimig-eitriges Sekret, das nicht fötide ist!! Schalleitungsschwerhörigkeit.

Dg.: Otoskopie. Befund: Trommelfelldefekt zentral, bohnen- bis nierenförmig in der Pars tensa. Paukenhöhlenschleimhaut blaß, grau und trocken.

Th.: Bei Eiterung Abstrich und Antibiogrammanlage, Spülung mit warmem Wasser, Trocknung mit Wattestäbchen und Einblasung des spezifischen Antibiotikums.
Beim Baden oder Duschen Gehörgang mit gefettetem Wattebausch abdichten lassen. Ist der Defekt mindestens drei Monate trocken – Tympanoplastik.

▶ *DD.:* Mittelohrtuberkulose.

Pg.: Gut, nach Bad evtl. Exazerbation.

Ko.: Pneumatisationshemmung des Mastoids.

▶ **Chronische Knocheneiterung**
(Chronische epitympanale Otitis)
Ät.: Jahrelange fötide Eiterung im Mittelohr mit Austritt des fötiden Sekrets in den Gehörgang. Granulations- und Polypenbildung im Gehörgang.

Sy.: Schalleitungsschwerhörigkeit, Druckschmerzen im Ohr und der Umgebung, oft nur minimal, Neigung zu Komplikationen wie Schwindelanfällen, Erbrechen, Fieber mit Schüttelfrosten. Oft zusätzlich Fazialisparese.

Dg.: Otoskopie, Befund: Randständige Perforation, die ans Epitympanon grenzt.

Th.: Operative radikale Ausräumung der Eiterherde. Wenn nötig, anschließend Tympanoplastik.

Ko.: Finden sich weißliche Schüppchen im Trommelfelldefekt, deuten diese hin auf ein gleichzeitig bestehendes

▶ **Cholesteatom (Perlschnurgeschwulst)**
Ät.: Zwiebelschalenartige, abgeschilferte Epithelmassen, die von Plattenepithel umgeben sind.
Drei Möglichkeiten der Entstehung werden diskutiert:

▶ *Sekundäres Cholesteatom*: Plattenepithel wandert durch den Trommelfelldefekt in das Mittelohr. Befund: Randständige Perforation hinten oben.

▶ *Primäres Cholesteatom:* Durch Tubenventilationsstörungen, verbunden mit Unterdruck, kommt es zum papillären Einwachsen aus der Pars flaccida oder durch Taschenbildung, die sich durch Trommelfellretraktionen bildet, mit Entstehung von Plattenepithelgewebe. Befund: Trommelfellperforation in der Shrapnellmembran. → Pars flaccida (vorne oben)

Echtes Cholesteatom: Im Felsenbein kommt es wegen embryonal versprengten Keimen zu dem sehr seltenen Epidermoid.

Für alle drei Arten gilt:
Dg.: Röntgenaufnahmen nach SCHÜLLER und STENVERS zeigen den Grad der Knochenzerstörung.

➤ **Ko.:** Einbruch in Nachbargebiete durch die Knocheneiterung führt zur Zerstörung der Gehörknöchelchenkette, zur Labyrinthitis mit Labyrinthfistel (Nystagmus beim POLITZERN), zur Fazialisparese (periphere), zur Sinusthrombose, zur Meningitis und zum Schläfenlappenabszeß (Hirnabszeß).

Th.: Konservative Drainagebehandlung selten erfolgreich, daher heute immer operative Entfernung des Cholesteatoms und der bestehenden Knocheneiterungsherde. Wenn nötig Rekonstruktionsplastiken z.B. bei Bogengangsfistel, bei geschädigter Gehörknöchelchenkette. Der Trommelfelldefekt ist durch eine Tympanoplastik immer zu schließen, wenn man sicher ist, daß keine Eiterherde zurückgeblieben sind.

➤ Sofortige Op. ist angezeigt, wenn eine Fazialisparese oder plötzlicher Nystagmus auftritt.

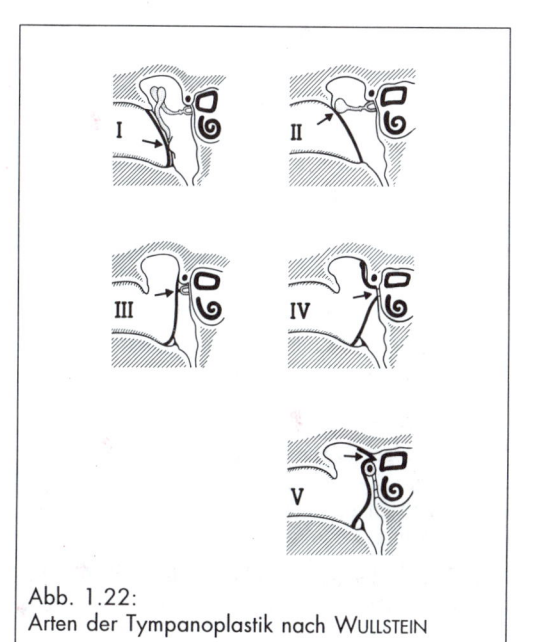

Arten der Wiederherstellung des Gehörs durch operative *Tympanoplastik* (plastischer Wiederaufbau des Mittelohres) nach WULLSTEIN:

➤ I. Mit von Temporalisfaszie wird der Trommelfelldefekt gedeckt. Gehörknöchelchenkette intakt!
• II. Amboß wird direkt auf das Trommelfell gelagert. oder Einsatz von Leichengehörknöchelchen.
• III. Steigbügel wird direkt auf das Trommelfell gelagert, dies ergibt eine normale Pauke.
• IV. Zum Schutz des runden Fensters wird ein Teil des Trommelfells direkt vorgelagert. Dies ergibt eine flachere Pauke als normal.
• V. Trommelfellteile werden an den horizontalen Bogengang im Sinne eines künstlichen Fensters angelagert.

Bei I, II und III findet sich kein Hörverlust. Bei IV und V beträgt der postoperative Hörverlust ca. 25 %.

Fazialislähmung
Bei den verschiedenen Arten der Otitis media kann es zu einer Fazialislähmung, meist vom peripheren Typ, durch Kompression oder durch aufsteigende Infektionen kommen, auch durch Kopftrauma, Zoster oticus, Akustikusneurinom, Virusinfekte.

Th.: Richtet sich nach der Ursache. Bei Kompressionsschäden wird der Fazialiskanal aufgebohrt und der N. facialis freigelegt. Bei infektionsbedingten Fazialisparesen Vitamin B-Komplex-Gabe und hochdosiert Antibiotika.

1.4.5 Tumoren des Mittelohres

Verhornende Plattenepithelkarzinome
Ät.: Auftreten meist in der Paukenhöhle bei Erwachsenen. Bei Jugendlichen eher Sarkome.

Sy.: Fötide Sekretion, schon frühzeitig Fazialisparese, starke Schmerzen.

Dg.: Röntgenaufnahmen nach SCHÜLLER und STENVERS. CT und Tomogramme zeigen das genaue Ausmaß der Knochenzerstörung. Probeexzision zur histologischen Klärung.

Th.: Abtragung aller befallenen Teile. Nachbestrahlung.

Pg.: Schlecht, da meist schon die regionären Lk befallen sind.

Abb. 1.22:
Arten der Tympanoplastik nach WULLSTEIN

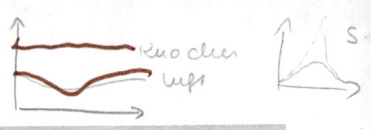

► Glomustumoren

Ät.: Nichtvaskuläre, nicht chromaffine Paragangliome des parasympathischen Nervensystems (N. vagus und N. glosso-pharyngeus). Das Glomus tympanicum liegt direkt benachbart der Paukenhöhle.

► *Sy.:* Pulssynchrones Ohrensausen, typische Impedanzkurve im Tympanogramm, Schalleitungsschwerhörigkeit, Hirnnervenparesen, Bradykardie, Hypotonie, einseitige Halsweichteilschwellung.

Dg.: Otoskopie, Tumor scheint bläulich durchs Trommelfell, Probeexzision nach Trommelfellaufklappung zum histologischen Nachweis. Röntgenaufnahmen, evtl. Tomographie.

Th.: Frühzeitig radikale Exzision und Nachbestrahlung. Nach Einbruch ins Schädelinnere inoperabel.

Pg.: Bei rechtzeitiger Diagnose gut, aber Rezidive häufig, wächst durch Knochenzerstörung weiter ins Schädelinnere.

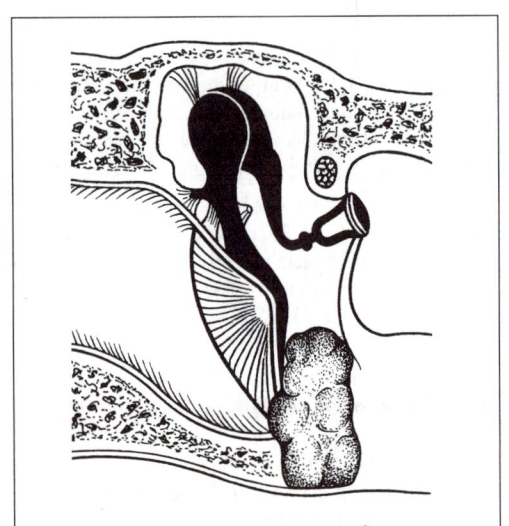

Abb. 1.23: Glomustumor, Tumor schon in Knochen eingebrochen (dunkel schraffiert)

1.4.6 Otosklerose

Masern-virus assoziiert

Ät.: Auslöser der Otosklerose ist unbekannt. Man findet Knochenumbauprozesse mit überschüssiger Knochenbildung in der knöchernen Labyrinthkapsel. Autosomal-dominante Vererbung. Beginn in der Pubertät, langsames Fortschreiten, Frauen häufiger betroffen. Patienten suchen den Arzt erst im ca. 20.–30. Lebensjahr auf.

Sy.: Quälendes Ohrensausen (tiefer Ton), zunehmende Schalleitungsschwerhörigkeit.

Dg.: Typisches Audiogramm (siehe Abb. 1.10). Typische Impedanzkurve bei Tympanographie (siehe Abb. 1.11). Stapediusreflex nicht auslösbar. Otoskopie zeigt Normalbefund, GELLE-Versuch negativ! WEBER-Versuch: Lateralisation ins kranke Ohr.

Th.: Operative Entfernung der Herde mit Stapedektomie und Stapesrekonstruktionsplastik unter dem Operationsmikroskop (Steigbügelfixation). Gehör postoperativ fast 100 %. Op. gelingt in 90 % der Fälle. Das Ohrensausen verschwindet allerdings durch die Operation nicht immer. Evtl. Sedativa.

Pg.: Ohne Operation langsames Fortschreiten, oft Verschlechterung in der Schwangerschaft, wobei die Ursache nicht sicher bekannt ist.

■ 1.5 Klinik des Innenohres

1.5.1 Cochleäre oder vestibuläre Störungen

Labyrinthitis diffusa

Ät.: Durch Übertritt von Toxinen nach einer Otitis media entsteht die *seröse* Form (Frühlabyrinthitis).

► *Sy.:* Langanhaltender Drehschwindel, Erbrechen, Spontannystagmus zur *kranken* Seite (Reiznystagmus).

Dg.: WEBER-Versuch, wobei der Ton, der bei der Otitis media noch im kranken Ohr gehört wurde, plötzlich im gesunden Ohr gehört wird; Nystagmusprüfungen; Nachweis der Toxine.

Ko.: Seröse Form kann ohne Funktionsstörung ausheilen oder übergehen in die

Eitrige Labyrinthitis

► *Ät.:* Erreger brechen in das Labyrinth ein, sobald durch Knocheneiterung nach Otitis media oder einem Felsenbeinbruch die angrenzenden Knochenstrukturen zerstört sind.

Sy.: Starker langanhaltender Drehschwindel, Erbrechen, Spontannystagmus zur *gesunden* Seite (Ausfallnystagmus).

Th.: Bei solitärer Labyrinthitis und Auftreten in den ersten Tagen nach einer Otitis media hochdosiert Antibiotika und Parazentese, bei Verdacht auf eine bestehende Knocheneinschmelzung – Mastoidektomie, bei chronischer Knochenvereiterung – Radikaloperation.

Ko.: Einbruch der Infektion in die Schädelgrube mit nachfolgender Meningitis.

Bemerkung: Auch nach einer Meningitis und einer Lues wird eine Labyrinthitis beobachtet.

> Kurze Wiederholung
> Hutchinsonsche Trias bei Lues connata: Schallempfindungsschwerhörigkeit, Tonnenform der Zähne und Schmelzdysplasien, Keratitis parenchymatosa.

Labyrinthitis circumscripta (Labyrinthfistel)

Ät.: Arrosion des Knochenwulstes vom horizontalen Bogengang bei erhaltenem Bindegewebsschlauch und Trommelfelldefekt mit Fistelsymptomatik.

▶ **Dg.:** Nystagmusauslösung beim POLITZERN.

Th.: Tympanoplastik, Abtragung der Arrosion und anschließend plastische Deckung der Fistel.

▶ **Be.:** Ist der laterale Bogengang betroffen, führt Druck auf den Tragus zu Schwindel und eventuell zu Nystagmus.

Hörsturz

Siehe Kapitel 10 Notfälle, 10.5

▶ Vestibuläre Neuropathie

= *Neuronitis N. vestibularis* = *Neuritis vestibularis*

Ät.: Plötzliche vestibuläre Funktionsstörung unbekannter Ursache, meist nach einigen Tagen verschwunden.

Dg.: Starker Spontannystagmus zur gesunden Seite am Anfang, später auch wechselnd. Drehschwindel mit Gleichgewichtsstörungen, Erbrechen, Kreislaufkollaps. *Kein* Hörverlust!!

Th.: Da die Ursache nicht bekannt ist, symptomatische Therapie, Bettruhe, solange der Drehschwindel anhält, Antivertiginosa, Sedativa, Dextrane, Kortikoide.

Pg.: Meist Rückbildung ohne Funktionsbeeinträchtigung des Vestibularorgans.

DD.: Morbus Menière, bei dem sich aber ein Hörverlust zeigt und der Schwindel anfallsartig wiederkehrt.

▶ Morbus Menière

Ät.: Hydrops des häutigen Labyrinths infolge einer Endolymphstauung durch fehlerhafte Produktion mit Verschluß des Ductus endolymphaticus oder fehlende Endolymphresorption. Vasomotorische Ursachen? Auftreten häufig bei labilen Patienten, bei psychischer Erregung, bei Föhn, bei Alkohol- und Nikotinabusus.

Sy.: Charakteristische Trias: *Anfallsartige Drehschwindelanfälle,* einseitiges *Ohrgeräusch* (Tinnitus), einseitige *Innenohrschwerhörigkeit* (überwiegend für tiefe und mittlere Frequenzen). Man findet außerdem: Brechreiz und Erbrechen, Fallneigung zu einer Seite, Spontannystagmus horizontal zur kranken Seite, Völlegefühl und Druck in der Tiefe des Ohres, Schweißausbruch. Anfallsdauer ca. 1 Stunde.

Dg.: Klinisch typisches Audiogramm (☞ Abb. 1.10). FOWLER-Test: Recruitment positiv!

Th.: Im Anfall Antivertiginosa und Sedativa, Lagerung auf der gesunden Seite, Bettruhe, Abschirmung von äußerlichen nervlichen Reizen, Verbot von Alkohol, Kaffee, Nikotin, Tee; ruhige Lebensführung anstreben lassen. In den freien Intervallen gibt man durchblutungsfördernde Medikamente. Bei schweren Fällen kommt eine Drainage des Saccus endolymphaticus in Frage. Evtl., aber *nur bei erloschenem Gehör* erlaubt, kann eine Destruktion des ovalen Fensters durch Ultraschall Besserung bringen.

Ko.: Mit der Zahl der Anfälle wird auch das Hörvermögen schlechter. Bei sehr starken Anfällen sollte man sich nicht scheuen, eine Behandlung in der Klinik durchführen zu lassen.

DD.: Neuropathia N. vestibularis (kein Hörverlust), pontocerebellare Tumoren, HWS-Veränderungen, arteriosklerotisch bedingte Durchblutungsstörungen, Apoplexie.

▶ Akustisches Trauma

Ät.: Durch Lärm oder ein Schädeltrauma reversible, bei chronischer Lärmeinwirkung über 90 dB(A) irreversible Schädigung der Haarzellen des CORTI-Organs.

Urs.: Akutes Trauma: Knall, Explosion, Schädeltrauma. Chron. Trauma: Lärm am Arbeitsplatz mit

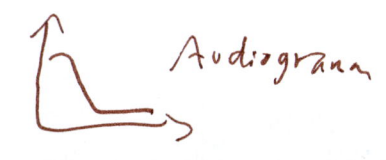

Schallpegeln über 90 dB(B), Dauerlärm im privaten Bereich.

Sy.: Langsam zunehmende Innenohrschwerhörigkeit (anfangs unbemerkt bei chronischer Lärmeinwirkung durch Adaptionsfähigkeit des Gehörs).

Dg.: Akutes Trauma: Otoskopie zeigt Trommelfellzerreißung, wenn der Schalldruck zu groß war. Audiogramm zeigt die Hörschwellensenke, die auf beiden Ohren nachweisbar ist, beim akuten Trauma auf der der Lärmquelle abgewandten Seite geringere Hörschwellensenke.
Beim chron. Lärmtrauma findet man eine *typische c^5-Senke bds.* = Typische Tonschwellenerhöhung bei beginnender Lärmschwerhörigkeit. Das Audiogramm siehe Abb. 1.10d.
LANGENBECK'sche Geräuschaudiometrie zeigt Innenohrschaden. SISI-Test positiv, Recruitment positiv, evtl. Ohrgeräusche.

Th.: Hörgerät, Lärmpause einlegen lassen.

Prophylaxe.: Tragen von Gehörschutz (-Kleidung, -Helme, -Kapseln und -Stöpsel), Senkung des Umwelt- und des Arbeitsplatzlärms, Diskotheken meiden, da die Lärmpegel oft über der Schmerzgrenze von 120 dB liegen.

> ▶ *Anmerkung zu Lärm*
> Die genaue Schädigungsschwelle von Dauerlärm ist nicht faßbar, aber man hält einen Dauerlärm von 85 dB für schädigend. Ein Schlafender reagiert erst auf Lärmreize über 38 dB. Dauerlärm kann zu Hypertonie führen.
> ▶ Lärmschwerhörigkeit gilt als Berufskrankheit und wird mit einer MdE von ca. 20 % bewertet. Bei lärmbelasteten Arbeitsplätzen ist eine jährliche HNO-fachärztliche Untersuchung vorgeschrieben.

▶ Presbyakusis (Altersschwerhörigkeit)

Ät.: Durch die exogenen und endogenen Reize auf das Gehör findet sich bei jedem Menschen ein Rückgang des Hörvermögens im Alter. Sicherlich auch eine Degeneration der Haarzellen im CORTI-Organ.

Sy.: Schallempfindungsschwerhörigkeit zunehmend mit dem Alter, Umgebungsgeräusche vermindern das Hörvermögen.

Dg.: Audiometrie, typisches Audiogramm (☞ Abb. 1.10). SISI-Test meist positiv, Recruitment meist negativ.

Th.: Hörverlust über 40 % – Hörgerät.

> *Anmerkung:* Bei älteren Leuten mit tiefer Stimme sprechen, da der Hochtonausfall stärker als der Tieftonausfall ist.

▶ Ototoxizität

Ät.: Durch zu hohe Konzentrationen von Giften kommt es zum irreversiblen Schaden der Haarzellen.

Urs.: Infektionskrankheiten, z.B. Mumps, Meningitis, Schnupfen. Medikamente, z.B. Neomycin, Kanamycin, Gentamycin, Chinin, Salicylsäure, Aminoglykoside, Furosemid; Industrieprodukte, z.B. CO, Nitroverbindungen, Anilin.

Sy.: Vorübergehende Schwerhörigkeit bei Exposition oder zunehmende Schwerhörigkeit, Schwindelzustände, Ohrgeräusche.

Dg.: Audiographie, Nystagmusprüfungen.

Th.: Medikamente absetzen. Exposition reduzieren. Grundleiden behandeln.

Pg.: Manchmal irreversibel.

Prophylaxe.: Vor hoher Medikamentendosis Innenohrfunktion überprüfen.

> *Anmerkung:* Alkoholabusus führt zu Nystagmuserscheinungen, nicht zur Ototoxizität.

▶ Herpes zoster oticus

Ät.: Erreger ist das Zostervirus, es ist mit dem Varizellen-Virus identisch.

▶ *Sy.:* Bei Befall des Ganglion geniculi Bläschen im äußeren Ohr und der Ohrmuschel, Schallempfindungsschwerhörigkeit, Schwindel und vestibuläre Reizerscheinungen, Fazialisparese, Trigeminusparese möglich, bei Befall des N. glossopharyngeus auch im Mund-Rachenbereich Bläschenbildung.

Dg.: Recruitment negativ, Nystagmusnachweis, Liquorveränderung nachweisbar.
Suche nach einer Schwächung der körpereigenen Abwehr. Häufige Rezidive.

Handwritten note at top: Tinnitus: Urs. abklären!!! Boe 157
Mittelohrkh., Hörsturz, M. Menière

Th.: Immunglobuline; Schmerzmittel, die aber nur im Frühstadium gut wirksam sind; Vitamin B-Komplex-Gabe, Antibiotika zur Verhinderung einer Superinfektion, Aciclovir, Indoxuridin.

Pg.: Meist völlige Ausheilung.

Ko.: Nach Abheilung der zosterbedingten Hauteffloreszenzen können postzosterische Neuralgien bestehen, Zosterenzephalitis, bakterielle Superinfektion der Hauteffloreszenzen, Zoster generalisatus (Übergang zur allgemeinen Zosterinfektion auch anderer Organe).

Angeborene und frühkindliche Hörstörungen

Ät.: Bei Diabetes materna, Röteln-Embryopathie, Thalidomid-Schädigung und einer Asphyxia post partum kommt es häufig zu angeborenen oder frühkindlichen Hörstörungen.

▶ Erworbene Hörstörungen

Ät.: Nach Mumps, psychischen Erkrankungen, Schnupfen und nach Gabe von Aminoglykosiden beobachtet man Hörstörungen.

Sy.: SES

Dg.: Audiogramm, WEBER, RINNE.
Da die Kinder sich nicht vollkommen an ihrem sozialen Umfeld beteiligen können, kommt es zur verzögerten geistigen Entwicklung, die bis zur Demenz gehen kann. Sprechenlernen ist an die Fähigkeit des Hörens gebunden!

Th.: Sprachschule, Sprachtherapeuten, psychologische Führung durch einen Kinderpsychologen, verstärkte Zuwendung der Eltern.

Hörgeräte
Boe 154

Sie bestehen aus Mikrofon, Verstärker und Lautsprecher. Durch die moderne Computertechnik werden sie immer kleiner und immer leistungsfähiger.
Bei einer Schalleitungsschwerhörigkeit können relativ einfache Hörgeräte verwendet werden.
Bei einer Schallempfindungsschwerhörigkeit werden Hörgeräte benötigt, die im Bereich der Hörsenke besser verstärken und Nebengeräusche verdecken (durch Elektronik möglich).

Indikation für Hörgeräte

Hörverlust beträgt mehr als 40 dB beidseits, Presbyakusis (mit spezieller Verstärkung der hohen Frequenzen), kindliche Taubheit bis 60 dB.

Sonstige Hilfsmittel für Schwerhörige

Bei einem Hörverlust von 60 dB und mehr müssen Kinder in eine Gehörlosenschule gehen.
- Hörtraining
- Gebärdensprache für Taube
- Mundablesen.

Hörtraining

Mit speziellen Geräten übt man Vokal-, Konsonanten- und Lautheitsunterscheidung, damit der hochgradig Schwerhörige sein Restgehör voll ausnutzen kann.
Mit dem Mundablesetraining wird besonders das Verständnis der Sprache gefördert.

Cochlear Implants *s. auch Boe 156*

Bei noch vorhandener neuronaler Reizfortleitung, aber stark geschädigter oder zerstörter mechanischer Schalleitung werden Elektroden in den Hörnerv implantiert, die durch einen Empfänger elektrisch angesteuert werden, der meist in das ausgeräumte Mastoid eingepflanzt wird.
Der Sender wird am Körper getragen und überträgt mittels Radiosignalen die von einem Mikroprozessor manipulierten Schallinformationen. Muß patientenspezifisch eingestellt werden.

Indikation: *beidseitige* Innenohrschwerhörigkeit bei vorhandener neuronaler Reizfortleitung.
Ein Hörtraining ist von dem Patienten unbedingt zu verlangen, da trotz der ausgefeilten Technik das Sprachverständnis schwierig bleibt.

1.5.2 Felsenbeinquerbruch

Siehe Kap. 1.4.1.

1.5.3 Akustikusneurinom
Schwannzellen + BG

(Kleinhirnbrückenwinkeltumor)

Ät.: Neurinom, das vom N. vestibularis ausgeht und im inneren Gehörgang oder im Kleinhirnbrückenwinkel lokalisiert ist. Da es expansiv wächst, kommt es zur Gehörgangserweiterung und Druckschädigung der umliegenden Nerven.

▶ Sy.: Charakteristisches Frühsymptom ist die Sensibilitätstörung im Trigeminusbereich, einseitige, zunehmende Schallempfindungsschwerhörigkeit vom neuronalen Typ, überwiegend Hochtonbereich. Einseitige Beeinträchtigung des Vestibularorgans mit Spontannystagmus und Gleichgewichtsstörungen, besonders bei Belastungen, Eiweißerhöhung im Liquor, Fazialisparese vom peripheren Typ, Abduzenzparese, Erweiterung des inneren Gehörgangs, gelegentlich Tinnitus (Ohrgeräusche), evtl. Stauungspapille mit Hirndruckzeichen.

▶ **Dg.:** *Liquorveränderung* nachweisbar, pathologische Hörermüdung, Recruitment negativ, verminderter Stapediusreflex, wird durch die Impedanzmessung nachgewiesen, Sprachaudiogramm mit unterschiedlichem Wort- und Zahlenverständnis, Nystagmusnachweis, Röntgenaufnahme nach STENVERS, CT und Kernspin, WEBER auf nicht erkrankte Seite lateralisiert. Schwellenschwundtest nach Carhart.

▶ *Tomographie des Felsenbeins,* positive Zisternographie, Computertomogramm des Schädels evtl. nach intrathekaler Luftapplikation.
ENG mittels akustisch evozierter Potentiale und kalorische Vestibularisprüfung *zeigen die einseitige Mindererregbarkeit.*
Die Hirnstammaudiometrie (BERA) zeigt eine verlängerte Latenz.
Th.: Operative Entfernung des Tumors durch Neurochirurgen.

DD.: Morbus Menière, dabei fehlende Eiweißvermehrung im Liquor und Tieftonschwerhörigkeit!, Recruitment positiv.

2 Nasennebenhöhlen und Gesicht

■ 2.1 Anatomische und physiologische Grundlagen

Die Nase hat zwei Anteile, die ihr die typische Form geben.

Den *knöchernen Anteil* bildet lateral der Stirnfortsatz des Oberkiefers, cranial der Nasenfortsatz des Stirnbeins, medial die beiden Ossa nasalia. Die knöcherne Nasenöffnung wird als Apertura piriformis bezeichnet.

Den *knorpeligen Anteil* bilden von cranial nach caudal: die Dreiecksknorpel, die oben mit den Ossa nasalia und in der Mitte mit dem knorpeligen Nasenseptum, welches die innere Nase in zwei Abschnitte teilt, verbunden sind und die beiden Nasenspitzenknorpel, die mit dem Crus mediale (Nasensteg) und dem Crus laterale (Nasenflügel) für die Form des Nasenloches ausschlaggebend sind. Siehe Abb. 2.1.

Die *Gefäßversorgung der äußeren Nase* übernehmen: die A. angularis aus der A. facialis (aus A. carotis externa), die A. dorsalis nasi aus der A. ophthalmica (aus A. carotis int.).
Die V. angularis transportiert das abfließende Blut über die V. ophthalmica zum Sinus cavernosus (Furunkel der Oberlippe oder der Nase können zur Sinusthrombose führen!) und über die V. facialis zur V. jugularis interna.

Die *innere Nase* ist klinisch sehr wichtig wegen der Lage der Nasennebenhöhlen (NNH) und der verschiedenen Zugänge und Öffnungen zu den NNH.
Die *Stirnhöhle* (Sinus frontalis) ist mit dem Meatus nasi medius durch den Ductus nasofrontalis verbunden, der im Hiatus semilunaris mündet.
Die *Kieferhöhle* (Sinus maxillaris) ist über das Ostium accessorium mit dem Meatus nasi medius verbunden.
▶ Im Meatus nasi inferior mündet der Ductus nasolacrimalis.

Die *Keilbeinhöhle* (Sinus sphenoidalis) ist über die Apertura sinus sphenoidalis mit dem Meatus nasi superior verbunden.
Die vorderen *Siebbeinzellen* (Cellulae ethmoidales anteriores) münden in den Meatus nasi superior, die hinteren Siebbeinzellen münden in den Meatus nasi superior. Das Ostium tubae auditivae befindet sich dorsal des unteren Meatus nasi (☞ Abb. 2.1).

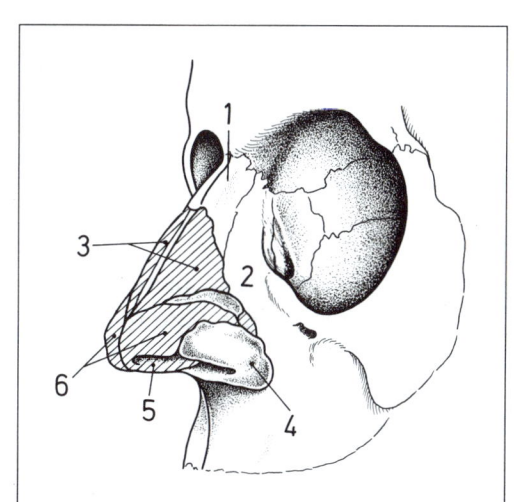

1 = Os nasale
2 = Processus frontalis (maxillae)
3 = Dreiecksknorpel
4 = Nasenflügel (knorpelfrei)
5 = Crus mediale (Nasensteg)
6 = Crus laterale (Nasenflügel)

Abb. 2.1: Äußere Nase, knorpelige Anteile sind schraffiert.

▶ In den Meatus nasi medius münden die Ausführungsgänge von: Sinus frontalis, Sinus maxillaris, Cellulae ethmoidales anteriores.

Die knöchernen Wände der inneren Nasenwände und das knorpelige Nasenseptum sind mit Schleimhaut überzogen, ebenso die NNH.

Wegen der dünnen knöchernen Gewebe des Gesichtsschädels sind bei entzündlichen Prozessen die Komplikationen durch Übergreifen von Entzündungen auf die benachbarten NNH recht häufig.

Gefäßversorgung der inneren Nase ☞ Kap. 10.1.

Nervöse Versorgung der Nase: Sensibel wird die Nase versorgt durch den 2. Trigeminusast.

Funktion der Nase

Die meisten Menschen atmen fast ausschließlich durch die Nase. Dadurch wird die Atemluft angewärmt, gereinigt und gefiltert (starke Gefäßversorgung der inneren Nase, Flimmerepithel und Flimmerhärchen, Nasenschleim). Schließlich hat sie noch die Aufgabe, Geruchseindrücke zu vermitteln. Die Regio olfactorii liegt oberhalb der oberen Conchae. Die Atemluft strömt vorbei und über die Rezeptoren der Filia olfactorii (Ausläufer des N. olfactorius = 1. Hirnnerv) werden die Geruchseindrücke zum Limbischen System übermittelt. Vieles, was wir schmecken, riechen wir eigentlich, da die Zunge nur die Geschmacksqualitäten süß, sauer, salzig und bitter vermitteln kann.

2.2 Untersuchungsmethoden und Grundzüge der Bewertung

2.2.1 Inspektion

Äußere Nase
- Form: gleichmäßig, traumatisch oder tumorös verändert?
- Farbe: entzündet, schlecht durchblutet, Hämatome?
- Schwellung, Furunkel, Trauma, Rhinophym?
- Beweglichkeit: normal, vermindert, Krepitationen?
- Nasenöffnungen: weit, eng, ungleichmäßig?
- Nasenskelett: verbreitert, höckrig, verkürzt, sattelartig?
- Nasenseptum: gerade, Nasenseptumdeviation, Nasenseptumdefekt?

Innere Nase
Mittels eines Spekulums wird die *Rhinoscopia anterior* durchgeführt und die innere Nase beurteilt, incl. der Schleimhaut, der Durchgängigkeit, der Weite des Nasenganges und der Nasenseptumform.

Bei der Untersuchung sollte man nicht an das sehr schmerzempfindliche Nasenseptum stoßen. Bei empfindlichen Patienten kann man eine Oberflächenanästhesie mit Pantocain-Spray durchführen.

Die Postrhinoskopie wird mit dem Mundspatel (um die Zunge zurückzuhalten) und mit einem Rachenspiegel (vorher anwärmen, sonst beschlägt er) durchgeführt.
Bei der Postrhinoskopie wird beurteilt: Beschaffenheit der Tonsillen, der Zungenwurzel, des Nasenrachenraumes, des Rachenbereichs hinter der Uvula, der Tonsilla pharyngica, des Ostiums tubae auditivae und der Choanen von dorsal gesehen.

Anamnestisch sollte man erfragen
- Schmerzen (wo, wann, wie lange, seit wann),
- Sekretabfluß (wäßrig, eitrig, fötide, nach welcher Richtung abfließend, nur bei bestimmter Kopfhaltung),
- Geruchsstörung,
- Behinderung der Nasenatmung.

2.2.2 Palpation

Prüfung des Nasengerüsts mit seinem knöchernen und knorpeligen Anteil auf: abnorme Beweglichkeit (Luxation), Stufenbildung, Schwellungen, Verhärtungen, Druckschmerzhaftigkeit.

Auch die Orbita wird palpiert. Ebenso die Valleix'schen Nervenaustrittspunkte des N. trigeminus am Foramen supraorbitale, am Foramen infraorbitale und am Foramen mentale.

Die übrigen Gesichtsweichteile werden auf Schwellungen und Druckschmerzhaftigkeit palpiert.
Der Nasenrachenraum wird nach Schleimhautanästhesie palpiert. Man achte auf: Form, Konsistenz, Ausdehnung der palpablen Teile.

2.2.3 Prüfung der Luftdurchlässigkeit der Nase

Qualitative Prüfung
Man läßt den Patienten auf eine Metallplatte oder einen Taschenspiegel ausatmen und beurteilt Ausdehnung und Form des Niederschlages.

Quantitative Prüfung (Rhinometrie)
Mit Manometern wird die Druckdifferenz und die Strömungsgeschwindigkeit beim Ein- und Ausat-

men im Naseneingang und im Nasenrachenraum überprüft.

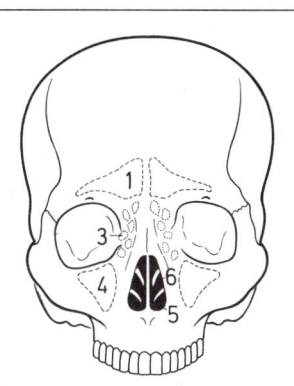

Abb. 2.2:
Lage der Nasennebenhöhlen von ventral

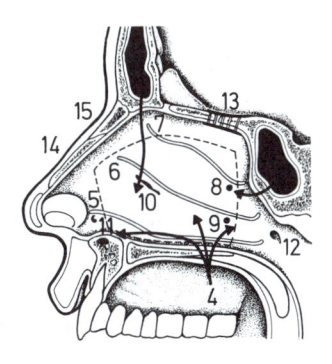

Abb. 2.3:
Lage der Nasennebenhöhlen von lateral

1 Sinus frontalis (Stirnhöhle)
2 Sinus sphenoidalis (Keilbeinhöhle)
3 Sinus ethmoidalis (Siebbeinzellen)
4 Sinus maxillaris (Kieferhöhle)
5 untere Concha (Meatus nasi inferior)
6 mittlere Concha (Meatus nasi medius)
7 obere Concha (Meatus nasi superior)
8 Apertura sphenoidalis
9 Ostium accessorium
10 Hiatus semilunaris
11 Ductus nasolacrimalis
12 Ostium tubae auditivae
13 Lamina cribrosa mit fila olfactoria
14 knorpeliger Nasenrücken
15 knöcherner Nasenrücken = Os nasale

2.2.4 Riechprüfung

Ein Nasenloch wird zugehalten, das andere geprüft. Mit speziellen reinen Riechstoffen in verschiedenen Konzentrationen wird die jeweilige Geruchsschwelle bestimmt.

Drei Riechstoffgruppen werden unterschieden:
➤ reine Riechstoffe (Stoffe, die nur den N. olfactorius reizen): Birkenteer, Vanille, Wachse, Kaffee, Rosenöl, u.a.
• Riechstoffe mit Schleimhautreizung:
  Formalin (stechend), Salmiak (stechend und kühlend), Essigsäure (stechend und ätzend), Menthol (kühlend), u.a.
• Riechstoffe mit Geschmacksreizung:
  Pyridin (bitter), Chloroform (süßlich), u.a.

Anosmie
Riechvermögen ausgefallen, daher werden die Riechstoffe mit anderen Komponenten wahrgenommen, die unter 1 genannten aber nicht gerochen. *reine Riechstoffe nicht*

Hyposmie
Riechvermögen vorhanden, aber vermindert, Riechstoffe der Gruppe 1 werden nur in hoher Konzentration wahrgenommen.

Parosmie
Patient riecht alles gleich, kein Diskriminationsvermögen vorhanden oder Fehlriechen.

Kakosmie
Patient gibt an, alles rieche schlecht; deutet auf Hirntumor hin!

2.2.5 Endoskopie

Ein starres oder flexibles Endoskop wird in die Apertura piriformis bzw. über den Rachen in die Nase eingeführt, und die Verhältnisse werden beurteilt. Wichtig besonders für den mittleren Nasengang, da dieser bei der vorderen und hinteren Rhinoskopie schlecht einsehbar ist.

➤ **Antroskopie (Sinuskopie)**
Vorgehen: Die Kieferhöhle wird punktiert, durch das Punktionsloch wird ein Endoskop geschoben, um die innere Kieferhöhle zu beurteilen. Punktiert wird durch den unteren Meatus nasi.

Indikation: Tumorverdacht, Schleimhauterkrankungen, Spülung.

▶ BECK'sche Bohrung
Vorgehen: Mit einem Troikar wird der Sinus frontalis = Stirnhöhle punktiert und anschliessend wird endoskopiert/gespült.
Indikation: Sinusitis, Stirnhöhlenspülung, diagnostische Abklärung.

nung und Verlauf innerhalb der Sinus mit allen genannten Röntgenaufnahmen noch besser darstellen.
- *Tomographie:* Durch Tomogramme läßt sich eine bessere Differenzierung der Tumorausdehnung und eventueller Brüche durchführen.
- *Computer*-Tomogramm (= CT): Knochendestruktionen und Tumoren lassen sich exakt darstellen.
- Kernspintomographie wie CT.

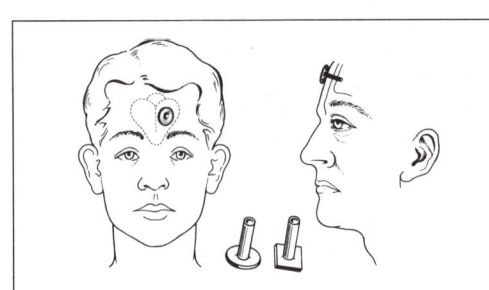

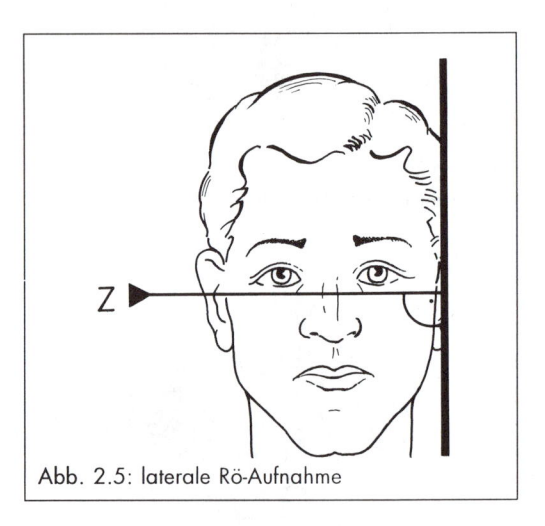

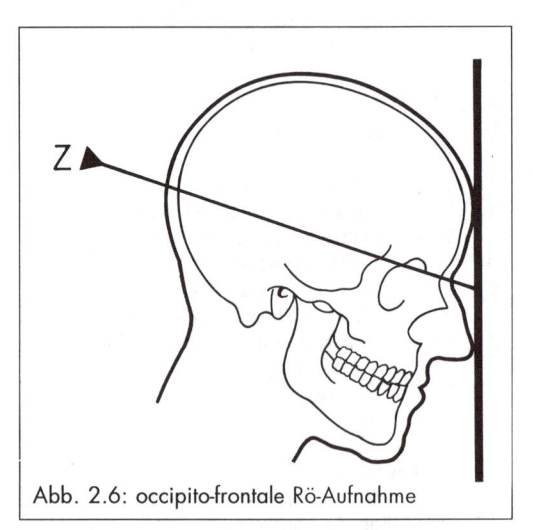

Abb. 2.4: BECK'sche Bohrung von frontal und lateral gesehen; 2 Punktionsröhrchen

2.2.6 Röntgen

Strahlengang und Aufnahmetechnik bitte den Abbildungen entnehmen.
- *Laterale Röntgenaufnahme:* Mit weichen Röntgenstrahlen lassen sich die knorpeligen Anteile der Nase gut darstellen. Mit harten Röntgenstrahlen gute Darstellung der Sinus frontalis, Sinus sphenoidalis. Die beidseits vorhandenen Sinus lassen sich nur schlecht beurteilen, da sie übereinander projiziert werden.
- *Occipito-frontale Röntgenaufnahme*: Gute Darstellung der Stirnhöhlen. Siebbeinzellen überprojiziert, ebenso die Kieferhöhlen.
- *Occipito-nasale Aufnahme*: Gute Darstellung der Stirnhöhle und der Siebbeinzellen.
Kieferhöhle überprojiziert.
- *Occipito-dentale Aufnahme:* Gute Darstellung der Kieferhöhlen, der Keilbeinhöhle.
Siebbeinzellen überprojiziert.
- *Axiale Aufnahme:* ☞ Kap. 1.2.6 und Abb. 1.18.
- *Kontrastmitteltechnik:* Durch Einbringung von Kontrastmittel in die Sinus lassen sich Ausdeh-

Abb. 2.5: laterale Rö-Aufnahme

Abb. 2.6: occipito-frontale Rö-Aufnahme

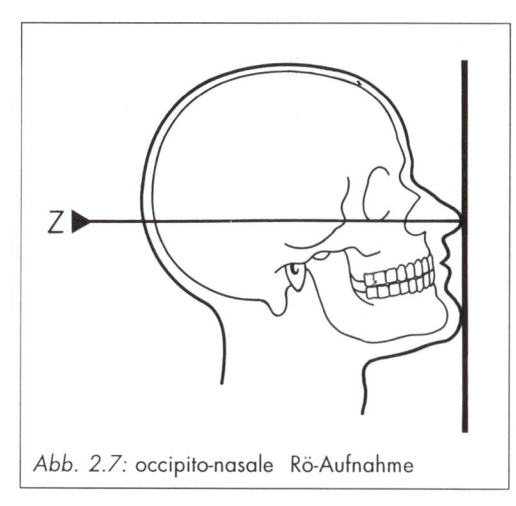

Abb. 2.7: occipito-nasale Rö-Aufnahme

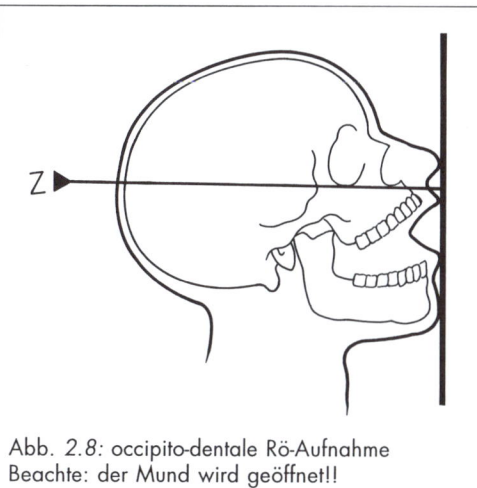

Abb. 2.8: occipito-dentale Rö-Aufnahme
Beachte: der Mund wird geöffnet!!

2.3 Klinik der Nase, der Nebenhöhlen und des Gesichts

2.3.1 Frakturen

Frakturen des Gesichtsschädels entstehen meist durch stumpfe Gewalt bei Unfällen, durch Schlag oder Stoß.
Spontanfrakturen der Gesichtsschädelknochen sind selten, sie sind meist bedingt durch Knochenarrosionen, Knochentumoren, Übergreifen von anderen Tumoren oder durch aufsteigende oder absteigende Infektionen.

Ausgedehnte Frakturen bedingen die Zusammenarbeit von Mund-Kiefer-Gesichtschirurgen, Chirurgen, Ophthalmologen und Neurochirurgen. Zur Diagnostik sollte auch der Radiologe befragt werden.
Sind die Weichteile des Gesichts entstellend in Mitleidenschaft gezogen, sollte man einen Psychiater hinzuziehen, da ausgedehnte Gesichtsrekonstruktionen für den Patienten eine große psychische Belastung darstellen.

Nasenfrakturen

Ät.: Stoß oder Schlag bestimmen die Fraktur der knöchernen Nase und die Luxation des Nasenknorpels.

▶ *Sy.:* Nasenschiefstand, Einsinken des Nasenrückens, Nasenbluten bei Schleimhautriß (fast immer), äußerliche Riß- oder Platzwunden, Geruchsvermögen kann eingeschränkt sein.

Dg.: Inspektion, Palpation, laterale Rö-Aufnahme.

Th.: Reposition, anschließend Fixation durch Heftpflaster oder Schienung. Bei eingesunkenem Nasenrücken zusätzlich Nasentamponade.

Pg.: Restitutio ad integrum bei sehr früher Therapie möglich.

Ko.: Die häufigste Komplikation ist das Nasenseptumhämatom. Septumdeviation möglich.

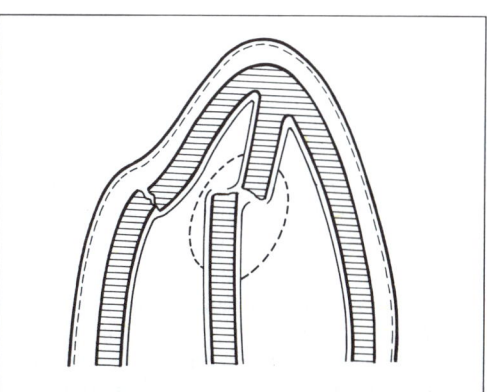

Abb. 2.9: Nasenfraktur, wobei das Nasenseptum und rechts der Nasenknorpel gebrochen sind, Ausbildung eines leichten Septumhämatoms.

Septumhämatom

Ät.: Komplikation nach Nasenbeinfraktur.

Sy.: Verlegung der Nasenatmung, unterschiedlich schmerzhaft.

Dg.: Rhinoscopia anterior und posterior, Befund: kissenartige Schwellung des Nasenseptums beidseits.

Th.: Punktion; wenn nicht alles abfließt, breite Abhebung der Nasenschleimhaut vom Septum und anschließend immer Nasentamponade, um ein Rezidiv zu verhindern.

Ko.: Septumabszeß bei Superinfektion.

Septumabszeß

Ät.: Infektion eines Septumhämatoms oder durch Infektion der Nasenschleimhaut beim Bohren.

Sy.: Verlegung der Nasenatmung, Rötung des Nasenrückens, Druckschmerzhaftigkeit des Nasenrückens.

Dg.: Rhinoscopia ant. und post.

Th.: Inzision und Ausräumung, anschließend Drainage und Tamponade unter Antibiotikaschutz.

Ko.: Meningitisgefahr, bei einer Nekrose bildet sich eine Sattelnase.

Kieferhöhlen-Jochbeinfraktur

Ät.: Meist Sturz auf das Jochbein, Unfälle; durch Stoß oder Schlag nur bei sehr großer Gewaltanwendung.

Sy.: Durch Absinken des Bulbus Doppelbilder, Kieferklemme oder Kiefersperre durch die Behinderung des M. temporalis. Parästhesien im Bereich des N. maxillaris.

Dg.: Palpation zeigt meist eine Stufenbildung, Rö-Aufnahmen, occipitodentale Aufnahme, axiale stark exzentrische Aufnahme.

Th.: Eröffnung der Kieferhöhle und Einlegen einer Kunststoffstütze. Gelingt damit keine Reposition, so muß man eine Drahtosteosynthese durchführen. Zur Ausheilung und zur Vermeidung einer Gesichtsdeformation ist eine exakte Reposition die Grundvoraussetzung. Evtl. Dekompression oder Exhairese des N. maxillaris, wenn dieser eingeklemmt ist.

Ko.: Aufsteigende Infektionen mit Ausbildung einer Orbitaphlegmone.

Blow-out-fracture

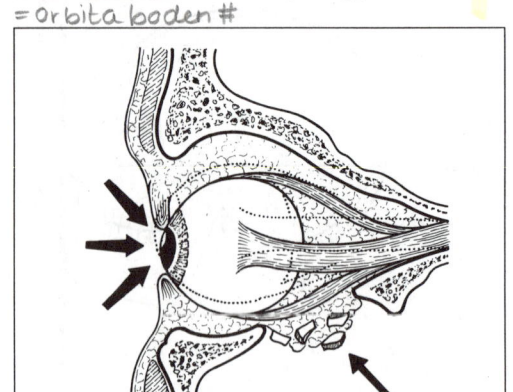

Abb. 2.10: Blow-out-fracture von lateral, deutlich sichtbar die Bulbusverlagerung. Punktiert: die normale Bulbuslage.

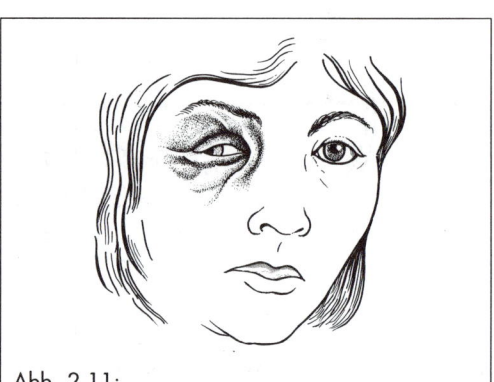

Abb. 2.11: Orbitalphlegmone nach Blow-out-fracture

Ät.: Durch eine Prellung des Bulbus kommt es zum Bruch an der dünnsten Stelle der Orbita-, (das ist der Boden-), mit Eindringen des Orbitafetts in die Kieferhöhle.

Sy.: Doppelbilder, Enophthalmus, Bewegungseinschränkung der Augen, wenn Augenmuskeln eingeklemmt sind; meist sind der M. rectus inferior und der M. obliquus inferior betroffen. Parästhesien im Bereich des N. maxillaris (II. Trigeminusast).

Dg.: Ergibt sich aus der Anamnese und dem typischen klinischen Bild, die Palpation zeigt *keine* Stufenbildung, Nachweis durch laterale Computertomographie, Rö-Aufnahmen, Spezialaufnahmen von tangential, Antroskopie, Augenmotilitätsprüfungen, Doppelbildprüfung, Exophthalmometrie.

Th.: Sofortige Operation, da die Infektionsgefahr groß ist, Deckung des Orbitabodens durch Kunststoffteile, evtl. Osteosynthese mit einem aus dem Beckenkamm entnommenen Knochenspan.

Ko.: Infektion der Orbitahöhle mit Ausbildung einer Orbitalphlegmone.

Fo: Ohne Therapie entsteht ein Enophthalmus.

▶ Jochbeinfraktur, isoliert

Ät.: Bei einer seitlichen Gewalteinwirkung auf den Kopf durch Sturz, Fall oder Schlag bricht typischerweise das Jochbein alleine.

Sy.: Abflachung (Schwellung) der lateralen Gesichtshälfte, Mundöffnung erschwert bis unmöglich (Kieferklemme), Parästhesie im Bereich des N. maxillaris.

Dg.: Palpation mit Tasten der Stufenbildung von innen und außen, Rö-Aufnahmen, lateral und tangential.

Th.: Reposition mit dem Einzinker, evtl. Drahtosteosynthese, um eine exakte Reposition zu stabilisieren.

Pg.: Gute Ausheilungstendenz bei exakter Reposition.

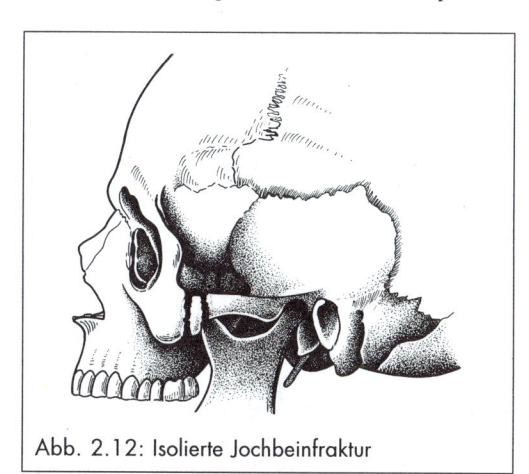

Abb. 2.12: Isolierte Jochbeinfraktur

▶ Frakturen der oberen Nebenhöhlen

Die Frakturen werden eingeteilt in:
- *Hohe frontobasale Fraktur:* Bei Gewalteinwirkung auf das Stirnbein entsteht eine Stirnhöhlen-Stirnbein-Impressionsfraktur.
- *Mittlere frontobasale Fraktur:* Nach Gewalteinwirkung auf die Stirn-Nasenwurzel entsteht eine Impressions- und Trümmerfraktur im Stirnhöhlen-Siebbein-Bereich.
- *Tiefe frontobasale Frakturen:* Nach Gewalteinwirkung auf das Gesicht werden nach dem Bruchlinienverlauf die Frakturen nach LE FORT oder nach ESCHER eingeteilt.

Le Fort-Frakturen ☞ ZMK Kapitel 1.4, Zentrale und zentrolaterale Mittelgesichtsfrakturen

Escher Typ I
Hohe frontobasale Fraktur = großflächige Trümmerfraktur des Stirnbeins und der vorderen Schädelgruppe.

Escher Typ II
Mittlere frontobasale Fraktur = großflächige Trümmerfraktur des Nasenbeins, des Stirnbeins und des Siebbeins.

Escher Typ III
Tiefe frontobasale Fraktur = beidseitige Querfraktur durch die frontale vordere Schädelgruppe, das Nasenbein, die Augenhöhle und das vordere Jochbein (entspricht Le Fort II und III).

Escher Typ IV
Einseitige frontolaterale Fraktur = einseitige Fraktur durch den Boden der vorderen Schädelgruppe, die Stirnhöhle, das Stirnbein und die Augenhöhle.

Sy.: Brillenhämatom oder Monokelhämatom, subkonjunktivale Blutungen, Blutungen aus Mund und Nase, Platzwunden im Gesicht, bei Durazerreißung Liquorrhoe.

▶ ***Dg.:*** Rö-Aufnahmen aus verschiedenen Ebenen, CT und Kernspin, um ein genaues Ausmaß der Fraktur zu bekommen. Bei Durazerreißung finden sich ein Pneumatocephalus (= Luftfüllung der Liquorräume) und eine Liquorrhoe, die sich durch einen positiven Glucosetest bei Prüfung des Nasensekrets mit dem Glucoseteststreifen nachweisen läßt.

Soforttherapie: Schockbekämpfung durch Infusionen, Freihaltung der Atemwege, evtl. Tracheotomie, wenn Intubation erfolglos. Blutstillung, Tetanusprophylaxe, Antibiotikaschutz, da aufsteigende Infektionen häufig und gefährlich sind. Die nachfolgende Therapie sollte der Mund-Kiefer-Gesichts-Chirurg durchführen in Zusammenarbeit mit Neurochirurgen und Ophthalmologen.

Es gilt der Grundsatz: Bei minimaler Knochenverschiebung konservatives Vorgehen.
Bei Schädelbasisbruch und verschobenen Knorpelanteilen wird operativ ausgeräumt, um
- einen breiten Abfluß für Sekrete zu schaffen,
- eine Reposition durchzuführen,
- die Knochenfragmente zu stabilisieren nach Reposition, damit keine Pseudarthrose und keine aufsteigenden Infektionen entstehen.

▶ *Ko.:* Liquorfistel bei Durazerreißung, Hirnabszeß, Meningitis, Muko- und Pyozelen der NNH, Osteomyelitis der Schädelknochen, oft des Stirnbeins. Diese Komplikationen können auch noch nach Jahren auftreten.

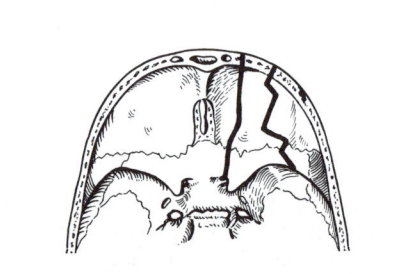

Abb. 2.13: Typische Bruchlinien bei einer hohen fronto-basalen Schädelfraktur = Escher IV

Chirurgische Therapieprinzipien bei Gesichtsschädelbrüchen
Exakte Reposition der betroffenen Knochenanteile; bei Durariß mit Liquorfistel Deckung mit homoioplastischer, tiefgefrorener Dura; bei Eindringen von Hirngewebe in Sinus Entfernung desselben; bei großflächigen Knochendestruktionen Einsetzen von rekonstruktiven Plastiken aus Kunststoff und Formung der Weichteile, um ein befriedigendes Aussehen des Patienten zu erreichen.

▶ **Liquorfistel**

Urs.: Austritt von Liquor aus der Nase durch Durariß nach Felsenbeinquerbruch, fronto-basaler Fraktur, Keilbeinfraktur, Fraktur der Lamina cribriformis.

Sy.: Austritt von Liquor durch die Nase, vom Patienten geschildert als "wäßriger Schnupfen".

Dg.: Nachweis durch Glucoseteststreifen, da der Liquor zuckerhaltig ist, der normale Nasenschleim aber nicht. Nachweis der Fraktur durch Röntgenspezialaufnahmen, CT und Kernspin.

Th.: Deckung der Fistel nach operativer Freilegung der Schädelbasis und Deckung der Dura mittels lyophilisierter Duralappen. Antibiotikaschutz.

Ko.: Aufsteigende Infektionen mit nachfolgender Meningitis, Encephalitis.

Pr.: Ohne Infektion nach Operation gut.

2.3.2 Entzündungen

▶ **Nasenfurunkel oder Oberlippenfurunkel**

Ät.: Entstehung meist aus einer Haarbalgentzündung.

Sy.: Heftige Schmerzen, Fieber, ödematöse Schwellung der inneren und äußeren Nase, oft Oberlippe und Nasenumgebung geschwollen.

Dg.: Prima vista, Rhinoskopie.

Th.: Bettruhe und feuchte Umschläge, Sprechverbot, Kauverbot, daher Breikost, um die Oberlippe ruhigzustellen, hochdosierte Antibiotikagabe möglichst i.v.; niemals Inzision des Furunkels und niemals ausdrücken, da die Gefahr einer Sinusthrombose über die Keimverschleppung durch die V. angularis besteht.

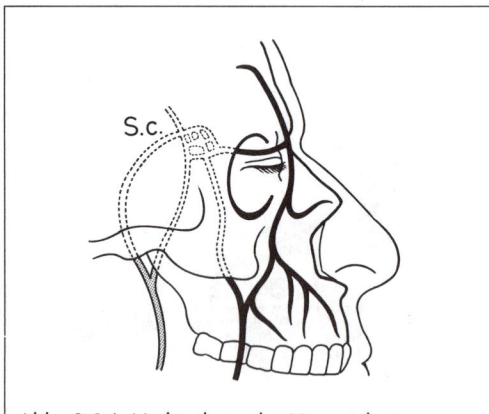

Abb. 2.14: Verbindung der V. angularis (schwarz) mit dem Sinus cavernosus (S.c.).

▶ **Rhinitis, akute Form**

Sog. Common cold, Schnupfen:
Ät.: Infektion durch Viren mit Inkubationszeit von Stunden bis zu zwei Tagen, manchmal auch durch

Kokken. Man findet eine Desquamation des Nasenschleimhautepithels.

Sy.: Kitzeln in der Nase, Niesen, schleimiges klares Sekret ("die Nase läuft"), Behinderung der Nasenatmung, Frösteln, häufig verbunden mit Augentränen und Kopfschmerzen, Riechvermögen eingeschränkt.

Dg.: Rhinoscopia ant. mit dem Befund: Muscheln verdickt, Nasenschleimhaut gerötet, starke Sekretauflagerung im Nasenrachenbereich, evtl. kleine oberflächliche Schleimhautblutungen.

Th.: Ein spezifisches Virustatikum ist noch nicht verfügbar. Man verordnet abschwellende Nasentropfen, z.B. Xylometazolin oder Nasenöle; der Naseneingang sollte mit einer Fettcreme bestrichen werden, um die Reizung durchs Nasenputzen zu verringern; Calciumpräparate helfen oft ganz gut, ebenso Salicylate, Vitamin C hilft nur vorbeugend; orale Schnupfenmittel sind in der Wirkung umstritten. Inhalation von trockener Luft (Föhn).

Ko.: Oft kommt es durch Superinfektion zum Katarrh der oberen Luftwege oder der NNH.

DD.: Rhinitis, allergischer Schnupfen, Katarrh, echte Grippe.

Pr.: Erhöhung der körpereigenen Abwehrkräfte durch Heißkalt-Duschen, Sport, Vitamin C und Calciumzufuhr.

▶ Rhinitis, chronische Form

NNH-Infektionen
Ät.: Meist chronische NNH-Entzündungen, chron. Tonsilliditen, Rachenmandelhyperplasie, Nasenseptumdeviation, behinderte Nasenatmung durch Enge im oberen Nasenmuschelbereich. Oft stecken Allergien dahinter.

Sy.: Wie bei der akuten Form, aber rezidivierend.

Dg.: Rhinoscopia ant. und post., Befund: eitrige Beläge, verdickte Muscheln, polypöse Schleimhauthyperplasien, Verengung der Nase. Röntgenaufnahmen der NNH.

Th.: Antibiotikahaltige Nasentropfen, Antihistaminika, Behandlung der Ursache, die zum chronischen Verlauf geführt hat. Evtl. Tonsillektomie, Adenotomie, Septumresektion, NNH-Punktion und anschließende Spülung.

Ko.: Längeres Bestehen führt zur Nasenschleimhautatrophie.

▶ Rhinitis allergica *(Rhinopathia allergica)*

Ät.: Überempfindlichkeitsreaktion auf verschiedene Stoffe; diese Reaktion kann bedingt sein durch eine überempfindliche Nasenschleimhaut und durch Allergie (IgE).
Bekannteste Form ist der Heuschnupfen, eine saisonale Pollenallergie, die im Frühjahr und Herbst bei der Gräserblüte, bzw. bei der Getreideernte, besonders in Erscheinung tritt. Familiäre Häufung!

Sy.: Juckreiz in der Nase, allergischer „Salut", Niesattacken, wäßriger klarer, vermehrter Nasenschleim, oft Begleitkonjunktivitis mit Augentränen.

Dg.: Rhinoscopia ant. und post., Befund: geschwollene Nasenmuscheln, Allergiesuche, z.B. Prick-Test, Rast, Rist und Provokationstests.

Th.: Bei bekanntem Allergen Hyposensibilisierungstherapie über längere Zeit oft erfolgreich, Klimawechsel, Aufenthalt in pollenfreien Gebieten, symptomatisch mit Antiallergika, Kortison.

Allergischer Salut

Typische Handbewegung eines Allergikers, um durch das Hochdrücken des Naseneingangs die Nasenlöcher zu erweitern, damit eine bessere Nasenatmung erreicht wird. Auch drückt der Allergiker an der Nase herum, um sich von dem lästigen Juckreiz zu befreien (siehe Abb. 2.15). Im Laufe der Zeit kommt es zu einer Nasenfalte.

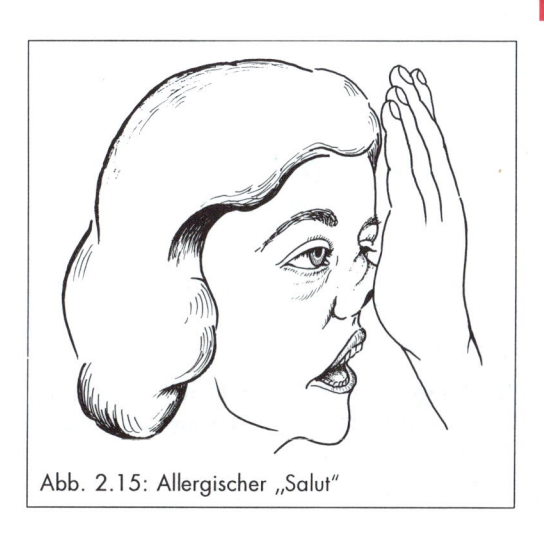

Abb. 2.15: Allergischer „Salut"

Die typische Nasenquerfalte bei längerem Hochdrücken des Naseneingangs liegt horizontal und ist gegenüber der Umgebung hypo- oder hyperpigmentiert. Sie verliert sich nach Aufhebung des allergischen „Saluts" erst nach ca. 2 Jahren. Der wegen der behinderten Nasenatmung ständig offene Mund sollte nicht mit dem Gesichtsausdruck bei einer Rachenmandelhyperplasie verwechselt werden.

➤ Eine weitere Form ist die nicht saisonal gebundene *allergische Rhinitis:*

Ät.: Auftreten bei Exposition mit Stäuben, z.B. Hausstaub, Haare tierischer Herkunft, Bettfedern, Puder, Mehl. Bei der berufsbedingten allergischen Rhinitis gehören Mehle (Bäcker, Müller), Haare, Schuppen, Haarspray (Friseure), Desinfektionsmittel (med. Berufe) etc. zu den Allergenen.

Sy.: Wie bei Heuschnupfen, die Symptomatik ist meist nicht so stark ausgebildet.

Dg.: Wie Heuschnupfen.

Th.: Wie Heuschnupfen. Bei Vorliegen von psychischen Faktoren (oft der Fall) Psychotherapie einsetzen.

DD.: Heuschnupfen!

Vasomotorische Rhinopathie

Ät.: Nasenschleimhaut in der Funktion gestört und unspezifisch überempfindlich. Oft psychische Ursachen.

➤ *Sy.:* Wie Heuschnupfen, aber nicht so stark, Auftreten oft nach Wetterveränderung mit thermischen Reizen und bei Nahrungsmittelallergien.

Th.: Antihistaminika, operatives Abtragen der Schleimhaut und der hinteren Muschelenden, um freie Durchgängigkeit der Nase wiederherzustellen. Hierzu gehört auch der *Privinismus:*

Ät.: Medikamentenabusus durch Verwendung gefäßkonstringierender Nasentropfen (z.B. Xylometazolin).

Th.: Wegen des Gewöhnungseffektes sollte man diese Nasentropfen nach 1 Woche absetzen.

Tuberkulose der Nasenschleimhaut

Ät.: Erreger sind Tuberkelbakterien, Übertragen durch Ausatmungsluft eines Kranken, der Lungentuberkulose hat.

Sy.: Keine spezifischen Symptome vorhanden.

Dg.: Rhinoscopia ant. und post., Befund: Im Nasenvorhof granulierende Infiltrationen mit Bläschen und Knötchen, Ulzerationen mit aufgelagerten Krusten und Borken, bei längerem Bestehen Knorpelarrosionen, Sicherung der Diagnose durch PE und Anzüchtung der Tuberkel im Tierversuch!!

Th.: Tuberkulostatika (INH, Ethambutol, Rifampicin), Vit-D.

Ko.: Längeres Bestehen kann zu einem Lupus vulgaris-Karzinom führen!!

DD.: Andere Erreger können zu einem ähnlichen Krankheitsbild führen, ich nenne nur einige z.B. Mycobacterium leprae, Klebsiellen, Mykosen, Treponema pallidum; immer Morbus Boeck ausschließen!

Syphilis (Lues) der Nase

Ät.: Infektion durch Treponema pallidum. Zwei Formen:
- Lues connata mit Ausbildung einer Sattelnase
- Lues im Tertiärstadium mit Gummata des Septums.

Sy.: Gummöse Infiltrationen im knöchernen Anteil des Nasenseptums, evtl. auch der lateralen Nasenwand, Schwellungen im Nasenbereich, evtl. Septumperforation, keine Lymphknotenbeteiligung!!

Dg.: Rhinoscopia ant. und post., Nachweis der Treponemen im Nasensekretabstrich und im Blut.

Th.: Hochdosiert Antibiotika über mindestens 5 Tage, nach drei Wochen Sicherheitskur mit Antibiotika.

Pg.: Ohne Therapie kommt es zur Nekrose der knöchernen und knorpeligen Nasenanteile mit Sattelnase durch Einsinken des Nasengerüsts, Septumperforation durch Aufbrechen der gummösen Infiltrationen und Synechien in der Nase.

Ozaena (Rhinitis atrophicans cum foetore)

Ät.: Ursache unbekannt, Frauen häufiger betroffen, familiäre Häufung, kann durch Xylometazolinabusus *(Privinismus)* entstehen, kann nach Tumoroperationen entstehen und nach größeren Schleimhautverlusten in der Nase.

Sy.: Foetor durch Zersetzung des trockenen Schleims, der übelriechende klebende Krusten bildet, Kopfschmerzen, Muschelatrophie, Pharynx- und Larynxbeteiligung möglich.

Dg.: Weiter Naseneingang mit atrophischer Schleimhaut bei der rhinoscopia ant. und post. zu sehen, bei Geruchssinnprüfung ist oft eine Hyposmie feststellbar. Gelegentlich sind Klebsiellae ozeanae vorhanden.

Th.: Ölige Nasentropfen zur Anfeuchtung der Schleimhaut, Spülung der NNH mit Lugol'scher Lösung, hochdosierte Gabe von Vitamin A und E, Traubenzucker als Schnupfpulver (hygroskopisch), Inhalationen und Spülungen der Nase mit Emser Salz, Kuraufenthalt an der See. Zur Verengung der Naseneingänge Einlagen mit Watte, ebenso Einpflanzung von Knorpel- oder Knochenspänen, um die Nasengänge zu verengen.

Pg.: Nach Operation ist der Zustand oft erträglich, im Alter läßt die Erkrankung etwas nach.

▶ Leishmaniosis mucocutanea

Ät.: Erreger sind Protozoen und zwar Leishmanien (Familie der Trypanosomatiden), sie kommen überwiegend in Südamerika vor, übertragen durch Phlebotomus (eine Schmetterlingsmücke).

Sy.: Knotige Verdickungen der Haut, im fortgeschrittenen Stadium Septumulzerationen und stinkende Auflagen in Nase, Rachen und Kehlkopf.

Th.: Antimonpräparate und Pentamidin.

DD.: Die viszerale Form heißt Kala-Azar. („Schwarze Krankheit").

▶ Nasennebenhöhlenentzündungen

Sinusitiden

Akute Form

Nach einer Rhinitis kommt es manchmal zu einer Sinusitis, wobei die Kieferhöhle und die Siebbeinzellen häufiger betroffen sind als die Stirnhöhle, ganz selten ist die Keilbeinhöhle betroffen. (*Pansinusitis*: alle NNH *einer* Seite sind betroffen!)

Sy.: Schleimhaut der Sinus sind ödematös geschwollen, starke Sekretion, erst schleimig, später eitrig, Fieber, bei Verlegung der Ausführungsgänge einer NNH Klopfschmerzhaftigkeit der betroffenen NNH. Druckschmerz: NAP des N. supra- oder infraorbitalis.

Stirnhöhlenentzündung

Sy.: Schmerzen über der Stirn, die beim Bücken verstärkt empfunden werden, die Schmerzen können in den inneren Augenwinkel und die Zähne ausstrahlen.

▶ Kieferhöhlenentzündung

Sy.: Kopfschmerzen über der Kieferhöhle, manchmal einseitiger Kopfschmerz, manchmal Schmerzausstrahlung in die Zähne (eine Kieferhöhlenentzündung ist oft *odontogen* bedingt!!), Schmerzen im Bereich des Foramen infraorbitale.

Dg.: Nervenaustrittspunkt des 2. Trigeminusastes (Foramen infraorbitale) außerordentlich schmerzhaft bei Palpation. Klopfschmerz deutlich nachweisbar. Röntgenstatus der Zähne.

▶ Siebbeinzellenentzündung

Ät.: Bei Kindern und Säuglingen sehr häufig!

Sy.: Retrobulbäre Schmerzen, Schmerzausstrahlung in die Stirn- und Kieferhöhle, manchmal einseitiger Kopfschmerz, anhaltender Husten, Schnupfen.

Keilbeinentzündung

Sy.: Dumpfe, einseitige, in den Hinterkopf ausstrahlende Schmerzen.

▶ Diagnostik bei Nasennebenhöhlenentzündungen

- *Palpation* der entsprechenden NNH
- *Perkussion* der entsprechenden NNH
- *Prüfung der NAP* des N. trigeminus (Valleix'sche Druckpunkte)
- *Röntgenaufnahmen:* (☞ Kap. 2.2.6, und entsprechende Abbildungen).
  Bei einer NNH-Entzündung liegt eine Verschattung der entsprechenden NNH vor. Beweisend sind sichtbare Sekretspiegel!
- *Sonographie:* Durch Ultraschalluntersuchung lassen sich die Spiegel in der Kieferhöhle ebenfalls gut nachweisen.
- *Rhinoskopie:* Schwellung der Nasenschleimhaut und Eiterstraßen: bei Stirnhöhlenentzündung im vorderen Nasenbereich, bei Keilbeinentzündungen besonders an der Rachenhinterwand, bei einer Kieferhöhlenentzündung unter der mittleren Muschel, bei einer Siebbeinzellenentzündung unter der mittleren Muschel.
- *Diaphanoskopie:* Man führt eine spezielle Lampe in den Mund des Patienten ein, läßt den

* Ko: • Infektion der Gesichtsweichteile
• Orbitale Ko. (s. →) - am häufigsten
• Knocheninfektionen
• Endokranielle Ko. (z.B. subdurales Empyem)

Mund schließen und kann am Aufleuchten der belüfteten NNH diese beurteilen. Eine entzündete und mit Sekret gefüllte NNH leuchtet nicht auf.
- Abstrichuntersuchung: Punktion der entsprechenden NNH zur Sekretgewinnung und Keimbestimmung. Besonders bei chronischen Formen angebracht.

Therapie
Abschwellende Nasentropfen und Inhalationsbehandlung, um Belüftung und Sekretabfluß zu ermöglichen, Wärmeapplikation, um die Durchblutung zu fördern, Antibiotika nach Antibiogramm, Analgetika, Bettruhe. Ist eine NNH-Entzündung nach 2-3 Wochen nicht abgeheilt, sollte die NNH gespült werden. Führt das nicht zur Abheilung, bleibt nur noch die operative Ausräumung der NNH.
- *Kieferhöhlenspülung:* Mit einer scharfen Nadel Punktion durch den unteren Nasengang (bei Kindern in Narkose, beim Erwachsenen Lokalanästhesie). Spülung mit viel Flüssigkeit, evtl. Antibiotikazusatz.
Indikation: Therapie einer Entzündung, zur Eiterausspülung und zur Sicherung der *Diagnose*.
- *Stirnhöhlenspülung:* Punktion durch BECK'sche Bohrung (☞ Abb. 2.4). Absaugung des gestauten Sekrets und Spülung mit reichlich Flüssigkeit, evtl. mit Antibiotikazusatz.

Chronische Nasennebenhöhlenentzündungen
Ät.: Vorkommen meist im Anschluß an eine akute NNH-Entzündung, auch Mitbeteiligung bei allergischen Rhinitiden möglich. Betroffen sind überwiegend Kieferhöhle und Siebbein, selten Stirnhöhle, extrem selten Keilbeinhöhle. Zwei Formen werden unterschieden:

Serös-polypöse Form
Ät.: Ungeklärt, allergische Komponenten werden diskutiert. Auftreten oft bei vasomotorischer Rhinopathie und bei Asthma bronchiale. Meist beidseitig auftretend.
Sy.: Dumpfer Kopfschmerz, verstopfte Nase, meist beidseits, Verlegung der Nasenatmung mit Hyp- bis Anosmie, schleimiger Sekretabfluß aus der polypös veränderten NNH.
Dg.: Rhinoscopia ant. und post., Antroskopie, Befund: Verlegung der Ausführungsgänge durch Polypen, wodurch es zu Retentionszysten kommen kann. Röntgenaufnahmen der NNH, evtl. mit Kontrastmittel. Sind die Polypen groß genug und schon durch die Ostien vorgewachsen, kann man sie bei der Rhinoskopie sehen als Polyposis nasi oder Choanalpolyp. Die Diaphanoskopie bringt meist nichts.
Th.: Bei geringer Schleimhautschwellung abschwellende Nasentropfen ausreichend. Kurzwellenbestrahlung. Wärmeapplikation durch Rotlichtbestrahlung, evtl. Klimawechsel, bei schweren Fällen Versuch mit Kortisongabe; bei Vorliegen von Polypen bleibt nur die Eröffnung und operative Ausräumung der Polypen nach CALDWELL, unter Anlegen eines Fensters zum Sekretabfluß.
Ko.: Rezidive sind trotz Operation möglich. ✷
DD.: Nasenrachenfibrom, Mukoviszidose.

Eitrige Form
Ät.: Absonderung von eitrigem Sekret mit Ausbildung eines Kieferhöhlenempyems, oft auch nur einseitig vorkommend.
Sy.: Kopfdruck, beim Bücken verstärkt. Eitriger Sekretabfluß aus der Nase, oft fötide, Eiterabfluß in den Rachenraum, mit der Folge eines Rachenkatarrhs.
Dg.: Rhinoscopia ant. und post., Befund: Schwellung der Schleimhaut und der Muscheln, Eiterstraßen von den Choanen bis zur Rachenhinterwand.
Diaphanoskopie: Erkrankte NNH leuchtet nicht auf, Röntgenaufnahmen zeigen wandständige bzw. diffuse Verschattungen der NNH, evtl. Sekretspiegel, Sicherung der Diagnose durch Punktion und Spülung.

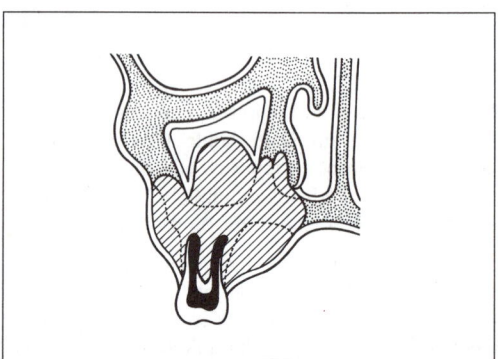

Abb. 2.16: Parulis (Zahnfleischabszeß, der in die Kieferhöhle eingebrochen ist)

Stadien der orbitalen Ko:
1. Orbitaödem, Periostitis → gute Prg., Antibiose + Nasentropfen
2. Subperiostaler Abszess und Apex-orbitae-Syndrom → OP, Antibiose
3. Orbitalphlegmone → OP, Antibiose → Gefahr der Erblindung

Di.: CT

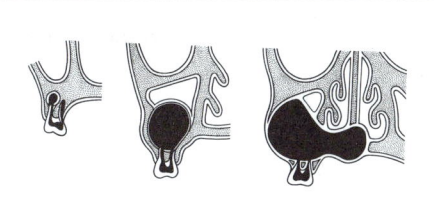

2 Nasennebenhöhlen und Gesicht

Abb. 2.17: Zahnzysten in drei verschiedenen Stadien. Sie zeigen das manchmal große Ausmaß der Zystenbildung.

Th.: Spülung der NNH, dann Füllung mit Antibiotika-Gelen; bei Nichtausheilung in 4 bis 6 Wochen CALDWELL-Operation; bei odontogener Ursache (Wurzelgranulomen, Parulis, Zahnzysten) steht natürlich die Zahnsanierung im Vordergrund.

DD.: Zahnzysten, Parulis (Zahnfleischabszeß), Mukozele, Pyozele, Tumoren der NNH, Pneumatozele.

Ko.: Durchbruch in die Nachbarschaft mit Abszeßbildung, aufsteigende Infektionen, durch Eiterabfluß auch Lungenkomplikationen möglich.

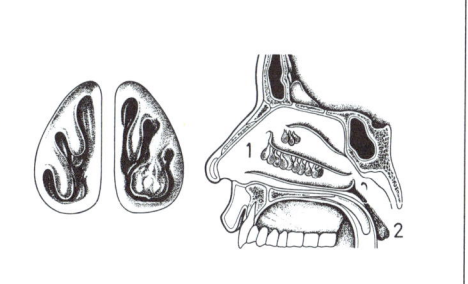

Verfahren

In der Umschlagsfalte der Mundschleimhaut wird die Schleimhaut inzidiert. Knochentrepanation der Kieferhöhlenwandung in der Fossa canina, wobei der N. infraorbitalis geschont werden muß. Entfernung der erkrankten Kieferhöhlenschleimhaut. Anlegen eines breiten Fensters zum unteren Nasengang. Für das Offenhalten des Zugangs wird ein Schleimhautlappen aus der Nasenschleimhaut gebildet. Durch die Vernarbung wird der Zugang immer etwas kleiner! Der Eingriff kann in Lokalanästhesie und unter Vollnarkose durchgeführt werden.

Indikation: Kieferhöhlenvereiterung, die durch Spülungen nicht beseitigt werden kann, Kieferhöhlenempyem, Kieferhöhlenpolypenbildung.

Anmerkung: Durch die Operation nach CALDWELL-LUC kann auch transmaxillär ein Zugang zu Siebbeinzellen und durch diese hindurch zur Keilbeinhöhle geschaffen werden.

Andere Operationsarten z.B. nach RITTER-JANSEN, nach RIEDEL, nach UFFENORDE u.ä. lese man in einem ausführlichen HNO-Lehrbuch nach.

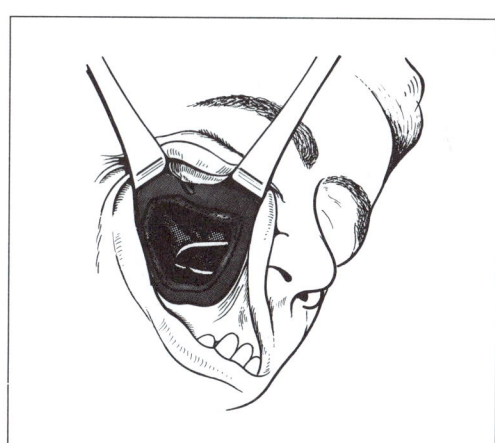

1 Nasenpolypen im vorderen Nasenraum
2 Choanalpolypen im hinteren Nasenraum

Abb. 2.18: Polypen der Nasen:
links bei Rhinoscopia anterior
rechts in Lateralansicht

Abb. 2.19: Kieferhöhlenoperation nach CALDWELL-LUC

Zugang durch die Umschlagsfalte der Mundschleimhaut. Häufigste Nasennebenhöhlenoperation des HNO-Arztes.

OP nach Caldwell-Luc

Die NNH-Operation des HNO-Facharztes überhaupt.

Es ist eine Kieferhöhlenradikaloperation mit Anlegen eines Fensters, damit das gestaute Sekret in den Nasenrachenraum abfließen kann.

Mukozelen der Nasennebenhöhlen

▶ **Ät.:** Schleimansammlung in einem Hohlraum im Sinne einer Schleimhautretentionszyste.

Ur.: Durch Verstopfung eines Ausführungsganges der NNH kommt es zur Sekretstauung.

Infiziert sich dieses Sekret, so spricht man von einer *Pyocele*. Bei Kindern häufiger als bei Erwachsenen, weil die Ausführungsgänge noch sehr eng sind. Am häufigsten betroffen ist die Stirnhöhle, weil die Ausführungsgänge stark geschlängelt sind.
Sy.: Frühsymptom: Wenig Beschwerden, nur gelegentlich Druckgefühl der betroffenen NNH.
Später: Schmerzlose, langsame Auftreibung der NNH, dadurch bedingt Gesichtsasymmetrie, in schweren Fällen mit Exophthalmus, Tischtennisball-Phänomen durch Umwandlung des Knochens in fibröses Gewebe.
Dg.: Computertomogramm, Röntgenaufnahmen der NNH, die die papierdünne Knochenwandung zeigen, die leicht eindrückbar ist wie ein Tischtennisball.
Th.: Operative Ausschälung und Resektion des Stirnhöhlenbodens mit Herstellung einer guten Abflußmöglichkeit für das Sekret zur Nasenhaupthöhle nach CALDWELL-LUC oder RITTER-JANSEN.

➤ Therapie immer notwendig, wegen der ständigen Gefahr der Ausbildung einer Pyozele.

➤ *Ko.:* Einbruch des Eiters in die umgebenden Gewebe. Rezidive häufig.
DD.: Knochentumor, NNH-Tumor, Sinusitis.

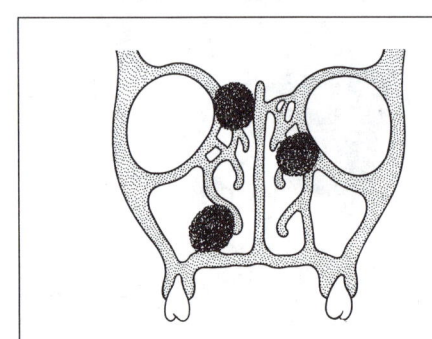

Abb. 2.20: Häufigste Lokalisation von Karzinomen der inneren Nase und der NNH.

2.3.3 Tumoren der Nase und Nasennebenhöhlen

Rhinophym (Knollennase, Pfundnase, Kartoffelnase)

➤ *Ät.:* Hyperplasie der Talgdrüsen mit Vermehrung des Bindegewebes und starker vaskulärer Stauung, gefolgt von Entzündungen. Als Ursache sind viele Noxen beteiligt, z.B. Alkoholabusus, Kälte, UV-Bestrahlung, mangelnde Hygiene, evtl. Stoffwechselstörungen. Auftreten oft bei älteren Männern und oft nach einer Rosacea. Gutartiger Tumor!
Sy.: Knollige Verdickungen der äußeren Nase, leichte Blauverfärbung der Hautverdickungen.
Dg.: Prima vista, evtl. histologische Sicherung der Diagnose.
Th.: Abschälung mit dem scharfen, flachen Messer und Deckung der oberflächlichen Hautschichten. Kryochirurgie, Laserchirurgie.
Beachte: Das Knorpelgerüst der Nase darf *nicht* geschädigt werden.

Osteom der Nasennebenhöhle

Ät.: Gutartige Wucherung des Knochens, oft mit Stiel. Lokalisation häufig in der Stirnhöhle, weniger in den Siebbeinzellen, selten in der Kieferhöhle. Häufig ein Zufallsbefund beim NNH-Röntgen.
Sy.: Zunehmender Kopfschmerz über längere Zeit, aber nur bei Druck auf die NNH-Wände.
Keine typischen Symptome.
Dg.: Röntgenaufnahmen der NNH.
Th.: Operative Entfernung.
Pg.: Langsam verdrängend weiterwachsend, kann zur Verlagerung des Bulbus oculi führen.

Tumoren der äußeren Nase

➤ *Ät.:* Bösartige Tumoren sind das Plattenepithelkarzinom und das Basaliom, sehr selten Hämangiome und Sarkome. Auftreten besonders bei Berufen mit Lichtexposition, wie z.B. Bauern, Bauarbeitern, Seeleuten.
Sy.: Schmerzlose Schwellungen der äußeren Nase, die geschwürig zerfallen können.
Dg.: Histologische Untersuchung nach PE.
Th.: Exzision im Gesunden und evtl. plastische Deckung durch Spalthaut oder Rundstiellappen.

Tumoren der inneren Nase und der NNH

Das gutartige Osteom ist oben schon besprochen.

Bösartige Geschwülste

Ät.: Meist Plattenepithelkarzinome, aber auch Adenokarzinome kann man finden. Lokalisation ☞ Abb. 2.20. Am häufigsten betroffen ist die Kieferhöhle. Männer sind dreimal häufiger betroffen als Frauen.

➤ **Sy.:** Beim Nasenputzen oftmals Blutbeimengung im eitrigen Nasenschleim, neuralgische Beschwerden im Bereich des N. trigeminus, behinderte Nasenatmung, Gaumenverbreiterung (Prothese paßt nicht mehr).

Im fortgeschrittenen Stadium finden sich: Vorwölbung der Backe, Verdrängung des Bulbus oculi (mit Doppelbildersehen).

Dg.: Rhinoscopia ant. und post., Befund: in der lateralen Nasenwand polypöse Schwellungen und leicht blutende Granulationen; Röntgenaufnahmen in verschiedenen Projektionsrichtungen; Tomographie zeigt gut das Ausmaß. Sicherung der Diagnose durch Probeexzision oder Sinuskopie und Spülung der NNH mit histologischer Untersuchung der Spülflüssigkeit.

Th.: Operative Entfernung des Tumors im Gesunden, anschließend Deckung der Defekte. Bei Inoperabilität Zytostatika, bei einem auf den Gaumen beschränkten Tumor wird mit Telekobalt (Megavolttherapie) nachbestrahlt, ebenso wenn der Tumor nicht vollständig entfernt werden konnte.

Pg.: Die Patienten kommen wegen der spät auftretenden Beschwerden meist sehr spät zum Arzt. Daher beträgt die 5-Jahresheilung trotz intensiver Therapie nur 30 %.

Metastasen

Außerhalb des Kopfbereichs finden sich selten Metastasen, da sie erst in einem sehr späten Stadium auftreten.
Lymphknotenmetastasen finden sich in den submentalen und tiefen Halslymphknoten. Falls diese schon befallen sind, bleibt eine NECK DISSECTION unausweichlich (☞ Kap. 6.3.4).

Zylindrome (= adenoidzystisches Karzinom)

Ät.: Es sind Adenome zylindromatösen Baues, die ihren Ausgang von Speicheldrüsen und Schleimdrüsen in den oberen Luftwegen, aber auch der Nasenschleimhaut, nehmen. Sie wachsen infiltrativ und destruierend, gelten als semimaligne mit Neigung zur Malignität in der Spätphase. Betroffen sind alle Altersgruppen, Männer häufiger als Frauen.

Sy.: Wie bei bösartigen Karzinomen der NNH und Nase.

Dg.: Histologie nach Probeexzision, wobei eine genaue Malignität nicht sicher feststellbar ist.

Th.: Totale Entfernung, wenig strahlensensibel.

Pg.: Relativ häufig Spätmetastasen, langsames Wachstum über Jahrzehnte! Sichere Malignität nicht nachweisbar, wegen des destruierenden Wachstums aber als semimaligne anzusehen.

➤ **Papillome (inverted papilloma)**

Ät.: Schrankenlos wachsende, sehr seltene, vom Epithel ausgehende Tumoren, die meist an der lateralen Nasenwand oder den hinteren Nasenabschnitten beginnen. Wachsen schnell und infiltrativ. Tendenz zur malignen Entartung.

Sy.: *Frühsymptom = einseitiges Nasenbluten!* Verlegte Nasenatmung einseitig, Knochenauftreibungen im Viscerocranium.

Dg.: Rhinoscopia ant. und post., Befund: meist blutende Granulationen an den lateralen und hinteren Nasenwandungen. Sicherung der Diagnose durch PE und histologische Aufarbeitung.

Th.: Radikale Entfernung, keine Strahlensensibilität.

Pg.: Häufig Rezidivneigung, daher wird möglichst radikal operiert, auch wenn große Teile des Viscerocraniums geopfert werden müssen.

DD.: Nicht verwechseln mit Polypen der Nase!!

2.3.4 Nasenbluten *(Epistaxis)*

Gefäßversorgung der Nase ☞ Kapitel 10.1.

Ursachen
- *Örtliche Ursachen:* (Meist einseitiges Nasenbluten)
  ➤ Häufigste Form des Nasenblutens ist die Blutung aus dem Locus KIESSELBACHII durch mechanisch-traumatische Verletzungen durch Nasenbohren und Traumata (Nasenfraktur, Nasenseptumfraktur, Nasenbeinfraktur, Fremdkörpereinführung (Kinder), Schädelbasisbrüche, Gesichtsschädelfrakturen, NNH-Frakturen) = arterielle Blutung.
  Auch starkes Schneuzen, Nasenpolypen, maligne Geschwüre der Nase und der NNH und Nasenrachenfibrome kommen als Ursachen für ein Nasenbluten in Frage.
- *Symptomatische Ursachen:* (Meist beidseitiges Nasenbluten): Allgemeinerkrankungen, die zu einer vermehrten Durchblutung der Nasen-

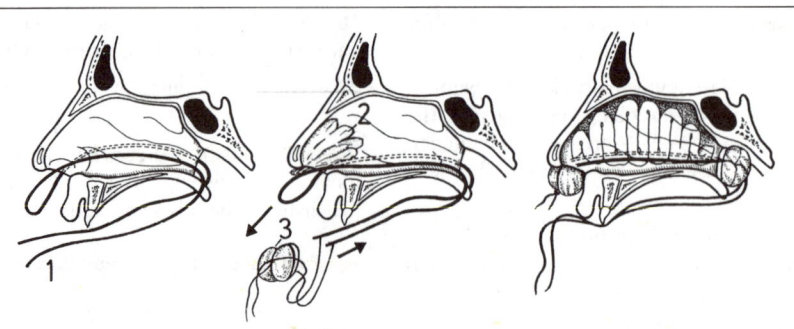

▶ Abb. 2.22: BELLOCQ-Tamponade. Der vordere und der hintere Nasenbereich sind vollständig abgedichtet.

schleimhautgefäße führen, können ein Nasenbluten auslösen. Zu nennen wären:
▶ Verlängerung der Blutungszeit – M. Osler, Thrombozytopenie, Vitamin A-Überdosis, M. Werlhof, Lebererkrankungen, Leukämien, Panmyelopathien.
Gefäßrupturen – Arteriosklerose, Hypertonie, Angiome, Hämangiome, Infektionen (Grippe, Schnupfen durch erhöhte Fragilität von Kapillargefäßen).
Medikamentös bedingtes Nasenbluten – Antikoagulantien, Gefäßdilatatoren, Vitamin K-Mangel, Vitamin A-Überdosierung.
Reizung der Nasenschleimhaut – Allergien, Reizgase, Dämpfe, Stäube, „Schnüffeln" und „Schnupfen" von Reizstoffen z.B. Schnupftabak, Kokain u.ä.

▶ **Soforttherapie (durch Laien möglich)**
Patient soll die Nase putzen, sich aufrecht mit reklinierten Kopf hinsetzen und kalte Umschläge im Nacken und im Nasenbereich mit Zusammenpressen der Nasenflügel machen.
- Vorteil – gute psychologische Wirkung.
- Nachteil – Blut kann in den Rachen abfließen.

Für besser wird folgendes Vorgehen gehalten: Patient soll die Nase putzen, sich aufrecht hinsetzen, den Kopf weit nach vorne beugen und über mehrere Minuten die Nasenflügel kräftig zusammenpressen.
- Vorteil – Blut fließt nach vorne ab, und durch die Koagulierung wird eine zusätzliche Abdichtung nach hinten erreicht.
- Nachteil – unangenehme Haltung für den Patienten.

Steht die Blutung nicht, sollte unbedingt der Arzt gerufen werden, der dann die Weiterbehandlung übernimmt.

▶ **Weiterbehandlung (durch den Arzt)**
Es gibt viele Vorschläge für die Stillung von Nasenbluten, jeder Arzt sollte die Methode wählen, mit der er den besten Erfolg hat.
Das Wichtigste ist die Beruhigung des Patienten!!
Erst Rhinoscopia ant. und post., um die Lokalisation der Nasenblutungen festzustellen, anschließend Abklärung der Ursache! Erst dann folgt die Therapie!

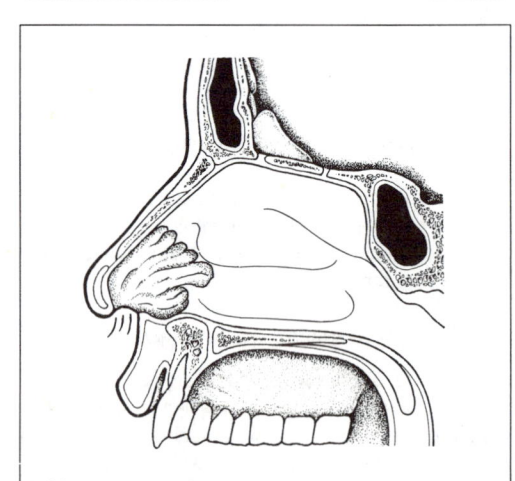

Abb. 2.21: Vordere Nasentamponade zur Stillung von Nasenbluten im Locus KIESSELBACHII-Bereich. Damit läßt sich auch im Notdienst die häufigste Art der Epistaxis behandeln. Der hintere Nasenbereich zum Nasenrachenraum ist dabei aber nicht abgedichtet!!

2 Nasennebenhöhlen und Gesicht

1. vordere Nasentamponade (handschriftlich)

2. Bellocq-Tamponade

Vorgehen:
- Man führt durch den Nasengang zwei dünne Gummischläuche bis in den Nasenrachenraum und führt sie wieder zum Munde heraus.
- Dann wird die Nase austamponiert.
- An den Enden der Gummischläuche werden Tupfer angebracht. Dadurch wird der Nasenraum nach ventral und dorsal abgedichtet.

Empfohlen werden außerdem:
I.v.-Applikation von Vit. C- und Vit. B-Präparaten, i.v.- oder i.m.-Applikation von Hämostyptika. (z.B. Clauden®). Beseitigung der Ursachen (Hypertonie etc.).

Bei Blutungen aus dem Locus KIESSELBACHII (vorderes Nasenbluten) werden zur örtlichen Blutstillung empfohlen: Ätzung des blutenden Gefäßes mit Chromsäurekristallen oder Trichloressigsäure unter Sicht nach Lokalanästhesie. (*Beachte dabei:* Immer nur einseitig wegen der Gefahr der Nasenseptumperforation.) *oder: vordere N.tamp.* (handschriftlich)

Ätzung des blutenden Gefäßes mit dem Elektrokauter, sehr vorsichtig, weil die Nasenschleimhaut stark geschädigt wird. Blutstillende ätzende Watte ist obsolet.

Die sicherste und mit den wenigsten Nebenwirkungen behaftete Methode ist die Austamponierung der Nase. Die verschiedenen Methoden sind auf den Abbildungen dargestellt. Bei Blutungen im hinteren Nasenbereich muß eine BELLOCQ-Tamponade oder eine Tamponade mit dem pneumatischen Nasentubus gemacht werden (Abb. 10.1). *? Ballon?* (handschriftlich)
Bei unstillbaren Blutungen bleibt als letzte Therapie die Gefäßunterbindung der zuführenden Arterien. Dabei muß zur Unterbindung der A. maxillaris die hintere Kieferhöhlenwand eröffnet werden, für die Aa. ethmoidales ant. und post. wird am inneren Augenwinkel inzidiert, die A. carotis externa wird vor dem M. sternocleidomastoideus unterbunden.
Bei symptomatischem Nasenbluten muß die Ursache abgeklärt werden.
Fremdkörper in der Nase bei Kindern werden vorsichtig mit der Zange entfernt (☞ Kap. 10.3.)

2.3.5 Mißbildungen und Formfehler

Gesichtsspalten
Ausführliche Beschreibung unter Kap. 3.3.1.

Nasenspalten
Ät.: Selten, kommen lateral und medial vor. Auch Doppelnasen sind beobachtet worden.

Th.: Plastische Operationen.

▶ Konnatale Nasenfisteln
Ät.: Sie beginnen meist in der Mittellinie der Nase und ziehen zu den Nasenbeinen oder sogar zur Schädelbasis. Fast immer mit Schleimhaut ausgekleidete Gänge, Dermoidzysten, die aus versprengten Keimen bei der Schließung von furchig angelegtem Gewebe zurückgeblieben sind.

Th.: Exstirpation und plastische Deckung.

Ko.: Meningitis (wenn offen bis zur Dura) (handschriftlich)

Meningoenzephalozelen
Ät.: Angeborenes Ausbleiben des Schädelbasisverschlusses, meist im Bereich des Siebbeins, führt zur Meningoencephalocele, die bei der Rhinoskopie pulsierend als Vorwölbung zu sehen ist.

Th.: Exzision und plastische Deckung durch lyophilisierte Dura.

Naseneingangsatresie
Ät.: Selten, meist traumatisch bedingt, aber auch konnatal auftretend.

Sy.: Verlegte Nasenatmung, Hyposmie, bei beidseitigem Auftreten für Säuglinge gefährlich mit den Symptomen der unten besprochenen Choanalatresie.

Th.: Rekonstruktion durch operative Plastik.

Choanalatresie
Ät.: Die Verbindung zwischen Nase und Rachen ist konnatal membranös oder knöchern verschlossen auf Grund einer Entwicklungsstörung des Embryos.

▶ *Sy.:* Bei einseitigem Auftreten gestörte Nasenatmung und Sekretstau, bei *beidseitigem* Auftreten Unmöglichkeit der Nasenatmung, für den Säugling *lebensgefährlich*, da die Nahrungsaufnahme ständig zum Luftholen unterbrochen werden muß und dadurch die Aspirationsgefahr sehr groß ist (der Säugling atmet physiologischerweise während des Stillens!!), Dyspnoe und Zyanose.

Dg.: Sondierung mit weichen Gummischläuchen ist unmöglich, Röntgenaufnahmen mit Kontrastmittelapplikation in die Nase bei rekliniertem Kopf, beim Erwachsenen auch mit der Rhinoscopia post. sichtbar.

Th.: Freilegung durch Sondierung, wegen der Narbenbildung aber nur vorübergehende Wirkung, besser ist die operative Freilegung mit Einbringen von Kunststoffröhrchen, um die Narbenstriktur zu vermeiden. Heute auch Lasertherapie beim Neugeborenen und spätere operative Revision.

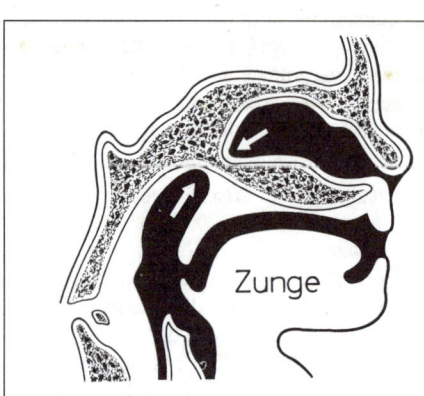

Die beiden Pfeile zeigen die knöcherne Verlegung der Verbindung zwischen dem Nasenraum und dem Rachenraum

Abb. 2.23: Choanalatresie bei einem Säugling

Höckernase
Ät.: Vergrößerung des knöchernen oder knorpeligen Anteils der Nase durch Vererbungsfaktoren oder traumatisch durch Schlag und Stoß bedingt.

Dg.: Prima vista.

Breitnase
Ät.: Nach Schlag oder Stoß kann es zur Verbreiterung der Nase kommen. Bei Schwarzen Rassenmerkmal.

Dg.: Prima vista, Rhinoskopie

Schiefnase
Ät.: Durch Verlagerung des Nasenseptums oder des knorpeligen Nasenanteils kann es durch eine Trauma oder konnatal zur Schiefnase kommen. Dabei sind das Nasenseptum und die lateralen Teile der Nase deformiert.

➤ Septumdeviation
Ät.: Angeborene oder traumatische Verbiegung der Nasenscheidewand. Es handelt sich um eine Deformität des knorpeligen Nasenskeletts. Die lateralen Nasenanteile sind *nicht* deformiert.

Sy.: Oft Behinderung der Nasenatmung, gehäuft Sinusitiden.

➤ Sattelnase
Ät.: Verminderung des Knorpelanteils meist durch Trauma (Schlag, Stoß), Verminderung des knöchernen Anteils bei konnataler Lues oder Lues im Stadium III. Nach Septumdeviation-OP und Septumabszeß.

DD.: WEGENER – Granulomatose.

Synechien
Ät.: Verwachsungen, meist entstanden nach Verletzungen, nach Entzündungen, aber auch konnatal. Die Verwachsungen finden sich zwischen Nasenseptum und Nasenseitenwänden. *nach OP's!!*

Sy.: Nasenatmung meist behindert.

Therapie der obengenannten Nasenformveränderungen siehe unten. *→ OP!*

➤ Granuloma gangraenescens nasi
Ur.: Unbekannt.

Sy.: Seröser, blutiger Schnupfen, Ulzeration der Haut bis zur völligen Mittelgesichtszerstörung, die progressiv und unaufhaltsam ist.

Bf.: Granulierende Ulzerationen mit Gewebsdestruktionen, sowohl der Gesichtsweichteile, als auch später der knöchernen Gesichts- und NNH-Anteile. Histologisch findet sich eine unspezifische nekrotisierende Entzündung mit Granulationsgewebe.

Dg.: Prima vista, Rö-Aufnahmen, histologischer Befund.

Th.: Versuch mit Kortikoiden, Antibiotika und Zytostatika erscheint gerechtfertigt, obwohl eine Therapie die Progredienz nicht aufhalten kann. *!!!*

Pg.: Immer tödlicher Verlauf innerhalb von Monaten bis zu 3 Jahren.

DD.: Tumoren, Erysipel, Noma, Lues im Tertiärstadium, WEGENER'sche Granulomatose.

2.3.6 Plastische und rekonstruktive Chirurgie

Nur ein erfahrener Operator, möglichst ein Mund-Kiefer-Gesichtschirurg sollte diese Operationen vornehmen, da eine Narbenkorrektur oder eine Nachoperation meist unbefriedigend verlaufen.

Höckernase

Die überschüssigen Knorpel- bzw. Knochenanteile werden vorsichtig vom Naseneingang aus reseziert. Anschließend werden die lateralen Nasenanteile so verkürzt, daß sie nach Aneinanderlegen einen natürlichen Nasenrücken bilden. Eine evtl. hängende Nasenspitze muß vermieden werden.

Breitnase

Das Nasengerüst wird im knorpeligen Anteil von der Nasenscheidewand lateral und medial getrennt und die überschüssigen Anteile reseziert. Dann Zusammenfügen und Schienenverband von außen lateral für einige Tage postoperativ.

Schiefnase

Meist reicht es aus, das Nasenseptum geradezustellen. Falls knöcherne Anteile die Schiefnase mitbeeinflussen, müssen die überschüssigen Anteile durch Osteotomie reseziert und die lateralen Anteile geradegerichtet werden.

▶ **Septumdeviation** — Mgl.keiten:

① Entweder Resektion des knorpeligen Nasenseptums und Aufeinanderheftung der Nasenscheidewandschleimhaut. = subperichondrale Resektion
Nachteil der Methode: Wegen der fehlenden medialen Abstützung im Nasenseptum kommt es häufig zum Einsinken des Nasenrückens. Daher wird ② heute eine Septumplastik durchgeführt.
Vorgehen: Das Nasenseptum wird eingeschnitten, geradegerichtet auf die gewünschte Form und die Nasenschleimhaut auf das "neue" Nasenseptum genäht.

Vorteil: Der Nasenseptumknorpel kann als Stütze der Nase fungieren.

Sattelnase

Einbau eines Knorpelstückes aus einer Rippe (hyaliner Knorpel) oder aus dem Ohr (elastischer Knorpel), das so geformt wird, daß es den fehlenden Nasenrücken wiederaufrichten kann. Anschließend Aufnähen der Nasenschleimhaut, die dafür "verlängert" werden muß.

Synechien

Mit dem scharfen Löffel werden die Verwachsungen durchtrennt. Anschließend legt man für einige Tage eine mit Salbe bestrichene Tamponade in den vorderen Nasenbereich, um ein erneutes Aneinanderlegen der Verwachsungen zu verhindern.

Verlust der Nase

Ur.: Durch Unfall, Lupus vulgaris, Granuloma gangraenescens nasi, Tumoren und andere Erkrankungen kann es zum Totalverlust der Nase kommen.

Th.: Rekonstruktion des Nasenskelettes durch Knochenspan (z.B. aus dem Beckenkamm) oder Kunststoffteilen.

▶ Rekonstruktion der Nasenweichteile durch Rundstiellappen und Hautverpflanzungen.
Zu allen Operationen der Nase gehört sehr viel Erfahrung, da es sonst zu unbefriedigenden Ergebnissen kommt. Eine Tamponade sollte immer gemacht werden, um einem Nasenseptumhämatom vorzubeugen. Man sollte zu Dokumentationszwecken und aus juristischen Gründen ein Photo (Frontal- und Seitenaufnahme des Patienten) präoperativ anfertigen.

KO: Sattelnase
Septumperforation

MERKE: NUR körpereigenes Material in die Nase implantieren, alle Fremdmaterialien kommen wieder raus.

3 Mundhöhle und Pharynx

■ 3.1 Anatomische und physiologische Grundlagen

Die *Mundhöhle* begrenzen nach ventral die Zähne und die Lippen, nach cranial der harte (knöcherne) und der weiche Gaumen mit der Uvula, nach caudal der Mundboden mit der Zunge, nach lateral die Wangenmuskulatur. Nach hinten geht die Mundhöhle über in den *Mesopharynx,* zu dem der die Tonsillen begrenzende vordere und hintere Gaumenbogen, sowie der Zungengrund, gehören. Nach cranial schließt sich an den Mesopharynx (= Oropharynx) der *Epipharynx* (= Nasopharynx), dessen Grenzlinie die Uvula ist, an. Nach caudal der *Hypopharynx,* der nach oben durch die Epiglottis, nach unten durch die Plica vocalis begrenzt ist. Der Hypopharynx geht nach unten über in den Ösophagus. Die genauen seitlichen Begrenzungen des Pharynx bitte in einem Anatomieatlas nachlesen, da es hier den Rahmen sprengen würde.

Der Waldeyer'sche Rachenring
(= *lymphatischer Rachenring*) besteht aus lymphatischem Gewebe, das in der gesamten Schleimhaut des Rachens zu finden ist. Die Stellen, an denen sich eine Anhäufung dieses lymphatischen Gewebes findet, werden Tonsillen genannt.

Lokalisation der Tonsillen
- Tonsilla pharyngea (Adenoide) – im Epipharynx, Rachenhinterwand, (Rachenmandel)
- Tonsillae palatinae (Gaumenmandeln) – im Mesopharynx zwischen vorderem und hinterem Gaumenbogen,
- Tonsillae linguales – am Zungengrund, oft schwer abgrenzbar zu den Tonsillae palatinae,
- Seitenstränge – rechts und links an der Rachenhinterwand.

Aufgabe der Tonsillen
Die Tonsillen sind im Kindesalter immer vorhanden, verkümmern in der Pubertät, so daß sie beim Erwachsenen oft kaum noch zu sehen sind. Die genaue Aufgabe ist heute noch umstritten. Gesichert ist nur die Tatsache, daß das gesamte lymphatische Gewebe zur Lymphozyten- und Plasmazellenbildung gebraucht wird, und daß Antikörper gebildet werden. Die Tonsillen haben dadurch eine Art Schutzfunktion gegen bakterielle Keime. Dies ist im Kindesalter besonders wichtig, da das gesamte immunologische System noch nicht vollständig ausgebildet ist.

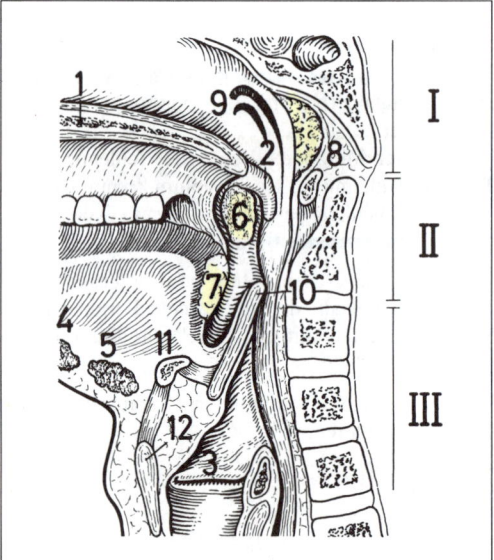

1 Harter Gaumen 2 Weicher Gaumen
3 Plica vocalis 4 Glandula sublingualis
5 Glandula submandibularis
6 Tonsilla palatina 7 Tonsilla lingualis
8 Tonsilla pharyngea
9 Ostium tubae auditivae 10 Epiglottis
11 Hyoid 12 Thyreoid
I Epipharynx (Nasopharynx) II Mesopharynx (Oropharynx) III Hypopharynx

Abb. 3.1: Pharynx lateral

3 Mundhöhle und Pharynx 353

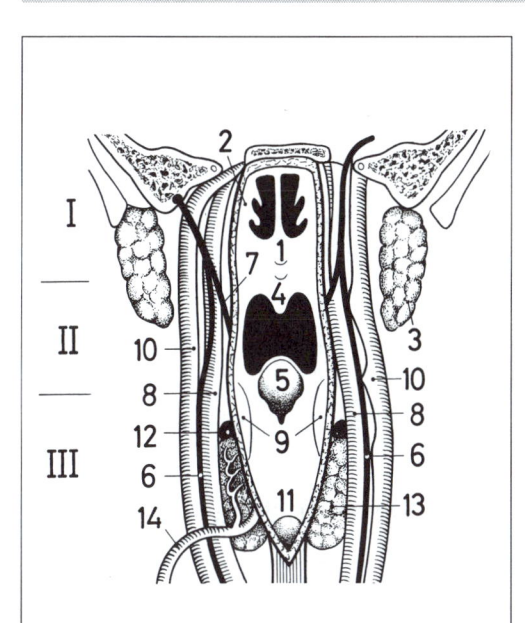

1 Nasenseptum 2 Choanen und Conchen
3 Glandula parotis 4 Uvula 5 Eingang zum Larynx 6 N. vagus 7 N. laryngeus superior
8 A. carotis communis 9 Sinus piriformis
10 V. jugularis 11 Eingang zum Ösophagus
12 Glandula parathyreoidea sup. 13 Glandula thyreoidea 14 A. thyreoidea inferior
I Epipharynx (Nasopharynx) II Mesopharynx (Oropharynx) III Hypopharynx

Abb. 3.2: Anatomie des Pharynx von ventral gesehen.

Versorgung durch Nerven und Gefäße

Motorische Nervenversorgung
Der Rachenraum wird durch den N. vagus und den N. glossopharyngeus versorgt.

Sensible Nervenversorgung
- Epipharynx – Nn. pterygopalatinae aus 2. Trigeminusast
- Mesopharynx – N. glossopharyngeus
- Hypopharynx – N. vagus-Ausläufer

Gefäßversorgung
Starke Anastomosenbildung der Arterien untereinander!

- Epipharynx und Mesopharynx – hauptsächlich durch A. pharyngea aus A. carotis externa unter Beteiligung der A. palatina ascendens und sphenopalatina.
- Hypopharynx – Aa. thyreoidea.

Der venöse Abfluß wird von der V. facialis und der V. jugularis vorgenommen, die den Plexus venosus pharyngeus bilden, der dorsal des M. constrictor pharyngis liegt.

▶ Physiologie des Schluckakts
Die Trachea und der Ösophagus kreuzen sich, bzw. haben von oral gesehen denselben Zugang. Damit es nicht zum Eindringen von Speise in die Trachea kommt, wird diese beim Schlucken des Speisebreis durch die Epiglottis abgedeckt.
Das geschieht *reflektorisch* durch die Berührung des Speisebreis von Gaumenbogen, Zungengrund und hinterer Schlundwand. Die Nerven, die die Schleimhaut versorgen (Trigeminus, Glossopharyngeus und Vagus) geben an das Schluckzentrum in der Medulla oblongata den Befehl zur Auslösung des unwillkürlichen Schluckakts.

Von hier aus wird dann die koordinierte, zeitlich aufeinander abgestimmte Erregung der Pharynx- und Ösophagusmuskulatur über den N. glossopharyngeus und den N. vagus ausgelöst. Der Pharynx wird dabei gehoben, verkürzt und eingeengt, so daß der Speisebrei durch den Ösophagusmund gelangt. Der Ösophagus befördert schließlich den Speisebrei durch seine peristaltischen Bewegungen in den Magen. Die Funktion der Tube beim Schluckakt siehe Kap. 1.1 und 1.2.5.

▶ Schluckauf (= Singultus)

Der Schluckauf wird ausgelöst durch krampfartige Zwerchfellkontraktionen mit nachfolgendem Verschluß der Stimmritze. Dabei entsteht ein typisches Einatemgeräusch. Normalerweise sistiert der Schluckauf nach einiger Zeit.
Pathologisch wird der Schluckauf, wenn er längere Zeit anhält. Dies ist der Fall bei Zwerchfellentzündungen, Peritonitis, nach Grippeenzephalitis, bei Atemzentrumstörungen und bei Hysterie.

Th.: Es wird sehr viel empfohlen, je nach Autor. Am sinnvollsten ist das Schlucken von kleinen Mengen irgendeiner Flüssigkeit bei gleichzeitigem Zuhalten der Nase.

3.2 Untersuchungsmethoden und Grundzüge der Bewertung

3.2.1 Inspektion

▶ Man läßt den Patienten den Mund öffnen und die Zunge herausstrecken. Bei einer Abweichung der Zunge nach rechts beim Herausstrecken liegt meist eine rechtsseitige Hypoglossusparese vor. Oft verbunden mit einem einseitigen Schwund der Zungenmuskulatur. Mit dem Mundspatel drückt man die Zunge nach unten weg und leuchtet den Mundvorhof und die Mundhöhle aus. Man achte besonders auf: Mündung der Glandula parotis (buccal des oberen 2. Molaren = Zahn 7), die Zähne und die Zunge. Dann soll der Patient die Zungenspitze anheben, damit man den Zungengrund beurteilen kann. Bei Druck auf die Speicheldrüsen von außen muß sich klarer Speichel entleeren. Falls nicht, sollte man mit feinen Sonden einen Speichelstein ausschließen. Die Beweglichkeit der Zunge, ihre Beschaffenheit, ihre Symmetrie, die Zungenober- und -unterfläche können so beurteilt werden.

Schwieriger ist die Beurteilung der Größe von Gaumen- und Rachenmandel, der Rachenhinterwand und der Uvula. Man drückt die Zunge mit dem Mundspatel nach unten auf den Mundboden, möglichst ohne den Würgreflex auszulösen. Gegebenenfalls nimmt man einen Spatel, um den vorderen Gaumenbogen zur Seite zu drücken, damit man die Gaumenmandel überblicken kann.

Man achte auf:
- Gaumenbögen – symmetrisch oder nicht,
- Beweglichkeit bei Phonation – symmetrisch oder nicht, fehlend,
- Uvula – Form, Farbe, Schwellung,
- Tonsillen – Form, Größe, Oberfläche (glatt, zerklüftet; Krypten vorhanden, Narben, Ulzerationen), Beläge (fibrinös, abwischbar, fest), Luxierbarkeit vorhanden oder aufgehoben, Druckschmerz (Peritonsillitis), Exprimat (bei Druck auf die Tonsille entleert sich physiologischerweise Detritus, bei einer Entzündung ist dieser Detritus eitrig!).
  Bei akuter Tonsillitis niemals exprimieren!!
- Rachenhinterwand – normal blaß und feucht; pathologische Befunde: trocken, rot, eitrige Beläge, Schwellungen, Eiterstraße (spricht für Seitenstrangangina).

Bei der Untersuchung wird der Kopf *immer* mit der freien Hand fixiert!

3.2.2 Palpation

Man tastet bimanuell den Mundvorhof, den Mundboden, die Wangen und die Halslymphknoten aus und erfaßt damit pathologische Veränderungen.

Man achte auf:
Schwellungen, Verhärtungen, Infiltrationen, Ulzerationen und Druckempfindlichkeit, die Verschieblichkeit ist differential-diagnostisch wichtig (Tumor – Infiltration – Speichelstein).

3.2.3 Geschmacksprüfung = Gustometrie

Geschmacksfelderung der Zunge ☞ *Abb. 3.3*

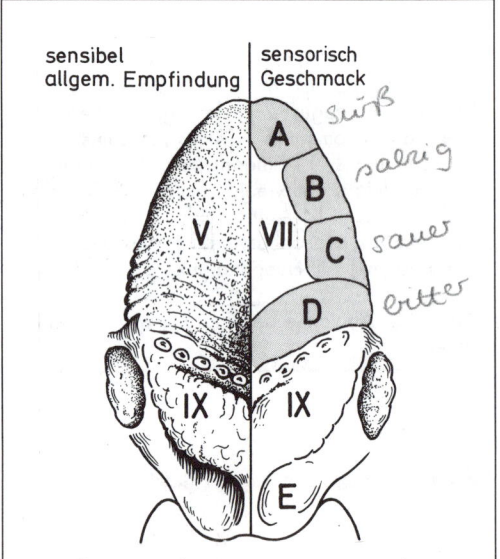

A = süß B = salzig C = sauer D = bitter
E = Epiglottis
V = N. trigeminus   VII = N. facialis
IX = N. glossopharyngeus
Abb. 3.3: Innervation der Zunge sensorisch und sensibel

Einfache Gustometrie
Verfahren: Entsprechend den vier Geschmacksqualitäten werden Lösungen verschiedener Konzentrationen auf die Geschmacksfelder der Zunge aufpi-

pettiert. Der Patient darf dabei keine Schmeckbewegungen mit der Zunge machen. Mit diesem Test ist eine *grobe Prüfung* möglich. Zwischen den einzelnen unten genannten Prüfsubstanzen muß der Mund mit Wasser gespült werden.

Als *Prüfsubstanzen* werden verwendet:

Qualität	Prüfsub-stanz	Konzentrationsstufen				
süß	Rohrzucker	0,5	2,0	4,0	10	40
sauer	Zitronensäure	0,036	0,5	1,0	7,5	15
bitter	Chininsulfat	0,00001	0,001	0,075	0,2	-
salzig	Kochsalz	0,5	1,5	2,5	5,0	15
Empfindlichkeitsstufen		I	II	III	IV	V

Die gefundenen Empfindlichkeitsstufen werden für rechte und linke Zungenseite getrennt in ein Schema eingetragen.

Eine wesentlich empfindlichere und objektivere Methode ist die *Elektrogustometrie:* Dem Patienten wird eine Stabkathode in die Hand gegeben. Der Arzt reizt mit der Anode die Geschmacksrezeptoren auf der Zunge. Durch den fließenden Konstantstrom empfindet der Patient bei Reizung der Geschmacksrezeptoren einen metallischen Geschmack.

Beachte: Kribbeln oder Brennen darf nicht gewertet werden, sondern nur die Metallgeschmacksempfindung. Physiologischerweise reicht ein Strom von 10 mA aus. Bei Geschmacksverlusten müssen oft bis zu 300 mA starke Reize ausgeführt werden, bis der Patient Metallgeschmack angibt.

➤ **Nomenklatur der Geschmacksstörungen**
- Normale Funktion – Normogeusie
- Verminderte Funktion – Hypogeusie
- Verlust der Funktion – Ageusie
- Verstärkte Funktion – Hypergeusie
- Fehlerhafte Empfindung – Parageusie

Die sensible Innervierung der Zunge geht aus der Abb. 3.3 hervor.

Röntgendiagnostik des Pharynx
Geeignete Röntgenaufnahmen zur Darstellung von Veränderungen im Pharynx sind die axiale Rö-Aufnahme (Abb. 1.18), die seitliche Rö-Aufnahme (Abb. 2.5) und Tomographien, evtl. Rö-Aufnahmen mit Kontrastmitteldarstellung. Für den Hypopharynx sollte man zusätzlich eine seitliche Halsaufnahme anfertigen.

Gut erkennen lassen sich Fremdkörper, Speichelsteine, Tumor- und Abszeßausdehnungen, Vergrößerungen der Rachenmandeln und Luftschatten in der Umgebung von nicht röntgenkontrastgebenden Fremdkörpern, besonders bei Kontrastmittelaufnahmen.

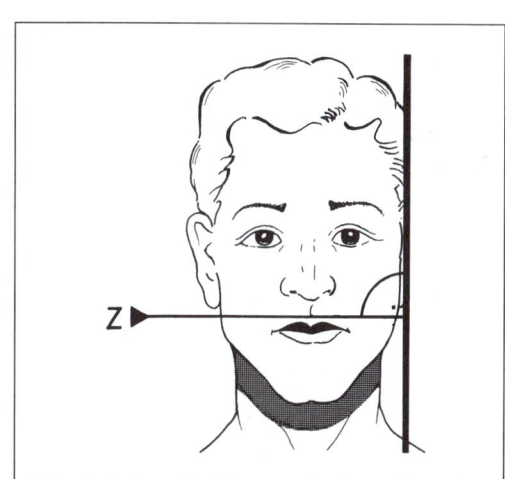

Abb. 3.4: Laterale Röntgenaufnahme des Halses und des Pharynx

3.3 Klinik der Mundhöhle und des Pharynx

3.3.1 Mißbildungen, Verletzungen, Entzündungen

Lippen-, Kiefer- und Gaumenspalten (=LKG) ☞ ZMK, Kap. 1.2.

➤ **Verbrühungen und Verätzungen**

Ät.: Durch Trinken von zu heißen Flüssigkeiten, durch Laugen oder Säuren, beabsichtigt in Suizidfällen oder unbeabsichtigt durch Abfüllen von gefährlichen Flüssigkeiten in Bier- oder Wasserflaschen ohne besondere Kennzeichnung, kommt es zu Schleimhautverletzungen. Das führt erst zur Rötung, dann zur Ödembildung, später zur Blasenbildung und zu Nekrosen mit Schorfauflagerungen und Fibrinausschwitzungen. Später kommt es zu Strikturen.

Sy.: Schluckbeschwerden, Schmerzen im Mund und Rachen, evtl. im Ösophagus, Brechreiz, Erbrechen, Speichelproduktion, im schlimmsten Falle Atemnot und anaphylaktischer Schock.

▶ *Th.: Bei Verätzungen* sofortiges Spülen mit viel Wasser, bei Säuren Neutralisation mit Magnesia usta, bei Laugen Neutralisation mit Zitronensäure, Magenspülung, Schmerzlinderung durch Analgetika, Infektionsschutz durch Antibiotika, Ödemprophylaxe und Stridorprophylaxe durch Kortison, Stenosetherapie mittels Bougierung, Schockbekämpfung durch Infusionstherapie; bei Schlucken von ätzenden Stoffen sollte man die nächste Vergiftungszentrale anrufen und sich beraten lassen über die beste Therapie. Bei schweren Fällen mit Verdacht auf geschluckte Ätzstoffe *immer Krankenhauseinweisung! Niemals Erbrechen provozieren!* Bei Verbrühungen sofortiges Trinken von kaltem Wasser, zur Strikturprophylaxe und Ödemverhinderung Kortison; Schmerzlinderung durch Analgetika, bei Schock Infusionstherapie.

Bei Verdacht auf *Kontinuitätsunterbrechung* des Pharynx und Ösophagus Nachweis durch Kontrastmittel-Röntgenaufnahmen und *immer Krankenhauseinweisung. Siehe dazu auch Kap. 10.4.*

Pfählungsverletzungen des Gaumens

Ät.: Durch Sturz auf Stiele (Bleistifte, Stangen o.ä.) wird der weiche Gaumen durchbohrt.

Sy.: Blutungen aus dem Mund, Schmerzen.

Dg.: Intraorale Untersuchung, evtl. Röntgenaufnahme, wenn ein Teil des durchbohrenden Gegenstandes abgebrochen ist, um die Lokalisation festzustellen.

Th.: Übernähung der Gaumenschleimhaut und Schluß der Perforationsstelle.

Ko.: Verletzung eines Astes der A. carotis communis, Zahnverletzungen, Zahnkeimverletzungen.

Zungenbiß

Ät.: Zunge wird eingeklemmt durch die Molaren und Prämolaren des Unterkiefers und Oberkiefers. Man findet die typischen Bißverletzungen am Zungenrand lateral im mittleren Zungendrittel.

▶ *Dg.:* Intraorale Untersuchung, Inspektion.

Th.: Wegen der schnellen Wundheilung der Zunge meist keine Therapie notwendig (starke Durchblutung der Zunge). Bei Abriß der Zunge im vorderen Drittel ist ein Wiederannähen möglich – Sache für Spezialisten, da die Gefäße rekanalisiert werden müssen.

Epileptischen Krampfanfall immer ausschließen!!

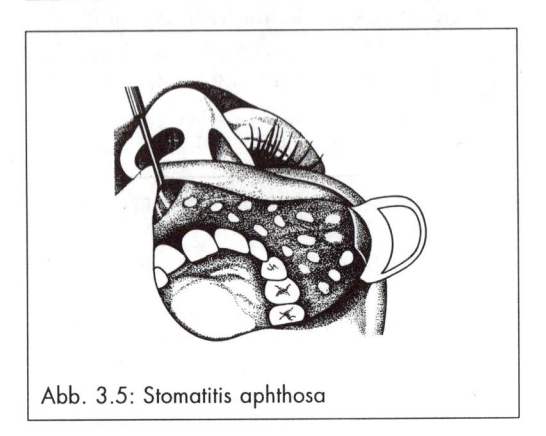

Abb. 3.5: Stomatitis aphthosa

Stomatitis

Es gibt verschiedene Formen der Stomatitis = Mundschleimhautentzündung.

Stomatitis simplex (= katarrhalis)

▶ *Ät.:* Örtliche Reizung durch verschiedene Ursachen (mangelnde Mundhygiene, Zahnfehlstellungen, Prothesen, Nikotin, Alkohol, mechanische und thermische Reizungen) oder als Begleitkrankheit bei fieberhaften Erkrankungen (Sepsis, Typhus, Pneumonie, Masern, Angina).

Sy.: Rötung und Schwellung der Mundschleimhaut, wenig Schmerzen, gelegentlich Brennen im Mund, vermehrter Speichelfluß.

Dg.: Introrale Inspektion und Untersuchung.

Th.: Beseitigung der Ursache, Motivation zur Mundpflege, evtl. Gurgellösungen.

Stomatitis aphthosa (= herpetica)

▶ *Ät.:* Erreger ist das Herpes-simplex-Virus. Kinder sind bevorzugt erkrankt als Ausdruck einer Erstinfektion mit Herpes. Der Befall der Lippen (Herpes labialis), der Gesichtshaut (Herpes simplex faciei) und der Finger durch Lutschen tritt häufig hinzu. Meist entsteht die Krankheit bei einer allgemeinen Abwehrschwäche.

Sy.: Immer Fieber, Mundgeruch, erhöhter Speichelfluß, sehr starke, brennende Schmerzen im Mund, Schluckbeschwerden.

Dg.: Inspektion und intraorale Untersuchung. Befund: Blasenartige, etwa linsengroße Erosionen der Mundschleimhaut mit Fibrinauflagerungen, vergrößerte Halslymphknoten, die derb verdickt und sehr druckschmerzhaft sind.

Th.: Ohne Therapie klingt die Krankheit meist nach 10–20 Tagen ab. Bei schweren Erkrankungen sollte unter klinischer Aufsicht antibiotisch abgedeckt werden. Sonst gibt man: Analgetika, kreislaufstabilisierende Medikamente, lokal H₂O₂- und Bepanthen-Lösungen, Bettruhe und Breikost.

PG.: Abheilung ohne Narbenbildung. Keine Rezidive.

Ko.: Sehr selten Meningoenzephalitis.

DD.: Diphterie, Soor, Lues, Leukämie, M. Behcet.

Stomatitis ulcerosa

➤ *Ät.:* Die Krankheit wird verursacht durch chemische und mechanische Reize (Nikotin- und Alkoholabusus, mangelnde Mundhygiene, schlecht sitzender Zahnersatz, Zahnschäden) und eine gewisse Disposition. Im Abstrich finden sich fusiforme Bakterien und Spirochäten. Die Krankheit greift auf das Zahnfleisch über.

Sy.: Süßlicher Foetor ex ore, schubweiser Verlauf, Brennen und Schmerzen im Mund, vermehrte Speichelbildung, schlechter Geschmack im Mund, allgemeines Krankheitsgefühl und Fieber.

Dg.: Intraorale Untersuchung und Inspektion. Man sieht: Zahnfleisch gerötet, in der Wangenschleimhaut finden sich mit Fibrin, Epithelzellen und Leukozyten belegte Ulzerationen, die bei Berührung außerordentlich stark bluten und sehr schmerzen. Oft finden sich Abklatschgeschwüre an Wange, Zunge und Lippen.

Th.: Lokal Bepinselung mit Kortison und Antibiotika, möglichst mehrmals am Tag, intensive Mundhygiene, zahnärztliche Gebißsanierung und parodontale Therapie, bei schwerem Verlauf parenteral Antibiotika.

Pg.: Ohne Therapie führt die Krankheit zum totalen Schwund des Zahnfleisches (Parodontitis profunda).

DD.: Malignom ausschließen, Lues, Tuberkulose, Leukämie.

Soor

Ät.: Granulomatöse Infektion der Mund- und Zungenschleimhaut mit Candida albicans. Die Zunge hat einen *weißlichen* rasenförmigen *Belag*, der *abwischbar* ist. Auf der Wangenschleimhaut finden sich weißliche Flecken, die beim Ablösen bluten. Betroffen meist Babys, Patienten unter Antibiotika- und Immunsuppressivatherapie und alte Prothesenträger.

Sy.: Brennen und Schmerzen im Mund-Rachenbereich, dadurch Schluckbeschwerden, anfangs recht wenig Symptome.

Dg.: Inspektion intraoral, Abstreifung der weißlichen Beläge und mikroskopische Untersuchung, evtl. Anzüchtung des Pilzes.

Th.: Gute Mundhygiene, Mundspülungen und Bepinselung der erkrankten Stellen mit Nystatin-Lösung (Moronal®)! *Keine Antibiotika!* Bei starkem Befall auch orale Antimykotika z.B. Ketoconazol.

Ko.: Übergreifen auf den Pharynx und Ösophagus, sehr schwer therapierbar!! Soorpneumonie, Meningoencephalitis, hämatogene Streuherde.

DD.: Diphtherie

Glossitis

➤ *Ät.:* Durch permanenten Reiz, mechanisch (Zähne, Zahnstein) oder chemisch (Nikotin, Alkohol, Pfeifensud) oder durch systemische Erkrankungen (Vit. B₁₂-Mangel, perniziöse Anämie, Eisenmangel, Plummer-Vinson-Syndrom, Diabetes), verursachte Krankheit, die zur Zungenentzündung führt, wobei sich bei der Untersuchung punktförmig gerötete, meist verdickte Papillen auf der atrophisch erscheinenden Zunge finden. Auch bei allergischer Disposition beobachtet.

Sy.: Schmerzen und Brennen auf der Zunge, besonders an den Zungenrändern und der Zungenspitze.

Dg.: Inspektion intraoral mit dem typischen oben genannten Befund.

Th.: Beseitigung der Grundkrankheit, lokale Spülungen mit Kamille- oder Salbei-, auch Dexpanthenol-Lösungen werden empfohlen, Motivation zur guten Mundhygiene, Vermeidung von allen die Zunge irritierenden Stoffen, z.B. Nikotin, scharfe Gewürze, heiße Getränke.

Veränderungen der Zungenoberfläche

Zungenbeläge: Man unterscheidet: abwischbare und feste Beläge. Die Zungenbeläge sind vieldeutig und meist sekundärer Natur.

- Weißliche Zungenbeläge, abwischbar, finden sich bei vielen Magen-Darm-Erkrankungen, oft bei fieberhaften Infekten, bei Zahnerkrankungen, mangelnder Mundhygiene und auch bei Soor.
- Weißliche Zungenbeläge, nicht abwischbar, sind immer verdächtig auf eine Leukoplakie. Es ist eine Probeexzision und histologische Untersuchung notwendig.
- Schwärzliche Verfärbungen, abwischbar, finden sich bei Kaffeetrinkern und Pfeifenrauchern. Sie sind ohne pathologische Bedeutung.
- Schwärzliche Verfärbungen, nicht abwischbar, sind Merkmale der *Haarzunge*. Es handelt sich um eine Hypertrophie der Papillae filiformes mit haarähnlichen Hyperkeratosen. *Kein Krankheitswert*, aber oft von den Patienten als krankhaft empfunden.
  Therapie: Abbürsten mit der Zahnbürste.
- Grünschwärzliche Verfärbungen der Zunge mit Rötung des Rachenraumes sprechen für Vanadiumpentoxyd-Exposition.
- *Himbeerzunge:* Die Zunge ist rot, die Papillen verdickt, keine Schmerzen, die einzelnen Papillen sind nicht sicher abgrenzbar. Typische Erscheinung bei *Scharlach*erkrankung.
- *Landkartenzunge:* Die Lingua geographica ist eine vererbte Anomalie der Zungenoberfläche, wobei sich unregelmäßige rote Flecken in den vorderen zwei Zungendritteln finden.
- *Faltenzunge:* Die Lingua plicata oder Lingua scrotalis tritt häufig bei Trisomie 21 (Morbus Down) auf, selten bei Gesunden. Man findet tiefe Längs- und Querfurchen, die bei mangelnder Mundhygiene Infektionen begünstigen können. Es ist eine harmlose Erscheinung.

DD.: Wichtig ist die Abgrenzung zum Melkersson-Rosenthal-Syndrom, welches sich durch Faltenzunge, Schwellungen der Mund-, Lippen- und Zungenschleimhaut, Fazialisparese und einen rezidivierenden Verlauf auszeichnet.

▶ Mediane rautenförmige Glossitis

[handschriftlich: Papillome, Fibrome]

Die Glossitis rhombica mediana zeigt im Bereich der Papillae circumvallatae eine rautenförmige, gerötete Verdickung des Plattenepithels. Behandlung nicht erforderlich.

DD.: Candidiasis (Soor), wobei aber die Verdickung abgeschabt werden kann.

▶ Pharyngitis acuta

Ät.: Oberflächliche Entzündung der Rachenschleimhaut durch mechanische, chemische und thermische Reize (heiße, kalte, trockene Luft; Dämpfe, Stäube, Rauch). Meist im Rahmen einer auf- oder absteigenden Infektion, z.B. „Erkältungskrankheiten". Erreger sind meist Viren, aber auch Strepto-, Diplo- und Staphylokokken.

Sy.: Trockenheitsgefühl im Hals und Rachenbereich, Brennen und Kratzen im Hals, oft ausstrahlend ins Ohr, manchmal Schluckbeschwerden. Bei Kindern Fieber, verlegte Atmung und Erbrechen, es kommen hochdramatische Verläufe vor mit der Gefahr der Erstickung.

▶ *Dg.:* Postrhinoskopie, indirekte Laryngoskopie, Befund: Rötung der Rachenschleimhaut, bei massiver Erkrankung kann die Schleimhaut mit Eiterbläschen belegt sein; sind vorwiegend die Seitenstränge betroffen und tritt hohes Fieber auf, so spricht man von einer *Seitenstrangangina*.

Th.: Warme Halswickel, Inhalation von Emser Salz, Kamille oder anderen abschwellenden Medikamenten, Pinselungen im Rachen mit milden Ölen. Lutschtabletten, die entzündungshemmend wirken; keine Antibiotika, da die Gefahr einer Soorentwicklung besteht.

Pg.: Ohne Therapie heilt eine Pharyngitis meist innerhalb von 10–14 Tagen aus.

Pharyngitis chronica

Ätiologie

- chronische Staubinhalation durch Arbeiten in Staubberufen (z.B. Bauarbeiter, Zahntechniker, Schreiner);
- nicht klimatisierte Büros (ohne Luftbefeuchter);
- infolge ständig behinderter Nasenatmung (Rachenmandelhyperplasie, Nasenseptumdeviation, Rhinitis chronica);
- durch die hormonelle Umstellung bei Frauen im Klimakterium;
- Raucher, Alkoholiker.

Die o.g. 5 Ursachengruppen sind die häufigsten Auslöser einer Pharyngitis chronica. Erwähnt werden muß noch eine chronische bakterielle Entzündung im Nachbarbereich als Ursache z.B. Sinusitis chronica, Tonsillitis chronica, chronische Bronchitis.

Sy. und *Dg.:* wie bei Pharyngitis acuta.

Drei Formen werden unterschieden:
- *Pharyngitis chronica sicca* (atrophicans): Häufigste Art, verbunden mit einer Rhinitis oder Laryngitis.
  Befund: trockene, atrophische, lackartige Schleimhautverhältnisse, oft mit zähem Schleim bedeckt.
  DD.: Plummer-Vinson-Syndrom, Sjögren-Syndrom (= dry eye, dry mouth, dry synovia).
- *Pharyngitis hypertrophicans granulosa:*
  Befund: Hyperplasie der Lymphfollikel, die über die gesamte Rachenhinterwand verteilt sind.
- *Pharyngitis hypertrophicans lateralis:* Oft nach einer Tonsillektomie,
  Befund: Schwellung der Seitenstränge, Tonsillae linguales sind hyperplastisch verändert, Rachenschleimhaut ist gerötet und mit Sekret bedeckt.

Th.: aller Pharyngitis chronica-Arten: Ursachen beseitigen, Nikotin- und Alkoholverbot, evtl. Arbeitsplatzwechsel, Inhalation von Emser Salz, Pfefferminzölen und kampherhaltigen Stoffen zur Schleimhautanfeuchtung; bei Pharyngitis lateralis ist oft ein kryochirurgischer Eingriff nötig; bei ausgeprägtem Globusgefühl psychosomatische Behandlung, nachdem alle organischen Ursachen (verlängerter Processus styloideus, Osteochondrose der HWS und Karzinome) ausgeschlossen wurden. Man kann noch Lutschtabletten mit hygroskopischen Eigenschaften verordnen. Gurgeln nützt nichts, da die Gurgellösung nicht in die betroffenen Bereiche kommt.

DD.: Chron. Tonsillitis, Sinusitis, Karzinome, Osteochondrose der HWS.

Syphilis (Angina spezifica)

Ät.: Nur im Tertiärstadium findet man Erscheinungen im Rachenraum in Form von *Gummata.*
Die Primäraffekte finden sich meist nur an den Lippen, die Sekundäraffekte finden sich in Form von *Plaques muqueuses* oder als Papeln an der Mundschleimhaut. Selten geworden, aber immer bei einer länger anhaltenden Angina ohne Fieber mit Schluckbeschwerden daran denken!!

Th.: Über mehrere Wochen hochgradig Antibiotikagabe, meist Penicilline wirksam.

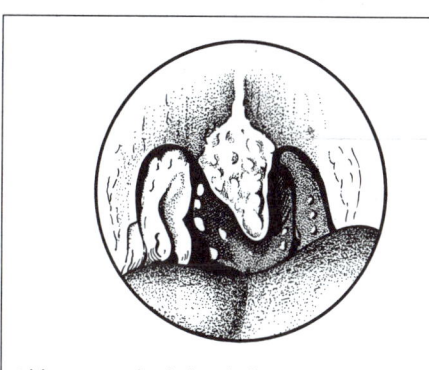

Abb. 3.6: Tuberkulosebefund bei Pharynxinspektion

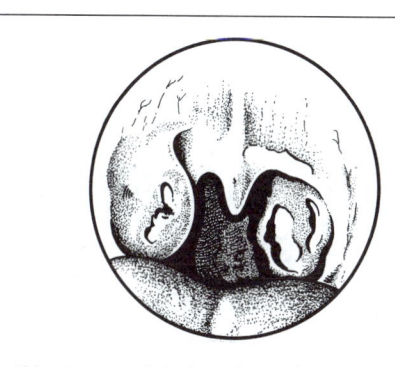

Abb. 3.7: Syphilis bei Pharynxinspektion

Tuberkulose

Ät.: Verursacht durch Inhalation von Tuberkeln, oft besteht eine Lungentuberkulose als Erstmanifestation der Erkrankung.

Dg.: Inspektion, mit zytologischem Nachweis der Tuberkel. Befund: flache Ulzerationen mit Randgranulationen.

Th.: Tuberkulostatika.

Ko.: Strikturen im Nasenrachenraum, Verwachsungen der Ohrtrompete.

> Unter einer Angina versteht man nach Pschyrembel eine entzündliche Rötung und Schwellung des Rachens. Sind besonders die Tonsillen betroffen, so spricht man von einer Tonsillitis.

Angina agranulocytotica

Ät.: Im Rahmen einer Agranulozytose (= schwere Allgemeinerkrankung mit hohem Fieber, verursacht durch eine Störung im blutbildenden Knochenmark mit Verminderung der Granulozyten im peripheren Blut) kommt es zu nekrotischen Belägen auf den Tonsillen, die auch auf die Umgebung übergreifen können.

Sy.: Schlechter Mundgeruch, allgemeines Krankheitsgefühl, Fieber, keine LK-Schwellung.

Dg.: Nur durch Blutbild möglich.

Th.: Einzig erfolgversprechend ist nur die Infusion von Granulozyten.

Be.: Eine Agranulozytose tritt auch auf nach Medikamenteneinnahme.

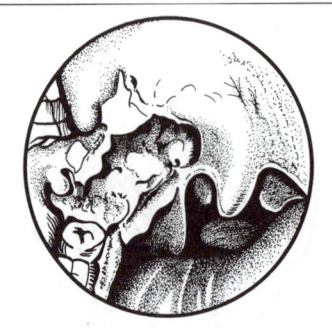

Abb. 3.8: Angina agranulocytotica bei Pharynxinspekt.

Angina Plaut-Vincenti

Angina ulcero-membranacea

Ät.: Erreger sind Borrellia vincenti und fusiforme Bakterien.

Sy.: Übler Foetor ex ore, kaum Störungen des Allgemeinbefindens, einseitige Schluckbeschwerden.

Dg.: Regionale Lymphknoten sind druckdolent, indirekte Laryngoskopie mit dem Befund: membranöse Geschwüre *einer* Tonsille und im Rachen, die Ulzerationen können auf das Zahnfleisch übergehen und zu einer massiven Gingivitis mit Zerstörung der Interdentalpapillen führen. Sicherung der Diagnose: Nachweis der Borrelien durch bakterielle Untersuchung des Speichels!

Th.: Lokalbehandlung mit Antibiotika.

Herpangina

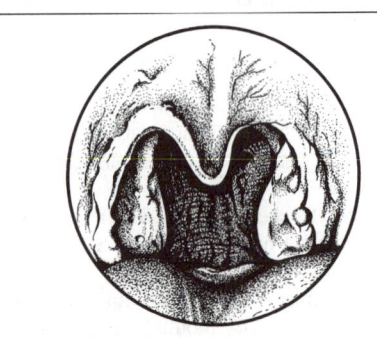

Abb. 3.9: Diphterie bei Pharynxinspektion

Ät.: Verursacht durch Coxsackie-A-Virus, sie tritt meist in den Sommermonaten auf und bevorzugt Kinder.

Sy.: Hohes Fieber, plötzliche Erkrankung, Halsschmerzen, Dysphagie, regionäre Anschwellung der Halslymphknoten. Katarrhalische Erscheinungen fehlen!

Dg.: Intraorale Untersuchung, evtl. indirekte Laryngoskopie. Befund: Bläschenförmige aphthenähnliche Erosionen auf den vorderen Gaumenbögen und im Pharynx.

Th.: Meist klingt die Krankheit in wenigen Tagen ab; man gibt symptomatisch entzündungshemmende Halstabletten ohne Antibiotikazusatz, bepinselt lokal mit entzündungshemmenden Präparaten; Antipyretika.

Diphtherie

Ät.: Erreger ist das Corynebakterium diphteriae. Man unterscheidet die Nasendiphterie mit einseitigem eitrig-blutigem Sekret von der Rachen- bzw. Tonsillardiphterie.

Sy.: Süßlicher Foetor ex ore (typisches Symptom!!), kein Fieber, Gaumensegellähmung.

Dg.: Elfenbein-grau-weißliche fibrinöse Pseudomembranen über den Tonsillen, die bei Berührung leicht bluten. Sie können bis in den Rachen ziehen. In den Membranen finden sich die Bakterien, die ihr Exotoxin ins Blut abgeben. Genaue Diagnose durch Nachweis im Abstrich.

Th.: Sofort, schon beim Verdacht Diphterieserum, hochdosierte Penicillingaben, Krankenhauseinweisung (Infektionsabteilung); jeder Tag, der bis zur

Seruminjektion vergeht, erhöht die Sterblichkeitsrate!!

Ko.: Gaumensegellähmung, Verlegung der Trachea, Akkomodationslähmung, toxische Myokarditis.

Scharlach

Ät.: Erreger sind β–hämolysierende Streptokokken.

Sy.: Düsterrot gefärbter Rachen und Tonsillen, plötzlich einsetzendes hohes Fieber, Erbrechen, Halsschmerzen; nach 24 – 36 Stunden findet sich, von cranial nach caudal entwickelnd, ein dichtstehendes, kleinfleckiges Exanthem mit perioraler Blässe; typisch ist ein Exanthem am Oberschenkel. Zunge, die sich schält und am dritten Tag die typische himbeerfarbene Scharlachzunge zum Vorschein kommen läßt. Nach 2 bis 3 Wochen Schälung der Haut, insbesondere der Fußsohlen und der Handflächen, Rumpel-Leed'sches Zeichen ist positiv.

Th.: Hochdosierte Antibiotikagabe, Krankenhaus, bei schweren Verläufen Antiserumgabe.

Ko.: Nephritis, Otitis media, Myokarditis (Toxinwirkung), Rheumatoide.

Pr.: Zur Verhinderung der Komplikationen daher immer Urinuntersuchung, RR-Messung, Herzauskultation, EKG.

▶ Infektiöse Mononukleose

(= Pfeiffersches Drüsenfieber). Auch Monocytenangina und Lymphoidzellangina genannt.

Ät.: Verursacht durch das Epstein-Barr-Virus, meist epidemisches Auftreten im jugendlichen Alter.

▶ **Sy.:** Typische Trias: Halslymphknoten angeschwollen, Lymphome auch axillär! Hepatosplenomegalie, Tonsillenschwellung, zunehmendes teils sehr hohes Fieber, grobfleckiges Exanthem, Halsschmerzen, Appetitlosigkeit.

▶ **Dg.:** Intraorale Inspektion, Halslymphknotenschwellung, Abdominalpalpation, Diagnosesicherung durch typ. BB, GOT und GPT erhöht, Leukozytose, im Diff.-BB: vermehrt mononukleäre Zellen, Paul-Bunnell-Test positiv.

▶ **Bf.:** Tonsillen angeschwollen, mit gelb-weißen fibrinösen flächigen Belägen bedeckt.

Th.: Antipyretika, Bettruhe, bei schweren Verläufen Kortikoide; zur Vermeidung einer Superinfektion Antibiotika, aber *kein Ampicillin (Exanthembildung!)* Selten ist eine Tonsillektomie notwendig.

Ko.: Meningitis, Hepatitis, Enzephalitis, spontane Milzruptur, Myokarditis, Polyradikulitis Guillain-Barré, Thrombozytopenie. Auf Tonsillen bleiben Narben zurück!

▶ Akute Tonsillitis

Ät.: Häufige Infektionskrankheit, bedingt durch Streptokokken, seltener Pneumo- und Staphylokokken. Bei Kindern häufiger als bei Erwachsenen.

Sy.: Schluckschmerzen beim Essen und beim Leerschlucken, vermehrter Speichelfluß, Kopfschmerzen, Fieber, allgemeines Krankheitsgefühl, Stiche im Ohr.

Dg.: Intraorale Inspektion, Halslymphknotenschwellung.

Bf.: Tonsillen, Gaumenbögen und weicher Gaumen sind geschwollen und stark gerötet. *Nach dem Aussehen der Tonsillen unterscheidet man:*

- *Angina katarrhalis:* Tonsillae palatinae rot und geschwollen.
- *Angina lacunaris:* Pfröpfchen in den Krypten und Stippchen auf den Tonsillen.
- *Pneumokokkenangina:* Konfluierende Beläge auf den Gaumenbögen.

Th.: Penicillin ca. 3 Mio.IE/die (Erwachsener),ca. 1 Mio.IE/die (Kinder), über 5 Tage, bei Penicillinallergie gibt man Erythromycin. Analgetika, evtl. kreislaufstabilisierende Medikamente, Bettruhe, warme Halswickel, Mundspülungen mit entzündungshemmenden Lösungen.

Ko.: Unangenehm ist die Tonsillitis wegen ihrer möglichen Komplikationen, denn:

Jede Tonsillitis kann zu schweren Erkrankungen führen, wie z.B. Endokarditis, Rheumatisches Fieber, Nephritis, Peritonsillarabszess, Retropharyngealabszess, Tonsillogene Sepsis, Zungenabszeß, Tonsillarabszeß, Mundbogen- und Kehlkopfphlegmone mit Glottisödem, Septischer Streuherd.

Daher sollte man bei jeder Tonsillitis oder Angina ca. 2 Wochen nach der Entfieberung eine Urinkontrolle durchführen.

DD.: Angina agranulocytotica, infektiöse Mononukleose, Diphterie.

Peritonsillarabszeß (Paratonsillarabszeß)

Ät.: Tritt nach Tonsillitis als Komplikation auf. Es bildet sich zwischen der Tonsille und dem dahintergelegenen Bindegewebe eine Entzündung aus, die schließlich abszediert.

Sy.: Einseitige Schluckbeschwerden, kloßige Sprache, Kieferklemme, erneuter Fieberanstieg.

Dg.: Intraorale Inspektion mit dem unten gezeigten Befund (Abb. 3.10).

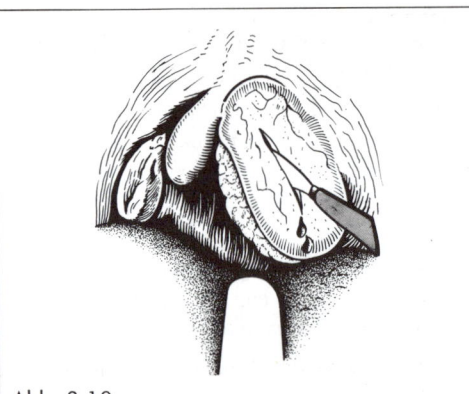

Abb. 3.10:
Peritonsillarabszeß links nach Inzision

Th.: Inzision, evtl. unter Antibiotikaschutz. Bei rezidivierenden Peritonsillarabszessen sollte tonsillektomiert werden. Dabei achte man auf die benachbarte A. carotis. Einige Tage sollte man die Inzisionswunde spreizen, damit der Abszeß sich vollständig entleeren kann und der gesamte Eiter ablaufen kann (Absaugen).

▶ Tonsillogene Sepsis

Ät.: Durchbruch der Bakterien nach einer Tonsillitis in die Blutbahn. Wege siehe Abb. 3.11.

Sy.: Schüttelfrost, septische Temperaturen.

Dg.: Blutbild mit massiver Linksverschiebung und Leukozytose.

Th.: Breitbandantibiotika in extrem hohen Dosen, Tonsillektomie, aber erst nach dem 2. Schüttelfrost unter Antibiotikaschutz, bei Bestehen einer Thrombophlebitis Resektion der V. jugularis, bei Phlegmonenausbildung Ausräumung der Phlegmone.

Retropharyngealabszeß

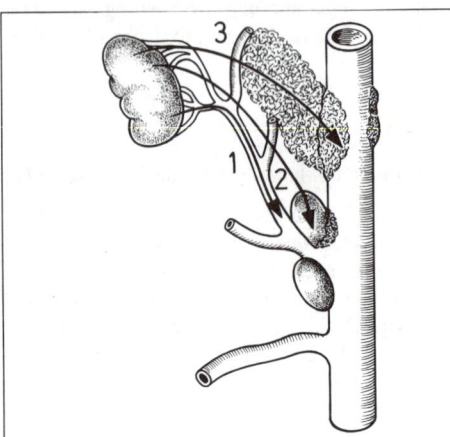

1 über die abführenden Venen der Tonsille zur Vena jugularis interna
2 über die Lymphbahnen zu den Halslymphknoten und den Lymphknoten im Kieferwinkel
3 über eine im Spatium parapharyngeum gelegene Phlegmone, die zu einer Thrombophlebitis führt

Abb. 3.11: Einbruchswege der Bakterien bei tonsillogener Sepsis

Ät.: Hauptsächlich bei Kindern im 1. und 2. Lebensjahr, da sich die retropharyngeal liegenden Lymphknoten schon im Kindesalter zurückbilden. Nach Tonsillitis kommt es zur Abszeßbildung dieser Lymphknoten.

Sy.: Nasenatmung behindert; durch die Enge, die der Abszeß im oberen Luftweg verursacht, kann es zum Atemnotsyndrom kommen; subfebrile Temperaturen, Nahrungsverweigerung, Schluckbeschwerden, Fehlschlucken.

Dg.: Inspektion intraoral und indirekte Laryngoskopie. Befund: meist als Vorwölbung im Bereich der Rachenhinterwand durch Palpation als weiche, diffus teigige Schwellung, manchmal fluktuierend, zu tasten, nicht immer kann man bei der Inspektion den Abszeß sehen!! Lymphknoten hinter dem M. sternocleido-mastoideus sind verdickt und von außen tastbar.

Th.: Inzision, wobei eine Aspiration des Eiters unbedingt verhindert werden muß.

DD.: „Kalter" Retropharyngealabszeß auf dem Boden einer Halswirbelsäulentuberkulose, kann auch bei Erwachsenen vorkommen.

Zungenabszeß

Ät.: Auftreten nach einer Tonsillitis, relativ selten, die Keime dringen in die Zunge ein.

Sy.: Schmerzen beim Essen, beim Sprechen, beim Schlucken.

Dg.: Indirekte Laryngoskopie, Inspektion intraoral. *Befund:* Schwellung und Rötung im hinteren Drittel der Zunge.

Th.: Inzision.

3.3.2 Adenotomie und Tonsillektomie

Rachenmandelhyperplasie

Ät.: Adenoide Wucherung der Rachenmandel, im Volksmund auch Polypen genannt.

Sy.: Verlegung des Nasenrachenraumes, mit der Folge:
- Die Kinder atmen durch den Mund, der immer offen steht, und es ergibt sich ein dümmlicher Gesichtsausdruck.
- Die Kinder schnarchen, sie haben Schlafstörungen, Leistungsabfall in der Schule, Desinteresse, Appetitlosigkeit.
- Da die Tubendurchgängigkeit behindert wird, finden sich eine rezidivierende Otitis media, Schalleitungsschwerhörigkeit und Trommelfellretraktionen.
- Entzündungen werden begünstigt, vor allem findet man Bronchitiden, Sinusitiden, Rhinitiden, Tonsillitiden.
- Durch die Ausdehnung der Rachenmandelhyperplasie kann es zu Wachstumsstörungen des Gaumens kommen.
- Durch die rezidivierenden Entzündungen im Nasenrachenraum finden sich oft verdickte Halslymphknoten.

Dg.: Postrhinoskopie mit dem Befund der Abb. 3.12 unten.

Th.: Adenotomie mit dem BECKMANN'schen Ringmesser.

Die *chronische Tonsillitis* spielt als Fokalerkrankung für eine Fokaltoxikose eine große Rolle.

▶ Fokaltoxikose

Darunter versteht man Krankheitserscheinungen in anderen Organen, die durch einen abgeschlossenen bakteriellen Entzündungsherd bedingt sind, wobei aber nicht die Bakterien selbst ins Blut gelangen, sondern nur deren Toxine.

▶ Chronische Tonsillitis

Ät.: Die Entzündung spielt sich in den Krypten ab oder im paratonsillären Gewebe. Entstehung nach einer akuten Tonsillitis, aber auch als rezidivierende Erkrankung nach einer Angina.

Sy.: Rötung des Gaumenbogens, tastbare Lymphknoten im Kieferwinkelbereich, Foetor ex ore, schlechter Geschmack im Mund, Fieber, Schluckbeschwerden, reduzierter Allgemeinzustand, Schmerzen im Ohr, aber keine Hörstörung, vermehrter Speichelfluß.

Dg.: Inspektion intraoral.
Befund: Tonsillenoberfläche zerklüftet und narbig verändert, die Tonsillen sind verdickt oder atrophisch, manchmal finden sich Pfröpfe, die den Mandeln aufliegen, flüssiges eitriges Material ausdrückbar. Sicherung der Diagnose, durch Nachweis der β-hämolysierenden Streptokokken in den Pfröpfchen und im Blut. Blutbild mit Entzündungszeichen, Antistreptolysintiter langsam ansteigend, bei Aufflackern oder Provokation durch Ausdrücken der Tonsillen (es besteht Gefahr der Keimverschleppung) auch hoch.

Th.: Einzig die Tonsillektomie kann helfen.

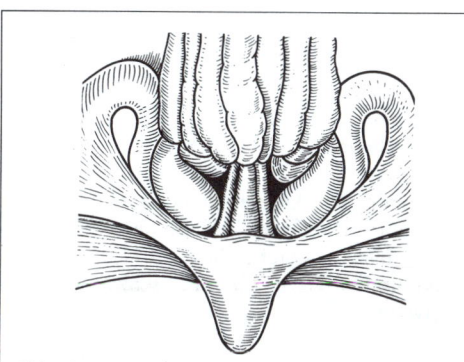

Abb. 3.12: Rachenmandelhyperplasie bei der Postrhinoskopie

Indikation für die Adenotomie
(= Entfernung der Rachenmandeln)

Alle Folgeerscheinungen einer Rachenmandelhyperplasie, die auf der vorigen Seite genannt sind. Die Rachenmandeln werden mit dem BECKMANN'schen Ringmesser unter Vollnarkose abgetragen. Siehe dazu auch nebenstehende Abbildung 3.14. Die Operation wird ab einem Lebensalter von 1 1/2 Jahren durchgeführt, möglichst erst mit Erreichen des 3. Lebensjahres.

➤ Indikationen für die Tonsillektomie

- Def.: Tonsillektomie ist die vollständige Entfernung der Tonsillae palatinae.
- Def.: Tonsillotomie ist die nur teilweise Entfernung der Tonsillae palatinae (= Mandelkappung).

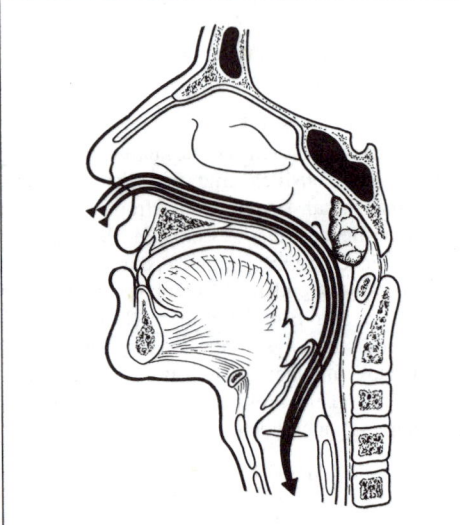

Abb. 3.13: Rachenmandelhyperplasie, die die Nasenatmung beeinträchtigt.

Indikationen:
- Hyperplasie, die ein mechanisches Hindernis darstellt.
- Rezidivierende Anginen (mindestens 3 x Angina pro Jahr!). Die Operation wird im entzündungsfreien Intervall durchgeführt.
- Chronische Tonsillitis mit subjektiven Beschwerden.
- Bei tonsillogener Sepsis nach dem 2. Schüttelfrost, Operation wird dann unter Antibiotikaschutz durchgeführt!
- Rezidivierender oder nicht abgeheilter Peritonsillarabszeß.
- Bei Verdacht, daß die Tonsillitis eine Fokaltoxikose darstellt.
- Nach Tonsillotomie persistieren noch Beschwerden oder zu starke Narbenbildung.
- Tonsillarblutungen nach einer Tonsillitis (Operation muß unter Antibiotikaschutz durchgeführt werden).
- Komplikationen nach einer akuten oder chronischen Tonsillitis.
- Langandauernder schlechter Allgemeinzustand von Patienten mit einer Tonsillitis.
- Evtl. bei Morbus Pfeiffer (infektiöse Mononukleose).
- Bei Verdacht auf einen intratonsillären Tumor.

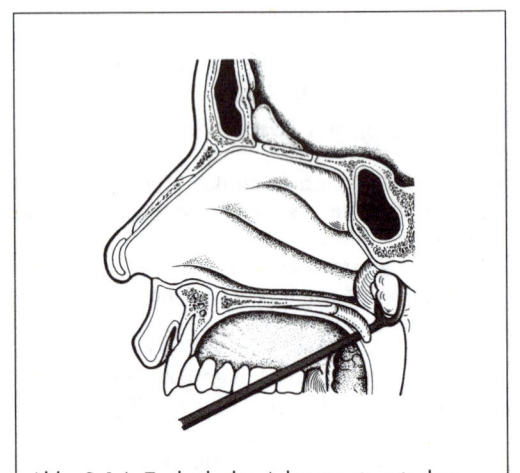

Abb. 3.14: Technik der Adenotomie mit dem BECKMANN'schen Ringmesser.

Kontraindikation der Tonsillektomie
- Leukämie
- Agranulozytose
- Poliomyelitis-Epidemie.

Die Tonsillektomie wird vom HNO-Facharzt in Intubationsnarkose durchgeführt. Man sollte nicht vor dem 4. Lebensjahr operieren, Ausnahme: dringliche Indikation.

3.3.3 Tumoren

▶ Juveniles Nasenrachenfibrom

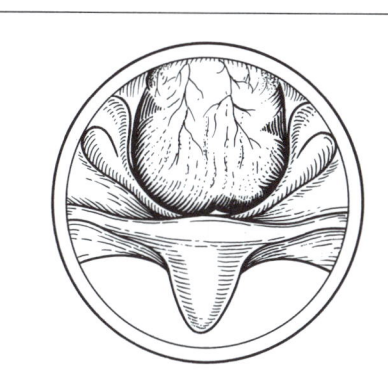

Abb. 3.15a: Nasenrachenfibrom. Befund bei Postrhinoskopie

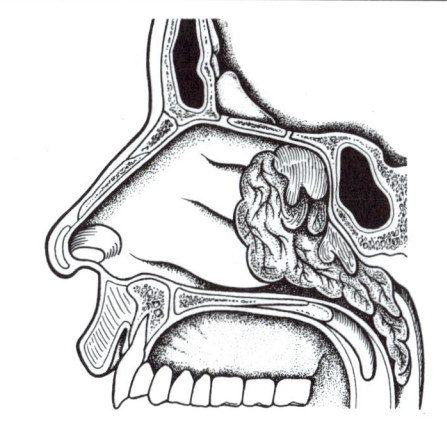

Abb. 3.15b: Nasenrachenfibrom im Seitenbild, um die Ausdehnung zu zeigen.

Ät.: Gutartiger seltener Tumor, der nur das männliche Geschlecht im Alter von 10.–16. betrifft. Nach der Pubertät oft Rückbildung. Histologisch handelt es sich um ein verdrängend wachsendes Angiofibrom. Wegen der starken Durchblutung durch die besonders dünnwandigen Blutgefäße kann es zu rezidivierenden Blutungen führen. Ursprungsort meist das Rachendach (Keilbeinkörper) von der Fibrocartilago basalis ausgehend. Verdrängendes expansives Wachstum in die Nase, die NNH und die Fossa pterygopalatina und Orbita.

Sy.: Verlegte Nasenatmung, Nasenbluten, Kopfschmerzen, Tubenverlegung mit Tubenventilationsstörungen und Tubenmittelohrkatarrhen.

Dg.: Postrhinoskopie mit dem typischen Befund: glatter, grau-rötlicher Tumor mit Gefäßzeichnung im Nasenrachenraum. Palpation: sehr harte Konsistenz des Tumors. Röntgenaufnahme, seitliche und axiale Tomographie notwendig; die Aufnahmen zeigen die Ausmaße des Tumors.

Beachte: PE ist wegen der großen Blutungsgefahr kontraindiziert!!

Th.: Bei großer Ausdehnung operative Entfernung nötig, wobei manchmal die A. maxillaris bzw. die A. carotis externa unterbunden werden muß, um größere Blutungen zu verhindern.
Operativer Zugang transmaxillär oder transpalatinal. Das Nasenrachenfibrom zeigt keine Strahlensensibilität.

Ko.: Blutungsgefahr, bis zum Verbluten (ca. 5 %). Große Rezidivneigung, die nach der Pubertät zurückgeht. Gefahr des Durchbruchs ins Endocranium.

DD.: Choanalpolyp = weich, glasig, nicht am Rachendach aufsitzend.

Malignome der Mundhöhle

TNM-Klassifizierung (auch Staging genannt):
- T = Primärtumor
- Tis = Carcinoma in situ
- T 1 = Tumor bis 2 cm Durchmesser
- T 2 = Tumor bis 4 cm Durchmesser
- T 3 = Tumor größer als 4 cm Durchmesser
- T 4 = Tumor hat auf angrenzende Gewebe übergegriffen, z.B. Muskeln, Knochen, usw.
- N = Regionaler Lymphknotenstatus (Lk = Lymphknoten)
- N 0 = Zervikale Lk nicht tastbar, kein Verdacht auf Metastasen
- N 1 = Zervikale homolaterale Lk mit Verdacht auf Metastasen
- N 2 = Zervikale Lk homo- und kontralateral, fixiert an Unterlage
- N 3 = Palpable, an der Unterlage fixierte Lk im gesamten Halsbereich betroffen
- M = Metastasen
- M 0 = Keine Fernmetastasen vorhanden
- M 1 = Klinische oder radiologische Hinweise für Metastasen in anderen Organbereichen

Zungenkörpermalignome

Ät.: Meist hoch ausdifferenzierte Plattenepithelkarzinome; als Präkanzerose sind Leukoplakien immer verdächtig. Oft bei Pfeifenrauchern! Bei Männern häufiger als bei Frauen.

Sy.: Brennende Schmerzen auf der Zunge, Schluckschmerzen, vermehrter Speichelfluß.

Dg.: Intraorale Inspektion, evtl. indirekte Laryngoskopie, Palpation. Befund: Am Zungenrand Ulzerationen, die infiltrativ wachsen und bei Palpation als Verhärtung getastet werden können. Sicherung der Diagnose durch PE und histologische Untersuchung.

Th.: Großzügige Exzision im Gesunden, evtl. bei großer Ausdehnung Teilresektion der Zunge, bei Lk-Befall Exstirpation, manche Autoren empfehlen eine Nachbestrahlung.

Pg.: Relativ schlecht, da schon frühzeitig Metastasen auftreten, die Beschwerden aber erst spät bemerkt werden.

▶ **Mundbodenkarzinome**

Ät.: Meist Plattenepithelkarzinome, bei Rauchern häufig, oft auch als Metastase eines Zungenkarzinoms, bei Männern häufiger als bei Frauen. Infiltratives Wachstum, oft zu spät erkannt, da nur wenig Beschwerden auftreten.

Sy.: Das Karzinom wird erst bemerkt, wenn es so groß ist, daß es ein Fremdkörpergefühl auslöst; Schmerzen in der Mundbodenmuskulatur beim Schlucken.

Dg.: Inspektion intraoral, Palpation des Mundbodens und der regionären Lymphknoten.

Bf.: Man sieht eine Erhebung, die nach innen infiltrativ wächst und nach außen durch die Mundbodenmuskulatur als derber Knoten tastbar ist.
Palpation von innen *und* außen!!
Sicherung der Diagnose durch PE und histologische Untersuchung.

Th.: Großzügige Exzision im Gesunden, evtl. plastische Deckung, z.B. bei Durchbruch nach außen, bei Lk-Befall Lymphknotenexstirpation, bei massivem Lk-Befall Neck dissection.

Pg.: Schlecht, wegen der späten Symptomatik, nur etwa 15 % 5-Jahresheilungen.

Mundhöhlenkarzinome

Zu den Wandungen der Mundhöhle sind zu zählen:
- die Mundschleimhaut
- der untere Alveolarkamm
- der obere Alveolarkamm.

Diese Einteilung ist wichtig, da die Karzinome in den drei Bereichen verschiedene Prognosen haben.

▶ **Lippenkarzinome**

Ät.: Plattenepithelkarzinome, bei Rauchern häufiger, bei Männern und UV-Strahlung-Exposition häufiger, Unterlippe meist betroffen.

Dg.: Inspektion.

Bf: ulzerierender Tumor mit hartem Rand, infiltrierend in Lippe und Wange wachsend.
Sicherung der Diagnose durch PE und histologische Untersuchung.

Th.: Radikale Exzision im Gesunden, evtl. plastische Deckung, bei Lymphknotenbefall Exstirpation der Lymphknoten, evtl. – wenn die regionären Lk betroffen sind – Neck dissection.

Pg.: Gut, da die Patienten meist sehr früh in Behandlung kommen. Bei größeren Tumoren schlecht, da die Lymphknoten schon befallen sind. Relativ spät Metastasen.

DD.: Primäraffekt einer Lues.

Karzinome der inneren Mundhöhle

▶ *Ät.:* Fast immer Plattenepithelkarzinome, oft aus einer Leukoplakie hervorgehend, Männer häufiger betroffen als Frauen, Raucher stärker gefährdet als Nichtraucher, schlecht sitzende Prothesen können wegen des Fremdkörperreizes (mechanisch) zur Entstehung beitragen.

Zwei infiltrativ wachsende Formen werden unterschieden:
- die selteneren verrucösen und
- die häufigeren ulzerierenden Karzinome.

Dg.: PE und histologische Untersuchung.

Th.: Großzügige radikale Exzision im Gesunden, daher ist oft eine anschließende plastische Deckung notwendig. Bei Lymphknotenbefall ist meist eine Neck dissection indiziert. Einige Autoren befürworten eine Nachbestrahlung.

Pg.: Je nach Lage des Tumors ist die Prognose sehr unterschiedlich. Besonders schlecht ist die Prognose

bei Sitz des Tumors in der Wange, im weichen und im harten Gaumen.
Bei Sitz des Tumors im *oberen Alveolarkamm* ist die Prognose schlechter als bei Sitz im *unteren Alveolarkamm*.
Bei einem Tumor nach TNM-Klassifizierung T_{1-4}, N_0 kann man mit einer 5-Jahresheilung in 60–85 % der Fälle rechnen.
Bei einem Tumor T_{1-4}, N_{2-3} beträgt die 5-Jahresheilung maximal 15 % der Fälle.

▶ Malignome des Pharynx

Nasopharynxmalignome

Ät.: In absteigender Häufigkeit kommen vor: Undifferenzierte Karzinome, Plattenepithelkarzinome, Adenokarzinome, Retothelkarzinome, lymphoepitheliale Tumoren, Lymphome (lymphoblastäre, Burkitt, Non Hodgkin).

Sy.: Anfangsstadium: Tubenventilationsstörungen, bei älteren Patienten unbeeinflußbare Tubenkatarrhe, behinderte Nasenatmung, schleimige bis blutige Absonderung aus beiden Nasenlöchern, bisweilen eitrig.
Spätes Stadium: Hirnnervenausfälle, besonders betroffen: N. trigeminus, N. vagus, N. abducens und N. glossopharyngeus, *nicht N. facialis;* Augenmuskellähmungen, Lk-Metastasen nuchal.

Dg.: Postrhinoskopie.
Bf: Im Nasopharynx sieht man im Tubenwinkel den als höckrige Schleimhautulzeration oder als Granulationsgewebe imponierenden kleinen Tumor. Zur Sicherung der Diagnose PE und histlogische Untersuchung. Feststellung des Tumorausmaßes mittels seitlicher und a.p. Röntgenaufnahme des Schädels.

Th.: Exzision im Gesunden ist Therapie der ersten Wahl, bei lymphoepithelialen Tumoren und Retothelkarzinomen wegen der Strahlensensibilität auch Bestrahlung, auch immer nach einer Exzision Nachbestrahlung, da Rezidive häufig sind.
Bei nuchalen Lymphknotenmetastasen Neck dissection; manche Autoren empfehlen die Zytostatikatherapie als adjuvante Maßnahme.

Ko.: Einbruch der Karzinome ins Endokranium.

Pg.: Nur 15 % 5-Jahresheilungen, da die Tumoren meist zu spät diagnostiziert werden, oft fallen sie dem Patienten erst durch die Schwellung der Halslymphknoten auf, d.h. zu einem Zeitpunkt, in dem schon Lymphknotenmetastasen aufgetreten sind.

Oropharynxmalignome

Die häufigsten Tumoren sind solche der Tonsillen und des Zungengrundes.

Tonsillenmalignome
Ät.: Histologisch unterschiedliche Struktur. Rasches Wachstum, frühzeitige Metastasierung in die Kieferwinkellymphknoten, die geschwürig zerfallen und relativ derb sind. Im hohen Alter herrschen Karzinome und lymphoepitheliale Tumoren, im Kindesalter Retothelsarkome und Lymphosarkome vor.

Dg.: Intraorale Inspektion und Palpation.

Bf: Tonsille ulzeriert und geschwürig verändert, bei Palpation verhärtet, bei Sarkomen ist die Tonsille geschwollen.

Th.: Tonsillektomie, wobei oft Gaumenbögen, weicher Gaumen und Zungenrand mitreseziert werden müssen, um im Gesunden entfernen zu können. Bei Halslymphknotenmetastasen Neck dissection. Immer Nachbestrahlung durch Megavolttherapie, da die meisten Tumore strahlensensibel sind; manche Autoren empfehlen als adjuvante Maßnahme die Zytostatikagabe.

Ko.: Kieferklemme durch Infiltration der Kaumuskeln.

Pg.: Schlecht, wegen der frühen Metastasierungstendenz.

▶ Zungengrundmalignome
Ät.: Oft Entwicklung nach einem Tonsillenmalignom, aber auch eigenständig. Bei Rauchern häufiger.
Das verhornende Zungengrundmalignom ist hochdifferenziert.

Sy.: Schmerzen und Brennen beim Schlucken.

Dg.: Postrhinoskopie und indirekte Laryngoskopie, Sicherung der Diagnose durch PE und histologische Untersuchung.

Th.: Exzision im Gesunden, bei Lymphknotenmetastasierung Neck dissection; manche Autoren empfehlen die Nachbestrahlung.

DD.: Zungengrundstruma = Schilddrüsengewebe im Bereich des Foramen caecum, das durch eine Szintigraphie zu diagnostizieren ist.

Präkanzerosen

Als Präkanzerosen im Mundbereich haben alle weißlichen oder pigmentierten Bezirke zu gelten, bis das Gegenteil bewiesen ist.

Außerdem Leukoplakien und M. Bowen.

3.3.4 Plastische Maßnahmen

Bei Mißbildungen und chirurgischen Eingriffen mit großem Gewebeverlust ist oft eine Defektplastik notwendig. Zur Rekonstruktion wird verwendet für:

- *Lippe:* Rotationslappen, Verschiebeplastiken, Zungenlappen.
- *Wange:* Zungenlappen, Transpositionslappen aus der Schulter, dem Brustbereich und Halsbereich. Innenwandung durch Spalthautdeckung. Rotationsplastik nach ESSER. (Abb. 3.16)
- *Mundboden:* Stirnlappen, der durch die Wange gezogen wird, Rundstiellappen.
- *Unterkiefer:* Metallimplantationen oder zugeschnittene Knochenspäne aus dem Becken als Ersatzkiefer.

Hypopharynxmalignome

☞ *Kapitel 4.3.3.*

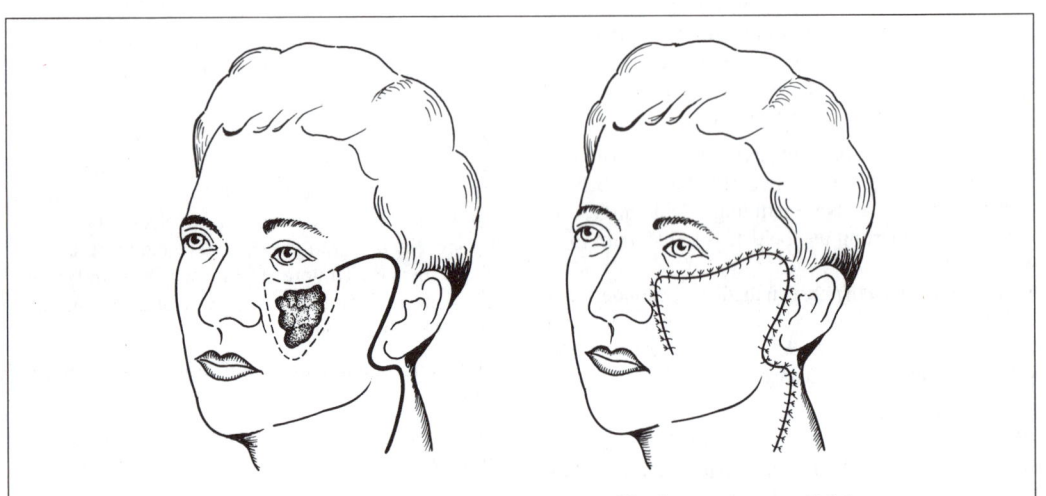

Abb. 3.16: Rotationsplastik nach ESSER zur Deckung eines großflächigen Wangendefekts.

4 Larynx und Trachea

4.1 Anatomische und physiologische Grundlagen

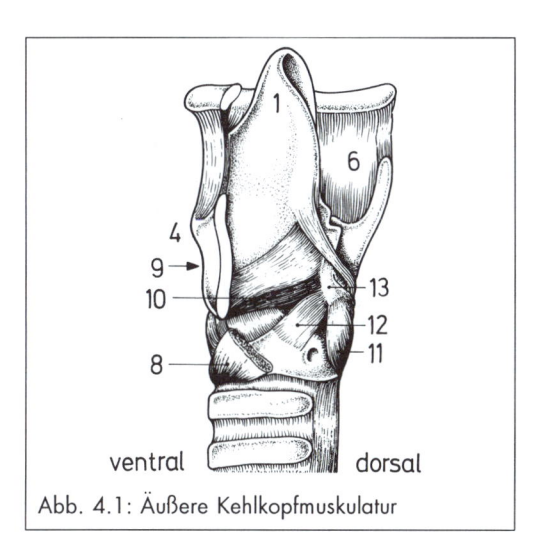

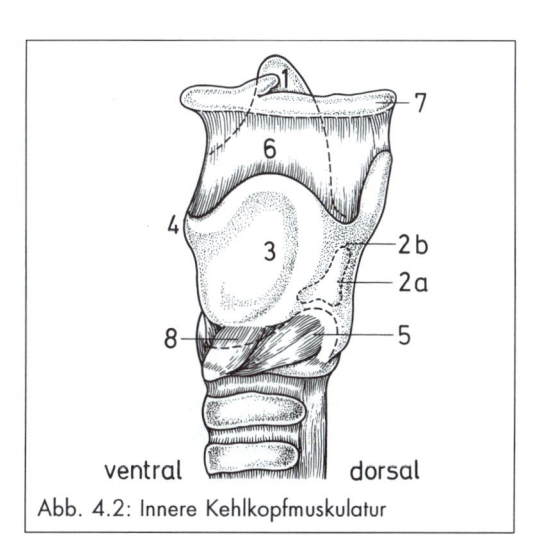

Abb. 4.1: Äußere Kehlkopfmuskulatur

Abb. 4.2: Innere Kehlkopfmuskulatur

1	**Epiglottis:** ein blattförmiger, elastischer Knorpel, der mittels eines Stiels (Petiolus epiglottis) am Schildknorpel (Cartilago thyreoidea (3)) befestigt ist. Von den Seitenrändern ziehen die Plicae aryepiglotticae zu den Cartilagines arytaenoidei.
2a	Aryknorpel
2b	Santorini-Knorpel
3	Schildknorpel: Er besteht aus zwei Platten aus *hyalinem* Knorpel, die mit der Eminentia laryngea den Adamsapfel bilden.
4	Eminentia laryngea
5	Ringknorpel: Er besteht aus *hyalinem* Knorpel und wird auch Cricoid genannt.
6	Membrana hyothyreoidea: Sie spannt sich zwischen dem Zungenbein (7) und dem Schildknorpel (3) aus.
7	Zungenbein (Hyoid)
8	M. cricothyreoideus, der äußere Kehlkopfmuskel, er spannt die Stimmlippe (9)
9	Plica vocalis, Stimmlippe.
10	M. vocalis = M. thyreoarytaenoideus, er spannt die Stimmbänder und kann die Stimmritze verändern.
11	M. cricoarytaenoideus posterior = M. posticus, er ist der einzige Stimmritzenöffner.
12	M. cricoarytaenoideus lateralis = M. lateralis, er schließt die Stimmritze, außer im dorsalen Drittel.
13	M. arytaenoideus transversus = M. transversus, er schließt im dorsalen Drittel die Stimmritze.

Anatomie des Larynx und der Trachea

An den Hypopharynx schließen sich nach caudal der Larynx (Kehlkopf) und die Trachea (Luftröhre) an. Dorsal der Trachea liegt der Ösophagus (Speiseröhre). Die Trennung der zwei Wege für die Nahrungsaufnahme und die Atmung übernimmt die Epiglottis, die sich beim Schluckakt (siehe

Kap. 3.1) als Deckel auf die Trachealöffnung legt, damit die Nahrung seitlich über die Sinus piriformes vorbeifließen kann. Die Anatomie geht aus den Abbildungen 3.1 und 3.2 hervor.

▶ Eine *Kompression der Trachea* kann bedingt sein durch:
- gedoppelten Aortenbogen
- Anomalie der linken Arteria carotis
- aberrierende Arteria subclavia
- offenen Ductus arteriosus Botalli.

Sy.: Stridor, schon beim Neugeborenen, Zyanose.

Die Kehlkopfeinheit besteht aus vielen Knorpelanteilen, die durch Muskeln miteinander verbunden sind.

Die sensible Versorgung oberhalb der Stimmritze erfolgt durch den N. laryngeus superior, unterhalb der Stimmritze durch den N. laryngeus inferior (recurrens).

Die motorische Versorgung der Kehlkopfmuskulatur läuft über den N. laryngeus inferior. Der M. cricothyreoideus wird aber aus dem N. laryngeus superior versorgt. Diese beiden Nerven sind Seitenäste des N. vagus.

Die innere und äußere Kehlkopfmuskulatur geht aus den nachstehenden Zeichnungen hervor (Abb. 4.1 und 4.2).

Zur Funktion der Kehlkopfmuskulatur

Verwendet werden die in der HNO üblichen Muskelbezeichnungen. Die Funktion der Muskeln ist im nachstehenden Text beschrieben, hier noch die bildliche Darstellung von cranial (☞ Abb. 4.3–4.7).

Zeichnung *a* zeigt die Stellung der Stimmritze bei Anspannung des entsprechenden Muskels, wobei die Ruhestellung gestrichelt eingezeichnet ist.

Zeichnung *b* zeigt jeweils die Stellung der Stimmritze bei *beidseitigem Ausfall* der Muskulatur.

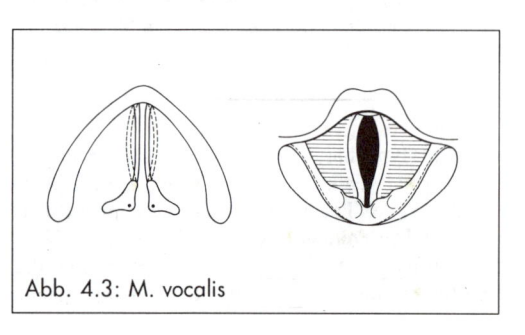

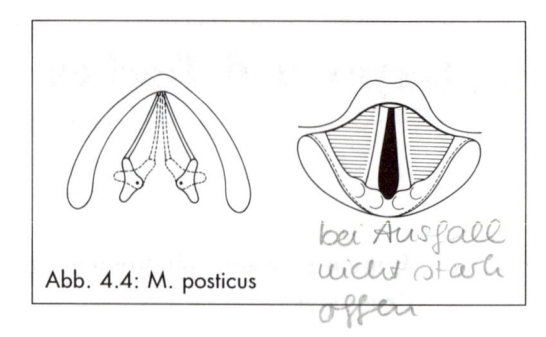

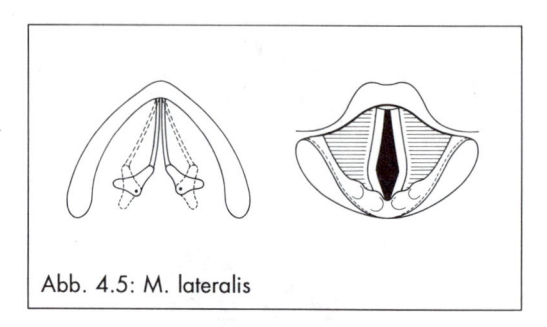

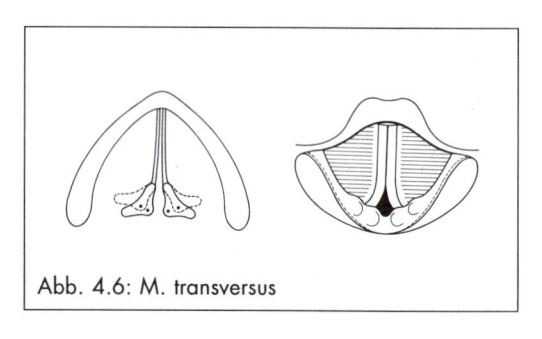

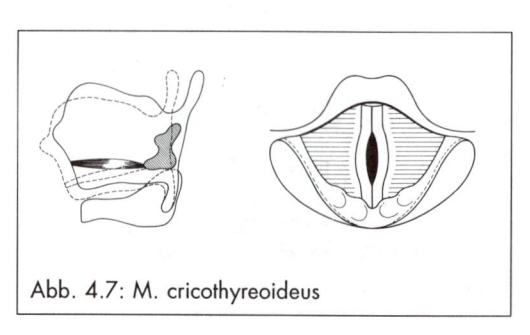

Abb. 4.4: M. posticus

bei Ausfall nicht stark offen

Abb. 4.5: M. lateralis

Abb. 4.6: M. transversus

Abb. 4.3: M. vocalis

Abb. 4.7: M. cricothyreoideus

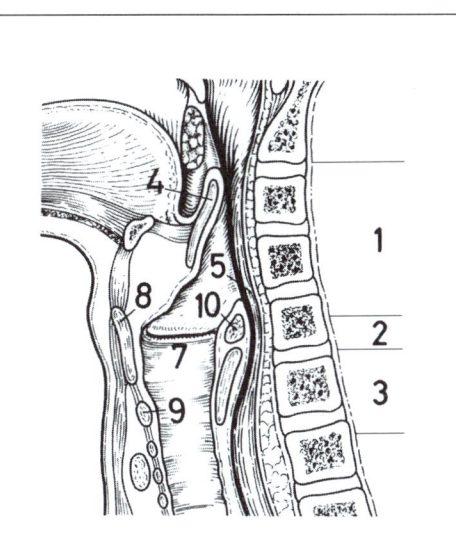

Abb. 4.8: Larynxregion von lateral aus gesehen

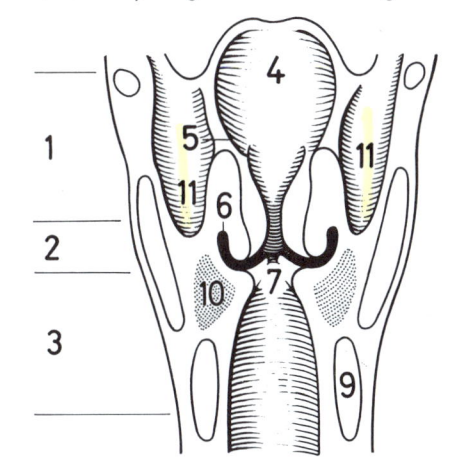

Abb. 4.9: Larynxregion von dorsal gesehen

1 supraglottischer Raum
2 Glottisraum
3 subglottischer Raum
4 Epiglottis
5 aryepiglottische Falte
6 Sinus Morgagni
7 Plica vocalis
8 Schildknorpel
9 Ringknorpel
10 Musculus vocalis
11 Recessus piriformis

Für die Beurteilung des Kehlkopfs bei der Untersuchung ist die Kenntnis der verschiedenen Räume sehr wichtig.

Man unterscheidet (☞ Abb. 4.8):
1 = supraglottischer Raum
2 = Glottisraum
3 = subglottischer Raum

Beachte: Der Kehlkopf ist mit mehrreihigem Flimmerepithel ausgekleidet. Die Stimmbänder sind mit geschichtetem Plattenepithel überzogen. Im supra- und subglottischen Raum ist die Schleimhaut nur locker mit der Wand verhaftet, weshalb hier die *Schwellneigung* sehr groß ist (Epiglottitis).

Die topographischen Bezeichnungen der Larynxregion zur Umgebung gehen aus den vielen Bildern dieses Kapitels und aus dem Text im Kapitel 3.1 hervor, ebenso die Gefäß- und Nervenversorgung.

Physiologie des Kehlkopfes (Larynx)

➤ *Schutzfunktion:* Sie besteht darin, daß die Epiglottis das Eindringen von Speisebrei in die Trachea verhindert und beim Schluckakt der Larynx nach cranial gehoben wird, wobei sich die Stimmbänder verschließen.

Falls doch Speisebrei in die Trachea gelangen sollte, kommt es durch die Reizung der Trachealwand zur Auslösung des Husten-Würge-Reflexes, wodurch das Eindringen von Speisebrei in die Lunge unbedingt verhindert werden soll. (Pneumoniegefahr, Bronchusverschlußgefahr).

Atmung: Beim Ein- und Ausatmen werden die Stimmbänder maximal weit geöffnet, die Epiglottis liegt in Ruhestellung.

➤ *Stimmbildung:* Die Tonhöhe wird durch die Länge der Stimmbänder gesteuert.

Bei Männern hat der Kehlkopf einen größeren Durchmesser, und somit längere Stimmbänder, woraus der „Baß" der männlichen Stimme resultiert.

Durch die unterschiedliche Anspannung der Stimmbänder ist es möglich, die Tonhöhe in einem Bereich von etwa 2 Oktaven zu variieren. Die *Lautstärke der Stimme* hängt von dem Anblasdruck der aus der Lunge gepreßten Luft auf die Stimmbänder ab.

Stimmstörungen: Eine heisere oder tonlose Stimme resultiert aus Störungen der Stimmbänder.

eigentlich Sprech?

Sprachstörungen: Diese resultieren aus Störungen der Artikulationsorgane Zunge und Mund.

4.2 Untersuchungsmethoden und Grundzüge der Behandlung

4.2.1 Inspektion

Bereits die äußere Inspektion kann Veränderungen, Schwellungszustände und Seitenverschiebungen zeigen.

Das Knochen-Knorpelgerüst hebt sich beim Schlucken und ist durch die bloße Inspektion beurteilbar, aber die Palpation sollte immer nachfolgen (*Vorgehen siehe Kap. 4.2.2*).

Arten der inneren Inspektion des Kehlkopfes

▶ *Indirekte Laryngoskopie:* Mit dem Kehlkopfspiegel wird der Kehlkopf betrachtet, indem man mit der linken Hand die Zunge mit einem Läppchen nach labial zieht und den Kehlkopfspiegel mit der rechten Hand so tief in den Rachen einführt, bis man bei Kippung des Spiegels um 45 Grad den Kehlkopf einsehen kann.

Beachte: Das dabei zu sehende Bild im Spiegel ist *seitenrichtig* aber *auf dem Kopf stehend!*, d.h. oben im Spiegel ist der vordere Anteil des Larynx, unten im Spiegel ist der hintere Larynxanteil zu sehen.

Sagt der Patient bei der Laryngoskopie "hi", stellt sich die Epiglottis auf und man hat einen besseren Überblick. Um den Würgereflex bei Berührung der Uvula auszuschließen, sollte man diese mit einem Lokalanästhetikum besprühen (z.B. Xylocainspray, Pantocainspray).

▶ *Direkte Laryngoskopie:* Diese wird ausgeführt mit einem starken, hohlen Rohr, das bei weit überstrecktem Kopf über den Zungenrand und die Epiglottis in die Trachea geschoben wird bis zur Epiglottis. Der Patient liegt dabei in Vollnarkose und wird durch einen feinen Tubus beatmet. Der Larynx läßt sich gut überblicken und beurteilen.

▶ *Mikrolaryngoskopie:* Dieses Untersuchungsverfahren ist im Prinzip dasselbe wie bei der direkten Laryngoskopie, wobei aber entweder in dem verwendeten Rohr eine Vergrößerungsoptik eingebaut ist, oder aber durch ein vorgeschaltetes Operationsmikroskop das Kehlkopfinnere betrachtet wird. Mit dieser Methode lassen sich feine Befunde an den Stimmbändern beurteilen, da die Vergrößerung bis etwa auf das 40fache gesteigert werden kann.

Bei der Laryngoskopie ist zu achten auf:
Farbe und Form, Schleimhautverhältnisse und evtl. Fremdkörper des Kehlkopfs; auf die Beweglichkeit des Kehlkopfs und vor allem der Stimmbänder, ebenso auf eventuell vorhandenen Speichelreste im Sinus piriformis, die für eine Schlucklähmung sprechen können.

Normaler Kehlkopfbefund ☞ *Abb. 4.10 und 4.11.*

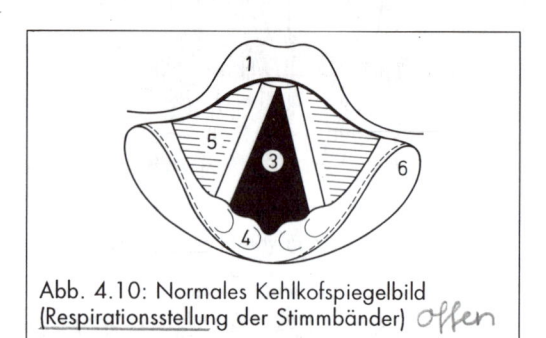

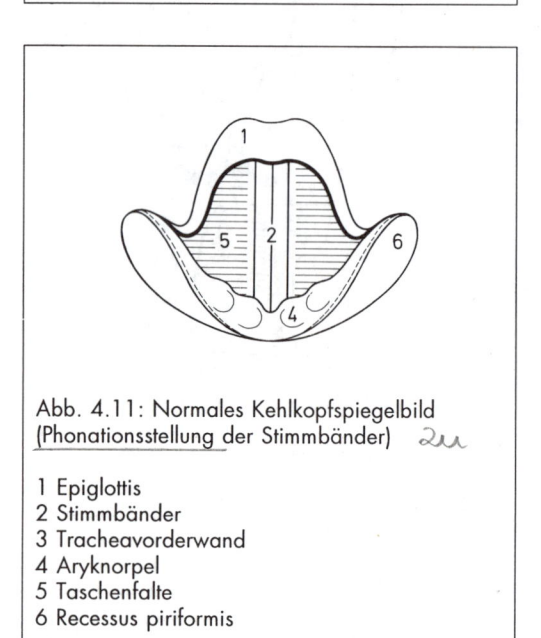

Abb. 4.10: Normales Kehlkofspiegelbild (Respirationsstellung der Stimmbänder) offen

Abb. 4.11: Normales Kehlkopfspiegelbild (Phonationsstellung der Stimmbänder) zu

1 Epiglottis
2 Stimmbänder
3 Tracheavorderwand
4 Aryknorpel
5 Taschenfalte
6 Recessus piriformis

▶ *Stroboskopie:* Dies ist ein optisches Verfahren für die Beobachtung von Stimmbandschwingungen (Verfahren ☞ Kap. 8.1).

4.2.2 Palpation des Larynx

Bei der Palpation des Larynx lassen sich sehr gut Konsistenzänderungen, Schwellungen und Indurationen des Kehlkopfskeletts beurteilen, außerdem die Druckschmerzhaftigkeit.

Bei der palpatorischen Prüfung der Schluckverschieblichkeit lassen sich die Beziehungen der Schilddrüse zum Larynx beurteilen. Man sollte bei dieser Palpation niemals die Lymphknotenpalpation des gesamten Halsgebiets vergessen.

4.2.3 Röntgenuntersuchung des Larynx

Bei der *seitlichen Aufnahme* lassen sich die knorpeligen Kehlkopfanteile beurteilen, besonders dann, wenn sie verkalkt sind.

Der lufthaltige Raum des Larynx läßt sich gut beurteilen. Durch Aufnahmen mit weicher Röntgenstrahlung lassen sich die Weichteile darstellen.

Bei der *p.a.-Aufnahme* (nicht a.p.-Aufnahme, wie im GK geschrieben: Wegen des großen Plattenabstandes und der Überlagerung durch die plattennah liegenden Wirbelsäulenanteile sind bei der a.p.-Aufnahme die Larynxanteile nämlich nicht beurteilbar) lassen sich mit Weichstrahltechnik die lufthaltigen Räume des Larynx darstellen, z.B. Recessus piriformis, Sinus Morgagni, Taschenfaltenkontur und subglottischer Raum.

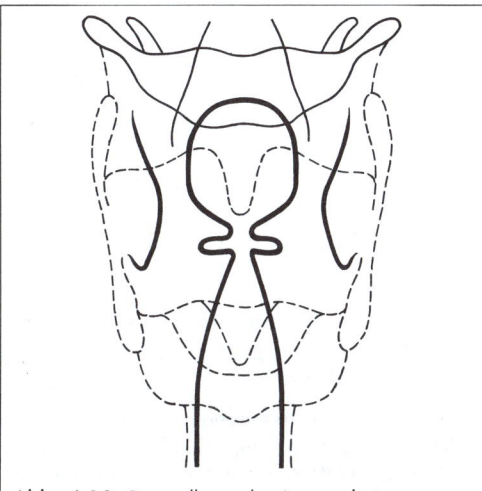

Abb. 4.12: Darstellung des Larynx bei Laryngographie

Die *Tomographie* liefert bei unklaren Befunden aussagekräftige Bilder.

Bei der *Laryngographie* wird in den Larynx Kontrastmittel vorsichtig gesprüht, um die Konturen bei der anschließend gemachten Röntgenaufnahme zu beurteilen. (☞ Abb. 4.12).

▶ Bei Kompression durch eine Struma sieht man eine *Säbelscheidentrachea.*

▶ 4.3 Klinik des Larynx

4.3.1 Verletzungen/Entzündungen des Larynx

Kehlkopfverletzungen

Ät.: Stumpfe Gewalteinwirkung auf den Kehlkopf und die umgebenden Weichteile entstehen oft bei Unfällen und Schlägereien. Sie führen zu Ödemen und Knorpelfrakturen. Scharfe Gewaltanwendung auf den Kehlkopf führt zur Eröffnung des Kehlkopfs und der Trachea, sie entstehen meist nach Schuß-, Stich- und Schnittverletzungen.

Sy.: Atembeschwerden bis hin zur Atemnot, starke Schwellungen und Hämatome im Larynxbereich, Bluthusten bei scharfer Gewalteinwirkung, starke Schmerzen, Beeinträchtigung der Sprachbildung.

Dg.: Palpation und Inspektion, Röntgenaufnahmen, um Fraktur auszuschließen, bei unklaren Befunden indirekte Laryngoskopie und CT.

Th.: Bei stumpfer Verletzung: Antibiotika, um eine Sekundärinfektion zu vermeiden; Antiphlogistika, um ein Ödem zu verhindern; Eiskrawatte, um Ödembildung zu bremsen, Kortikoide bei starkem Ödem.
Falls der Schildknorpel gebrochen ist und ein starkes Ödem vorliegt, muß man den Kehlkopf stützen durch Intubation, bei Atembeschwerden evtl. Tracheotomie.
Bei scharfer Verletzung: Operative Versorgung, evtl. zusätzlich Tracheotomie.

Ko.: Tracheal- und Kehlkopfstenosen, die durch dauernde Bougierung bzw. Legen einer Trachealdauerkanüle behandelt werden müssen. Verletzung von N. vagus und A. carotis.
Beachte: Jede Krepitation, jede Heiserkeit, jede leichte Atemnot nach Kehlkopfverletzungen sprechen für eine Fraktur und bedürfen der sofortigen

Kortinsoninjektion und anschließender Abklärung durch indirekte und direkte Laryngoskopie!! Das entstehende Ödem birgt Erstickungsgefahr!!

▶ Intubationsschäden

Ät.: Jeder Anästhesist ist verpflichtet, bei der Besprechung der Narkoseart und -folgen mit dem Patienten zu erwähnen, daß Stimmbandreizungen und *Intubationsgranulome* bei Intubationsnarkosen entstehen können.

Sy.: Postnarkotische Heiserkeit über mehrere Tage.

Dg.: Laryngoskopie.

Th.: Stimmschonung für mehrere Tage, Stimmbandgranulome müssen operativ abgetragen werden.

Pg.: Rezidive sind häufig, aber meist Rückbildung ad integrum ohne nachfolgende Stimmbandbeeinträchtigungen.

▶ *Ko.:* Durch forcierte Intubation kann es kommen zu:
- Auslösung einer Arrhythmie
- Larynxquetschung
- Kehlkopfstenose mit Ödem
- Hypopharynxperforation mit nachfolgender Mediastinitis.

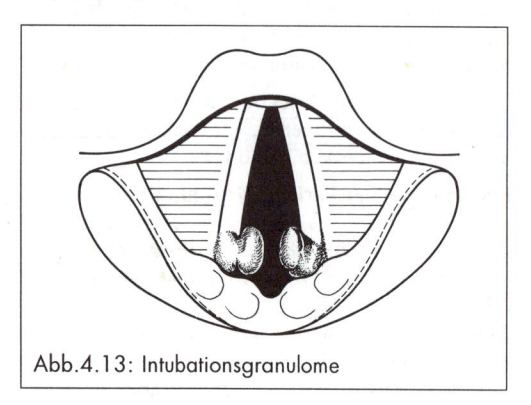

Abb. 4.13: Intubationsgranulome

Verbrühungen und Verätzungen

▶ *Ät.:* Sie entstehen durch Trinken von zu heissen oder säurehaltigen Flüssigkeiten. Bei Kindern häufiger Verbrühungen, bei Erwachsenen häufiger Verätzungen, wobei immer abgeklärt werden sollte, ob die Säure aus suizidaler Absicht getrunken wurde.

Sy.: Je nach der Konzentration und Einwirkungsdauer finden sich:

Schmerzen und Atembeschwerden bis zu Stridor mit Atemnot, Schockgefahr, bei Perforation findet man die typischen Schmerzen zwischen den Schulterblättern und ein Luftemphysem, was für Ausbildung einer Mediastinitis spricht.

Dg.: Laryngoskopie, mit dem typischen Befund der Rötung und Schwellung der Larynxschleimhaut, die später von Fibrinbelägen überzogen ist; es kommt zum *Glottisödem.*

▶ *Th.:* Bei Atemnot Tracheotomie, bei Schock Infusion von Plasmaexpandern, Diuretika und hochdosiert Kortison i.v. Bei leichteren Fällen versucht man eine Neutralisation durch Magnesia usta bei Säure- und mit verdünnter Essigsäure bei Laugenverätzung. Liegt die Verätzung weniger als 2 Stunden zurück, so sollte man eine Magenspülung mit einem dünnen Schlauch versuchen.

Alle 8 Tage Kontrolle durch Laryngoskopie und Ösophagoskopie mittels Endoskopen, um eine eventuelle Perforation, die sich noch Tage nach dem akuten Ereignis entwickeln kann, nicht zu übersehen.

Pg.: Die Schleimhautveränderungen durch Verätzungen führen häufig zu Ulzerationen und Narbenbildungen im Larynxbereich, die oftmals eine Stenose bedingen können.

Akute Laryngitis (= akuter Kehlkopfkatarrh)

Ät.: Ursache ist ein Virusinfekt oder ein Katarrh im Nasen-Rachen-Raum, auch der Aufenthalt in trockenen Räumen. Auftreten solitär oder kombiniert mit Scharlach, Masern, Grippe und Bronchialerkrankungen.

▶ *Sy.:* Kratzen und Brennen im Hals, Hustenreiz, Schmerzen im Larynxbereich, Heiserkeit, evtl. Aphonie.

Dg.: Laryngoskopie mit dem Befund: hochrote, walzenförmig verdickte Stimmlippen, deutliche Gefäßzeichnung, manchmal Fibrin- und Schleimauflagerungen. Beweglichkeit der Stimmbänder *nicht* eingeschränkt. Die Enzündung führt oft zur Infiltration des M. vocalis, also zu einer Myositis.

Th.: Rauchverbot, Stimmschonung ist sehr wichtig, heiße Umschläge, Inhalation von z.B. Emser Salz, Kamille, Pfefferminzöl, Mentholpräparaten in Dampfform, Medikamente, die den Hustenreiz bremsen, z.B. Codein, Antibiotikagabe nur bei schweren Entzündungen mit Beeinträchtigung des Allgemeinzustandes.

Ko.: Bei ungenügender Stimmschonung kann es zur bleibenden Heiserkeit kommen, Übergang in eine chronische Laryngitis.

DD.: Bei einseitigem Befall der Stimmbänder sollte immer ein Kehlkopfkarzinom ausgeschlossen werden.

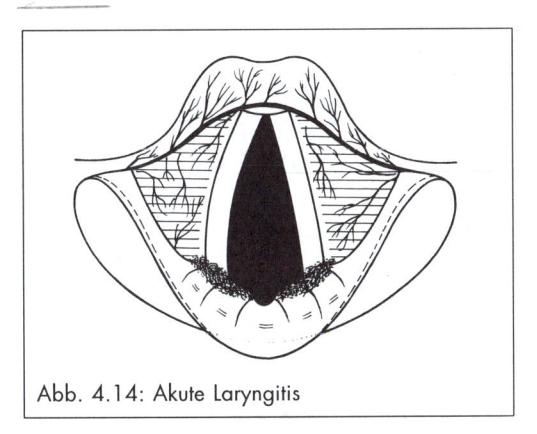

Abb. 4.14: Akute Laryngitis

Laryngitis subglottica stenosans

➤ *Ät.:* Infolge von Infektionskrankheiten (z.B. Masern) kommt es bei Kleinkindern leicht zu einer akuten Laryngitis, in deren Verlauf das subglottische lockere Bindegewebe anschwillt. Meistens sind Viren die Ursache der Infektion.

Sy.: Bellender Husten ist pathognomonisch, oft auch als *Pseudokrupp* bezeichnet, aber auch bitonaler Husten, inspiratorischer Stridor, Atemnot, Fieber; die Atemnot kann bis zu Erstickungszuständen führen.

Dg.: Laryngoskopie mit dem Befund: leichte bis starke Rötung der Stimmbänder mit blaßroten Wülsten dorsal der Stimmbänder, die zu einer Laryngitis stenosans führen können, da das lockere subglottische Bindegewebe anschwillt.

Th.: Immer stationäre Behandlung notwendig! Anfeuchtung der Atemluft, Kortisongabe, Antibiotika, um eine Sekundärinfektion zu verhindern. Bei Atemnot Versuch der nasalen Intubation, evtl. Tracheotomie.

DD.: Echte Krupp-Diphtherie.

➤ **Epiglottitis**

Ät.: Ursache ist meist ein Virusinfekt, der zum Glottisödem führt, mit manchmal extremen Ausmaßen. Auch Insektenstiche, allergische Reaktionen, Mediastinaltumoren und Stauungen bei Herzinsuffizienz können dazu führen. Vorwiegend bei Kindern auftretend.

Sy.: Inspiratorischer Stridor, Schluckschmerzen, rauhe bis kloßige Stimme, Fieber, zunehmende Atemnot, manchmal finden sich auch: exspiratorisches Röcheln, schmerzhafte Schwellung der Hyoidgegend und Speichelfluß.

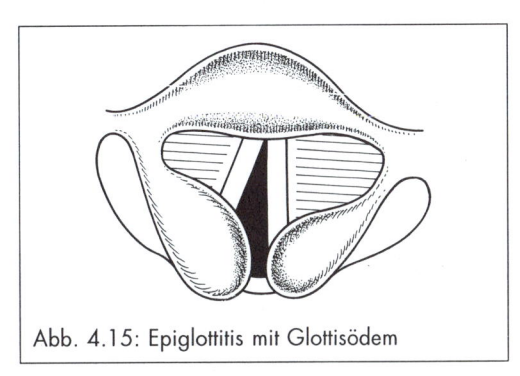

Abb. 4.15: Epiglottitis mit Glottisödem

Dg.: Laryngoskopie mit dem Befund: hochrote, wurstförmige Schwellung im Kehlkopfbereich; bei einem Abszeß (Phlegmone) finden sich gelblich durchscheinende Bezirke; auch ödematöse, glasige Epiglottisschwellungen.

Th.: Eiskrawatte, Antibiotika, Kortikoide, Kalziumgabe; bei Vorliegen eines Epiglottisabszesses muß dieser inzidiert werden.

➤ Bei der **Epiglottitis acutissima** (schnell zunehmende Atemnot, in weniger als 60 Minuten zur Erstickung führend, meist bedingt durch Hämophilus influenzae) sofortige Krankenhauseinweisung auf eine HNO- oder Anästhesieabteilung, da sediert, intubiert und evtl. tracheotomiert werden muß unter Antibiotikaschutz (Ampicillin).

➤ DD: akute phlegmonöse Epiglottitis und Laryngitis subglottica stenosans

	akute phlegmonöse Epiglottitis	Laryngitis subglottica stenosans
Symptome	rasch zunehmende Atemnot, rauhe Stimme	Atemnot, bellender Husten = Pseudokrupp
	Schluckbeschwerden	keine Schluckbeschwerden
	rapide Verschlechterung	meist langsamer Verlauf
	kloßige Sprache	keine Sprachbeeinträchtigung
	inspiratorischer Stridor	inspiratorischer Stridor
	Fieber	Fieber
Erreger	Viren und Bakterien	Viren
Alter	Kleinkinder + Erwachsene	Kleinkinder

Kehlkopfperichondritis

Ät.: Durch verschiedene Ursachen (Kehlkopfoperationen oder -bestrahlungen, Intubationen über längere Zeit, Verletzungen und nach Epiglottitis) oder primär kommt es zu einer Entzündung des Kehlkopfgerüstes innen und außen, evtl. sogar zu einer Abszedierung. Auch eingespießte Fremdkörper, z.B. Fischgräten kommen als Ursache in Betracht.

Sy.: Heiserkeit! Einschränkung der Stimmlippenbeweglichkeit, Schluckbeschwerden.

Dg.: Palpation von außen zeigt die Druckschmerzhaftigkeit, Laryngoskopie mit dem Befund: Kehlkopfschleimhautödem mit eingeschränkter Stimmlippenbeweglichkeit.

Th.: Antibiotikagaben, Kortikoide, evtl. operative Therapie, bei Abszedierung Inzision und Absaugung des Abszeßinhaltes, bei schweren Fällen mit Atemnot Tracheotomie.

Ko.: Übergang in ein chronisches Stadium, besonders häufig bei Tumoren und Tuberkulose mit Knorpelsequestrierung.

Chronische unspezifische Laryngitis

➤ *Ät.:* Ursachen können sein: eine vorausgegangene akute Laryngitis, Aufenthalt in staubiger Umgebung (Arbeitsplatz), übermäßiger Zigarettengenuß, ständige Mundatmung, Rhinitis, Sinusitis und Adenoiditis.

Sy.: Belegte Stimme mit Heiserkeit, Reizhusten, häufiges Räuspern, trockener Hals, trockene Kehle.

Dg.: Laryngoskopie mit dem Befund: Verdickte, gerötete, vollkommen bewegliche Stimmbänder, die mit schleimigem Überzug versehen sein können. Die Kehlkopfschleimhaut ist meist ebenfalls gerötet und etwas verdickt.

Th.: Stimmschonung! Alle die Schleimhaut reizenden Noxen sind verboten, wie z.B. Alkohol, Nikotin, Gewürze, Kaffee, Kola.
Antiphlogistika, Dampfinhalationen mit Emser Salz, Menthol, Pfefferminzöl usw., Ausschaltung aller ursächlichen Noxen, z.B. trockene Luft, Staub.

Ko.: Es kann zur Leukoplakie, zur Schleimhautatrophie und zur Stimmbandpolypenbildung kommen!

DD.: Kehlkopfkarzinome.

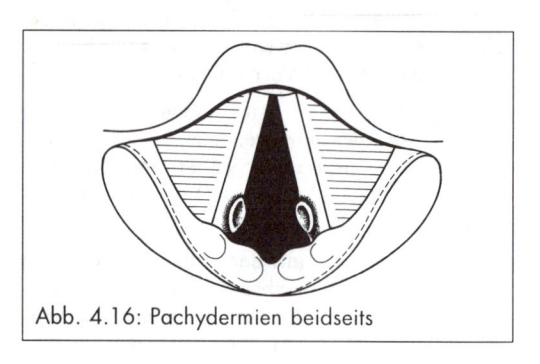

Abb. 4.16: Pachydermien beidseits

➤ Bei der Laryngitis chronica kann man manchmal auch **Pachydermien** finden. Das sind auf den Stimmbändern lokalisierte warzenähnliche Epithelverdichtungen, die als Präkanzerose angesehen werden. Bei Kindern häufig auftretend. Zwei weitere Formen der Laryngitis chronica werden differentialdiagnostisch noch unterschieden:

Laryngitis chronica sicca

Laryngitis chron. atrophicans

Ät.: Oft kombiniert mit Rhinitis atrophicans (Ozaena ☞ Kap. 2.3.2.). Sie kann zu einer Ozaena laryngis führen. Auftreten meist bei Heizern, Glasbläsern, Hochofenarbeitern.

Sy.: Heiserkeit, trockener Hals und trockene Kehle, Foetor ex ore, häufiges Räuspern.

Dg.: Laryngoskopie mit dem Befund: trockenes Larynxgebiet, auf Stimmbändern zähschleimige Auflagen.

Th.: Ausschaltung der Noxen, Dampfinhalationen, Mukolytika.

▶ Laryngitis chronica hyperplastica

REINKE-Ödem

Ät.: Nach katarrhalischen Infekten der oberen Luftwege können sich Hyperplasien an den Stimmlippen ausbilden (Ödemwülste).

Sy.: Heiserkeit, Räusperzwang, trockener Hals und Kehle, inspiratorischer Stridor.

Dg.: Laryngoskopie mit dem Befund: Ein- oder beidseitig glasig-lappige, polypös-ödematöse Auflagerungen auf den Stimmbändern, die in der Glottis flattern. Außerdem finden sich diffuse, rote, granulierende Veränderungen an der Kehlkopfschleimhaut.

Th.: Abtragung der Gebilde unter Mikrolaryngoskopie mit feinen Operationsinstrumenten. Bei beidseitigem Befall wird nur einseitig abgetragen, um eine Synechienbildung der Stimmbänder zu vermeiden.

▶ Diphtherie

Ät.: ☞ Kap. 3.3.1.
Der toxische Verlauf zeichnet sich durch Übergreifen der weißlich-grünen Fibrinbeläge in die Larynxregion aus und Übertritt des Exotoxins ins Blut.

Sy.: Fieber, teilweise sehr hoch, Schluckbeschwerden, bellender Husten = *echter Krupp*, Atemnot.

Dg.: Abstrich unter den Fibrinbelägen und bakteriologischer Nachweis.

Th.: Bei stenosierendem Verlauf ist eine Tracheotomie notwendig; Seruminjektionen so früh wie möglich, Krankenhauseinweisung auf Infektionsstation.

▶ Tuberkulose

Ät.: Meist Folge einer offenen Pulmonaltbc, aber auch auf hämatogenem Weg ist die Larynxtuberkulose-Infektion möglich. Heute relativ selten, aber man sollte immer daran denken!

Sy.: Schluckbeschwerden, Heiserkeit von verschiedener Ausprägung, manchmal bis zur Aphonie gehend, Hustenreiz, ins Ohr ziehende Schmerzen.

Dg.: Laryngoskopie

Bf: Kleine rote Infiltrationen, Granulationen und Ulzerationen, die an den Stimmbändern und der vorderen Epiglottis lokalisiert sind. Auch die Kehlkopfhinterwand kann betroffen sein. Die Beweglichkeit der Stimmbänder ist manchmal eingeschränkt. Sicherung der Diagnose durch Röntgenaufnahmen der Lunge und Sputumuntersuchung auf Tuberkel.

Th.: Tuberkulostatika in klassischer Dreierkombination. Bei sehr starken ins Ohr ziehenden Schmerzen Schmerzbekämpfung durch Injektion von 70 %iger Alkohollösung in den N. laryngeus.

Tuberkulose ist eine *meldepflichtige* Krankheit!

DD.: Kehlkopfkarzinom.

4.3.2 Kehlkopflähmungen

Diese haben verschiedene Ursachen:

Myopathische Lähmungen
- *Ät.:* Sie entstehen nach Entzündungen, wenn die Stimme nicht geschont wurde. Man findet eine Abschwächung des M. vocalis.
- *Dg.:* Laryngoskopie
- *Bf:* In Phonationsstellung sieht man einen ovalen Spalt zwischen den Stimmbändern.
- *Th.:* Elektrostimulation des M. vocalis, Stimmübungen.

▶ Zentrale Ursachen

Ät.: Beim Wallenberg-Syndrom, einer Durchblutungsstörung im Versorgungsgebiet der A. cerebelli inferior posterior, kommt es zu einer meist einseitigen Stimmbandlähmung.

Nervenlähmungen

Ät.: Verschiedene Ursachen, z.B. Verletzung und Kompression durch einen verdrängend wachsenden Tumor führen zu Stimmbandlähmungen. Auch bei Strumaoperationen wird der N. laryngeus inferior = N. recurrens manchmal verletzt. Aortenaneurysmen, Pancoast-Tumor und Metastasen von Bronchialkarzinomen können auch zu Nervenlähmungen führen. Neuritiden sind zwar selten, aber eine mögliche Ursache für Nervenlähmungen der larynxversorgenden Nerven.

▶ **Einseitiger Ausfall der Nerven des Larynxgebietes**
Man findet bei der Laryngoskopie typische Stellungen der Stimmbänder.

▶ **Ausfall des N. laryngeus superior**
- *Sy.:* Geringe Heiserkeit, Sensibilitätsstörungen der Kehlkopfschleimhaut, Unmöglichkeit, hohe Töne zu sprechen, *keine* Atemnot.
- *Dg.:* Laryngoskopie: Erschlaffung beider Stimmbänder, da der M. cricothyreoideus allein betroffen ist.

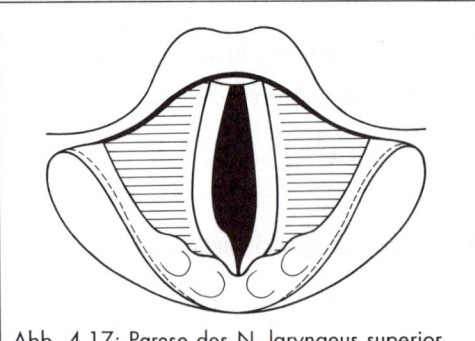

Abb. 4.17: Parese des N. laryngeus superior links

Ausfall des N. laryngeus superior und des N. laryngeus inferior
- *Ät.:* Vorkommen bei einer Vagusschädigung an der Schädelbasis mit Ausfall aller Kehlkopfmuskeln einer Seite.
- *Sy.:* Starke Heiserkeit, *keine* Atemnot.
- *Dg.:* Laryngoskopie
- *Bf.: Intermediärstellung* des betroffenen Stimmbandes.
- *Th.:* Stimmübungen, elektrische Stimulation des ausgefallenen Nerven.

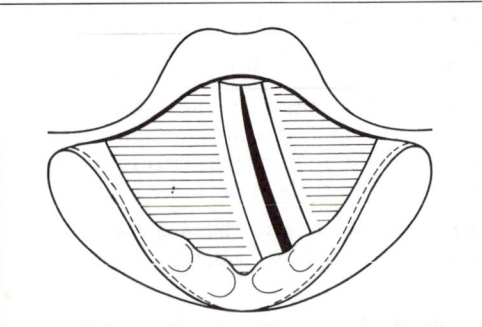

Abb. 4.18: Kompensationsstellung des linken Stimmbandes

Ausfall des N. laryngeus inferior = (Recurrens)
- *Sy.:* Geringe Heiserkeit, leichte Stimmermüdung, *keine* Atemnot.
- *Dg.:* Laryngoskopie
- *Bf.: Median-* bzw. *Paramedianstellung* des betroffenen Stimmbandes, da der M. posticus betroffen ist.
- *Th.:* Stimmübungen, elektrische Stimulation des jeweiligen Nerven.
- *Pg.:* Durch Zunahme der Beweglichkeit des nicht betroffenen Stimmbandes kann es zur Kompensation des ausgefallenen Stimmbandes kommen, da dieses über die Mittellinie hinaus verzogen wird in die sog. *Kompensationsstellung.*
Durch die Parese kommt es zur muskulären Atrophie des betroffenen Stimmbandes. Daraus resultiert die *Kadaverstellung* des Stimmbandes. Als Symptom tritt eine hauchende Stimme bei sehr viel Luftverbrauch auf.
- *Th.:* Man pflanzt ein Knochen- oder Knorpelstück in das gelähmte Stimmband, um die Glottis zu verengen und eine brauchbare Stimme wiederherzustellen.

▶ **Beidseitige Parese des N. laryngeus superior**
- *Sy.:* Heisere Stimme, *keine* Atemnot.
- *Dg.:* Laryngoskopie
- *Bf.:* Beide Stimmbänder sind schlaff, da der M. cricothyreoideus ausfällt.
- *Th.:* Meist keine nötig.

▶ **Beidseitige Parese des N. recurrens**
- *Sy.: Starke* Atemnot, nur geringe Heiserkeit, inspiratorischer Stridor.
- *Dg.:* Laryngoskopie
- *Bf.: Paramedianstellung* beider Stimmbänder.

- **Th.:** Bei starker Atemnot oft Tracheotomie und Sprechkanüleneinlage notwendig. Nach 12-monatigem Funktionsausfall ist eine Rückbildung nicht mehr zu erwarten. Man kann eine mikrochirurgische Operation versuchen, indem man die Stimmritze öffnet (Lateralfixation). Dieser Eingriff ist eine Sache für Fachleute, da die Stimme in dem Maße schlechter wird, in dem man die Stimmritze öffnet.

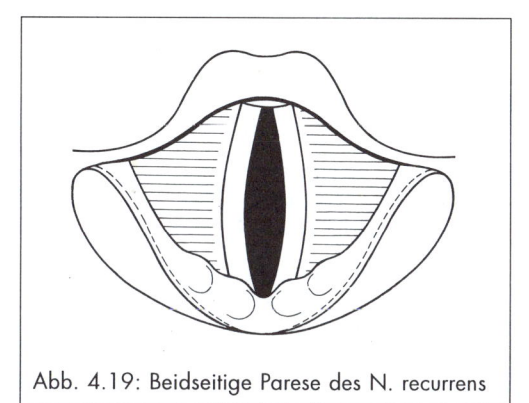

Abb. 4.19: Beidseitige Parese des N. recurrens

► Sängerknötchen (= Schreiknötchen)

- **Ät.:** Bei Überlastungen der Stimme (Lehrer, Pfarrer, Sänger, Redner) kann es dazu kommen. Sie werden als mechanische Überbeanspruchung bei falscher Stimmtechnik aufgefaßt.
- **Sy.:** Leichte Heiserkeit.
- **Dg.:** Laryngoskopie
- **Bf.:** stecknadelkopfgroße, meist symmetrisch angelegte Epithelverdickungen auf den Stimmbändern am Übergang zwischen dem vorderen und mittleren Drittel.
- **Th.:** Stimmschonung, richtige Stimmtechnik erlernen lassen.

4.3.3 Tumoren des Larynx

Gutartige Geschwülste im Kindes- und Erwachsenenalter:

Kehlkopffibrom

- **Ät.:** Muß bei Erwachsenen als Präkanzerose aufgefaßt werden. Leicht zu verwechseln mit Sängerknötchen.
- **Sy.:** Leichte Heiserkeit.
- **Dg.:** Laryngoskopie
- **Bf.:** erbsgroße, *gestielte* Knötchen an den Stimmlippen.
- **Th.:** Abtragung unter mikrochirurgischen Kautelen.

► Stimmbandpolypen

- **Ät.:** Es sind Pseudotumoren, die durch Unterblutungen in die Submukosa entstehen, vor allem bei Stimmüberlastungen. Da sie stark vaskularisiert sind, gelten sie auch als eine Sonderform der Angiome.
- **Sy.:** Heiserkeit, bei beweglichen Polypen ergibt sich oft ein Wechsel zwischen heiserer und klarer Stimme, da der Polyp frei flottiert.
- **Dg.:** Laryngoskopie
- **Bf.:** Breitbasig oder gestielt aufsitzender, meist einseitiger Polyp, der im mittleren Drittel des Stimmbandes lokalisiert ist.
- **Th.:** Abtragung unter mikrochirurgischen Kautelen.
- **Pg.:** Gilt *bei Erwachsenen* als *Präkanzerose!!* Bei Kindern meist *benigne,* aber man sollte die Polypen aus Sicherheitsgründen immer entfernen.

Stimmbandpapillomatose (= Larynxpapillom)

- **Ät.:** Häufig bei Kindern – Erkrankung ist virusbedingt
  Selten bei Erwachsenen – gilt als Präkanzerose, ist *nicht* virusbedingt! Man findet 2–3 % maligne Entartung. Histologisch handelt es sich meistens um Fibroepitheliome, die mit mehrschichtigem, unverhornten Plattenepithel überkleidet sind. Man muß daher die histologische Aufarbeitung anstreben.
- **Sy.:** Heiserkeit, manchmal Aphonie, bei starkem Befall findet sich auch ein inspiratorischer Stridor.
- **Dg.:** Laryngoskopie
- **Bf.:** Blaßrote, breitbasig aufsitzende blumenkohlartige, weiche Geschwülste. Sie sind lokalisiert an den Stimmbändern, greifen aber auch auf die umgebende Kehlkopfschleimhaut über.
- **Th.:** Abtragung unter mikrochirurgischen Kautelen.
- ► **Pg.:** Bei Kindern oft Rezidive. In der Pubertät Neigung sich zurückzubilden.
- **DD.:** Kehlkopfkarzinom.

Präkanzerosen

Als Präkanzerosen müssen angesprochen werden:
- Papillomatose beim Erwachsenen,
- alle Leukoplakien, bis das Gegenteil bewiesen ist;
- Pachydermien, die nach einer chronischen Laryngitis auftreten.

Meist sind die obengenannten Erkrankungen an den Stimmbändern lokalisiert, und sie werden allesamt chirurgisch entfernt und sollten anschließend histologisch aufgearbeitet werden, um ein Karzinom auszuschließen.

Larynxkarzinome

Nach dem Sitz des Karzinoms werden sie eingeteilt in:
- *Hypopharynxkarzinome:* Es wird auch als äußeres Kehlkopfkarzinom bezeichnet.
- ➤ *Kehlkopfkarzinome:* Dazu zählen die Karzinome am inneren Kehlkopf:
  - supraglottisches Karzinom
  - Stimmbandkarzinom und
  - subglottisches Karzinom.

Nach der Ausbreitung der Karzinome werden diese unterschieden entsprechend der TNM-Einteilung. Nachstehend die Tabelle der Stadieneinteilung, bezogen auf die TNM-Einteilung. Als Beispiel wurde das häufigste, nämlich das Stimmbandkarzinom verwendet.

Ät.: Heute wesentlich häufiger als früher. 99 % sind histologisch verhornende Plattenepithelkarzinome, nur 1 % sind anderer Art. Rauchen, insbesondere Zigarettenrauchen, ist sicher ein prädisponierender Faktor!!

Dg.: Laryngoskopie, Laryngographie, Probeexzision für die histologische Untersuchung; Stroboskopie (siehe Kapitel 8.1), p.a.-Röntgenaufnahmen und laterale, um die Ausdehnung der Tumoren zu zeigen. Evtl. Schichtungsaufnahmen (Tomogramme).

➤ Stimmbandkarzinom (Stimmlippenkarzinom)

Sy.: Jede länger als 4 Wochen andauernde Heiserkeit ist verdächtig auf ein Karzinom.

Dg.: Laryngoskopie

Bf.: einseitig verdicktes, gerötetes, höckriges Stimmband, evtl. mit einem kleinen ulzerösen Krater, anfangs ohne Beweglichkeitseinbuße. Bewegungseinschränkung tritt erst bei Aryknorpelinfiltration auf.

Th.: Chordektomie = Entfernung des betroffenen Stimmbandes, Telekobaltbestrahlung; falls schon ein Einbruch des Karzinoms in den Kehlkopfknorpel erfolgte, bleibt nur die *Hemilaryngektomie*. Sind die Lymphknoten schon betroffen, so muß eine Neck dissection durchgeführt werden. Im Stadium I ist die Bestrahlung der chirurgischen Therapie gleichwertig, da die Lokalrezidivquote und die 5-Jahres-Überlebensrate gleich sind.

Pg.: Da die Patienten schon früh heiser werden, ist die Prognose gut. Man hat ca. 90 % 5-Jahresheilungen.

Ly.: Die Metastasierung in die Halslymphknoten erfolgt sehr spät, da es nur wenige nach oben ziehende Lymphkapillare gibt.

TNM-Klassifikation des Stimmbandkarzinoms		
Stadium I	$T_1N_0M_0$	TU am Stimmband, dieses ist **beweglich**
Stadium II	$T_2N_0M_0$	TU am Stimmband, dieses ist **unbeweglich**
Stadium III	$T_3N_0M_0$	TU in den Knorpel eingebrochen
	$T_{1-3}N_{1-2}M_0$	TU am Stimmband oder in den Knorpel eingebrochen, auf Unterlage verschiebliche Lymphknotenmetastasen
Stadium IV	$T_4N_{0-2}M_0$	TU hat die Organgrenze überschritten
	$T_{1-4}N_3M_0$	TU und auf Unterlage fixierte Lymphknotenmetastasen
	$T_{1-4}N_{0-3}M_1$	TU, fixierte Lymphknotenmetastasen und Organmetastasen

➤ Supraglottisches Karzinom

Sy.: Sehr spät treten Symptome auf, daher schlechte Prognose, Heiserkeit, Druckgefühl im Hals.

Dg.: Laryngoskopie

Bf.: Ulzeröser Tumor auf der Taschenfalte im Ventrikel-Morgagni-Bereich oder im Epiglottisbereich.
Th.: Hemilaryngektomie bei nur einseitigem Befund, bei beidseitigem oder ausgedehntem Befund Totalexstirpation des Kehlkopfes. Da fast immer schon Metastasen bestehen, muß eine Neck dissection durchgeführt werden, außerdem sollte immer nachbestrahlt werden.
Pg.: Sehr schlecht, wegen der frühen Metastasen, die fast 40 % aller Patienten bei der Erstvorstellung haben.
Ly.: Sowohl Lymphabfluß zu den Kieferwinkellymphknoten, als auch zu den tiefen oberen Halslymphknoten.

▶ Subglottisches Karzinom

Sy.: Sehr spät Heiserkeit.
Dg.: Bei der Laryngoskopie sieht man erst bei großer Ausdehnung etwas, da der Tumor caudal der Stimmbänder lokalisiert ist.
Th.: Hemilaryngektomie bei streng einseitigem Befall; wegen der fast immer vorhandenen Metastasen sind eine Neck dissection und Nachbestrahlung notwendig. Bei beidseitigem Befall Totalexstirpation des Kehlkopfes = Laryngektomie.
Pg.: Sehr schlecht, da fast immer schon Lymphknotenmetastasen vorhanden sind.
Ly.: Lymphabfluß zu den tiefen oberen Halslymphknoten und den Lymphknoten oberhalb des Schlüsselbeins.

Hypopharynxkarzinom

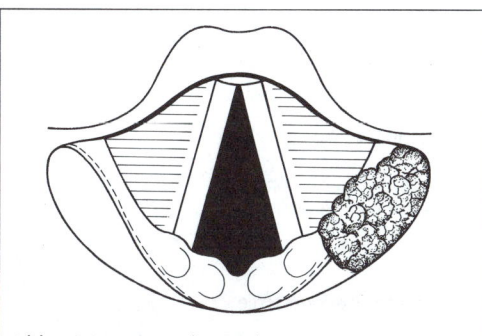

Abb. 4.20: Hypopharynxkarzinom

Sy.: Schluckbeschwerden, Fremdkörpergefühl im Hals, Stiche im Ohr.
Dg.: Laryngoskopiebefund: Oft schwer zu sehen, da die Tumoren im Bereich der aryepiglottischen Falte lokalisiert sind. Sie gehen aus vom Recessus piriformis und können auf die Hypopharynxwände übergreifen.
Th.: Falls operabel, Laryngektomie unter Mitnahme des Hypopharynx, anschließend Nachbestrahlung (die zu einer Sialoadenitis führen kann!). Meist nicht mehr sicher operabel, dann muß man großflächig bestrahlen mit Telekobalt. Eine Neck dissection sollte immer durchgeführt werden.
Pg./Ly.: Sehr schlecht, da in 70 % der Fälle bereits Kieferwinkellymphknoten oder auriculäre Lymphknoten betroffen sind. Oft bemerken die Patienten diese als Erstsymptom. Nur 20 % 5-Jahresheilungen.

Rehabilitationen der Kehlkopflosen

Die kehlkopflosen Patienten haben einen bundesweiten Verein zur Rehabilitation gegründet, um ihre Interessen zu vertreten.
Kehlkopflose fühlen sich durch den Verlust der Sprache von der allgemeinen Gesellschaft ausgeschlossen, daher muß man ihnen die Stimme "wiedergeben".

Wiederherstellung der Stimme

Es gibt zwei Möglichkeiten:
Ösophagusstimme (Rülpsstimme): Der Patient muß lernen, Luft in den Magen zu schlucken, die er dann „rülpst" und durch die Schleimhautpolster des Ösophagus moduliert.
- Die Stimme klingt tief und ist sehr rauh.
- Für den Patienten sehr anstrengendes Sprechen.

Elektronische Sprechhilfe: Dabei wird dem Patienten ein Tongeber an den Hals gedrückt, der einen Summton abgibt. Dieser Ton wird auf die Pharynxluft von außen durch die Weichteile übertragen. Da der Patient mit dem Mund und der Zunge artikulieren kann, kommt es zu einer fast normalen Stimme, die nicht sehr laut ist und monoton klingt.

▶ *MdE bei Laryngektomierten:* Die MdE wird mit 50 % angesetzt, da der Betroffene schlecht sprechen kann, die Bauchpresse (wegen der Unmöglichkeit, die Glottis zu schließen) fehlt.

Neoglottis

4.3.4 Tracheotomie

► **Indikationen**
- Mechanische Verlegung oder Behinderung der oberen Atemwege durch z.B. Kehlkopftraumen und Kehlkopftumoren, Fremdkörper; beidseitige Stimmbandlähmungen; zentrale Atemstörungen;
- Verätzungen und Verbrühungen der Trachealschleimhäute, auch Verletzungen und Blutungen, die zu Atembeschwerden führen;
- Dauerbeatmung mittels Beatmungsgeräten über mehrere Tage, da damit die Gefahr der Schleimhautarrosion und Aspiration beim Intubationsschlauchwechsel beseitig wird und das Absaugen der Trachea erleichtert ist.

► **Durchführung**
Von ventral wird in der Halsmittellinie ein Schnitt bis zur Eröffnung der Trachea gelegt. Mit einer Trachealkanüle wird die Öffnung dann freigehalten.

Man unterscheidet je nach der Lokalisation des Zugangswegs:

► *Koniotomie:* Zugang liegt zwischen Schild- und Ringknorpel. Das Ligamentum cricothyreoideum muß dabei quer durchtrennt werden. Hier wird auch die Nottracheotomie, außerhalb eines OP, durchgeführt, da die Schilddrüse und die Gefäße nicht geschädigt werden können. *Im absoluten Notfall ist die Koniotomie mittels Kanülenspickung für den Patienten lebensrettend!*

Obere Tracheotomie: Zugang oberhalb des Isthmus der Schilddrüse. Wenn man Zeit hat, ist dies der übliche Zugang bei einer Tracheotomie, da die Schilddrüse und die Gefäße geschont werden können.

Mittlere Tracheotomie: Zugang durch den Schilddrüsenisthmus hindurch. Gefahr der Nachblutung!

Untere Tracheotomie: Zugang unterhalb des Schilddrüsenisthmus. Gefahr: Mediastinitis, Arrosionsblutung beim Trachealkanülenwechsel.

Trachealkanülenbefestigung: Nach der Tracheotomie wird eine Trachealkanüle zum Offenhalten des Zugangs eingelegt, die an der Haut eingenäht wird, damit sie nicht verrutscht. Bei einem Dauerkanülenträger wird die Trachealkanüle mit einem Halsband befestigt. Der Nachteil einer Trachealkanüle ist, daß die Einatmungsluft nicht vorgefiltert ist und nicht angefeuchtet werden kann.

4.3.5 Plastische Chirurgie

Der Versuch, die Stimmbänder mit Hilfe von Knorpel- oder Knochenstückchen zu ersetzen, gelingt meist nur teilweise. Aber es läßt sich oft eine verständliche Sprache erzielen.

Um große Defekte der Trachea zu decken, nimmt man Hautlappen und Knorpelgewebe. Die Erfolge werden langsam besser durch die Fortschritte in den Operationsmethoden, aber als Standardmethode sind sie noch nicht zu empfehlen.

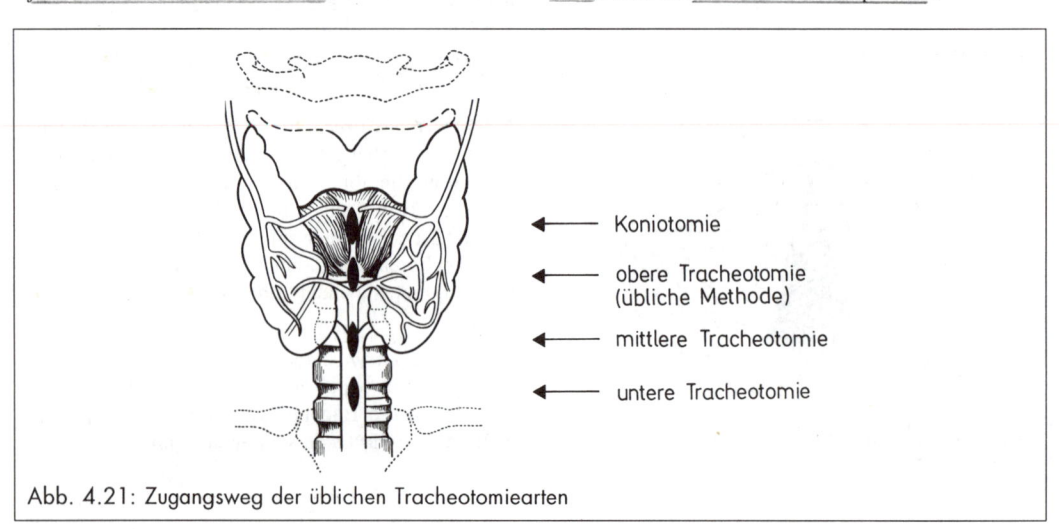

Abb. 4.21: Zugangsweg der üblichen Tracheotomiearten
- Koniotomie
- obere Tracheotomie (übliche Methode)
- mittlere Tracheotomie
- untere Tracheotomie

5 Ösophagus und Bronchien

5.1 Anatomische und physiologische Grundlagen

Die *Speiseröhre* stellt die Verbindung zwischen der Mundhöhle und dem Magen dar. Sie dient dem Transport des Speisebreis.

➤ *Sie hat drei Engen:*
- am Ringknorpel der Trachea = Ösophaguseingang
- in der Höhe der Bifurkation der Bronchien und des Aortenbogens
- am Übergang in die Kardia des Magens beim Durchtritt durch das Zwerchfell

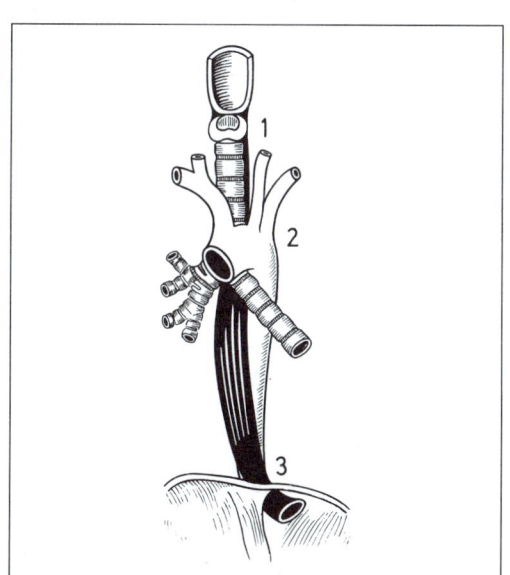

1 Ringknorpel = Ösophaguseingang
2 Bifurkation der Trachea und Aortenbogen
3 Durchtritt durch das Zwerchfell

Abb. 5.1: Die drei physiologischen Engen des Ösophagus und deren Ursachen

Der Ösophagus ist ein ca. 25 cm langer muskulärer Schlauch, der cranial am Ösophaguseingang durch den M. cricopharyngeus in Ruhe geschlossen wird – oberer Ösophagus-Sphinkter. Ebenfalls geschlossen ist der Ösophagus am Hiatus oesophageus im Zwerchfell – unterer Ösophagus-Sphinkter.

Ventral des Ösophagus befinden sich die Trachea, das Herz und die großen Gefäße. Hier ist die Speiseröhre verschieblich, da sie sonst nicht den Atembewegungen folgen könnte.

Nach dorsal liegt sie relativ wenig beweglich der Wirbelsäule an.

Die *Trachea* teils sich an der Bifurkation in die beiden Hauptbronchien auf. Diese sind mit Knorpelspangen als Stützgerüst versorgt (ca. 6–8 kleine Knorpelspangen). Sie teilen sich weiter auf in die kleinen Bronchien, die keine Knorpelspangen mehr aufweisen. Die weitere Aufteilung erfolgt in der Lunge. Der *rechte* Hauptbronchus liegt fast in der Fortsetzung der Trachea und bildet mit ihr einen Winkel von 45 – 60 Grad, während der linke Hauptbronchus in einem größeren Winkel abzweigt. Der steilere Verlauf des rechten Bronchus, sowie die Tatsache, daß der Teilungssporn mehr links liegt, erklären die erhöhte Aspirationsgefahr für die rechte Lungenhälfte.

Physiologie des Schluckaktes ☞ Kap. 3.1.

Lungenfunktion
Die Lunge hat den Gasaustausch zwischen arteriellem und venösem Blut vorzunehmen. Das geschieht in den Alveolen (Lungenbläschen), in denen das Blut sehr langsam zirkuliert und dadurch genügend Zeit zur Diffusion, also dem Gasaustausch, bleibt. Zur Atmung ist die Atemhilfsmuskulatur nötig, zu der das Zwerchfell gehört und die Interkostalmuskulatur. Gesteuert wird die Atmung durch die Atemzentren in der Pons der Medulla oblongata und durch höhergelegene Zentren.

5.2 Untersuchungsmethoden und Grundzüge der Bewertung

5.2.1 Endoskopie

Bei der Endoskopie muß man die *Ösophgoskopie* und die *Bronchoskopie* unterscheiden. Das Verfahren ist bei beiden Untersuchungen das gleiche.

➤ **Vorgehen**

Man schiebt bei überstrecktem Hals nach Sedierung oder Narkose ein Metallrohr in den Ösophagus bzw. die Trachea. Bei der Bronchoskopie nimmt man gewöhnlich ein elastisches Fibroskop, da man mit einem starren Rohr nicht in die einzelnen Bronchusabschnitte kommt. Man beurteilt die Schleimhautverhältnisse und die anatomische Strukturen. Neben der Betrachtung ist es möglich, mit Zangen Fremdkörper zu entfernen und Biopsiematerial zur histologischen Abklärung bei Karzinomverdacht zu entnehmen.

Ein weiteres Verfahren ist die *Tracheoskopie:* Dabei wird ein kürzeres Rohr verwendet als bei der Ösophagoskopie. Bei der Ösophagoskopie sollte man überlegen, ob man nicht gleich ein Endoskop verwendet; das ist ein bewegliches Fibroskop, mit dem man gleich den Magen mitspiegeln kann.

Meist ist das vorteilhaft, da viele Ösophaguserkrankungen auch auf den Magen übergreifen können und umgekehrt.
Alle diese -skope sind mit einer Optik zur Vergrößerung und einer Beleuchtungseinrichtung ausgerüstet.

Röntgendiagnostik
➤ Seitliche und frontale Thoraxaufnahmen mit und ohne Kontrastmittelbreischluck.

Indikation:
Ösophagus   -stenosen
              -Karzinom
              -Divertikel
              -Trachealfistel.

Weitere Indikationen:
- Hypopharynx-Karzinom
- Sklerodermie mit viszeraler Beteiligung.

Linksseitige Thoraxaufnahme mit Kontrastmittelbreischluck. *Indikationen:*
- Mitralstenose
- Mitralinsuffizienz
- Aorteninsuffizienz.

Sehr aussagekräftig sind die Computertomographie und die Kernspin-Tomographie.

5.3 Klinik

5.3.1 Fremdkörper

➤ **Ät.:** Beim Schlucken von zu großen Essensbrocken und beim Spielen mit Kugeln o.ä. kommt es häufig zur Fremdkörperaspiration in den Ösophagus- und den Tracheal-Bronchialschlauch. Bei Kindern häufiger als bei Erwachsenen (Erdnüsse).

Sy.: Bei *Ösophagusfremdkörpern:* Kloßgefühl im Hals, stechende Schmerzen im Hals, unstillbarer Würgereiz, da die Fremdkörper in der ersten physiologischen Ösophagusenge hängenbleiben, Streckhaltung der HWS, da so die Schmerzen besser ertragen werden.

Sy.: Bei *Bronchial- und Trachealfremdkörpern:* Massive Atemnot mit Erstickungsgefühl, Husten-Würgereiz, stechende Schmerzen durch Risse in der Trachealschleimhaut, Schockgefahr durch Ersticken wegen der Ödembildung und der psychischen Erregung.

Dg.: Aus der Anamnese geht meist die Diagnose schon hervor. Um festzustellen, wo sich der Fremdkörper befindet, führt man eine Laryngoskopie durch, wobei man Fremdkörper aber nur bis zur Höhe der Epiglottisregion sehen kann (☞ Abb. 5.2). Tiefergelegene Fremdkörper lassen sich nur durch p.a.- und laterale Röntgenaufnahmen, evtl. mit Kontrastmittelgabe, sehen.

Th.: Entfernung des Fremdkörpers unter Sicht mit einer Zange. Falls dies nicht gelingt, muß man eine operative Entfernung durchführen.
Schockbekämpfung, Analgetika; bei Atemnot: Tracheotomie caudal des Fremdkörpersitzes.

➤ **Ko.:** Bei spitzen Fremdkörpern kommt es oft zur Verletzung der Schleimhaut mit Einrissen und schlimmstenfalls Perforation des Ösophagus, bzw. der Trachea mit nachfolgender eitriger Mediastinitis. Bei Fremdkörpern, die die Atemwege verlegen, besteht die Gefahr der Lungenüberblähung mit Verschiebung des Mediastinums.

Pg.: Bei Verletzungen der Schleimhaut und bei Perforationsverletzungen kommt es häufig zu Stenosen und Narbenstrikturen. Bei Aspiration ist auch die Gefahr einer Bronchopneumonie gegeben.

Prophylaxe: Man sollte daher bei allen Fremdkörperzwischenfällen den Patienten nach Fremdkörperentfernung bzw. Ausheilung der Verletzungen, nach 2 Wochen nochmals endoskopisch untersuchen, damit man nichts übersieht.

Bei Perforationsverletzungen sollte immer antibiotisch abgedeckt werden, um eine Mediastinitis zu verhindern. *Häufigste Ursache einer Mediastinitis sind perforierende Verletzungen des Ösophagus!*

5.3.2 Verätzungen des Ösophagus

Verätzungen sind bei Kindern, die Haushaltsreiniger trinken, häufig. Bei Erwachsenen sind Verätzungen möglich durch Trinken von Säuren oder Laugen, die in Bier- oder Wasserflaschen, die nicht näher gekennzeichnet worden sind, abgefüllt waren. Aber auch in suizidaler Absicht werden oft Laugen oder Säuren getrunken.
- Laugen führen zu Kolliquationsnekrosen
  = Gewebsverflüssigung
- Säuren führen zu Koagulationsnekrosen
  = Schorfbildung.

Die Menge, die Konzentration und die Einwirkungszeit der getrunkenen Ätzflüssigkeiten bestimmen die Tiefe der Nekrosen.

Sy.: Brennende Schmerzen der Schleimhaut des Mundes, Rachens und des Ösophagus; vermehrter Speichelfluß, oftmals Stridor, Brechreiz, Atemnot.

Dg.: Anamnese, intraorale Untersuchung, Laryngoskopie, Ösophagoskopie.

Befund bei Verätzungen
bei einer frischen Verätzung: Die Schleimhaut ist stark gerötet, ödematös verdickt, wodurch es zum Kehlkopfödem und daraus resultierender Atemnot kommen kann. Es bilden sich Fibrinbeläge und Verschorfungen, die zu den nachfolgend genannten Spätfolgen führen.

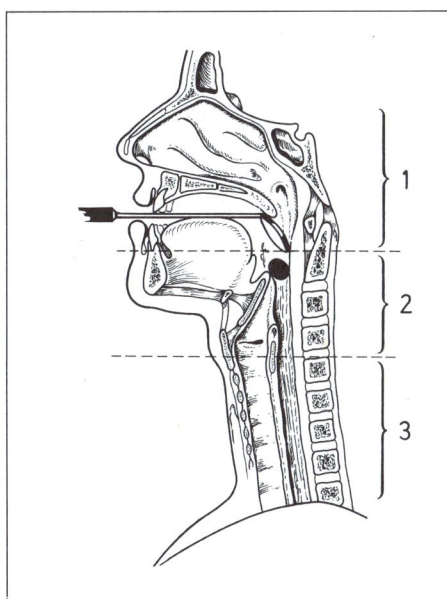

1 = Bereich, den man durch Herunterdrücken der Zunge übersehen kann.
2 = Bereich, den man mittels der indirekten Laryngoskopie sieht.
3 = Bereich, der nur durch Endoskopie zu übersehen und zu beurteilen ist.

Abb. 5.2: Fremdkörper des Ösophago-Trachealbereichs, Einsichtsmöglichkeiten bei den verschiedenen Untersuchungsarten

▶ *Spätfolgen der Verätzungen:* Man findet auf der Schleimhaut Fibrinschleier mit Bindegewebs- und Schleimhautulzerationen, die zur Narbenbildung führen. Diese gehen über in Narbenstrikturen und führen im weiteren Verlauf zu Narbenstenosen.
Soforttherapie: Kortikoide, um die Ödembildung zu vermeiden.

▶ **Weitere Therapiemaßnahmen**
- Abtragung der Nekroseherde
- Übernähung der tiefen Schleimhautverletzungen
▶ Bougierung der Narbenstrikturen mittels Leitfaden über mehrere Wochen, das Maß für den Durchmesser von Bougies und Kathetern wird in Charrière = 1/3 mm angegeben
- Antibiotika, um Infektionen zu verhindern
- bei Perforationen Übernähung und Antibiotikagabe

- Bei Atemnot Tracheotomie mit Einlegen einer Trachealkanüle
- Infusionstherapie, um einen Schock zu verhindern
- Nachkontrolle über mehrere Wochen.

5.3.3 Divertikel des Ösophagus

Man unterscheidet Pulsionsdivertikel und Traktionsdivertikel.

Pulsionsdivertikel

➤ *Ät.:* Sie kommen im Halsteil des Ösophagus vor (*Zenker'sches Pulsionsdivertikel* oder zervikales Pulsionsdivertikel).
➤ Es entwickelt sich an der Stelle des muskelschwachen Dreiecks zwischen der Pars fundiformis des M. constrictor pharyngis und der Pars obliqua des M. constrictor pharyngis (LAIMER-Dreieck), meist nach links. Dabei kommt es zur Ausstülpung der Ösophaguswandung (Mukosa und Submukosa).

Pulsionsdivertikel kommen auch am terminalen Ende des Ösophagus (epiphrenisch) vor. Auch hier sind die Mukosa und Submukosa des Ösophagus sackartig ausgestülpt. Entwickeln sich im 6. – 7. Lebensjahrzehnt. Häufig kombiniert mit einer Divertikulitis.

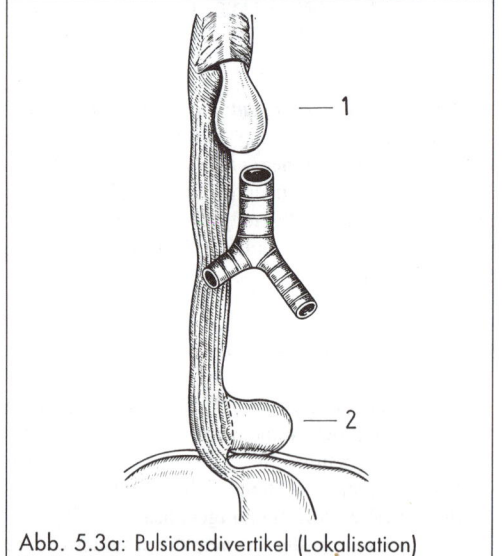

Abb. 5.3a: Pulsionsdivertikel (Lokalisation)
1. Zenker'sches Divertikel
2. epiphrenisches Divertikel

Sy.: Regurgitation unverdauter Speisen, Foetor ex ore, Druckschmerzen im Jugulum, Schluckbehinderung, aber keine Schluckschmerzen!!

Bei großen Divertikeln (sie können faustgroß werden und sind nach links aussackend) kann es zur totalen Schluckunfähigkeit kommen. Durch Druck des Divertikels auf den Ösophagus sind Reizhusten und Aspiration von Speiseresten in die Lunge möglich. Pulsierende Schwellung am Hals. Druckempfinden im Jugulum. Gewichtsverlust.

Dg.: Röntgen mittels lateralen Aufnahmen, am besten zu sehen bei Kontrastmittelgabe (☞ Abb. 5.3b); Endoskopie und Ösophagoskopie.

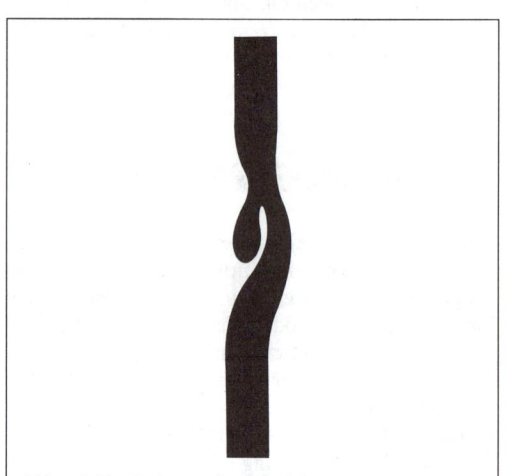

Abb. 5.3b: Pulsionsdivertikel bei Röntgen-Kontrastmittelaufnahme von lateral

➤ *Th.: Bei kleinen Divertikeln,* die keine Beschwerden machen: keine Therapie. Patient soll mehrere kleine Mahlzeiten zu sich nehmen und langsam schlucken, nachdem er gut durchgekaut hat.
Bei großen Divertikeln: Operation, bei der linkskollar das Divertikel freigelegt und reseziert wird. Anschließend macht man gewöhnlich noch eine Muskelmyotomie mit Raffung des M. constrictor pharyngis, um ein Rezidiv zu verhindern.

Ko.: Ruptur des Divertikels mit nachfolgender Halsphlegmone, Aspiration von Nahrungsresten aus dem Divertikel, Blutungen nach Perforation des Divertikels.

Pr.: Langsames Essen, gutes Durchkauen der Speise, kleine Mahlzeiten.

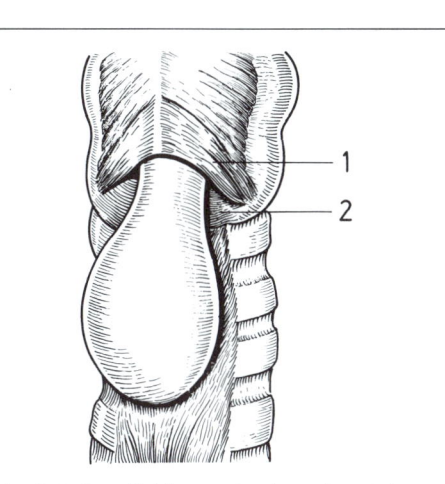

Abb. 5.4: Detailbild eines Zenker'schen Pulsionsdivertikels
1. pars obliqua des M. constrictor pharyngis
2. pars fundiformis des M. constrictor pharyngis

Traktionsdivertikel

➤ *Ät.:* Meist entstehen sie durch Narbenzug eines mit dem Ösophagus verbackenen Lymphknotens im Bifurkations- oder im paratrachealen Bereich. Diese Verbackungen entstehen oft nach einer Lymphknotenentzündung oder Hilus-Lk-Tbc.
➤ Es kommt zu einer narbigen Ausziehung, meist im mittleren Drittel gelegen, der äußeren Ösophaguswand. Im Laufe der Zeit bildet sich dann durch Aussackung der restlichen Ösophagusanteile in diese Ausziehung das Traktionsdivertikel, in dem sich Speisereste sammeln können.

Sy.: Meist keine vorhanden, evtl. Erbrechen unverdauter Speise.

Dg.: Röntgenaufnahmen seitlich mit oder ohne Kontrastmittelgabe. Schichtungsröntgenaufnahmen.

Th.: Falls diese Traktionsdivertikel Beschwerden machen, wird eine Divertikeleinstülpung durchgeführt. Dies ist aber nur bei sehr großen Traktionsdivertikel notwendig.

DD.: Pulsionsdivertikel.

Ko.: Platzen des Traktionsdivertikels.

5.3.4 Ösophago- und Bronchoskopie

Diese beiden Untersuchungsverfahren sind besonders geeignet, um Schleimhautverhältnisse zu beurteilen und Probeexzisionen zu entnehmen. Bei Verdacht auf einen Tumor immer beide Verfahren kombinieren, um direkte Tumorinfiltrationen nicht zu übersehen. Zur Abklärung von Blutungen (z.B. Ösophagus-Varizen oder aus dem Bronchialbaum) nimmt man flexible Endoskope statt der starren Metallrohre. Diese sog. Fibroskope sind mit einer Vergrößerungsoptik und einer Vorrichtung zur PE-Entnahme ausgerüstet (☞ auch Kap. 5.2.1).

Folgende Krankheitsbilder sind nicht ausdrücklich im GK 3 genannt, werden aber im Rahmen der HNO abgefragt.

➤ **Ösophaguskarzinom**

Ät.: Histologisch sind es meist Plattenepithelkarzinome, die stenosierend wachsen. Verhältnisse Männer zu Frauen 10:1!!
Disponierende Faktoren sind: Zu heißes Essen, Rauchen, Schnapstrinken, Laugenverätzungen, denn chron. chemische und thermische Reize führen zu einer Hyperregeneration des Ösophagusepithels. Auch hohes Alter gilt als Dispositionsfaktor, ebenso die Ösophagusachalasie und das *Barrett*-Syndrom.

➤ *Lokalisation:* Die 3 physiologischen Engen des Ösophagus sind eindeutig bevorzugt (☞ Abb. 5.1).

➤ *Sy.:* Leitsymptome sind die *Dysphagie* und die *Gewichtsabnahme*, sowie *die kurze Anamnese*.
- Sub- und retrosternale Schmerzen und Druckgefühle sind häufig.
- Spätsymptome finden sich mit zunehmender Stenose des Ösophagus: Aufstoßen, Regurgitation, schmerzhafte Schluckbeschwerden, Völlegefühl, Würgen, Hämatemesis. Bei Einbruch des Ösophaguskarzinoms in die Umgebung kommt es zu einer vielfältigen Symptomatik mit: Nervenlähmungen, Fistelbildung, Atembeschwerden, Gewichtsverlust; bei völliger Stenose ist das Essen von fester Nahrung nicht mehr möglich.
- Frühe lymphogene Metastasierung.

➤ *Dg.:* Rö- Aufnahmen mit Kontrastmittelgabe und CT- Befund: zerklüftete, starre Ösophaguswanddarstellung. Ösophagoskopie mit PE und der histologische Befund sichern die Diagnose. Die Rö- Kontrastmittelaufnahme zeigt die Stenose.

➤ **Th.:** Histologie, Lokalisation und die Ausbreitung des Tumors bestimmen die Operationsmöglichkeit. Bei Befall der mediastinalen Lymphknoten ist keine Operation mehr möglich. Man muß sich dann zur Radiotherapie entschließen. Bei einer hochgradigen Stenose wird bougiert oder eine Ernährungssonde, ein Polyäthylentubus, gelegt, damit der Patient nicht verhungert (☞ Abb. 5.5).
➤ Bei Infiltration benachbarter Organe sind in der Regel nur palliative Maßnahmen angezeigt.

➤ **Pg.:** Die 5-Jahresheilungen liegen zwischen 10 – 20 %!! Das Ösophaguskarzinom metastasiert sehr früh lymphogen in die paraösophagealen Lymphknoten. Die operablen Tumoren im distalen Drittel des Ösophagus haben die beste Prognose.

Ko.: Totale Ösophagusstenose, Perforation des Ösophagus mit nachfolgender Mediastinitis, Aspirationsgefahr und Ausbildung einer Trachea-Ösophageal-Fistel.

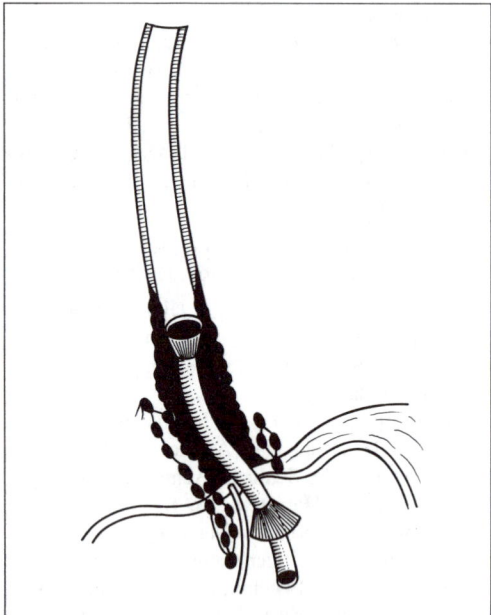

Abb. 5.5: Lage der Ernährungssonde (Polyäthylentubus) bei einem ausgedehnten Ösophaguskarzinom am Ösophagus-Kardia-Übergang (3. physiologische Enge)

Achalasie

➤ **Ät.:** Bei einer Achalasie fehlt die reflektorische Kardiaöffnung beim Schluckakt. Die Ursache ist bis heute unbekannt. Man nimmt an, daß es sich um eine Degeneration des AUERBACH'schen Plexus handelt. Altersgipfel 25 Lj., eher Männer.

Sy.: Schluckbeschwerden, Völlegefühl beim Essen, essensabhängige Schmerzen hinter dem Sternum, Aufstoßen, nicht saures Erbrechen kurz nach der Nahrungsaufnahme. Unverdaute Speisereste auf dem Kopfkissen durch nächtliches unbemerktes Erbrechen. Nach Erbrechen oft Erleichterung und Rückgang der Schmerzen.

➤ **Dg.:** Das Rö-bild nach Kontrastmittelgabe zeigt einen deutlichen *Megaösophagus* mit spindelartiger Stenose nach caudal.

Th.: Bougierung mit dicken Sonden, um die Ösophagusstenose aufzudehnen, evtl. Aufdehnen mit der STARK'schen Sonde; gelingt eine Bougierungsbehandlung nicht, macht man eine Kardiomyotomie nach HELLER.

Pg.: Gewichtsabnahme, Achalasie gilt als Präkanzerose für ein Ösophaguskarzinom.

DD.: Ösophaguskarzinom. Die Verdachtsdiagnose Achalasie muß solange als Ösophaguskarzinom angesehen werden, bis ein Karzinom eindeutig ausgeschlossen ist.

Ösophagusatresie

➤ **Ät.:** Mißbildung durch unvollständige Ausbildung des Ösophagusschlauches. Bei Müttern mit einem Hydramnion besonders häufige Mißbildung des Neugeborenen. Das Hydramnion entsteht in diesem Fall durch den totalen Verschluß des Ösophagusschlauches, wodurch der Fetus das Fruchtwasser nicht verschlucken und anschließend resorbieren kann.
Die häufigste Form der Atresie des Ösophagus ist kombiniert mit einer Trachealfistel.

➤ **Sy.:** Hustenanfall mit Zyanose beim ersten Trinkversuch des Säuglings, Aspirationspneumonie, blasig-schaumiges Sekret, das ständig abläuft, trotz häufigen Absaugens. (Pränatal ist die AFP-Konzentration erhöht).

Dg.: Ösophagoskopie mit sehr dünnem Fibroskop (= sehr weiches Endoskop); Rö-bild, am besten mit *wäßriger* Kontrastmittelgabe.

➤ **Th.:** Die Operation ist lebensrettend, weil der Säugling sonst zu verhungern droht. Operiert wird am zweiten oder dritten Lebenstag. Bei großen fehlenden Teilen des Ösophagusschlauches muß man eine Plastik dazwischennähen. Man nimmt dazu meist Dünndarmanteile.

Pg.: Zweifelhaft, da man oft eine Revisionsoperation vornehmen muß.

Dysphagia lusoria

➤ *Ät.:* Durch einen gedoppelten Aortenbogen oder den atypischen Abgang einer A. subclavia (meist dextra) kommt es zu einer Eindellung des Ösophagus.

Sy.: Schluckbeschwerden und Atemstörungen, schon im frühen Kindesalter auftretend.

Dg.: Rö- Aufnahme mit Kontrastmittelgabe, man findet die typische Eindellung (☞ Abb. 5.6).
Ösophagoskopie, die die typische pulsierende Eindellung durch die Arterie an der Ösophaguswandung zeigt.

Th.: Unterbindung des gedoppelten Aortenbogens, bzw. Gefäßplastik der A. subclavia.

Ko.: Man fürchtet die durch den dauernden Druck entstehende Tracheomalazie.

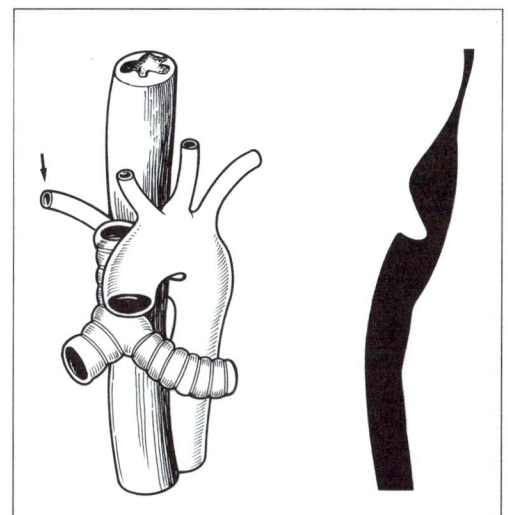

Abb. 5.6: Links falscher Abgang der A. subclavia dextra, rechts die typische Eindellung im Röntgenbild etwa im mittleren Drittel des Ösophagusschlauches

6 Hals

■ 6.1 Anatomische und Physiologische Grundlagen

Der Hals ist nach cranial begrenzt durch die Mandibula, die sich bis zum Kieferwinkel deutlich tasten läßt. Hier findet man nach dorsal den Ansatz des M. sternocleidomastoideus und den Processus mastoideus. Es schließt sich nach dorsal die Nackenmuskulatur mit den deutlich tastbaren Processi spinosi der Wirbelkörper an. Von den Processi spinosi der Wirbelkörper zieht nach lateral unten der M. trapezius. Deutlich tastbar ist der Processus spinosus des 7. Halswirbels, die sog. *Vertebra prominens*.

Nach caudal ist der Hals begrenzt durch die Schlüsselbeine, das Sternum und dorsal durch die oberste Rippe, die durch die starke Muskulatur nur selten tastbar ist. Am weitesten ventral läßt sich das Knorpelgerüst des Kehlkopfes deutlich tasten. Seitlich davon läßt sich die Schilddrüse palpieren.

Der M. sternocleidomastoideus teilt den Halsbereich gewissermaßen in *zwei Bezirke*, 1. die *Regio colli anterior*, die die Gefäßscheide mit A. carotis und V. jugularis interna und den N. vagus enthält (teilweise durch den M. sternocleidomastoideus verdeckt) und 2. die *Regio colli lateralis*, die im unteren Teil, nahe der Clavicula, das Nervengeflecht des Armplexus enthält und dorsal durch den M. trapezius begrenzt wird. Die Regio colli anterior wird durch den Eingeweideschlauch geteilt in zwei Dreiecke:

➤ Trigonum caroticum, dieses wird begrenzt durch den Vorderrand des M. sternocleidomastoideus nach lateral, durch den M. omohyoideus nach medial, durch den Venter posterior m. digastrici nach cranial.
Es enthält die Aufzweigungsstelle der A. carotis communis in die A. carotis externa und interna.

➤ *Trigonum submandibulare,* dieses wird begrenzt durch den Mandibularunterrand nach cranial, durch den Venter posterior m. digastrici und M. stylohyoideus nach hinten unten, durch den Venter anterior m. digastrici nach vorn unten.

Wichtig, besonders bei der Durchuntersuchung, sind die *Lymphknoten und deren Abflußgebiete* im Halsbereich.

Zur Lage der Lymphknoten siehe Abb. 6.1.

Die Lymphknoten des Kopf-Hals-Bereichs sammeln sich zu den Trunci jugulares, um rechts in den Ductus lymphaticus dexter und links in den Ductus thoracicus zu münden.

Dazwischengeschaltet sind folgende Lymphknotengruppen:

- Nodi lymphatici retroauriculares, die unterhalb des Processus mastoideus zu tasten sind.
  Zuflußgebiet: Ohrrückfläche und Hinterkopfhaut.
- ➤ Nodi lymphatici submandibulares, meist tastbar im Bereich der Glandula submandibularis.
  Zuflußgebiet: oberflächlicher Gesichtsbereich, Mundhöhle, Zungenrand und Zungenkörper und teilweise Zähne.
- ➤ Nodi lymphatici submentales, die unter bzw. in der Mundbodenmuskulatur liegen. Bei Vergrößerung von außen tastbar.
  Zuflußgebiet: Unterlippe, Zungenspitze und Schneidezähne.
- Nodus lymphaticus jugulodigastricus befindet sich zwischen Zungenbeinhorn und Kieferwinkel auf der V. jugularis.
  Zuflußgebiet: Tonsilla palatina und hinteres Zungendrittel.
- Nodi lymphatici cervicales superiores liegen im cranialen Bereich unter dem M. sternocleidomastoideus.
  Zuflußgebiet: Ohr, Parotis, Kieferwinkel, oberflächliche Teile des Halses.
- Nodi lymphatici cervicales inferiores liegen unterhalb des M. sternocleidomastoideus und teilweise darauf, wo sie tastbar sind.
  Zuflußgebiet: Tonsilla palatina, Larynx, Pharynx, Trachea, Schilddrüse und abfließend von den oberen Lymphknoten.

- Nodi lymphatici praelaryngei sind tastbar neben Ring- und Schildknorpel und Zungenbein.
  Zuflußgebiet: Kehlkopf.
- Nodi lymphatici tracheales sind tastbar entlang der Trachea.
  Zuflußgebiet: Kehlkopf und Trachea.
- Nodi lymphatici supraclaviculares sind in der Tiefe direkt hinter der Clavicula tastbar.
  Zuflußgebiet: Lymphkollektoren fast aller Halslymphknoten.

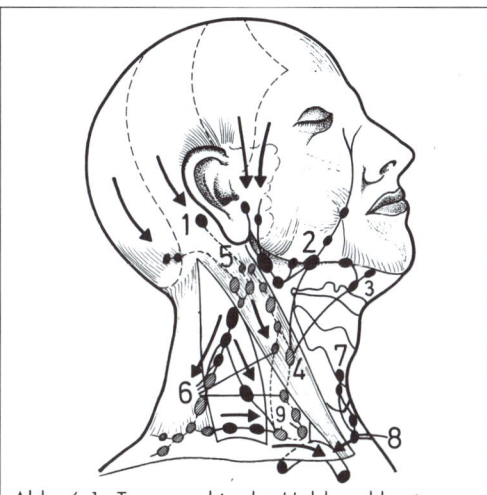

Abb. 6.1: Topographie der Halslymphknoten, Bezeichnung siehe diese und vorige Seite

Man weiß heute, daß es die sog. *Virchow*'sche Drüse, einen Lymphknoten im Bereich der Nodi lymphatici supraclaviculares, der spezifisch für Magenkarzinome sein sollte, *nicht* gibt. Fast alle Karzinome des MDP-Traktes können Vergrößerungen der Halslymphknoten hervorrufen und nicht nur das Magen-Ca.

6.2 Untersuchungsmethoden und Grundzüge der Bewertung

6.2.1 Inspektion der Halskonturen

Bei der Inspektion des Halses sind die Konturen des Kehlkopfs, des M. sternocleidomastoideus, der Claviculae und manchmal die Pulsation der beiden Aa. carotides sichtbar.

Man achte auf die Gleichmäßigkeit beider Halsseiten, um keine Schwellungen zu übersehen und auf die gleichmäßige Färbung, um eine Entzündung nicht zu übersehen.
Einen Schiefhals (Torticollis) sollte man schon prima vista erkennen.
Man richte sein Augenmerk auch auf eine evtl. vorhandene Halsvenenstauung (Rechtsherzinsuffizienz).

6.2.2 Palpation

Am wichtigsten ist die Abtastung der Lymphknoten und der Schilddrüse, jeweils bimanuell, um einen Seitenvergleich zu haben. Man sollte eine bestimmte Reihenfolge immer einhalten, die jeder für sich selber bestimmen kann.
Die Halslymphknoten palpiert man am besten hinter dem Patienten stehend.
Man beschreibt die Härte, die Größe und die Verschieblichkeit tastbarer Knoten.

➤ Die Beurteilung, warum sie vergrößert sind, ist oft erst nach einer Biopsie mit nachfolgender histologischer Untersuchung möglich.

Dann sollte man das Kehlkopfgerüst palpieren und auf Halsfisteln und evtl. vorhandene Schwellungen achten.
Anschließend Schilddrüsenpalpation und Beschreibung von Konsistenz, Größe, Verschieblichkeit und Verhalten beim Schlucken (Glas Wasser trinken lassen).
Danach taste man die Halsweichteile ab und achte auf:
Halsfisteln, Schwellungen, Entzündungen, Konsistenzveränderungen und Druckschmerzhaftigkeit.
Man sollte immer kurz mit dem Stethoskop die beiden Aa. carotides abhören, um eine Stenose o.ä. auszuschließen.

6.2.3 Lymphographie

Direkte Methode
Ein Lymphgefäß wird punktiert, und ein Farbstoff, meist eine Blaulösung, injiziert. Aus dem Verlauf der Anfärbung kann man auf die Durchgängigkeit des Lymphgefäßes schließen.

Die direkte Methode wird heute nur noch selten angewandt. Heute üblich ist die indirekte Methode.

Indirekte Methode
Ein Isotop, das sich besonders in den Lymphgefäßen anreichert, wird s.c. injiziert und anschließend eine Szintigraphie angefertigt. Aus dem Verteilungsmuster der Isotopenanreicherung läßt sich auf das Lymphgefäßsystem schließen.

6.3 Klinik

6.3.1 Geschwülste

Manche Karzinomarten im Kopf-Hals-Gebiet metastasieren sehr schnell in die regionären Lymphknoten. Die Quellgebiete gehen aus der Abb. 6.1 und dem Text der vorigen Seiten hervor.

➤ Häufigkeit der Metastasen in den Halslymphknoten bei Erkennung des Primärtumors in Prozentzahlen ausgedrückt:
- Unterkiefer-Ca: 64 %, Oberkiefer-Ca: 50–55 %
- Zungengrund-Ca: 75 %, Tonsillen-Ca: 50 %
- Wangen-, Lippen-Ca: 25 %, Parotis-Ca: 5 %
- Larynx-Ca: 20–30 %, Stimmband-Ca: 5 %
- Supraglott.-Ca: 40 %, Subglott.-Ca: 70 %

Methoden der Diagnostik
Palpation der Lymphknoten, evtl. Lymphographie. Computertomographie, Kernspintomographie.
Führen diese beiden Methoden nicht zum Erfolg, bleibt nur die Biopsie eines Lymphknotens mit histologischer Untersuchung.

Th.: Maligne Tumoren werden immer exstirpiert. Sind die Lymphknoten bereits durch Metastasen betroffen, werden sie mitentfernt. Man macht dann eine Neck dissection.
Eine großflächige Bestrahlung kann sich je nach Fall anschließen. Bei einem zu großflächigen Tumorwachstum, wenn eine Operation nicht mehr möglich ist, versucht man durch Bestrahlung zumindest ein Weiterwachsen des Tumors zu verhindern.

Maligne Lymphome

Ät.: HODGKIN-Lymphome und Non-HODGKIN-Lymphome werden unterschieden. Näheres siehe Lehrbücher der Inneren Medizin.

Dg.: Lymphknotenexstirpation und anschließend histologische Untersuchung.

Th.: Bestrahlung der betroffenen Lymphknoten, Zytostatikabehandlung (meist Kombination mehrerer Präparate).

6.3.2 Entzündungen

Entzündungen der Halslymphknoten

➤ *Ät.:* Bei Entzündungen des Waldeyerschen Rachenringes, der Tonsillen, der Zähne, bei Röteln und bei einem PFEIFFER'schen Drüsenfieber kommt es im jeweiligen Lymphabflußgebiet zur Entzündung der Lymphknoten.

Dg.: Palpation der Lymphknoten mit dem Befund: tastbare Vergrößerung der Lk, Druckschmerzhaftigkeit der Lk, Verschieblichkeit auf Unterfläche.

Th.: Behandlung der ursächlichen Erkrankung, Antipyretika, Antibiotika wenn nötig, abschwellende Medikamente, Wärme, Bettruhe, Mikrowellenbehandlung.

Pg.: Nach Abklingen der ursächlichen Entzündung werden die Lymphknoten kleiner, bleiben aber einige Tage bis Wochen länger verändert als die ursächliche Entzündung. Oftmals schmelzen sie aber auch im Sinne eines Abszesses nach einiger Zeit ein.

➤ **Lymphadenitis colli**

Ät.: Die spezifische Lymphadenitis findet sich beim Morbus Hodgkin, der Lues und der Tuberkulose. Die Halslymphknotentuberkulose entsteht meist durch hämatogene Streuung (Lungentuberkulose) oder ist fortgeleitet durch eine Tonsillartuberkulose.

Dg.: Lymphknoten sind tastbar vergrößert, meist nicht verschieblich auf der Unterfläche, nicht druckschmerzhaft.

Th.: Behandlung des Grundleidens. Bei Halslymphknotentuberkulose Exstirpation der betroffenen Lymphknoten, da sie käsig zerfallen, und Tuberkulostatika in üblicher Dreierkombination.

Sy.: Siehe unter lateralen Halszysten und Halsfisteln.

6.3.3 Mißbildungen

Mediane Halszysten und Halsfisteln

Synonym: Hygroma cysticum

▶ *Ät.:* Reste des Ductus thyreoglossus. Sie ziehen vom Foramen caecum der Zunge in die Halsmitte zwischen Zungenbein und Pharynx zum Kehlkopf hin und sind mit lymphatischem Gewebe angefüllt. Vorwiegend im Kindesalter manifestiert.

Sy.: Siehe unter lateralen Halszysten und Halsfisteln.

Laterale Halszysten und Halsfisteln

▶ *Ät.:* Sie entstammen einer persistierenden 2. Kiemenspalte. Die Fistelöffnung findet sich am Vorderrand des M. sternocleidomastoideus. Der Fistelgang führt zwischen den Halsgefäßen hindurch zur Tonsilla palatina.

▶ *Sy.:* Aus der Fistelöffnung kann es zur Sekretabsonderung kommen. Plötzlich auftretende fluktuierende Schwellung an der Halsseite ohne Entzündung.

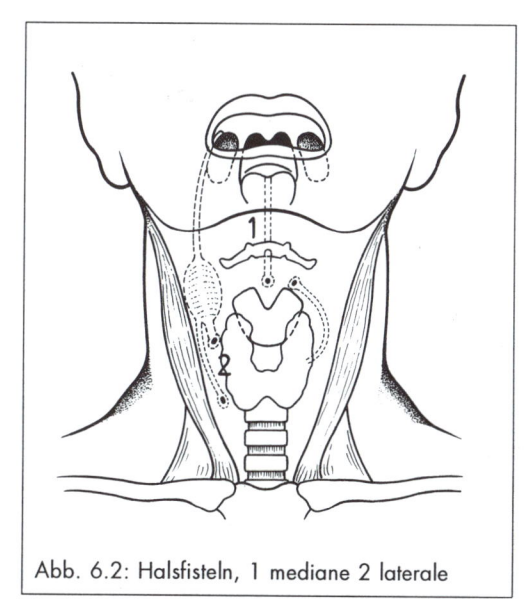

Abb. 6.2: Halsfisteln, 1 mediane 2 laterale

▶ *Dg.:* Verklebt der Fistelgang, bildet sich eine Zyste, die als tastbarer lymphatischer Tumor imponiert. Bei einer Entzündung findet man Infiltrationen in den Halsweichteilen, Druckschmerzhaftigkeit und manchmal eine Abszeßbildung.

▶ *Th.:* Exzision der Fisteln, der *gesamte* Fistelgang muß dabei eröffnet werden, Zysten werden in toto exstirpiert, bei Entzündungszeichen vorher Antibiotikagabe.

Bemerkung: Eine maligne Entartung ist von diesen Halsfisteln ausgehend beobachtet worden, man nennt sie *branchiogene Karzinome*.

Pg.: Rezidive sind bei ungenügender Resektion immer möglich.

6.3.4 Plastische Chirurgie

Bei großen Defekten im Halsbereich ist eine plastische Deckung nötig, durch Verschiebelappen oder andere Maßnahmen. Besonders bei der Neck dissection ist das nötig.

▶ **Neck dissection (= radikale Halsausräumung)**

Indikation: Metastasen in den Halslymphknoten und Metastasen in den seitlichen Halsweichteilen.

Vorgehen: Hautschnitt und anschließend Entfernung von allen Geweben der seitlichen Halsweichteile. Nur die lebenswichtigen Strukturen werden erhalten. Es bleiben also vorhanden:
- die A. carotis,
- die Nn. phrenici,
- der N. vagus,
- der N. hypoglossus
- und der Plexus brachialis.

Spätfolgen: Sehr gering, die Operation wird allgemein gut toleriert. Die Kraft der Schultermuskulatur ist verringert, weil der N. accessorius durchtrennt werden muß.

Durch gymnastisches Training läßt sich die Kraft wieder steigern. (M. sternocleidomastoideus, M. trapezius).

Die „funktionelle" Neck dissection

Indikation: Nur bei ausgewählten Fällen möglich, da die Rezidivquote wesentlich höher ist als bei der normalen Neck dissection.

Vorgehen: Genauso wie bei der normalen Neck dissection, aber der M. sternocleidomastoideus und der N. accessorius werden zusätzlich erhalten.

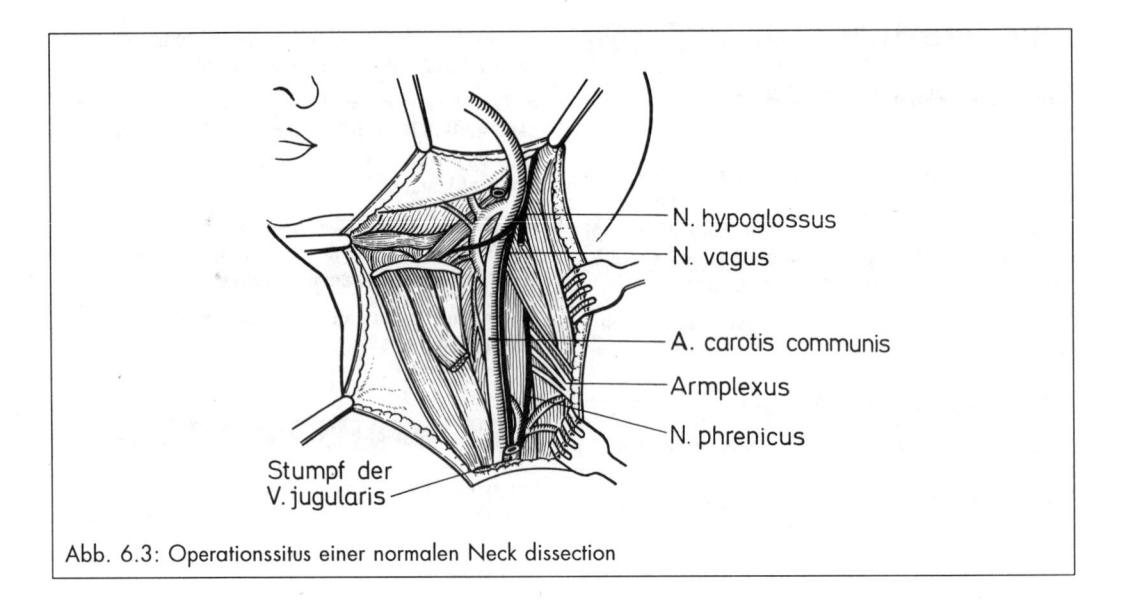

Abb. 6.3: Operationssitus einer normalen Neck dissection

7 Kopfspeicheldrüsen

7.1 Anatomische und physiologische Grundlagen

Die Lage der Drüsen

Die Glandula parotis befindet sich vor dem Ohr in der Parotisloge (☞ Abb. 7.1). Wichtig für die Klinik ist, daß der N. facialis durch die Parotis hindurchzieht. Bei einem Tumor der Parotis kann es zu Druckschäden im peripheren Anteil des N. facialis kommen. Bei Operationen der Parotis muß der N. facialis oft „geopfert" werden, daraus ergibt sich eine periphere Facialisparese.

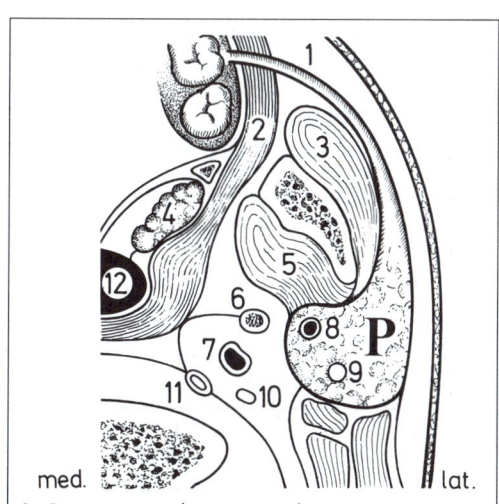

1 Ductus parotideus 2 M. buccinator
3 M. masseter 4 Tonsilla palatina
5 M. pterygoideus medialis
6 Processus styloideus 7 A. carotis interna
8 A. carotis externa 9 N. facialis
10 N. vagus 11 Truncus sympathicus
12 Pharynx

Abb. 7.1:
Glandula parotis und Nachbarstrukturen

Der Ductus parotideus mündet im Vestibulum oris gegenüber dem 2. oberen Molaren, nachdem er den M. buccinator schräg durchsetzt hat. Es kommt vor, daß ein akzessorischer Parotisanteil am Ductus liegt.

Die Glandulae submandibulares liegen im Kieferwinkel und münden zusammen mit den Glandulae sublinguales unter der Zunge im Mundvorhof.

Die Glandulae sublinguales liegen unter der Zunge und münden zusammen mit den Glandulae submandibulares.

Physiologie der Kopfspeicheldrüsen

➤ Die Kopfspeicheldrüsen sind seromukös. Die Glandula parotis ist dabei rein serös, die Glandulae submandibulares sind mehr mukös ausgerichtet. Speichelproduktion pro Tag 1,5 l. Sie geben Amylase zur Kohlenhydratspaltung in die Mundhöhle ab. Der Regulationsmechanismus der Ausschüttung läuft vegetativ ab über Geruchseindrücke (Wasser läuft im Munde zusammen) und mechanisch über die Massage der Drüsen beim Kauen.

7.2 Untersuchungsmethoden und Grundzüge der Bewertung

7.2.1 Inspektion

Eine Schwellung der Glandula parotis, die nur einseitig ist, läßt sich meist als „Hamsterbäckchen" gut erkennen. Eine Schwellung der anderen Drüsen ist meist nur durch Palpation feststellbar, es sei denn, sie sind entzündet und die Halsweichteile sind in Mitleidenschaft gezogen. Die Ausführungsgänge beurteilt man durch die Inspektion der Mundhöhle.

7.2.2 Palpation

▶ Bei der Palpation des Halses tastet man auch die Speicheldrüsen ab. *Immer bimanuell,* um einen Seitenvergleich zu bekommen. Konsistenz, Verschieblichkeit und Größe werden festgehalten. Den Ductus parotideus kann man bimanuell, eine Hand intraoral, die andere extraoral, austasten.

7.2.3 Röntgenuntersuchung

Mittels der Röntgenleeraufnahme durch Schrägaufnahmen des Mundbodens oder einer Unterkieferaufbißaufnahme lassen sich Speichelsteine erkennen. Durch Kontrastmittelaufnahmen lassen sich die Ausführungsgänge der Speicheldrüsen darstellen. Dieses Verfahren wird *Sialographie* genannt.

7.3 Klinik

7.3.1 Sialoadenitis, Sialolithiasis, Sialosen

Sialoadenitis

Ät.: Sie entsteht meist nach längerer Nahrungskarenz. Es kommt zur Verringerung des Speichelflusses und zur anschließenden Entzündung der Ausführungsgänge und der Speicheldrüsen, wobei die Entzündungen nicht immer durch Bakterien verursacht sein müssen. Meist ist die Glandula parotis betroffen.

Sy.: Heftige Schmerzen, Schwellung des Ausführungsganges und der Speicheldrüse, verminderte Speichelproduktion.

Dg.: Entleerung von eitrigem Sekret aus dem Ductus parotideus.

Th.: Zur Anregung der Speichelproduktion läßt man Kaugummi kauen oder saure Drops lutschen. Zur Infektionsbekämpfung gibt man Antibiotika, bei einer Abszeßbildung Inzision von intraoral, falls nicht möglich, von extraoral und Drainage des eitrigen Sekrets.

Ko.: Durchbruch des Eiters in den Gehörgang, wenn die Parotis betroffen ist. Übergang in eine chronische Entzündung möglich.

Sialolithiasis

▶ *Ät.:* Vorwiegend betroffen ist die *Glandula submandibularis!* Zur Bildung von Speichelsteinen kommt es vorwiegend nach Entzündungen und Verlegungen der Speicheldrüsenausführungsgänge bei vermindertem Speichelfluß.
Ursachen hierfür können sein: verminderte Nahrungsaufnahme, Mundatmung und Eksikkose.

▶ *Sy.:* Schwellung der Speicheldrüse und ihres Ausführungsganges besonders beim Essen, Rötung der Papille, Schmerzen bei eitrigen Infektionen der Speicheldrüse, tastbare harte Resistenz im Verlauf des Ausführungsganges.

Dg.: Konkrementschatten im Röntgenbild bei seitlicher Aufnahmetechnik oder Zahnfilm von lateral, bzw. Mundbodenaufnahme.

▶ *Th.:* Anregung des Speichelflusses (s.o.), Entfernung des Speichelsteines durch Inzision des Ganges intraoral, bei sehr großen Steinen auch extraorale Inzision.

Pg.: Rezidive häufig.

Durch Allgemeinerkrankungen finden sich oft Schwellungen der Speicheldrüsen, besonders der Glandula parotis. Diese Schwellungen sind meist rezidivierend und verlaufen subakut diffus bis chronisch. Am häufigsten findet man die unten angeführten Krankheitsbilder.

Sjögren-Syndrom

Ät.: Auftreten häufig bei Frauen nach dem Klimakterium. Wird auch Sicca-Syndrom genannt (Eselsbrücke: dry eye, dry mouth, dry synovia), Ursache unbekannt.

▶ *Sy.:* Primär chronische Polyarthritis, Xerostomie = Mundtrockenheit, Xerophthalmie = Augentrockenheit, die zu einer Keratokonjunktivitis sicca führen kann, Speicheldrüsenschwellungen, wobei Entwicklung von malignen Tumoren, besonders der Parotis, beobachtet wurde. Trockenheit auch anderer exokriner Drüsen möglich, z.B. Pankreas, Magenschleimhaut, Vaginalschleimhaut, Bronchialschleimhaut.

Dg.: BSG erhöht, Rheuma-Faktoren positiv, Hypergamma-globulinämie, antinukleäre Antikörper nachweisbar, SCHIRMER-Test negativ, Konjunktivauntersuchung mit der Spaltlampe.

Th.: Kortikoidgabe, Antibiotika bei Lymphozyteneinlagerungen in den Speicheldrüsen, evtl. Parotidektomie.

HEERFORDT-Syndrom (Febris uveoparotidea)
Ät.: Ursache nicht sicher bekannt. Eine extrapulmonal gelegene Sarkoidose wird diskutiert.

Sy.: Uveitis, Iridozyklitis, Fieber, symmetrische Schwellung der Parotis beidseitig.

Ko.: Meist chronischer Verlauf, häufig Rezidive.

Parotitis epidemica
➤ *Ät.:* Auch Ziegenpeter oder Mumps genannt. Erreger sind die Paramyxoviren. Inkubationszeit 17–21 Tage. Häufung der Krankheit in der kalten Jahreszeit. Betroffen sind überwiegend Kinder, aber auch Erwachsene können daran erkranken. Hinterläßt lebenslange Immunität.

➤ *Sy.:* Schwellung der Parotis beidseits, selten einseitig, Schmerzen bei Kaubewegungen in Kiefergelenken und Ohr, Fieber, gelegentlich Befall anderer Speicheldrüsen, gelegentlich Leukopenie, geringe Prodromi, gelegentlich verläuft ein Mumps sogar inapparent unter Hinterlassung von Immunität.

Dg.: Frühzeichen ist eine Rötung der Papilla parotidea, Virusnachweis durch Abstrich und im Urin, Amylase-Erhöhung im Serum, Antikörper-Titer ist mindestens vierfach erhöht, meist ist eine prima vista-Diagnose möglich.

Th.: Symptomatisch, kalte Umschläge auf der Parotis, Breikost, gute Mundpflege, Mundspülungen mit Antiseptika-Lösungen, Antipyretika, bei sehr geschwächten Patienten Hyperimmun-globuline, Bettruhe.

➤ *Ko.:* Selten finden sich Komplikationen, aber wenn, dann typischerweise: Orchitis, bzw. Oophoritis, Meningoenzephalitis, Pankreatitis, Nervenschädigungen (N. vestibulocochlearis).

7.3.2 Sialome

Zu den *gutartigen Geschwülsten* der Speicheldrüsen gehören:

➤ **Zystadenolymphom**
Ät.: Epitheliale Geschwulst, die meist rund begrenzt ist.

Ranula
➤ *Ät.:* Retentionszyste im Mundboden, die als Mißbildung auftritt, aber auch bei Verlegung des Ausführungsganges einer Speicheldrüse auftreten kann.

Lokalisation: Glandula sublingualis, selten submandibularis.

Vorkommen: Bei Mädchen häufiger, oft erst nach der Pubertät zu finden.

Sy.: Tastbare, bläulich verfärbte Schwellung unter der Zunge, die beim Anheben der Zunge sichtbar wird. Sie kann flüssigkeitsgefüllt sein.

Dg.: Intraorale Untersuchung nach Anheben der Zunge.

➤ **Monomorphe Adenome**

Sind gutartige Tumoren, die ein einheitliches Zellbild aufweisen in der Histopathologie.

Es finden sich z.B. Onkozytome, trabekuläres Adenom, alveolares Adenom usw.

➤ **Pleomorphes Adenom**
Ät.: Ein Mischtumor aus epithelialem und myoepithelialem Gewebe. Eine Entwicklung zu einem Karzinom ist möglich. Auftreten meist nach dem 30. Lebensjahr. Es führt zu knorpelartigen Bildungen, die langsam über Jahre hinweg wachsen und oft eine groteske Größe annehmen.
Betroffen ist fast ausschließlich die Glandula parotis. *Häufigster Tumor der Parotis!*

Sy.: Langsame, anhaltende Schwellung der Parotis.

Therapie aller o. g. gutartigen Geschwülste
Immer operative Entfernung, histologische Untersuchung zum Nachweis einer evtl. vorhandenen Malignität.

Bei gutartigen Geschwülsten der Parotis wird der durch die Parotis laufende N. facialis geschont, d.h. er wird intraoperativ freigelegt und erhalten. Man muß immer in Richtung des Fazialisverlaufes inzidieren, niermals quer dazu!!

Zu den *bösartigen Geschwülsten* der Speicheldrüsen gehören:

Mukoepidermoidkarzinom
Ät.: Infiltratives Wachstum, Schleimhautbildung, der Schleim ist mit Plattenepithelien vermischt.
Meist von den kleinen Speicheldrüsen, also nicht von der Glandula parotis, ausgehend.

Ko.: Selten Rezidive nach Exstirpation.

Azinuszellkarzinom
Ät.: Langsames Wachstum, die Endstücke der Drüsenschläuche werden nachgeahmt.

Ko.: Trotz Exstirpation sehr häufig Rezidive.

▶ **Adenoidzystisches Karzinom (= Zylindrom)**
Ät.: Gewebedestruierend wachsend; sekretproduzierend, das Sekret lagert sich in Epithelverbänden ab. Es kommt überwiegend in den kleinen Speicheldrüsen vor und hat eine sehr schlechte Prognose, weil es trotz Exstirpation zu Rezidiven neigt und fast immer schon auf lymphogenem oder hämatogenem Wege Metastasen gesetzt hat. Es kann auch entlang des N. facialis wachsen.

Undifferenziertes Karzinom und Adenokarzinom
Ät.: Beide können aus Präkanzerosen, wie z.B. Leukoplakien der Mundschleimhaut, entstehen. Vorkommen besonders in der Glandula parotis, aber auch in den kleinen Speicheldrüsen.

Dg.: Bei Kopfspeicheltumoren wird die Diagnose gestellt durch:

1. Bimanuelle Palpation von extra- und intraoral
2. Sonographie
3. Sialographie
4. Feinnadelbiopsie durch Aspiration von Zellen
5. Probeexcision mit histologischer Aufbereitung sichert die Diagnose.

Bei unklaren Befunden evtl. CT, Szintigramm, Kernspintomographie jeweils mit und ohne Kontrastmittel, Speichelanalyse.

Therapie aller o.g. bösartigen Geschwülste
▶ Sialome werden immer exstirpiert, wobei die bösartigen Formen immer im Gesunden abgesetzt werden müssen.

Falls schon Metastasen in den Halslymphknoten gefunden werden, sollte man eine Neck dissection anschließen. Die Bestrahlung der Sialome ist wieder verlassen worden, da man zu häufig Osteoradionekrosen nach Bestrahlungen sieht. Vor Bestrahlung immer erst Zahnsanierung!!

▶ Die Glandula parotis wird bei Befall mit einem malignen Tumor radikal ohne Schonung des N. facialis exstirpiert. Um die Folgen einer Fazialisexstirpation (Lähmung der mimischen Gesichtsmuskulatur) zu vermeiden, kann man eine Autotransplantation von Nervengewebe versuchen – meist wird der N. suralis verwendet.

▶ *Merke:* Eine Fazialisparese findet sich meist bei einem bösartigen Parotistumor.

8 Stimm-, Sprech-, bzw. Sprachstörungen

8.1 Funktionsprüfungen

▶ Stroboskopie

Vorgehen: Ein Stroboskop erzeugt Lichtblitze, die über ein Kehlkopfmikrophon mit der Frequenz des Patienten beim Sprechen eines Tones gekoppelt werden. Dadurch lassen sich die sehr schnellen Stimmbandbewegungen sichtbar machen. Durch Erhöhen oder Erniedrigen der Lichtblitzfrequenz wird eine Phasenverschiebung erreicht, und die Stimmbandbewegungen lassen sich sichtbar machen, da sie scheinbar wesentlich langsamer ablaufen.

Zur Diagnose verwendet bei: Stimmbandbewegungseinschränkungen, bei Entzündungen der Stimmbänder und Tumoren der Stimmbänder, da bereits sehr frühe Stadien der Erkrankung mit der Stroboskopie erkennbar sind.

Stimmstatus

Da die Stimme durch die Schwingung der Stimmbänder gebildet wird, wird der Stimmstatus durch die Prüfung der Stimmbandbeweglichkeit erhoben. Bereits aus dem Klang der Stimme kann man auf eine Erkrankung der Stimmbänder schließen, z.B. Heiserkeit.

Sprachstatus

Die Sprache wird aus dem Zusammenspiel von Stimme, Ansatzrohr (Resonanzboden = Nasenrachenraum) und den Artikulationsorganen gebildet.

Sprachrhythmusstörungen (Stottern), Lautbildungsstörungen (Lispeln, Gammazismus, Näseln) und Aphasien lassen sich bei der Unterhaltung mit dem Patienten bereits erkennen. Alle Sprachgeschädigten sollten einem HNO-Facharzt mit zusätzlicher Phonatrie-Ausbildung vorgestellt werden, da manche Erkrankung nur von ihm eindeutig erkannt werden kann.

Bei Kindern läßt man sich Bilder, die man zeigt, benennen und achtet dabei auf das Sprach- und Stimmverhalten der Kinder.

8.2 Klinik

8.2.1 Sprachentwicklung und Hörvermögen

▶ Normale Sprachentwicklung

- Lallen und Ausstoßen von tiefen und hohen Tönen ab 2. Monat, Sprachverständnis ab dem 8. Monat mit Imitation von vorgesprochenen Lauten.
- Einwortsätze ab dem 1. Lebensjahr,
- Zweiwortsätze ab dem 1 1/2. Lebensjahr, Zeigen von benannten Körperteilen,
- Dreiwortsätze etwa ab dem 3. Lebensjahr,
- vollständige Sprache ab dem 4. Lebensjahr.

Die *Sprachentwicklung* kann *verzögert* sein, wenn der Antrieb zu sprechen nur wenig durch die Umgebung angeregt wird.

▶ Man findet eine vorübergehende Störung, da diese durch den Kindergartenbesuch und durch Geschwister und Eltern meist bis zum Schulbesuch aufgehoben ist. Geistige Normalentwicklung muß natürlich vorausgesetzt werden.

▶ Behinderung der Sprachentwicklung

Durch Störungen des Hörens kann der Spracherwerb unmöglich werden. Von Geburt an taube Kinder können keine Sprache lernen (Hörstummheit). Verlieren die Kinder nach dem ersten Spracherwerb das Gehör, so können sie in Sprachschulen sehr gut eine normale Sprache erlernen (☞ *auch Kap. 1.5.1*).

▶ Bei geistig behinderten Kindern (Oligophrenie, zerebrale Schädigung, genetisch bedingte Erkrankungen) ist die Erlernung der Sprache selbst durch intensive Schulung sehr schwierig.

Aber auch durch ein autistisches Syndrom und ein Ankyloglosson (zu kurzes Unterzungenbändchen) kann es zu einer behinderten Sprachentwicklung kommen.

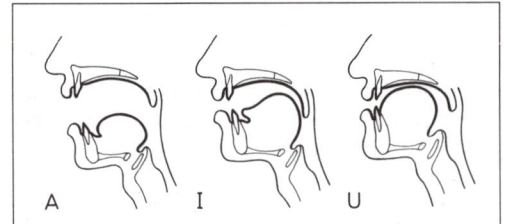

Abb. 8.1: Stellung der Artikulationsorgane Zunge, Lippen und Mund beim Sprechen eines A, eines I und eines U.

8.2.2 Sprach- bzw. Sprechstörungen

▶ **Stammeln**

Dyslalie (Sprachfehler!). Darunter werden Störungen bei der Artikulation verstanden:

1 Sigmatismus (Lispeln)
S-Laute können nicht artikuliert werden. Als organische Ursache können Zahnlücken, motorische Störungen der Zunge und Verlust des Hochtonhörens in Frage kommen.

2 Gammazismus
Statt K wird G, statt T wird D gesprochen.

3 Rhinolalia clausa (Geschlossenes Näseln)
Dies tritt auf bei verlegter Nase durch Schnupfen, Tumoren, Adenoide und verengtem vorderen Nasengang, z.B. bei Septumdeviationen. Die Nasallaute sind dabei ohne Resonanz.

4 ▶ Rhinolalia aperta (Offenes Näseln)
Dies tritt auf bei Gaumenspalten und durch Gaumensegelschwäche. Die Vokale haben dabei einen nasalen Beiklang.

Bei den obengenannten Sprachstörungen empfiehlt sich als *Therapie:* Behebung der eventuellen organischen Ursache, Sprachschulung.

Sprechfehler

Poltern
Ät.: Zu schnelles Sprechen mit Auslassen von Worten und Silben, bzw. Wiederholung von Worten und Sätzen.

Th.: Atemschulung und bewußtes Langsamsprechen durch Sprachschulung.

▶ **Stottern (Balbuties)** *1% aller Leute*
Ät.: Es kommt besonders am Anfang eines Wortes oder Satzes zur Störung der Sprachbildung. Klonische und tonische Formen. Bei Knaben häufiger als bei Mädchen.

Urs.: Frühkindlicher Hirnschaden oder – was meistens der Fall ist – psychischer Schaden (Sprachneurose).

Th.: Atemschulung, Psychotherapie, evtl. kombiniert mit Sedativa, Sprachschulung nach rhythmischer Vorlage und Erziehung zu langsamem Sprechen.

Man sollte bei einem Stotterer immer auch die Eltern mit einbeziehen, da sie von den Kindern meist verlangen, normal zu sprechen und sie damit überfordern und ein Entwicklungsstottern fixiert werden kann.

Zentrale Sprachstörungen

Aphasie
Hirnorganische Störung der Wortbildung und des Wortverständnisses.

▶ *Motorische Aphasie:* Hierbei liegt die Schädigung im BROCA-Zentrum (Gyrus frontalis inferior). *Sy.:* Geringe Sprachproduktion, Nivellierung der Sprachmelodie, Agrammatismus, häufig Störungen des Schreibens und vorwiegend phonematische Paraphasien.

▶ *Sensorische Aphasie:* Störung im WERNICKE-Zentrum. *Sy.:* Verbale Paraphasien.

• *Amnestische Aphasie:* Störung der Worterinnerung. = Wortfindungsstörungen

Global: Sprodution + S. verstehen eingeschränkt

8.2.3 Stimmstörungen (s.a. Kap. 4.3).
= Dysphonien

Funktionelle Aphonie
Ät.: Ursache meist eine psychische Alteration, z.B. Schreck, Aufregung, Wut.

Sy.: Nur noch Flüstern möglich; der Patient kann zwar laut husten, aber die Stimmbänder nicht vollständig in Phonationsstellung bringen, dadurch flüstert er nur noch.

Dg.: Aus der klinische Symptomatik.

Th.: Psychologische Behandlung, evtl. Stimmübungen.

Stimmritzenkrampf
➤ *Ät.:* Die Stimmbänder lassen sich beim Einatmen nicht öffnen. Ursache bei Kindern oft Calciummangel, beim Erwachsenen stecken meist psychische Probleme dahinter.

Sy.: Inspiratorischer, funktioneller Stridor, manchmal akute Atemnot.

Dg.: Laryngoskopie, Stroboskopie.

Th.: Gabe von Calcium bei Kindern, bei Atemnot Intubation oder Tracheotomie, bei Erwachsenen psychologische Behandlung.

Mutationsstörungen
Ät.: Während der Pubertät ändert sich die Tonhöhe der Stimme bei Jungen um ca. einen Oktavsprung nach unten, bei Mädchen um ca. einen Terzsprung nach unten. Da die Kinder versuchen, die kindliche Stimme beizubehalten, klingt die Stimme manchmal schrill und scharf. Wird durch eine Lärmtrommel das Hören der eigenen Stimme verhindert, sprechen die Betroffenen in ihrer dem Kehlkopfwachstum angepaßten Tonhöhe.

Sy.: Plötzlicher Wechsel der Tonhöhe der Stimme.

Dg.: Aus der typischen Symptomatik und dem entsprechenden Alter leicht möglich.

Th.: Stimmübungsbehandlung, Stimmschulung, dergestalt, daß lautes Schreien vermieden werden sollte.

Dyskinetische Stimmstörungen
Ät.: Durch Überlastung der Stimme und falsche Stimm- und Atemtechnik kann es zur Überlastung der Stimme kommen. Betroffen sind überwiegend Lehrer, Sänger, Redner und Pfarrer. Es kommt zur Überforderung der Stimmbänder, die zu stark gespannt werden. Es kann dabei zur Stimmschwäche mit Leiserwerden der Stimme kommen.

Sy.: Druckgefühl im Kehlkopf, schnell eintretende Heiserkeit bei lautem Sprechen, Leiserwerden der Stimme.

Dg.: Laryngoskopie mit dem Befund: Rötung der Stimmbänder, evtl. sog. Sängerknötchen (☞ auch Kap. 4.3.2).

Th.: Stimmschonung über mehrere Wochen, Stimmübungsbehandlung, Atemtechnikübungen, bei Sängerknötchen Entfernung derselben.

Stimmstör = Dysphonie

9 Begutachtung in der HNO

Es gelten die üblichen Begutachtungsrichtlinien hinsichtlich des Kausalzusammenhangs zwischen Ursache und Leiden.

Gehörschäden
Es gilt für die Begutachtung folgendes Schema:

Hörverlust	Schwerhörigkeitsgrad	MdE beidseits	einseitig
80–100 %	an Taubheit grenzend	70 %	15 %
60–80 %	hochgradige Schwerhörigkeit	45 %	10 %
40–60 %	mittelgradige Schwerhörigkeit	30 %	10 %
20–40 %	geringgradige Schwerhörigkeit	15 %	5 %

Die Lärmbeeinflussung ist besonders in den Fertigungsabteilungen von Industriebetrieben oft beträchtlich (Flaschenabfüllanlagen, Stanzereien, Modelschreinereien).
Durch das Arbeitsstättengesetz ist die Höchstgrenze von Lärm in Betrieben festgelegt.

Schäden der Nase
Es gilt für die Begutachtung folgendes Schema:

Schädigung	MdE
Nasenatmung ständig behindert	10–20 %
Geruchssinnverlust total	0–10 %
bei Chemikern, Parfümeuren, Köchen evtl. Berufsunfähigkeit	100 %
Ozaena	20–40 %
Gesichtsentstellungen mit Nasenverlust	10–50 %
NNH–Erkrankungen und ständige Kopfschmerzen	10–40 %

Kehlkopfschäden
Es gilt für die Begutachtung folgendes Schema:

Schädigung	MdE
Recurrensparese einseitig	10–20 %
Dauerkanülenträger	30 %
Atembehinderung durch Kehlkopfstenose	30–70 %
Kehlkopfverlust	50–70 %

Fazialislähmung
Eine isolierte einseitige Fazialislähmung bedingt eine MdE von 10–40 %.

Alle angegebenen Werte der MdE sind nur als Richtlinie aufzufassen, da bei dem einzelnen Patienten ganz andere, erschwerende Beeinflussungen des persönlichen Wohls hinzukommen können, oder eine bestimmte Erkrankung ihn gänzlich arbeitsunfähig machen kann. Bei manchen Berufen gelten höhere Werte für die MdE.

Schäden der Vestibularorgane
Eine objektivierbare schwere Labyrinthstörung mit Unfähigkeit zu stehen oder zu gehen löst eine MdE von 100 % aus.

10 Notfälle und Erstmaßnahmen

■ 10.1 Blutungen

Bei Blutungen im Hals-Nasen-Ohrenbereich muß man durch Kompression oder Abklemmung der blutenden Gefäße versuchen, diese zu stillen.

▶ Die häufigste Blutung ist das Nasenbluten. *Stillung von Nasenbluten* ☞ *Kap. 2.3.4.*

Gefäßversorgung der Nase

▶ Folgende Arterien versorgen die Nasenschleimhaut:

- A. nasopalatina
- A. ethmoidalis anterior
- A. ethmoidalis posterior
- A. nasalis post. septii

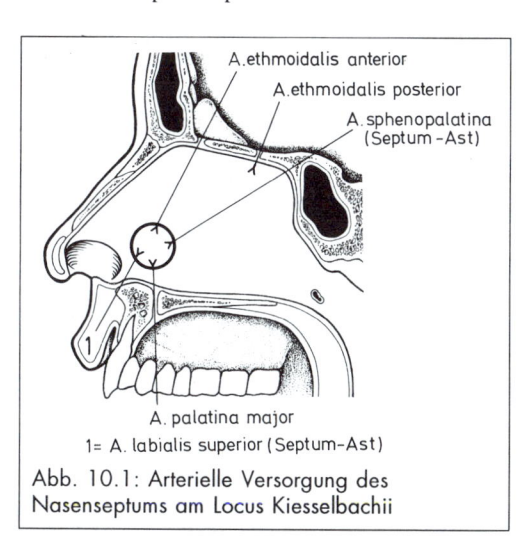

Abb. 10.1: Arterielle Versorgung des Nasenseptums am Locus Kiesselbachii

Stillung von Nasenbluten kann auch durch den pneumatischen Nasentubus versucht werden.

Bei Blutungen in den Pharynx hinein kann es zu Atemnot kommen, man muß dann intubieren oder tracheotomieren. Es kann zum Bluterbrechen kommen.

■ 10.2 ▶ Luftnot

Bei Verlegung der Atemwege mit Atemnot muß intubiert oder tracheotomiert werden (☞ auch Kap. 4.3.4).

Bei Dauerkanülenträgern kann es durch Sekretbrocken zum Verstopfen der Trachealkanüle kommen. Man entfernt die Kanüle, reinigt sie, saugt die Trachea ab und setzt sie wieder ein.

■ 10.3 ▶ Fremdkörper

Durch Fremdkörper kann es zur Verlegung der Atem- oder oberen Speisewege kommen.

▶ Aspiration eines Fremdkörpers

Sy.: Hustenreiz, ex- und inspiratorischer Stridor, Atelektase eines Lungenabschnittes.

Th.: HEIMLICH-Handgriff, notfalls Tracheotomie caudal des Fremdkörpers.

Therapie bei Fremdkörpern in den oberen Speisewegen ☞ Kap. 5.3.1.

Fremdkörper der Nase

Ät.: Häufig bei Kindern, die sich in spielerischer Absicht Gegenstände (Holz- und Metall-, auch Glaskugeln) in die Nasenlöcher einführen. Bei Erwachsenen findet man häufiger Holz- und Metallsplitter, aber auch Insekten, die unbemerkt eingeatmet wurden.

Sy.: Druckschmerzen, Hervortreten der Nasenflügel, typisch ist die einseitige, fötide, eitrige Nasensekretion, evtl. Epistaxis.

Dg.: Typische Anamnese, Spekulumuntersuchung.

Th.: Entfernung der Fremdkörper durch heftiges Ausschneuzen oder vom Arzt durch die Zange.

Anschließend abschwellende Nasentropfen.

► **Rhinolith**

Ät.: Ein Nasenstein entsteht durch Kalksalzanlagerung rund um einen über Jahre im Nasengang liegenden Fremdkörper.

Sy.: Einseitig behinderte Nasenatmung, einseitig fötider eitriger Ausfluß. Keine Schmerzen. Gefühl der dauernd „verstopften" Nase.

Th.: Entfernung des Fremdkörpers unter Antibiotikaschutz.

► **Fremdkörper des Gehörgangs** ☞ **Kap. 1.3.2.**

10.4 Verätzungen /Verbrühungen des oberen Speiseweges

► *Symptome und Therapie* ☞ *Kap. 5.3.2 und Kap. 3.3.1.*

Erstmaßnahmen: Kreislaufstabilisierung durch Infusionen, Kortisoninjektion i.v., evtl. Intubation, evtl. Tracheotomie oder Koniotomie.

Immer Überweisung in HNO-Facharzt-Abteilung einer Klinik.

10.5 ► Hörsturz

Ät.: Unbekannt, man vermutet eine Durchblutungsstörung des Innenohrs. Betroffen sind meist Männer zwischen dem 20.–60. Lebensjahr. Meist nur einseitig auftretend.

► *Sy.:* Plötzlich einsetzende einseitige Taubheit, Schwindelgefühle, Ohrensausen, Völlegefühl im Ohr.

Dg.: Otoskopie, *ohne* Befund! Aus dem klin. Bild WEBER ins gesunde Ohr lateralisiert.

Th.: Sofortige Therapie wichtig! Infusionen von Dextranen, Nitraten, Ruhe, Stellatumblockaden mit Procain.

Pg.: In ca. 80 % der Fälle Restitutio ad integrum.

Zahn-Mund-Kiefer-Heilkunde

P. Mülker

Inhaltsverzeichnis
Zahn-Mund-Kieferheilkunde

1	**Entwicklung des Mund-Rachen-Bereiches**	**409**
1.1	Odontogenese	409
1.2	Lippen-, Kiefer- und Gaumenspalten	409
2	**Anatomische und morphologische Grundlagen**	**412**
2.1	Grundbegriffe	412
2.2	Aufbau der Zähne und des Zahnhalteapparates	412
	2.2.1 Zähne	412
	2.2.2 Zahnhalteapparat	413
2.3	Knochen und Weichteile des Mundbereiches	413
	2.3.1 Kieferknochen	413
	2.3.2 Kiefergelenk	413
	2.3.3 Muskulatur	414
	2.3.4 Gefäße, Nerven und Lymphbahnen	414
	2.3.5 Speicheldrüsen	414
3	**Milchgebiß**	**416**
3.1	Zahndurchbruch	416
3.2	Anomalien im Milchgebiß	416
3.3	Folgen des vorzeitigen Zahnverlustes im Milchgebiß	416
3.4	Folgen von Lutschen und Zungenpressen	417
4	**Wechselgebiß**	**418**
4.1	Zahnwechsel	418
4.2	Dysgnathien	418
	4.2.1 Prognathie	419
	4.2.2 Progenie	419
4.3	Grundzüge der kieferorthopädischen Therapie	419
5	**Bleibendes Gebiß**	**420**
5.1	Dysplasien	420
	5.1.1 Mineralisationsstörungen	420
	5.1.2 Zahnanomalien	420
	5.1.3 Retention und Verlagerung	421
	5.1.4 Folliculäre Zysten	421

5.2	Altersveränderungen	421

6	**Erkrankungen der Zahnhartsubstanz (Karies)**	**422**
6.1	Ätiologie und Pathogenese	422
6.2	Kariesvorkommen	423

7	**Erkrankungen der Pulpa**	**424**
7.1	Ursachen	424
7.2	Verlauf und Symptomatik	424
7.3	Therapie	425

8	**Erkrankungen des apikalen Parodontiums**	**426**
8.1	Apikale Parodontitis	426
8.2	Radikuläre Zysten	427

9	**Erkrankungen des marginalen Parodontiums**	**429**
9.1	Ätiologie der marginalen Parodontopathien	429
9.2	Pathogenese der entzündlichen marginalen Parodontopathien	429
9.3	Diagnostik der marginalen Parodontopathien	430
9.4	Einteilung der marginalen Parodontopathien	430
	9.4.1 Entzündliche Formen	430
	9.4.2 Hyperplastische Formen	431
	9.4.3 Degenerativ-atrophische Formen	431
9.5	Therapie der marginalen Parodontopathien	432

10	**Vorbeugende Zahnheilkunde**	**433**
10.1	Grundlagen der zahnärztlichen Diagnostik	433
10.2	Zahnärztliche Prophylaxe	434
	10.2.1 Mundhygiene	435
	10.2.2 Fluoridierung	435
	10.2.3 Fissurenversiegelung	436

11	**Zahnärztliche Füllungstherapie und Prothetik**	**437**
11.1	Grundzüge der konservierenden Füllungstherapie	437
11.2	Grundzüge der Prothetik	437

12	**Schmerzausschaltung und Zahnextraktion**	**441**
12.1	Anästhesie	441
12.2	Zahnextraktionen	441

13	**Infektiöse Erkrankungen von Schleimhaut und Weichteilen**	443
13.1	Bakterielle Infektionen	443
13.2	Pilzinfektionen der Mundschleimhaut	445
13.3	Virale Infektionen	446
13.4	Infektionen infolge von Allgemeinerkrankungen	446

14	**Gewebsneubildungen an Schleimhaut und Weichteilen**	448
14.1	Fibrome	448
14.2	Präkanzeröse Leukoplakien	448
14.3	Plattenepithel-Karzinome	449

15	**Erkrankungen der Kieferknochen**	451
15.1	Osteomyelitis	451
15.2	Tumoren im Kieferbereich	452

16	**Erkrankungen der Kiefergelenke**	454
16.1	Myoarthropathien	454
16.2	Arthritis	454
16.3	Arthrosis deformans	455

17	**Traumatologie**	456
17.1	Verletzungen der Zähne	456
17.2	Frakturen des Unterkiefers	456
17.3	Laterale Mittelgesichtsfrakturen	457
17.4	Zentrale und zentrolaterale Mittelgesichtsfrakturen	458
17.5	Erstversorgung von Gesichtsverletzungen	459

1 Entwicklung des Mund-Rachen-Bereiches

■ 1.1 Odontogenese

An der Zahnentwicklung ist nur das *Ektoderm* beteiligt. Nach der Bildung der primären Mundhöhle in der 6. Embryonalwoche bildet das Epithel der Kieferränder eine Epithelleiste. In der 7. Embryonalwoche verzweigt sie sich in eine *Zahnleiste* und eine *Vestibularleiste*, durch die der Mundvorhof vom Alveolarfortsatz getrennt wird. An der Zahnleiste bilden sich in jeder Kieferhälfte 5 halbkugelige Epithelknospen *(Schmelzknoten)* als Anlage für die Milchzähne. Sie stülpen sich zu glockenartigen Gebilden aus. Diese Glocken differenzieren ein inneres und ein äußeres Schmelzepithel mit der eingelagerten gallertigen *Schmelzpulpa*. Im Lumen der Schmelzglocke befindet sich eine Verdichtung aus mesenchymalem Gewebe, die *Zahnpapille*.

Im 4.–5. Embryonalmonat beginnt die Bildung der Zahnhartsubstanzen. Das innere Schmelzepithel differenziert einen einreihigen *Adamantoblastensaum*. Daran lagert sich von der Zahnpapille her der ebenfalls einreihige *Odontoblastensaum*. Dieser bildet zunächst unverkalktes *Prädentin*. Die Zahnpapille wird durch die Dentinbildung reduziert und bildet später die Zahnpulpa. Die Adamantoblasten produzieren zunächst unverkalkte Schmelzprismen. Dabei wird die Schmelzpulpa zunehmend eingeengt, bis das äußere mit dem inneren Schmelzepithel verklebt.

Bei der Bildung der Zahnwurzel wächst die Umschlagfalte des Schmelzorgans in die Tiefe. Entlang dieser *Hertwigschen Epithelscheide* bilden sich Odontoblasten, die das Wurzeldentin produzieren. Reste der Wurzelscheide können in der Wurzelhaut (☞ 2.2.2) des Zahnes zurückbleiben und als *Malassez-Epithelreste* Ausgangspunkt für die Entwicklung von radikulären Zysten und Tumoren sein (☞ 8.2).

Aus der *Ersatzzahnleiste*, die sich im 3.–4. Embryonalmonat von der primären Zahnleiste differenziert, bilden sich die bleibenden Frontzähne und Prämolaren *(Ersatzzähne)*. Die Molaren des bleibenden Gebisses entstehen aus der primären Zahnleiste und werden als *Zuwachszähne* bezeichnet.

■ 1.2 Lippen-, Kiefer- und Gaumenspalten

Pathogenese und Ätiologie

Lippen-Kiefer-Gaumenspalten sind kraniofaziale Dysplasien. Sie bilden sich in den ersten 8–10 Lebenswochen im Laufe der embryonalen Gesichtsentwicklung. Dabei sind die isolierten Gaumenspalten und ihre Mikroform, die uvula bifida, echte *Hemmungsmißbildungen*, die im Laufe des 3. Embryonalmonats bei der Verwachsung der paarigen Gaumenfortsätze mit der Nasenscheidewand entstehen. Die Lippen- und die Lippen-Kieferspalten entstehen in der 5.–7. Embryonalwoche und sind *sekundäre Spaltbildungen* im Bereich der Grenzfurchen zwischen den Gesichtswülsten bei der Bildung der primitiven Nase.

Ca. 15–25 % der Fälle sind genetisch bedingt. Die überwiegende Anzahl der Spalten entsteht jedoch infolge exogener Faktoren wie Rauchen, Alkohol, Streß, Umweltgifte usw. In den meisten Fällen liegt eine multifaktorielle Genese zugrunde.

Erscheinungsformen

Es existieren sehr unterschiedliche Varianten und Schweregrade der Lippen-Kiefer-Gaumenspalten. Sie können isoliert oder kombiniert, ein- oder beidseitig, vollständig oder unvollständig auftreten:

- *Lippenspalten:* Spaltung des m. orbicularis oris
- *Lippen-Kieferspalten:* Fehlen des vorderen Nasenbodenanteils, intakter Gaumen
- *Lippen-Kiefer-Gaumenspalten:* bei der doppelseitigen Form fehlt der gesamte knöcherne Nasenboden, der isolierte Zwischenkiefer tritt bürzelartig weit nach vorn

- *Gaumenspalten:* betreffen harten und weichen Gaumen ohne Spaltung des Alveolarknochens
- *Velumspalten:* Defekt ist auf den weichen Gaumen begrenzt. Varianten: Uvula bifida als Mikroform; submuköse Velumspalte mit hypoplastischer Muskulatur.

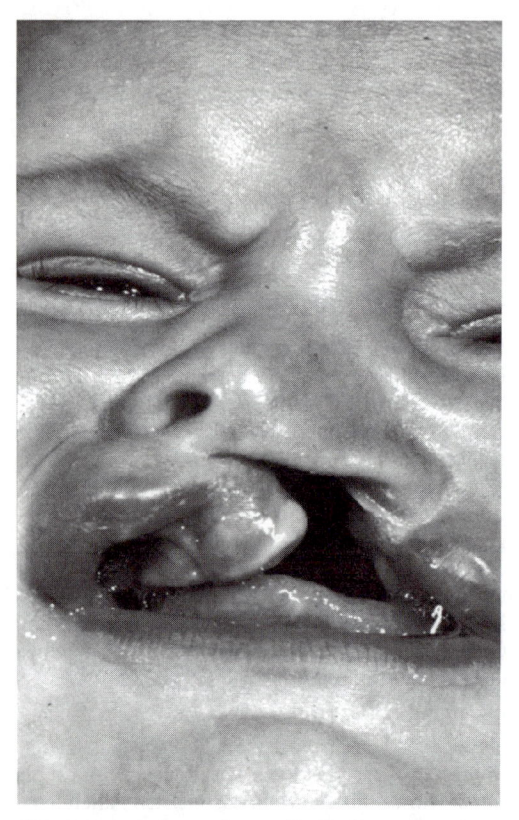

Abb.1.1: Linksseitige Lippen-Kiefer-Gaumenspalte

Spalten sind oft mit multiplen Fehlbildungen kombiniert. Das häufigste Syndrom mit Spaltenbildung ist das *Pierre-Robin-Syndrom.* Es ist gekennzeichnet durch

- Mikro- und Retrogenie des Unterkiefers
- Mediane Gaumenspalte
- Glossoptose.

Das Zurücksinken der atonischen Zunge gleich nach der Geburt führt zu lebensbedrohlichen *Atemstörungen* („blue babies"), so daß eine sofortige Extensionsbehandlung des Unterkiefers, evtl. mit Annähen der Zungenspitze an die Unterlippe *(Glossopexie),* erforderlich wird.

Epidemiologie

Angeborene Spalten sind mit einer Inzidenz von 1:500 relativ häufig. Sie machen 15 % aller Mißbildungen aus. Die häufigste Spaltform mit fast 40 % ist die einseitige vollständige Lippen-Kiefer-Gaumenspalte. Die Wahrscheinlichkeit, ein spaltbehaftetes Kind zu bekommen, beträgt 5 %, wenn das erstgeborene Kind belastet ist. Wenn zusätzlich ein Elternteil Spaltenträger ist, wächst das Risiko auf 14 % an.

Auswirkungen

- *Ästhetische Beeinträchtigung:* Auch die leichten Formen der Lippenspalten fallen auf und gehen immer mit einer zur Spaltseite abgeflachten Nase einher. Bei Lippen-Kiefer-Gaumenspalten verschiebt sich zusätzlich die Nasenscheidewand zur gesunden Seite. Dadurch kann die psychische Entwicklung der Spaltkinder erheblich erschwert werden.
- *Störung der Nahrungsaufnahme:* Bei Gaumenspalten fehlt dem Säugling die Fähigkeit, normal zu saugen und zu schlucken.
- *Störung der Sprache:* Aufgrund des fehlenden Verschlusses der nasopharyngealen Passage durch das Velum kommt es zur typischen Gaumenspaltensprache, dem offenen Näseln *(Rhinophonia aperta).* Durch die für Spaltträger charakteristischen Zahnstellungsanomalien kann Lispeln *(Sigmatismus)* hinzukommen.
- *Infektanfälligkeit:* Die mangelnde Verschlußmöglichkeit des Mundes bedingt beim Säugling Mundatmung und damit eine ungenügende Erwärmung der Atemluft, was die Infektanfälligkeit der oberen Atemwege verstärkt. Chronische Nasen- und Rachenkatarrhe, Bronchitiden und Aspirationspneumonien sind Begleiterscheinungen der unverschlossenen Gaumenspalten. Durch die gestörte Tubenfunktion und ihre mangelhafte Belüftung haben ca. 60 % der Spaltkinder akute oder chronisch rezidivierende Mittelohrentzündungen, die zu Schalleitungsschwerhörigkeit und Schädigungen des Innenohrs führen können.

Therapie

- *Kieferorthopädische Behandlung:* Möglichst sofort nach der Geburt wird eine individuelle Kunststoffplatte *(Trinkplatte)* im Oberkiefer eingesetzt, die Mund- und Nasenraum voneinander trennt und eine Normalisierung von Atmen, Trinken und Schlucken sowie der Lautbildung zuläßt. Gleichzeitig wird damit das Wachstum der Kiefersegmente gesteuert. Gezieltes Beschleifen der Gaumenplatte ermöglicht präoperativ die Reduzierung der Spaltbreite. Häufig kommen bei Spaltpatienten Zahnfehlstellungen und die Pseudoprogenie (☞ 4.2.2) vor. Die kieferorthopädische Betreuung soll mindestens bis zum vollständigen Durchbruch der bleibenden Zähne gewährleistet sein.
- *Operative Verfahren:* Als allgemeine Richtlinie gilt, daß die Lippenspalten innerhalb des ersten halben Lebensjahres (ab einem Körpergewicht von 6000 g) verschlossen werden. Für die Sprachentwicklung ist einerseits ein möglichst frühzeitiger Verschluß günstig. Um eine transversale Wachstumshemmung des Oberkiefers durch Narbenbildung und Unterbindung der Palatinalgefäße zu vermeiden, sollte andererseits der Gaumen möglichst spät verschlossen werden. Meist wird operiert, wenn das Kind beginnt, Wörter zu bilden. Sprachverbessernde Operationen wie die *Velopharyngoplastik* bei Gaumensegelinsuffizienz werden im Alter von 8–12 Jahren durchgeführt.
- *Logopädische Betreuung:* Sprechübungsbehandlungen sollten schon mit ca. 3 Jahren beginnen und vor dem Schuleintritt beendet sein.
- *Prothetische und konservierende Zahnversorgung:* Die bei Spaltkindern häufigen Anomalien der Zahnstellung und der Kiefer erfordern sorgfältige Karieskontrolle und -behandlung sowie Anleitung zur Mundhygiene und Ernährungshinweise. Bei Nichtanlage von Zähnen (häufig seitlicher Schneidezahn) wird ab dem 18. Lebensjahr prothetischer Ersatz eingegliedert, wenn kein kieferorthopädischer Lückenschluß möglich war.

2 Anatomische und morphologische Grundlagen

■ 2.1 Grundbegriffe

Mesial	zur Kiefermitte gerichtet
Distal	von der Kiefermitte abgewandt
Vestibulär	Zum Mundvorhof gerichtet
Oral	Zur Mundhöhle gerichtet
Palatinal	Zum Gaumen gerichtet
Lingual	Zur Zunge gerichtet
Bukkal	Zur Wange gerichtet
Labial	Zur Lippe gerichtet
Inzisal	Zur Schneidekante gerichtet (Frontzahn)
Okklusal	Zur Kaufläche gerichtet (Seitenzahn)
Apikal	Zur Wurzelspitze gerichtet
Approximal	Zum Kontaktpunkt des Nachbarzahnes gerichtet
Zervikal	Zum Zahnhals gerichtet

Abb. 2.1:
Aufbau des Zahnes und des Zahnhalteapparates

■ 2.2 Aufbau der Zähne und des Zahnhalteapparates

2.2.1 Zähne

Der Zahn läßt sich in einen *Kronen-* und einen *Wurzelbereich* einteilen. Die Verbindung zwischen beiden stellt der *Zahnhals* dar. Der Zahn besteht vorwiegend aus dem Zahnbein *(Dentin)*. Es ähnelt in seiner Struktur dem Knochen und besteht zu ca. 70 Gew.-% aus anorganischen Verbindungen, vorwiegend Hydroxylapatit. Im Gegensatz zum Knochen enthält das Dentin keine zellulären Strukturen, sondern wird von den Odontoblastenfortsätzen durchzogen. Diese liegen neben feinsten Nervenfasern in den radial angeordneten *Dentinkanälchen*.

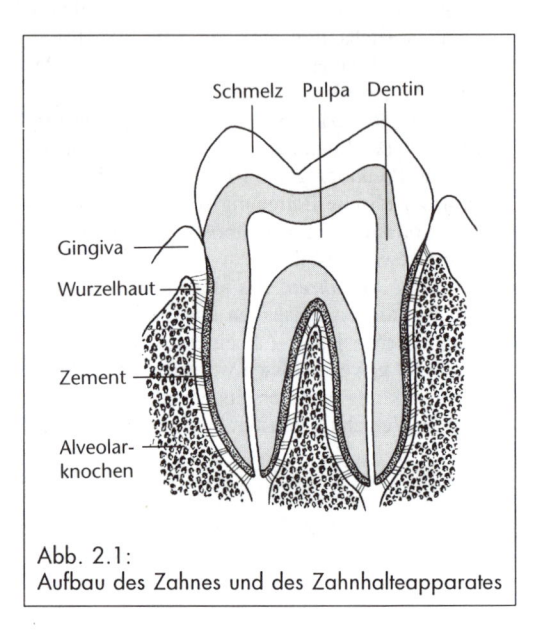

Im Kronenbereich wird das Dentin vom Schmelz *(Enamelum dentis)* überzogen. Dies ist die härteste Substanz des Körpers und besteht zu ca. 96.Gew.-% aus Apatitkristallen in Form von *Schmelzprismen*. Schmelz ist nicht regenerierbar, kann aber noch nach abgeschlossener Schmelzbildung durch exogene Fluoridzufuhr angereichert werden. Je höher der Fluorapatitanteil im Schmelz ist, desto widerstandsfähiger ist der Zahn gegen Entkalkung durch Säuren (☞ 10.2.2).

Die dritte Zahnhartsubstanz ist das *Wurzelzement*. Es überzieht den Zahn im gesamten Wurzelbereich und wird zur Wurzelspitze hin wesentlich stärker. Das Zement gleicht mit 65 Gew.-% anorganischem Anteil dem Faserknochen. Es wird von der Wurzelhaut gebildet und ist sowohl Teil des Zahnhalteapparates als auch des Zahnes selbst.

Die Zahnhartsubstanzen umschließen das Zahnmark *(die Pulpa)*. Sie besteht aus gallertigem, blutgefäß- und nervenreichem Bindegewebe und ist durch eine Öffnung an der Wurzelspitze, dem

Foramen apicale, mit dem umgebenden Gewebe verbunden. Klinisch wird die Pulpa in die Kronenpulpa und die Wurzelpulpa unterteilt. Die Wurzelpulpa liegt in einem oder mehreren *Wurzelkanälen.* Aufgabe der Pulpa ist die Ernährung und Bildung des Dentins. Auch das Sekundärdentin in der Gebrauchsperiode des Zahnes wird von ihr gebildet.

2.2.2 Zahnhalteapparat

Der Zahnhalteapparat *(das Parodontium)* ist eine funktionelle Einheit und setzt sich aus dem Wurzelzement (s.o.), der Wurzelhaut, dem Alveolarknochen und dem zugehörigen Zahnfleisch *(der Gingiva propria)* zusammen.

Der Zahn steckt mit der Wurzel in einem knöchernen Zahnfach *(der Alveole)* im Ober- oder Unterkiefer. Zwischen der Alveoleninnenwand und dem Wurzelzement des Zahnes befindet sich die Wurzelhaut *(das Desmodont).* Der wesentliche funktionelle Bestandteil der Wurzelhaut sind die elastischen *Sharpeyschen Fasern,* mit denen der Zahn in der Alveole „aufgehängt" ist. Sie verlaufen entsprechend ihrer Beanspruchungsrichtung schräg durch den Desmodontalspalt nach apikal. Die Kaukraft *(*im Molarenbereich bis zu 800 N) wird durch die Sharpeyschen Fasern in eine Zugbelastung umgewandelt. Röntgenologisch ist das Desmodont strahlentransparent und imponiert als *Parodontalspalt.*

Die Gingiva ist ein Teil der Mundschleimhaut und der periphere Bestandteil des Zahnhalteapparates. Die gesunde Gingiva ist blaßrosa, unverschieblich und von fester Konsistenz. Ihre Oberfläche ist orangenschalenähnlich gestippelt. Sie liegt durch straffe Faserzüge dem Zahnhals eng an und ist mit Ausnahme des Zahnfleischsaumes (marginale freie Gingiva) fest mit dem Alveolarknochen verwachsen (befestigte Gingiva). Der *gingivale Sulkus* ist eine physiologische, ca. 0,5 mm tiefe Zahnfleischfurche zwischen marginaler Gingiva und Zahnhals. Aus dem Gingivalsulkus sickert ein zellhaltiges Exsudat *(sulcus fluid),* dessen Menge unter pathologischen Bedingungen deutlich ansteigt. Zwischen den Approximalflächen der Zähne liegen die *Interdentalpapillen* der Gingiva. Die *mukogingivale Grenzlinie* trennt die unbewegliche, keratinisierte Gingiva propria von der verschieblichen, gefäßreicheren Schleimhaut des Mundvorhofs.

2.3 Knochen und Weichteile des Mundbereiches

2.3.1 Kieferknochen

Der Oberkiefer *(die Maxilla)* ist fest mit der Schädelbasis verbunden. Er ist paarig angelegt und besteht aus dem Corpus maxillae und vier Fortsätzen *(den Procc. frontalis, zygomaticus, alveolaris und palatinus).* Von der unteren Fläche des Oberkieferkörpers geht der Alveolarfortsatz mit den Zahnfächern aus.

Der Unterkiefer *(die Mandibula)* besteht aus dem hufeisenförmigen *Corpus mandibulae* und an dessen Ende zwei aufsteigenden Ästen *(Rami mandibulae).* Der Unterkieferast bildet mit dem Körper den stumpfen Kieferwinkel und läuft nach kranial in den Muskelfortsatz *(Processus coronoideus)* und den Gelenkfortsatz *(Processus condylaris)* aus. Der Unterkiefer wird von einem Gefäß-Nerven-Kanal *(Canalis mandibulae)* durchzogen, der am *Foramen mandibulae* in der Mitte des Ramus eintritt und auf halber Höhe des Unterkieferkörpers im Bereich der Prämolaren am *Foramen mentale* wieder austritt. Der Unterkiefer dient als Ansatzfläche für einige Teile der Kau- und Mundbodenmuskulatur.

2.3.2 Kiefergelenk

Das Kiefergelenk *(Articulatio temporomandibularis)* weist als Drehgleitgelenk eine sehr differenzierte Beweglichkeit auf. Das Öffnen des Mundes ist eine kombinierte Scharnier-Schlitten-Bewegung, beim Kauen kommt die rotierende Mahlbewegung hinzu.

Die Gelenkpfanne *(Fossa mandibularis)* ist eine Vertiefung im Schläfenbein vor dem äußeren Gehörgang. Zwischen ihr und dem walzenförmigen Gelenkkopf des Unterkiefers *(Condylus mandibularis)* liegt eine faserknorpelige Gelenkscheibe *(Discus articularis).* Die Gelenkkapsel enthält retroartikulär ein lockeres Gefäßpolster. Das Kiefergelenkköpfchen kann sich sowohl in der Gelenkpfanne als auch davor entlang des Gelenkhöckers *(Tuberculum articulare)* bewegen (☞ 16.1).

2.3.3 Muskulatur

Kaumuskulatur

Zur Kaumuskulatur gehören der M. temporalis, der M. masseter, der M. pterygoideus medialis und der M. pterygoideus laterales.

- *Kieferschluß* durch M. masseter, M. pteryg. med., vordere Fasern des M. temporalis
- *Kieferöffnung* durch beidseitige Kontraktion der Mm. pterygoidei laterales
- *Vorschubbewegung des Unterkiefers (Protrusion)* durch M. pteryg. lat. und med.
- *Rückschubbewegung des Unterkiefers (Retrusion)* durch hintere Fasern des M. temporalis
- *Lateralbewegungen* durch einseitige Kontraktion des M. pteryg. med. und lat.

Obere Zungenbeinmuskulatur

Diese Muskelgruppe stabilisiert die Halseingeweide und wirkt beim Kau- und Sprechvorgang mit. Zur *Mundbodenmuskulatur* gehören der M. geniohyoideus, der M. mylohyoideus und der vordere Bauch des M. digastricus. Der M. stylohyoideus und der hintere Bauch des M. digastricus werden aufgrund ihrer Entstehung als die *tiefen Muskeln des 2. Kiemenbogens* bezeichnet und vom N. facialis innerviert.

2.3.4 Gefäße, Nerven und Lymphbahnen

Gefäßversorgung

Das Gesicht und die Lippen werden hauptsächlich von der Arteria facialis versorgt. Sie bildet zahlreiche Anastomosen zur A. facialis der anderen Gesichtshälfte und zu weiteren Gefäßen. Die Zähne und der Zahnhalteapparat sowie der Gaumen werden von Ästen der A. maxillaris, einem Endast der A. carotis externa, versorgt.

Der venöse Abfluß erfolgt durch die V. facialis. Kleine Venen ziehen direkt oder über den venösen Plexus pterygoideus zu ihr, bevor sie in die V. jugularis interna mündet.

Innervation

Der wichtigste Nerv im Gesichtsbereich ist neben dem N. facialis der N. trigeminus. Zwei seiner Hauptäste, der N. maxillaris (sensibel) und der N. mandibularis (sensibel und motorisch), sind mit ihren Verzweigungen für die Innervation der Zähne, der Kiefer, der Muskulatur und von Teilen der Gesichtshaut zuständig:

- Harter und weicher Gaumen: Nn. palatini und N. nasopalatinus (N. maxillaris)
- Oberkieferzähne und zugehörige Gingiva: Plexus dentalis superior (aus Ästen des N. infraorbitalis und den Rami alveolares superiores posteriores, N. maxillaris)
- Wangenhaut, Wangenschleimhaut, bukkale Gingiva: N. buccalis (N. mandibularis)
- Zunge, linguale Gingiva, Glandula sublingualis und Gl. submandibularis: N. lingualis (N. mandibularis)
- Unterkieferzähne und zugehörige Gingiva: N. alveolaris inferior (N. mandibularis)
- Kinnhaut und Unterlippe: N. mentalis (N. mandibularis).

Lymphbahnen

Die Lymphe von Kopf und Hals fließt beidseitig in den Truncus jugularis, der rechts in den Ductus lymphaticus dexter, links in den Ductus thoracicus mündet. Im Verlauf der Lymphbahnen sind Gruppen von Lymphknoten eingeschaltet, die für den Abfluß der Lymphe des Kiefer- und Mundhöhlenbereiches zuständig sind:

- Oberlippe, Wangenhaut, vorderer Teil der Zunge und der Mundhöhle, alle Zähne mit zugehöriger Gingiva bis auf die unteren Schneidezähne: Nodi lymphatici submandibulares
- Unterlippe, Kinnhaut und untere Schneidezähne mit Gingiva: Nodi lymphatici submentales
- Vorderer Teil der Mundhöhle, Gaumen und Schlund: Nodi lymphatici buccales
- Abführende Gefäße aus den obengenannten Lymphknoten, Pharynx, Larynx, Kehlkopf und Schilddrüse: Nodi lymphatici cervicales profundi.

2.3.5 Speicheldrüsen

Speicheldrüsen sind zusammengesetzte Drüsen, deren Ausführungsgänge in die Mundhöhle münden. Die mukösen Anteile bilden eine viskose, glykoproteinreiche Flüssigkeit, die serösen Zellen sondern ein wäßriges Sekret ab. Der Speichel ist das Gemisch dieser Sekrete und enthält außerdem Ionen, Proteine, Lymphozyten, Mikroorganismen und abgestoßene Epithelzellen. Der pH-Wert des

Speichels liegt bei 6,7 bis 6,8. Die tägliche Speichelproduktion beträgt 1–1, 5 l. Der Speichel hat die Funktion einer Reinigungs- und Gleitflüssigkeit und wirkt als Elektrolyt (relevant bei unterschiedlichen Metallfüllungen im Mund). Zahnschmelz kann durch Fluoridionen aus dem Speichel bis zu einem gewissen Grad remineralisiert werden. (☞ 10.2.2).

Die Glandula sublingualis ist eine vorwiegend muköse Drüse. Ihr Hauptausführungsgang (Ductus sublingualis maior) mündet beidseitig in die Caruncula sublingualis unter der Zunge. Hier mündet auch der Ausführungsgang der Glandula submandibularis. Sie ist eine vorwiegend seröse Drüse und liegt am Hinterrand des M. mylohyoideus oberhalb des Zungenbeins.

Die rein seröse Glandula parotis ist die größte Mundspeicheldrüse. Sie liegt vor dem äußeren Gehörgang und mit dem größten Teil in der Fossa retromandibularis. Die Drüsenlappen werden vom N. facialis und der A. carotis externa durchzogen. Ihr Ausführungsgang, der Ductus parotideus, mündet im Vestibulum gegenüber den zweiten oberen Molaren. Neben den drei großen Speicheldrüsen existieren noch zahlreiche kleinere Drüsen, die über die gesamte Mundschleimhaut verteilt sind.

3 Milchgebiß

Das Milchgebiß besteht aus 20 Zähnen: pro Kieferhälfte zwei Frontzähne (einwurzelig), ein Eckzahn (einwurzelig) und zwei Milchmolaren (Im Oberkiefer dreiwurzelig, im Unterkiefer zweiwurzelig). Die Milchzähne *(dentes decidui)* unterscheiden sich im Aufbau nur geringfügig von den bleibenden Zähnen. Der Schmelz ist nicht so widerstandsfähig und radiert schneller ab. Die Farbe der Milchmolaren variiert von weißlich-transparent bis bläulich. Die Zahnkronen wirken gedrungen und haben einen zervikalen Schmelzwulst. Die Pulparäume sind wesentlich größer, die Wurzeln gespreizter und graziler als bei den bleibenden Zähnen. Das Wurzelwachstum der Milchzähne ist ca. zwei Jahre nach dem Durchbruch abgeschlossen. Die Resorption der Wurzeln beginnt ca. zwei Jahre vor dem physiologischen Verlust durch den Wachstumsdruck der bleibenden Zähne. Ein physiologisches Milchgebiß weist im anterioren Bereich Lücken als Platzreserve für die bleibenden Zähne auf.

■ 3.1 Zahndurchbruch

Der Durchbruch der Milchzähne *(erste Dentition)* beginnt in der Regel mit den unteren Frontzähnen. Er kündigt sich durch eine kuppenartige, anämische Vorwölbung auf dem Alveolarkamm an und geht häufig mit Unruhe, Appetitlosigkeit und Schmerzen des Kindes einher.

Durchbruchszeiten der Milchzähne

Erster Schneidezahn	6.–9. Monat
Zweiter Schneidezahn	8.–12. Monat
Erster Milchmolar	12.–16. Monat
Eckzahn	16.–20. Monat
Zweiter Milchmolar	20.–30. Monat

Mit dem Abschluß der ersten Dentition ist die *erste physiologische Bißhebung* erreicht.

■ 3.2 Anomalien im Milchgebiß

Tetrazyklinverfärbungen

Nach hochdosierten Tetrazyklingaben im Zeitraum von der intrauterinen Phase bis zum 4. Lebensjahr bilden sich Einlagerungen von Tetrazyklinkomplexen in Schmelz und Dentin der Milchzähne, die an der *gelblichbraunen Verfärbung* zu erkennen sind.

Vorzeitiger Zahndurchbruch/Milchzahnpersistenz

Der vorzeitige Durchbruch von Milchzähnen *(dentitio praecox)* kommt am häufigsten bei den mittleren unteren Schneidezähnen vor. Sie können schon bei der Geburt vorhanden sein *(dentes connatales)* oder kurz danach durchbrechen *(dentes neonatales)* und sind durch ihre unvollständig ausgebildete Wurzel sehr beweglich. Meistens müssen sie extrahiert werden, da sie beim Stillen die mütterliche Brust verletzen. Eine *Persistenz* von Milchzähnen kommt häufig bei Nichtanlage oder Retention (☞ 5.1.3) des entsprechenden bleibenden Zahnes vor. Diese Milchzähne können bis ins Erwachsenenalter fest im Kiefer bleiben.

■ 3.3 Folgen des vorzeitigen Zahnverlustes im Milchgebiß

Die Seitenzähne des Milchgebisses haben die Funktion von *Platzhaltern* und stimulieren das Kieferwachstum. Ihr vorzeitiger Verlust führt zur *Kippung* und *Mesialwanderung* der ersten bleibenden Molaren mit daraus resultierendem Platzmangel für die später durchbrechende *Stützzone* (Eckzahn, erster und zweiter Prämolar). Dieser *sekundäre Engstand* muß kieferorthopädisch behandelt werden. Weiterhin kommt es zum Absinken des Bisses und zur Durchbruchsverzögerung der bleibenden Nachfolger. Häufigste Ursache für den vorzeitigen Verlust von Milchzähnen ist die Karies. Wurzelreste sind keine Lückenhalter!

3.4 Folgen von Lutschen und Zungenpressen

Lutschen

Die häufig vorkommende Gewohnheit (70–80 % aller Kinder), am Daumen oder Bettuchzipfel zu lutschen, hat keinen dauerhaft schädigenden Einfluß, wenn sie bis zum 4.–5. Lebensjahr abgestellt wird. Ansonsten können schwerwiegende Folgen für die Zahnstellung und die Kiefergröße eintreten:

- *Knochendeformationen:* Durch den Druck des Lutschkörpers und die starke Wangenmuskulatur entsteht ein transversal komprimierter Oberkiefer *(Schmalkiefer,* ☞ Abb. 3.1) und ein hoher schmaler Gaumen *(Spitzgaumen,* ☞ Abb. 3.2).
- *Bißveränderungen:* Die Frontzähne haben beim Zusammenbeißen keinen Kontakt mehr *(lutschoffener Biß).* Durch den Druck des Lutschkörpers kippen die Frontzähne des Oberkiefers nach vorne *(Protrusion),* die des Unterkiefers zurück *(Retrusion).* Außerdem kann ein *seitlicher Kreuzbiß* entstehen (die bukkalen Höcker der Unterkiefer-Seitenzähne überragen transversal die Oberkiefer-Seitenzähne).

Zungenpressen

Bis zum 3. Lebensjahr ist das Zungenpressen beim Säugling physiologisch. Die Zunge wird beim *viszeralen Schlucken* zur Abdichtung zwischen die Alveolarfortsätze gepreßt und ermöglicht so gleichzeitiges Atmen und Schlucken. Nach Abschluß des Milchzahndurchbruchs sollte eine Umstellung auf das *somatische Schlucken* mit dem Zungendruck gegen den Gaumen stattfinden, ansonsten wird ein *frontal und seitlich offener Biß* und eine *Protrusion der Frontzähne* gefördert. Diese Dyskinesie wird durch Lutschen verstärkt. Häufige ätiologische Kofaktoren sind Mundatmung und hypotone Lippen- und Kaumuskelfunktionen.

Therapie: Ab dem 4. Lebensjahr Einsetzen einer *Mundvorhofplatte.* Bei Zungenpressen spielerische Übungen zur Kräftigung der Mundmuskulatur. Beim Lutschen Aufdecken der Hintergründe. Liegen schwerwiegendere Probleme zugrunde, evtl. Psychologen oder Kinderarzt einschalten. Nie mit Gewalt versuchen, das Lutschen abzugewöhnen!

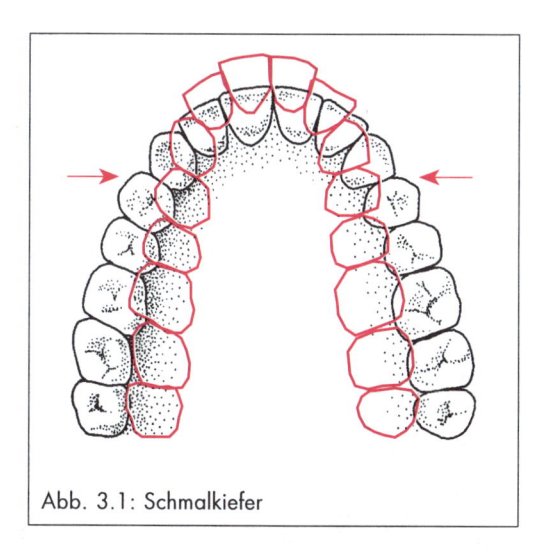

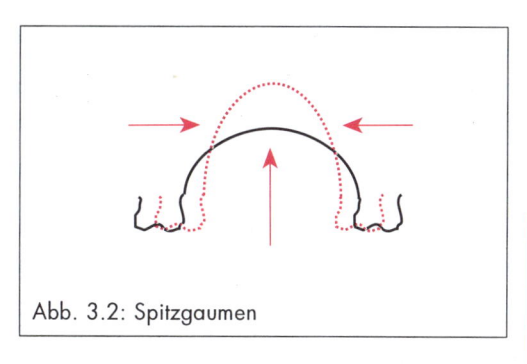

Abb. 3.1: Schmalkiefer

Abb. 3.2: Spitzgaumen

4 Wechselgebiß

4.1 Zahnwechsel

Die *zweite Dentition* beginnt mit dem Durchbruch der ersten unteren großen Mahlzähne. Dabei wird auch die spätere Bißhöhe festgelegt *(zweite physiologische Bißhebung)*. Den Durchbruch der ersten Molaren und der bleibenden Frontzähne bezeichnet man als *erste Phase des Wechselgebisses*, den Durchbruch der Stützzone als *zweite Phase des Wechselgebisses*. Generell ist die zeitliche Abfolge des Zahndurchbruches wesentlich variabler als bei der ersten Dentition.

➤ Bezeichnung und Wurzelanzahl der bleibenden Zähne

Das bleibende Gebiß besteht pro Kieferhälfte aus zwei Schneidezähnen *(Incisivi)*, einem Eckzahn *(Caninus)*, zwei Backenzähnen *(Prämolaren)* und drei Mahlzähnen *(Molaren)*. Die Anzahl der Wurzeln und der Wurzelkanäle kann bei den einzelnen Zähnen variieren. Normalerweise sind die Schneide- und Eckzähne einwurzelig. Die oberen ersten Prämolaren haben zwei Wurzeln, alle übrigen Prämolaren sind einwurzelig. Die Molaren des Oberkiefers besitzen drei Wurzeln, die des Unterkiefers zwei Wurzeln, jedoch drei Wurzelkanäle.

Durchbruchszeiten der bleibenden Zähne

Erster Molar *(6-Jahr-Molar)*	6.–7. Jahr
Erster Schneidezahn	6.–8. Jahr
Zweiter Schneidezahn	7.–9. Jahr
Erster Prämolar	9.–11. Jahr
Eckzahn	11.–13. Jahr
Zweiter Prämolar	11.–13. Jahr
Zweiter Molar	12.–14. Jahr
Dritter Molar *(Weisheitszahn)*	17.–30. Jahr; oft nicht angelegt, retiniert oder verlagert

4.2 Dysgnathien

Unter dem Begriff *Dysgnathien* werden alle Fehlentwicklungen zusammengefaßt, welche die Zahnstellung, die Kieferform, die *Okklusion* (Lage der Zähne zueinander in der Schlußbißstellung) und *Artikulation* (Lage der Zähne zueinander bei Unterkieferbewegungen) sowie die Bißlage und die Funktion betreffen. Als Ursachen der Dysgnathien kommen Vererbung und Entwicklungsschäden, aber auch Traumen, schädliche Gewohnheiten (☞ 3.4) und Krankheiten in Betracht.

Bei einer regelrechten Verzahnung greifen die Schneidekanten der oberen Frontzähne vertikal 2–4 mm über diejenigen der Unterkiefer-Frontzähne. Die bukkalen Höcker der Oberkiefer-Seitenzähne übergreifen transversal diejenigen der Unterkiefer-Seitenzähne.

Die Dysgnathien werden im Hinblick auf die sagittale Bißlage in *Neutralbiß* (Regelverzahnung), *Distalbiß* (Unterkiefer-Rücklage) und *Mesialbiß* (Unterkiefer-Vorlage) eingeteilt.

Der *Neutralbiß* ist als die Bißlage definiert, bei welcher

- der obere Eckzahn zwischen den unteren Eckzahn und den 1. Prämolaren greift
- der mesiobukkale Höcker des oberen 1. Molaren in die mesiobukkale Fissur des unteren 1. Molaren greift. (☞ Abb. 4.1)

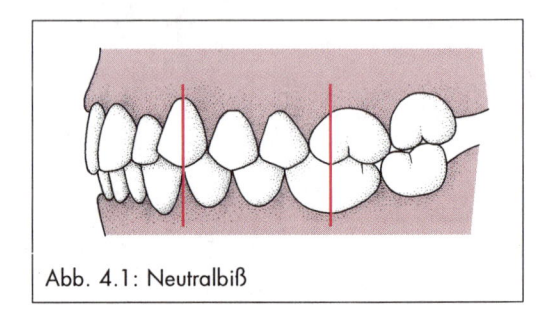

Abb. 4.1: Neutralbiß

Dreh- und Kippstände sowie transversale und vertikale Fehlstellungen der Zähne werden dabei nicht berücksichtigt.

4.2.1 Prognathie

Bei der Prognathie liegt der Oberkiefer sagittal zu weit vor dem Unterkiefer. Hierbei werden zwei Hauptgruppen unterschieden:

- Schmalkiefer, hoher Gaumen und Spitzfront (☞ 3.4). Extraoral erscheint die Oberlippe zu kurz (aufgeworfen) und das untere Gesichtsdrittel verkleinert (fliehendes Kinn).
- Breitkiefer, Retrusion der Oberkieferfront und extrem tiefer Biß *(Deckbiß;* die unteren Frontzähne beißen teilweise direkt in den Gaumen). Extraoral liegt ein gut entwickeltes Mittelgesicht („Großnasenprofil") und eine ausgeprägte Submentalfalte vor.

4.2.2 Progenie

Bei der Progenie liegt der Unterkiefer sagittal zu weit vor dem Oberkiefer. Das kann verschiedene Ursachen haben, weshalb besser vom progenen Formenkreis gesprochen werden sollte. Bei der hereditär bedingten *echten Progenie* sind der Unterkiefer und die Zunge zu groß (Makrogenie, Makroglossie), während die Ursache der *Pseudoprogenie* ein zu kleiner Oberkiefer ist. Bei einem normalem Größenverhältnis der Kiefer können Okklusionshindernisse (z.B. Höcker, Frühkontakte) zum Kreuzbiß einzelner Zähne und zum progenen Zwangsbiß führen.

4.3 Grundzüge der kieferorthopädischen Therapie

Der günstigste Zeitraum für eine kieferorthopädische Therapie liegt im Normalfall in der *zweiten Phase des Wechselgebisses* (10.–14. Lebensjahr). Hier können sowohl der Durchbruch der Seitenzähne als auch skelettale Wachstumsvorgänge gesteuert werden. Als Behandlungsgeräte werden *herausnehmbare* oder *festsitzende Apparate* verwendet. Bei den losen Klammern dienen *intramaxilläre Platten* mit Schrauben und aktiven Federn der skelettalen Wachstumssteuerung (z.B. Transversaldehnung des Oberkiefers) und der dentalen Beeinflussung (z.B. Überstellen eines Zahnes im Kreuzbiß). *Aktivatoren* sind herausnehmbare Geräte, die zwischen beiden Kiefern liegen und vor allem die Lage der Kiefer zueinander *(Bißlage)* beeinflussen. Die festsitzenden *Multiband-Apparaturen* sind sehr effektive Behandlungsgeräte. Sie werden jedoch von vielen Patienten als störend empfunden und erfordern eine optimale Mundhygiene und regelmäßige Karieskontrolle.

Bei progredienten Anomalien sollte die Therapie schon im Milchgebiß beginnen. Dazu gehören der progene Formenkreis, der Tiefbiß und der skelettal offene Biß (☞ 5.1.1). Zum Abgewöhnen der habituellen Mundatmung und als Schnuller- oder Daumenersatz dient die *Mundvorhofplatte*. Sie liegt im Vestibulum und wird nicht dental abgestützt. Bei vorzeitigem Milchzahnverlust werden herausnehmbare *Lückenhalter* eingesetzt. Bei progenen Tendenzen im Milch- und Wechselgebiß hemmt die extraoral abgestützte *Kopf-Kinn-Kappe* das Unterkieferwachstum.

Die *Erwachsenenbehandlung* ist dadurch erschwert, daß es kaum oder nicht mehr möglich ist, skelettale Veränderungen durch Wachstumssteuerung herbeizuführen. Die skelettalen Dysgnathien können nur noch dental kompensiert werden. Hier kommen nur festsitzende Behandlungsgeräte in Betracht; bei schwerwiegenden Anomalien sollte an eine *skelettverlagernde Operation* gedacht werden.

5 Bleibendes Gebiß

Im Ober- und Unterkiefer ordnen sich je 14 Zähne (bzw. 16 bei durchgebrochenen Weisheitszähnen) zu *Zahnbögen* an. Der obere Bogen hat die Form einer Ellipse und der untere die Form einer Parabel. In sagittaler Richtung bildet die Verbindung der Höckerspitzen eine nach kaudal gekrümmte Kurve *(Speesche Kurve)*. In der Schlußbißlage kommen alle Zähne außer den unteren ersten Frontzähnen und den oberen zweiten Molaren mit je zwei *Antagonisten* in Kontakt. Ein Zahn ohne Antagonist wächst über die Okklusionsebene hinaus *(elongiert)*.

5.1 Dysplasien

5.1.1 Mineralisationsstörungen

Rachitis und Osteomalazie

Die *Rachitis* kommt als Vitamin-D-Mangelkrankheit vor allem bei Säuglingen und Kleinkindern vor und ist heute durch die systematische prophylaktische Vitamin-D-Gabe selten geworden. Aufgrund der gestörten Mineralisation weisen die Zähne vor allem an den Höckerspitzen der ersten bleibenden Molaren und an den mittleren Schneidezähnen *Schmelzhypoplasien* auf. Die ungenügende Mineralisation des Osteoids und die Mobilisation von Kalzium aus der Knochensubstanz bewirkt neben den typischen rachitischen Deformierungen am Knochenskelett einen *rachitisch offenen Biß*, der deutlich therapieresistenter als der lutschoffene Biß ist.

Bei der *Osteomalazie* (sekundäre Ossifikationsstörung im Erwachsenenalter, z.B. bei Schwangeren) überwiegt die Veränderung des Dentins: Es ist von zahlreichen Spalten durchsetzt und verringert sich in seiner Masse, so daß sich das Pulpenkavum stark ausdehnen kann.

Amelogenesis/Dentinogenesis imperfecta

Beiden Formen liegen erblich bedingte Mineralisationsstörungen von Schmelz bzw. Dentin zugrunde. Die *Odontogenesis imperfecta* zeichnet sich durch eine gleichzeitige Störung von Dentin- und Schmelzbildung aus. Die Zahnkronen sind bräunlich verfärbt, nutzen schnell ab und brechen ab, die Pulpenhöhlen obliterieren. Eine prothetische Sanierung des Gebisses sollte nicht vor dem vollständigen Abschluß des Wurzelwachstums (ca. 18. Lebensjahr) erfolgen.

Lues connata

Die angeborene Syphilis, die sich im Schulalter manifestiert, weist als Symptomkomplex die *Hutchinson-Trias* auf: Neben der Innenohrschwerhörigkeit und der Keratitis parenchymatosa liegen tonnenförmige Schneidezähne mit halbmondförmiger Ausbuchtung an den Inzisalkanten und Schmelzdysplasien vor *(Hutchinson-Zähne)*.

5.1.2 Zahnanomalien

Die vielfältigen Erscheinungsformen der Zahnanomalien sind in den meisten Fällen erblich bedingt. Ursache können aber auch prä- oder postnatale Entwicklungsstörungen sein.

Bei der *Hypodontie* sind zu wenig Zähne angelegt. Am häufigsten sind davon die Weisheitszähne betroffen, seltener die seitlichen Oberkiefer-Schneidezähne und die zweiten Prämolaren. Äußerst selten ist die *Anodontie*, bei der die gesamte Zahnanlage fehlt. *Hyperodontien* (zu viele Zahnanlagen) kommen oft in Verbindung mit ektodermalen Dysplasien und anderen Fehlbildungen vor. Am häufigsten ist der *Mesiodens* im Oberkiefer zwischen den beiden mittleren Schneidezähnen. Die überzähligen Zähne brechen oft nicht durch. Die *Makro- oder Mikrodontie* (zu große oder zu kleine Zähne) kann einzelne Zähne oder das ganze Gebiß betreffen. Selten kommen *Verschmelzungen* von Zähnen oder *Zwillingszähne* vor.

5.1.3 Retention und Verlagerung

Bei der *Retention* verharrt der Zahn im Kieferknochen in regelrechter Achsenrichtung. Als Ursache kommen überzählige Zähne, Platzmangel, eine verzögerte Entwicklung der Zahnkeime oder Zysten (☞ 5.1.4) und Tumoren in Betracht. Multiple Zahnretentionen sind ein häufiges Symptom bei der *Dysostosis cleido-cranialis*. Retinierte Zähne sollten in der Regel entfernt werden; bei oberen Eckzähnen ist eine kieferorthopädische Einstellung nach operativer Freilegung der Zahnkrone empfehlenswert. *Verlagerte Zähne* weichen von ihrem regelrechten Platz und der korrekten Achsenrichtung ab. Sie sollten grundsätzlich entfernt werden, da sie zu Wurzelresorptionen und retrograden Pulpitiden (☞ 7.1) der Nachbarzähne sowie zu deren Verdrängung führen können.

5.1.4 Follikuläre Zysten

Im Gegensatz zu den entzündlich bedingten radikulären Zysten (☞ 8.2) entstehen die follikulären Zysten aufgrund einer *Fehlentwicklung des Schmelzorgans* bei nicht durchgebrochenen Zähnen. Die Schmelzpulpa (☞ 1.1) entartet zystisch. Abhängig vom Zeitpunkt der Entwicklungsperiode enthalten die Zysten einen rudimentären oder voll ausgebildeten, im Knochen impaktierten Zahn, dessen Krone in das Zystenlumen ragt. Das Zystenepithel ist mit dem Zahnhals fest verbunden und scharf von der Umgebung abgegrenzt. Bei retinierten Weisheitszähnen können *laterale follikuläre Zysten* („*Weisheitszahndivertikel*") entstehen. Follikuläre Zysten können beträchtliche Ausdehnungen erreichen (Kieferfrakturgefahr) und in seltenen Fällen maligne entarten.

Therapie: Grundsätzlich sollte eine histologische Untersuchung des gesamten Zystenbalges stattfinden. Follikuläre Zysten werden nach Möglichkeit im ganzen entfernt (*Zystektomie*). Wenn die Zyste sehr groß und unzugänglich ist oder die Gefahr besteht, bei dem Eingriff angrenzende Strukturen (Zähne, Nasenboden) zu verletzen, wird der Zystenbalg belassen und die Zystenhöhle gefenstert (*Zystostomie*). Dadurch wird die Zyste zu einer *Nebenhöhle* der Mund,- Nasen- oder Kieferhöhle und bildet sich durch Knochenapposition zurück.

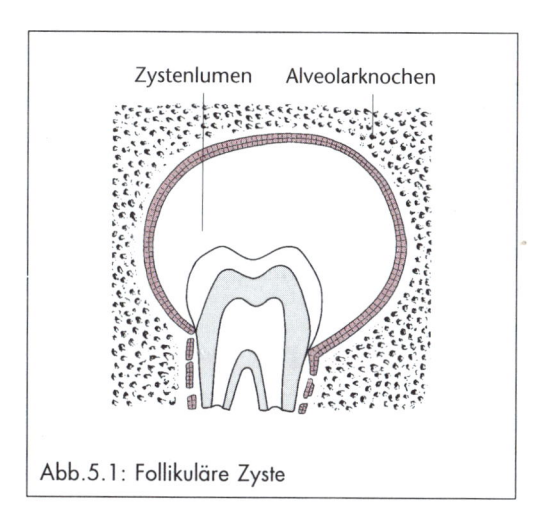

Abb. 5.1: Follikuläre Zyste

5.2 Altersveränderungen

Beim Altern treten an den Zähnen und am Kieferknochen regressive Veränderungen auf: An den Höckerabhängen und Approximalflächen der Zähne entstehen polierte Schliff-Facetten. Bei stärkerer Abnutzung verkürzt sich die Zahnkrone. Der Zahn reagiert auf die Abnutzung des Schmelzes mit der Bildung von gelblichem *Sekundärdentin* und mit dem Rückzug der Pulpa.

Mit zunehmendem Alter flachen Kieferwinkel und Kondylen ab. Beim Verlust der Stützzone ohne korrekte prothetische Versorgung verringert sich der Vertikalabstand von Ober- und Unterkiefer, es entsteht ein *abgesunkener Biß*. Die Form und Höhe des Alveolarfortsatzes sind bei erhaltener Bezahnung relativ konstant. Bei Zahnverlust kommt es durch den fehlenden funktionellen Reiz zur *Alveolarkammatrophie*.

6. Erkrankungen der Zahnhartsubstanz (Karies)

6.1 Ätiologie und Pathogenese

Vier Faktoren sind für die Kariesentstehung verantwortlich:

- *Mikroorganismen* der Mundhöhle
- *Wirt* (Zähne)
- *Nahrung* für die Mikroorganismen
- *Zeit*.

Mikroorganismen und Plaquebildung

Im Mundraum besteht ein *ökologisches Gleichgewicht* zwischen den einzelnen Mikroorganismen der bakteriellen Mischflora. Der Speichel als Nahrungsquelle ermöglicht den Mikroorganismen nur ein begrenztes Wachstum. Erst vermehrte Substratzufuhr, vor allem in Form kurzkettiger Kohlenhydrate (Zucker), fördert eine explosionsartige Vermehrung der kariogenen Bakterien, deren wichtigster Vertreter der Laktobazillus *Streptokokkus mutans* ist.

Plaque ist festhaftender bakterieller Zahnbelag. Die *Plaquebildung* beginnt mit der Haftung und kolonieartigen Vermehrung der Bakterienstämme auf den Zahnflächen. Bei fehlender oder unzureichender Mundhygiene breitet sich der weißliche Zahnbelag großflächig aus und wird zunehmend dicker.

Kariesentstehung

▶ Alle Mono- und Disaccharide sind mit geringen graduellen Unterschieden kariogen. Zuckerähnliche Zuckeraustauschstoffe wie Sorbit und Xylit weisen eine sehr niedrige Kariogenität auf, während künstliche Süßstoffe wie Aspartam oder Cyclamat unvergärbar und damit nicht kariogen sind.

Die in der mikrobiellen Flora der Plaque vorhandenen Bakterien sind säuretolerant und teilweise in der Lage, durch Vergärung des Nahrungszuckers Säuren als Stoffwechselendprodukt zu produzieren. Sobald der Säureanstieg den pH-Wert auf 5,7–5,4 erniedrigt hat, überwiegen die demineralisierenden Vorgänge am Zahn gegenüber den remineralisierenden Einflüssen durch den Speichel: der Zahnschmelz beginnt zu entkalken. Dominiert der Mineralverlust über längere Zeit, entstehen die kreidigweißen *„white spots"* als Vorstadien der kariösen Läsionen. Durch sorgfältige Mundhygiene und Einschränkung des Zuckerkonsums sowie durch Fluoridanwendung (☞ 10.2.2) ist dieser Vorgang reversibel. Die Zeitspanne von der Initialkaries bis zum kariösen Defekt ist sehr unterschiedlich und kann bei hoher Kariesaktivität extrem kurz sein (2–3 Monate).

Die Karies befällt zunächst den Schmelz *(Caries superficialis,* ☞ Abb. 6.1). Mit dem Einbruch der Karies in das Dentin *(Caries media,* ☞ Abb. 6.1) vollzieht sich ein irreversibler Zerstörungsprozeß. Die Entkalkung des Dentins verläuft meist unterminierend und wesentlich rascher als die des Schmelzes. In diesem Stadium reagiert der Zahn durch Nervenfortsätze in den Dentinkanälchen auf thermische Reize und auf Zuckergenuß empfindlich. Oft bleibt die Karies aber auch unbemerkt. ▶ Diagnostisch kann das Ausmaß der Dentinkaries auch mit einem zahnärztlichen Röntgenfilm (☞ 10.1) erkannt werden. Breitet sich die Karies bis zum pulpennahen Drittel des Zahnes aus *(Caries profunda,* ☞ Abb. 6.1), kann der Zahn in geringem Umfang mit der Bildung von *Sekundärdentin* zum Schutz der Pulpa reagieren. Im Laufe der Zeit dringt die unbehandelte Karies bis zur Pulpa vor und führt zu einer irreversiblen Entzündung des Pulpengewebes *(Pulpitis,* ☞ 7.2).

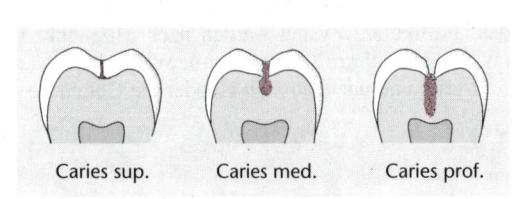

Abb. 6.1: Ausbreitung der Karies

6.2 Kariesvorkommen

Kariesinzidenz

Zur einheitlichen Erhebung des Gebißzustandes hat sich weltweit der *DMF-Index* (decayed = kariös, missing, filled) durchgesetzt. Er bezieht sich auf die Zähne (DMFT, T = teeth) oder die einzelnen Zahnflächen (DMFS, S = surfaces).

Der Kariesbefall betrifft 99 % der erwachsenen Industriebevölkerung und ist die am weitesten verbreitete Zivilisationskrankheit. Frauen sind etwas häufiger betroffen als Männer, die linke Seite etwas stärker als die rechte. Am häufigsten tritt die Karies im Alter von 8–9 Jahren und von 13–14 Jahren auf. Ein weiterer Gipfel liegt bei 35–45 Jahren. Generell korreliert der Kariesbefall mit dem Verbrauch von industriell gefertigten Zuckerprodukten.

Prädilektionsstellen und Kariesformen

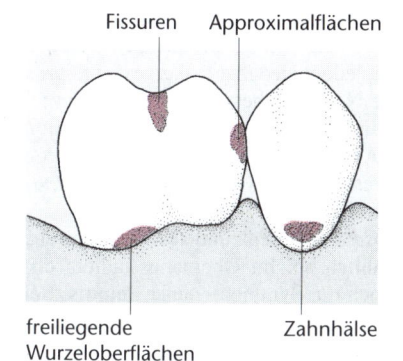

Abb. 6.2: Prädilektionsstellen der Karies

Die oft sehr engen und ampullenförmigen *Fissuren* (okklusale Schmelzeinziehungen) und Grübchen der Zähne sind Prädilektionsstellen für eine vermehrte Plaqueretention und somit für das häufige Auftreten von *Fissurenkaries*. Prophylaktisch können die Kauflächen der Molaren und Prämolaren kurz nach dem Durchbruch mit einer *Fissurenversiegelung* (☞ 10.2.3) geschützt werden. Auch die Kontaktflächen zu den Nachbarzähnen *(Approximalflächen)* bieten ideale Schlupfwinkel für Speisereste und Bakterien und fördern die *Approximalkaries*. Eine weitere Prädilektionsstelle für Karies sind *freiliegende Zahnhälse (Zahnhalskaries)*. An freiliegenden Wurzeloberflächen, z.B. nach parodontalchirurgischen Eingriffen, kann *Wurzelkaries* entstehen. Die *Sekundärkaries* bildet sich am Rand einer Füllung oder einer prothetischen Versorgung.

Prädisponierende Faktoren bei der Kariesentstehung

- *Ernährung:* Häufiger und / oder hoher Zuckerkonsum (auch versteckte Zucker in der Nahrung!) über den ganzen Tag verteilt, Genuß von freien Säuren (Obst)
- *Mundhygiene:* Falsche Technik und/oder Nachlässigkeit bei der Zahnpflege, falsche und/oder abgenutzte Zahnbürsten, abrasive Zahncreme
- *Fluoridierung:* Fluoridfreie Zahncreme, fehlende sonstige Fluoridierungsprophylaxe
- *Gebißstatus:* Engstände der Zähne, überstehende Füllungs- und Kronenränder, prothetische Versorgungen mit schwer zu reinigenden Nischen
- *Speichelmenge:* Ein Austrocknen der Mundhöhle *(Xerostomie)* durch verminderte Speichelsekretions entsteht bei chronischen Medikationen (Psychopharmaka, Diuretika, Zytostatika), bei der radiologischen Tumortherapie der Speicheldrüsen und beim Sjögren-Syndrom
- *Chronische Erkrankungen:* Erhöhtes Substratangebot durch zuckerhaltige Medikamente; bei Patienten mit Ulcus duodeni häufige nächtliche Nahrungsaufnahme („Nüchternschmerz")
- *Berufsgruppen:* Berufe in der Nahrungsmittelindustrie (z.B. Bäcker) und mit erhöhter Säureexposition.

7 Erkrankungen der Pulpa

7.1 Ursachen

- *Toxisch-infektiös:* Karies ist mit über 95 % die Hauptursache der entzündlichen Pulpaerkrankungen *(Pulpitiden)*. Die Bakterien können jedoch auch *retrograd* über die Wurzelspitze zur Pulpa gelangen. Dabei kommen als Auslöser Infektionen der Nachbarzähne oder des Kieferknochens und der Weichgewebe (Osteomyelitis, profunde marginale Parodontitis) in der Umgebung des Zahnes in Frage.
- *Thermisch:* Durch starke Hitzeentwicklung beim Beschleifen (z.B. ungenügende Wasserkühlung) oder durch nahe der Pulpa gelegene Metallfüllungen können sich akute oder chronische Pulpitiden sowie Pulpennekrosen (s.u.) entwickeln.
- *Chemisch:* Füllungskunststoffe und Silikatzemente wirken ohne Unterfüllung toxisch auf die Pulpa. Bei pulpennahen Kavitäten ist eine Unterfüllung aus Phosphatzement aufgrund des niedrigen pH-Wertes pulpenschädigend.
- *Traumatisch:* Frakturen und Luxation der Zähne können über Infektionen oder Gefäßunterbindungen zur irreversiblen Pulpenschädigung führen. Iatrogene Auslöser können Überbelastungen der Zähne durch zu hohe Füllungen oder schlecht sitzende prothetische Versorgungen sein.

7.2 Verlauf und Symptomatik

- *Hyperämie:* Die Pulpa beantwortet überschwellige Reize zunächst mit einer Gefäßerweiterung. Da der starre Wurzelkanal sich nicht ausdehnen kann, kommt es zu einer Drucksteigerung im Pulpenkavum. Dieser Zustand ist bei Beseitigung der Reizursache reversibel. Symptome der Hyperämie sind *Spontanschmerzen* bei Aufnahme von kalter oder süßer Nahrung, die rasch wieder abklingen.
- *Pulpitis serosa:* Aus den Gefäßen der Pulpa tritt seröses Exsudat aus. Der ziehende Schmerz ist kontinuierlich und überdauert den auslösenden Reiz. Die Schmerzen strahlen bis ins Ohr (Unterkieferzähne) und die Schläfen (Oberkieferzähne) aus. Der erkrankte Zahn ist stark perkussionsempfindlich.
- *Pulpitis purulenta:* Durch die geschädigten Wände der Blutgefäße treten Leukozyten aus. Die Berührung des Zahnes oder Kälteeinwirkung verursachen heftige, pulsierende Schmerzen, die sich oft nicht mehr lokalisieren lassen.
- *Chronische Pulpitis:* Vor allem durch ausgedehntes Beschleifen eines Zahnes kommt es häufig zur symptomlosen chronischen Pulpitis. Diese kann jedoch jederzeit akut exazerbieren oder in eine Nekrose übergehen. ➤ Sie kann jedoch *nicht* im Sinne einer restitutio ad integrum ausheilen. An der eröffneten vitalen Pulpa von Milchmolaren kann Gewebe in Form eines *Pulpapolyps* proliferieren.
- *Pulpanekrose:* Das entzündete Pulpagewebe stirbt allmählich ab. Im Übergangsstadium dominieren noch die Symptome einer Pulpitis. Bei einer vollständigen Nekrose reagiert der Zahn nicht auf heiß und kalt (Vitalitätsprobe!) und ist beim Bohren schmerzunempfindlich. In den meisten Fällen geht die Pulpanekrose in eine Gangrän über.
- *Gangrän:* Das abgestorbene Pulpagewebe wird mit anaeroben Bakterien infiziert und faulig zersetzt. Durch Gasbildung entsteht eine äußerst schmerzhafte Drucksteigerung in der Pulpa. Charakteristisch ist das sofortige Nachlassen des Schmerzes und der fötide Geruch bei Druckentlastung durch Aufbohren *(Trepanieren)* des Zahnes. Die häufigste Folgeerscheinung der Gangrän ist die apikale Parodontitis (☞ 8.1).

7.3 Therapie

Bei einer hyperämischen Pulpa kann versucht werden, das gefährdete Markorgan vital zu erhalten. Nach der vollständigen Kariesentfernung wird ein Kalziumhydroxidpräparat auf den pulpennahen Kavitätenboden *(indirekte Überkappung)* oder auf die eröffnete Pulpa *(direkte Überkappung)* aufgetragen. Kalziumhydroxid wirkt antibakteriell, alkalisierend und hartsubstanzinduzierend. Geringere Erfolgsaussichten hat die *Vitalamputation*, bei der die Kronenpulpa entfernt und die vitale Wurzelpulpa belassen wird.

Die zahnerhaltende Maßnahme bei den irreversiblen Pulpitiden ist die *Wurzelkanalbehandlung*. Der anästhesierte Zahn wird bis zur Kronenpulpa aufgebohrt *(trepaniert)*. Mit speziellen Exstirpationsnadeln wird das Markorgan vollständig entfernt *(Vitalexstirpation der Pulpa)*. Der so entstandene Hohlraum wird mit Wurzelkanalinstrumenten erweitert und desinfiziert. Der aufbereitete Wurzelkanal wird mit einem biokompatiblen Wurzelfüllmaterial (z.B. Guttapercha) abgefüllt. Wenn der provisorisch verschlossene Zahn klinisch und röntgenologisch symptomfrei bleibt, kann er nach ca. drei Monaten konservierend oder prothetisch versorgt werden.

Die Voraussetzung für das Ausheilen einer Gangrän ist ein *keimfreier Wurzelkanal*. Nach der Trepanation bleibt der Zahn zunächst zur Druckentlastung offen. Die definitive Wurzelfüllung darf erst erfolgen, nachdem der Wurzelkanal in mehreren Sitzungen bis zur Wurzelspitze gründlich mechanisch aufbereitet, desinfiziert und mit einem Kalziumhydroxidpräparat abgefüllt worden ist.

8 Erkrankungen des apikalen Parodontiums

■ 8.1 Apikale Parodontitis

Ätiologie

Die apikale Parodontitis ist eine Entzündung des Zahnhalteapparates im Bereich der Wurzelspitze und entsteht meistens durch den gangränösen Zerfall der Pulpa infolge von Pulpitiden (☞ 7.2) und Traumen (Frakturen, Luxationen). Verantwortlich für die apikale Entzündung können jedoch auch Fremdkörperreize (z.B. überstopfte Wurzelfüllungen) oder fortgeschrittene Zahnfleischentzündungen (Parodontitis marginalis profunda, ☞ 9.4.1) sein.

Verlauf und Symptomatik

Chronische apikale Parodontitis
Bei der chronischen apikalen Parodontitis handelt es sich um eine proliferierende Entzündung. Die Erreger gelangen über den infizierten Wurzelkanal in die periapikale Region und breiten sich dort aus. Der Knochen im Wurzelspitzenbereich wird resorbiert und durch Granulationsgewebe ersetzt. Es bildet sich ein linsen- bis erbsengroßes, scharf von der Umgebung abgegrenztes Gebilde *(apikales Granulom)*. Je nach Reaktionslage kann die Entzündung jahrelang chronisch verlaufen oder akut exazerbieren (☞ unten). In seltenen Fällen kann das Granulom in einem reparativen Prozeß partiell verknöchern *(sklerosierende apikale Parodontitis)*.

Klinisch ist die chronische apikale Parodontitis symptomlos. ▶ Die Diagnose erfolgt anhand der negativen *Vitalitätsprüfung* und des *Röntgenbildes* (☞ 10.1). Der erkrankte Zahn stellt sich röntgenologisch mit einem erweiterten Parodontalspalt und einer scharf begrenzten periapikalen Aufhellung dar. Differentialdiagnostisch ist abzuklären, ob es sich bei der röntgenologischen Transparenz um osteomyelitische Prozesse oder um Tumoren handelt.

Akute apikale Parodontitis
Die primär akute Verlaufsform der apikalen Parodontitis im direkten Anschluß an eine Pulpitis kommt selten vor. Weitaus häufiger ist die akute Exazerbation des chronischen Entzündungsgeschehens infolge einer veränderten Reaktionslage des Körpers.

Die *klinischen Symptome* sind ziehende oder pochende *Dauerschmerzen*, welche in die Umgebung ausstrahlen können (DD: Sinusitis maxillaris). Charakteristisch ist die *Klopf- und Druckempfindlichkeit* des betreffenden Zahnes. Der Zahn erscheint dem Patienten verlängert. Die Vitalitätsprobe ist negativ.

Im weiteren Verlauf durchbricht das entzündliche Exsudat den Knochen und sammelt sich unter der Knochenhaut *(subperiostale Lokalisation)*. Die Schmerzen nehmen rapide zu und verstärken sich beim Liegen und bei Berührung. Die dem Zahn angrenzenden Weichteile sind ödematös geschwollen, die Körpertemperatur ist erhöht.

Mit dem Durchbruch des Eiters in die Weichteile entwickelt sich ein *submuköser Abszeß* (☞ 13.1). Das Druckgefühl nimmt zunächst ab, die Weichteilschwellung nimmt zu.

Therapie

Bei akutem Krankheitsbild ist zur Druckentlastung und Schmerzreduzierung primär die *Trepanation* des betroffenen Zahnes oder des Knochens *(Schrödersche Lüftung)* angezeigt. In der subperiostalen Phase und bei Abszeßbildung erfolgt die *Inzision* der Weichteile mit anschließender Drainage. Bei drohender Ausbreitung des eitrigen Prozesses in die Umgebung ist zusätzlich eine *antibiotische Abdeckung* indiziert.

Nach dem Abklingen der akuten Symptomatik oder bei der Behandlung der chronischen Verlaufsform wird die Erhaltungswürdigkeit des Zahnes eingeschätzt. Bei der *Extraktion* des erkrankten Zahnes ist darauf zu achten, daß das gesamte apikale Granulationsgewebe entfernt wird.

Die apikale Parodontitis heilt bei erhaltungswürdigen Zähnen in ca. 60 % der Fälle mit der Wurzelkanalaufbereitung und -füllung *(endodontische Behandlung)* aus. Die Ausheilungschancen für Frontzähne können mit einem zusätzlichen chirurgischen Eingriff, der *Wurzelspitzenresektion (WSR,* ☞ Abb. 8.1*)*, auf ca. 90 % gesteigert werden. Hierbei wird die Schleimhaut im Vestibulum aufgeklappt, die betroffene Wurzelspitze freigelegt und mit dem gesamten periapikalen Granulationsgewebe entfernt. Mit Guttapercha- oder Silberstiften wird ein bakteriendichter Verschluß des Wurzelkanals angestrebt. Die Indikation für die WSR besteht im Rahmen einer operativen Zystentherapie (☞ 8.2) sowie bei nicht vollständig durchführbarer Aufbereitung des Wurzelkanals (z.B. stark gekrümmte Wurzeln, alte unvollständige Wurzelfüllungen, apikale Wurzelfraktur).

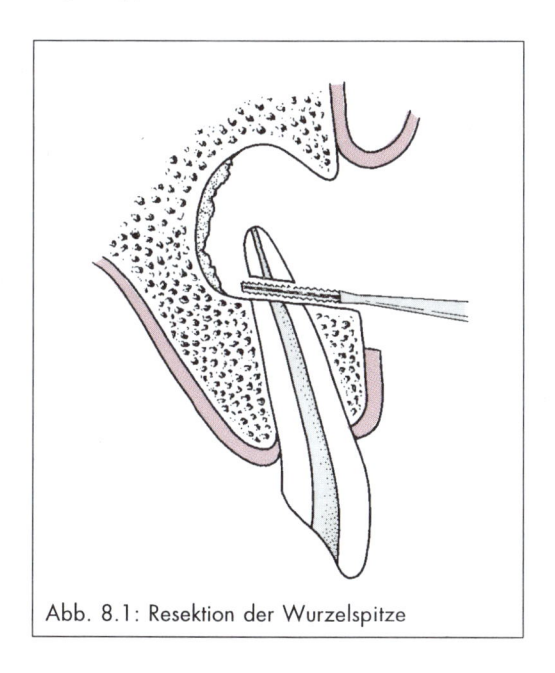

Abb. 8.1: Resektion der Wurzelspitze

Komplikationen und Folgen der apikalen Parodontitis

Die häufigste Folge einer unbehandelten, akut verlaufenden apikalen Parodontitis ist die *Abszedierung* (☞ 13.1) in anatomisch benachbarte Logen und Spatien. Weitaus seltener, aber schwerwiegender und unter Umständen lebensbedrohlich ist die schrankenlose Ausbreitung des Entzündungsprozesses in Form der *Phlegmone* (☞ 13.1).

Aus der chronischen apikalen Parodontitis können sich *radikuläre Zysten* (☞ 8.2) entwickeln. Die periapikalen Entzündungen marktoter Zähne sind die Hauptursache für die *Osteomyelitis* (☞ 15.1).

Durch hämatogene und lymphogene Streuung der Erreger kann der Organismus fern vom chronischen Entzündungsherd erkranken *(Fokalinfektion,* Herderkrankung). Betroffen sind vor allem die Gelenke (rheumatischer Formenkreis), das Herz (Myo-, Endokarditis), die Augen (Iridozyklitis) sowie die Nieren (Nephritiden).

8.2 Radikuläre Zysten

Radikuläre Zysten (☞ Abb. 8.2) sind entzündlich bedingte, odontogene Hohlgebilde an der Wurzelspitze eines pulpentoten Zahnes. Der Hohlraum wird von einer bindegewebigen Kapsel, dem *Zystenbalg,* umschlossen, der lumenwärts mit Epithel ausgekleidet ist. Im Zystenlumen befinden sich Epithelzellen und Eiter mit Beimengungen von Cholesterinkristallen (Zellzerfall). Radikuläre Zysten wachsen langsam und schubweise und entarten nur sehr selten maligne.

Ätiologie und Pathogenese

Die radikulären Zysten entwickeln sich aus einer chronischen apikalen Parodontitis. Voraussetzung dafür sind epithelhaltige Granulome. Epithelstränge finden sich in ca. 30 % der apikalen Entzündungsherde. Das Epithel stammt aus den Malassez-Epithelresten (☞ 1.1), die bei der Entwicklung der Wurzelscheide im Gewebe versprengt werden. Durch den Entzündungsreiz beginnen die Epithelzellen zu proliferieren und umschließen zunächst mehrkammerige Hohlräume, die durch degenerativen Verfall entstehen. Mehrere benachbarte Hohlräume konfluieren. Durch ein osmotisches Druckgefälle kommt es zum Einstrom von Flüssigkeit in den Zystenhohlraum und damit zum Zystenwachstum mit Knochenresorption und Verdrängung benachbarter Strukturen (Zähne, Nerven, Kieferhöhle).

Symptomatik und Diagnose

In den meisten Fällen sind die radikulären Zysten klinisch stumm und werden als Zufallsbefund einer radiologischen Untersuchung bemerkt. Sehr große Zysten können eine Auftreibung des Knochens und die Verdrängung der (vitalen) Nachbarzähne verursachen. Selten kommt es zur Kieferfraktur durch Schwächung des Knochens. Bei einer Infektion der Zysten treten ähnliche Beschwerden wie beim submukösen Abszeß auf.

Die radiologische Diagnose erfordert Röntgenbilder in zwei unterschiedlichen Ebenen, um die gesamte Ausdehnung der Zysten darzustellen. Die Zyste erscheint im Röntgenbild als scharf begrenzte, rundliche Aufhellung, in die der betroffene Zahn mit der Wurzelspitze hineinragt. *Kleine Zysten sind oft nicht von einem apikalen Granulom zu unterscheiden.* Die endgültige Diagnose kann nur während der Operation und histologisch gestellt werden.

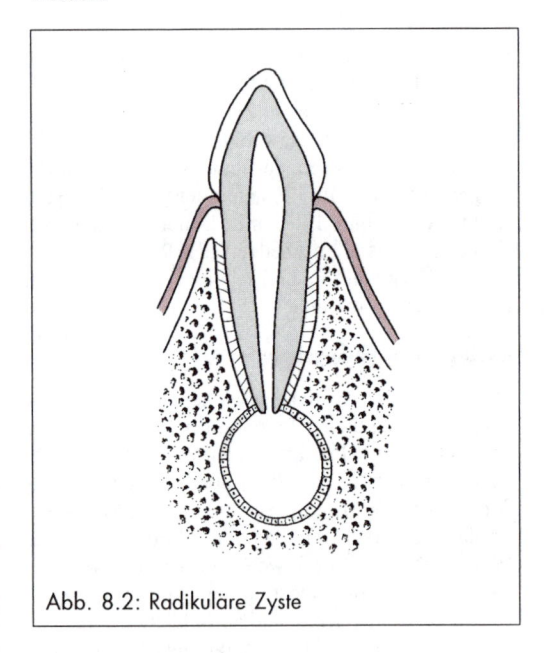

Therapie

Generell ist die *Zystektomie* (☞ 5.1.4) angezeigt. Bei einem erhaltungswürdigen Ausgangszahn wird die Ausschälung der Zyste mit einer Resektion der Wurzelspitze (☞ 8.1) verbunden. Ansonsten wird der betroffene Zahn bei der Zystektomie mit entfernt und die Operationswunde primär verschlossen. Bei ausgedehnten Prozessen ohne Anzeichen einer malignen Entartung (Histologie!) ist eine *Zystostomie* (☞ 5.1.4) indiziert.

Abb. 8.2: Radikuläre Zyste

9 Erkrankungen des marginalen Parodontiums

9.1 Ätiologie der marginalen Parodontopathien

- *Toxisch-infektiös:* Erkrankungen des Zahnhalteapparates *(Parodontopathien)* sind in erster Linie bakterielle Infektionen. ➤ Die von Bakterienmassen durchsetzte *Plaque* (☞ 6.1) ist die *Voraussetzung* für das Zustandekommen entzündlicher parodontaler Destruktionen. Plaque reichert sich bei ungenügender Mundhygiene an den Zahnflächen (☞ 6.1) und am Zahnfleischrand an.
- *Mechanisch-traumatisch:* Die Plaqueretention und -akkumulation wird durch Schlupfwinkel gefördert. Diese Schmutznischen entstehen durch *Zahnstein* (supragingivale mineralisierte Plaque mit rauher Oberfläche) und eng stehende Zähne, aber auch durch iatrogene Faktoren wie überstehende Füllungs- und Kronenränder, Zement- und Amalgamreste und schwer zu reinigende prothetische Konstruktionen. Das parodontale Gewebe kann auch durch falsche Putztechnik und Prothesenteile traumatisiert werden.
- *Chemisch-toxisch:* Einige systemisch eingenommene Präparate verursachen eine medikamentös bedingte Gingivahyperplasie. Mangel- oder Fehlernährung sind prädisponierende Faktoren und bewirken *in Verbindung mit Plaque* gingivale Entzündungen (z.B. bei Skorbut infolge von Vitamin-C-Mangel). Alkohol- und Nikotinabusus fördern die Parodontopathien.
- *Funktionsstörungen:* Zahnstellungsanomalien, Zahnwanderungen, zu hohe Füllungen oder Kronen und Parafunktionen (Pressen, Zähneknirschen) verursachen Fehl- oder Frühkontakte sowie Überlastungen der Zähne und schädigen somit den Zahnhalteapparat. Dadurch wird der bakteriell bedingte entzündliche Prozeß begünstigt.
- *Endogene Faktoren und Allgemeinerkrankungen:* Parodontopathien können durch hormonelle Einflüsse gefördert werden. Diese treten verstärkt in der Pubertät, in der Schwangerschaft und im Klimakterium auf. Diabetes mellitus fördert entzündliche Veränderungen des Zahnfleisches. Beim Papillon-Lefèvre-Syndrom tritt eine schwere Parodontitis in Verbindung mit hyperkeratotischen Veränderungen an Händen und Füßen auf.

9.2 Pathogenese der entzündlichen marginalen Parodontopathien

Das Zustandekommen und das Ausmaß der destruktiven Vorgänge am Zahnhalteapparat hängt neben der *Plaquemenge* von den lokalen Gegebenheiten, der Immunabwehr des Wirts sowie der Virulenz der Mikroorganismen ab.

Das gesunde Parodont (☞ 2.2.2) steht in einem ökologischen Gleichgewicht mit den Mikroorganismen der Mundhöhle. Durch Plaqueakkumulation verändert sich die Menge und Zusammensetzung der Bakterienflora. Die Bakterien schädigen das Parodont direkt durch Eindringen in das Gewebe und indirekt durch die Bildung von Enzymen, Toxinen und metabolen Abbauprodukten. Das gingivale Gewebe reagiert mit Entzündungsmechanismen wie gesteigerter Gefäßpermeabilität und Leukozyteninfiltration. Die Menge des Exsudates aus dem gingivalen Sulkus ist ein Maß für den Entzündungsgrad der Gingiva (sulcus fluid rate). Bei einer Entzündung der marginalen Gingiva *(Gingivitis)* weist das entzündete Zahnfleisch klinisch eine erhöhte Blutungsneigung auf und ist hochrot. Zwischen Zahn und Gingivalsaum entstehen durch die ödematöse Schwellung des Zahnfleisches *Pseudotaschen*, die wiederum ideale Retentionsstellen für Speisereste und Bakterien darstellen.

Bei der *Parodontitis* breiten sich die entzündlichen Reaktionen auf alle Anteile des marginalen Parodonts aus. Das Epithel der gingivalen Zahnfleischfurche wandert nach apikal. Dadurch entstehen aus den Pseudotaschen pathologisch vertiefte *Zahnfleischtaschen*. Durch Mineralsalze aus dem Serum wird die Plaque in den Taschen mineralisiert und bildet fest am Zahn haftende *subgingivale Konkremente*, die als mechanischer Reiz und als Retentionsstelle für Bakterien wirken. Beim Übergreifen des Gewebeabbaues auf den Alveolarknochen bilden sich *Knochentaschen*. Die Befestigung zwischen dem Wurzelzement und dem Rest des Zahnhalteapparates geht verloren *(Attachmentverlust)*. Folgen der unbehandelten Parodontitis sind Lockerung und schließlich Ausfall der Zähne.

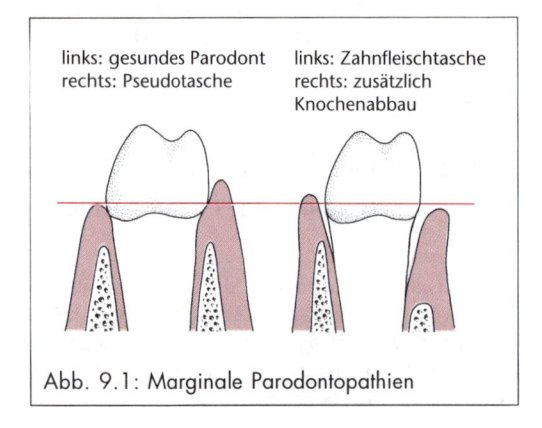

links: gesundes Parodont
rechts: Pseudotasche

links: Zahnfleischtasche
rechts: zusätzlich Knochenabbau

Abb. 9.1: Marginale Parodontopathien

■ 9.3 Diagnostik der marginalen Parodontopathien

Nach der allgemeinen und speziellen Anamnese und dem zahnärztlichen Befund (☞ 10.1) erfolgt die *Inspektion* des Zahnfleisches. Hierbei werden Farbe (blaßrosa – hochrot), Verlauf (hyperplastisch – atrophisch) und Konsistenz (fest – ödematös fluktuierend) der marginalen Gingiva untersucht. Die Menge und die Verteilung der Plaque werden mit *Plaque-Indices* erfasst und für die Behandlung dokumentiert. Der Entzündungsgrad der Gingiva wird durch *Gingiva-Indices* (z.B. Unterscheidung von vier Blutungsgraden beim Papillen-Blutungs-Index PBI) beurteilt.

Um eine Parodontitis diagnostizieren und einschätzen zu können, müssen die Taschentiefe und das Ausmaß des Attachmentverlustes bestimmt werden. Hierzu wird mit einer *Parodontalsonde* die Tiefe der Zahnfleischtasche und gemessen. Bei der Auswertung der Messergebnisse müssen Pseudotaschen und der Sondierungsdruck berücksichtigt werden. Bei mehrwurzeligen Zähnen mit tiefen Taschen wird mit gekrümmten Sonden geprüft, ob der Abbau des Alveolarknochens schon die Gabelung der Wurzel *(Furkation)* erreicht hat. Die Messung der *Zahnbeweglichkeit* gibt Aufschluß über den Verlust und über qualitative Veränderungen des parodontalen Stützgewebes.

Die klinischen Untersuchungsverfahren sollten durch die *röntgenologischen Befunde* ergänzt werden. Nur so kann die Lokalisation, das Ausmaß und teilweise die Ursache des Knochenschwundes (Zahnstein, überstehende Füllungsränder) erfaßt werden. Zur Röntgendiagnostik eignen sich vor allem der Röntgenstatus und bedingt Bißflügelaufnahmen oder Orthopantomogramme (☞ 10.1).

Seltener ist die *mikrobiologische Diagnostik* der Bakterienzusammensetzung in den Zahnfleischtaschen.

■ 9.4 Einteilung der marginalen Parodontopathien

Unter dem Begriff Parodontalerkrankungen werden verschiedene Krankheitsbilder zusammengefaßt, die ineinander übergehen oder sich überlagern können. Grundsätzlich werden *entzündliche*, *hyperplastische* und *atrophische* Formen unterschieden.

9.4.1 Entzündliche Formen

Gingivitis

Die akute Gingivitis ist eine bakteriell verursachte Entzündung der marginalen Gingiva mit Rötung, Blutungsneigung und ödematöser Schwellung des Gewebes. Es sind Pseudotaschen mit gesteigerter Exsudation, jedoch keine Knochentaschen vorhanden. Die akute Gingivitis kann in eine chronische Gingivitis oder in eine Parodontitis mit Knochenbeteiligung übergehen, kann aber auch über Jahre stationär bleiben. Bei entsprechender Mundhygiene ist die Gingivitis reversibel.

Eine schwerwiegende Sonderform der Gingivitis ist die *ANUG (Akute nekrotisierende ulzeröse Gingivitis, Plaut-Vincent-Gingivitis)*. Bei der rasch fortschreitenden, schmerzhaften Entzündung zerfallen die Interdentalpapillen nekrotisch-ulzerös; in schwersten Fällen kommen auch Nekrosen des Kieferknochens vor. Die Gingiva blutet ausgesprochen leicht und ist mit einer grauen Pseudomembran bedeckt. Charakteristisch ist der faulige Mundgeruch. Fieber und Lymphadenitis sind regelmäßig vorhanden. Das Allgemeinbefinden ist stark beeinträchtigt. Die Ätiologie der ANUG ist nicht eindeutig geklärt. Prädisponierende Faktoren sind schlechte Mundhygiene, Mangelernährung, Streß und starkes Rauchen sowie verminderte Abwehrkräfte, z.B. bei Leukosen und Infektionskrankheiten. Bei der mikrobiologischen Untersuchung finden sich vermehrt Spirochäten und fusiforme Bakterien in der Plaque. *Cave:* Die ANUG kann ein orales Symptom bei AIDS sein.

Parodontitis

Die Parodontitis ist eine Entzündung des marginalen Parodonts mit Bildung von echten Zahnfleisch- und Knochentaschen. Sie entwickelt sich in der Regel aus einer Gingivitis. Aktive Schübe wechseln sich mit chronischen Phasen ab.

Die Symptome der Gingivitis bleiben bei der Parodontitis erhalten. Schon die leichte Form der Parodontitis *(Parodontitis marginalis superficialis)* zeigt röntgenologisch einen Knochenabbau bis zu 1/3 der Wurzellänge. Durch die apikalwärts wandernde Entzündung können sich Taschenabszesse entwickeln. Im Verlauf einer Parodontitis kann es auch zur Schrumpfung der Gingiva kommen. Dabei erscheinen klinisch die Zähne länger und die Zahnhälse werden sichtbar. Bei der fortgeschrittenen Parodontitis *(Parodontitis marginalis profunda)* macht sich die Bildung parodontaler Taschen und der Knochenschwund durch Zahnwanderungen und Zahnlockerungen und schließlich durch Zahnverlust bemerkbar.

Perikoronare Entzündungen

Bei durchbrechenden oder halbretinierten Zähnen bilden sich zwischen Zahnkrone und Weichgewebe perikoronare Taschen. Diese sind schwer zu reinigen und bieten einen Schlupfwinkel für Speisereste und Bakterien. Die entstehende Entzündung kann sich auf den umgebenden Knochen ausbreiten und eine Osteomyelitis oder einen Abszeß verursachen. Die unteren Weisheitszähne sind am häufigsten von den Tascheninfektionen betroffen, da sie oft verlagert oder retiniert sind und aufgrund des Platzmangels nur unvollständig die Kauebene erreichen.

Das klinische Bild mit schmerzhafter Schwellung der Schleimhautkapuze und Sekretentleerung aus der Tasche sowie mit begleitender Kieferklemme, Lymphadenitis und Schluckbeschwerden ist als *Dentitio difficilis* bekannt. Nach dem Abklingen der akuten Tascheninfektion ist in den meisten Fällen die Extraktion des Weisheitszahnes indiziert.

9.4.2 Hyperplastische Formen

Die Gingivahyperplasien entstehen infolge einer Vergrößerung oder einer Vermehrung der marginalen Bindegewebszellen. Sie können generalisiert oder auf einzelne Zähne beschränkt auftreten und entzündlich oder fibrös sein.

Medikamentös bedingte Gingivahyperplasien

Die medikamentös bedingten Gingivahyperplasien werden von Antiepileptika (Hydantoinpräparaten), Immunsuppresiva (z.B. Cyclosporin A) und Antihypertonika (z.B. Nifedipin) verursacht. Sie sind primär nicht entzündlich, häufig ist jedoch eine marginale Entzündung aufgepropft.

Epulis

Epuliden sind benigne Wucherungen am Zahnfleisch. Sie sind halbkugelig im Bereich einer oder mehrerer Papillen lokalisiert und unterscheiden sich durch ihren histologischen Aufbau (Riesenzellepulis, fibröse Epulis, granulomatöse Epulis). Ursachen sind chronische lokale Reizfaktoren und eine individuelle Disposition. Epuliden sollten nach der operativen Exzision histologisch untersucht werden. Sie neigen leicht zu Rezidiven.

9.4.3 Degenerativ-atrophische Formen

Die rein rezessiven Formen der Parodontopathien weisen weder klinisch erkennbare Entzündungszeichen noch pathologisch vertiefte Zahnfleischtaschen oder Zahnlockerungen auf. Der Zahnhalteapparat bildet sich an einzelnen *(Parodontosis localisata)* oder allen Zähnen *(Parodontosis generalisata)* zurück. Durch die Fensterung oder das Auseinanderweichen vor allem des dünnen fazialen Alveolarknochens liegen die Zahnhälse und teilweise die Zahnwurzeln frei. Die Gingiva ist gelegentlich wulstig verdickt *(McCallsche Girlanden)*. Oft erscheinen die Rezessionen als keilförmige Spalten *(Stillman-Clefts)* am Gingivalsaum.

Die Ursachen der Rezessionen sind vor allem traumatische Einwirkungen und Belastungen des Parodonts (z.B. falsche Technik beim Zähneputzen, Zug der Lippen- und Wangenbändchen an der befestigten Gingiva, kieferorthopädische Behandlungen).

9.5 Therapie der marginalen Parodontopathien

Wesentliche Voraussetzung für den Erfolg einer Therapie ist die dauerhafte Reduzierung von bakterienreicher Plaque in der Mundhöhle. Die *Initialtherapie* beginnt deshalb mit einer *Hygienephase*, bei welcher der Patient über die Ursachen der Erkrankung informiert und zur richtigen Mundhygiene angeleitet und motiviert wird. Parallel dazu erfolgt die Plaque- und Zahnsteinentfernung sowie die Beseitigung von Fehlkontakten und iatrogenen Reizen durch den Zahnarzt. Begleitend können lokal unterstützende Medikamente (Chlorhexidinspülungen, Kortikosteroid- und Antibiotikasalben) eingesetzt werden.

Die Therapie akuter und progressiv verlaufender Parodontopathien (z.B. ANUG) erfordert in der Initialphase häufig die zusätzliche systemische Medikation mit Tetrazyklinen (z.B. Vibramycin) oder Imidazolen (z.B. Flagyl®).

Die Entfernung harter und weicher supragingivaler Beläge erfolgt maschinell mit dem *Ultraschallgerät* und manuell mit *Scalern* (☞ Abb. 9.2). Bei Taschen- und Konkrementbildung schließt sich an die Hygienephase eine *Taschenbehandlung* an. Die Wurzeloberfläche wird mit *Küretten* (☞ Abb. 9.2) bis zum Taschenboden abgeschabt und geglättet und das erkrankte Weichgewebe wird entfernt *(geschlossene Kürettage).* Liegen Taschentiefen von mehr als 5 mm vor, sind parodontalchirurgische Eingriffe indiziert. Bei der *Lappenoperation mit offener Kürettage* wird ein Schleimhaut-Periost-Lappen von den betroffenen Zähnen abgeklappt, so daß die Weichgewebe und die Wurzeloberflächen *unter Sicht* gereinigt werden können. Im Zuge der Operation werden auch Knochenkanten geglättet und modelliert. Nachteile dieser Methode sind die Gewebeschrumpfung und daraus resultierend die freiliegenden, oft sensiblen Zahnhälse, die vor allem im Frontbereich ein ästhetisches Problem darstellen.

Die Therapie der Gingivahyperplasien ohne Knochentaschen besteht aus der chirurgischen Abtragung des gingivalen Gewebes *(Gingivektomie)* in Verbindung mit der Modellation eines physiologischen Zahnfleischverlaufes *(Gingivoplastik).*

Um den Langzeiterfolg einer Parodontalbehandlung zu gewährleisten, ist eine konsequente Nachkontrolle des marginalen Parodonts in Form der *Erhaltungstherapie* notwendig. Dazu wird der Patient in regelmäßigen Abständen (3–6 Monate) bestellt *(Recallsystem).* In den Sitzungen wird er auf Fehler bei der Mundhygiene hingewiesen und zur Pflege des Gebisses remotiviert. Vom Zahnarzt erfolgt nach der erneuten Befunderhebung die supragingivale Plaque- und Zahnsteinentfernung und gegebenenfalls eine Nachbehandlung.

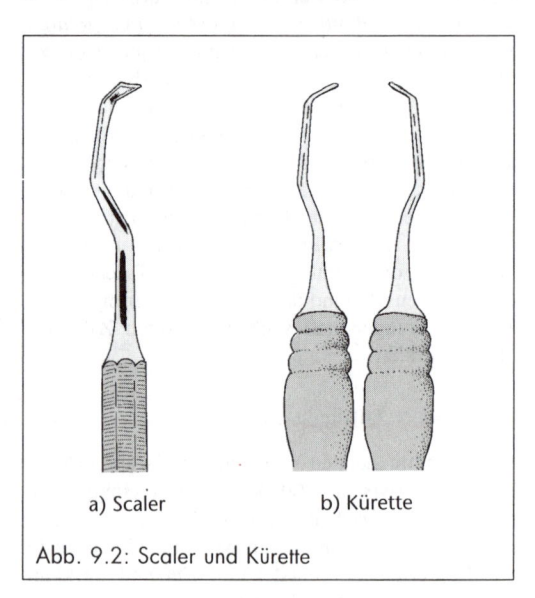

a) Scaler   b) Kürette

Abb. 9.2: Scaler und Kürette

10 Vorbeugende Zahnheilkunde

10.1 Grundlagen der zahnärztlichen Diagnostik

Anamnese und extraorale klinische Untersuchung

Die Anamnese ist nicht nur ein wesentlicher Bestandteil der Untersuchung, sondern auch in forensischer Hinsicht wichtig. Nach der *allgemeinen Anamnese*, die vor allem über systemische und ansteckende Krankheiten sowie Medikamenteneinnahme (z.B. Antikoagulanzien) und Allergien (z.B. gegen Lokalanästhetika, Amalgame) des Patienten informiert, stehen bei der *speziellen Anamnese* meistens die Beschwerden und ihre Lokalisation, Qualität und Quantität im Vordergrund.

Bei der *extraoralen Inspektion* wird der Kopfbereich systematisch auf Asymmetrien und Veränderungen der Gesichtsfarbe und -form hin untersucht. Die *Palpation* soll sämtliche Schwellungen, die Lymphknoten, die Kiefergelenke und die Muskulatur mit einbeziehen. Dabei ist auf Temperaturunterschiede und Geräusche (Krepitation, Knistern) zu achten.

Die zahnärztliche *neurologische Untersuchung* betrifft Funktionsausfälle und Schmerzzustände im Bereich einzelner Hirnnerven.

Intraorale klinische Untersuchung

Für eine systematische Befunderhebung ist ein einheitliches *Zahnbezeichnungssystem* Grundvoraussetzung. Das zweiziffrige Schema der Fédération Dentaire Internationale (FDI) hat sich inzwischen weltweit durchgesetzt. Dabei werden zunächst die einzelnen Kieferquadranten im bleibenden Gebiß mit den Ziffern 1 bis 4, im Milchgebiß mit den Ziffern 5 bis 8 bezeichnet. Die Benennung erfolgt im Uhrzeigersinn und beginnt mit dem 1. (5.) Quadranten rechts oben.

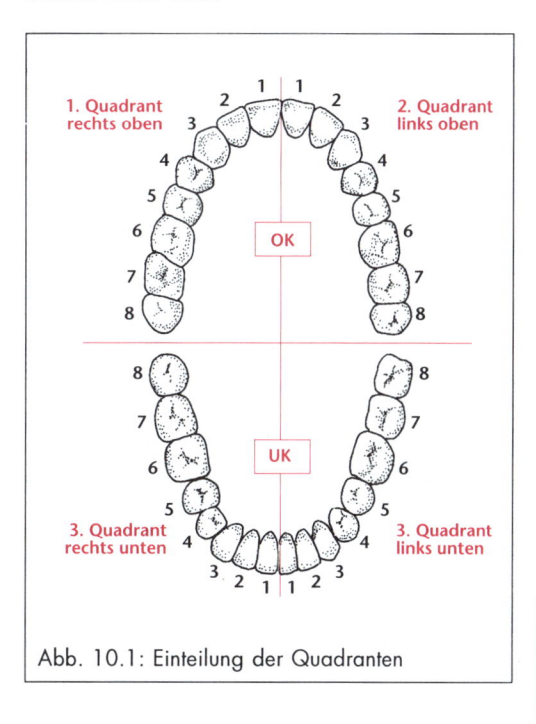

Abb. 10.1: Einteilung der Quadranten

Die Zähne eines Quadranten werden jeweils von der Mittellinie aus durchnummeriert, der erste Schneidezahn erhält also die 1, der Eckzahn die 3, der zweite Prämolar die 5 usw. Um einen Zahn zu

Abb. 10.2: FDI-Zahnschema	
18 17 16 15 14 13 12 11	21 22 23 24 25 26 27 28
48 47 46 45 44 43 42 41	31 32 33 34 35 36 37 38

R — L

bezeichnen, wird zuerst die Ziffer des Quadranten und dann diejenige des Zahnes genannt, z.B. 43 (gesprochen: „vier drei") für den rechten unteren Eckzahn.

Jeder Zahn wird trockengeblasen und mit Sonde und Spiegel auf *Karies* hin untersucht. Der Befund wird in das Zahnschema eingetragen. Bei ausstrahlenden und nicht lokalisierbaren Schmerzen kann der schuldige Zahn durch *Perkussion* (horizontales und axiales Beklopfen der Zähne mit dem Sondengriff) ermittelt werden.

➤ Die *Vitalitätsprüfung* der einzelnen Zähne erfolgt durch *thermische Reizung* mittels Kältesprays oder durch *elektrische Reizung* mittels niederfrequenten Wechselstromgeräten. Die Reaktion auf den Reiz zeigt graduelle Unterschiede und gibt Aufschluß über den Zustand der Pulpa.

Neben der Überprüfung des Gebisses erstreckt sich die intraorale Untersuchung auf den Zahnhalteapparat (☞ 9.3), die Mundschleimhaut (Leukoplakien, Ulzera, Schwellungen?) und die Zunge (Soor?).

Röntgendiagnostik

Die wichtigsten zahnärztlichen Röntgenaufnahmen sind Zahnfilme und das Orthopantomogramm. Der 3 x 4 cm große *Zahnfilm* wird *intraoral* fixiert und ermöglicht die zweidimensionale Darstellung von 3–4 Zähnen. Ein *Röntgenstatus* (Zahnstatus) ist eine Aufnahmeserie sämtlicher Zähne und zahnloser Kieferabschnitte mittels Zahnfilmen (ca. 12 Aufnahmen). Er wird vor allem bei der Herddiagnostik und im Rahmen von Parodontalbehandlungen benötigt. ➤ *Bißflügelaufnahmen (bite-wing)* werden mit geschlossenen Zahnreihen hergestellt und dienen der ergänzenden Kariesdiagnostik im Approximalbereich.

Das extraoral angefertigte *Orthopantomogramm (OPG,* ☞ Abb. 10.3) basiert auf den Prinzipien des Schichtaufnahmeverfahrens (Darstellung einer bestimmten Schichtebene des Körpers). Bei der Aufnahme bewegen sich das Röntgengerät und die Filmkassette orthoradial in entgegengesetzter Richtung um den Kopf des Patienten herum. Das OPG zeigt bei relativ geringer Strahlenbelastung Ober- und Unterkiefer und beide Kiefergelenke in einer Aufnahme. Es eignet sich dazu, den Gesamtzustand des Gebisses und die Ausdehnung von pathologischen Prozessen und Frakturen im Kieferbereich zu beurteilen. Das OPG ist ungeeignet für die Einzel-

zahndiagnostik, weil die Strukturen außerhalb der abgebildeten Körperebene unscharf und nicht maßstabgetreu abgebildet werden.

Die *Computertomographie* als spezielles Schichtaufnahmeverfahren ermöglicht eine überlagerungsfreie Darstellung der einzelnen Schichtebenen. Das *Computertomogramm (CT)* stellt neben knöchernen Strukturen auch die Weichteile dar und ist daher für die Tumordiagnostik im Mund-Kiefer-Gesichtsbereich geeignet.

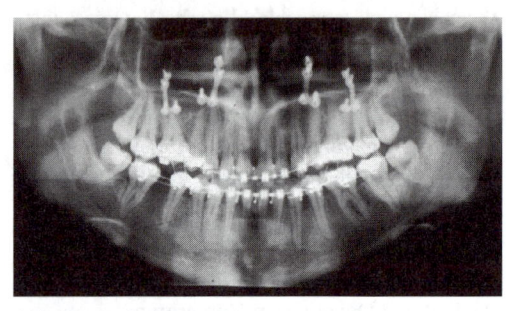

Abb. 10.3: Orthopantomogramm

Laboruntersuchungen

Bei nicht eindeutigen Gewebsveränderungen ist die *histologische Untersuchung* unerläßlich. Bei Verdacht auf maligne Prozesse sollte nach Möglichkeit eine *Probeexzision* vor der Behandlung unterbleiben, da sie die Aktivität des Tumors steigern kann.

Die immer häufiger eingesetzte *Speicheldiagnostik* gibt Aufschluß über die individuelle Kariesanfälligkeit durch Bestimmung folgender Faktoren:

- Die Zusammensetzung der bakteriellen Mischflora in der Mundhöhle
- Die Speichelsekretionsrate (hohe Speichelfließrate bewirkt geringeres Kariesrisiko)
- Die Fähigkeit des Speichels, Säuren zu neutralisieren (Pufferkapazität).

10.2 Zahnärztliche Prophylaxe

Die zahnärztliche Prophylaxe baut auf den Säulen *Mundhygiene, Fluoridierung, Ernährungslenkung* sowie *Fissurenversiegelung* auf. In zunehmendem Maße wird in zahnärztlichen Praxen die „Individualprophylaxe" ab dem 6. Lebensjahr begonnen und systematisch bis zum Erwachsenenalter fortgesetzt.

10.2.1 Mundhygiene

Mit Färbetabletten oder -lösungen kann der Zahnbelag eindrucksvoll sichtbar gemacht werden. Plaque-Indices, z.B. der *Approximalraum-Plaque-Index* (API), ermöglichen eine systematische Befunderhebung der Zahnbeläge.

Die *Zahnbürste,* das wichtigste Mittel zur Reinigung der sichtbaren Zahnflächen, sollte synthetisch hergestellte, abgerundete Borsten haben und spätestens nach 3 Monaten erneuert werden. Sie ist nicht ausreichend für die Reinigung der Interdentalräume. Es gibt mehrere anerkannte Putztechniken. Entscheidend ist, konsequent und gründlich alle Zahnflächen und den Zahnfleischrand zu putzen, ohne jedoch die Zahnhartsubstanz zu schädigen (keilförmige Defekte am Zahnhals). *Mundduschen* sind zusätzliche Hilfsmittel bei der Entfernung von losen Speiseresten und zur Spülung von prothetischen Versorgungen und kieferorthopädischen Apparaten. Sie sind jedoch nicht ausreichend zur Entfernung der fest haftenden Plaque.

Für die Reinigung der Interdentalräume ist die *Zahnseide* geeignet. Bei weit offenen Zahnzwischenräumen (z.B. nach parodontalchirurgischen Eingriffen) ist die Anwendung von *Interdentalbürstchen* sinnvoll.

10.2.2 Fluoridierung

Jedem Säureangriff auf die Zähne folgt eine *Demineralisation* des Zahnschmelzes. Im physiologischen Zustand steht jedoch dieser Verlust an Calciumhydroxylapatit im dynamischen Gleichgewicht mit der *Remineralisation* durch Ionen aus dem Speichel. Fluoride beschleunigen die Remineralisationsgeschwindigkeit und erhöhen die Stabilität des Kristallgefüges, indem sie die Hydroxylgruppe des Apatits ersetzen. Das so entstandene *Fluorhydroxylapatit* ist wesentlich säureresistenter. Fluoride haben außerdem eine stoffwechselhemmende Wirkung auf die Bakterien im Zahnbelag.

Systemische Fluoridanwendung
- *Tablettenfluoridierung:* Ein optimales Angebot an Fluoriden sollte vor allem in der *präeruptiven Phase der Schmelzreifung* (Zeitraum zwischen dem Ende der Schmelzbildung und dem Zahndurchbruch) vorhanden sein. Der Zahn ist jedoch auch in der *posteruptiven* Phase kurz nach dem Durchbruch besonders kariesanfällig. In den ersten beiden Lebensjahren wird meist die Fluoridgabe mit der Vitamin-D-Gabe im Rahmen der *Rachitisprophylaxe* kombiniert.
- *Trinkwasserfluoridierung:* Zur Kariesverhütung sollte der Fluoridgehalt des Trinkwassers zwischen 0,7 und 1,2 ppm liegen. Die Anreicherung des Trinkwassers mit Fluor ist kostengünstig und effektiv, im Hinblick auf andere schädigende Auswirkungen jedoch umstritten.
- *Speisesalzfluoridierung:* Diese Form der Fluoridierung ist noch kostengünstiger und individuell einsetzbar, jedoch zur alleinigen Kariesprophylaxe nicht ausreichend.

Dosierungsempfehlung für die Abgabe von Fluoridtabletten	
1. und 2. Lebensjahr	0,25 mg/d
3. Lebensjahr	0,5 mg/d
4.–6. Lebensjahr	0,75 mg/d
7.–12. Lebensjahr	1,0 mg/d

Lokale Fluoridanwendung
- *Fluoridzahnpasten:* Die in Zahnpasten am häufigsten vorkommenden Fluorverbindungen sind Natriummonofluorphosphat und Aminfluoride in einer Konzentration von 0,1–0,15 %.
- *Mundspüllösungen:* Die Konzentration der Fluoridverbindungen beträgt meistens 0,2 %. Eine Kombination aus Aminfluorid und Zinnfluorid wirkt sowohl kariesprophylaktisch als auch entzündungshemmend auf das Zahnfleisch.
- *Fluoridhaltige Lacke und Gele:* Diese Präparate enthalten 10–25 mal höhere Fluoridkonzentrationen als die Zahnpasten. Bei den Gelen genügt eine Anwendung pro Woche. Die höher konzentrierten Lacke sollten nur indikationsbedingt und lokal dosiert in der zahnärztlichen Praxis eingesetzt werden.

Bei einer Überdosierung von Fluor (z.B. dauerndes Verschlucken des Gels bei Kindern oder über 3–5 mg/d) entsteht die *Dentalfluorose*. Der Zahnschmelz weist bräunlich-weiße Verfärbungen auf *(mottled teeth)*, die jedoch kariesresistent und eher ein kosmetisches Problem sind.

10.2.3 Fissurenversiegelung

Die Versiegelung gewinnt als *prophylaktische Maßnahme* zur Reduzierung von Fissurenkaries zunehmend an Bedeutung. Die besonders kariesanfälligen, stark eingezogenen Fissuren der Molaren und teilweise der Prämolaren werden mit einem Kunststoffversiegler aufgefüllt und bieten somit keine Retentionsstellen mehr für Bakterien und Plaque. Die Versiegelung der Zähne sollte möglichst bald nach ihrem Durchbruch stattfinden. Die Retention des Versiegelungslackes wird durch die fissurennahe *Anätzung* des Schmelzes mit 35 %iger Phosphorsäure erreicht.

11 Zahnärztliche Füllungstherapie und Prothetik

■ 11.1 Grundzüge der konservierenden Füllungstherapie

Die Präparation des kariösen Zahnes

- Eröffnen des Zahnes mit Diamantschleifinstrumenten, ggf. Entfernen alter Füllungen
- Vollständiges Entfernen der erkrankten Zahnhartsubstanz *(Exkavieren)* mit Hartmetallbohrern
- Präparation eines Hohlraumes *(einer Kavität)* je nach Art der Füllung
- Desinfektion und Trocknen der Kavität
- Legen einer Unterfüllung *(Phosphatzement)* zum Schutz der Pulpa.

Plastische Füllungsmaterialien

Amalgame

Amalgame sind Legierungen, die sich aus verschiedenen Metallen und Quecksilber im Verhältnis 1:1 zusammensetzen. Die Metallfeilung besteht durchschnittlich aus 65 % Silber, 17 % Zinn, 8–13 % Kupfer sowie Zink und Quecksilber. Durch die Entwicklung der *Gamma-2-freien Silberamalgame* (die Gamma-2-Phase ist eine leicht korrodierende Quecksilber-Zinn-Verbindung) wurde ein verbesserter Randschluß der Füllungen und eine höhere Korrosionsbeständigkeit erreicht.

Die Verwendung von Amalgam als Füllungsmaterial ist heute trotz seiner guten mechanischen Eigenschaften sehr umstritten. Aufgrund des hohen Quecksilbergehaltes steht Amalgam im Verdacht, Vergiftungserscheinungen und allergische Reaktionen auslösen zu können.

Kunststoffe

Die Füllungskunststoffe *(Composites)* sind Mischungen aus polymerisierbaren Kunststoffen und anorganischen Füllkörpern. Die meisten heute verwendeten Kunststoffe sind lichthärtend und gehen einen mechanischen Verbund zum Zahn durch *Anätzen* des Schmelzes mit 40 %iger Phosphorsäure ein. Die Composites sollten vorwiegend im Frontzahngebiet oder für einflächige, nicht in Kontakt zum Gegenkiefer stehende Füllungen im Seitenzahngebiet verwendet werden, da ihre Druck- und Abriebfestigkeit geringer als die anderer Füllungsmaterialien ist. Durch die Polymerisationsschrumpfung beim Aushärten bilden sich leicht Spalten an den Füllungsrändern. Die Gewebeverträglichkeit der Füllungskunststoffe ist durch ihren Restmonomergehalt zur Zeit noch unbefriedigend.

Einlagefüllungen (Inlays)

Metallgußfüllungen

Das Gußstück, das meistens aus einer Goldlegierung besteht, wird im indirekten Verfahren über die Abformung der Kavität hergestellt. Das Inlay wird am Gipsmodell aus Wachs modelliert und in einer Einbettmasse im Ofen ausgebrannt. Die entstandene Negativform wird mit der Metallegierung ausgefüllt. Nach der Ausarbeitung wird das Gußobjekt im Patientenmund angepaßt und einzementiert. Goldinlays sind korrosionsbeständig, abriebfest und weisen bei guter Passung keine Randspalten auf. Sie sind jedoch wesentlich teurer als entsprechende Versorgungen aus plastischen Füllungsmaterialien.

Keramikinlays

Keramische Inlays bieten Vorteile bezüglich ihres zahnfarbenen Aussehens, der Gewebeverträglichkeit und ihrer hohen Widerstandsfähigkeit und Volumenbeständigkeit. Dennoch ist das Verfahren noch nicht ausgereift, da die keramische Masse sehr spröde ist und splittern kann. Manchmal löst der Kunststoff, mit dem die Inlays befestigt werden, toxische Reaktionen an der Pulpa aus.

■ 11.2 Grundzüge der Prothetik

Die zahnärztliche prothetische Versorgung beruht auf der Eingliederung von künstlichem Zahnersatz. Ziel ist die funktionelle und ästhetische Wiederherstellung des Kausystems. Der prothetischen Behandlung geht eine systematische *Behandlungsplanung* voraus, bei der verschiedene Faktoren berücksichtigt werden müssen (parodontaler Zustand der Restzähne, Kieferrelation, Statik, Mundhygiene usw.). Zur *prothetischen Vorbehandlung* gehören chirurgische Eingriffe (z.B. Entfernung von zerstörten, verlagerten und retinierten Zähnen, von Wurzelresten, Zysten, Tumoren usw.), die Behandlung von apikalen und marginalen Parodontopathien sowie endodontische und kieferorthopädische Maßnahmen.

Prothetische Arbeiten entstehen in Zusammenarbeit mit einem *zahntechnischen Labor*. Nach dem Beschleifen *(der Präparation)* der Zähne wird die Situation im Mund mit einem Abdruck detailgetreu abgeformt und mit Gips ausgegossen. Der Zahnersatz wird im *indirekten Verfahren* auf Modellen hergestellt. Bis zur Eingliederung des Ersatzes wird dem Patienten zum Schutz der beschliffenen Zähne sowie aus ästhetischen und funktionalen Gründen ein *Provisorium* eingesetzt.

Festsitzender Zahnersatz

Kronen

Künstliche Kronen sollen die anatomischen Zahnkronen in ihrer ursprünglichen Form und Funktion ersetzen. Sie sind bei ausgedehnten kariösen Defekten von Einzelzähnen sowie als Stütz- und Verankerungselemente für Brückenzahnersatz und partielle Prothesen indiziert.

Beim Beschleifen des Zahnes muß von der Zahnhartsubstanz eine *Schichtstärke* von ca. 0,3–0,5 mm für das Metall und ca. 0,9–1 mm für das Verblendmaterial entfernt werden. Grundsätzlich wird eine leicht konische Form der Präparation angestrebt. Voraussetzung für die Paßgenauigkeit ist die Darstellung einer deutlich erkennbaren *Präparationsgrenze*, an welcher die Krone exakt enden soll. Aus hygienischer Sicht sollte der Kronenrand leicht supragingival liegen. Dies ist jedoch vor allem im Frontzahngebiet aus ästhetischen Gründen oft nicht erwünscht.

Vollgußkronen werden aus einer mundbeständigen Legierung gegossen. Sie sind im nicht sichtbaren Seitenzahngebiet indiziert. *Teilkronen* sind substanzschonender, da sie nur einen Teil der natürlichen Zahnkrone ersetzen. Bei *Verblendkronen* ist das Metallgerüst vollständig oder teilweise mit einem zahnfarbenen Material beschichtet. Dabei wird Kunststoff als Verblendmaterial zunehmend von keramischen Massen verdrängt.

Wurzelbehandelte Zähne müssen im Rahmen der prothetischen Versorgung mit einem *Stiftaufbau* stabilisiert werden. Der gefüllte Wurzelkanal (☞ 7.3) wird zu 2/3 wieder aufbereitet und paßgenau mit einem Metallstift versehen, dessen oberer Teil die fehlenden Anteile der Krone ergänzt. Der Stiftaufbau wird einzementiert und wie ein natürlicher Zahn präpariert. Anschließend wird er mit einer Krone versehen.

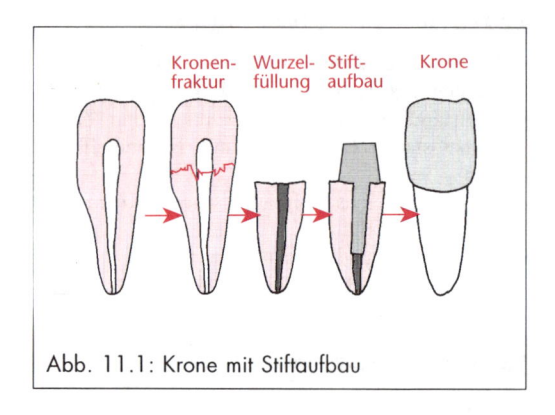

Abb. 11.1: Krone mit Stiftaufbau

Brücken

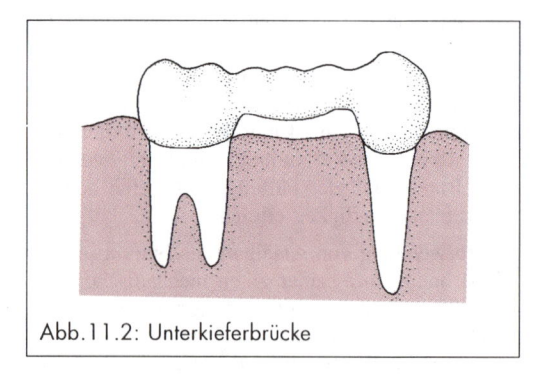

Abb. 11.2: Unterkieferbrücke

Festsitzende Brücken sind starre Verbindungen von Zähnen, die durch Lücken voneinander getrennt sind. Die Brücken verhindern ein Kippen und Verlängern *(Elongieren)* der Restzähne und stellen die Kaufunktion und Ästhetik wieder her. Die abstützenden Zähne dienen als *Brückenpfeiler* und übertragen die einwirkenden Kräfte auf den Zahnhalteapparat. Der *Brückenkörper* (Brückenzwischenglied) ersetzt die fehlenden Zähne. Die künstlichen Kronen verbinden in ihrer Funktion als *Brückenanker* die Zähne mit dem Brückenkörper.

Frontzahnbrücken sind heute in der Regel mit Keramik, seltener mit Kunststoff verblendet. Im Seitenzahngebiet kommen teilverblendete Brücken oder reine Metallbrücken zur Anwendung.

Implantate

In den letzten Jahren hat die zahnärztliche Implantologie eine zunehmende Bedeutung und Indikationsbreite erlangt. Das Prinzip beruht auf dem Ersatz von Zahnkrone *und* Zahnwurzel (☞ Abb. 11.3). Bei der knöchernen *(enossalen)* chirurgischen Implantation eines zylinderförmigen Stiftes (aus Titan oder Al_2O_3-Keramik) in einem zahnlosen Kieferabschnitt wird der Knocheneinbau *(die Osseointegration)* des Implantates angestrebt. Nach der Einheilungsphase wird das unter der Schleimhaut liegende Implantat freigelegt. Anstelle der Verschlußkappe wird im Implantat ein *supragingivaler Aufbau* fixiert und abgeformt. Die prothetische Versorgung *(Suprakonstruktion)* ist als festsitzender oder herausnehmbarer Zahnersatz möglich.

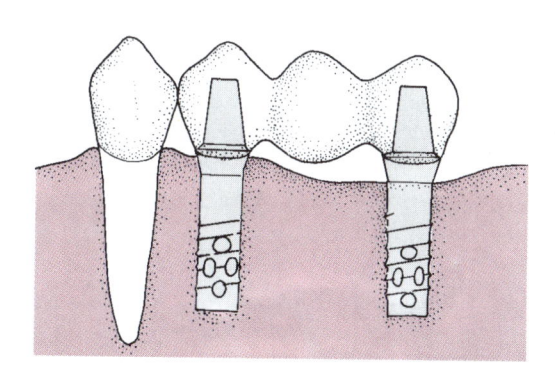

Abb. 11.3: Implantatgetragene Unterkieferbrücke

Implantate sind indiziert als Einzelzahnimplantate und als Pfeiler für Brückenkonstruktionen und abnehmbare Prothesen. Besonders bewährt hat sich ihr Einsatz im zahnlosen Unterkiefer, da hier ein befriedigender Prothesenhalt aufgrund der anatomischen Gegebenheiten oft nicht gewährleistet ist.

Eine Entzündung im Bereich des Implantates *(Periimplantitis)* aufgrund von Plaque führt bei längerem Bestehen zu einem horizontalen und vertikalen Knochenabbau und letztendlich zum Mißerfolg der Implantation. Für einen Langzeiterfolg muß zum einen die Suprakonstruktion hygienefreundlich gestaltet, d.h. für die Reinigung leicht zugänglich sein, zum anderen muß der Patient zum richtigen und konsequenten Putzen angeleitet und in regelmäßigen Abständen (Recall-System) motiviert werden.

Herausnehmbarer Zahnersatz

Teilprothesen

Teilprothesen *(partielle Prothesen)* sind herausnehmbare Konstruktionen zum Ersatz der fehlenden Zähne im Lückengebiß. Die Grundkonstruktion einer partiellen Klammerprothese *(Modellgußprothese)* setzt sich aus dem Prothesenkörper und den Verankerungs-, Verbindungs- und Stützelementen zusammen. Der *Prothesenkörper* besteht aus zahnfarbenem PMMA-Kunststoff (Polymethacrylsäuremethylester). Auf dem *Prothesenkamm* trägt er die künstlichen Ersatzzähne (aus Kunststoff oder Keramik). Die *Prothesenbasis*, die in Kontakt mit der Mundschleimhaut steht, differiert in ihrer Ausdehnung (z.B. volle oder reduzierte Bedeckung des Gaumens). *Verankerungselemente* bewirken eine Lagestabilität der Prothese. Dazu gehören z.B. Klammern, aber auch die Prothesenbasis selbst. *Verbindungselemente* stellen eine starre metallische Verbindung zwischen den Prothesenkörpern beider Kieferhälften her und bewirken eine Stabilisierung der Konstruktion in der transversalen Ebene. Sie kommen z.B. als Sublingualbügel im Unterkiefer und als Transversalbügel im Oberkiefer vor.

Stützelemente (z.B. Klammerauflagen) übertragen den Kaudruck auf die natürlichen Restzähne und deren Zahnhalteapparat *(dentale, parodontale Abstützung)* oder auf die zahnlosen Kieferkammabschnitte *(gingivale Abstützung)*. Die häufigste Art der Abstützung bei partiellen Prothesen ist die parodontal-gingivale Lagerung.

Kombiniert festsitzend-abnehmbarer Zahnersatz besteht aus fest zementierten Prothesenankern und einem abnehmbaren partiellen Zahnersatz. Die Verankerung zwischen den Elementen erfolgt durch Geschiebe, durch Klammern oder durch parallelwandige, ineinandergeschobene Kronen *(Doppelkronensystem)*. Dabei haben die fest im Mund zementierten *Primärkronen* eine zylindrische oder leicht konische Form *(Teleskopkronen, Konuskronen)*. Die Prothese wird durch die *Haft-*

reibung mit einer definierten Haftkraft gehalten. Weitere Vorteile des Doppelkronensystems sind die Stabilität und die einfache Handhabung für den Patienten. Die Teilprothesen mit Doppelkronen sind im Falle eines Verlustes von Pfeilerzähnen problemlos bis hin zur Vollprothese erweiterbar.

Vollprothesen
Bei der prothetischen Versorgung des unbezahnten Kausystems muß berücksichtigt werden, daß die Haftkraft einer Vollprothese allein von ihrer Lagerung auf der Schleimhautoberfläche abhängt. Erschwerend kommt hinzu, daß der Halt einer totalen Prothese, besonders im Unterkiefer, durch altersbedingte Involutionserscheinungen an den Alveolarfortsätzen oft nicht mehr gewährleistet ist (☞ 5.2). Zur Verbesserung des Prothesenlagers kann mittels eines *präprothetischen chirurgischen Eingriffes* der Kieferkamm *absolut* durch Knochen- bzw. Knorpeleinlagerung oder *relativ* durch Verlagerung der Weichteile erhöht werden. Auch eine Versorgung mit enossalen Implantaten sollte bei ungünstigen prothetischen Ausgangssituationen erwogen werden.

Ein wichtiger Punkt bei der Herstellung einer Vollprothese ist die Bestimmung der richtigen vertikalen und sagittalen *Kieferrelation* des Patienten, um eine gute Kaufunktion und ein harmonisches Profil wiederherzustellen und um die Kiefergelenke und die Muskulatur nicht falsch zu belasten.

12 Schmerzausschaltung und Zahnextraktion

12.1 Anästhesie

Die Schmerzausschaltung erfolgt bei der Zahnextraktion und kleinen chirurgischen Eingriffen fast ausschließlich durch die *Lokalanästhesie*. Eine Allgemeinanästhesie in Form der *Intubationsnarkose* kommt lediglich bei Risikopatienten (schweres Allgemeinleiden, gestörte Blutgerinnung) und bei unkooperativen Patienten, Kleinkindern und Behinderten in Betracht. Bei ängstlichen und psychisch labilen Patienten kann vor der Lokalanästhesie eine sedierende *Prämedikation* durchgeführt werden. Vor allem bei Kindern kann die Schleimhaut vor dem Einstich der Injektionsnadel mit einem *Oberflächenanästhetikum* betäubt werden.

Wirkung der Lokalanästhetika

Lokalanästhetika verhindern bei der *terminalen Anästhesie (Infiltrationsanästhesie)* die Entstehung der Schmerzimpulse im Nervenstrang. Bei der *Leitungsanästhesie* wird die Weiterleitung der Aktionspotentiale unterbunden. Den meisten Lokalanästhetika ist ein *Vasokonstringens* (Adrenalin, Noradrenalin, Vasopressin) zugesetzt. Es bewirkt eine lokale Durchblutungsreduktion und dadurch ein übersichtliches Operationsfeld. Außerdem wirkt das Anästhetikum durch die langsame Resorption länger und ist weniger toxisch.

Anästhesietechnik

Im Oberkiefer genügt für einfache Extraktionen die terminale Anästhesie im Bereich des betroffenen Zahnes. Dazu wird jeweils vestibulär und palatinal ein Anästhesiedepot gesetzt. Seltener sind Leitungsanästhesien am Tuber maxillae, am Foramen infraorbitale, am Foramen palatinum und am Foramen incisivum.

Aufgrund der starken Kompakta ist im Unterkiefer die terminale Anästhesie nur bei den Schneidezähnen wirksam. Zur Schmerzausschaltung einer Unterkieferhälfte wird in der Regel die *Leitungsanästhesie des N. alveolaris inferior* am Foramen mandibulae angewendet. Grundsätzlich darf eine Injektion wegen der Keimverschleppungsgefahr nicht durch einen Abszeß oder einen akuten Entzündungsherd hindurch gesetzt werden.

Nebenwirkungen der Lokalanästhesie

Die häufigsten und meistens rein psychisch ausgelösten Komplikationen sind *vasovagale Reaktionen* mit Schwindelgefühl, Übelkeit und Ohnmacht. *Allergische Reaktionen* (evtl. auch auf die Zusätze) bis hin zum anaphylaktischen Schock oder echte *Vergiftungen* mit Rhythmusstörungen, Kammerflimmern und Atemstillstand kommen dagegen äußerst selten vor. Die Irritation oder Traumatisierung von Nerven kann vorübergehende *Parästhesien* oder *Anästhesien* im Ausbreitungsgebiet der betroffenen Nerven zur Folge haben. An der Einstichstelle in der Schleimhaut können *Hämatome* durch Gefäßverletzungen oder *Nekrosen* auftreten.

12.2 Zahnextraktionen

Indikationen zur Zahnentfernung

- Ausgedehnte Schädigungen infolge von Karies und/oder Parodontopathien, wenn die Zähne nicht durch zahnärztliche Maßnahmen zu erhalten sind
- Längs- und Mehrfachfrakturen der Zähne
- Zähne im Bruchspalt von Kieferfrakturen
- Im Rahmen von Tumor- und Zystenoperationen
- Im Rahmen kieferorthopädischer und prothetischer Behandlungen
- Bedingt retinierte, verlagerte und beherdete Zähne.

Vorgehen bei der Zahnentfernung

Nach der Anästhesie des Behandlungsgebietes wird die Verbindung zwischen Zahn und Kieferknochen durch das Einführen eines *Beinschen Hebels* in den Parodontalspalt gelockert. Für das weitere Vorgehen stehen *Extraktionszangen* zur Verfügung, deren Mäuler entsprechend den anatomischen Verhältnissen der jeweiligen Zähne im Ober- und Unterkiefer geformt sind. Einwurzelige Zähne mit rundem oder ovalem Wurzelquerschnitt können rotierend bewegt werden, mehrwurzelige Zähne werden mit vorsichtigen Luxationsbewegungen mobilisiert. *Wurzelzangen* und *Krallenhebel* werden bei der Entfernung von Wurzelresten eingesetzt.

Eine Indikation zur *operativen Zahnentfernung* liegt vor allem bei verlagerten und retinierten Zähnen und bei tief frakturierten Wurzeln vor. Hierbei wird nach der Mobilisierung eines trapezförmigen Mukoperiostlappens *(Aufklappung)* die Wand der knöchernen Alveole so weit abgetragen, daß der größte Durchmesser des Zahnes freiliegt. Vor allem bei mehrwurzeligen Zähnen kann vor der Extraktion die *Durchtrennung* des Zahnes notwendig sein. Postoperativ wird die Wunde nach sorgfältiger Reinigung und gegebenenfalls nach Glättung scharfer Knochenkanten mit Situationsnähten primär verschlossen. Das Einlegen einer Drainage in die Wunde dient dem Sekretabfluß.

Komplikationen

Intraoperativ
- *Eröffnung der Kieferhöhle:* Die Extraktion von Oberkiefer-Seitenzähnen kann durch deren unmittelbare Nähe zum Boden der Kieferhöhle zu einer *Mund-Antrum-Verbindung (MAV)* führen. Die Diagnose der Perforation erfolgt durch den *Nasenblasversuch* (Patient presst bei zugehaltener Nase die Luft durch die Nase; bei einer MAV ist das Entweichen der Luft durch die Perforation zu hören) oder durch vorsichtiges Austasten der Alveole mit der Sonde. In der Regel ist die sofortige plastische Deckung der MAV indiziert. Bei entzündlichen Prozessen in der Kieferhöhle steht die konservative Behandlung mit abschwellenden Maßnahmen im Vordergrund. Nach der Luxation des Zahnes oder der Wurzel in die Kieferhöhle muß der Fremdkörper vom Kieferchirurgen endoskopisch oder chirurgisch entfernt werden.
- *Zahnfrakturen:* Vor allem bei ankylosierten devitalen Zähnen oder abnormen Wurzelformen, aber auch durch unsachgemäßes und brüskes Vorgehen bei der Extraktion kann es zu Frakturen der Zähne kommen. Die Bruchstücke müssen vollständig und ohne Verletzung benachbarter anatomischer Strukturen entfernt werden.
- *Kieferfrakturen:* Bevorzugt frakturiert der Alveolarfortsatz im Bereich des Tuber maxillae (mit Kieferhöleneröffnung) und der Unterkieferknochen im Bereich des Kieferwinkels. Die Gefahr einer Unterkieferfraktur ist besonders gegeben, wenn der Knochen durch pathologische Vorgänge oder Altersatrophie geschwächt ist. Nach der Entfernung des Zahnes erfolgt die Reposition und Fixation der Fragmente.

Postoperativ
- *Nachblutungen:* Die *Frühblutung* direkt nach dem Eingriff kommt durch die reaktive Hyperämie der Gefäße zustande. Bei Patienten mit normalen Blutgerinnungsmechanismen wird die Blutstillung durch einen primären Wundverschluß mit Matratzennähten und durch ca. zwanzigminütiges Aufbeißen auf einen sterilen Tupfer erreicht. Zusätzlich kann eine lokale Thrombinapplikation erfolgen. Dauern die Blutungen an oder kommt es einige Tage nach dem Eingriff infolge einer Wundinfektion zu *Spätblutungen,* ist die Tamponade der Wunde indiziert.
  Bei Patienten mit hämorrhagischen Diathesen ist der primäre dichte Wundverschluß unumgänglich. Die Behandlung von Patienten unter *Antikoagulation* erfordert präoperativ eine genaue Bestimmung und Einstellung des *Quick-Wertes.* Für eine Extraktion sollte er auf max. 30 % erhöht werden. Auf keinen Fall darf der Zahnarzt eigenmächtig die Antikoagulanzientherapie ändern oder absetzen. Die Lokalanästhesie darf keine vasokonstringierenden Zusätze enthalten. Postoperativ wird nach dem Wundverschluß durch Naht und nach lokaler Thrombinapplikation eine Verbandsplatte zur Kompression und zum Schutz der Wunde eingegliedert.
- *Wundinfektionen:* Voraussetzung für die Wundheilung ist eine ausreichende Blutfüllung der Extraktionswunde und die Bildung eines Blutkoagels. Die bakterielle Infektion der Alveole ist die häufigste Komplikation nach der Entfernung unterer Weisheitszähne. Das Blutkoagel bildet sich nicht *(trockene Alveole)* oder zerfällt nekrotisch. Symptome sind starke ausstrahlende Schmerzen *(dolor post extractionem)* mit Beteiligung der Lymphknoten 2–3 Tage nach dem Eingriff. Nach Entfernung des infizierten Koagels und nach Reinigung der Alveole erfolgt das Einlegen eines Drainagestreifens, der mit einem Chlor-Kampfer-Mentholpräparat beschickt ist und täglich gewechselt wird.

13 Infektiöse Erkrankungen von Schleimhaut und Weichteilen

13.1 Bakterielle Infektionen

Entzündungen der Weichgewebe sind im Kieferbereich fast ausschließlich *odontogen* bedingt. An erster Stelle der Ursachen steht dabei die apikale Parodontitis (☞ 8.1), gefolgt von der Dentitio difficilis (☞ 9.4.1) und von unsachgemäßen Extraktionsversuchen. Nichtodontogene Ursachen von bakteriellen Infektionen (6–8 %) sind vor allem entzündliche Lymphknotenerkrankungen und Kieferfrakturen (☞ 17.2).

Die *Therapie* der Abszesse besteht in der intra- oder extraoralen *chirurgischen Entlastungsinzision*. Sie sollte genügend breit sein und am tiefsten Punkt der eitrigen Einschmelzung erfolgen, um einen ausreichenden Eiterabfluß zu gewährleisten. Das Einlegen einer *Drainage* verhindert das Verkleben der Wundränder. Die Abszeßursache wird nach dem Abklingen der akuten Symptomatik entfernt oder therapiert (☞ 8.1). Bei Risikopatienten (kardiologische Erkrankungen, nach Transplantationen, nach Tumortherapie, schlechter AZ) und bei Komplikationen (Thrombophlebitis, Phlegmone) ist eine zusätzliche *antibiotische Abdeckung* erforderlich. Begleitende physikalische Maßnahmen beschränken sich in der Regel auf lokale Kälteapplikationen in Form von feuchten Umschlägen.

Logenabszesse im Mund-Kiefer-Gesichtsbereich

Die Abszesse im Gesichtsbereich werden aufgrund ihrer Lokalisation in den Spatien und Logen eingeteilt und therapiert. Die wesentlichen Logenabszesse sind:

Perimandibulärer und submandibulärer Abszeß

(☞ Abb. 13.1) Häufigste Abszeßformen. In der Regel von Unterkiefermolaren ausgehend.

Symptome: Einseitige perimandibuläre Schwellung mit eingeschränkter Mundöffnung. Im Gegensatz zum submandibulären Abszeß ist der Unterkieferrand beim perimandibulären Abszeß *nicht durchtastbar*.

Therapie: Stationäre Aufnahme, extraorale Inzision.

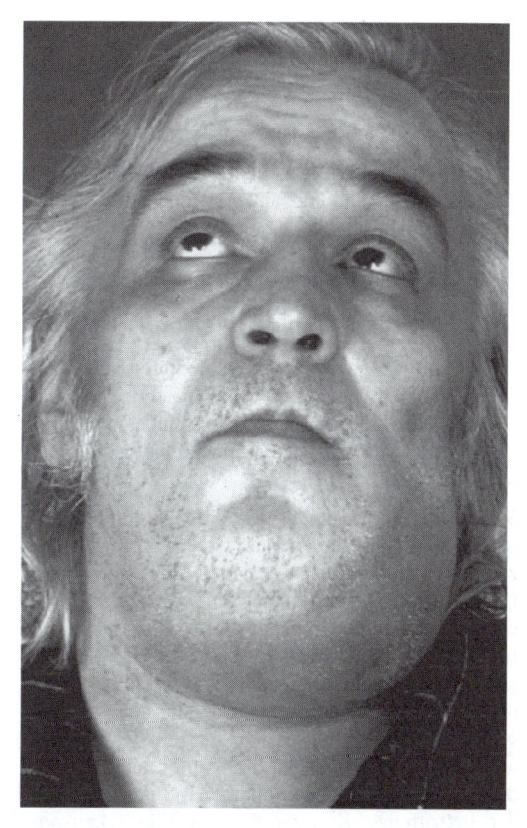

Abb. 13.1: Submandibulärer Abszeß

Masseterikomandibulärer und pterygomandibulärer Abszeß

In der Regel von Weisheitszähnen des Unterkiefers ausgehend. Lokalisation zwischen Unterkieferast und M. masseter bzw. zwischen Unterkieferast und M. pterygoideus medialis. *Symptome:* Kieferklemme; beim pterygomandibulären Abszeß Abweichen bei der Mundöffnung zur gesunden Seite *(Schuchardtsches Zeichen,* DD!). Schluckbeschwerden vor allem beim pterygomandibulären Abszeß. Oft chronischer Verlauf mit Ausbreitung in die Temporal- oder Parotisloge.

Therapie: Inzision (beim pterygomandibulären Abszeß von extraoral). Unterstützen der Mundöffnung durch Spatelübungen und Mikrowellenbehandlung.

Abszeß der Fossa canina

In der Regel von Front- und Eckzähnen des Oberkiefers ausgehend.

Symptome: Starke Schmerzen in der subperiostalen Phase. Die Schwellung der paranasalen Weichteile greift auf die Orbita und die Oberlippe über.

Komplikation: Begleitsinusitis; Keimverschleppung über die V. angularis in den Sinus cavernosus.

Therapie: Inzision und antibiotische Abdeckung, feuchtkalte Umschläge.

Entzündungen der Nasennebenhöhlen

Sinusitis maxillaris

Ca. 70 % der Kieferhöhlenentzündungen sind *rhinogen* bedingt. *Odontogene* Ursachen sind beherdete Oberkieferzähne, Zysten und nicht verschlossene Mund-Antrum-Verbindungen (MAV) nach Zahnextraktionen.

Symptome: Die akute Kieferhöhlenentzündung ist durch starke, ausstrahlende Schmerzen gekennzeichnet, die sich bei Anstrengung und beim Bücken verstärken. Die Weichteile über der Fossa canina sind gerötet, geschwollen und druckempfindlich. Das Foramen infraorbitale ist äußerst schmerzempfindlich. Eitriges Sekret entleert sich über die MAV (Eitergeschmack) oder über die Nasenhaupthöhle (einseitiger Schnupfen). Röntgenologisch zeigt sich bei der Sinusitis maxillaris auf der Nasennebenhöhlenaufnahme eine *Verschattung* der betroffenen Kieferhöhle, bei Flüssigkeitsansammlungen in der Kieferhöhle *(Empyem)* ist eine *Spiegelbildung* zu sehen.

Therapie: Konservativ abschwellende Nasentropfen, Inhalationen, Kieferhöhlenspülungen. Bei odontogener Sinusitis nach Abklingen der akuten Symptomatik Entfernung des schuldigen Zahnes. Im Falle einer Prozeßausbreitung Antibiotikagabe, evtl. chirurgische Eröffnung der Kieferhöhle und Drainage.

Abszesse der übrigen Nasennebenhöhlen

Bei odontogen bedingten Kieferhöhlenentzündungen kann es aufgrund ihrer anatomischen Verbindung zu einer Beteiligung der übrigen Nasennebenhöhlen kommen.

Symptome: Bei Eiteransammlung in der Stirnhöhle und in den Siebbeinzellen Stirn- und Kopfschmerzen, hohes Fieber und reduzierter AZ.

Komplikation: Bei Ausweitung auf das Endokranium Meningitis.

Therapie: Nach diagnostischer Abklärung der Ursache und der Entzündungsausdehnung (OPG, Röntgenaufnahmen der Nasennebenhöhlen, CT) extraorale Inzision in Intubationsnarkose und Drainage. Bei odontogener Ursache Extraktion des betroffenen Zahnes. Sicherstellen des Sekretabflusses über die Nasenhaupthöhle oder über eine Mund-Antrum-Verbindung.

Phlegmone

Die *schrankenlose* Ausbreitung der Weichteilinfektionen in Form der *Phlegmone* ist eine seltene, doch *lebensbedrohende* Komplikation der Logeninfektionen. Es handelt sich meistens um eine aerob-anaerobe Mischinfektion. Einige dieser Bakterien haben die Fähigkeit, mit Hilfe von Enzymen Peptidbindungen zu spalten und zelluläre Barrieren aufzulösen, und ermöglichen dadurch die Ausbreitung der Erreger. Ein prädisponierender Faktor ist die geschwächte Abwehrlage bei systemischen Erkrankungen (Diabetes, Leukosen usw.) und nach Tumorbehandlungen.

Symptome: Rascher Krankheitsverlauf mit hohem Fieber, Tachykardie, Atemnot, schlechtem AZ und Schocksymptomen. Bretthartes, hochrotes Gewebe; bei Inzision entleert sich ein fötide riechendes Sekret.

Komplikationen: Sepsis, Thrombophlebitis im Sinus cavernosus, Ausbreitung in das Mediastinum.

Therapie: Unverzügliche ausgedehnte Inzision aller befallenen Spalträume und Drainage; hochdosierte und breite chemotherapeutische Abdeckung.

Aktinomykose (Strahlenpilz)

Die Aktinomykose ist eine chronisch-eitrige und fistelnde Entzündung, die hauptsächlich im zervikofazialen Bereich auftritt. Das Mykobakterium Actinomyces israelii als Erreger des Strahlenpilzes ist in der normalen Mischflora der Mundhöhle vorhanden. Unter anaeroben Bedingungen (in Zahnfleischtaschen, infizierten Alveolen, kariösen Zähnen) vermehren sich die Mykobakterien und verursachen zusammen mit anderen Anaerobiern eine *Mischinfektion*.

Symptome: Bretthärte, bläulich-livide Infiltrate, die eitrig einschmelzen. Bildung von multiplen Abszessen und Fistelgängen, aus denen sich fötid riechender Eiter mit schwefelgelben Körnchen (den *Drusen*) entleert. Histologisch stellen sich die Drusen als Kolonien des Erregers mit radiär ausgebildete Fäden (Strahlen) dar. Im Gegensatz zur Tuberkulose keine Lymphknotenbeteiligung.

Therapie: Abszeßeröffnung und Entfernung des verantwortlichen Zahnes, offene Wundbehandlung. Nach Erstellen eines Antibiogramms gezielter Einsatz von Chemotherapeutika gegen die Erreger und die Begleitflora.

Orale Manifestationen bakteriell bedingter Allgemeinerkrankungen

Syphilis (Lues)

Die Erreger der Geschlechtskrankheit sind Treponemen. Orale Manifestationen des luischen Primäraffektes sind schmerzlose, harte Ulcera an der Lippe oder der Zungenspitze, die spontan abheilen. Die hochinfektiösen, erhabenen Erosionen *(Plaques muqueuses)* am Gaumen und am Zungenrand bilden sich in der Sekundärphase der Syphilis. Die Spätsyphilis ist im Mundbereich durch die Ausbildung von Nekrosen mit elastischen Anteilen *(Gummen)* gekennzeichnet, die zu Gewebedestruktionen (Gaumenperforation, Vernarbung und Schrumpfung der Zunge) führen.

Tuberkulose

Die tuberkulöse Entzündung wird durch Mykobakterien hervorgerufen. Orale Symptome kommen meistens erst bei der Reinfektion vor. Der *Lupus vulgaris* als häufigste Form der Hauttuberkulose betrifft auch die Schleimhäute von Mundhöhle und Nase.

Symptome: An Wangen und Lippen sowie am Gaumen und an den Tonsillen bilden sich schmerzlose, bräunliche, tiefsitzende Knötchen auf gerötetem Grund, die ulzerös zerfallen. Die Lupusknötchen können maligne entarten. Mikrobiologisch und histologisch sollte eine differentialdiagnostische Abklärung zur Aktinomykose und zu Tumoren erfolgen.

Therapie: Chemotherapeutische Behandlung und ggf. chirurgische Exzision der befallenen Stellen.

■ 13.2 Pilzinfektionen der Mundschleimhaut

Von den Mykoseerregern ist im Mundbereich die Pilzart *Candida albicans* relevant. Unter der Bezeichnung *Candidosen* werden alle Mykosen zusammengefaßt, die von dem hefeartigen Pilz verursacht werden. *Prädisponierende Faktoren* für die Candidosen sind ungenügende Mundhygiene, Schwangerschaft, hohes Alter und Resistenzschwächung infolge systemischer Erkrankungen (AIDS, Diabetes, Leukämien, Agranulozytose, Tuberkulose, Karzinome). Die Pilzerkrankungen treten auch als Begleitsymptom bei chemotherapeutischer Behandlung mit Zytostatika, Immunsuppressiva, Kortikosteroiden und Antibiotika auf.

Candida-Stomatitis (Mundsoor)

Symptome und Diagnostik: Die Kandidose der Mundschleimhaut geht mit brennenden Schmerzen und Juckreiz einher. An der Zunge, am Gaumen und an der Wangenschleimhaut bilden sich weißliche, *leicht abwischbare Beläge* auf gerötetem Grund. Beim Abstreifen hinterlassen die Beläge Blutungen und Erosionen. Eine schlechte Abwehrlage kann die Ausbreitung des Pilzes auf die gesamte Mundschleimhaut und den Pharynx begünstigen. Die Manifestation der Kandidose an den Mundwinkeln ist als *Cheilitis angularis* (Mundwinkelrhagade, Perlèche) bekannt. Die rissigen Mundwinkel sind dabei von gelblichen Krusten bedeckt und schmerzen bei der Mundöffnung.

Der Pilz sollte mikroskopisch und kulturell nachgewiesen werden, um eine präkanzeröse Leukoplakie (☞ 14.2), eine Gingivostomatits (s.u.) oder orale

Manifestationen dermatologischer Krankheiten (Lichen planus, Schleimhautpemphigoid usw.) auszuschließen. In jedem Fall muß die eigentliche Ursache des Pilzbefalles geklärt werden.

Therapie: Mundspülungen und Pinselungen der befallenen Stellen mit Nystatin-Lösungen und Gentianaviolett. Wenn möglich, Beseitigung der begünstigenden Umstände.

13.3 Virale Infektionen

Von den viralen Erregern spielen die *Herpesviren* im Mundbereich die größte Rolle. Auslöser für die häufigen Rezidive bei viralen Erkrankungen sind Sonnenbestrahlung, Streß, Allergien und ein reduzierter Allgemeinzustand. Einige Viren induzieren eine Tumorentstehung (Kaposi-Sarkom, Papillome).

Herpes simplex (Herpes labialis)

Die chronisch-rezidivierende Entzündung im Lippenbereich ist die häufigste virale Infektion. Sie wird vom Herpes-simplex Virus Typ 1 hervorgerufen.

Symptome: Zunächst Spannungsgefühl, Brennen und Juckreiz an der betroffenen Stelle. Nach 1–2 Tagen entstehen multiple, schmerzende Bläschen auf gerötetem Grund, die leicht aufbrechen. Eine schwerwiegende akute Form der Primärinfektion mit Herpes ist die *Gingivostomatitis herpetica*. Sie tritt relativ häufig bei Kleinkindern auf. Die schmerzhaften Bläschen auf hochroter und geschwollener Schleimhaut sind in der gesamten Mundhöhle vorhanden. Begleitende Symptome sind Fieber und Lymphknotenschwellung.

Therapie: Lediglich Hemmung der Virusproduktion durch Virostatika möglich.

Herpes Zoster (Gürtelrose)

Die Erstinfektion mit dem Varizella-Zoster-Virus verursacht Windpocken. Bei einer Reaktivierung der Viren sind die Innervationsgebiete einzelner Spinalganglien betroffen.

Symptome: Zunächst Abgeschlagenheit, Fieber und Lymphknotenschwellung. Im Ausbreitungsgebiet der betroffenen Nerven entstehen äußerst schmerzhafte Bläschen. Bei einer geschwächten Immunabwehr und malignen systemischen Erkrankungen ist ein generalisierter Zosterbefall möglich.

Aphthen

Die chronisch rezidivierenden Aphthen gehören zu den häufigsten Mundschleimhauterkrankungen. Ihre Ursache ist unbekannt; als prädisponierende Faktoren werden endokrine, genetische, autoimmunologische und evtl. auch virale Einflüsse vermutet.

Symptome: Scharf begrenzte, linsengroße und hochrote Erosionen mit einem weißlichen pseudomembranösen Belag. Die Aphthen sind sehr schmerzhaft und finden sich bevorzugt an den Lippen, der Wangenschleimhaut und der Zunge. Sie kommen einzeln oder in Gruppen bis zu vier Aphthen vor und heilen meist innerhalb von 1–3 Wochen ab.

Therapie: Es ist keine kausale Therapie bekannt. Die lokale Applikation von analgetischen Salben verschafft subjektiv Linderung.

13.4 Infektionen infolge von Allgemeinerkrankungen

Generell können sämtliche Erkrankungen, die eine Schwächung der Abwehrkräfte hervorrufen, Symptome in der Mundhöhle verursachen. Eine orale Beteiligung kann auch infolge von chemotherapeutischen und radiologischen Behandlungsmaßnahmen auftreten. Typische Mundschleimhautveränderungen sind Hyperplasien der Gingiva und Ulzera sowie Pilzbefall und viral induzierte Effloreszenzen (☞ 13.3). Ein Beispiel für eine generalisierte Erkrankung mit oralen Auswirkungen ist der *Diabetes mellitus*. Er ist ein disponierender Faktor für Soormykosen und die Entwicklung einer Phlegmone aus einem Abszeß. Zusätzlich können beim Diabetes Zungenbrennen, Mundtrockenheit und Arthropathien der Kiefergelenke auftreten.

Orale Begleiterscheinungen treten bei den *leukämischen Erkrankungen* zu ca. 80 % auf. Am häufigsten sind Ulzera an der Gingiva, der Zunge und den Tonsillen. Auch bei der allergisch bedingten *Agranulozytose* entwickeln sich in raschem Verlauf kraterförmige Schleimhautnekrosen am Zahnfleisch und Rachen und an den Tonsillen.

Die Infektion mit dem *HIV-Virus* erlangt eine ständig wachsende Bedeutung. Die oralen Symptome treten in den meisten Fällen erst in einem späten Stadium der Erkrankung auf. Zunächst werden orale Kandidosen der gesamten Mundschleimhaut und weißliche Schleimhautläsionen (*„Hairy leukoplakia"*) beobachtet. Neben opportunistischen viralen und bakteriellen Infektionen (ANUG, Parodontitiden, Herpes, Aphthen) können beim Vollbild AIDS Neoplasien wie das Kaposi-Sarkom und maligne Lymphome auftreten.

14 Gewebsneubildungen an Schleimhaut und Weichteilen

Grundsätzlich können alle mesenchymalen Tumoren auch im Mund-Kiefer-Gesichtsbereich vorkommen. Der *Früherkennung* eines Tumors kommt ein wesentlicher Anteil an der Verlaufsprognose der Erkrankung zu. Am häufigsten sind in der Mundhöhle fibröse Hyperplasien, präkanzeröse Leukoplakien und Plattenepithelkarzinome zu finden.

■ 14.1 Fibrome

Fibrome sind benigne Hyperplasien des Bindegewebes. Häufiger als die zellreichen, „echten" Fibrome sind die faserreichen *Lappenfibrome (Prothesenrandfibrome,* Irritationsfibrome), die oft beidseitig symmetrisch und bevorzugt an der Wangenschleimhaut, der Zunge, am Alveolarfortsatz und am Gaumen entstehen. Die Neoplasien weisen je nach Faseranteil eine feste *(Fibroma durum)* oder schwammige *(Fibroma molle)* Konsistenz auf. Sie sind scharf von der Umgebung abgegrenzt und wachsen sehr langsam.
Therapie: Exzision des hyperplastischen Gewebes, histologische Untersuchung.

■ 14.2 Präkanzeröse Leukoplakien

(☞ Abb. 14.1) Im weiteren Sinne sind Präkanzerosen alle Veränderungen der Haut oder der Schleimhaut, aus denen sich sekundär ein maligner Tumor entwickeln kann. Die *Leukoplakie* ist die wichtigste und häufigste Präkanzerose in der Mundhöhle. Es sind zahlreiche exogene und endogene Faktoren bekannt, die zur Entstehung von oralen Leukoplakien beitragen. Dazu gehören Tabak, Alkohol und die Glossitis syphilitica im Tertiärstadium der Lues. Als weitere prädisponierende Faktoren werden schlechte Mundhygiene, chronisch-mechanische Irritationen, virusbedingte Schleimhautveränderungen und berufliche bedingte Schwermetallexpositionen vermutet.

Die Leukoplakien treten verstärkt ab dem 40. Lebensjahr auf. Die Neigung zu Rezidiven und zur malignen Entartung steigt mit dem Alter. Männer sind häufiger betroffen als Frauen.

Leukoplakien sind weiße, *nicht abwischbare* (DD Candida-Stomatitis!) Flecken der Mundschleimhaut, die bevorzugt an der Wangenschleimhaut und am inneren Mundwinkel lokalisiert sind. Prognostisch ungünstiger sind Lokalisationen am Zungenrand und am Mundboden. Die Leukoplakien variieren beträchtlich hinsichtlich ihrer Größe und Oberflächenbeschaffenheit sowie ihrer Tendenz zur malignen Entartung:

Die *plan-homogene Leukoplakie (Leukoplakia simplex)* erscheint als gleichmäßig glatte, weißliche Fläche. Histologisch findet sich ein basal begrenztes Epithel ohne Dysplasien. Diese Form weist eine geringe Tendenz zur malignen Transformation auf und hat eine günstige Prognose. Die *verrukösen und nodulären Leukoplakien (gefleckte Leukoplakien)* haben eine unregelmäßige, warzige und erhabene Oberfläche. Teilweise kommen sie in Verbindung mit den ebenfalls präkanzerösen roten *Erythroplakien* vor. Die histologische Untersuchung der nicht-homogenen Leukoplakien zeigt Hyper- und Parakeratosen und zahlreiche Dysplasien (Akanthosen, Mitosen, Dyskeratosen) der Epithelzellen sowie entzündliche Infiltrate in der Submukosa. Die Basalmembran ist jedoch im Gegensatz zum invasiven Karzinom intakt. Bei einer hochgradigen Dysplasie liegt ein *intraepitheliales Karzinom (Carcinoma in situ)* vor, welches innerhalb von 5 Jahren unweigerlich zum invasiven Tumor entartet.

Therapie: Primär ist die Beseitigung von Noxen und Risikofaktoren anzustreben. Grundsätzlich sollte die Exzision in toto der veränderten Schleimhautareale erfolgen. Plane Leukoplakien mit Rückbildungstendenz können unter Beobachtung belassen werden. Nach der Entfernung von Leukoplakien mit mittel- oder hochgradiger Dysplasie ist eine engmaschige Nachkontrolle (alle vier Wochen) erforderlich.

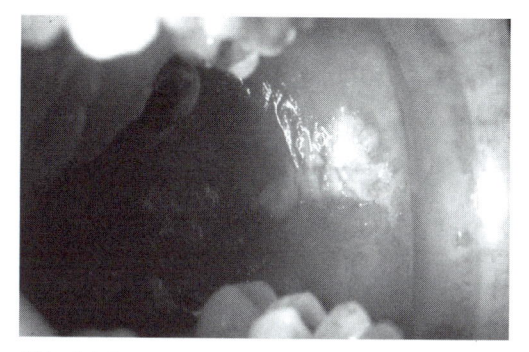

Abb. 14.1:
Präkanzeröse Leukoplakie an der Zunge

14.3 Plattenepithel-Karzinome

(☞ Abb. 14.2) Über 90 % der malignen Tumoren im Mund- und Rachenbereich sind Plattenepithel-Karzinome. Die höchste Erkrankungsrate liegt zu Beginn des sechsten Lebensjahrzehntes. Männer sind ca. viermal häufiger betroffen als Frauen.

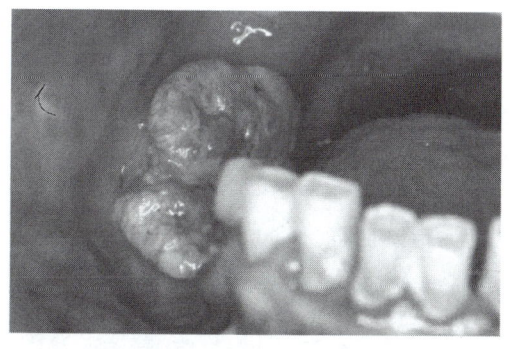

Abb. 14.2: Plattenepithelkarzinom

Das Karzinom entwickelt sich in der Regel auf dem Boden einer *präkanzerösen Leukoplakie*. Ätiologische Kofaktoren sind auch hier Tabak- und Alkoholgenuß sowie beim Lippenkarzinom Sonneneinstrahlung.

Die Primärtumoren der Mundschleimhaut sind am häufigsten am Mundboden und an der Zunge lokalisiert, gefolgt von den Alveolarkämmen, den Lippen (v.a. Unterlippe), der Wangenschleimhaut und dem Gaumen. Der Tumor wächst in den meisten Fällen endophytisch-infiltrierend. Klinisch erscheint er als derbe, erhabene Geschwulst mit einem kraterförmigen Ulcus. Er neigt im fortgeschrittenen Stadium zu Spontanblutungen und zu Superinfektionen und schmerzt bei Berührung. Das Auftreten von Funktionsausfällen und Schmerzen hängt von der Lokalisation, der Ausdehnung und der Infiltrationstiefe des Tumors ab: Ein Übergreifen des Alveolarfortsatz-Karzinoms auf den Knochen (Röntgenbild!) macht sich durch eine verminderte Kaufunktion und Lockerung der Zähne bemerkbar. Die Bewegungseinschränkung der Zunge und eine Kieferklemme weisen auf ein Karzinom des hinteren Mundbodens hin. Bei der Infiltration von Nervengewebe treten Sensibilitätsstörungen auf. Die Spätsymptome eines Kieferhöhlenkarzinoms sind Kopfschmerzen und blutiger Schnupfen (DD Sinusitis maxillaris).

Die Mundhöhlenkarzinome *metastasieren* zunächst in die regionalen Lymphknoten. Im fortgeschrittenen Stadium kann eine weitere lymphogene oder hämatogene Aussaat erfolgen. Vor allem die Tumoren der Zunge und des Mundbodens metastasieren sehr häufig und frühzeitig, die Lippenkarzinome dagegen relativ selten.

Therapie: Vor Behandlungsbeginn ist differentialdiagnostisch das traumatische Ulkus von den invasiven Karzinomen abzugrenzen (Beseitigung der chronischen Reize). Die Therapie der Wahl besteht in der operativen Entfernung des Tumors. Bei Befall der regionären Halslymphknoten erfolgt zusätzlich eine suprahyoidale Ausräumung oder häufiger die radikale Entfernung der Halslymphknoten (*neck dissection*), bei kontralateralem Befall der Lymphknoten auch beidseitig. Radiologische (*Cave Osteoradionekrose*, ☞ 15.1) und chemotherapeutische Maßnahmen können zusätzlich oder als alleinige Therapie bei inoperablen Tumoren angewendet werden.

Die Fünfjahres-Überlebensrate der Mundschleimhautkarzinome liegt bei ca. 40 %. Die Prognose hängt neben der Größe und dem Infiltrations- und

Metastasierungsgrad des Tumors von dessen histologischem Differenzierungsgrad und der Lokalisation ab. Je weiter hinten das Karzinom lokalisiert und je undifferenzierter das Gewebe ist, desto ungünstiger ist die Prognose. Prognostisch relativ günstig sind Lippenkarzinome; Tumoren des Mundbodens und der Zunge haben dagegen eine sehr ungünstige Prognose.

15 Erkrankungen der Kieferknochen

15.1 Osteomyelitis

Ätiologie und Pathogenese

Die Knochenmarkentzündungen im Kieferbereich werden beim Erwachsenen fast ausschließlich durch *fortgeleitete dentogene* Infektionen ausgelöst. Die häufigste Ursache ist dabei die apikale Parodontitis (ca. 90 %), gefolgt von perikoronaren Entzündungen, marginalen Parodontopathien und von infizierten Zysten. Auch Infektionen nach kieferchirurgischen Eingriffen und Traumen kommen als Auslöser in Frage. Der Infektionsweg durch *hämatogene Streuung* (z.B. Otitiden) ist überwiegend bei der Säuglings- und Kleinkinderosteomyelitis zu beobachten.

Im Erregerspektrum der Osteomyelitiden überwiegt in den meisten Fällen der Keim *Staphylokokkus aureus*. Seltener sind Klebsiellen oder Pseudomonaskeime ursächliche Erreger. Das infizierte Knochenmark wird nekrotisch und schmilzt eitrig ein. Die Ausbreitung der Entzündung in die Knochengefäße und die dadurch bedingte Einschränkung der Blutzufuhr hat das Absterben von Knochenarealen zur Folge. Diese umschriebenen nekrotischen Knochenteile *(Sequester)* sind von Granulationsgewebe umgeben und liegen lose im Entzündungsgebiet *(Totenlade)*.

Verlaufsformen und Therapie

Akute Osteomyelitis

Die akute eitrige Osteomyelitis wird zunehmend seltener (ca. 4 %). Der klinische Verlauf ist foudroyant und geht mit hohem Fieber und regionaler Lymphknotenschwellung einher. Der betroffene Zahn ist gelockert und schmerzhaft. Häufig besteht zusätzlich ein Abszeß der Weichgewebe. Begleitend kann eine Kieferklemme auftreten.

Röntgenologisch ist bei der akuten Form noch *keine Knochenauflösung* zu erkennen. Diagnostisch ist jedoch die Knochenszintigraphie einsetzbar.

Therapie: Die sofortige hochdosierte antibiotische Abdeckung ist als erste Maßnahme indiziert. Nach Auswertung des Antibiogramms werden die Erreger gezielt medikamentös bekämpft. Im akuten Stadium dürfen *keine chirurgischen Eingriffe* vorgenommen werden.

Chronische Osteomyelitis

Die akute Verlaufsform der Knochenentzündung kann bei unzureichender Behandlung in das chronisches Stadium übergehen. Weitaus häufiger ist die *primär-chronische eitrige Osteomyelitis*. Sie ist durch einen schleichenden Verlauf mit schmerzfreien Intervallen gekennzeichnet. Röntgenologisch sind entmineralisierte Areale und Sequester zu erkennen. Charakteristisch sind Parästhesien am Unterkiefers durch die Einbeziehung des N. mandibularis *(Vinzent-Zeichen)* und die Bildung von Fistelgängen. Bei ausgedehnten Prozessen im Unterkiefer kann es zu Spontanfrakturen kommen. Die Osteomyelitis im Säuglingsalter kann schwerwiegende Wachstumsstörungen im Kieferbereich und Ankylosen des Kiefergelenkes zur Folge haben.

Eine klinisch unauffällige Sonderform ist die *nichteitrige sklerosierende chronische Osteomyelitis* mit diffuser oder lokaler Knochenneubildung. Im Röntgenbefund zeigen sich die Zonen reaktiver Sklerosierung als wolkig-strukturlose Verdichtungen *(cotton-wool-effect)*.

Differentialdiagnose: Ameloblastom, Osteosarkom (☞ 15.2)

Therapie: Parallel zur Antibiose erfolgt die chirurgische *Dekortikation* mit vollständiger Entfernung der betroffenen Kortikalis und aller infizierten Knochenanteile. Bei ausgedehnten Unterkieferresektionen muß sich eine *Rekonstruktion* des Knochens mit Rippen- oder Beckenkammanteilen anschließen.

Osteoradionekrose

Im Rahmen einer radiologischen Tumortherapie kommt es zu einer verminderten Vaskularisation und zu einer geschwächten Immunabwehr des betroffenen Knochengewebes. Keime der Mundhöhle können über Mundschleimhautverletzungen oder Zähne ungehindert in den strahlengeschädigten Knochen vordringen und eine Infektion verursachen. Die Symptomatik entspricht der einer chronischen Osteomyelitis; der Knochen zeigt nach einer Bestrahlung jedoch keine Abwehrreaktion, so daß sich die Infektion (vor allem im Unterkiefer) ungehindert ausbreitet und zu schweren Krankheitsbildern führen kann.

Therapie: Die Osteoradionekrose ist äußerst therapieresistent. Die alleinige antibiotische Therapie kann die Infektion nicht aufhalten. Die betroffenen Kieferteile müssen vollständig reseziert werden.

▶ Besondere Bedeutung kommt der *Prophylaxe* zu: Vor einer Strahlentherapie im Kieferbereich sollte eine *umfassende Zahnsanierung* stattfinden. Alle Zähne, die Ausgangspunkt einer Infektion sein können (stark kariöse, wurzelgefüllte, devitale und parodontal geschädigte Zähne, verlagerte Zähne und Wurzelreste), werden entfernt. Die restlichen Zähne werden gründlich (auch subgingival) gereinigt. Ein kieferchirurgischer Eingriff in bestrahltem Gebiet erfordert eine präoperative hochdosierte antibiotische Abdeckung.

15.2 Tumoren im Kieferbereich

Ameloblastom

Das Ameloblastom (Adamantinom) ist der häufigste odontogene Tumor. Er entsteht auf dem Boden von epithelialen Resten der Zahnanlage.

Der Tumor tritt in jedem Lebensalter, jedoch gehäuft zwischen dem 3. und 4. Lebensjahrzehnt auf. Zu ca. 80 % ist er in der Unterkiefermolarenregion und am Kieferwinkel lokalisiert.

Das Ameloblastom zeigt ein semimalignes Verhalten mit starkem infiltrativem Wachstum und hoher Rezidivneigung, jedoch geringer Tendenz (ca. 2 %) zur malignen Entartung. Histologisch zeigt der Tumor mehrere Varianten, denen die *palisadenartige Zellanordnung* als Abgrenzung gegen das Bindegewebe gemeinsam ist. Innerhalb der netzartig angeordneten Epithelverbände können sich zystische Hohlräume bilden.

Symptomatik und Diagnose: Klinisch bleibt der Tumor oft jahrelang unbemerkt. Erst wenn er beginnt, benachbarte Strukturen zu verdrängen, sind Zahnlockerungen oder Kieferauftreibungen zu beobachten. Bei großen Tumoren kann die Schwächung des Knochens zu Spontanfrakturen führen. Nervenausfälle werden vom Ameloblastom *nicht* verursacht. Das Röntgenbild zeigt eine begrenzte Aufhellung und bei zystischen Formen eine „*Seifenblasen-Struktur*". In den Tumor hineinragende Wurzeln sind oft resorbiert.

Differentialdiagnose: Die meist im Unterkieferwinkel lokalisierten zahnlosen *Keratozysten* sind aufgrund ihrer Genese mit dem Ameloblastom verwandt und weder klinisch noch röntgenologisch davon abzugrenzen. Bei osteolytischen Prozessen ist deshalb die Biopsie und die histologische Untersuchung des Gewebes unumgänglich. Die Keratozysten neigen zu Rezidiven und zur Bildung multipler Tochterzysten. Als Teilsymptom treten multiple Keratozysten beim hereditären *Basalzellnävussyndrom* (Gorlin-Goltz-Syndrom) neben zahlreichen Basalzellnävi und Fehlbildungen an Augen, Skelett und Gehirn auf.

Therapie: Aufgrund der hohen Rezidivneigung radikale chirurgische Resektion des befallenen Kieferabschnittes, ggf. plastische Rekonstruktion mittels Beckenkammtransplantat.

Odontome

Odontome sind gutartige Tumoren aus mesenchymalen und epithelialen, unterschiedlich differenzierten Zahnbestandteilen. Sie treten in den meisten Fällen im 2. Lebensjahrzehnt und bevorzugt im Oberkiefer auf. *Harte Odontome* können im Gegensatz zu den äußerst seltenen *weichen Odontomen* Hartsubstanz bilden. In den *komplexen Odontomen* sind Bestandteile der Zahnhartsubstanzen vermengt, während die *zusammengesetzten Odontome* als kleine, oft multiple zahnartige Gebilde imponieren. Röntgenologisch sind die Odontome als knollige oder zahnartige, scharf begrenzte Verschattungen im Kiefer zu erkennen. Sie sind symptomlos und werden oft erst durch die Verdrängung benachbarter Strukturen (Knochenauftreibung) oder als Zufallsbefund entdeckt. Die *Therapie* besteht in der vollständigen Entfernung des Gebildes.

Sarkome

Sarkome im Kieferbereich sind sehr maligne, im Vergleich zum Plattenepithelkarzinom seltene nicht-odontogene Tumoren, die bevorzugt im 1.–2.

Lebensjahrzehnt auftreten. Die mesenchymalen Knochengeschwülste gliedern sich in *Fibrosarkome*, *Osteosarkome* und *Chondrosarkome*. Das Fibrosarkom ist häufiger als das Osteosarkom im Kieferbereich lokalisiert und entsteht durchschnittlich in etwas höheren Altersklassen. Die Prognose ist weitaus besser als beim Osteosarkom.

Das Osteosarkom zeichnet sich durch eine große histologische und morphologische Variationsbreite mit Übergängen zum Fibro- und Chondrosarkom aus. Klinisch macht es sich durch Schwellungen, Schmerzen, Zahnlockerungen und Parästhesien (Infiltration der Nerven) bemerkbar. Röntgenologisch zeigen sich osteolytische oder verdichtete sklerosierte Bezirke. Ein röntgenologisches Frühsymptom ist der erweiterte Parodontalspalt von Zähnen. Aufgrund der unklaren Abgrenzung zu osteomyelitischen Prozessen und zu anderen Knochentumoren muß eine histologische differentialdiagnostische Abklärung stattfinden. Das Osteosarkom bildet als einziger Tumor Osteoid. Die *Therapie* der Sarkome besteht in ihrer chirurgischen Entfernung weit im Gesunden. Zusätzlich wird prä- und postoperativ die chemotherapeutische Behandlung eingesetzt. Die *Prognose* für das Osteosarkom im Kieferbereich ist schlecht (5–Jahres-Überlebensrate 35–50 %), jedoch besser als im übrigen Knochensystem (5–30 %).

16 Erkrankungen der Kiefergelenke

■ 16.1 Myoarthropathien

Die funktionell bedingten Myoarthropathien sind die häufigsten Erkrankungen des Kausystems. Sie sind durch ein gestörtes Zusammenspiel von Kaumuskulatur, Kiefergelenken, Zähnen und den beteiligten Rezeptoren gekennzeichnet. Die *Parafunktionen* als Auslöser der Myoarthropathien entstehen sowohl durch psychomotorische Reaktionen wie Zähneknirschen (Schliff-Facetten!) als auch durch Fehlkontakte bei der Artikulation und Okklusion infolge von zu hohen Füllungen und prothetischen Versorgungen. Ebenso können Traumen und entzündliche Prozesse oder der Verlust der Stützzonen Ursachen der Parafunktionen sein.

Symptome: Das klinische Bild der Myoarthropathien ist äußerst vielfältig. Charakteristisch ist das ▶ *Costen-Syndrom* mit neuralgiformen, zur Schläfen-Ohr-Region ausstrahlenden Schmerzen, Parästhesien und Ohrgeräuschen wie Pfeifen, Ticken, Knacken und Rauschen (DD Gesichtsneuralgien). *Störungen der Bewegungsabläufe* äußern sich durch Seitenabweichungen und durch eine eingeschränkte Mobilität des Unterkiefers bei der Mundöffnung.

Zum klinischen Bild gehören häufig Luxationen oder Subluxationen der Kiefergelenke: Bei der *habituellen Luxation* gleiten das Gelenkköpfchen und der Discus articularis (☞ 2.3.2) bei der Mundöffnung ein- oder beidseitig über das Tuberculum articulare und bleiben dort durch Muskelzug *elastisch fixiert*. Der Kiefer ist gesperrt und nach vorn verschoben. Die Reposition der Gelenke erfolgt mit dem *Handgriff nach Hippokrates* (der Unterkiefer wird kräftig nach unten gedrückt). Die *Subluxation* ist eine Funktionsstörung, bei der das Gelenkköpfchen bei der Mundöffnung vor dem Tuberculum liegt, beim Mundschluß jedoch wieder von selbst zurückgleitet *(nicht fixierte habituelle Luxation)*. Dabei ist ein *terminales Knacken* im Gelenk zu hören.

Therapie: Die überwiegende Zahl der Myoarthropathien wird durch psychische Anspannung verursacht! Nach der ausführlichen Anamnese und diagnostischen Abklärung werden vorhandene okklusale Fehlkontakte soweit wie möglich korrigiert. Wärmebehandlungen und Massagen der betroffenen Gebiete lindern die Verspannungen und Schmerzen. Die Patienten werden zu Spannungs- und Bewegungsübungen des Unterkiefers angeleitet. Aufbißplatten (Knirscherschienen) verhindern Fehlkontakte der Zähne und durchbrechen mit der Entspannung der beteiligten Muskulatur den circulus vitiosus der neuromuskulär bedingten Myoarthropathien.

■ 16.2 Arthritis

Die primär entzündliche Erkrankung der Kiefergelenke ist mikrobiell oder immunologisch bedingt. Die *akute Arthritis* ist in den meisten Fällen eine fortgeleitete Kokkeninfektion als Folge einer Otitis media, einer Unterkieferosteomyelitis oder einer Infektion der Speicheldrüsen. Seltener erfolgt die Gelenkbeteiligung aufgrund einer hämatogenen Streuung oder direkt durch ein Trauma oder einen operativen Eingriff. Die *chronische Arthritis* der Kiefergelenke wird in den meisten Fällen durch Erkrankungen des rheumatischen Formenkreises verursacht.

Symptome der Arthritis sind die Schwellung über dem betroffenen Kiefergelenk (Gelenkerguß) und Schmerzen, die sich bei der Mundöffnung verstärken. Charakteristisch ist das Verschieben des Unterkiefers bei der Mundöffnung zur gesunden Seite hin *(Bonnetsche Schonhaltung)*. Röntgenologisch ist ein erweiterter Gelenkspalt zu erkennen. Die chronische Verlaufsform zeichnet sich durch langsam zunehmende Schmerzen mit rezidivierenden Schüben aus.

Folgen: Die akute Arthritis kann einen *periartikulären Abszeß* verursachen. Die Entzündung kann in eine chronische Arthritis oder in eine degenerativ verlaufende Arthrose (☞ 16.3) übergehen. Eine *Otitis media* im Kleinkindesalter kann unbemerkt auf das Kiefergelenk übergreifen und durch eine Entwicklungshemmung zu einer *Hypoplasie* des Gelenkfortsatzes mit Bewegungseinschränkung führen. Eine schwerwiegende Folgeerscheinung von chronischen Arthritiden ist die bindegewebige oder knöcherne *Ankylose* mit vollständigem Funktionsausfall des Gelenkes.

Die *Therapie* der akuten Arthritis besteht in einer raschen und hochdosierten Antibiotikagabe. Eitrige Abszesse werden inzidiert. Nach Abklingen der akuten Symptomatik sollten sich zur Vermeidung einer Ankylosierung der Gelenke funktionelle Bewegungsübungen anschließen.

Die rheumatoide Arthritis wird zusätzlich mit intraartikulärer Injektion von Antirheumatika behandelt.

16.3 Arthrosis deformans

Arthrosen kommen im Kiefergelenk weitaus häufiger vor als Arthritiden. Sie sind in den meisten Fällen Folgen von lange bestehenden funktionellen Fehlbelastungen, können aber auch aufgrund von Entzündungen, Traumen oder Hypoplasien der Gelenke entstehen. Die degenerative Erkrankung mit Knochenumbau und Deformierung der Gelenke macht sich klinisch durch funktionsabhängige Krepitationsgeräusche im betroffenen Kiefergelenk bemerkbar. Im Gegensatz zu den entzündlichen Erkrankungen sind die Schmerzen und die Funktionseinschränkungen meist schwächer ausgeprägt. Der röntgenologische Befund der Kiefergelenke zeigt charakteristische Knorpel- und Knochenveränderungen wie Exostosen und Randzackenbildung.

Die *Therapie* besteht zunächst in der Beseitigung der funktionellen Ursachen (s.o.). Aufbißplatten dienen zur Entlastung der Gelenkflächen. Nur selten sind operative Verfahren wie Gelenkkopfresektionen oder Diskusrepositionen erforderlich.

17 Traumatologie

17.1 Verletzungen der Zähne

Die häufigsten traumatischen Verletzungen im Kiefer-Gesichtsbereich sind Luxationen und Frakturen der Zähne und ihre Kombination. Bevorzugt (ca. 70 %) sind dabei die Frontzähne des Oberkiefers betroffen. Bei der diagnostischen Untersuchung werden ergänzend zum Röntgenbefund die Zähne, die Alveolarfortsätze und die Weichteile inspiziert und palpiert.

Zahnfrakturen

Frakturen der Zahnkronen *ohne Eröffnung der Pulpa* werden konservierend mit Füllungen und bei kleinen Defekten mit Glättung und Fluoridierung der defekten Schmelzkanten versorgt. Wenn die Pulpa eröffnet ist, muß in den meisten Fällen die *Vitalexstirpation* des Nervs (☞ 7.3) erfolgen.

Die *Therapie* der *intraalveolären Frakturen* (Wurzelfrakturen) hängt von der Lokalisation des Bruchspaltes und von dem Zustand der Pulpa ab. Bei *Längsfrakturen* der Wurzel muß der Zahn extrahiert werden. Bei Frakturen im *oberen Drittel der Wurzel* kann versucht werden, den Zahn mit einer Wurzelfüllung und einem späteren Stiftaufbau (☞ 11.2) zu erhalten. Zähne mit Frakturen im mittleren und apikalen Drittel ohne Dislokation werden durch eine *Schienung* ruhig gestellt. Devitale Zähne müssen *endodontisch* behandelt werden (☞ 7.3); bei Frakturen im apikalen Drittel wird das Wurzelfragment im Rahmen einer *Wurzelspitzenresektion* (☞ 8.1) entfernt.

Zahnluxationen

Bei Luxationen lösen sich die Zähne ganz oder teilweise aus dem Zahnhalteapparat.
- *Die Subluxation* ist eine Lockerung der Zähne ohne Dislokation. Subluxierte Zähne werden 3–4 Wochen mit Draht- oder Kunststoffschienen ruhiggestellt.
- *Unvollständig luxierte Zähne* werden vorsichtig reponiert und geschient. Bei geringer Dislokation ist die Vitalerhaltung der Pulpa möglich, ansonsten erfolgt auch hier eine Wurzelbehandlung.
- *Zentral luxierte (intrudierte) Zähne* werden bei Kindern und Jugendlichen belassen oder durch kieferorthopädische Maßnahmen reponiert, wenn sie in Achsenrichtung intrudiert sind und keine Fraktur vorliegt. Eine Gefahr bei der Intrusion von Milchzähnen ist die Schädigung der darunterliegenden Zahnkeime der bleibenden Zähne.
- Bei der *vollständigen Zahnluxation* hängt die Chance für eine Wiedereinheilung von der Zeitspanne zwischen der Luxation und der Reposition des Zahnes ab. Der Zahn sollte sich *nicht länger als 40 Minuten* außerhalb der Mundhöhle befinden, damit die Wurzelhaut nicht austrocknet. Bis zur Reposition sollte der Zahn in physiologischer Kochsalzlösung oder im Mund (Cave Verschlucken) aufbewahrt werden.

Prognostisch muß bei allen Fraktur- und Luxationsformen der Zähne mit einem *vorzeitigen Zahnverlust* aufgrund von Wurzelresorptionen gerechnet werden. Dennoch sollte vor allem bei Kindern und Jugendlichen eine Replantation versucht werden, da die Zähne zumindest als temporäre Platzhalter für eine spätere prothetische Versorgung mit Implantaten oder Brücken dienen können.

17.2 Frakturen des Unterkiefers

(☞ Abb. 17.1) *Alveolarfortsatzfrakturen* im Unterkiefer sind Brüche zahntragender Kieferabschnitte ohne Fraktur des Kieferkörpers. Sie kommen häufig in Kombination mit Zahnfrakturen- und Luxationen vor. Klinisch liegt eine starke Blutung der Gingiva und eine Beweglichkeit und Dislokation des gesamten zahntragenden Fragments bei intaktem Unterkieferrand vor. Die Versorgung besteht in der *Reposition* des Fragments mitsamt den Zähnen und der sofortigen *Ruhigstellung* durch Drahtkunststoffschienen. Prophylaktisch ist eine antibiotische Abdeckung und die Auffrischung des Tetanusschutzes indiziert.

Der *Unterkiefer* ist mit 65–70 % am häufigsten im Gesichtsschädel von Frakturen betroffen. Die Frakturen sind in den meisten Fällen an *typischen Schwachstellen* lokalisiert. Dazu gehören der Gelenkfortsatz und die Kieferwinkel- und Eckzahnregion. Charakteristisch sind auch Frakturkombinationen.

Die *Diagnose* erfolgt anhand der *klinischen Frakturzeichen* und der *röntgenologischen Darstellung* der Frakturstelle in zwei senkrecht aufeinanderstehenden Ebenen. Sichere Frakturzeichen sind die *Dislokation*, die *Krepitation* und die *abnorme Beweglichkeit* der Fragmente. Zu den *unsicheren Frakturzeichen* gehören Schmerzen, Schwellungen und Hämatome sowie Gingivaeinrisse und Stufenbildungen am Unterkieferrand und innerhalb der Zahnreihe. Bei Frakturen im Bereich der Gelenkfortsätze sind Funktionsstörungen des Unterkiefers (*Kieferklemme*) charakteristisch. Da sich bei Gelenkfortsatzfrakturen das große Fragment aufgrund der fehlenden Abstützung nach kranial und dorsal verlagert, gehen einseitige Frakturen des Gelenkfortsatzes mit einer *Mittellinienabweichung* zur kranken Seite und doppelseitige Frakturen mit einer *symmetrischen Rückverlagerung* des Unterkiefers und einem *offenen Biß* einher.

Die *Therapie* hängt von der Lokalisation und Schwere der Frakturen sowie von den Begleitverletzungen ab. *Zähne im Bruchspalt* werden in den meisten Fällen entfernt, um einer Bruchspaltosteomyelitis vorzubeugen. Bei offenen Brüchen ist grundsätzlich der *Tetanusschutz* zu aktualisieren.

Die *konservative Frakturbehandlung* besteht in der manuellen oder apparativen (Gummizüge) *Reposition* der Fragmente und der anschließenden *Ruhigstellung* durch dental befestigte Schienenverbände, die 3–6 Wochen zwischen Ober- und Unterkiefer (*intermaxillär*) verschnürt werden.

Im Gegensatz zu allen anderen Frakturen im Kopfbereich muß sich bei den *Frakturen der Kiefergelenke* nach Abklingen des Bruchspalthämatoms (Ruhigstellung für 8–10 Tage) eine *funktionelle Therapie* mit *Bewegungsübungen* und *funktionellen Aufbißapparaturen* anschließen, um einer Bewegungseinschränkung bis hin zur Ankylosierung der Gelenke vorzubeugen.

Zu den Verfahren der *operativen Frakturbehandlung* gehört die *perimandibuläre Drahtumschlingung (circumferential wiring)* des Unterkiefers. Dabei dient eine Drahtschlinge, die um den Unterkiefer herum gelegt wird, zur Fixierung von intraoralen Schienen im zahnlosen Unterkiefer oder im Milchgebiß. Die Drahtnaht wird nur unterstützend zur Schienung eingesetzt. Die *funktionsstabile Fixierung* der Bruchfragmente mittels *Osteosyntheseplatten* hat den Vorteil, daß auf dentale Schienungen und die intermaxilläre Verdrahtung verzichtet werden kann. Hier setzt sich zunehmend die *Miniplattenosteosynthese* durch.

Vor allem bei *Mehrfachfrakturen* werden die konservative und die operative Therapie häufig miteinander kombiniert.

17.3 Laterale Mittelgesichtsfrakturen

Der Komplex der lateralen Mittelgesichtsfrakturen faßt Brüche von Jochbein, Processus zygomaticus und lateraler Orbita zusammen. Er kommt von allen Mittelgesichtsfrakturen am häufigsten vor.

Bei der *isolierten Jochbeinfraktur* (ca. 78 % der lateralen Mittelgesichtsfrakturen) verlaufen die Frakturlinien meistens durch die Knochensuturen des Jochbeins. *Klinische Symptome* sind *einseitiges Nasenbluten* und *Unterlidhämatome* sowie eine *Sensibilitätsstörung* des betroffenen N. infraorbitalis. Die charakteristische *Abflachung der Jochbeinprominenz* bei einem dislozierten Bruch wird in den meisten Fällen von einem *Weichteilödem* überdeckt. Durch die Distalverlagerung des Jochbeines ist eine begleitende *Kieferklemme* möglich. Die Kaudalverlagerung des Orbitabodens bewirkt einen *Tiefstand des Augapfels* und das Sehen von *Doppelbildern*.

Die *isolierte Jochbogenfraktur* kommt weitaus seltener vor; häufiger sind Kombinationen der beiden Brüche mit Beteiligung der Orbita. Dominierendes *Symptom* ist die *Kieferklemme*, die reflektorisch durch Traumatisierung der Muskeln oder mechanisch durch Dislokationen entsteht. Ergänzend werden die röntgenologischen Befunde (Nasennebenhöhlenaufnahme, axiale Schädelaufnahme, CT) zur Diagnose hinzugezogen.

Die *Therapie* von dislozierten Jochbogen- und Jochbeinfrakturen besteht in der *chirurgischen Reposition* des Jochbeins mit einem einzinkigen Knochenhaken. Bei Mehrfachbrüchen kann das Jochbein mit einer *Miniplattenosteosynthese* stabilisiert werden.

Isolierte Orbitawandbrüche („Blow-out-Frakturen") betreffen die mediale Orbitawand und den Orbitaboden. Sie sind meistens mit anderen Mittelgesichtsfrakturen kombiniert. *Klinische Symptome* sind Lidhämatome und -ödeme, Nasenbluten, Hyposphagmen und ein Enophthalmus. Aufgrund von Verletzungen der Augenmuskeln und -nerven enstehen ein Tiefstand und Bewegungseinschränkungen des Bulbus sowie Sensibilitätsstörungen. Bei den isolierten Orbitawandfrakturen ist die Röntgendiagnostik entscheidend, da keine Stufenbildung palpabel ist.

Therapie: Operative Reposition des Orbitainhaltes und Rekonstruktion des Orbitabodens. Größere Defekte werden mit Knorpel- oder Kunststoffscheiben abgedeckt.

17.4 Zentrale und zentrolaterale Mittelgesichtsfrakturen

Die zentralen Frakturen des Mittelgesichtes werden anhand ihrer Lokalisation klassifiziert:

- *Frakturen vom Typ Le Fort I:* Basaler Abbruch des Oberkiefers in Höhe des Nasen- und Kieferhöhlenbodens
- *Frakturen vom Typ Le Fort II:* Absprengung des gesamten Oberkiefers mitsamt der knöchernen Nase
- *Frakturen vom Typ Le Fort III:* Abriß des gesamten Viscerokraniums vom Neurokranium. Die Bruchlinie verläuft durch die Orbita. Zusätzlich ist der Jochbogen frakturiert.

Symptome und Diagnostik: Charakteristisch ist die *abnorme Beweglichkeit des Oberkiefers*. Bei der Palpation sind *Stufen* und *Diastasen* zu erkennen. Als Folge der Dislokation des Mittelgesichtes nach dorsal und kaudal entsteht eine *Pseudoprogenie* mit einem *frontal offenen Biß*. Das Mittelgesicht erscheint *eingesunken* und *verlängert (dish-face)*. Die Abflachung wird in den ersten Tagen durch eine *starke Schwellung* überdeckt. Begleitend kommen *Blutungen aus der Nase* und bei hohen Mittelgesichtsfrakturen *Lidhämatome* hinzu. Röntgenologisch sind die Frakturlinien mit der Nasennebenhöhlenaufnahme und der kranialen Computertomographie zu lokalisieren.

Therapie: Die dislozierten Fragmente des Mittelgesichtes werden in die regelrechte anatomische Position *reponiert* und an die kranial angrenzenden intakten Schädelknochen mit einer *Drahtaufhängung* fixiert. Bei Typ I und II der Le Fort Fraktur eignet sich dazu der Jochbogen *(zygomatikomaxilläre Aufhängung)*, bei der Le Fort Fraktur vom

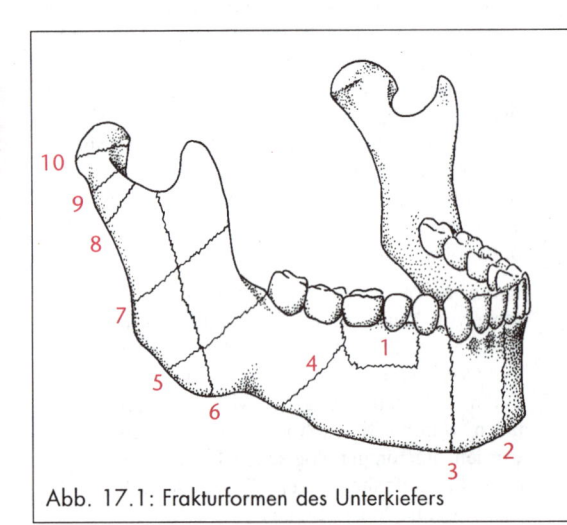

1. Alveolarfortsatzfraktur
2. Mediane Unterkieferfraktur
3. Fraktur der Eckzahnregion
4. Fraktur des Seitenzahngebietes
5. Kieferwinkelfraktur
6. Längsfraktur des aufsteigenden Astes
7. Querfraktur des aufsteigenden Astes
8. Gelenkfortsatzbasisfraktur
9. Kollumfraktur
10. Kondylusfraktur

Abb. 17.1: Frakturformen des Unterkiefers

Typ III der Processus zygomaticus des Stirnbeins (*frontomaxilläre Aufhängung*). Beide Kiefer werden geschient und intermaxillär verschnürt.

■ 17.5 Erstversorgung von Gesichtsverletzungen

Die relaiv häufige auftretenden Polytraumen mit komplizierten Mehrfachfrakturen im Gesichtsbereich erfordern eine sofortige *Notfallversorgung*. Eine einphasige Sofortversorgung *von innen nach außen* ist anzustreben. Neben der *Kreislaufsicherung* und der *Blutstillung* ist besonders auf das *Freihalten der Atemwege* zu achten. Akute Erstickungsgefahr entsteht beim Zurücksinken der Zunge infolge von Unterkieferfrakturen (fehlender Halt). Das Unterkieferfragment muß sofort *reponiert* und *stabilisiert* werden. Der Aspiration von Zahn- und Knochenteilen und von Blut wirkt die *nasale endotracheale Intubation* entgegen. Bei Blutungen aus der A. maxillaris ist die *hintere Nasentamponade (Bellocq-Tamponade)* indiziert. Obligatorisch ist die *Tetanusprophylaxe* und die *hochdosierte antibiotische Abdeckung*.

Index

A

A. centralis retinae 254
Abakterielle Koxitiden 83
Abdeckprobe 276
Abducensparese 277
Abduktionsfraktur 85
Ablatio
    idiopathische 262
    rhegmatogene 262
Ablatio retinae 262
    primäre 262
    sekundäre 263
Ablatio testis 127
Ableitende Tränenwege 214
Abrißfraktur der Achillessehne 94
Abszesse 443
Acetabulum-Winkel 80
Acetazolamid 249
Acetylcholin 244
Achalasie 388
Achillessehne
    Abrißfraktur der 94
    Ruptur 39, 94
    Verlängerung 95, 97
Achondroplasie 12
Achsenmyopie 273
Adduktionsfrakturen 85
Adenokarzinom 398
Adenotomie 364
Aderhaut 238
    -tumoren 242
Adie-Syndrom 245
Adrenalektomie 125
Adrenalin 244
Adulte polyzystische Nierendegeneration 132
Aesthesiometer 226
    nach Draeger 226
Ageusie 355
Agranulozytose 360, 446
Ägyptische Augenkrankheit 222
AIDS 242, 447
Akkommodation 233, 238, 273, 287
Akkommodationsbreite 273
    Abnahme der 275
Akkommodationsspasmus 249
Akkommodationsstörungen 256, 275
Akromioclavikulargelenksverletzung 72
Akromioplastik 41
Aktinomykose 445
Akupunkt-Massage 52
Akustikusneurinom 331
Akutes Nierenversagen 107

Akutes Skrotum 192
Aldosteron 111
Algurie .... 113f.
Allgöwer-Gehapparat 94
Alloarthroplastik 84
Altersentropium 208
Altersveränderungen 421
Alveolarfortsatzfrakturen 456
Alveole 413
Amaurose .... 286f.
    kortikale 268
Amaurosis fugax 258
Amaurotisches Katzenauge 252, 263, 287
Amblyopie 208, 279
Amblyopsie 287
Amelie 6
Ameloblastom 452
Amotio 287
Amputation
    Grenzzonen- 98
Amsler-Netz 260, 287
Amyloidose 108
Analgetika 124
Anamnese 433
Anästhesie 441
Anderson-Hynes, Nierenbeckenplastik nach 125
Aneurysma, der Nierenarterie 111
Aneurysmatische Knochenzyste 21
Angina
    katarrhalis 361
    lacunaris 361
    Pneumokokken- 361
    Plaut-Vincenti 360
Angiofibrom 365
Angiome 379
Angiotensin I 111
Angiotensin II 111
Angiotensinogen 111
Aniridie 185, 239
Anisokorie 245, 287
Ankyloblepharon 208, 287
Ankyloglosson 400
Ankylose 8, 27
Anomaloskop nach Nagel 254
Anosmie 335
Anotie 319
Antegrade Urethrographie 120
Anterograde Pyelographie 123
Antibiogramm 117
Antibiotikatherapie 124
Antiphlogistika 124

Antirefluxoperationen 126
Antirefluxplastik 126
ANUG 430
Anulus tendineus 276
Anurie 107, 113, 191
ANV 107
Apertura piriformis 333
Aphakie 235, 287
Aphasie 400
Aphonie 400
Aphthen 446
Apikale Parodontitis 426
Apley-Grinding-Zeichen 91
Apophyse 9
Appendizitis 114
Applanationstonometrie nach Goldmann 246
Arcus senilis 229
Argyll-Robertson-Phänomen 244
Arlt, Reposition nach 71
Armplexuslähmung
    obere, Erb-Duchenne 70
    untere 71
Arrosion 9
Arteria centralis 231
Arterielle Hypertonie 111
Arterieller Gefäßverschluß 258
Arteriitis temporalis 258
Arteriosklerose 256
Arthritiden 10
Arthritis 454
    bakterielle 27, 89
    rheumatoide 27
Arthrodese 54
Arthrographie 10
Arthrogryposis 96
Arthrolyse 74
Arthropathie, neurogene 89
Arthroplastik 54
Arthrose 7, 30
    Bouchard- 76
    Handgelenks- 75
    Heberden- 76
    Kahnbeinpseud- 78
    Kox- 84
    Poly- 32
    Pseud- 44
    Rhiz- 32, 76
    Spondyl- 66
    -Zeichen 90
Arthrosis deformans 455
Artikulation 418
Aspergillus 228
Aspermie/Asemie 177
Aspirationszytologie 117
asthenopische Beschwerden 279, 281
Asthenozoospermie 177
Astigmatismus 275, 287
Ataxie 42
Atherom 321
Atresie der Tränenpünktchen 216
Atrophie

glaukomatöse 266
    Muskel- 38
    primäre 266
    sekundäre 266
Atropin 244
    -Intoxikation 275
Audiometrie 307
Aufnahmen, gehaltene 10
AUG (Ausscheidungsurogramm) 110, 119f., 133
Augen
    -becher 233
    -brennen 214
    -druck-Erhöhung 249
    -linse, Trübung der 233
    rote 282
    -spiegeln 238
    trockene 214
Augeninnendruck 249
    medikamentöse Behandlung 249
Äußeres Genitale 126, 135
Ausscheidungsurographie .... 119f.
Auszugsnaht, transossäre 79
Azidose, metabolische 108
Azinuszellkarzinom 398
Azoospermie 177

B

Bajonettstellung der Hand 73
Bakteriämie 196
Bakterielle Koxitiden 83
Bakterien-Konjunktivitis 221
Balbuties 400
Balneotherapie 51, 84
Bambusstabwirbelsäule 60
Bandinsuffizienz 41
Bandscheibenvorfall 64
Bandverletzungen 91
Bankart-Läsion 46, 92
Barkan'sche Membran 248, 287
Barotrauma 323
basale Iridektomie 248
Basaliom .... 211f.
    Ohrmuschel, Gehörgang 321
Basiläre Impression 62
Basis- und Reflexsekretion (Tränen) 214
Basistherapeutika 29
Bechterew, Morbus 59, 240
Beck'sche Bohrung 344
Beckenniere 132, 179
Beckenosteotomie
    nach Chiari 32, 81
    nach Salter 34, 81
Beeturie 112
Begleitiritis 227
Begleitschielen 279
Begutachtung 57
Begutachtung, HNO 402
Behçet, Morbus 240
Beinlängendifferenzen 8
Békésy-Test 310
Bell'sches Phänomen 209

Bellocq-Tamponade 349
Benigne Tumoren 18
Bennett-Fraktur 78
Berlin'sches Ödem 285, 287
Bernardi, Ligatur nach 127
Berufsunfähigkeit 58
Beurteilung 127
Bewegungstherapie 49
Bielschowsky-Test 280, 287
Bindegewebsmassage 52
Bindehaut 206, 218, 287
   -Abstriche 218
   Gefäß- und Nervenversorgung 220
   Gefäßinjektion 218
   Schleimhautpemphigoid der 223
   -unterblutung 219
Bindehautentzündung
   akute allergische 220
   chronische allergische 220
   einfache 219
   epidemische 222
Biopsieentnahme 122
Bitot'sche Flecken 230, 287
Bizeps-Sehnen-Syndrom 40f., 70
Bjerrum-Skotom 247, 287
Blasen-
   ekstrophie 183
   entleerungsstörungen .... 183, 189f.
   hals-Colliculusabstand 122
   halseinkerbung 128
   kontur 120
   steine 113
   teilresektion 126
   training 190
   tumor 128
Blaue Skleren 231
Blendung 282
Blepharophimose 287
Blepharoraphie 210
Blepharospasmus 210, 283, 287
Blicklähmung 277
Blindenhund 286
Blindenschrift nach Braille 286
Blindenstock 286
Blindenwesen 286
Blindgang-Versuch 313
Blindheit 286
Blockierung 51, 69
Blow-out-fracture 271, 285, 287, 338
Blut-Kammerwasser-Schranke 246
Blutergelenk 30
Bluterknie 88
Blutschwämmchen 212
Blutung
   flammenartig 259
   fleckförmige 256
   Glaskörper- 252
   Netzhaut- 257
Boari-Plastik 126
Bobath, Methode nach 52
Boeck, Morbus 240

Bogengangsfistel 325
Böhler
   Gips 78
   Zeichen 90, 91
Bohrdrahtosteosynthese 85
Bonnetsche Schonhaltung 454
Botulismus 275
Bouchard-Arthrose 32, 76
Bowen, Morbus 224
Bowman'sche Membran 225, 287
Bragard-Zeichen 64
Brandes, OP nach 99
Brauner Tumor 20
Braunsche Schiene 49
Brechkraft 273
Brechungsmyopie 273
Breitnase 350
Brickerblase 129
Brillenhämatom 284
Brodie-Abszeß 10, 25
Bronchoskopie 384
Brown-Séquard-Syndrom 67
Brücke 438
Bulbus 287
   -Kontusion 285
   -motilität 269
   -prellung 288
Buphthalmus 247, 287
Bursitis olecrani 74

C

c.c.-Visus (cum correctione) 255
Canaliculi lacrimales 213
Canalis opticus 264
Candida albicans 228, 445
Candida-Stomatitis 445
Caput-ulnae-Syndrom 28
Carbachol 244
Cataracta
   complicata 236, 240
   nigra 235
   nuclearis 235
   radiationis 236
   secundaria 236
   senilis 235
   subcapsularis posterior 234
   syndermatotica 236
   traumatica 236
Catterall-Einteilung der Hüftkopfnekrose 33
Cavernographie 121
Cavernometrie 176
Cavographie 120
CCD-Winkel 81
Centrum ciliospinale 243
Centrum-Collum-Diaphysenwinkel 81
Cerclage 262
Cerumen obturans 320
Chalazion 206, 211, 287
   externum 211
Chalcosis bulbi 287
Charière (Ch) 121

Chassaignac, Morbus 75
Cheilitis angularis 445
Chemosis 215, 219, 287
Chemotherapie 124
Chiari, Beckenosteotomie nach 81
Chiasma
    opticum 243, 264, 267, 287
    -syndrom 267
Chinin 275
Chlamydien 118
Chlamydium trachomatis 222
Chlorom 271
Chloroquin 261
Choanal-
    atresie 349
    -polyp 344, 365
Cholecystitis 114
Cholesteatom 322, 326
Chondro-
    blastom 19
    dermatitis 321
    dystrophie 12
    pathia patellae 90
    sarkom 19
Chorda tympani 299
Chordektomie 182, 380
Chorioditis 288
Chorioiditis 239, 241
Chorioretinitis 241, 287
    centralis 241
    diffuse 242
    disseminata 241
    juxtapapillaris Jensen 241
chorioretinitische Narbe 261
Choroidea 238, 287
Chromatopsie 288
Chromopsie 288
Chronische(s)
    Harnwegsobstruktionen 108
    Niereninsuffizienz 108
    Nierenversagen 108
    Polyarthritis 231
Circulus arteriosus iridus 238
Claudicatio spinalis 66
Clearance 118
    -raten 118
    -Untersuchungen 118
Cobb, Methode nach 61
Codman-Sporn 17, 19
Coffey-OP 129
Colles-Fraktur 77
Colliculus seminalis 122
Colonconduit 129
Commotio des Rückenmarks 67
Compressio des Rückenmarks 67
Computer-
    Perimeter 247
    tomographie (CT) 10, 121
Conjunctiva 288
    bulbi 218
    tarsi 206, 218

Conjunctivitis
    sicca 221
    vernalis 220
Contusio
    bulbi 285, 288
    des Rückenmarks 67
Conus myopicus 274, 288
Converting-Enzym 111
Cornea 225–230, 288
    guttata 230
Corpus
    cavernosum 127
    ciliare 238, 246
    spongiosum 127
    Vitrektomie 256
    vitreum 251
Corti-Organ .... 301f.
Costen-Syndrom 454
Cotton-Wool-Herde 257, 288
Cover-Test 276
Coxa
    antetorta 82
    retorta 82
    saltans 85
    valga 81
    vara 12, 81
Crédé'sche Prophylaxe 221, 288
Cromoglycin-Augentropfen 220
CT 10, 121
Cyclopentolat 244

D

Dakryoadenitis 288
    akute 215
    akute 215
    chronische 215
    fibrosierende 215
Dakryophlemone 217
Dakryops 216, 288
Dakryostenose 216, 288
    erworbene 217
Dakryostenosis connata 216
Dakryozystitis 217, 288
    akute 217
    chronische 217
Dakryozystorhinostomie 217
    nach Toti 217
Dalrymple'sches Zeichen 271, 288
Dämmerungssehen 253
Darmatonie 110, 114
Dauerkatheter 121
Deep friction 40, 74
Defäkationsschmerz 114
Defektbildungen, Arm und Hand 73
Degeneration 9
    tapetoretinale 255
Demineralisation 435
Dentin 412
Dentitio difficilis 431
Deprivationsamblyopie 208, 235, 288
Dermoid 223

-zysten	212
Dermoidzysten	349
Desault-Verband	47
Descemet'sche Membran	225, 230, 288
Desmarré'scher Lidhalter	207
Detrusorhyperreflexie	190
Detrusorhyporeflexie	190
Deuter-	
anomalie	254, 288
anopie	288
Dezimeterwellentherapie	53
Diabetes mellitus	446
juveniler	255
Katarakt	236
Retinopathie	255
Diabetischer Fuß	98
Dialyse	109, 133
(Katarakt)	236
Diamox®	249
Diaphanoskopie	251, 288
Diaphyse	9
Diaphysenfrakturen	45
Diathermie	263
diffraktive Linse	234
Dioptrie	288
Diphtherie	221, 275, 360, 375, 377
Diplegie	42
Diplopie	288
Discus n. opticus	264
Dissektomie	65
Distiachis	288
Distichiasis	208
Distorsion, Sprunggelenk	93
Diszision	235
Divertikulektomie	126
DJ-Katheter	129
dolor post extractionem	442
Doppel-J-Katheter	108, 120
Doppelbilder	216, 272, 277, 282
Doppelniere	133f., 179
Doppelte Wimpernreihe	208
Down-Syndrom	208, 226
Drehmann-Zeichen	82
Drehosteotomie	53
Drei/Viergläserprobe	116, 118
Drusen	256, 260, 288
-papille	265, 288
DSA, digitale Subtraktionsangiographie	120
Duchenne-Hinken	8
Ductus	
deferens	127
nasolacrimalis	213
Dupuytrensche Kontraktur	77
Dysfunktion, erektile	175
Dysostosen	6
enchondrale	13
Dysostosis mandibulofacialis	320
Dysphagia lusoria	389
Dystopien	132
Dystrophia adiposogenitalis	177
Dystrophie	
Fuchs'sche	230
Groenouw I-III	229
der Hornhaut, rezessiv erblihe	229
Knochen	6
der Kornea, gittrige	229
Muskel-	38
Dysurie	113

E

E-605-Intoxikation	245
Eales, Morbus	260, 288
Echinokokkuszysten	125, 133
Echographie	251
EEG-Audiometrie	310
Einlagen	
korrigierende	97
-versorgung	35, 50
Einmalkatheter	121
Einschlußkörperchen	222
-Konjunktivitis	222
Einzelniere	107
Ejakulat	117
Ejakulationsschmerz	114
Ektopie	239
Ektropionieren	207, 288
Ektropium	207, 209, 288
Narben-	228
paralyticum	209
senile	209
Ekzeme (Katarakt)	236
Elektro-	
cochleographie	310
gustometrie	355
retinogramm	255, 261
therapie	52
Elephantiasis	281
Emmet, Harnstauungsniere	110
Emmetropie	288
Enchondrom	10
Endharn	109
Endochondrom	19
endokrine Ophthalmoplegie	271
Endophthalmitis	228
Endoprothetik	32
Endoskopie	122, 127
Endozapfen	112
ENG, Elektronystagmographie	316
Engpaßsyndrom	76
Engwinkelglaukom	247f.
Enophthalmus	269, 288
nerval bedingter	272
traumatisch bedingter	271
Entropium	207f., 288
Alters-	208
cicatricium	208
Narben-	208
senile	208
Entwicklungsstörungen	
bei urologischen Erkrankungen	179
Entzündung	9
Enukleation	288

Enuresis 113f., 184
Ephedrin 244
Epicondylitis 40, 74
Epidemische Bindeharentzündung 222
Epididymektomie 127
Epididymitis 115, 128, 192
Epididymovasostomie 127, 178
Epiglottis 353
Epiglottitis 375
   acutissima 375
Epikanthus 207f., 288
Epiphora 209, 214, 288
Epiphysäre Frakturen 45
Epiphyse 9
Epiphysenlösung 45, 81
Epiphyseolysis capitis femoris 82
Episkleritis 231, 288
episkleritischer Buckel 231
Epispadie 126, 135, 183
Epistaxis 347
Epithel
   -nekrosen 229
   -ödem 248
Epitheliom, intraepitheliales 224
Epulis 431
Erb-Duchenne, obere Plexuslähmung 70
Erblindung
   schlagartige schmerzlose 258
   Ursachen 249, 286
Erektile Dysfunktion 121, 175
Ergotherapie 52
Ermüdungsfraktur 99
Erosio corneae 288
Ersatzblase 129
Erstmaßnahmen, HNO 403
Erwerbsunfähigkeit 58
Erysipel 211
Erythro-
   plakien 448
   poetin 109
   zytenmorphologie 112
   zyturie 112
Escher-Fraktur 339
Esophorie 279
Ewing-Sarkom 21
Exenteratio orbitae 288
Exfoliativzytologie 117
Exkavation 265, 288
Exophorie 279
Exophthalmometer nach Hertel 269, 271
Exophthalmus 269, 271, 288
   einseitiger 270
   intermittens 270
   maligner 271
   pulsans 270
Exophyten 84
Exostosen, multiple kartilaginäre 13
Exozapfen 112
Exsudate, harte 255
Extensionsverbände 48
Extracorporale Stoßwellen Lithotripsie (ESWL) 130

Extraktion
   extrakapsuläre 234
   intrakapsuläre 234

F

Facialisparese 209, 395
Fäkalurie 113
Fallhand 76
Faltenzunge 358
Farbanomalie 254
Farbanopie 254
Farbsinn
   -prüfung 254
   -störungen 254
Fazialis-
   Diagnostik 318
   lähmung 402
   parese 228, 322f., 326f., 358, 398
Fehlbildungen 131
Felsenbein 317, 322
Femur-
   defekt, angeborener 73
   kopfnekrose 85
Fersenhochstand 97
Feuerlamelle 236
Fibrome 448
Fibroplasie, retrolentale 262, 288
Fibrose
   retroperitoneale 107
Fibroskop 387
Fibula-
   aplasie 6
   defekt 73
Filarieninfektion 281
Fischwirbelbildung 13, 15
Fissurenversiegelung 436
Fistel
   Bildung 27
   Labyrinth- 327, 329
   Ohr- 320
   -symptom, Trommelfell 316
Flachwirbelbildung 15
Flanken-
   schmerzen 110
   schnitt 124
Fleck, kirschroter der Makula 258
Fliegende Mücken 252
Flimmerskotom 268
Flintenrohrgesichtsfeld 261, 286
Flügelfell 223
Fluorescinlösung 213
Fluoreszenzangiographie 242, 255
Fluoridierung 435
Fluostigmin 244
Fokalinfektion 427
Fokaltoxikose 363
Follikuläre Zysten
   Zystostomie 421
Fornix
   conjunctivae 213, 218
   -ruptur 119

Fossa navicularis 120
Fovea centralis 254, 288
Fowler-Test 307
Fraktur
    Abduktions- 85
    Abriß- der Achillessehne 94
    Adduktions- 85
    Alveolarfortsatz- 456
    Bennett- 78
    Colles- 77
    Diaphysen- 45
    Einteilung nach Escher 339
    Einteilung nach Weber 93
    Ellbogengelenks- 75
    epiphysäre 45
    Ermüdungs- 99
    Handwurzel 76
    Jochbein- 457
    Kahnbein- 78
    Kalkaneus- 94
    Knöchel- 93
    loco typico 77
    Maisonneuve- 94
    Marsch- 99
    Mittelgesichts- (laterale, zentrale) 457
    Naviculare- 78
    Orbitawand- 458
    Radius- 77
    Rolando- 78
    Schädel-Basis 284
    Schenkelhals- 85
    Smith- 77
    spalt 45
    Spontan- 14
    Talus- 99
    vom Typ Le Fort 458
    Wirbel 66
    Zahn- 456
    -zeichen 457
Frakturheilung 44
    primäre 44
    sekundäre 44
Fremdkörper 384
    Aspiration 403
    aus Kupfer 285
    -bohrer 284
    -gefühl 214, 281
    Gehörgangs- 320
    Hornhaut 284
    in der Nase 349
    magnetische 285
    -nadel 284
    subtarsale 284
Frenzel-Brille 313
Afrozen shoulder© 70
Frühgeborene 262
Frühjahrskatarrh 220
Fuchs'sche Dystrophie 230
Fuchs'scher Fleck 274, 289
Füllungsmaterialien 437
Fundus 289
    -farbe 254
    hypertonicus 256
    trockener 256
Funikolyse 184
Funktionsaufnahmen 10
Furunkel
    Nase, Oberlippe 340
Fuß
    Deformitäten, paralytische 99
    diabetischer 98
    Längsgewölbe 97
    Quergewölbe 97
    Reflexzonenmassage 52
    rheumatischer 98
Fusion 289

G

Galaktosämie 235
Gallenkolik 114
Galvanisation 52
Ganglienzellschicht 253
Ganglion cervicale 213
Gangrän 424
Gännslen-Zeichen 27
Gastritis
    urämische 109
Gefäß
    -haut 238–242
    Injektion der Bindehaut 218
    -neubildung 256
    -proliferation 255
    Verschluß, arterieller 258
    Verschluß der Zentralarterie 258
    zilioretinales 265
Gefäßversorgung 414
    der Bindehaut 220
Gehapparate 13
    Allgöwer- 94
Gehörgangsstenose 319
Gehörknöchelchenkette 299, 302, 307
Gelenkempyem 27
Gelenkreposition
    Handgriff nach Hippokrates 454
Gelenksspaltverschmälerung 84
Gelle-Versuch 307
Genu
    recurvatum 88
    valgum 87
    varum 87
Gepulster Laser (LISL) 130
Geräuschaudiometrie 307
Geröllzysten 9, 31, 84
Gerontoxon 229
Gerstenkorn 206, 211, 289
Geschmacksprüfung 354
Gesichtsfeldausfall 247
Gibbus 59
Gicht 231
Gifford-Zeichen 289
Gilchrist-Verband 47
Gingiva 413

-hyperplasien 431
gingivaler Sulkus 413
Gingivektomie 432
Gingivitis 430
Gingivoplastik 432
Gingivostomatitis herpetica 446
Gipsverbände 47
Glandulae
    ceruminosae 299
Glanzauge 271
Glasbläserstar 236
Glaskörper 251
    -abszeß 252, 284
    -blutung 252
    -Einblutung 252
    -grenzmembran 246
    -luxationen 234
    -mykosen 252
    -trübungen 251
Glaucoma
    absolutum 250
    congestivum 248
    simplex 249
Glaukom 246, 289
    absolutes 250
    akutes 237, 282
    akutes, primäres 248
    -anfall 248
    -anfall, akuter 240, 248
    drohendes 248
    Engwinkel- 247
    Kortikosteroid- 249
    primäres 247
    sekundäres 247
    -verdacht 246
    Weitwinkel- 249
Gleichgewichtsorgan 303
Gleichstromtherapie 52
Gleithoden 184
Gliedertaxe 58
Gliedmaßenersatz 50
Glomeruläre Filtrationsrate (GFR) 118
Glomerulonephritis 108, 113
Glomustumoren 328
Glossitis 357
    rhombica mediana 358
Glottisödem .... 374f.
Goldmann'sche Applanationstonometrie 247
Gonarthrose 89
Gonioskop 247
Gonioskopie 289
Goniosynechien 247, 289
Goniotomie nach Barkan 248
Goniotrepanation 249
Gonoblennorrhoe 221, 289
Graefe-Zeichen 271, 289
Granuloma gangraenescens nasi 350
Gratiolet'sche Sehstrahlung 267, 289
Grauer Star 233
Gregg-Syndrom 235
Greisenring 229

Grenzschicht, innere 225
Grenzzonenamputation 98
Groenouw I-III-Dystrophie 229
Grüner Star 249
Grünschwäche 254
Guist'sches Zeichen 289
Gummata 359
Gunn'sches Zeichen 256f., 289
Gustometrie 319, 354

H

Haarzunge 358
Hackenfuß 96
Hagelkorn 206, 211, 289
Hallux
    rigidus 100
    valgus .... 98f.
Hals 390
    -fistel 393
    -rippe 62
    -zyste 393
Haltung 59
Haltungsschwäche 55
Hämangiom 223, 250
Hämangioma
    cavernosum 212
    racemosum 212
Hämarthros 92
Hämatin 112
Hämatotympanon 322
Hämatozele 194
Hämaturie 112f., 132, 195
Hammerzehen 98, 100
Hämofiltration 109
Hämoglobinurie 112
Hämorrhagien (Zentralvenenthrombose) 259
Hand-
    gelenksarthrose 75
    wurzelfrakturen 76
Harada, Morbus 240
Harnableitung 120, 126, 128
Harnleiter 125, 133
    -darmimplantation 129
    -kolik 124, 191
    -mißbildungen 180
    -obstruktion 110
    Reflux 134
    -stein 110, 114
Harnröhre 126
Harnröhren-
    klappen 120, 183
    plastik 126
    striktur 121
    struktur 128
Harnstauungsniere 110
    nach Emmet 110
Harnsteinanalyse 117
Harnverhalt 113, 121, 191
Harnwegs-
    infekt 117
    infektion 131

obstruktionen, chronische 108
Hasenauge 209
Hasner'sche Klappe 216
Hautstoma 129
Heberden-Arthrose 32, 76
Heerfordt-Syndrom 397
Heimdialyse 109
Helicotrema 302
Hemianopsie 289
    heteronyme 289
    homonyme 267, 289
Hemicrania ophthalmica 268, 289
Heminephrektomie 125
Heminephroureterektomie 134
Hemiplegie 42
Hemmung von Signalen (Retina) 253
Hepatitis 235
Hernien, inkarzerierte 194
Herpangina 360
Herpes
    corneae 227
    simplex 356, 446
    simplex-Virus 242
    Zoster 446
    zoster oticus 330
Hertz 301
Heterochromie 289
Heterophorie 279, 289
Heuschnupfen 341
    Konjunktivitis 220
High-Pressure-Reflux 120
Hill-Sachs-Delle 46, 72
Himbeerzunge 358
Hinterkammer 246
    -linse 234
Hippokrates, Reposition nach 71
Hirndruckerhöhung 265
Hirtenstabdeformität 16
Histamin 244
HIV-Infektion 242
Hochdruck, schwangerschaftsinduzierter 258
Hochdruckableitungen 129
Höckernase 350
Hoden-
    freilegung 127
    hypoplasie 131
    insuffizienz 177
    schmerz 114
    torsion 115, 127, 193
    trauma 115
    tumor 193
Hohmann, Operation nach 99
Homatropin 244
Homozysteinurie 237
Hörbahn 302
Hordeolosis 211
Hordeolum 211, 289
    externum 206, 211
    internum 211
Hörgeräte 331
Hörner-Blase 126

Horner-Syndrom 206, 272, 289
    Unterscheidung 244
Hornhaut 225–230
    Degenerationen 229
    -degeneration, bandförmige 240
    -dystrophie, rezessiv erbliche 229
    Entzündungen 227
    -erosion (Erosio cornea) 284
    Fremdkörper 284
    -sensibilität 227, 229
    Sensibilitätsprüfung 226
    -stroma 225
    Trübungen 226
    -verkrümmung 275
Hör-
    prüfungen 305
    störungen 331
    sturz 404
    vorgang 301
Hounsfield-Einheiten 121
Hufeisennieren 109, 131, 179
Hüftdysplasien 80
Hüftkopfnekrose 33, 81
    Catterall-Einteilung 33
Hüftlendenstrecksteife 63
Hühnerbrust 68
Humeruskopfnekrose 72
Hutchinson' Trias 329
Hyaloidea-Gefäße 233
Hyaluronsäure 251
Hydatidentorsion 193
Hydramnion 388
Hydro-
    nephrose 109, 125, 134, 181
    phthalmie 271
    phthalmus 247, 289
    therapie 51
    xyamphetamin 244
    zele 127, 194
    zephalus 261
Hygroma cysticum 393
Hyperakusis 319
hyperämisches Papillenödem 259
Hypergeusie 355
Hyperkaliämie 108
Hyperopie 274, 279, 289
Hyperparathyreodismus
    sekundärer 108
Hyperparathyreoidismus 10
Hyperplasien, Knochen 6
Hypersekretion (Tränen) 214
hypertensive Retinopathie 256
Hyperthyreose 119
Hypertonie 111, 256
    arterielle 111
    maligne 257
    renale 111
    Schwangerschaftsinduzierte 258
Hyphäma 289
Hypo-/Hyperspermie 177

Hypo-
- geusie 355
- glossusparese 354
- kaliämische-hyperchlorämische Azidose 129
- pharynxkarzinom 381
- physenadenom 267
- plasien, Knochen 6
- pyon 228, 289
- sekretion (Tränen) 214
- smie 335
- spadie 126, 135, 182
- sphagma 219, 289
- sthenurie 112

I

Ileozökalblase 129
Ileum-Conduit 183
Ileumblase 129
Ileumconduit 129
Ileus
- paralytischer 110

Immobilisation 45, 47
Immobilisationsschaden 45
Impedanzaudiometrie 310
Impingement-Syndrom 41, 70
Implantate 439
Impotentia
- coeundi 175
- generandi 175

Impression, basiläre 62
Impressionstonometrie nach Schiötz 246
Induratio penis plastica 121
Infantile polyzystische Nierendegeneration 132
Infertilität 175, 177
Infiltrate, perlschnurartige (Glaskörper) 252
Infrarotstar 236
Infravesikale Obstruktion 110
Infusionsurogramm 119
Initiale Makrohämaturie 112
Injektion 289
- gemischte 218
- konjunktivale 218, 219
- ziliare 218

Inkontinenz 128, 187
- Urge- 188

Inlays 437
Innenbandruptur 92
Innenohr 300
Innervation 414
Insertionstendopathie 39, 40, 70
Insuffizienzhinken 8
Intakt-Nephron-Hypothese 109
Inter-
- ferenzstrom (Nemec) 52
- positionsarthroplastik 98
- stitielle Zystitis 114
- trochantäre Varisationsosteotomie 34

intrakranielle Verkalkungen 261
intraokulare Linsen 234
Intubations-
- granulome 374
- schäden 374

Iontophorese 40, 52
Iridektomie 248
- basale 248

Irido
- -dialyse 289
- -donesis 289
- -donesis 239
- -zyklitis 239, 240, 289

Iris 238
- bombée 241
- -diagnostik 239
- -stroma 238
- -tumoren 242
- -wurzel 238
- -zeichnung, verwaschene 238

Iritis 239, 240
Ischämieschmerz 114
Ischuria paradoxa 113
Ishihara-Tafeln 254, 289
Isoptere 247
Isosthenurie 108, 112
Isotopen-
- Clearance 118
- diagnostik 118
- nephrogramm (ING) 118

Ivanissevich, Ligatur nach 127

J

Jaffe-Lichtenstein-Syndrom 16
Jochbeinfraktur 339, 457
Jod-Allergie 119, 120
Jodhippursäure 118
Juvenile rheumatische Polyarthritis 240
Juveniler Diabetes 255

K

Kabat-Technik 51
Kahnbein-
- fraktur 78
- pseudarthrose 78

Kakosmie 335
Kaliberunregelmäßigkeiten 256
Kalkaneus-
- fraktur 94
- sporn 98

Kalkverätzung 283
Kallusbildung 45
Kammer
- -wasser 246
- -winkel 238, 246

Kapillar
- -aneurysmen 256
- -ektasien 257

Kapsulotomie, dorsale 95
Karbunkel 114
Karies 422
- -entstehung 422
- -inzidenz 423
- Plaque 422
- Prädilektionsstellen 423

prädisponierende Faktoren ... 423
Karotisstenose ... 258
Karpaltunnelsyndrom ... 40, 76
Kartenherzbecken ... 15
Karunkel ... 218
-schwellung ... 223
Karzinom
   branchiogenes ... 393
   Gehörgangs- ... 321
   Hypopharynx- ... 381
   Larynx- ... 380
   Lippen- ... 366
   Mundhöhlen- ... 366
   Ohrmuschel ... 321
   Ösophagus- ... 387
   Stimmband- ... 380
   subglottisches ... 381
   supraglottisches ... 380
Katarakt ... 233, 289
   angeborene ... 235
   bei Allgemeinleiden ... 236
   bei Dialyse ... 236
   diabetische ... 256
   Extraktion ... 234
   hypermature ... 235
   im Kern ... 234
   konnatale ... 235
   Kontusions- ... 236
   Kortikoid- ... 236
   mature ... 235
   Morgnagni'sche ... 235
   Perforations- ... 236
   Sekundär- ... 236
   seniler ... 235
   -stadien ... 236
Katheter ... 116
Katheterismus ... 121
Katheterurin ... 116
Katzenauge, amaurotisches ... 252, 263, 289
Kaudasymptomatik ... 64
Kayser-Fleischer'scher Kornealring ... 230
Kehlkopf-
   fibrom ... 379
   lähmungen ... 377
   perichondritis ... 376
Keilbeinmeningeom ... 271
Keilwirbelbildung ... 15
Kelchsteine ... 125
Keratitis ... 227, 228, 289
   dendritica ... 227
   disciformis ... 211, 226, 227
   e lagophthalmo ... 209, 228
   medikamentenbedingte ... 229
   neuroparalytica ... 229
   nummularis ... 223
   oberflächliche ... 228
   parenchymatosa ... 228
   photoelectrica ... 285
   punctata ... 228
   punctata superficialis ... 214, 223, 285

Kerato-
   conjunctivitis epidemica ... 222
   globus ... 290
   konjunktivitis ... 285
   konus ... 226, 290
   konus, akuter ... 227
   malazie ... 230, 290
   mykosen ... 228
   pathia sicca ... 214, 215
   plastik ... 227, 230
Kernsklerose ... 235
Kernspintomographie (NMR) ... 10, 121
Kernstar, primärer ... 235
Kiefergelenk ... 413
kieferorthopädische Therapie ... 419
Kielbrust ... 68
Kienböck, Morbus ... 23, 75
Locus Kiesselbachii ... 347
Kirchmeyer-Kessler-Naht ... 79
kirschroter Fleck der Makula ... 258
Klaviertastenphänomen ... 72
Kleinert, Schiene nach ... 79
Kleinhirnbrückenwinkeltumor ... 331
Klumpfuß ... 7, 95
   Einlage ... 96
Klumphand ... 6, 73
Knickfuß ... 97
Kniebeugekontraktur ... 89
Knöchelfrakturen ... 93
Knochen
   -dichte ... 15
   Dystrophien ... 6
   -fibrom, nichtossifizierendes ... 20
   -hämangiom ... 22
   Hyperplasie ... 6
   Hypoplasie ... 6
   -infektion, exogene ... 26
   Metastasierungen ... 10
   Nekrosen ... 10
   Sequester ... 9
   -taschen ... 430
   Tumoren ... 10
   -zyste ... 10
   -zyste, aneurysmatische ... 21
   -zyste, solitäre juvenile ... 21
Knopflochdeformität ... 28
Knorpel
   hyaliner ... 369
   -zellnester ... 84
Koagulationsnekrose ... 283
Kohabitationsstörungen ... 135
Köhler, Morbus ... 33, 35
Kokain ... 244
Kolik ... 110, 113, 114, 124
   Harnleiter- ... 191
   Nieren- ... 191
Kollagenosen ... 111, 231
Kolliquationsnekrose ... 283
Kolobom ... 208, 239, 290
   angeborenes ... 239
Kompartment-Syndrom ... 37

Komplikationen der TUR-P 128
kongenitaler Nystagmus 277
Koniotomie 382, 404
Konjunktiva 290
Konjunktivale Injektion 218, 219
Konjunktivitis 219
    Bakterien- 221
    diphtherische 221
    durch Gonokokken 221
    Einschlußkörperchen- 222
    Heuschnupfen 220
    infektiöse 221
    nicht-infektiöse 219
    Reiz- 219
    Schwimmbad- 222
    sicca 221
    vernalis 220
Konkavgläser 274
Konkremente 119
Kontraktur 8
    Dupuytrensche 77
    Kniebeuge- 89
    Muskel- 37
    Narben- 43
    Volkmann'sche 37
Kontrastmittelallergie 120
Kontusio bulbi 290
Kontusionskatarakt 236
Konvergenzreaktion 244, 290
Konvergenzschwäche 281
Konvexgläser 275
Kopfschiefhaltung, kompensatorische 278
Kopfschmerzen, vasomotorische 282
Korbhenkelriß 91
Kornea 225, 226, 227, 228, 229, 230, 290
Korneaendothel 225
Kornealreflex 207
Körnerkrankheit 222
Körnerschicht
    äußere 253
    innere 253
Korsettversorgung 60
Kortikoid-
    Katarakt 236
    medikation (Arteriitis temporalis) 259
Kortikosteroid-Glaukom 249
Kortikosteroide
    bei allergischer Konjunktivitis 220
    bei Keratitis 229
    bei Keratitis parenchymatosa 228
    bei Konjunktivitis 219
    Chorioretinitis 241
    Ophthalmie 242
Kortison 249
    bei Hornhautentzündungen 227
Koxarthrose 84
Koxitis
    abakterielle 83
    bakterielle 83
    Säuglings- 80
Krallenhand 76

Krallenzehen 98, 100
Kraniopharyngeom 267
Krankengymnastik 29, 45, 51
Kreatinin-blinder-Bereich 118
Kreuzbandruptur, vordere 92
Kristallin 233
Krone 438
Krupp 377
Kryotherapie 51
Kryothermie 263
Kryotorche Hoden 128
Kryptorchismus 127, 131, 177, 178, 184
Kuchenniere 179
Kugellinse 237
Kupferdrahtarterien 256, 290
Kürettage 432
Kürette 432
Kurzsichtigkeit 273
Kurzwellentherapie 53
Kyphose 59

L

Labyrinth 300, 315, 326
    -fistel 327, 329
    -itis 328
Lachmann-Test 92
Lageanomalien, Nieren 132
Lagenystagmus 314
Lagereflexe nach Vojta 42
Lagerungsschienen 48
Lageveränderungen (Linse) 236
Lagophthalmus 209, 290
Lähmungsschielen 277
Lamina cribrosa 231
Landkartenzunge 358
Laparoskopie 128, 184
Lärmschwerhörigkeit 330
Laryngitis
    akute 374
    chronica hyperplastica 377
    chronica sicca 377
    subglottica stenosans 375
Laryngographie 373
Laryngoskopie
    direkte 372
    indirekte 372
Larynx 369
    -Karzinom 380
    -papillom 379
Lasegue-Zeichen 64
Laser-
    behandlung 122
    induzierte Stoßwellenlithotripsie 130
    koagulation 256, 259, 263
Lasix-ING 118
latenter Nystagmus 277
Lauenstein, Aufnahme nach 82
Laugenverätzung 283
Le Fort-Frakturen 458
Leber'sche Optikusatrophie 266
Lederhaut 218, 231, 232

Leimohr 324
Leishmaniosis mucocutanea 343
Leitsymptome, urologische 112, 113, 114, 115
Leukämie 22, 271
leukämische Erkrankungen 446
Leukokorie 252, 263, 290
Leukozyten-Präzipitate (Hornhaut) 240
Licht
    -blitze 262
    -losigkeit 286
    Reaktion, direkte 243
    Reaktion, indirekte 243
    -schäden, akute 285
Lid 206
    -ekzem 211
    -halter, Desmarré'scher 207
    -heber, Müller'scher 207
    -krampf 210
    -ödem 206, 207, 281
    -platte 206
    -schluß 208
    -schluß, unvollständiger 228
    -spalte, paragraphenförmige Verformung 215
    -spalte, Schrägstellung der 208
    -spaltenfleck 223
Ligamentosen 41
Ligg. palpebralia 206
Limbus 225
    cornea 218, 290
Lingua
    plicata 358
    scrotalis 358
Linsen 233, 234, 235, 236, 237
    -äquator 233
    diffraktive 234
    -fasern 233
    -grube 233
    intraokulare 234
    -kapsel 233
    -luxation 233, 249
Lipidschicht 213
Lippen-Kiefer-Gaumenspalten 409
    uvula bifida 409
Lippenkarzinom 366
Liquorfistel 340
Liquorrhoe 322, 323
LISL (Laserinduzierte Stoßwellenlithotripsie) 122, 130
Lispeln 400
Lithotripsie 125, 130
Littrésche Hernie 194
Lochbrille 260
Loco-typico-Fraktur 77
Locus Kiesselbachii 347
Löffelhand 6, 74
Lokalanästhetika 285, 441
    Keratitis 229
Looserssche Umbauzonen 15, 16
Low-Pressure-Reflux 120
Lues 350, 392
    connata 228
    Nase 342

Luftemphysem 281
Lumbalisation 62
Lumbalsyndrom 64
Lumboischialgien 65
Lumbotomie 125
Lunatummalazie 23, 75
Luxationen
    des Glaskörpers 234
    Reposition des Gelenks 454
Lymph
    -adenose 271
    -stauung 281
Lymphadenitis colli 392
Lymphbahnen 414
Lymphdrainage 52
Lymphographie 120

M

M. dilatator pupillae 238, 243
M. levator palpebrae 206
M. obliquus inferior 276
M. orbicularis oculi 206
M. Ormond 107, 114
M. sphincter pupillae 238, 243
M. tarsalis inferior 206
M. tarsalis superior 207
Maddox-Kreuz 276
Madelung-Deformität 73
MAG3 (Technetium99m Mercaptoacetylglycerin) 118
Maisonneuve-Fraktur 94
Makrohämaturie 112, 120
    initiale 112
    terminale 112
    totale 112
Makrokornea 226, 290
Makula 253
    -degeneration 260
    -degeneration, trockene 260
    -fleck, kirschroter 258
    lutea 254, 290
    -Sternfigur 257
Maldeszensus testis 184
Maligne Hypertonie 257
Maligne Tumoren 19
Malignes Melanom 224, 242
Mandibula 413
Manuelle Therapie 51
Mapping 128
Marchesani-Syndrom 237
Marfan-Syndrom 237
markhaltige Nervenfasern 264
Markraumdekompensation 85
Markschwammniere 133, 180
Marsch-Hämoglobinurie 112
Marschfraktur 99
Masern 325, 375
Massage 52
    Akupunkt- 52
    Bindegewebs- 52
    Fußreflexzonen- 52
    klassische 52

Mastoid	298
-ektomie	326
-itis	325
Matti-Russe, Spongiosaplastik nach	54, 78
Max-Lange, Operation nach	72
Maxilla	413
May-Grünwald-Giemsa	117
Mayer-Weigert'sches Gesetz	134
McBride, OP nach	100
McCoy-Gewebekultur	222
MCU, Miktionszystourethrogramm	119
MdE (Minderung der Erwerbsfähigkeit)	57
Meatotomie	128
Meatusstenose, Blase	181
Medianstellung	378
Mediastinitis	374
Medulläres Plasmozytom	21
Megaösophagus	388
Megaureter	109, 135, 181
Meibohm'sche Drüsen	206, 211
Meibohm'sches Talgdrüsenkarzinom	211
Melanom, malignes	224, 242
Melanosis conjunctivae	224
Melkerson-Rosenthal-Syndrom	358
Menard-Shenton-Linie	80
M. Menière	329
Meningeom	
Keilbein	271
Sella	267
Meningoenzephalozele	349
Meniskopathie	89
Meniskus	87
-einklemmung	91
-riß	91
-verletzungen	91
-zeichen	91
-zyste	90
Metabolische Azidose	108
metaherpetische Ulcus	227
Metamorphopsie	260, 290
Metaphyse	9
Methylzellulose	215
Meyerding, Quantifizierung nach	63
Migräne, ophthalmische	268, 290
Mikro-	
hämaturie	112
kornea	226, 290
laryngoskopie	372
psie	290
skopie	117
skopische Sedimentuntersuchung	117
wellentherapie	53
Mikrotie	319
Miktions-	
störungen	113
zystourethrogramm (MCU)	119
Mikulicz-Syndrom	214, 216
Milchgebiß	416
Anomalien	416
Lutschen	417
vorzeitiger Zahnverlust	416

Zahndurchbruch	416
Zungenpressen	417
Minderung der Erwerbsfähigkeit	286
Minderwuchs	13
Mineralisationsstörungen	420
Amelogenesis/Dentinogenesis imperfecta	420
Lues connata	420
Osteomalazie	420
Rachitis	420
Miosis	245, 290
Miotika	244, 275
Mißbildungen	
urologische	131
Mittelgesichtsfrakturen	457
Mittelhandknochenbrüche	78
Mittelohr	299
Mittelstrahlurin	116
Möbius-Zeichen	271, 290
Moll'sche Drüsen	206, 211
Molluscum contagiosum	212
Mongolenfalte	207, 208
Monomorphe Adenome	397
Mononukleose	361
Morbus	
Bechterew	59, 240
Behçet	240
Boeck	240
Bowen	224
Chaissaignac	75
Eales	260, 288
Harada	240
Kienböck	23, 75
Köhler	33, 35
Osgood-Schlatter	33, 35
Paget	14, 15
Perthes	10, 33, 81
Pfaundler-Hurler	229
Recklinghausen	16
Reiter	240
Scheuermann	33, 59, 60
Sturge-Weber-Krabbe	250
Sudeck	35
Weil	240
Wilson	230
Morgenurin	117
Morgnagni'sche Katarakt	235
Motorschiene	49
Mouches volantes	252, 262, 290
Mukoepidermoidkarzinom	397
Mukotympanon	324
Mukozele	271
Nasenschleimhaut	345
Müller'scher Lidheber	207
Multiple Sklerose	266
Multizystische Nierendysplasie	132, 179
Mumps	235, 397
Mund-	
Antrum-Verbindung (MAV)	442
höhle	352
höhlenkarzinom	366
hygiene	435

Muskel-
- atrophie 38
- dystrophie, progressive 38
- ersatzoperation 96
- kontrakturen 37

Muskulatur 414
- Kaumuskulatur 414
- obere Zungenbeinmuskulatur 414

Mutationsstörungen 401
Muzinphase 213
Myasthenia gravis 210
Mydriasis 245, 290
- diagnostische 254

Mydriatika 244, 275
Myelomeningozele 183
Myelose 271
Mykobakterien 117
Mykoplasmen 118
Mykosen (Glaskörper) 252
Myoarthropathie 454
Myogelosen 7, 37
Myoglobinurie 112
Myopie 273, 290
- maligne 274
- progressive 274
- transitorische 256

Myositis 38, 374
- ossificans 38

Myotomien 42
Myotonie 236

N

N-Butylscopolamin 124
N. cutaneus femoris lateralis 83
N. femoralis 83
N. ischiadicus 83
N. lacrimalis 213
N. maxillaris 207
N. medianus 76
N. oculomotorius 244
- Parese 210

N. ophthalmicus 207
N. opticus 253, 264
N. peroneus 83
N. radialis 76
N. tibialis 83
N. trigeminus 229
N. trochlearis 280
N. ulnaris 76
Nachbehandlung, krankengymnastische 45
Nachblutungen 442
Nachstar 235, 236
- -bildung 235
- -membran 235

Naevus
- flammeus 250
- sebaceus 212
- vasculosus 250

Naevuszell-Naevi 223
Naheinstellungsreaktion 243
Nahtfigur 233

Narben
- -astigmatismus, irregulärer 275
- chorioretinitische 261
- -ektropium 228
- -entropium 208
- -kontrakturen 43

Narkosemobilisation (Schultergelenk) 70
Nase 333
- Verlust 351

Näseln 400
Nasen-
- bluten 347, 403
- eingangsatresie 349
- fisteln, konnatale 349
- fraktur 337
- nebenhöhlen 333
- rachenfibrom 344, 365
- septumhämatom 351
- spalten 349
- tamponade 348
- tubus, pneumatischer 349

Nasopharyngealmalignom 367
Nativurin 117
Natriumretention 111
Naviculare-
- fraktur 78
- pseudarthrose 75

Nebenhoden-
- entzündungen 127
- schwellung 115

Neck dissection 347, 366, 381, 393, 398, 449
Nemec, Interferenzstrom 52
Neoblase 129
Neomeatus 127
Neostigmin 244
Neovaskularisationen 256, 260
Nephrektomie 125, 132
Nephro-
- blastom 185
- litholapaxie 129
- pathien 107
- pexie 125
- ptose 119
- stomie 108, 129
- stomiekatheter 123
- tisches Syndrom 113
- tomie 125
- toxine 107
- toxizität 124

Nerven-
- fasern, markhaltige 264
- faserschicht 253
- stimulation, transkutane elektrische 52
- versorgung der Bindehaut 220

Nervenwurzelkompression 12
- -syndrom 65

Netzhaut 253–263
- -ablösung 234, 252, 262
- -bilder, unterschiedlich große 235
- -blutung 257
- -ödem 258

-risse 252, 262
Neuraltherapie 53
Neuritis 329
    nervi optici 265
    retrobulbäre 266
Neuro-
    blastom 185
    dermitis (Katarakt) 236
    fibromatose 281
    gene Arthropathie 89
    lyse 55
    nitis 329
Neuropathie
    vestibuläre 329
Neutralbiß 418
Neutralwirbel 61
Nichtossifizierendes Knochenfibrom 20
Nieden-Tafeln 275, 290
Niederdruckableitungen 129
Niederdruckresektion 128
Nieren-
    agenesie 131, 179
    amyloidose 111
    angiographie 120
    arterienstenose 111, 120
    beckenabgangsstenosen 125
    beckenplastik 125, 180
    biopsie 123
    fistel 129
    funktionseinschränkung 118
    hypoplasie 131, 179
    infarkt 114
    kolik 114, 124, 191
    leeraufnahme 119
    mißbildungen 131
    punktion 123
    stielverletzungen 120
    szintigraphie 118
    teilresektion 125
    transplantation 109
    trauma 114
    tumor 114, 120
    übersicht 119
Nierendegeneration
    adulte polyzystische 132
    infantile polyzystische 132
Niereninsuffizienz 107, 108, 109, 132, 180
    chronische 108
    terminale 109
Nierenversagen 107, 108
    akutes 107
    chronisches 108
    postrenales 107
    prärenales 107
    renales 107
Nierenzysten 133, 179
    -extirpation 133
    -punktion 133
    -resektion 125
NMR 121
Normogeusie 355

Notfälle 191
    HNO 403
Notfallversorgung 459
Nykturie 113
Nystagmus 290, 313
    kongenitaler 277
    latenter 277
    okulärer 277
    optokinetischer 277
    Pendel- 277

O

Oberlid, Paragraphenform 216
Oberschenkelnachtlagerungsschale 96
Obstruktion 107, 109, 110, 120
    infravesikale 109, 110
    supravesikale 109
    vesikale 109, 110
Obstruktiver Megaureter 129
Occlusio pupillae 240
Ochsenauge 247
Odontogenese 409
    Malassez-Epithelreste 409
Odontome 452
Ohrmuschel 299
    Verletzungen 320
Okklusion 418
okulärer Nystagmus 277
Okulärer Schiefhals 279
Oligoasthenoteratozoospermie, OAT-Syndrom 177
Oligozoospermie 177
Oligurie 107
Omarthritis 69
Omarthrose 70
Omega-Teilung 290
Operation
    nach Brandes 99
    nach Cohen 126
    nach Harrington 61
    nach Hohmann 99
    nach Lich-Grégoir 126
    nach Max-Lange 72
    nach McBride 100
    nach Politano-Leadbetter 126
    nach Toti 217
    nach Weber 72
Ophthalmie 290
    sympathische 284
Ophthalmopathie 290
Ophthalmoplegia
    externa 210
    externa et interna 210
    totalis 275, 290
Ophthalmoplegie 290
    endokrine 271
Ophthalmoskop 255
Ophthalmoskopie 254, 290
Opiate 244
Optikusatrophie 266
    postneuritische 266
optokinetischer Nystagmus 277

Ora serrata 238, 251, 253, 290
Orbita 269, 290
   -boden 269
   -phlegmone 211, 270
   -tumor 270
   -wandbrüche 458
Orbitalphlegmone 338
Orchidolyse 127, 128
Orchidopexie 127, 128, 184
Orchiektomie 127
Orchitis 193
Organschmerz 114
M. Ormond 120
Orthesen 49
Orthopädische Schuhe 50
Orthophorie 276, 290
Os tibiale externum 97
Osgood-Schlatter, Morbus 33, 35
Ösophagoskopie 384
Ösophagus 353
   Atresie 388
   karzinom 387
   Stimme 381
Osteitis 26
Osteo-
   blastom 18
   chondrom 19
   chondrose 33
   chondrose, aseptische 33
   chondrosis dissecans 33, 34, 90
   fibrosis 16
   genesis imperfecta 12
   klastom 20
   lyse 9
   malazie 10, 14, 81
   penien 13
   phyten 9, 84
   phytenbildung 31
   porose 10, 14, 59
   radionekrose 23
   sarkom 19
Osteodystrophie, renale 108
Osteogenesis imperfecta 232
Osteoidosteom 18
Osteom 10, 18
Osteomyelitis 10, 53, 451
   chronische 25
   hämatogene 23
   plasmazelluläre 25
   posttraumatische 24
   sklerosierende 25
   spezifische 24
   unspezifische 24
Osteoradionekrose 451
Osteosynthese 53
   Bohrdraht 85
   Schrauben- 85
Osteosyntheseplatten 457
Osteotomie 15, 53
   Becken-, nach Chiari 32, 81
   Becken-, nach Salter 34, 81

Dreh- 53
intertrochantäre Varisations- 34
Rotations- 72
Rotationsumstellungs- 46
Umstellungs- 32, 53, 85
Valgisierungs- 83
Verlängerungs- 53
Othämatom 320
Otitis
   diffusa externa 321
   externa circumscripta 321
   externa maligna 321
   Grippe- 325
   media acuta 324
   media chronica 326
   Mucosus- 325
Otosklerose 307, 328
Otoskopie 303
Ototoxizität 330
Overhead-Extension 81
Ozaena 342, 377, 402

P

Pachydermien 376, 380
Pädaudiometrie 310
Page-Niere 111
Paget, Morbus 14, 15
PAH (Paraaminohippursäure) 118
Palomo, Ligatur nach 127
Pankreatitis 114
Pannus trachomatis 291
Pannus trachomatus 222
Panophthalmie 284, 291
Panophthalmitis 291
Panophthalmopathie 291
Papanicolaou 117
Papillen 253, 264, 291
   -nekrose 112
   -ödem, hyperämisches 259
   -rand 251
Papillitis 265
Papillome 321, 323, 347
Parageusie 355
Paragraphenform des Oberlides 216
paragraphenförmige Verformung der Lidspalte 215
Paralyse, progressive 244
Paralytische Fußdeformitäten 99
Paralytischer Ileus 110
Paranephritischer Abszeß 114, 119
Paraphimose 195
Paraplegie 42
Paratendonitis crepitans 40, 77
Paratrachom 222
Parazentese 322, 323, 325
Parodontalspalt 413
Parodontitis 431
   apikale 426
   marginalis profunda 431
   marginalis superficialis 431
Parodontopathien 429
   Therapie 432

Parosmie 335
Parotitis epidemica 397
Pars plicata 238
Parulis 344
Patella
    -luxation 87
    tanzende 91
Pathologische Vaskularisationen 252
Pauken
    -höhle 299
    -keller 299
    -raum 299
Pauwels, Einteilung nach 85
Pavlik-Bandage 81
Payr-Zeichen 89, 91
Pelvine Lymphadenektomie 128
Pemphigus conjunctivae 223
Pendelhoden 184
Pendelnystagmus 277
Penis-
    amputation 127
    angiographie 176
    arteriendopplersonographie 176
    deviation 121, 127, 135
    karzinom 127
    schaftaufrichtung 127
    schaftverkrümmung 135
    teilamputation 127
Perforationskatarakt 236
Periarthritis humeroscapularis 40, 41
Periarthropathia humeroscapularis 70
Periarthrosis calcarea 70
Perichondritis 320
Perikarditis, urämische 109
Perilymphe 300
Perimetrie 247, 291
Periorbita 269
Periostitis ossificans 24
Periostreaktion 9
Periphlebitis retinae 260, 291
Peritoneal-Dialyse 109
Peritonsillarabszeß 362
Perkutane Nephrolitholapaxie (PNL) 123, 128
perlschnurartige Infiltrate (Glaskörper) 252
Peromelie 6
Peroneuslähmung 48
Perthes, Morbus 10, 33, 81
Pes
    adductus 95
    equinovarus 95
    excavatus 95
Pfählungsverletzungen, Gaumen 356
Pfannenerker 80
Pfaundler-Hurler, Morbus 229
Pfeffer- und Salz-Fundus 242
Pfeiffersches Drüsenfieber 361
Pfötchenstellung 71
Pharyngitis
    acuta 358
    atrophicans 359
Pharynx 352

Phenylephrin 244
Phimose 184
Phlegmone 444
Phokomelie 6, 73
Phosphatase, alkalische 16
Photopsie 262, 291
Photorezeptoren 253
Phtisis bulbi 250, 291
Physikalische
    Medizin 51
    Therapie 51
Physostigmin 244
Pierre-Robin-Syndrom 410
Pigment-
    blatt 238
    epithel 253
    ierung, knochenkörperartige 261
    naevus 223
Pilocarpin 244, 249
Pinguecula 223, 291
Pivat-Shift 92
Placido-Scheibe 275, 291
Plaques muqueuses 359
Plasmazelluläre Osteomyelitis 25
Plasmozytom 10
    medulläres 21
Plattenepithel-Karzinome 212, 449
Plattfuß 96, 97
Pleomorphes Adenom 397
Plexus-
    lähmung, obere 70
    verletzung 71
Plica semilunaris 218, 291
Plombenaufnähung 262
Pneumaturie 113
PNF (propriozeptive neuromusk. Faszilitation) .. 52
Poikilodermie (Katarakt) 236
Poliomyelitis 43
Politzer-Verfahren 307, 316
Pollakisurie 110, 113, 114
Polresektion 125
Poltern 400
Polyarthritis
    chronische 10, 27, 231
    juvenile rheumatische 240
    primär chronische 240
Polyarthrose 32
Polydaktylie 6, 73
Polymyalgia rheumatica 38, 259
Polypen 363
    Nase 347
Polyurie 107, 113
Polyzystische Nierendegeneration 180
Porphyrinurie 112
Postrenales Nierenversagen 107
Postrhinoskopie 334
Posttraumatische Osteomyelitis 24
Potter-Ohr 179
Präkanzerose 379
    Larynx 380
Präkanzeröse Leukoplakien 448

Prärenales Nierenversagen 107
Präthrombose 259
Präzipitate 226
      Hornhaut 291
Prehn'sches Zeichen 115, 193
Presbyakusis 330
Presbyopie 275, 291
Priapismus 176, 194
Primärharn 109
Privinismus 342
Progenie 419
Prognathie 419
Progressive Paralyse 244
Pronatio dolorosa 75
Prophylaxe 434
Prostata-
      adenom 108, 113
      biopsie 122
      exprimat 116
      hyperplasie 108, 126
      karzinom 128
      massage 116
      obstruktion 122
      operationen 126
      sekret 118
Prostatektomie 126
Prostatitis 114, 116
Protanomalie 291
Protanopsie 291
Proteinurie 112
Prothese 50
Protrusio
      acetabuli 83
      bulbi 291
Prune-Belly-Syndrom 181
PSA 123
Pseudarthrose 44
      atrophische 44
      hypertrophische 44
Pseudoexfoliation 249
      der vorderen Linsenkapsel 291
Pseudoexophthalmus 271
Pseudokrupp 375
Pseudomembranen 222
Pseudomonas aeruginosa 228
Pseudoptose 216
Pseudostrabismus 276, 279, 291
Psoasrandschatten 119
Pterygium 223, 291
Ptosis 206, 208, 291
      paralytica 210
Pulpa 412
      -nekrose 424
Pulpitis 424
Pulsionsdivertikel, Zenker'sches 386
Pulvertaft-Naht 79
Punktionsurin 116
Punktionszytologie 117
Pupillen 243, 291
      entrundete 240
      beleuchtung, direkte und indirekte 239
      reaktion 239, 243
Pupillenstarre
      absolute 244
      amaurotische 244
      reflektorische 244, 245
Pupillotonie 244, 291
Pyämie 196
Pyarthros 83, 89
Pyelonephritis 108, 113, 114
Pyelonephritische Schrumpfnieren 111
Pyeloskopie 122
Pyelotomie 125
Pyurie 117

Q

Quadrantenbiopsie 128
Qualitative Urinuntersuchung 117
Quantifizierung nach Meyerding 63
Quantitative Urinuntersuchung 117
Quellung, diffuse graue 236
Querschnittslähmung 67, 190
Quincke-Ödem 211

R

Rachenmandelhyperplasie 363
Rachitis 10, 13, 81
Radikale Tumornephrektomie 125
Radikuläre Zysten 427
          Malassez-Epithelreste 427
Radiometrie 10
Radioulnare Synostose 73
Radiusfraktur 77
Radiusköpfchenluxation 75
Ranula 397
Raupenhaare 223
Recklinghausen, Morbus 16
Recruitment 307
Reflexinkontinenz 188
Reflexstreifen, unregelmäßige 256
Reflux 120
      vesikoureteraler 109, 132, 182
      -nephropathie 129
Refraktion 291
Refraktionsanomalie 273
Regenbogenhaut 238
Rehabilitation 56
Reinke-Ödem 377
Reiter, Morbus 240
Reizblase 187
Reizerguß 91
Reizkonjunktivitis 219
Reizmiosis 240, 245
Remineralisation 435
Renale Hypertonie 111
Renale Osteodystrophie 108
Renales Nierenversagen 107
Renin 111
Renin-Angiotensin-Aldosteron-System 111
Renoskopie 127
Renovasographie 120
Reposition

nach Arlt 71
nach Hippokrates 71
Resektions-
  arthroplastik 98
  interpositionsarthroplastik 32
Resistenzbestimmung 117
Resochin 229, 261
Restharn 120
  -aufnahme 119
  -bestimmung 113
  -bildung 113
Retention 421
Retentionskurven 118
Retentionszysten der Tränenflüssigkeit 216
Retina 253–263, 291
Retinitis 239
Retinoblastom 263
Retinochoroiditis 261
Retinopathia
  angiospastica 256
  diabetica 255
  pigmentosa 261
  praematurorum 262
Retinopathie 256, 258, 291
  bei Resochin 261
  diabetische 256
  hypertensive 256
Retinoschisis 262, 291
Retrobulbäre Neuritis 266
Retrograde Ejakulation 128
Retrograde Urethrographie (UG) 120
Retrogrades Pyelogramm (RP) 120
Retrokavaler Ureter 109
Retrolentale Fibroplasie 262, 291
Retroperitoneale Fibrose 120
Retropharyngealabszeß 362
Rezidivstruktur 128
Rhabdomyosarkom 185
rhegmatogene Ablatio 291
Rheumaknoten 29
Rheumatischer Fuß 98
Rheumatoide Arthritis 27
Rhinitis 340, 342
Rhinolalia 400
Rhinometrie 334
Rhinopathie 342
Rhinophym 346
Rhinoskopie 343
Rhizarthrose 32, 76
Rhizarthrosenorthese 32
Rhodopsin-Gen 261
Riechprüfung 335
Riesenzellarteriitis Horton 258
Rinden-
  blindheit 268
  star, subkapsulärer oberflächlicher 235
  star, tiefer supranukleärer 235
  trübung, hintere 235
Ringskotom 261
Ringureterokutaneostomie 129
Rinne-Versuch 305

Rippenbogenrandschnitt 124
Rohvisus 255
Rolando-Fraktur 78
Romberg-Versuch 313
Röntgenaufnahme
  Mayer- 318
  Schüller- 317
  Stenvers- 317
Röntgendiagnostik 434
  Bißflügelaufnahmen 434
  Computertomogramm 434
  Orthopantomogramm 434
  Röntgenstatus 434
  Zahnfilm 434
Rosenbach-Zeichen 271, 291
Rosette 236
Rosthof 284
Rotations-
  osteotomie 72
  umstellungsosteotomie 46
Rötelninfektion 235, 242
Rotes Auge 282
Rubeosis iridis 249, 256, 291
Rückenmark
  Commotio 67
  Compressio 67
  Contusio 67
Rückenschule 64
Rumpforthesen 49
Ruptur
  Außenband- 93
  Innenband- 92
  Kreuzband- 92
  Sehnen- (Fuß) 98
Rußregen 252

S

s.c.-Visus sine correctione 255
Säbelscheiden-
  tibia 15
  trachea 373
Sachse, Urethrotomie nach 128
Salter, Beckenosteotomie nach 81
Salus-Zeichen 256, 291
Salut, allergischer 341
Samenleiter 127
Sängerknötchen 401
Sangur-Teststreifen 112
Sarcoma botryoides 185
Sarkom, Ewing- 21
Sarkome 452
Sattelnase 350
Säuglingskoxitis 80
Säuglingsosteomyelitis, hämatogene 24
Säurenverätzung 283
Scaler 432
Schädel-Basis-Fraktur 284
Schalentrübung, hintere 236
Schalltransport 302
Scharlach 325, 361
Scheitelwirbel 61

Schenkelhals-
    fraktur 85
    winkel 9
    winkel, pathologischer 81
Scherengang 42
Scheuermann, Morbus 33, 60
Schichtaufnahmen 10, 119
Schiefhals 7, 69, 391
    okulärer 279
Schiefnase 350
Schielen 276
    unilaterales 276
Schielformen 279
Schielwinkel 276
    primärer und sekundärer 278
Schiene
    Braunsche 49
    Lagerungs- 48
    Motor- 49
    nach Kleinert 79
    Thomas- 34
    Volkmann- 49
Schienenhülsenapparat 49
Schirmer-Test 213, 291, 319
Schleimbeutelentzündungen 98
Schleimhautpemphigoid 214
    der Bindehaut 223
Schlemm'scher Kanal 246
Schleudertrauma 66
Schlingentisch-Extension 65
Schluckakt 300, 353
Schluckauf 353
Schmerzen 412
    bei Augenbewegungen 281
    Charakter 114
    der Lider 281
    im Augapfel 281
    pulsierende 281
Schmerzhafter Bogen 41, 70
Schmorlsche Knötchen 60
Schnappende Hüfte 85
Schnecke 300
ÀSchneeballknistern© 281
Schnellender Finger 39
Schnupfen 348
Schnürfurchen 74
Schock, septischer 196
Schrägstellung der Lidspalten 208
Schraubenosteosynthese 85
Schrotschußschädel 21
Schrumpfblase 186
Schrumpfniere 124, 131
    pyelonephritische 111
Schublade 92
Schuhe, orthopädische 50
Schuhzurichtungen 50
Schulmyopie 273
Schultergelenk
    Anatomie 69
    Luxation, habituelle 46
    Luxation, traumatische 71

Schwabach-Versuch 306
Schwachsichtigkeit 208
Schwanenhalsphänomen 28
schwangerschaftsinduzierter Hochdruck 258
Schwangerschaftspyelonephritis 187
Schwellenaudiometrie 307
Schwellenschwund-Test 310
Schwellenwertbestimmung 247
Schwellkörper-Autoinjektions-Therapie, SKAT 176
Schwerhörigkeit 402
Schwimmbad-Konjunktivitis 222
Schwindel 313
Scopolamin 244
SEARP 126
Seclusio pupillae 240
Sectio alta 126
Sediment 117
Seelenblindheit 268
Sehbahn 267, 268
Sehleistung 255
Sehnen
    Verletzungen 79
    Rrupturen (Fuß) 98
Sehnerv 264, 265, 266
Sehnervenscheibe 264, 291
Sehschärfe 255
    Messung 255
Sehschwäche 286
Sehstrahlung, Gratiolet'sche 291
Sehverlust, einseitiger 266
Sehverschlechterung, akute 282
Sehzentrum 267
    primäres 291
    sekundäres 292
Seitenstrangangina 354, 358
Sekretabstriche (Bindehaut) 218
Sekretqualität (Bindehaut) 218
Sekundärer Hyperparathyreodismus 108
Sekundärglaukom 211, 227, 240
    akutes 241
Sekundärkatarakt 236
Sella-Meningeom 267
Semimaligne Tumoren 20
Sensibilitätsprüfung der Hornhaut 226
Sepsis, tonsillogene 362
Septikämie 196
Septischer Schock 196
Septum
    -Abszeß 338
    Deviation 337, 350
    Hämatom 338
    orbitale 206
Sequenzszintigraphie 118
Serotympanon 324
Serumkreatinin 118
Sharpeysche Fasern 413
Shrapnell-Membran 304
Sialoadenitis 396
Sialographie 396
Sialolithiasis 396
Sicca-Syndrom 215, 216, 292, 396

Sichelfuß	50, 96
Sichturethrotomie	128
Siderosis	284
bulbi	292
Siebbeinfraktur	281
Signalkonvergenz	253
ÀSilberblick©	279
Silberdrahtarterien	257
Singultus	353
Sinus cavernosus	254
Thrombose	217, 270
Sinusitis	270, 343
maxillaris	444
Sinusthrombose	333
Sisi-Test	307
Sjögren-Syndrom	214, 215, 292, 396
Skelett, Entwicklungsstörungen	6
Sklera	231, 232, 292
Sklerastaphylom	232
Skleren, blaue	231
Skleritis	231, 292
Sklerodermie (Katarakt)	236
Sklerosierende Osteomyelitis	25
Sklerosierung	9
Skoliose	7, 60
Skotome	292
kleine	247
Skrotalschmerz	115
Smith-Fraktur	77
Sonografie, intrauterine	131
Sonographie	121
perinatale	180
Soor	357
Spaltbildungen, angeborene	239
Spaltfuß	6
Spalthand	6
Spaltmißbildung	73
Spätaufnahmen	119
Speicheldiagnostik	434
Speicheldrüsen	414
Glandula parotis	415
Glandula sublingualis	415
Glandula submandibularis	415
Speichelsteine	396
Speichentrübungen	235
Spermatozelen	127
Operation	127
Spermiogramm	117
Veränderungen	127
Spezifisches Gewicht	112
Sphärophakie	237, 292
Spiculae	19
Spiegeln im aufrechten Bild	254
Spiegeln im umgekehrten Bild	254
Spiegeln mit Dreispiegel-Kontaktglas	254
Spina bifida	62, 183
Spinalis-anterior-Syndrom	67
Spinalkanalstenose	66
Spitzfuß	97
Spondylarthritis ankylosans	60
Spondylarthrose	66
Spondylitis	
ankylosans	63
tuberculosa	63
Spondylodese	61, 62
Spondylolisthesis	62
Spondylolyse	62
Spondyloptose	62
Spongiosaplastik	54
nach Matti-Russe	78
Spontan-	
frakturen	14
nystagmus	313
urin	116
Sprach-	
entwicklung	399
status	399
störungen	372
Spreizfuß	50, 97
Spreizhose	81
Sprunggelenk(s)	
Außenbandruptur	93
-distorsion	93
Spül-Saug-Drainage	83
Spülflüssigkeit	107
Stäbchen	253, 292
-dichte	253
Stakkatomiktion	113
Stammeln	400
Stangerbad	52
Stapediusreflex	310, 311, 319
Staphylom	232, 292
Staphyloma posticum	232, 274, 292
Star	
-glas	234
grauer	292
grüner	292
schwarzer	292
Stauungspapille	265
Steinabgang	124
Steinmann-Zeichen	89, 91
Steinverschluß	107
Stellwag-Zeichen	271, 292
Stenger-Test	311
Sterile Leukozyturie	117
Sterilitätswunsch	127
Sternfigur der Makula	257
Steroide (Episkleritis)	231
Still-Chauffard-Syndrom	240
Stilling-Hertel-Tafeln	254
Stimm-	
bildung	371
status	399
Stimmband	
Karzinom	380
Polypen	376, 379
Stimmstörungen	371
dyskinetische	401
Stoma-Stenose	129
Stomabeutel	129
Stomatitis	356
Stottern	400

Strabismus 279, 292
    alternans 276
    concomitans 279
    concomitans alternans 279
    concomitans unilateralis 279
    convergens 275, 279
    divergens 279
Strahlen-
    star 236
    therapie 124
    zystitis 114, 187
Strangurie 113, 114
Strecksehnen 79
    -abriß 79
Streßinkontinenz 188
Stridor 374
Stroboskopie 372, 399
Stromschläge (Katarakt) 236
Stufenbettlagerung 64
Stumme Niere 120
Sturge-Weber-Krabbe, Morbus 250
Sturge-Weber-Syndrom 212
Styloitis radii 77
Subluxatio lentis 237
Subluxation 454
Subpelvine Stenose 133, 180
Sudeck-Dystrophie 10
Sudeck, Morbus 35
Suprapubischer Katheter 129
Symblepharon 222, 292
Sympathische Ophthalmie 242, 284
Syndaktylie 6, 74
Synechie 228, 240, 292, 342, 350
    hintere 240
    vordere 240
Synoptophor 277
Synostose, radioulnare 73
Synovektomie 29, 54
Synoviaanalyse 28
Synovialektomie 32
Synovialitis 29
    Pigmentierte villonoduläre 30, 91
Syphilis 231, 359, 445
    Nase 342
Szintigraphie 11

T

T-Arthrodese 96
Tabes dorsalis 244
Talgdrüsenkarzinom, Meibohm'sches 211
Talusfraktur 99
Tanzende Patella 91
Tape-Verband 47, 93
tapetoretinale Degeneration 255
Tarsoraphie 210
Tarsus 206, 292
Teilprothesen 439
Temporäre Harnableitung 128
Tendopathien 7
Tendovaginitis stenosans 39, 77
Tennisellbogen 39, 40, 74

Tenon'sche Kapsel 269
Tenoplastik 55
Tenosynovitiden 98
Tenotomie 69
TENS (Transkutane elektr. Nervenstimulation) 52
Teratozoospermie 177
Terminale
    Makrohämaturie 112
    Niereninsuffizienz 109
Tetraplegie 42
Therapie
    Antibiotika- 124
    Balneo- 51
    Beschäftigungs- 29
    Bewegungs- 49
    Chemo- 124
    Cirurgische- .... 124ff.
    Dezimeterwellen- 53
    Elektro- 52
    Ergo- 52
    Gleichstrom- 52
    Hydro- 51
    Immun- 150
    Kryo- 51
    Kurzwellen- 53
    Laser- 154
    manuelle 51
    Mikrowellen- 53
    Neural- 53
    physikalische 51
    Radio- 154
    Strahlen- 124
    Thermo- 51
Thiel-Stadieneinteilung 256
Thomas-Schiene 34
Thompsen-Test 39
Thorakalsyndrom 64
Thoraxdiademgips 69
Tibiadefekt 73
Tibialis-anterior-Syndrom 37
Tibiaplasie 6
Tierversuch 117
Tinel-Zeichen 40, 76
Tonometrie 246, 292
Tonsillektomie 364
Tonsillen 352
    Malignom 352, 367
Tonsillitis 361, 362
    akute 361
    chronische 363
Tonsillotomie 364
Torticollis ocularis 279
Tossy, Einteilung nach 72
Totale Makrohämaturie 112
Totenlade 25
Toti
    Dakryozystorhinostomie nach 217
    Operation nach 217
Toxoplasma gondii 261
Toxoplasmen 241
Toxoplasmose 235, 241

konnatale 261
Trabekelwerk 246
Trabekulierung 120
Trabekulotomie 249
    nach Harms 248
Tracer 118
Trachea 369
Tracheal-
    fistel 388
    kanüle 382
Tracheomalazie 389
Tracheoskopie 384
Tracheotomie 377, 382, 384
Trachom 208, 214, 220, 222
Tractus opticus 243
Traktions-
    ablatio 263, 292
    behandlung 49, 70
    divertikel 386
Tränen-
    künstliche 215
    drüse 213
    drüsentumoren 216
    film 206, 213
    filmaufrisszeit 214
    produktion, übermäßige 214
    sekretion 213
    träufeln 209, 217, 282
Tränensack 213, 214
    akute Entzündung 217
    -entzündung, chronische 217
    -phlegmone 217
Tränenflüssigkeit 213
    Retentionszysten der 216
Tränenpünktchen 213
    Atresie 216
Tränenwege
    ableitende 214
    Durchgängigkeit der 214
Tränenwegsstenose 216
    angeborene 216
    erworbene 217
Transossäre Auszugsnaht 79
Transrektale Sonographie 121
Transurethrale Prostataresektion 126
Transurethrale Prostataresektion (TUR-P) 128
Transurethraler Katheter 129
Trauma
    akustisches 329
Trendelenburg-Zeichen 7, 80
Trichiasis 209, 292
Trichterbrust 68
Trigeminusast 334
Trigeminusneuralgie 282
Tritanomalie 292
Trochlearisparese 277, 278
Trockenes Auge 214
Trommelfell 304
    Defekt 324, 326
    Quadranteneinteilung 304

Tropicamid 244
Trübung der Augenlinse 233
Trübungen der Hornhaut 226
    Stroma-Narbe 226
    Stroma-Ödem 226
Trübungen im Glaskörper 251
Tuba auditiva 300
Tuba Eustachii 316
Tubenkatheterismus 316
Tubenmittelohrkatarrh 323
Tubergelenkwinkelbestimmung 94
Tuberkulose 231, 359, 376, 377, 392, 445
    Nasenschleimhaut 342
Tuberkulose-Kultur 117
Tuberöse Sklerose 133
Tubulusnekrose 107
Tumeszenzen 175
Tumoren
    benigne 18
    braune 20
    maligne 19
    semimaligne 20
Tumornephrektomie 125
Tumorthrombus 120
Tunica vaginalis 127
TUR-B 126
    Siehe Blasentumor
TUR-P
    Siehe Transurethrale Prostataresektion
TUR-Syndrom 107, 128
Turner-Warwick, Blasenhalseinkerbung nach 128
TUUC 129
Tympanogramm 317
Tympanoplastik 327
Tyndall-Phänomen 227, 240, 292

U

Übergangswirbel 62
Überlaufblase 113
Überlaufinkontinenz 188
Uhrglasverband 210, 229
Ulcus
    cornea serpens 227
    ventriculi 114
    metaherpetisches 227
Ulnardeviation 28
Ultraschall 11
    Untersuchung (Auge) 252
Umschlagsfalte 218
    obere der Bindehaut 213
Umstellungsosteotomie 32, 53, 85
unhappy triad 91
Unterberger-Versuch 313
Untere Armplexuslähmung 71
Untersuchung des Augenhintergrundes 254
unvollständiger Lidschluß 228
Urämie 109
Urämische Gastritis 109
Urämische Perikarditis 109
Urate 112
Ureaplasma urealyticum 118

Ureter
- -abgangsstenose...109
- duplex...131, 133f.
- -ektomie...125
- fissus..133
- -hautfistel...129
- -knospe...133f.
- -kolik..114

Ureterenkatheter..120
Ureterenkompression..107
Ureterorenoskop..122
Ureterorenoskopie...122
Ureteroskopie..127
Ureterostienschlitzung.......................................128
Ureterostium..120
Ureterozele...109, 134, 181
Ureterreimplantation...181
Uretersigmoidoskopie.......................................129
Ureterstenosenschlitzung..................................128
Urethra..122
- -karzinom...127

Urethral-
- klappen...183
- sekret...118

Urethritis..116
Urethro-
- gramm...120
- skop...122
- tomie..126
- skopie..122

Urin-
- ableitung..108
- färbemethoden..117
- gewinnung..116
- gewinnungsmethoden.......................................116
- kontinenz...187
- untersuchung..116

Urodynamik..119
Uroflowmetrie..188
Urogenitaltuberkulose......................................117
Urologische Diagnostik.............................116–123
Urosepsis...196
URS, Ureterorenoskopische Steinentfernung ...122, 130
Usher-Syndrom..292
Usuren...9
Uvea..238–242
Uveitis..239
- akute, endogene...239
- anterior..239
- diffuse...240
- exogene, direkt infektiöse...............................239
- hintere...239
- intermediäre...239
- periphere..239
- posterior...239
- vordere...239

V

V. ophthalmica..254
Valgisierungsosteotomie....................................83
Valsalva-Preßversuch.......................................178
Valsalva-Versuch...316
Varikozele...115, 127, 178
Varikozelenoperation.......................................127
Varizen, orbitale..270
Vaskularisationen, pathologische....................252
Vasoproliferation..256
Vasovasostomie..127
Veikoureteraler Reflux.....................................120
Venöses Leck..121
Verätzungen...283, 355, 374
Verband
- Desault-..47
- Extensions-..48
- Gilchrist-..47
- Gips-...47
- Tape-..47, 93

Verbrennungen...283
Verbrühungen..355, 374
Verformung der Lidspalte, paragraphenförmig.....215
Verkalkungen, intrakranielle............................261
Verlagerung...421
Verlängerungsosteotomie..................................53
Verletzung
- Band-..91
- Lider...283
- Meniskus-..91
- Orbita..283
- perforierende (Auge).....................................284

Verschluß der Zentralvene..............................249
Verschlußazoospermie..............................127, 178
Verstärkung von Signalen (Retina)................253
Verwachsungsstränge.....................................263
Verzerrtsehen..260
Vesikale Obstruktion.......................................110
Vesikoureteraler Reflux (VUR)..........109, 132, 182
Vestibularapparat..303
Vestibularisprüfungen....................................313
Via-Falsa..116
Vibrationsschaden..23
Viererzeichen..33
Virektomie...292
Visum con correctione, c.c............................255
Visus cum correctione, c.c............................292
Visus sine correctione, s.c......................255, 292
Vitalexstirpation...425
Vitalitätsprüfung..434
Vitamin D-Mangel..13
Vitamin-A-Mangel...................................214, 230
Vitamin-D-Stoffwechsel................................108
Vitrektomie...256
Vojta, Methode nach.......................................52
Volkmann'sche Kontraktur.....................37, 75
Volkmann'sches Dreieck...............................94
Volkmann-Schiene..49
Vollprothesen..440
Von Hippel-Lindau-Syndrom......................133
Vorderkammer..246
- -linse..234
- -tiefe..247

Vortexvenen..231

W

Wachstumsfuge 9
Waldeyer'sche Scheide 126
Waldeyer'scher Rachenring 352
Wallenberg-Syndrom 377
Wanderwellentheorie 302
Warzen 212
Wasserspalten 235
Weber
    Einteilung der Frakturen nach 93
    Operation nach 72
    -Versuch 306
Wechselgebiß 418
    Dysgnathien 418
    Zahnwechsel 418
Weil, Morbus 240
Weitsichtigkeit 274
Weitwinkelglaukom 249
Wiberg, Einteilung der Patelladysplasie 87
Wilms-Tumor 179, 185
Wilson, Morbus 230
Wimpern 206
    -reihe, doppelte 208
Winkelblock 248
Wirbelfrakturen 66
Wirbelkanalstenose 12
Wirbelsäulensyndrome 64
Wolff'scher Gang 134
Worth-Test 277, 292
Wundernetz 260
Wundinfektionen 442
Wurzel-
    haut 413
    kanalbehandlung 425
    kanäle 413
    spitzenresektion 427
    zement 412

X

Xanthelasma 212, 292
Xenonlichtkoagulation 256
Xerophthalmie 215
Xerostomie 215, 423

Y

Yo-Yo-Phänomen 133

Z

Z-Plastik 43
Zahn
    Aufbau 412
    -bezeichnungssystem 433
    -entfernung 441
    -fleischtaschen 430
    -frakturen 456
    -halteapparat, Aufbau 413
    -luxationen 456
    -schema (nach FDI) 433
Zahnanomalien 420
    Anodontie 420

Hyperodontie 420
Hypodontie 420
Mesiodens 420
Zapfen 253, 292
Zapfentypen 253
Zehenfehlstellungen 98
Zeiss'sche Drüsen 206, 211
Zentral-
    arterienverschluß 258
    skotom 260
    vene 231
    venenthrombose 259
    venenverschluß 249
Zentrum-Eck-Winkel 80
Zerebralparese 8
    infantile 42
Ziegelmehlsediment 112
Ziehl-Neelsen-Färbung 117
Ziliar-
    arterien 231, 238
    fortsätze 238
    körper 233, 238, 246
    muskel 238
    muskulatur 233
Ziliare Injektion 218
Zilien 206, 292
zilioretinale Gefäße 265
Zirkumzision 126
Zonula Zinnii 238
Zonula-Fasern 233
Zoster ophthalmicus 210, 292
Zungen-
    abszeß 363
    biß 356
    grundstruma 367
    körpermalignom 366
Zwangs-Polyurie 109
Zweizeitige Miktion 113
Zwiebelschalen-
    bildung 19
    form 17
Zyklitis 239
Zykloplegie 274, 292
Zylindrom 347, 398
Zystadenolymphom 397
Zyste, Knochen 10
Zyste, Meniskus 90
Zystektomie 126
Zystenkarzinom 132
Zystinspeicherkrankheit 230
Zystitis 116
    Honeymoon- 186
    interstitielle 186
Zystoskop 122
Zystoskopie 122, 127
Zystostomie 126, 129
Zytologie 117
Zytomegalievirus 242

Muntau, Pädiatrie

Prüfungsrelevant und praxisorientiert

Zahlreiche wissenschaftliche Fortschritte und neue Erkenntnisse haben die Pädiatrie in den letzten Jahren für viele Studenten zu einem interessanten Fach gemacht. Gleichzeitig wird eine effektive Prüfungsvorbereitung durch diese enorm angewachsene Stoffmenge immer schwieriger. Das erfolgreiche Kurzlehrbuch von Anja Muntau kann hier weiterhelfen. Es enthält in kurzer und prägnanter Form alle wichtigen Fakten zur Kinderheilkunde.

Die zweite Auflage wurde vollständig neu bearbeitet. Eine einheitliche, stark strukturierte Gliederung mit vielen Tabellen und Definitionen erleichtert den Überblick. Neu hinzugekommen oder deutlich erweitert sind Kapitel zur Neonatologie, Gastroenterologie, Kardiologie und zu Erkrankungen des Respirationstrakts. Ausrufezeichen am Buchrand weisen auf besonders prüfungsrelevante Fakten hin.

Das Buch bereitet gezielt auf das zweite und dritte Staatsexamen vor, ist aber auch nach dem Studium ein praxisorientiertes Nachschlagewerk für die Praxis.

Muntau, Pädiatrie
2. Aufl. 1997. 597 S., 20 Abbildungen, 183 Tabellen. Broschur.
ISBN 3-541-26202-8
DM 39,80 (Stand 11/97)

mediscript

■ Brunnhuber/Lieb, Psychiatrie

Der leichte Einstieg

Das Kurzlehrbuch Psychiatrie führt Studenten mit einem klar strukturierten Konzept in ein komplexes Fach ein. Orientiert am GK3 erleichtern klare Begriffe und präzise Definitionen das Verständnis. Wichtige Textpassagen sind hervorgehoben, anschauliche Tabellen, Abbildungen und nützliche Merkkästen machen schwierige Sachverhalte verständlich. Dabei macht das Buch auch mit unterschiedlichen wissenschaftlichen Auffassungen zu einzelnen Problemen vertraut. Häufig geprüfte Sachverhalte sind markiert.

Die 3. Auflage wurde vollständig überarbeitet, alle Inhalte wurden auf den neuesten Stand gebracht, Tabellen und Abbildungen ergänzt. Zusätzlich enthält das Buch nun Kasuistiken zu den wichtigsten Krankheitsbildern, ein Kapitel zur psychiatrischen Notfalltherapie und ein Glossar.

Das Buch bietet eine optimale Vorbereitung auf die schriftliche und mündliche Prüfung und ist eine unersetzliche Orientierungshilfe bei der klinischen Arbeit.

Brunnhuber/Lieb
Psychiatrie
1996. 375 S., 62 Abbildungen. Broschur.
ISBN 3-541-25303-7
DM 39,80 (Stand 11/97)

medi*script*